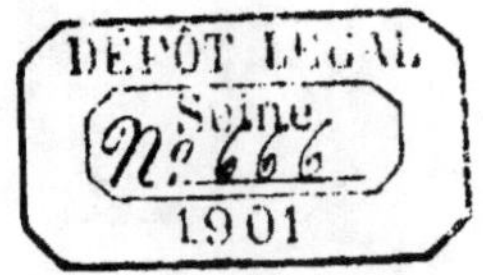

CONGRÈS INTERNATIONAL

DE

MÉDECINE PROFESSIONNELLE

ET DE

DÉONTOLOGIE MÉDICALE

A la suite du compte rendu de cette première session de Paris, on trouvera tous les documents officiels et divers concernant l'organisation du Congrès, la liste des membres, etc., etc.

CONGRÈS INTERNATIONAL

DE

MÉDECINE PROFESSIONNELLE

ET DE

DÉONTOLOGIE MÉDICALE

COMPTE RENDU DE LA 1ÈRE SESSION

tenue à la Faculté de Médecine de Paris

JUILLET 1900

PROCÈS-VERBAUX, DOCUMENTS OFFICIELS ET DIVERS

PUBLIÉS PAR LES SOINS DE

M. LE Dr JULES GLOVER

Secrétaire général du Congrès

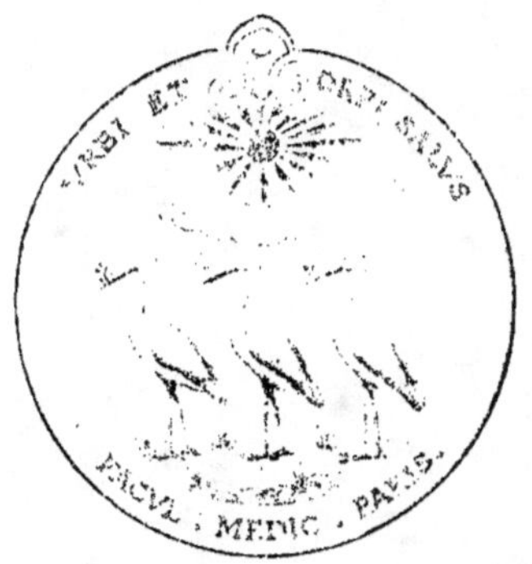

PARIS

MASSON ET Cie, ÉDITEURS

LIBRAIRES DE L'ACADÉMIE DE MÉDECINE

120, BOULEVARD SAINT GERMAIN

—

1900

Ier CONGRÈS INTERNATIONAL

DE MÉDECINE PROFESSIONNELLE ET DE DÉONTOLOGIE

PARIS, 1900

PREMIÈRE SESSION

SÉANCE D'INAUGURATION DU CONGRÈS

tenue le lundi 23 juillet, 3 heures

AU PALAIS DES CONGRÈS ET DE L'ÉCONOMIE SOCIALE, PLACE DE L'ALMA

Présidence d'honneur de M. THÉOPHILE ROUSSEL.

Membre de l'Institut et de l'Académie de Médecine, sénateur.

La séance d'inauguration du Congrès a lieu dans la grande salle du Palais des Congrès. Un grand nombre de congressistes et de délégués officiels des gouvernements assistent à cette réunion.

Sur l'estrade ont pris place : le président d'honneur, M. Th. Roussel: le président, M. L. Lereboullet : M. le professeur Gariel, délégué principal: M. Lande (de Bordeaux), M. Grasset (de Montpellier), les membres du Bureau de la Commission d'organisation, le secrétaire général, M. J. Glover; puis MM. Benedikt (de Vienne), Francesco Durante, Sciamanna, Santini (de Rome), Vandam, Cuylits (de Bruxelles), Chyzer (de Budapesth), Ladame (de Genève), Jose Pascual y Prats (Gerone, Espagne), Petersen (de Saint-Pétersbourg), Yamané (de Tokio, Japon), J. Litzt (de Retz, Basse-Autriche), Bittles C. Keister (de Boston), A. Ostheimer (de Philadelphie), Biedler (de Baltimore), A. B. Richardson (de Washington), R. S. Hansson, Frellsen (de Christiana), Carl Bertil Buhre (de Stockholm), Th. Jonnesco et Obrégia (de Bucarest), etc., etc.

La séance est ouverte par M. Th. Roussel qui, en quelques mots, rend justice aux efforts tentés par ses confrères et souhaite plein succès à ce nouveau Congrès.

DISCOURS

DE

M. THÉOPHILE ROUSSEL

Président d'honneur du Congrès

Messieurs,

En venant occuper ce fauteuil, et après avoir remercié le Bureau de l'honneur qui m'est fait d'être appelé à présider cette séance d'inauguration du premier Congrès international de médecine professionnelle et de déontologie médicale, mon premier devoir est de ne pas me faire illusion sur l'étendue de mon rôle dans cette enceinte. Les circonstances qui ne m'ont pas permis de participer à l'organisation laborieuse de ce Congrès et ne me permettront pas de prendre une part utile aux délibérations qui vont suivre, me prescrivent d'éviter les paroles superflues et toute perte d'un temps précieux. C'est pourquoi je considère comme mon premier et mon principal devoir de donner immédiatement la parole aux deux hommes qui ont courageusement assuré et heureusement rempli la tâche difficile de préparer cette grande réunion internationale. Je me permettrai seulement d'exprimer en deux mots mon sentiment personnel sur la portée et les résultats à attendre d'un Congrès international de médecine professionnelle. Ceux qui l'ont préparé ont eu pour but de nouer des liens solides d'estime et de véritable confraternité entre les membres actifs du corps médical de toutes les nations civilisées en les réunissant pour travailler de concert à la détermination des réformes nécessaires pour relever la situation sociale du corps médical, mieux assurer l'accomplissement rigoureux de ses devoirs, et aussi l'exercice de ses droits. Je ne crois pas qu'une tâche plus opportune puisse être entreprise en ce moment dans ce double et grand intérêt réuni du corps médical et du bien public. C'est pourquoi je suis convaincu d'être l'interprète d'un sentiment unanime, en adressant nos remerciements à M. le Président Lereboullet et à M. le docteur Glover, secrétaire général.

M. L. Lereboullet, président, prononce le discours suivant :

DISCOURS

DE

M. le docteur L. LEREBOULLET

Président du Congrès

Mesdames, Messieurs,

Ma première parole doit être un hommage de gratitude et de respect adressé au vénéré maître qui a bien voulu accepter la présidence de ce Congrès de médecine professionnelle et de déontologie médicale; au médecin dont la vie faite d'honneur et de probité a toujours été au service de toutes les causes justes; à l'hygiéniste à qui la science doit des données exactes et précises sur les maladies les plus redoutables jadis, les plus faciles à éviter aujourd'hui; au législateur qui a donné son nom à la loi sur la protection de l'enfance et qui a étendu sur les enfants moralement abandonnés son influence tutélaire; au philanthrope dont la devise a été « Bienfaisance et bonté » et dont le nom, en qui se résument une fidélité constante à un noble idéal et un dévouement absolu au bien public, devait appartenir au premier Congrès qui va définir les devoirs et affirmer les droits du médecin.

M. Th. Roussel a bien voulu y consentir. En votre nom je le remercie.

Je dois remercier aussi les délégués étrangers qui sont venus de loin nous apporter des encouragements dont nous sommes justement fiers, les membres de nos Comités de patronage qui ont fait connaître partout l'œuvre que nous tenions à voir réussir, puis mes collaborateurs immédiats et en particulier le secrétaire général de ce Congrès, le docteur J. Glover, qui, avec un dévouement et un désintéressement qu'on ne saurait trop louer, a assumé pendant deux années consécutives la lourde tâche de préparer et de coordonner les travaux que vous allez avoir à discuter.

Qu'il me soit permis enfin, Messieurs, d'adresser à la municipalité de Paris, toujours empressée à soutenir et à protéger les œuvres de solidarité sociale et de défense professionnelle, tous nos remerciements pour l'appui qu'elle nous a prêté.

C'est pour la première fois, Messieurs, qu'un congrès international réunit des médecins désireux de discuter en toute liberté, sans aucune autre préoccupation que celle du bien public, toutes les questions professionnelles.

Sans doute, en 1845, un congrès de médecins s'était efforcé de donner au corps médical français une constitution plus confraternelle et de l'unir au sein d'une association bienfaisante et morale. Ce congrès a jeté les bases sur lesquelles s'est édifiée plus tard l'Association des médecins de France ; mais il n'a pu obtenir la réalisation des vœux émis par les plus illustres représentants de l'enseignement et de la presse médicale.

C'est donc, je puis le répéter, pour la première fois que les médecins de tous les pays songent à s'entendre en vue de bien préciser leurs devoirs et, après les avoir nettement définis dans un code déontologique, d'affirmer non moins énergiquement leurs droits trop souvent méconnus.

Le moment d'ailleurs paraît bien choisi pour aborder sérieusement une discussion aussi grave.

Longtemps honorée, longtemps prospère, la profession médicale traverse dans tous les pays une crise dont il n'est plus possible de nier la gravité .En même temps que le nombre des médecins augmente, leur prestige et leur influence sociale diminuent.

Il nous faut définir les causes de cette crise et en rechercher les remèdes. Ce sera l'objet de plusieurs des rapports que vous aurez à discuter et dont il me sera bien permis de louer l'érudition et le sens critique.

Ces rapports n'envisagent pas au même point de vue ni les conditions sociales de l'exercice de la médecine, ni les réformes qui s'imposent au point de vue moral et professionnel.

Il vous appartiendra, dans les vœux que vous aurez à émettre, de concilier des conclusions parfois divergentes pour arriver à un résultat pratique.

Mais il ne faudra point oublier que, si nous voulons être écoutés, nous devrons aborder franchement, sans aucun autre souci que celui de faire prévaloir les idées les plus justes et les plus honnêtes, tous les problèmes si délicats qui s'imposent aujourd'hui à notre attention.

De tous temps, Messieurs, la profession médicale a été celle qui donne le plus et qui reçoit le moins. Toujours et partout, devant les tribunaux, dans les conseils ou comités d'hygiène, dans les hôpitaux et les asiles, au sein des bureaux de bienfaisance et des sociétés de secours mutuels, on fait appel au concours désintéressé, souvent gratuit, du médecin.

L'indifférence et l'ingratitude aidant, la chose paraît toute naturelle.

Alors que l'industriel ou le savant qui prétendent avoir réalisé un progrès réel prennent un brevet d'invention, qui leur donne la fortune et ne leur interdit pas l'accès des dignités, le médecin, de même que l'officier et l'avocat, ne peut, sans déconsidération, faire acte de commerce. Son intelligence, ses forces, sa vie il les doit à ses concitoyens. Et il les leur donne sans compter.

Mais l'État qui lui demande des garanties, nullement gratuites celles-là, de capacité et de savoir, ne juge pas toujours à leur valeur les services qu'il rend à la société et, loin de le défendre, hésite souvent à le couvrir de l'égide protectrice des lois.

L'exercice illégal de la médecine se fait ouvertement, partout, sous toutes les formes. Des arrêts dont nous poursuivons énergiquement l'annulation donnent aux magnétiseurs, aux masseurs, aux charlatans de tout ordre le droit d'accaparer la clientèle la plus nombreuse de nos jours, celle des déséquilibrés de toute sorte. On laisse s'étaler sur tous les murs et dans tous les journaux des annonces et des réclames signées de pseudonymes suivis de titres usurpés. A l'étranger aussi bien qu'en France la vente des spécialités pharmaceutiques se fait sans contrôle et sans intervention du médecin. Les drogues les plus diverses sont présentées comme médicaments approuvés par l'Académie de médecine, qui ne proteste pas contre un semblable abus. Et les rebouteurs les moins diplômés annoncent impunément qu'ils guérissent toutes les maladies.

Par contre lorsque, par étourderie dans la rédaction d'une formule ou erreur involontaire de diagnostic, un médecin peut être accusé d'une imprudence — je ne dis pas d'une faute — son diplôme ne le garantit pas contre des réclamations injustifiées, parfois contre des poursuites judiciaires.

Nombreux sont les faits que je pourrais citer où des médecins consciencieux et honnêtes ont été condamnés à des dommages et intérêts, alors qu'ils auraient dû être couverts et défendus par leur titre de docteur.

Ainsi s'établit peu à peu dans nos mœurs l'habitude de considérer le médecin comme judiciairement responsable de tous ses actes alors même qu'il n'a commis aucune faute lourde, alors qu'il a agi dans la plénitude de sa conscience.

En demandant une plus forte organisation des syndicats et des associations professionnelles, en réclamant des conseils judiciaires de ces corporations un appui plus effectif et plus rapide, on arrivera peut-être à obtenir des autorités administratives et des cours et tribunaux une plus saine appréciation des droits et des devoirs du médecin.

Vous aurez donc à discuter tous les vœux de ceux de nos confrères qui soumettent à vos délibérations des rapports très documentés relatifs aux œuvres de défense professionnelle, à l'exercice illégal de la médecine, à l'abus de l'hospitalisation et des consultations gratuites par les malades aisés, aux relations qu'il convient d'établir entre les mutualistes, etc.

Vous aurez aussi à applaudir aux efforts tentés pour assurer contre les risques de maladie, de vieillesse ou de détresse imméritée les médecins qui ont su faire acte de prévoyance ou ceux à qui la pauvreté a créé un titre de plus à notre sollicitude et à notre estime.

Affirmer que la profession médicale, alors surtout qu'elle s'exerce dans les petits centres et avec la plus scrupuleuse honnêteté et le dévouement le plus absolu, n'enrichit presque jamais celui qui s'y adonne, c'est répéter une vérité qui devient plus évidente chaque jour. Le rapport de l'un de nos présidents d'honneur vous dira éloquemment ce qui a été fait, dans tous les pays civilisés, pour aider dans la mesure du possible les médecins qui ont besoin d'une assistance confraternelle.

Mais, à côté de ces questions, j'allais dire au-dessus d'elles, il en est une plus grosse, plus importante encore et dont la solution dépend de vous tous.

Ce n'est pas en France seulement, c'est un peu partout que la faute de quelques médecins est venue aggraver le mal dont souffre la corporation tout entière. C'est dans tous les pays que la lutte pour l'existence a créé ou développé des habitudes commerciales, acceptables et même logiques dans les professions où le but légitime et avoué n'est que de gagner de l'argent, mais inconciliables avec une carrière où les mœurs doivent garder ce que les traditions professionnelles leur ont imposé de franchise vis-à-vis du client, de dignité dans la tenue, d'abnégation et de charité dans l'exercice de fonctions aussi pénibles que méritoires.

Or, on ne saurait trop le redire, ce ne sont pas les lois qui font les mœurs et les lois les plus draconiennes resteront impuissantes et stériles, si les mœurs qui tendent à s'établir dans certains milieux ne viennent pas à changer.

Vous lirez donc, avec l'attention qu'il mérite, le très remarquable rapport où se trouvent examinées et résolues, avec une hauteur de vues et une loyauté auxquelles je tiens à rendre un public hommage, les questions déontologiques les plus controversées.

C'est pour avoir ignoré ou pour avoir méconnu ces règles déontologiques qu'un aussi grand nombre de jeunes médecins se sont parfois laissé égarer et qu'ils ont adopté vis-à-vis du public une conduite qui a déchaîné contre le corps médical tout entier les plus vives accusations et les attaques les plus injustes.

Après avoir discuté les conclusions de ce rapport si autorisé, nul ne pourra plus exciper de son ignorance pour se refuser à obéir aux lois professionnelles. Et, le jour où celles-ci seront adoptées par toutes nos associations, nul ne pourra manquer aux règles de la confraternité médicale sans perdre le respect de soi et bientôt le respect de tous.

Symbole de cette égalité qui me, au n ème niveau le médecin le plus modeste et celui qui est arrivé aux sommets de la hiérarchie, qui les fait asseoir côte à côte dans nos associatieus et nos syndicats, qui leur donne les mêmes droits en leur imposant les mêmes devoirs, la confraternité médicale ne serait plus un vain mot si tous les médecins acceptaient, de leur plein gré, de vivre sous une loi commune.

J'ai souvent insisté moi-même, au sein de l'Association générale des médecins de France, sur la nécessité d'adopter un code déontologique précis afin d'éviter qu'un jour ou l'autre une législation, plus rigoureuse encore que celle qui régit les médecins, ne vienne aggraver leur responsabilité pénale et pécuniaire, et porter la plus désastreuse atteinte au libre exercice de la profession médicale.

C'est pourquoi, tout en vous recommandant l'étude attentive des communications qui vous seront faites relativement à la création d'un Ordre de médecins ou de Chambres disciplinaires, je persiste à penser que tout appel, adressé aux pouvoirs publics en vue de donner aux arrêts de ces Chambres disciplinaires la sanction légale qui paraissait nécessaire même en 1845, serait suivi de mesures restrictives de la liberté professionnelle.

Écoutez, mes chers confrères, ce qui vous sera dit de la législation sous laquelle vivent les médecins qui connaissent le fonctionnement des chambres médicales; mais ne pensez pas qu'une hiérarchie nouvelle, qu'une forme quelconque de fonctionnarisme médical nous donne ni les moyens de répression efficace que nous souhaitons, ni l'autorité morale qui nous est surtout nécessaire.

Si la profession médicale n'est plus un sacerdoce, elle reste et doit rester la profession libérale par excellence. Elle doit être ennemie de tout privilège, de toute hiérarchie illégitime, de toute oppression d'où qu'elle vienne.

Nous réussirons cependant à rehausser dans l'estime publique et à rendre plus facile et plus prospère une profession que nous aimons tant, si nous arrivons à resserrer plus intimement les liens qui doivent nous unir tous.

Ce sera, j'en ai l'espérance, l'un des premiers, l'un des plus féconds résultats de ce congrès de médecine professionnelle et de déontologie médicale. Il aura utilisé toutes les lumières, toutes les bonnes volontés, tous les dévouements que vous lui apportez. Il nous aura appris, par une discussion libre, loyale et approfondie de toutes les questions qui nous intéressent, à nous mieux connaître et par conséquent à nous bien comprendre. Il nous permettra, grâce à une estime et une confiance réciproques, de mieux assurer dans l'avenir la défense de nos intérêts et le maintien de notre dignité, parce qu'il aura bien fixé nos droits et nos devoirs envers la morale, envers la société, envers la profession. (Applaudissements.)

M. Lereboullet, président, donne ensuite lecture de la liste des Présidents d'honneur :

Présidents d'honneur

MM.

Allemagne . . . . Schwalbe (Berlin).
Autriche . . . . Benedikt (Vienne).
Belgique . . . . Vandam (Bruxelles).
Brésil. . . . . Moncorvo (Rio de Janeiro).
Danemark. . . . . Borch (Copenhague).
Égypte . . . . Fouquet (Le Caire).
Espagne . . . . José Pascual y Prats (Gerone).
États-Unis d'Amérique. . . . . Richardson (Washington), Ostheimer (Philadelphie).
France . . . . Brouardel, Cezilly, Lande, Lannelongue.
Grande-Bretagne et Irlande . . Wakley (Londres) et Bruce (Édimbourg).
Grèce. . . . . Cardamatis (Athènes).
Hongrie. . . . . Chyzer (Budapesth).
Italie. . . . . F. Durante (Rome), E. Sciamanna (Rome), Felice Santini (Rome).
Norvège. . . . . Frellsen (Christiania).
Russie . . . . Petersen (Saint-Pétersbourg).
Suède. . . . . Berth. Buhre (Stockholm).
Suisse. . . . . Ladame (Genève).
Turquie. . . . . Zambaco-Pacha (Constantinople).
Venezuela. . . . . José Ignacio Cardenas (Caracas).
Roumanie. . . . . Th. Tonesco (Bucarest).

M. Sciamanna, de Rome, secrétaire général du Conseil fédéral des Ordres de médecins italiens, prononce le discours suivant :

DISCOURS

DE

de M. le professeur SCIAMANNA, de Rome

Délégué officiel du gouvernement d'Italie au Congrès de Médecine professionnelle

Signor presidente, Signore, Signori.

A nome de miei compatrioti e del governo d'Italia che ho l'onore di rappresentare, vi porgo gli omaggi rispettosi, e porto un fraterno saluto ai medici di tutti i paesi qui convenuti.

E' questa la prima volta che gli esercenti l'arte salutare si riuniscono in un convegno internazionale per trattare degli interessi della loro classe. Non è questa coalizione contro il prepotente dominio di altre classi, ma è l'espressione del sentimento d'una individualità collettiva che vuole che gli alti fini sociali ai quali è destinata, sieno nel miglior modo raggiunti con onore e vantaggio del proprio elemento.

All'epoca nostra gli uomini più progrediti nella coltura sentono il bisogno di stringersi con i vincoli formati dall' uniformità degli studi, dall' identità degli scopi sociali ; e questi nobili sforzi dell' eletta classe de medici di tutto il mondo, ci provano ancora una volta che non sono vuote di senso le paroles :

Libertà, uguaglianza, fraternità, bandite da questa grandiosa Parigi. Viva la Francia! (Applaudissements.)

Monsieur le Président, Mesdames, Messieurs.

Au nom de mes compatriotes et du gouvernement d'Italie que j'ai l'honneur de représenter, je vous apporte des hommages respectueux : je donne mon salut confraternel aux médecins de tous les pays ici réunis.

C'est la première fois que les médecins se réunissent en assemblée internationale pour s'occuper des intérêts particuliers de leur classe. Ce n'est pas ici une coalition contre l'empiétement dominateur des autres classes : c'est l'expression d'un sentiment d'une individualité collective qui veut que les hauts buts sociaux qu'elle poursuit soient heureusement atteints, tout à l'honneur et au profit de la corporation.

A notre époque, les hommes les plus avancés dans la culture de l'esprit éprouvent le besoin de se grouper, de se lier entre eux par des liens formés de l'uniformité des études, de l'identité de leurs buts sociaux, et ces nobles efforts de la classe des médecins de tous les pays nous montrent encore une fois la haute signification des mots « Liberté, Égalité, Fraternité, » partant de cet immense Paris.

Vive la France !

M. J. Glover, secrétaire général, présente le compte rendu général du Congrès :

RAPPORT GÉNÉRAL

DE

M. le docteur Jules GLOVER

Secrétaire général du Congrès

Monsieur le Président,
Messieurs et très honorés Confrères.

Mon premier mot devrait être une excuse bien sincère, car je le dis sans fausse modestie, rien ne m'autorisait à prendre l'initiative d'un Congrès à la fois d'une importance aussi haute et d'une aussi délicate conduite, que celui qui se donne pour matière la déontologie médicale.

Mais, Messieurs, votre empressement à répondre à notre invitation toute fraternelle a été si marquée, et les encouragements venus dès la première heure de chaque pays ont été si spontanés, si aimables et cordiaux, parfois même si enthousiastes, que j'aurais mauvaise grâce à ne pas me réjouir d'avoir cédé au dessein que m'a inspiré la haute estime que nous devons avoir pour notre belle profession.

C'est bien là, en effet, la genèse de ce Congrès, le premier qui ait pour but direct et immédiat, non seulement de poser un premier jalon sur le développement, l'extension de l'étude des questions professionnelles, mais encore et surtout, la mise en pratique de l'idée du devoir attaché à toute collectivité humaine.

En vous conviant à vous grouper autour de ce programme très complexe dans sa simplicité apparente, je n'ai eu, je vous l'affirme, aucune pensée de critique personnelle, pas davantage la prétention de voir réglementée un jour une morale professionnelle qui est burinée dans la conscience de chacun d'entre nous.

Néanmoins, lorsque s'est produit l'appel général que notre chère France a adressé à l'occasion de l'Exposition de 1900, à tous les groupes professionnels pour les inviter à tenir comme de grandes assises à l'effet de faire jaillir plus de lumière et plus de bien, je me suis demandé si, en dehors de la question scientifique proprement dite, que traitera avec une ampleur incontestée le Congrès de médecine, un devoir plus spécial, et le premier en date peut-être, ne s'imposait pas au corps médical dans cet immense concert de bonnes volontés et d'intelligences d'élite.

Et voilà comment, dès l'abord, l'idée des questions professionnelles pures, et dès lors l'idée souveraine du devoir qui nous est spécial, s'est imposée à mon esprit comme une hantise, peut-être parce que, faute d'enseignement spécial de la déontologie à la Faculté, et sauf les leçons verbales de mes maîtres vénérés, je n'ai pu mettre la main sur une codification, ou plus simplement sur une étude philosophique pratique de la série de nos devoirs professionnels, peut-être aussi, plus simplement, parce qu'il m'a paru que plus que tout autre, le groupe professionnel médical doit inscrire au frontispice de son temple la grande idée du devoir.

Aussi bien, Messieurs, le devoir est toujours en raison directe de l'importance de la collectivité humaine à laquelle il s'applique, et dès lors, ai-je tort de soutenir que nul plus que nous ne doit mettre en relief et comme en pleine lumière, le devoir spécial imposé à une profession qui met pour ainsi dire, en nos mains, la vie de nos semblables.

Jusqu'au dernier moment occupé de l'organisation du Congrès, votre secrétaire général vous présentera seulement un court aperçu des origines de ce premier Congrès international de médecine professionnelle et de déontologie médicale, un résumé des travaux de la Commission d'organisation de ce Congrès, enfin et surtout l'éloquent résultat auquel vous parvenez aujourd'hui par l'union, la concorde, qui vont s'établir entre vous sur les graves questions économiques, préoccupant à l'heure actuelle à si juste titre le corps médical de chaque pays.

Le 10 mars 1898, il y a donc près de deux ans et demi, il fut décidé au sein d'une vieille et toujours vaillante société médicale parisienne, la Société médicale du IXe arrondissement, que l'on organiserait pour la période des Congrès de l'Exposition de 1900 un Congrès international de médecine professionnelle[1]. MM. Paul Garnier, Berthod,

1. In Bulletin de la Société médicale du IXe arrondissement, t. XV. Daix, Clermont, Oise.

Société médicale du IXe arrondissement de Paris. — Séance du 10 mars 1898.

Présidence de M. P. Garnier.

A propos du procès-verbal de la séance précédente, M. Glover fait la communication suivante, portant ce titre :

Chipier, Jullien, Ozenne et Glover furent constitués en commission d'étude de cette question, sur laquelle M. Ozenne présentait un rapport documenté.

Un Congrès international de médecine professionnelle en 1900. — Messieurs. Au cours de la précédente séance de notre active et vaillante Société médicale du IXe arrondissement, vous avez entendu notre excellent ami, le Dr P. Berthod, qui vous présentait « A propos de l'exposition de 1900 » la défense d'une idée que lui suggéra cette ardeur que vous lui connaissez, lorsqu'il s'agit des droits et des devoirs de notre profession. Très opportunément à l'heure actuelle, son idée mérite à tous égards, à mon sens, d'être étudiée plus à fond. Permettez-moi de revenir sur la question qu'il a soulevée et de vous soumettre modestement quelques vues que j'ai déjà communiquées au Dr Berthod et au sujet desquelles je viens vous demander de m'éclairer. Je serai court.

Le 10 février dernier donc, notre confrère vous donnait l'éveil sur une question fort opportune, je le répète, et demandait à la Société médicale du IXe arrondissement de prendre l'initiative de démarches à faire pour obtenir, auprès de la Direction générale de l'Exploitation au Commissariat général de l'Exposition internationale de 1900, le droit de voir siéger parmi les membres du Comité d'admission de la Classe 16 (Médecine et Chirurgie) un de nos confrères spécialement chargé de la question des intérêts professionnels.

Vous avez voté un ordre du jour favorable.

Laissez-moi féliciter devant vous et avec vous notre confrère d'avoir conçu cette intéressante idée.

Mais je crains que sa réalisation soit, sinon impossible, au moins très difficile sous cette première forme, car un comité d'admission de l'Exposition de 1900 pour la médecine et la chirurgie ne saurait guère voir figurer parmi ses membres un représentant de la médecine professionnelle.

Je vais rappeler brièvement, en vous l'exposant en deux mots, si vous l'ignorez, le rôle des Comités d'admission d'après le règlement général de l'Exposition universelle internationale : « Ces Comités sont chargés de recevoir et d'examiner les demandes d'admission des exposants... Ils constituent une juridiction qui apprécie la respectabilité de l'exposant, son titre industriel, la valeur technique du produit..., la qualité de production du postulant. Tel est ce rôle dans l'Exposition française contemporaine. Accessoirement à leur rôle principal, les Comités d'admission ont à remplir, pour le Département de la Seine, les fonctions de Comité départemental, notamment en ce qui concerne la recherche de concours intéressants et le groupement de produits similaires en expositions collectives.

Enfin, les Comités d'admission préparent, chacun pour sa classe, l'organisation de l'Exposition centennale rétrospective qui comprendra l'histoire de la médecine.

Vous voyez qu'il n'y a pas place au Comité de la Classe 16 pour la *médecine professionnelle*, qui n'a rien de commun avec les *Instruments et procédés généraux des Lettres, des Sciences et des Arts* constituant le 3e groupe de la classification générale, 3e groupe dont la classe de médecine et de chirurgie fait partie.

C'est ailleurs qu'il faut s'adresser et ici avec toutes chances de réussite, si l'accord entre nous s'établit. Plusieurs d'entre vous savent ou bien ont deviné que c'est à l'organisation d'un Congrès que nous en voulons venir.

J'arrive en effet immédiatement à la question du Congrès, celle qui vous intéressera, je l'espère.

En 1900, à côté de l'Exposition du produit et de sa fabrication, de son histoire rétrospective, etc., à proprement parler, existeront de nombreux Congrès au cours desquels, si vous voulez bien autoriser l'expression parallèle, chacun exposera ses idées et pourra discuter celles des autres. Et c'est là bien exactement la place, en un Congrès spécial, qu'il semble falloir donner en 1900 à l'étude, à l'élaboration plus complète et plus générale des questions professionnelles.

En conséquence, je propose à la Société médicale du IXe Arrondissement de

Si, contrairement à nos désirs au début de notre entreprise, nous avons dû, pour ne point perdre un temps précieux à notre longue organisation, agir isolément pour les formalités initiales, nous sommes heureux de constater, qu'arrivés au but, nous trouvions réunis dans un même élan, dans un même désir, tous les groupements médicaux professionnels français : l'Association générale des Médecins de France, le Concours médical, le Syndicat des Médecins de la Seine et le Conseil général des Sociétés médicales d'arrondissement de Paris, l'Union des Syndicats médicaux de France, etc., etc.

La commission supérieure des Congrès de l'Exposition admettait

prendre dès maintenant l'initiative de proposer d'instituer en 1900 le *Congrès international de médecine professionnelle*, convaincu que je suis non seulement de vous voir me suivre dans cette voie, mais encore nos confrères des Sociétés voisines et des groupes voisins, convaincus que je suis aussi de vous voir accueillir favorablement cette deuxième forme, immédiatement réalisable, de l'idée première.

Vous le savez, puisque beaucoup d'entre vous, ici et dans les autres Sociétés médicales d'arrondissement, au Conseil général, aux Syndicats, dans nos Sociétés départementales, donnent sans compter, en toute compétence, leur temps à l'étude des questions professionnelles, la médecine professionnelle depuis plusieurs années subit, lentement il est vrai mais indubitablement, une minutieuse organisation résultant de toutes ces activités.

Sans vouloir exagérer les résultats d'un Congrès de ce genre, sans vouloir préjuger de son succès possible, mon intention, aujourd'hui, est de vous laisser voir si, même au point seulement où nous en sommes de l'organisation professionnelle, celle-ci n'aurait pas quelques profits à retirer d'un Congrès où les intérêts de la profession fussent largement discutés avec des confrères étrangers. N'avons-nous point vu récemment nos confrères Belges et Suisses s'intéresser vivement au procès Laporte? Nos confrères étrangers ne sont donc pas indifférents aux questions qui nous préoccupent. Vous jugerez si ce Congrès doit être international. A mon avis, il doit être international. Je termine, Messieurs, en vous exposant brièvement les voies et moyens à employer pour aboutir.

Je vous soumets la note suivante qui pourrait être celle-là même que l'on adresserait à la Direction générale de l'Exploitation.

Voici cette note ; elle est ainsi conçue :

« Monsieur le Commissaire général de l'Exposition de 1900.

Quai d'Orsay, 97.

« Les Sociétés médicales d'Arrondissement de Paris et leur Conseil général, le Syndicat des médecins de la Seine, les Sociétes médicales départementales, etc., etc., et autres associations professionnelles soussignées ont l'honneur de vous informer que, sur l'initiative prise par la Société médicale du IXe arrondissement de Paris, dans sa séance du 10 mars 1898, tenue à la mairie du IXe arrondissement, rue Drouot, elles ont résolu de vous soumettre leur intention d'instituer un Congrès international à l'Exposition universelle de 1900 dans la section VI des Congrès Sciences médicales).

« Ce Congrès traitera spécialement les questions multiples concernant la Médecine professionnelle. (*Congrès international de Médecine professionnelle*.)

« Ces questions n'ont été l'objet d'aucun Congrès en France.

« Nous avons l'honneur de vous adresser, Monsieur le Commissaire général, l'expression de notre haute considération. »

Suivront les adhésions des différents groupes sous la signature des Présidents de chaque groupe, Sociétés médicales d'arrondissement de Paris, Conseil général, Syndicat des médecins de la Seine, etc., etc., et autres associations profes-

définitivement le 25 novembre de la même année[1], comme Congrès de l'Exposition de 1900, le Congrès de médecine professionnelle et de déontologie médicale, et une commission d'organisation, dont la liste, comme pour tous les congrès, resta ouverte plusieurs mois, suivant une décision très précise, prise en séance de la Commission supérieure, se mit à fonctionner.

Voici la composition de cette commission, dont chaque membre a droit à vos remerciements :

MM. M. Baudouin, G. Bergeron, P. Berthod, P. Brouardel, A. Cayla, J. Chauvel, L. Chipier, J. Comby, A.-V. Cornil, B. Cunéo, P.-H. Descouts, E. Desnos, P. Dignat, Doury, Ducor, P. Garnier, Gaston, J. Glover, Guillon, Grasset (Montpellier), A. Guinard, Jamin, Le Baron, A. Le Blond, L. Lereboullet, P. Mauclaire, P. Masson, Napias, J. Noir, E. Ozenne, Piot, Poitou-Duplessy, Porson (Nantes), F. de Ranse, Paul Reynier, A. Sevestre, Tapie, J. Thiroloix.

Vous garderez le souvenir du nom de votre dévoué président M. L. Lereboullet, membre de l'Académie de médecine, secrétaire général de l'Association générale des médecins de France. Peu d'entre nous, en dépit des fatigues de la dure existence qu'est la vie médicale, en dépit de peines et de chagrins cruels, eussent conduit à bonne fin une aussi délicate entreprise. J'ai le bonheur, mon cher Président,

sionnelles, auxquelles la note sera immédiatement transmise, en indiquant au-dessous de chaque signature le groupe correspondant.

En tête sera placée la signature de notre honorable Président, M. le Dr Paul Garnier, puisque c'est la Société du IXe arrondissement, qui prend dès lors l'initiative de cette importante entreprise.

Notre Société médicale ne dérogera pas à ses habitudes en s'occupant activement du Congrès international de Médecine professionnelle de 1900.

L'adhésion des Sociétés départementales sera recueillie par lettres, jointes ensuite à la nôtre, qui serait transmise à ces Sociétés sous forme de circulaire.

C'est tout ce que j'avais à vous dire, Messieurs et chers Confrères. Je vous demande maintenant des conseils et votre approbation.

— L'étude de cette question, dont le principe est adopté, est renvoyé à une Commission composée de MM. Garnier, Berthod, Glover, Chipier, Jullien et Ozenne, qui remettra son rapport à la prochaine séance.

1. Le Comité de la Section VI des Congrès de l'Exposition de 1900 (Sciences médicales) avait accueilli favorablement, dans sa séance du 7 novembre 1898, la demande d'organisation du Congrès, formulée dans le courant de l'année par la Société médicale du IXe arrondissement de Paris.

Section VI des Congrès de 1900 : *Président* : Prof. Lannelongue ; *secrétaire* : Dr Gley ; *Membres* : Drs Allyre-Chassevant, Arloing (*Lyon*), H. Barbier, Bonnier, J. Bergeron, Ch. Bouchard, Caubet (*Toulouse*), J.-B. Chauveau, Coirre, L. Colin, V. Cornil, Crolas (*Lyon*), B. Cunéo, P.-E. Duclaux, Dujardin-Beaumetz, A. Fournier, E. Gaucher, A. Gayet (*Lyon*), Gilles de la Tourette, J. Glover, J. Grancher, Grasset (*Montpellier*), Gross (*Nancy*), Guyon, Kermorgant, Lacassagne (*Lyon*), de Lapersonne (*Lille*), A. Le Dentu, J. Love, H. Marty, A. Morache (*Bordeaux*), A. Motot, Moreigne, L. Ollier (*Lyon*), Ouvrier, Piettre, A. Pinard, A. Pitres (*Bordeaux*), A. Queirel (*Marseille*), A. Riche, Schlagdenhauffen (*Nancy*), L. Simon, P. Villemin.

en mon nom personnel et au nom de tous, de vous remercier, en cette solennité que vous ne saurez oublier, de toute votre sollicitude à présider nos travaux et à guider de vos conseils éclairés votre secrétaire général. Sans votre bienveillant et amical appui, nous n'aurions pu mener à bonne fin cette œuvre de confraternité. Et il semble que les plus dévoués à cette œuvre de concorde, aient été désignés par le sort pour être brutalement frappés au cours du travail par les plus pénibles atteintes. Que notre ami M. Pierre Masson soit assuré de la toute particulière reconnaissance de tous ici, non pas seulement pour l'habituelle hospitalité de la librairie toujours largement ouverte au Corps médical, et le dévouement de ses administrés sans lequel nous n'eussions pu réussir, mais aussi pour le zèle et l'incessante activité qu'il a dû déployer pour la lourde et accablante besogne de l'édition des travaux des Congrès de médecine de Paris, 1900.

La commission d'organisation du Congrès a tenu sa première séance en décembre 1898, et sa dernière avant le Congrès, mercredi dernier 18 juillet 1900 : c'est assez vous dire sa laborieuse existence.

Depuis le mois de juillet 1899, des commissions locales de propagande constituant par leur réunion le Comité de patronage français, ont fonctionné dans tous les principaux centres médicaux et dans nos départements.

Partout nous avons rencontré le même empressement de la part de tous nos confrères des départements à seconder leurs collègues de Paris dans cette entreprise.

Voici la liste complète de ces dévoués collaborateurs, dont les noms doivent avoir leur place en tête de ces comptes-rendus :

Comité de Patronage : **France**. — Seine, Seine-et-Oise, Seine-et-Marne, Oise et Loiret (*région de Paris*) : La Commission d'organisation du Congrès. — Ain : M. Hudellet, *Bourg*. — Aisne : MM. Blanquinque, *Laon*; Desprez, *Saint-Quentin*; Walmé, *Chauny*. — Allier : M. Fabre, *Commentry*. — Basses-Alpes : M. A. Ollivier, *Digne*. — Hautes-Alpes : M. B. Blanc, *Gap*. — Alpes-Maritimes : MM. Maurin, *Nice*; Vidal, *Grasse*. — Ardèche : M. Dagrève, *Tournon*. — Ardennes : MM. Gairal, *Carignan*; Hamaïde, *Fumay*. — Ariège : M. Dunac, *Foix*. — Aube : MM. Laumet, *Troyes*; Lasne, *Aix-en-Othe*; Vaudey, *Brienne*. — Aude : M. Aussilloux, *Narbonne*. — Aveyron : M. Bompaire père, *Millau*. — Bouches-du-Rhône : M. Queirel, *Marseille*. — Calvados : M. Barette, *Caen*. — Cantal : M. Girou, *Aurillac*. — Charente : M. Jannet, *Cognac*. — Charente-Inférieure : M. Brard, *La Rochelle*. — Cher : M. Courrèges, *les Aix-d'Angillon*. — Corrèze : M. A. Vergne, *Tulle*. — Corse : M. Costa, *Ajaccio*. — Côte-d'Or :

MM. Deroye, *Dijon* ; Lejeune, *Meursault*. — Côtes-du-Nord : M. Codet, *Lamballe*. — Creuse : M. Treille, *Lavaveix-les-Mines*. — Dordogne : M. de Lacrouzille, *Périgueux*. — Doubs : M. Chapoy, *Besançon*. — Drôme : M. Chalvet, *Valence*. — Eure : M. Oursel, *Evreux*. — Eure-et-Loir : M. Maunoury, *Chartres*. — Finistère : MM. Civel, *Brest* ; Dubuisson, *Châteauneuf-du-Faou* ; Mesguen, *Lesneven*. — Gard : MM. Mazel, *Nîmes* ; Auphan, *Alais*. — Haute-Garonne : MM. André et Audiguier, *Toulouse*. — Gers : M. Pujos, *Auch*. — Gironde : MM. Lande et Rousseau Saint-Philippe, *Bordeaux* ; Lasalle, *Lormont*. — Hérault : MM. Grasset, Arles et Tédenat, *Montpellier*. — Ille-et-Vilaine : MM. Delacour et Baudry, *Rennes*. — Indre : M. Pouroy, *Châteauroux*. — Indre-et-Loire : M. Bézard, *Tours*. — Isère : M. Berlioz, *Grenoble*. — Jura : M. Chevrot, *Bletterans*. — Landes : M. Sentex, *Saint-Sever*. — Loire et Haute-Loire : M. Convers, *Saint-Etienne*. — Loire-Inférieure : MM. Porson, Grimaud, Luneau et A. Malherbe, *Nantes*. — Loir-et-Cher : M. Meusnier, *Blois*. — Lot : M. Relhié, *Cahors*. — Lot-et-Garonne : M. Pons, *Nérac*. — Lozère : M. Bardol, *Mende*. — Maine-et-Loire : MM. Gripat, *Angers* ; Renou, *Saumur*. — Manche : M. Leture, *Saint-Lô*. — Marne : MM. Langlet, *Reims* ; Vast, *Vitry-le-François*. — Haute-Marne : M. P. Morgeot, *Chaumont*. — Mayenne : M. Cellier, *Laval*. — Meurthe-et-Moselle : MM. Gross et Shober, *Nancy*. — Meuse : M. Canton, *Saint-Mihiel*. — Morbihan : MM. Blanche et Closmadeuc, *Vannes*. — Nièvre : MM. Mignot, *Pougues* ; Petitjean, *Decize*. — Nord : M. Dubar, *Lille*. — Orne : M. Rouyer, *Laigle*. — Pas-de-Calais : M. Lestocquoy, *Arras*. — Puy-de-Dôme : M. Bousquet, *Clermont-Ferrand*. — Basses-Pyrénées : M. Delvaille, *Bayonne*. — Hautes-Pyrénées : MM. Claverie et Sempé, *Tarbes*. — Pyrénées-Orientales : M. Donnezan, *Perpignan*. — Haut-Rhin : M. Lorber, *Beaucourt*. — Rhône : M. Lacassagne, *Lyon*. — Haute-Saône : MM. Fournier, *Vauvilliers* ; Glorget, *Gray* ; Maussire, *Vesoul*. — Saône-et-Loire : MM. Defontaine, *Creusot* ; Gillot, *Autun*. — Sarthe : MM. Charbonnier, *Saint-Calais* ; Salomon, *Savigné-l'Évêque*. — Savoie : M. Armand, *Albertville*. — Haute-Savoie : M. Thonion, *Annecy*. — Seine-Inférieure : MM. Brunon et Cerné, *Rouen*. — Deux-Sèvres : M. Good, *la Mothe-Saint-Hérage*. — Somme : M. Boussavit, *Amiens*. — Tarn : M. P. Lalagade, *Albi*. — Tarn-et-Garonne : M. Bergis, *Montauban*. — Var : M. Chapuis, *Toulon*. — Vaucluse : MM. Carre et Blanc, *Avignon*. — Vendée : M. Mignen, *Montaigu*. — Vienne : M. Pouliot, *Poitiers*. — Haute-Vienne : M. de Font-Réaulx, *Saint-Junien*. — Vosges : M. Lardier, *Rambervillers*. — Yonne : MM. Chavance, *Appoigny* ; Quenouille, *Sens*. — Algérie :

MM. Battarel et Sabadini, *Alger*; Leroy, *Constantine*; Guglielmi, *Oran*, et Bertholon, *Tunis*. — COLONIES : MM. de Condinguy, *Pondichéry*; Le Siner, *Réunion*; Morestin, *Martinique*; P. Chevreau, *Tamatave* (Madagascar).

Nos confrères des comités nationaux étrangers nous ont montré que la grande famille médicale est une et ne reconnait pas de démarcations de frontière. Il est vraiment regrettable que certaines des lettres parvenues au Comité ne soient pas connues de chacun d'entre vous; car vous y verriez, combien et dans quels termes on désirait de toutes parts cet imposant rendez-vous, auquel vous convie notre pays.

C'est avec une profonde gratitude et un réel plaisir qu'après ces deux années de correspondance suivie, je me fais un devoir de nommer tous ces confrères qui partout nous ont si bien compris.

Comités nationaux étrangers :

ALLEMAGNE

Président. — M. Ed. LENT, *Cologne*.

Secrétaires. — MM. SCHWALBE, *Berlin*; WALLICHS, *Altona*.

MM. O. ASCHENBORN, *Berlin*; R. BAHRDT, *Leipsig*; J. BECHER, *Berlin*; J. BOECKEL, *Strasbourg*; DEAHNA, *Stuttgart*; DRANDT, *Darmstadt*; EWALD, *Berlin*; FLORSCHÜTZ, *Gotha*; HENOP, *Altona*; HIRSCH, *Magdebourg*; A. HOFFMANN, *Düsseldorf*; Th. KOERNER, *Breslau*; J. LAUBER, *Neubourg*; LEICHTENSTEIN, *Cologne*; LICHTHEIM, *Königsberg*; MORSBACH, *Dortmund*; NIEDEN, *Bochum*; PFEIFFER, *Darmstadt*; Prof. POSNER, *Berlin*; A. ROSENBERGER, *Würsbourg*; RUMPF, *Hambourg*; SCHOBER, *de Stuttgart, à Paris*; B. SPATZ, *Munich*; STRASSMANN, *Berlin*; F. TIDE-MANN, *Brême*; E. ZIEGLER, *Fribourg-en-Brisgau*.

AUTRICHE-HONGRIE

COMITÉ AUTRICHIEN

Président. — M. le Prof. BENEDIKT, *Vienne*.

Secrétaire. — M. POLLAK, *Vienne*.

MM. HERRNHEISER, *Prague*; J. LIST, *Retz*; WACHHOLZ, *Cracovie*.

COMITÉ HONGROIS

Président. — M. le Prof. Ch. KÉTLY, *Budapest*.

Secrétaires. — M. le Prof. E. JENDRASSIK, *Budapest*; et M. L. TÖRÖK, *Budapest*.

MM. les Prof. A. HÖGYES, J. FODOR, A. BÓKAY, E. RÉCZEY, W. TAUFFER et MM. F. FLESCH, O. SCHWARTZER, K. HOCHHALT, S. ADLER, S. PAP, Rud, TEMESVÁRY, W. FRIEDRICH, A. SCHERMANN, T. GYÖRY,

J. Koller, P. Bela, M. Mohr, E. Grosz, Prof. J. Elischer, *Budapest*; M. Konrád, *Naggvárad*; D. Szabó, *Kolozsvár*; J. Imre, *Hódmezövásárhely*; H. Partos, *Rákosfalva*; L. Fegze, *Gödöllo*; E. Jurking, Fr. Major, *Budapest*; J. Rottenberg, *Sapes-Olazri*; G. Koreck, *Perjamos*; F. Löcherer, *Rimaszombat*; A. Fauscher, *Pressbourg*; L. Petz, *Komárom*.

BELGIQUE

Président. — M. A. Vandam, *Bruxelles*.

Secrétaires. — M. Cuylits, *Bruxelles*; et M. J. Tonneau, *Dour*, Hainaut.

MM. Borginon, Dubois-Havenith, *Bruxelles*; Boen, *Gand*; Goyens et de Rop, *Anvers*; Charles et Leplat, *Liège*; Dejace, *Flemalle-la-Grande*; Merveille, *Chenée-lez-Liège*; Quintin, *Leuze*, Hainaut; Van Hassel, *Pâturages*, Hainaut.

BRÉSIL

Président. — M. le Prof. Moncorvo, *Rio-de-Janeiro*.

CANADA

Président. — M. J.-G. Adami, *Montréal*.

MM. Brodeur, *Montréal*; Persillier-Lachapelle, *Québec*; William Hingston, *Montréal*.

DANEMARK

Président. — M. Borch, *Copenhague*.

Secrétaire. — M. Ehlers, *Copenhague*.

MM. Ingensleb, *Præsto*; Jacoby, *Frederiksborg*; S. Meyer et Orum, *Copenhague*; Mulvad, *Veile*.

ÉGYPTE

Président. — M. Fouquet, *le Caire*.

ÉQUATEUR

Président. — M. R. Cucalon, *Quito*

M. Fuentes, *Quito*.

ESPAGNE

Président. — M. José Pascual y Prats, *Gérona*.

MM. Francisco Allmany, *Teruel*; Sixto Antón Gonzalez, *Búrgos*; Joaquin Baneres, *Lérida*; Casimiro Baz, *Salamanca*; Julian Calleja, *Madrid*; Jose Diestro, *Pamplona*; Macario Golferichs, *Barcelona*; Pelegrin Gonzalez del Castillo, *Logrono*; Ildefonso Rebollo.

Segovia: Jose Romero Gilsanz, *Valladolid*; Maximo Sanchez Recio, *Caceres*; Ignacio Valenti y Vivo, *Barcelona*.

ÉTATS-UNIS D'AMÉRIQUE

Président. — M. G. H. Simmons, *Chicago*.

M. H. S. Fuller (*Hartford*).

GRANDE-BRETAGNE ET IRLANDE

Président. — MM. Thomas Wakley, père et fils. *Londres*.

Secrétaire. — M. A. Smith. *Londres*.

Medical defence Union. *Londres*, MM. W. S. A. Griffith et G. Bateman. — The Lincoln medical Society, *Lincoln* : M. Carline, *Sec.* — Eastbourne Provident medical Association. *Eastbourne* : M. Harper. *Sec.* — The Brighton hospital Reform Association. *Brighton* : M. Waring. *Sec.* — The hospital Reform Association. *Cardiff* : M. Horder, *Sec.* — East Suburban medical protection (medico-ethical) Society : *Ilford*. Essex ; M. Houghton, *Sec.*

MM. Morgan Dockrell, *Londres*; Shingleton Smith. *Bristol* : Prof. Th. Grainger Stewart, Bruce, *Édimbourg* : J.-W. Moore. Ch. Cameron. W. Stokes, W. Grimshaw, Edw. A. Bennett. Thornley Stoker. *Dublin*; Kinkead, *Galway* : Whitla. J. Nelson. *Belfast* N.-J. Hobart, Philip. G. Lee. *Cork* : Fr. Ogston. *Dunedin*.

GRÈCE

Président. — M. Cardamatis. *Athènes*.

MM. Kallivokas, *Athènes* : Foustanos. *Syra*.

ITALIE

Président. — M. le Prof. Francesco Durante, *Rome*.

Secrétaires. — MM. les Prof. Ezio Sciamanna. *Rome* : S. Ottolenghi. *Sienne* : et MM. L. Casati, *Forli*; Tullio Spaziani. *Rome*.

MM. Vincenzo Zannini, *Ancona* : Vincenzo Bafile. *Aquila* : Prof. Angelo Mugnai. *Arezzo*; Luigi Mazzoni, *Ascoli Piceno* : Prof. Angelo Murri. Prof. Carlo Pellacani. Prof. Luigi Silvagni. *Bologna*; Prof. Gennaro Petteruti. *Caserta* : Umberto Brunelli, *Castelbolognese* : Prof. Pericle Sacchi, *Cremona* : Prof. Eugenio Casati. *Ferrara* ; Gustavo Bargioni, *Firenze* : Prof. Panagino Livierato. Prof. Alberto Severi. *Genova* : Vito Fazzi. *Lecce* : Numa Campi. *Livorno* : Giovanni Pugliesi. *Lodi* ; Giandidimo Angelucci, *Macerata* ; Giovanni Weiss. Prof. Giuseppe Zuno. *Messina* : Prof. Nicola Lanzillotti-Buonsanti. Carlo Luraschi. *Milano*; Prof. Leonardo Bianchi, Prof. Vincenzo

Corrado. *Napoli*: Prof. Francesco Parona. *Novara*: Prof. Alberto Riva. Prof. Alessandro Cugini. *Parma*: Prof. G. Filomusi Guelfi *Pavia*: Prof. Erasmo De Paoli. *Perugia*; Giovanni Batta Maffei. *Pinerolo*; Prof. Giovanni-Batta Queirolo, Lando-Landi. *Pisa*: Basilio Frattina. *Pordenone*: Giuseppe Elia. *Porto-Maurizio*: Giulio Bastianelli. Felice Santini. Francesco Topai. *Roma*: Giacomo Borruto. *Reggio Calabria*; Prof. Domenico Barduzzi, *Siena*: Camillo Urbani. *Teramo*: Prof. Girolamo Mo, Francesco Bellosta. Giovanni Lava. *Torino*: Prof. Ignazio Lampiasi Rubino. Antonio Cassissa. *Trapani*: Élesbaan Dal Lago. Prof. Cesare Marocco. *Vicenza*.

MEXIQUE

Président. — M. Carmona y Valle. *Mexico*.
MM. E. Liceaga et R. Lavista, *Mexico*.

NORWÈGE

Président. — M. le Prof. E. Schonberg, *Christiania*.
MM. les Prof. J. Nicolaysin, A. Hoest. Leegaard, C. Boeck, et MM. Holmboe, Unger-Vetlesn, *Christiania*; K. Hanssen, J. Sandberg, *Bergen*: M. Böckman. *Drontheim*.

PAYS-BAS

Président. — M. le Prof. Stokvis. *Amsterdam*.
Secrétaire. — M. Peypers, *Amsterdam*.
MM. J.-P. Dozy. *Amsterdam*: Pynappel. *Zwoll*, *Prov. d'Overissel*: Ruysch et J. Menno Huizinga, *La Haye*.

PORTUGAL

Président. — M. da Silva Amado, *Lisbonne*.
MM. Fr. Augusto De Oliveira Feyas. Arth. Furtado et Mello Vianna. *Lisbonne*; Feneira da Castio. *Porto*; A. Rocha, *Coïmbre*.

RÉPUBLIQUE ARGENTINE

Président. — M. Wernicke, *Buenos-Ayres*.

ROUMANIE

résident. — M. le Prof. N. Manolesco. *Bucarest*.
Secrétaire. — M. Angelesco. *Bucarest*.

MM. Leonte, Clément, J. Stefanescu, Turbure, Bardescu, Besnea Négol, N. Leorgescu, *Bucarest* : Athanasescu, *Craiova*; Prof. Bogdan, *Jassy*.

RUSSIE

Présidents. — M. Alexandre Ebermann et M. le Prof. B. Sirotinine, *Saint-Pétersbourg*.

Secrétaires. — M. le Prof. O. Petersen, M. Eug. Botkin, *Saint-Pétersbourg*.

MM. A. Frojanov, Prof. J. Mergéjewsky, Prof. B. Ratimov, Prof. G. Filling, P. Sadowsky, A. Rutkowsky, Walter, N. Fschistowitsch, E. Moritz, *Saint-Pétersbourg*.

SUISSE

Président. — M. Ladame, *Genève*.

MM. Deneriaz, *Sion* ; Dumont, *Berne*; E. Haffter, *Fraüenfeld* ; Jadassohn, *Berne*; Kottmann, *Soleure* ; F. Morin, *Feydey-Leysin*; de Mubalt, *Zurich* ; G. Reali, *Lugano* ; Reichembach, *Saint-Gall*; Répond, *Fribourg*; Prof. A. Reverdin, *Genève* ; P. de Weck, *Fribourg* ; H. O. Wyss, *Zurich* ; A.-E. Burckhardt, *Bâle*; Ad. Combe, *Lausanne*.

SUÈDE

Président. — M. le Prof. Key-Aberg, *Stockholm*.

Secrétaire. — M. Bertiy-Buhre, *Stockholm*.

M. le Prof. Bendz, *Lund*.

TURQUIE D'EUROPE

Président. — M. Zambaco Pacha, *Constantinople*.

MM. Djemil Pacha, Denys et G. Akostérides, *Constantinople*.

TURQUIE D'ASIE

Président. — M. de Brun, *Beyrouth*.

URUGUAY

Président. — M. G. Arrizabalaga, *Montevideo*.

VÉNÉZUELA

Président. — M. A. Risquez, *Caracas*.

La résultante presque immédiate de toutes ces activités fut un mouvements d'adhésion, que nous exposions en novembre 1899, devant l'Assemblée générale du Syndicat des Médecins de la Seine[1].

1. In Bulletin officiel du Syndicat des Médecins de la Seine, 28, rue Serpente, Paris : *Syndicat des Médecins de la Seine*, Assemblée générale de décembre 1899.

Le Congrès international de Médecine professionnelle de 1900. — Messieurs, C'est du Congrès international de médecine professionnelle devant tenir, en juillet 1900, ses premières assises dans notre célèbre Faculté de médecine de Paris, que je désire vous parler.

Les 21 et 22 avril 1899, l'Assemblée générale des médecins allemands, tenue à Dresde, prenait en considération la question d'un Congrès de déontologie, que nous lui soumettions et depuis cette époque, les grands centres médicaux d'Allemagne, sous l'impulsion de médecins de Berlin, Cologne et Altona, dévoués à cette cause, ont abouti à une propagande fructueuse, que leur permettait aisément l'organisation médicale, officielle, légale et hiérarchique, qui existe dans ce pays.

Le 25 octobre dernier, se réunissaient à Rome les représentants des ordres de médecins de toutes les provinces italiennes.

Ce fut par de longs applaudissements, nous écrit on, que fut accueillie la proposition de Congrès faite à nos confrères : et notre correspondant nous annonce qu'il y aura en Italie un bon nombre d'adhésions, non pas seulement, fait intéressant, de la part de médecins groupés au sein des ordres, mais aussi de la part de médecins italiens n'appartenant pas aux ordres en qualité d'associés.

Dans la même séance étaient nommés un bureau central de présidence du Comité national à Rome, et de multiples sous-comités pour les provinces italiennes.

En Hongrie, la cohésion du corps médical est aussi parfaite et unanimement depuis juin 1899, on approuve nos projets de Congrès. On s'organise et l'on se groupe. L'Association dite Ligue des médecins de la Hongrie, qui compte tous les médecins de ce pays d'une indépendance morale connue, a été établie contre le projet des Chambres médicales. Et nous entendrons les arguments, qui ont retenu ce pays d'accepter les Chambres.

Nos confrères d'Autriche, partisans comme l'Allemagne, des Chambres médicales, sous l'impulsion des dignitaires de la Chambre médicale de Vienne, ont déjà réuni un nombre important de partisans adhérents depuis juin dernier.

Spontanément le 7 de ce mois de novembre, et malgré notre absolu défaut d'insistance auprès d'elle, l'importante Société de secours mutuels des médecins russes, qui se compose de presque tous les médecins de Saint-Pétersbourg, faisant en même temps partie des sociétés scientifiques, et d'un grand nombre de médecins de la province groupés en sections territoriales, nous annonce sa décision de constituer un comité national russe du Congrès et des sous-comités territoriaux, représentés par les sections territoriales même de la société de secours mutuels.

Depuis le début de nos travaux d'organisation, les médecins anglais chez lesquels la lutte économique contre l'abus de l'hôpital et contre les mutualités est dans son plein, nous suivent et nous approuvent, il est facile de voir, en lisant régulièrement *The Lancet* de Londres, l'enthousiasme de nos voisins, le mot n'est pas exagéré, à l'égard du Congrès. Le défaut de cohésion des sociétés d'union et de défense professionnelles anglaises, cependant nombreuses, mais s'ignorant les unes les autres, fait approuver par les médecins anglais l'idée de ce Congrès, où ils viendront en nombre.

Il est même question en ce moment à Manchester, de la réunion d'un Congrès national *on medical éthics*, de médecine professionnelle (The international congress on médical éthics and the question of a national Congress : In *the Lancet*, octobre 21 (1899), p. 1126), réunion probablement préparatoire à la nôtre.

L'Association néerlandaise de médecins a son président, comme président de notre comité national et l'activité de nos dévoués auxiliaires depuis avril et mai 1899 dans ce pays nous fait prévoir de nombreuses visites de médecins hollandais.

Le résultat final sera demain l'ouverture des séances de nos travaux techniques à la Faculté de médecine.

Messieurs,

Souvent déjà, depuis que fonctionnent les congrès internationaux.

L'Union générale des médecins danois, qui compte presque la totalité des médecins du pays a reçu et met à profit avec un zèle remarquable notre invitation au Congrès.

Pourrais-je achever enfin en vous disant, chose que vous savez déjà, la confraternité, l'union cordiale de nos tout proches voisins de Suisse et de Belgique. Vous connaissez, en effet, l'intérêt qu'ils prennent et l'attrait qu'ils donnent aux yeux de tous leurs collègues nationaux, aux questions de médecine professionnelle.

Dès la 1re réunion annuelle des médecins suisses, le 3 juin 1899, à Zurich et depuis, à la 2e réunion toute récente à Olten, les médecins se sont groupés en nombreux adhérents et orateurs.

Dès les mois de mai et juin dernier la Fédération médicale belge s'est mobilisée en Belgique pour organiser une facile propagande dans ce pays déjà bien disposé.

Je n'oublie pas nos confrères d'Espagne, un instant oublieux eux-mêmes de notre entreprise, anxieux qu'ils sont encore de soucis nationaux.

Je n'oublie pas nos confrères de Suède, de Portugal, de Roumanie, Grèce et Turquie, nos confrères du Canada français et des Amériques qui nous annoncent leur désir d'assister et de prendre part aux discussions du Congrès.

Messieurs, que dire de cet immense désir, partout manifesté si spontanément, de se retrouver à ce rendez-vous de la grande famille médicale.

Et quel honneur pour le corps médical français de fournir, au tournant si critique de l'histoire de la profession médicale, le premier abri aux cordiales entrevues qui nous sont réservées....

Je n'ose le dire : je suis sûr que vous le pensez : les serrements de mains de ces confrères, dont nous ignorions la personnalité avant de songer à l'organisation d'un congrès de médecine professionnelle, nous feront soupçonner, deviner sans peine, les maux communs et les souffrances analogues, qui les atteignent comme nous-mêmes.

C'est, en effet, presque au même degré que, dans tous les pays, sévit la crise médicale. Tant il est vrai que partout et dans tous les pays, notre belle et honorable profession, la plus noble, toute de bonté et d'absolu dévouement chez le médecin convaincu de ses devoirs, est partout restée oublieuse d'elle-même.

Le praticien de tous les pays et de tous rangs semble lui-même coupable d'avoir suscité cette crise, en ce que plus spécialement soucieux de sa tâche à remplir et du labeur quotidien, il a laissé s'aggraver une situation économique difficile maintenant à modifier.

Aussi la corporation médicale toute entière reconnait-elle, comme étant tout à fait opportune, la réunion à laquelle vous la conviez.

Messieurs, les conditions d'exercice de la médecine variant, en effet, dans chaque pays, pourrait-on croire, après ce que je viens de vous dire, qu'il ne soit guère possible de concilier en un congrès tous les intérêts dépendant des différentes particularités nationales ?

Nous avons la conviction qu'il est possible que ce congrès international soit fructueux en résultats pour nous, comme le comprennent pour elles-mêmes, d'autres grandes nations, par la connaissance réciproque des diverses organisations médicales existantes.

Et croyons bien que l'organisation de la profession médicale en France, déjà forte, et qui serait plus forte encore avec le concours de chacun, n'est pas pour figurer en mauvaise place aux côtés de l'organisation de la profession à l'étranger.

Notre Syndicat professionnel de Paris et de la Seine et notre Union des syndicats médicaux de France aux côtés de leur ainée, l'Association générale des médecins de France, le Conseil général des sociétés d'arrondissement de Paris, qui sont à l'Exposition à peu près ce qu'est à notre corps le cerveau que supporte nos épaules, souvent encore, après nous, dans ce palais de l'Économie sociale où tendent chaque jour à être au moins posés, si ce n'est élaborés, de grands problèmes sociaux, dont la solution n'a pas toujours marché de front avec les progrès mêmes de la civilisation, les esprits les plus clairvoyants, les intelligences les plus lumineuses étudient, cherchant à les éclairer, les multiples questions économiques concernant le commerce, l'industrie, ces deux puissantes forces vitales des grandes nations, et toutes questions en sommes visant l'amélioration de la vie des hommes en société.

Pour la première fois, une corporation libérale, moins bruyante peut-être, que les autres dans le monde, où elle joue cependant l'un des plus beaux rôles, et que son caractère éminemment indépendant classe d'emblée vis-à-vis de la société dans un rang absolument exceptionnel, se réunit pour discuter surtout de ses devoirs, un peu aussi de ses droits.

Tâche ingrate, besogne ardue, tant est délicat l'épiderme du Corps médical, et d'exquise sensibilité son système nerveux, tant est complexe aussi à l'heure actuelle la situation économique précise qui se trouve créée au médecin dans l'organisation sociale moderne.

ainsi que certaines importantes associations, présenteront à nos confrères étrangers l'intéressant exemple de ce que peut être un libre groupement professionnel, celui qui paraît convenir au caractère éminemment indépendant et libéral de notre grand corps médical français.

D'autre part, peut-être trouverons-nous dans les organisations étrangères des données utilisables pour le perfectionnement de l'organisation française, si toutefois ces données semblent adaptables au caractère du praticien français.

Messieurs, je termine. Et puisque à l'heure actuelle, le groupement professionnel s'accentue de toutes parts, puisque ceux-là même, qui autrefois indifférents viennent à vous maintenant, apprenant à consacrer une partie de leur temps, une portion de leur vie à l'étude, à l'expansion des idées et des questions d'économie sociale, touchant l'exercice de la profession médicale, puisqu'ils donnent à cette cause une part de leur temps consacré à la clientèle, certains même aux travaux scientifiques, venez à eux.

Et voici le moyen de s'allier : vous savez que le Congrès est patronné en France par tous les Syndicats médicaux, par les Sociétés médicales locales, agrégées ou non à l'Association générale des médecins de France.

Nous venons vous demander à tous les membres du Syndicat de Paris de donner avec eux, avant eux, le mouvement d'adhésions au Congrès.

Nous demandons au bureau de s'efforcer d'obtenir par un vote, aujourd'hui même, en cette assemblée générale, l'adhésion individuelle des 700 membres du syndicat et à la caisse de souscrire au Congrès une somme importante.

Devant la décision des médecins étrangers, dont je vous parlais tout à l'heure, c'est une question de patriotisme pour les médecins français de se présenter en nombre de façon imposante à nos confrères étrangers, aux séances du premier Congrès international de médecine professionnelle.

C'est presque un devoir pour le syndicat de Paris de donner à cette occasion l'exemple.

Vous écouterez avec intérêt ce que nous dit à ce sujet votre rapporteur M. Cuylits, de Bruxelles.

« Autrefois les travailleurs d'un même métier formaient une corporation fermée, où l'on n'était admis qu'après un long apprentissage et de sévères épreuves.

« Ils entendaient que chacun des membres de la corporation fût digne de sa profession. Personne n'était libre de gagner son pain comme il l'entendait.

« Aujourd'hui les corporations ont disparu, mais les travailleurs affranchis, se trouvant impuissants et sans ressources, pour faire face aux difficultés de la vie, se sont de nouveau réunis, non pas seulement par métier, mais par groupes de situation sociale similaire.

« Ce ne sont plus seulement des unions de métiers, les *trades-unions* de l'Angleterre et de l'Amérique, ce sont des associations libres qui n'ont d'autres liens que la caisse de secours alimentée par des versements réguliers et individuels.

« Elles sont communément désignées sous le nom de sociétés mutualistes.

« Presque toujours dans les sociétés mutualistes les seuls risques que l'on prenne en considération sont la maladie, un accident, des infirmités ou la vieillesse.

« On remarquera, dit notre rapporteur belge, que dans chacun de ces cas, celui dont on sollicite le secours ou l'intervention, c'est le médecin. Et s'il est vrai de dire que la société mutualiste s'est imposé pour devoir (et l'on ne saurait trop l'en louer) de faire face à ces grandes douleurs et à ces misères de la vie, il est non moins vrai d'ajouter que pour conjurer ces douleurs, reculer ces fatalités et sauver des existences en péril, c'est au médecin qu'elle s'adresse.

« C'est donc autour du médecin, de son dévouement, de son talent, de son esprit de sacrifice, que la société mutualiste gravite dans l'organisation sociale moderne. Si ces misères n'existaient pas, si le médecin n'y pouvait apporter aucun remède, la société mutualiste n'aurait plus sa raison d'être.

« Si le but n'est pas totalement rempli, si la situation de fortune des membres de ces sociétés n'est pas de celles qui appellent le secours, la société n'est pas mutualiste; elle n'est plus digne de notre commisération, ni d'une intervention charitable ou généreuse.

« Il faut déduire de ces principes, ajoute M. Cuylits, que l'organisation mutualiste véritable est digne de nos encouragements et que le corps médical doit équitablement et au profit de la mutualité s'imposer des sacrifices, mais seulement proportionnels aux ressources des mutualités. »

A côté de la question des rapports des mutualités avec les médecins, celle aussi de l'exercice illégal de la médecine que vous présentera M. Descouts, chef des travaux de médecine légale à la Faculté de médecine de Paris, la question de l'abus de l'hospitalisation et des consultations gratuites à Paris, laborieusement étudiée au nom du Syndicat des Médecins de la Seine par notre sympathique confrère, M. P. Thiery, professeur agrégé de la Faculté de médecine, chirurgien des hôpitaux, vous montre, en un faisceau que je ne saurai disjoindre, quelles entraves sont apportées à l'heure actuelle à l'exercice de la profession médicale. Il résulte, comme bien vous pensez de ces entraves, des difficultés vitales.

Si dures que soient les difficultés de la vie profesionnelle, excusent-elles ceux qui oublient la route, que nous rappelle M. Grasset, de Montpellier, de façon si loyale et si précise dans son important travail, qu'après l'avoir écouté, les plus indociles sauront peut-être instinctivement y orienter leurs pas ?

« Ou bien vous êtes déjà pénétrés de l'importance de vos devoirs, vous dira-t-il, et vous les connaissez à fond : et alors vous n'avez que faire de me lire. Ou bien vous n'en comprenez pas *a priori* l'importance et êtes décidés à ne pas les remplir : et alors vous ne me lirez pas. »

Pour parer, autant qu'il est possible, aux aléas de la vie médicale, les œuvres d'assistance et de prévoyance médicale ont été bien souvent l'objet d'études de la part de nos confrères.

M. Lande (de Bordeaux), président de l'Union des syndicats médicaux de France, vous rappellera que « le capital que représente le médecin au moment du début de sa carrière médicale est constitué : 1° par la somme des débours que représente la vie matérielle d'un homme arrivé déjà au delà de la moitié de la vie moyenne ; 2° par les dépenses spéciales que nécessitent des études longues et onéreuse ; 3° par sa valeur intrinsèque résultant de ses capacités intellectuelles et scientifiques, ou, en d'autres termes, la valeur propre de son travail accumulé.

« Le capital social que représente le jeune médecin est donc constitué par un double élément, l'un pécuniaire, l'autre intellectuel, dont la valeur totale correspond à un chiffre supérieur à celui que représente un homme à ses débuts dans toute autre profession.

« Il n'est pas possible d'établir mathématiquement la valeur de ce capital. Il varie beaucoup, on le comprend, suivant les individus, mais, proportionnellement, elle est toujours considérable.

« Dans une autre profession, quand un homme se lance dans la vie avec un capital de même importance, il prend ses précautions pour garantir ce capital contre tous les risques qui peuvent, malgré ses précautions individuelles, malgré son travail de chaque jour, le compromettre et le détruire. L'usinier assure ses bâtiments, ses machines, ses approvisionnements, ses ouvriers, envers lesquels il encourt certaines responsabilités; le négociant assure de même ses marchandises; l'armateur ses navires; le propriétaire sa maison, ses bestiaux et ses récoltes.

« Comment se fait-il que le médecin, qui à lui seul représente, tant par les débours accumulés que par sa valeur intellectuelle et scientifique, un gros capital, ne songe que peu ou pas à garantir ce capital contre les aléas de la vie? Cette incurie, que nous sommes obligés d'avouer, déjà peu compréhensible si le médecin est seul, devient impardonnable, et il la jugerait telle lui-même chez les autres, quand on réfléchit qu'à la mise en valeur permanente, qu'à l'exploitation continue, qu'à la récupération de ce capital fatalement destiné à disparaître sont liés l'existence et le bonheur de sa famille tout entière

Il semble que, parce que ce capital est virtuel, il échappe à toutes les mauvaises chances de la vie, on ne comprend pas qu'il est représenté par la personne même du médecin et que ses seules garanties sont la santé et la vie de ce dernier. »

Et votre rapporteur termine en vous exposant avec toute l'expérience que comporte sa vie professionnelle des plus remplies, ces œuvres de prévoyance et d'assistance médicale, sur l'organisation définitive, sur l'extension desquelles, vous aurez à vous prononcer.

Après l'étude des résultats fournis ou à attendre encore de l'action paisible mais fructueuse déjà des œuvres de prévoyance et d'assistance médicales, vous aurez à vous consacrer à celle des œuvres plus combatives de défense professionnelle.

L'étude de M. le Dr Salomon, de Savigné-l'Évêque (Sarthe), faite avec la collaboration de M. Porson, de Nantes, et de M. Millon, de Paris, vous entraînera à considérer la nécessité de développer de plus en plus les syndicats médicaux. Leur action vraiment et essentiellement utilitaire ne sera jamais assez étendue pour le bien du corps médical. Non pas, certes, que ces syndicats aient en vue la lutte contre le malade; tout au contraire, par instinct professionnel, le médecin désarme et désarmera toujours, se faisant volontiers le complice de ce qui peut conduire au soulagement de l'humanité, mais parce que ce sont jusqu'à présent les voies et moyens effectifs de faire valoir des droits à la défense de notre situation sociale.

Je ne veux pas vous retenir plus longtemps par l'exposé des idées multiples qui se trouveront présentées au cours de nos travaux. Outre les intéressants rapports de M. E. Jendrassik (de Budapest), sur l'organisation de l'Association générale des Médecins de la Hongrie », et de M. H. Adler sur « les Chambres médicales en Autriche », vous trouverez dans le programme d'importantes communications sur des sujets multiples qu'il ne m'est pas possible de vous énumérer.

Peut-être qu'un œil exercé reconnaîtrait sans peine certaines imperfections de ce programme. Quelques questions d'ordre trop national, d'ordre trop local même, s'y sont évidemment égarées contre notre gré. Ce programme devait et devra désormais rester limité aux questions d'ordre tout à fait général.

Le second Congrès fera justice de ces imperfections. A ceux qui suivront nos traces reviendra le soin moins difficultueux d'aplanir le chemin que nous avons voulu seulement défrayer dans la brousse.

Quoiqu'il en soit, chaque auteur a eu le souci de tenter d'aboutir à un résultat pratique, plutôt qu'à un beau discours. Chacun d'entre vous du reste, interviendra dans ce sens par les vœux et résolutions que vous voudrez bien présenter.

Il ne m'est pas possible de terminer sans remercier collectivement tous nos correspondants français et étrangers. Nous sommes fiers que l'élite du corps médical comme les médecins les plus modestes aient répondu à notre appel et aient une belle part à cette noble entreprise. Merci et de tout cœur à tous nos collègues de Paris et des départements, à tous les Présidents, Secrétaires et Membres des comités nationaux étrangers, dont je ne saurais nommer quelques-uns sans craindre d'oublier les autres.

Que la Presse médicale française et étrangère reçoive aussi l'assurance de toute notre reconnaissance pour l'aimable et puissant intermédiaire qu'elle a été et sera encore, nous l'espérons, entre nous.

En ce qui touche la pérennité du Congrès, écoutez les propositions de MM. Grasset (de Montpellier), Vandam (de Bruxelles), Francesco Durante et E. Sciamanna (de Rome), Ebermann (de Saint-Pétersbourg) Benedikt (de Vienne), List, de Retz (Autriche), etc., sur l'idée de permanence.

Le 1er Congrès de Médecine professionnelle n'est que le début d'une œuvre de concorde, qui doit se continuer dans chaque pays par le fonctionnement de Conseils supérieurs de médecine professionnelle;

s'occupant des questions professionnelles nationales, édifiant le code de déontologie, qui fait défaut au corps médical, préparant des Congrès professionnels nationaux, et par le fonctionnement plus difficile peut-être, mais pourtant possible, d'une Commission internationale chargée de préparer le code international et les Congrès internationaux.

Il n'est pas possible en effet, qu'un Congrès de ce genre n'ait pas de suite.

Permettez-nous dès maintenant, de souhaiter, avec les auteurs de ces généreuses propositions, que vous vous entendiez sur le choix de la ville qui devra recevoir le second Congrès international de Médecine professionnelle. Et que cette assemblée, cette union du corps médical de tous les pays, ne soit pas la dernière.

« La vie professionnelle, individuelle, égoïste, sans appui, sans programme commun sur des questions d'intérêt général, serait, d'après M. Cuylits, personne n'y contredira, la pire des faiblesses, et la déchéance sociale inéluctable. » Inutile cependant d'y insister. L'union et le groupement professionnels se feront nécessairement malgré des protestations isolées, malgré l'une ou l'autre méconnaissance tapageuse de nos intérêts les plus vitaux.

J'ajouterai que, tracés par les modestes, les premiers linéaments de l'organisation sociale du corps médical que nous esquissons dans cette inoubliable solennité, seront un jour, bientôt peut-être, solennellement consacrés en une édification durable et solide par l'élite même du corps médical, et par les autorités compétentes.

« L'organisation sociale mutuelle est une loi que notre siècle subit. Il n'appartiendra pas plus aux médecins qu'à personne de s'y soustraire.

« Les lois économiques établies sont des courants aussi forts que des fleuves : personne n'en arrêtera le cours ». (*Applaudissements.*)

La séance est levée à 4 heures un quart.

A l'issue de la séance d'ouverture, lunch offert par la Commission d'organisation.

PREMIÈRE SÉANCE. — PREMIÈRE ASSEMBLÉE GÉNÉRALE

—

Mardi 24 juillet 1900

Le matin à 9 heures.

Présidence d'honneur de **M. CORNEILLE CHYSER**.

de Budapest.

Conseiller ministériel. Chef de la section sanitaire au ministère de l'Intérieur de Hongrie. Délégué officiel du gouvernement de Hongrie.

Présidence de **M. LEREBOULLET**, président.

RAPPORT

SUR LES RAPPORTS DES MÉDECINS AVEC LES MUTUALITÉS

par M. le docteur **CUYLITS**,

de Bruxelles.

Ancien Président de la Société de Médecine de Belgique. Vice-Président du Collège des médecins de Bruxelles. Secrétaire de la Commission médicale provinciale de Bruxelles. Médecin principal de l'asile d'Évere.

I. L'organisation sociale moderne.

Autrefois les travailleurs d'un même métier formaient une corporation fermée où l'on n'était admis qu'après un long apprentissage et de sévères épreuves.

Ils entendaient que chacun des membres de la corporation fût digne de sa profession. Personne n'était libre de gagner son pain comme il l'entendait.

Aujourd'hui les corporations ont disparu, mais les travailleurs affranchis, se trouvant impuissants et sans ressources pour faire face aux difficultés de la vie, se sont de nouveau réunis non pas seulement par métiers, mais par groupes de situation sociale similaire.

Ce ne sont plus seulement des unions de métiers, les *trade-unions* de l'Angleterre et de l'Amérique, ce sont des associations libres qui n'ont d'autres liens que la caisse de secours alimentée par des versements réguliers et individuels.

Elles sont communément désignées sous le nom de sociétés mutualistes.

Nous n'avons à envisager que celles-ci pour dire la situation qu'elles créent aux médecins et les nouveaux devoirs qui en découlent pour que ceux-ci puissent sauvegarder leur dignité menacée et faire face aux nécessités de leur existence, mises en péril par l'organisation sociale moderne.

II. But, organisation et esprit des Sociétés mutualistes.

Les sociétés mutualistes ont principalement pour but l'assurance contre un risque qui menace soit les associés, soit les membres de leur famille.

Presque toujours, dans les sociétés mutualistes les seuls risques que l'on prenne en considération sont la maladie, un accident, des infirmités ou la vieillesse.

On remarquera que dans chacun de ces cas, celui dont on sollicite le secours ou l'intervention, c'est le médecin. Et s'il est vrai de dire que la société mutualiste s'est imposé pour devoir (et on ne saurait trop l'en louer) de faire face à ces grandes douleurs et à ces misères de la vie, il est non moins vrai d'ajouter que, pour conjurer ces douleurs, reculer ces fatalités et sauver des existences en péril, c'est au médecin qu'elle s'adresse.

C'est donc autour du médecin, de son dévouement, de son talent, de son esprit de sacrifice, que la société mutualiste gravite. Si ces misères n'existaient pas, si le médecin n'y pouvait apporter aucun remède, la société mutualiste n'aurait plus sa raison d'être.

Dans quelle mesure la société mutualiste rémunère-t-elle ces immenses services? Ses sacrifices sont-ils adéquats à ceux que lui apporte de son côté le médecin, et le double but, secourir l'infortune et rémunérer équitablement celui qui en prend la responsabilité et la charge, est-il atteint? C'est ce que nous avons à rechercher.

L'organisation de la mutualité est, il est vrai, une organisation collective et mutuelle: sous certains rapports, elle rappelle la société d'assurance.

Rien cependant n'autorise cette assimilation.

Son esprit n'est pas celui du lucre. Ce n'est pas une société commerciale. Elle ne peut être inspirée que par une pensée de philanthropie et de fraternité.

Si la société mutualiste autorisait l'assimilation à une société d'assurances, l'attitude du corps médical devrait être totalement différente à son égard.

Quelques-uns ont cru judicieux de faire prévaloir ces vues, mais c'est une infime minorité et nous n'avons pas à nous en préoccuper.

La mutualité crée des devoirs personnels. Ceux qui sont désignés pour son service prêtent gratuitement leur concours. Elle ne doit courir que les risques que courent les travailleurs. C'est donc une œuvre philanthropique. A ce titre les particuliers leur viennent en aide par des souscriptions, par des dons et des legs ; les pouvoirs publics lui créent une législation spéciale, lui apportent des encouragements et des subsides.

Encore cette intervention ne se justifie-t-elle que parce que l'association mutualiste est considérée comme un groupement de modestes travailleurs, qui se dépensent en admirables efforts pour arriver à se suffire à eux-mêmes, à couvrir leurs risques et à soutenir les charges de leurs familles.

Il faut, pour qu'elle justifie ces interventions, que les membres soient dans une situation modeste. Si le but n'est pas totalement rempli, si la situation de fortune n'est pas de celles qui appellent le secours, la société n'est pas mutualiste : elle n'est plus digne de notre commisération, ni d'une intervention charitable ou généreuse.

Il faut déduire de ces principes que l'organisation mutualiste véritable est digne de nos encouragements et que le corps médical doit équitablement et au profit de la mutualité s'imposer des sacrifices proportionnels aux ressources des mutualités.

III. Importance du mouvement mutualiste.

S'il ne fallait juger de l'importance du mouvement mutualiste que par les adhérents actuels, il devrait déjà nous préoccuper. Mais ce serait une grave erreur que d'en apprécier ainsi l'étendue. Œuvre née d'hier, elle se développe avec une intensité redoutable, et c'est à l'avenir, à l'œuvre de demain que nous devons réfléchir.

Que ferons-nous quand la société de demain dans ses masses profondes se sera organisée en mutualités ? Quelle force opposerons-nous à ces forces ? Je dis, opposer à ces forces, car quoi que nous fassions, elle ira à l'encontre de nos intérêts, puisque toujours elle placera à la base de son organisation, le service médical charitable à prix réduit

Jugez, d'après quelques chiffres, de ce que l'avenir nous réserve.

En Belgique, en 1895, il y a cinq ans, 756 sociétés mutualistes étaient reconnues; en 1899, il y en avait 2928; au début de cette année, il y en a plus de 5000.

Et les coopératives, cette autre forme de la mutualité, qui réclame ou réclamera son service médical, qui étaient au nombre de 594 en 1895, en sont arrivées au 31 décembre 1899 à 1279.

Les 2928 mutualités reconnues en 1896 représentent 350 000 membres. Les médecins leur doivent le service à eux et à leurs familles. En moyenne une famille est, au minimum, composée de 5 membres. De ce fait le corps médical secourt donc 1 750 000 individus.

Ce n est pas tout. En dehors des Sociétés reconnues, il en est presque autant qui n'ont pas encore revendiqué la reconnaissance légale. Il ne sera donc pas exagéré de dire que 3 000 000 d'habitants bénéficient sous une forme ou l'autre d'un service médical à prix réduit, ou presque gratuit. Et la Belgique a une population totale de 6 670 000 habitants!

Voilà la situation actuelle. Vous devinez ce qu'elle sera sous peu.

Je puis être bref en ce qui concerne les pays qui participent à la même évolution sociale, la France, l'Allemagne, l'Angleterre.

En ce qui regarde la France, quelques-uns d'entre vous pourront nous donner des chiffres approximatifs qui auront leur éloquence.

Je me contenterai, quant à moi, de vous rappeler ce que nous a appris récemment sur les mutualités françaises M. Cavé, membre du Conseil supérieur de la Mutualité, au déjeuner offert par M. Paul Deschanel, président de la Chambre des députés, en l'honneur de la mutualité, aux représentants des Sociétés de secours mutuels de la Seine.

« En moins d'un demi-siècle, nos Sociétés ont su trouver la somme énorme de 700 millions pour secourir nos malades et nos vieillards, après avoir réussi, malgré de telles dépenses et après de tels services, à amasser pour la retraite des réserves dont le total merveilleux s'élève à près de 500 millions de francs. »

Il eût été intéressant de savoir quelle a été la part prélevée sur les honoraires des médecins pour constituer ce capital.

M. Paul Deschanel, comme pour dissiper toutes nos illusions, répondit :

« La Société de secours mutuels isolée a fait son temps; le mouvement de concentration, qui se produit dans toutes les régions du monde industriel et ouvrier et qui est la loi économique de notre siècle, commence à gagner la mutualité. Déjà nous apercevons les premiers linéaments de l'organisation future : en bas, dans la commune, dispersées sur toute la surface du territoire, de petites Sociétés qui sont comme les cellules premières et les embryons de la prévoyance; au-dessus, dans la ville, dans l'arrondissement ou le département, les unions de Sociétés, et au-dessus encore, dans la région et dans le pays tout entier, le groupement de ces unions, les fédérations. Ce groupement, de plus en plus étendu, accomplira des fonctions de plus en plus savantes et élevées : offices de placement, mutualité scolaire, secours médicaux, caisses de prêts gratuits, pharmacies mutualistes, etc. Il faut qu'ainsi la République française devienne *une vaste mutualité*. Là est l'avenir : là est un des plus puissants moyens de résoudre la question sociale. »

Oui, l'avenir est là, la question est de savoir quel sera le nôtre !

Dois-je vous dire ce qui se passe en Allemagne, le pays des *vereine*, des mutualités de toutes sortes où, comme le disait M. Paul Deschanel, les petites Sociétés mutualistes dispersées sur toute la surface du territoire, cellules premières, aboutissent aux plus puissantes fédérations ? Le *werker verein* des ouvriers constructeurs de machines comptait l'année dernière plus de 100 000 membres.

En Angleterre, les mutualités établies en vue du service médical à prix réduit sont arrivées à réaliser le summum de la perfection. Vous connaissez les *trade-unions* et leurs groupes imposants, leurs richesses, leur organisation. Ce sont les groupes d'en haut : en bas, c'est la mutualité autour d'une consommation. C'est le bar au fond de la ruelle de Londres, où le client, par sa consommation quotidienne ou hebdomadaire, s'assure le secours médical gratuit pendant une année. N'est-ce pas la cellule première et l'embryon de la prévoyance ? ou si vous aimez mieux, l'idéal de l'exploitation médicale ?

Ce spectacle, cet avenir, peuvent décourager les plus vaillants. Nous ne pensons pas, cependant, que cette situation soit sans remède. Nous osons même croire que ces excès sont salutaires, que d'un péril aussi intense doit naître le souci de notre préservation sociale.

De même qu'un de nos généraux disait qu'il n'est pas d'engin assez meurtrier qui ne fasse surgir un moyen de défense pour le rendre inefficace, de même nous osons affirmer que nous pourrons développer, si nous le voulons, une organisation de défense parallèle à l'assaut que nous subirons.

IV. Les moyens.

1° Il est évident qu'il est de première nécessité de grouper, en face des mutualités de secours médical, notre mutualité.

La vie professionnelle individuelle, égoïste, sans appui, sans programme commun sur des questions d'intérêt général serait, personne n'y contredira, la pire des faiblesses et la déchéance sociale inéluotable. Inutile cependant d'y insister. L'union et le groupement professionnels se feront nécessairement malgré des protestations isolées, malgré l'une ou l'autre méconnaissance tapageuse de nos intérêts les plus vitaux.

L'organisation mutualiste est une loi que notre siecle subit. Il n'appartiendra pas plus aux médecins qu'à personne de s'y soustraire.

Les lois économiques établies sont des courants aussi forts que des fleuves; personne n'en arrêtera le cours.

2° Ce qu'il importe, c'est de définir ce programme, cette charte que nos groupes devront défendre. Principes qui devront rester indiscutés, loi générale devant laquelle on devra s'incliner et qui ne pourra souffrir ni atteinte, ni atténuation. Si au sein de ce Congrès, nous parvenions à établir un accord sur ces principes, j'estime que nous aurions fait une grande œuvre et que le relèvement de la profession médicale en serait la consécration.

Quels doivent être ces principes ?

A) Vous déclarerez inadmissible le traitement médical à forfait, car le marché à forfait sous le nom d'abonnement ou d'allocation déterminée d'avance est incompatible avec notre profession libérale.

Le secours que nous apportons au malade est surtout d'ordre intellectuel ou moral. Le malade bénéficie du fruit de nos études et de notre expérience; la course, le travail physique comptent pour peu dans la peine.

Comment voudrait-on par une somme fixe déterminée d'avance nous assurer une rémunération équitable du travail accompli, travail d'une complexité infinie et surtout d'ordre intellectuel? On conçoit un forfait pour des objets à livrer, entre négociants ou entrepreneurs. Mais notre profession est libérale, c'est-à-dire d'ordre intellectuel et ayant à sa base la liberté des appréciations et des devoirs de conscience. Le forfait, dans l'espèce, serait donc essentiellement injuste et incompatible avec notre dignité.

B) Le système à l'abonnement n'est-il pas d'ailleurs onéreux pour la Société?

Il règne sous ce rapport un courant d'idées contre lequel il importe de s'élever. Il conviendrait de faire sur cette question une enquête très étendue et d'en livrer les résultats à une large publicité pour ramener les esprits à d'autres sentiments.

En principe, nous répudions l'abonnement; en fait, le système est fâcheux pour la Société elle-même.

J'emprunte à l'un de nos confrères, le docteur Séailles, trois exemples suggestifs publiés par lui dans le Bulletin officiel du syndicat des médecins de la Seine. Une Société municipale composée essentiellement de travailleurs (ouvriers de la ville, d'usines, de chemins de fer) avec femmes et enfants paie 5 francs d'abonnement par tête et par an. La cotisation est minime. Beaucoup de nos Sociétés en Belgique versent par membre de 4 à 6 francs et même 8 francs. Un des médecins a 174 sociétaires inscrits sur sa liste. Il touche donc 522 francs. Il a fait 175 visites et 214 consultations. S'il avait été payé 2 francs la visite et 1 franc la consultation, il aurait touché 560 francs, soit un écart de 38 francs.

Une deuxième plus riche, composée de femmes seulement, ne rapporte aux médecins que 180 francs par an.

Et les malades choisissent leur médecin et elles paient 2 fr. 50 la visite, 1 fr. 50 la consultation.

Une troisième se compose de 52 membres tous petits employés; elle paie 5 francs la visite, 2 francs la consultation et son bilan se chiffre par 25 francs en deux ans.

Si le médecin avait accepté les 5 francs d'abonnement qu'on lui proposait primitivement, il aurait touché 520 francs : il en a reçu 25 francs.

Les Sociétés ont donc un intérêt matériel certain à ne pas se rallier au système par abonnement. Mais l'intérêt moral n'est pas moindre. Le système d'abonnement exclut la liberté de choisir son médecin. Cet attentat à la liberté du travailleur de choisir celui à qui, à l'heure de la détresse, il va livrer ses secrets, son corps, sa vie, ne saurait être assez vivement blâmé. Il n'est pas tolérable qu'on consacre ou qu'on encourage une association qui se groupe sur la base d'une convention immorale et attentatoire à la liberté de l'individu.

C) Vous n'admettrez pas qu'une Société d'assurances puisse bénéficier des avantages que nous réservons aux mutualités. Cette assimilation est un véritable danger. Consciemment ou inconsciemment certains esprits assimilent la mutualité à une Société d'assurances.

Si une association est constituée avec ces tendances et ce but, nous devons la répudier.

La mutualité ne peut avoir droit à nos faveurs que si son esprit n'est pas celui du lucre. Ce n'est ni une Société civile au sens où l'entendent les jurisconsultes, ni une Société commerciale. Elle ne peut être inspirée que par une idée de philanthropie.

Ses membres ne peuvent pas être liés par des liens d'intérêt pécuniaire. Elle ne se conçoit qu'entre modestes travailleurs qui se dépensent en efforts pour ne pas tomber à charge à la bienfaisance publique quand la maladie sévit dans leurs familles.

Une Société qui n'est pas composée de ces éléments et qui ne poursuit pas ce but ne peut avoir aucun droit à nos faveurs.

D'ailleurs une Société d'assurances ne peut être assimilée qu'à des capitalistes disposant d'une fortune ou de moyens qui sont refusés à des particuliers.

V. Conclusions.

Ces préliminaires nous conduisent sans efforts et sans difficultés vers le système qui s'impose. Nous avons établi que la mutualité a droit à des tarifs de faveur, que la mutualité ne saurait être considérée comme telle qu'entre travailleurs modestes, non fortunés, que le système par abonnement doit être écarté.

Qu'en faut-il conclure? Que le médecin doit être rétribué à la visite, c'est-à-dire au prorata du travail accompli, sur la base d'un tarif déterminé et réduit et le libre choix de ce médecin, parmi ceux qui s'inclinent devant ce tarif.

Je vous ai parlé de la Belgique, de la France, de l'Allemagne, de l'Angleterre. Le moment est venu de vous parler de l'Amérique pour vous dire que chez cette nation jeune, qui donne tant de leçons à la vieille Europe, nous allons puiser la seule solution acceptable et qui, du reste, s'impose à nous comme la seule équitable et la seule logique.

A de rares exceptions près, le monde américain se partage en deux groupements, la Société d'assurances et la mutualité : la Société d'assurances à laquelle participent toutes les classes sociales, la mutualité réservée aux travailleurs. Dans l'une comme dans l'autre, la préoccupation dominante est d'assurer au membre de l'association son indépendance et le libre choix du médecin. Ce souci de liberté qu'on ne saurait assez admirer s'étend même au service des Compagnies de chemins de fer comme de toutes les autres Sociétés où toujours ouvriers et employés restent libres de choisir leur médecin. Après un examen attentif de cette organisation médicale, on se demande comment nous en sommes arrivés à concevoir un système de secours médical où l'on étrangle la liberté, sans qu'il se soit produit la plus justifiée et la plus unanime des réprobations. C'est pourtant ce qui existe dans nos Sociétés mutualistes, dans nos Compagnies de chemins de fer, au sein de l'État lui-même exploitant de chemins de fer ou de services publics.

Aussi en Amérique, dans les mutualités comme dans les Sociétés d'assurances contre la maladie et les accidents, le malade assuré, restant libre du choix de son médecin, reçoit chaque semaine une prime de 10, 15, 20, 40 dollars, suivant ce qu'il paie à la Compagnie, suivant les ressources de la mutualité ou suivant la somme pour laquelle il est assuré.

Libre à lui de se faire bien ou mal soigner, libre à lui de s'adresser à tel médecin qui lui inspire confiance. N'a-t-il pas un intérêt majeur à la sauvegarde de son existence ? Qui mieux que lui peut établir le rapport nécessaire entre ses ressources et les dépenses qui lui incomberont du fait de sa maladie?

Je confonds à dessein les Sociétés d'assurances dont je n'ai pas à m'occuper avec les mutualités dont j'ai souci, parce que les unes et les autres ont la même organisation médicale.

Entre les mutualités, qui là-bas s'appellent *loges*, et les Sociétés d'assurances, je n'ai à signaler qu'une différence dans la répartition des secours médicaux : c'est que la prime payée par le mutualiste varie chaque année suivant les profits ou pertes de la Société, tandis que dans la Compagnie d'assurances proprement dite, la prime est immuablement fixe.

Dans la mutualité, par voie de conséquence, si le malade avait quelque intérêt exceptionnel ou inavouable à prolonger le chômage, ce qui s'explique mal, tous ses collègues auraient un intérêt direct à mettre fin à cet abus.

Surgit donc une objection qui est celle-ci :

« Le médecin, payé à la visite, ayant intérêt à multiplier ses soins, comment l'en empêcher? »

Mais le médecin du mutualiste n'est-il pas dans la situation du médecin ordinaire devant un malade quelconque? Si sa conscience ne le guide pas, ici comme ailleurs, ne sera-t-il pas encore retenu par des considérations d'ordres divers, notamment le souci de déployer ses talents par des guérisons rapides pour que sa réputation en bénéficie?

Il y a plus : la Société, ayant intérêt au bon fonctionnement des secours médicaux, instituera un contrôle spécial, le médecin inspecteur ou contrôleur.

Prenant rang parmi les administrateurs de la mutualité, celui-ci sera bien placé pour exercer une action de surveillance tant sur le malade que sur le médecin.

En Amérique, habituellement une fois par semaine, le médecin inspecteur se rend compte de la situation du malade et des devoirs de son médecin. Ses visites sont donc rares et en même temps fort utiles. Il écartera les réclamations non fondées des sociétaires, il veillera à ce que les soins soient donnés dans de justes limites, il aura, en un mot, à cœur les intérêts généraux de la mutualité. Ce rouage est donc louable. Je ne dis pas qu'il soit indispensable. Il ne nous appartient pas de l'imposer, parce que le médecin inspecteur est essentiellement le représentant de la mutualité et, à un degré moindre, le nôtre.

Telle est, messieurs, l'organisation médicale, que j'appellerai volontiers idéale, de la mutualité américaine.

Nous ne voyons pas pourquoi nous ne l'adopterions pas dans ces grandes lignes.

A tout le moins, nous savons d'expérience que nos systèmes, différents de celui-là, sont mauvais à des titres divers. Ils sont surannés et imperfectibles. Ils portent le cachet de la vétusté comme notre civilisation de vieux monde.

C'est peut-être un honneur, mais cela leur vaudra une déchéance méritée.

Il faudra en persuader les Sociétés qui s'y attardent et surtout nous-mêmes.

Résolutions.

Il faut que, dans un unanime accord, nous décidions de quelques principes qui dans le détail et l'application auront une élasticité suffisante pour se prêter aux ressources des Sociétés et aux habitudes locales, mais qui doivent être proclamés par ce Congrès comme des lois auxquelles ne pourraient se soustraire ni les mutualités, ni leurs médecins.

Je les formule ainsi :

1° Toute mutualité vraie a droit à un tarif médical minimum, qui dans toutes autres circonstances serait incompatible avec notre dignité professionnelle.

2° Les mutualités ne pourront bénéficier de ces tarifs, que si elles s'engagent à n'accepter comme participants que les personnes peu aisées.

3° Ce tarif peut être différent et adapté aux ressources des mutualités ou aux habitudes locales.

4° Les tarifs seront établis de commun accord entre les mutualités et les associations professionnelles médicales. Ces tarifs seront notifiés à tous les médecins, laissant ainsi à tous la faculté de s'y soumettre.

5° Le système par abonnement n'est pas applicable au service médical d'une Société de secours mutuels, tout mutualiste ayant droit au libre choix de son médecin.

6° Un médecin contrôleur fera partie du conseil de chaque Société. Ses visites auront pour but d'assurer le bon fonctionnement des secours médicaux, tant au point de vue des malades que des intérêts de la mutualité elle-même.

Que vous discutiez ces principes, que vous les amendiez ou que vous les contestiez, vous reconnaîtrez, messieurs et chers confrères, que c'est un esprit d'équité qui les a inspirés. Que cet esprit soit seul à diriger nos débats, si nous voulons réussir dans notre œuvre. Il faut que nous puissions dire, à la face du monde, que ce n'est pas un souci de boutique et de lucre qui nous a réunis, que nous nous sommes préoccupés autant des intérêts des travailleurs que de nos intérêts propres. Aujourd'hui les collisions entre mutualistes et médecins se multiplient ; ces plaintes et ces révoltes tendent à faire croire qu'il est entre eux et nous des intérêts inconciliables, des abîmes qu'on ne peut franchir et des haines qu'on ne peut éteindre. Erreur profonde! La paix renaîtra nécessairement et vos décisions s'imposeront d'elles-mêmes si elles sont marquées au coin de l'invincible équité.

« Poursuivez le royaume de la justice et le reste vous sera donné par surcroît. »

Resolutions.

1° Every club is entitled to pay only the minimum medical fee which in any other circumstance would be incompatible with our professional dignity.

2° The clubs or friendly societes are only entitled to this low tarif if their membershif is restricted exclusively to poor persons.

3° The medical fees can be modified and adapted to the resources of the societies and to local conditions.

4° The tarif of medical fees shall be drawn up by mutual agreement betwen the friendly societies or clubs and the medical Union. This tarif shall be sent to all practitioners leaving them free to accept or reject these terms.

5° The system by subscription cannot be authorised and the choice of the surgeon must be left free to the members of the clubs.

6° Each Society will appoint a medical controler to assure the good working of the medical services as well for the sick as in the general interest of the club or society.

Schlüsse.

1. Jede echte, d. h. ausschliesslich aus Arbeitern bestehende Krankencasse hat das Recht, einen ärztlichen Minimaltarif zu beanspruchen der

unter andern Umständen mit unserer Standesehre nicht vereinbar wäre.

2. Die Krankencassen haben nur dann Anspruch auf diesen Minimaltarif, wenn sie sich nicht verpflichten ausschliesslich minderbemittelte Personen als Mitglieder aufzunehmen und zu behalten.

3. Der Tarif kann verschieden sein je nach den Vermögensverhältnissen der Krankencassen und den localen Gewohnheiten.

4. Der Tarif wird unter gemeinschaftlicher Zustimmung der Cassen und der ärztlichen Standesvertretungen aufgestellt. Der also festgestellte Tarif wird allen Aertzen des Orts bekannt gegeben, so dass jeder in der Lage ist, darauf einzugehen oder nicht.

5. Das System der fixirten Cassenärzte (Swangsarztsystem) ist zu vermeiden. Die Wahl des Arztes muss jedem Cassenmitgliede frei stehen.

6. Ein Arzt soll Mitglied des Vorstandes sein (Vertrauensarzt). Er besucht die Kranken, um die ärztliche Thätigkeit zu überwachen, letzteres sowohl im Interesse der Kranken wie der Krankencasse selbst.

Conclusioni.

1° Ogni vera e propria Società di mutua assistenza ha diritto ad una tariffa medica minima, la quale in ogni altro caso sarebbe incompatibile con la nostra dignità professionale.

2° Le Società di mutua assistenza non potranno approfittare di queste tariffe, se non impegnandosi a non accettare nel loro seno come participanti che le persone poco agiate.

3° Questa tariffa può esser differente, e adattata alle condizioni pecuniarie delle Società stesse o alle abitudini locali.

4° Le tariffe saranno stabilite di comune accordo tra le Società di mutua assistenza e le associazioni medico-professionali. Queste tariffe saranno notificate a tutti i medici, lasciando così a tutti la facoltà di accettarle.

5° Il sistema d'abbonamento non può essere autorizzato in nessuna maniera, e la scelta del medico deve restar libera ad ogni socio.

6° Un medico ispettore farà parte del consiglio di ciascuna Società. Le sue visite avranno per iscopo di assicurare il buon funzionamento dei soccorsi medici, tanto dal punto di vista dei malati, che degl' interessi della Società stessa.

M. Cuylits (de Bruxelles). — Ma première parole sera une parole de remerciement au Comité organisateur de ce Congrès pour le grand honneur qu'il m'a réservé en m'appelant à cette tribune comme rapporteur dans une question aussi importante que celle qui étudie les rapports devant exister entre le corps médical et les Sociétés mutualistes.

J'en demeure confus quand je pense que, représentant d'un petit pays comme la Belgique, je dois traiter cette question devant les représentants les plus autorisés de grandes nations comme la France, l'Allemagne, l'Angleterre, l'Italie, l'Autriche et la Hongrie.

Dans cette circonstance, si vous le voulez bien, la Belgique sera comme la maison de Socrate, petite, il est vrai, mais assez grande, pour y discuter avec nos amis, dans une atmosphère de solidarité et de fraternité, cette question si actuelle, si palpitante qui met en émoi nos préoccupations les plus légitimes.

Ceux d'entre vous qui ont bien voulu lire mon rapport et en retenir les chiffres doivent être pénétrés de l'importance numérique du mouvement mutualiste.

Encore, n'est-ce là qu'une des faces de la question. S'il n'y avait qu'une foule à combattre, des flots humains à conseiller et à diriger, une poignée d'hommes suffirait et nous n'aurions pas à redouter de n'être que cette minorité.

Mais autour de cette masse humaine, s'agitent les intellectuels, les économistes et les politiciens qui, les uns stimulent cette évolution sociale, et les autres, y voyant un pouvoir nouveau et redoutable qui s'élève, rêvent de le conquérir.

Que nous disent les économistes de la dernière heure? « La Société mutualiste actuelle, comme la corporation, libre et ouverte, est une organisation éphémère, qui a fait son temps. Telle qu'elle est, elle ne produit pas les résultats qu'on en attend. Les éléments les plus vivants lui échappent. Les malades et les chétifs y affluent. Il nous faut donc une mutualité obligatoire. » Vous voyez de quels chiffres va encore augmenter la masse mutualiste.

Ce n'est pas tout. Les pouvoirs publics rêvent de diriger à leur tour et à leur profit la foule mutualiste, nouveau pouvoir à conquérir, et ils entendent le conquérir toujours par un même moyen, l'argent dont ils disposent librement. Ils proposent que les pouvoirs publics par de larges subsides pourvoient aux risques de maladie des mutualistes. Ne croyez pas que j'exagère et que je trace les lignes d'un roman. Dans une de nos provinces, la province de Liège, une commission a été désignée par le Conseil provincial pour aviser aux moyens d'organiser un fonds spécial destiné à obvier aux risques que courent les mutualistes en cas de maladie.

Dès lors, ils régenteront ces fonds, les Sociétés mutualistes et vous-mêmes.

Je ne dis pas que les économistes, que les pouvoirs publics méconnaîtront délibérément vos intérêts, je ne dis pas même qu'ils se rallieront nécessairement à vos intérêts parce que vous êtes une minorité intelligente ou qu'ils inclineront vers la majorité qu'ils convoitent, quoique ce soit une attitude assez habituelle, mais j'affirme que le jour où ces délibérations auront lieu, si le corps médical ne sait pas comme un seul homme faire valoir ses revendications à l'égal de principes mûrement délibérés, d'un programme dont il ne peut pas se départir, vos intérêts seront sûrement méconnus. Quel sera ce programme?

Chose étrange, quand il s'agit d'établir un contrat, on consulte habituellement les intérêts des parties en cause, c'est-à-dire les intérêts des contractants. Ce devrait être, dans l'espèce, les malades mutualistes et les médecins. Ici rien de semblable: on ne consulte que les intérêts de la caisse mutualiste et parfois les médecins. Quant aux malades, c'est quantité négligeable.

Définissons donc d'abord l'essence, la nature d'un des contractants, la Société mutualiste. Comme je m'efforce de l'établir dans mon rapport, il faut bien entendre par Société mutualiste une Société de secours mutuels, une Société de philanthropie, une œuvre de fraternité entre gens peu aisés pour ne pas tomber sous le régime de la bienfaisance, — œuvre charitable et louable entre toutes. C'est parce que c'est une œuvre de charité qu'elle a droit à des actes de charité, qu'elle a droit à notre concours charitable comme aux diverses manifestations en faveur d'actes de bienfaisance. Si elle avait des prétentions à rivaliser avec des Sociétés d'assurances, à réaliser des économies ou des bénéfices, si elle allouait des rémunérations à ceux qui l'administrent, nous n'aurions plus rien de commun avec elle.

Mais telle que nous l'entendons, elle a droit à notre concours. Comment s'exercera donc notre charité ?

Jusqu'ici elle s'exerce, comme je le disais tout à l'heure, de la manière la plus étrange. Médecins et mutualistes ne paraissent pas en cause. On prend seulement souci de la caisse et c'est pour soigner les revenus de cette caisse, qu'on a inventé le système du forfait, de l'abonnement, du tarif réduit.

En abordant ce point, j'ai le bonheur de constater que dans nos revendications, nous poursuivrons des intérêts identiques à ceux des mutualistes eux-mêmes. Nous prétendons que pour tout homme, fût-il travailleur, ouvrier, nécessiteux, un droit primordial, un droit sacré, c'est le libre choix du médecin.

Nous prétendons que nous ne pouvons pas exercer notre mission, sans que nous ayons la confiance de notre malade, — ainsi droit pour le malade de choisir son médecin, devoir pour le médecin d'être choisi par le malade.

Il est triste d'être obligé de discuter cette question. En Amérique, elle ne pourrait pas même être posée. On écouterait avec stupeur quelqu'un qui oserait mettre en doute le droit au libre choix du médecin. Ce libre choix existe dans toutes les associations, dans tous les groupements, dans toutes les administrations. Il semblerait que l'abolition du libre choix fût un recul vers la barbarie.

D'ailleurs le forfait (je n'y reviens plus, puisque le rapport en a suffisamment parlé) n'est pas digne de notre profession, il n'est pas équitable, il est préjudiciable au malade (nous avons dit pourquoi), il est préjudiciable à la Société mutualiste elle-même.

C'est ce que je crois avoir démontré et c'est ce qu'on ne saurait se lasser de démontrer.

Les déterminations que nous allons prendre, les revendications que nous allons formuler puiseront donc une première force dans cet accord absolu entre nos intérêts et ceux du mutualiste, c'est-à-dire le libre choix du médecin et la condamnation de tout régime qui n'impliquerait pas ce libre choix.

Elles puiseront une seconde force dans l'unanimité avec laquelle ce Congrès va proclamer ces décisions. Ce Congrès renferme les représentants les plus autorisés du monde médical. Ils diront, dans chacun de leurs pays, ce que, dans ces assises solennelles, le corps médical a résolu. Ils proclameront avec nous ces principes, ces lois, cette charte, ce drapeau. Serrons-nous autour de lui. Nous serons une grande force et nous aurons accompli une grande œuvre.

Aucune des questions portées à votre ordre du jour n'est d'importance minime.

J'ose cependant dire que si vous votiez ces principes dans un accord unanime, la date de ce Congrès serait une date mémorable et il aurait rendu au corps médical, comme à l'évolution sociale elle-même, un inoubliable service. (*Applaudissements répétés.*)

DISCUSSION

M. Lereboullet. — Vos applaudissements me dispensent d'insister sur les remerciements que mérite M. Cuylits pour l'éloquence avec laquelle il vient de présenter un rapport écrit avec tant d'autorité et de compétence. La discussion est ouverte.

M. Gairal, de Carignan (Ardennes). — Je demande la parole comme mutualiste individuel et comme médecin, et désire appuyer sur des points essentiels :

Tarif à la visite. — Le forfait et l'abonnement n'entraînent pas forcément pour les mutualistes l'obligation de prendre un médecin donné. La loi de 1898 permet au mutualiste de changer de médecin, lorsqu'il a une raison majeure de le faire.

Le médecin est souvent la bête noire des Sociétés de secours mutuels, qui croient que les dépenses proviennent uniquement des médecins et que ceux-ci les exploitent. Un point essentiel, c'est qu'il faut inculquer à ces Sociétés de secours mutuels cette idée, que les médecins ne sont pas les ennemis, mais des amis et des alliés de ces Sociétés.

A côté de cela, une question capitale: c'est que la Société mutuelle a été créée pour secourir les pauvres et non pas pour que les riches viennent abuser de nous. Or, souvent, certains mutualistes ont acquis la fortune, et le médecin de la Société est quelquefois dans le besoin. Il est irrationnel et immoral qu'un individu vienne demander à plus pauvre que lui de lui faire la charité.

Il y a des mutualistes intéressants, auxquels nous n'avons jamais marchandé ni nos soins, ni nos peines, et des mutualistes exploitants dont nous ne voulons pas.

Donc il faut que les Sociétés de secours mutuels refusent des individus ne présentant pas certaines conditions de situation ou de fortune. »

Si l'orateur a pris la parole pour appuyer ce desideratum, c'est que le tarif à la visite doit être la base immuable des rapports du médecin avec les Sociétés de secours mutuels, dans lesquelles il y a deux personnalités :

1° Le mutualiste ;

2° Le Conseil d'administration.

Il faut donc entrer dans ces Conseils d'administration. Les Sociétés auront l'avantage du contrôle exact de la situation du malade et un concours pour l'administration de la mutualité.

M. Adolphe Smith (de Londres). — Qu'entend-on par mutualité vraie? Que veut dire le mot vrai appliqué au mot mutualité?

Des ouvriers s'inscrivent dans une mutualité, mais souvent, en Angleterre, ils deviennent fort riches et n'en continuent pas moins à user de la mutualité et à contrôler les comptes.

Lorsque l'enquête parlementaire a eu lieu en Angleterre, un grand mutualiste, le maire de Lincoln, très riche, s'est fait soigner par le médecin de la Société mutuelle : la Société a reçu 11 shillings. Or, s'il avait payé au médecin directement, il aurait dû donner 35 livres, c'est-à-dire 875 francs au lieu de 14 francs.

Les Sociétés d'une localité forment une agglomération, et s'entendent entre elles pour partager tous les frais.

Cette agglomération loue une maison à la tête de laquelle on met un esclave : c'est le médecin diplômé qui ne doit pas voir d'autres malades et surtout ne pas s'établir. »

L'orateur a fait le compte de ce que touche le médecin à Walsall comme consultation et visite à domicile : 17 cent. par consultation : c'est donc plus fort que ce qu'on vous a cité.

Ce n'est pas seulement le médecin, continue l'orateur, mais la société qui est menacée. Il y a dégradation de la médecine : 60 consultations à l'heure : vous devinez quelle en est la qualité, ainsi que celle des médicaments, qui sont donnés par tonneaux pour le même prix : et vous savez qu'en Angleterre, les médecins fournissent les médicaments. Dans les Sociétés mutuelles, celui qui a les capacités administratives est élu pour les commissions exécutives et l'élément bourgeois prédomine. Or, quand on veut éliminer cet élément, on veut justement que ce soit le comité qui vous reçoit qui s'élimine lui-même. Cet élément bourgeois veut avoir, sans payer plus, des avantages de soins qui devraient être réservés exclusivement à la classe ouvrière.

On ne fera rien, si on se contente de se plaindre. Ce n'est que par les organisations, les chambres syndicales des médecins qu'on fera prévaloir ses desiderata. En Angleterre, les médecins eux-mêmes ont organisé une mutualité. La crise est donc aiguë en Angleterre comme en Belgique et en France. Il faut donc s'unir pour sauver la noble profession médicale. Le médecin doit gagner suffisamment sa vie pour pouvoir faire des études et des recherches ; sans cela la science ne fait pas de progrès.

Faisons bien comprendre que nos revendications ne sont pas égoïstes : notre cause est en même temps celle de la science et de l'humanité.

M. List, de Retz (Basse-Autriche). — Je désire faire cette proposition :

Les tarifs seront établis de commun accord entre les mutualités et les associations professionnelles médicales. Ces tarifs seront notifiés à tous les médecins, *qui doivent s'y soumettre* (ou bien, laissant ainsi à tous la faculté de s'y soumettre).

M. Vandam (de Bruxelles). — En Belgique, les médecins sont tenus à distance des mutualités qui craignent leur contrôle et je ne connais pas de Sociétés dont le médecin soit administrateur. Combien de plaintes j'ai entendues à ce sujet ! Que d'exploités ! Et toujours sans nulle compensation.

Chez nous, un de mes amis a fait parfois des visites de nuit, en voiture, à 15 centimes.

Nous avons tenté notre coup d'état contre la fédération des mutualités. Nous avons agi de notre initiative, car les pouvoirs sont contre nous. Mais nous avons échoué momentanément à cause de certains confrères besogneux, qui ont accepté à vil prix les situations que nous avions solidairement abandonnées. Le geste était beau de notre part, mais quelles conséquences pénibles pour la considération de notre belle profession médicale!

Un nouveau projet de loi sur l'art de guérir est déposé sur le bureau des Chambres belges. Le sentiment de solidarité doit seul et peut seul faire notre force, et il nous a inspiré certaines mesures à appliquer envers ceux qui manqueraient à leur devoir, peines légères, il est vrai, mais à effet moral certain.

Ces mesures seraient d'une efficacité certaine, si nous parvenions à établir des Chambres de discipline ou des Commissions médicales autonomes reconnues par l'État.

M. P. Berthod (de Paris). — Je veux seulement insister avec M. Cuylits pour dire combien la question de mutualité est d'actualité. Il y a huit jours, ici, au Congrès international de la mutualité, les Belges faisaient remarquer combien par comparaison nous leur étions inférieurs au point de vue des mutualités. Or, nous les connaissons convaincants, les Belges, et ils ont entraîné les congressistes.

Autre chose : les maladies vénériennes sont des maladies au même titre que les autres; or, la plupart des mutualités les excluent au point de vue indemnité et soins médicaux. Je demande que le Congrès émette un vœu pour que ces maladies soient assistées au même titre que toutes les autres.

M. Lasalle, de Lormont (Gironde). — Deux mots seulement. Je viens de constater une fois de plus que, chaque fois que dans une réunion professionnelle on expose et on défend les revendications légitimes de la corporation, on est assuré de provoquer l'adhésion et les applaudissements chaleureux de l'assemblée, je m'empresse d'ajouter que le mérite, le talent des orateurs, et particulièrement de mon éminent ami, justifiaient amplement les bravos auxquels je me suis associé.

Mais vous me permettrez, messieurs, de vous faire remarquer qu'il ne suffit pas de formuler des vœux, des revendications nécessaires, il est indispensable d'en assurer le succès sous peine de se borner à une œuvre platonique et stérile.

Or, je n'ai entendu indiquer aucun moyen, aucune mesure efficace, pratique. Quelle est la cause véritable de notre situation vraiment intolérable vis-à-vis des Sociétés mutuelles? Cette cause, c'est le manque d'entente et de solidarité. Notre distingué collègue Smith, de Londres, notre éminent confrère Vandam, de Bruxelles, viennent de nous en fournir des preuves éclatantes.

Permettez-moi d'en ajouter une autre :

Tout dernièrement, dans une sous-préfecture du Midi, tous les confrères s'étaient concertés pour imposer aux Sociétés mutualistes un tarif très modéré, très raisonnable. Eh bien, savez-vous ce qui est advenu? Ces Sociétés ont brutalement repoussé ces revendications très légitimes, et elles ont trouvé un médecin (triste confrère) qui est venu assurer leur service au rabais et annihiler ainsi les efforts et l'entente de tous les confrères de la ville.

Voilà le mal; voilà la cause principale du malaise médical. Or, ce mal, vous ne le combattrez efficacement que par la création de Chambres médicales, c'est-à-dire d une organisation professionnelle sérieuse qui pourra empêcher les dissidences anticonfraternelles et intolérables. Je me réserve, messieurs, de le démontrer à la séance de vendredi.

M. Cuylits défend ses conclusions. Il ajoute aux mots « la mutualité vraie » cette explication : « c'est-à-dire composée exclusivement de travailleurs » et n'admet pas une obligation attentatoire à la liberté.

M. Le Baron (de Paris) émet le vœu que les médecins ne soient pas forcés de donner de diagnostic.

M. Gairal insiste sur la nécessité pour les médecins de faire partie du Conseil d'administration.

M. Jablonski (de Poitiers) appuie la proposition de M. Smith. Il demande que, dans la première conclusion du rapport de M. Cuylits, le mot *vraie* soit remplacé par les suivants : *reconnue par le Syndicat médical le plus voisin de la localité où elle est établie*. En effet, la définition des mutualités donnée par M. Cuylits est insuffisante, car elle ne comprend que les Sociétés qui se composent de travailleurs et d'ouvriers nécessiteux; elle ne tient pas compte des Sociétés composées de certaines catégories d'individus, telles que la Société du baron Taylor, par exemple; et cependant les médecins sont obligés de compter avec ces mutualités puissantes.

Sur le deuxième paragraphe, il demande d'y intercaler les mots : *et à ne conserver comme participants.*

En effet, dit il, lors même que le recrutement des membres des mutualités serait fait dans les conditions indiquées au rapport, c'est-à-dire si elles ne comprenaient que des ouvriers ou des travailleurs peu fortunés, il arriverait fatalement, au bout de quelques années, que plusieurs d'entre eux se seraient enrichis et alors ils continueraient à réclamer nos soins quasi gratuits. C'est ce que nous ne voulons pas. Il faut que les sociétaires enrichis ne puissent plus être considérés comme membres participants, mais seulement comme membres hono raires et c'est pourquoi je demande l'application du paragraphe 2.

Cette modification est acceptée par M. Cuylits.

M. Dignat (de Paris). — Je ne crois pas, et je m'appuie sur ce que vient de dire, il y a un instant, un de nos confrères rappelant un jugement récent, qu'une Société médicale ou un Syndicat médical aient le droit d'intervenir auprès du conseil d'administration d'une Société mutualiste, pour lui dicter l'opportunité ou l'inopportunité de l'admission en qualité de sociétaire de qui que ce soit.

M. Gairal. — Le membre participant devenant riche devrait, d'office, être nommé membre honoraire.

Le deuxième paragraphe est adopté avec l'addition du mot : *conserver*, demandée par M. Jablonski.

Les troisième, quatrième, cinquième paragraphes sont adoptés à l'unanimité.

M. Lemière (de Lille). — J'attirerai l'attention sur la sixième conclusion. Le médecin contrôleur me paraît autrement dangereux, car nous avons encore beaucoup de dissidents parmi les médecins.

Comment sera choisi le médecin contrôleur? S'il est choisi par les médecins, il ne sera pas accepté par les mutualités. S'il est choisi par la mutualité, il est à craindre qu'il ne soit pris parmi les dissidents et alors, il aura malheureusement des tendances à créer des difficultés à ses confrères. On ne contrôle pas un confrère, ce serait contraire aux principes de la déontologie.

Si, par hasard, on arrive à faire nommer ce contrôleur par les mutualistes et les médecins, ce nouveau médecin, cet inspecteur devra être payé et les Sociétés de secours mutuels n'accepteront pas cette nouvelle charge, puisqu'elles prétendent déjà que nous les ruinons.

Enfin, passant à la question pratique, je déclare au nom de mes confrères du Nord que ce système ne pourra pas fonctionner et alors l'admission de cette conclusion serait un danger, car elle pourrait faire échouer les cinq premières conclusions de notre confrère et ami Cuylits dont nous sommes cependant les très chauds partisans.

M. Gairal. — Je demande la suppression absolue du sixième paragraphe. Le conseil d'administration doit obligatoirement comprendre un médecin.

M. Cuylits, sans insister outre mesure sur l'adoption du paragraphe 6, tient à montrer que le rôle du médecin contrôleur qui se rend au lit du malade est des plus utiles comme intermédiaire entre les médecins et le malade, auquel il donne confiance.

Il est entendu que le médecin contrôleur, étant membre du conseil d'administration, ne peut recevoir aucun subside.

M. Lande (de Bordeaux). — Notre collègue, M. Cuylits, vient d'aggraver en l'expliquant le sens du mot contrôleur, tel qu'il le comprend. Pour ma part, je ne vois pas un médecin quelconque venant surveiller la façon dont un confrère exerce la médecine et donner des conseils au malade en traitement.

Du reste, le fonctionnement du service de contrôle, facile dans les grandes villes est impraticable dans les campagnes.

Il suffit que les Sociétés de secours mutuels comptent dans leur conseil d'administration l'élément médical — un ou plusieurs médecins suivant son importance.

En France, l'application de la loi sur l'assistance médicale gratuite a généralisé ce système dans l'établissement des listes des indigents, appliquons le même système aux Sociétés de secours mutuels.

Les médecins finiront peut-être par apprendre à défendre eux mêmes leurs intérêts; en réalité, ce sont la plupart du temps les seuls coupables de leur abandon, dont ils se plaignent d'une façon si amère et si persistante.

M. le Président met aux voix le nouveau texte du paragraphe 6 :

« Un médecin fera obligatoirement partie du conseil de chaque Société. »

Adopté.

La séance est levée à 11 heures. Les congressistes se réunissent dans la cour pour être photographiés en groupe.

Secrétaires : MM. Poitou-Duplessy et Ducor.

DEUXIÈME SÉANCE. — SÉANCE DE SECTION

Mardi 24 juillet 1900

Le soir à 2 heures.

1re SECTION

Présidence de M. GRASSET, de Montpellier, vice-président.

Professeur de clinique médicale à la Faculté de médecine.

DES CONDITIONS DE L'EXERCICE DE LA MÉDECINE DANS LES DIFFÉRENTS PAYS

par M. J. SCHWALBE
de Berlin.
Rédacteur en chef du « Deutsche Medicinische Wochenschrift »
représenté par M. P. Schober, à Paris.

Tous les États civilisés s'occupent de la santé de leurs sujets, ils demandent des garanties de connaissances et aptitudes suffisantes. Ce sont les examens du doctorat. Je n'y insisterai pas, je ne parlerai que des mesures que les différents gouvernements prennent à l'égard des docteurs diplômés par un autre gouvernement sur le territoire duquel ils veulent exercer.

Nous classerons (1) les différents pays par groupes, et notre principe de division résidera dans la facilité ou la difficulté que chaque gouvernement apporte aux étrangers désireux d'exercer la médecine dans ces pays. Le premier groupe sera composé par les États qui refusent formellement les étrangers ; le deuxième, par les pays qui font passer les étrangers par les mêmes conditions et les mêmes examens que les indigènes ; le troisième groupe ne fait qu'imposer aux docteurs étrangers un examen spécialement institué pour eux ; le quatrième demande seulement qu'on puisse présenter un diplôme de docteur en médecine en bonne et due forme, délivré par n'importe

1. J. Schwalbe, bestimmungen über die Zulassung zur ärztlichen Praxis im Auslande (Leipzig, 1899).

quelle faculté d'un pays civilisé ; enfin le cinquième groupe de gouvernements ne s'occupe de rien du tout : ils abandonnent la profession médicale à qui veut ou plutôt à qui sait, grâce à elle, gagner sa vie.

Les pays qui forment le premier groupe et qu'on pourrait appeler les pays intransigeants sont le Luxembourg et la Serbie. Ils défendent rigoureusement l'exercice de la médecine sur leur territoire à chaque étranger. On pourrait ajouter à ces gouvernements intransigeants celui de la France, car depuis que la circulaire ministérielle du 21 juillet 1896 est en vigueur, par laquelle on a créé à côté du diplôme d'État un diplôme de docteur purement universitaire, qui ne confère pas le droit d'exercer la médecine en France et qui est délivré aux personnes qui ont passé régulièrement les examens du doctorat sans être munies d'un diplôme de bachelier français, l'accès de la carrière médicale en France est rendu impossible aux étrangers. Un étranger qui aurait passé le baccalauréat français et qui, par conséquent, aurait reçu son éducation scolaire dans un lycée français et aurait vécu sa jeunesse en France et qui, par la même raison, parlerait la langue française aussi bien sinon mieux que la sienne, ne serait plus un étranger, il serait Français, bien que le hasard de la naissance ait placé son berceau loin de la terre française.

Dans le deuxième groupe qui impose les mêmes conditions et les mêmes examens aux docteurs étrangers qu'aux étudiants indigènes, et qu'on pourrait appeler le groupe protectionniste, se rangent la plupart des pays du continent européen, comme l'Allemagne, l'Autriche, la Suisse, l'Italie, l'Espagne, la Russie, les Pays-Bas, la Belgique, le Portugal, la Suède, le Danemark, la Grèce et enfin la France si l'on fait abstraction de la circulaire mentionnée plus haut. En Amérique, la République Argentine rentre dans ce groupe.

Tout de même, il y a une différence assez prononcée entre les conditions que ces différents pays imposent aux candidats étrangers.

Il y en a qui accordent des facilités et des dispenses partielles, il y en a d'autres qui sont très durs pour les étrangers. Tel est le cas du Danemark, dont les lois demandent non seulement que le docteur étranger repasse tous les examens du doctorat, mais aussi qu'il les passe avec la note *cum laude*. Autrement, il n'obtiendrait pas le droit d'exercer sa profession dans ce pays. La législation médicale portugaise ne connaît pas de dispenses partielles d'examens pour les étrangers ; en Allemagne, en Autriche, en Suisse, en Espagne, en Italie, en Russie, ces dispenses partielles sont prévues, il est vrai, par les lois, mais elles sont très difficiles à obtenir. Il faudrait, pour en profiter, que le candidat ait déjà un certain renom scientifique ou que son établissement semble utile ou désirable au gouvernement du pays dans lequel il s'est expatrié. Ces cas sont fort rares.

Le gouvernement des Pays-Bas accorde dans tous les cas dispense de ce que nous appelons en France le premier examen du doctorat. Les facultés grecques acceptent même des candidats qui ne parlent pas le grec ; on leur fait subir les examens dans les langues française, allemande ou italienne. Dans la République Argentine, les docteurs étrangers peuvent exercer la médecine sans avoir repassé des examens dans les endroits où il n'y a pas de docteurs reconnus par l'État. Dès qu'un représentant de cette dernière classe s'établit comme docteur dans la même place, il leur faut boucler leurs malles et céder la place au médecin officiel. S'ils veulent être reçus docteurs par la République, ils sont tenus de subir toutes les épreuves du doctorat de ce pays sans dispense aucune, c'est une série d'une trentaine d'examens spéciaux et de trois examens généraux.

Passons maintenant au troisième groupe, aux pays qui accordent à tous les étrangers munis d'un diplôme de docteur des mesures de faveur bien déterminées à l'avance, et qui reconnaissent ainsi jusqu'à un certain degré le titre médical acquis à l'étranger : nous les appellerons les pays conciliants.

Le Royaume-Uni d'Angleterre, d'Écosse et d'Irlande y compte en premier lieu. L'organisation médicale de nos voisins d'outre-Manche est tout à fait différente de celle des pays du continent. Aussi faudra-t-il y insister un peu.

Il y a des universités en Angleterre comme partout ailleurs, c'est vrai, mais les étudiants en médecine ne les fréquentent guère, car elles sont des institutions surannées et qui traînent encore avec elles une tradition lourde de siècles passés. Les étudiants y vivent comme les internes des lycées chez nous, ils portent un uniforme, ils prennent les repas ensemble, ils doivent aller à l'église tous les matins, toute leur vie est réglée à l'heure. On s'y occupe beaucoup de la philosophie et on attache une grande importance aux exercices corporels. La durée du séjour aux universités est très longue et les frais sont excessivement élevés.

Aussi préfère-t-on, en général, fréquenter les écoles de médecine privées qui existent en grand nombre dans le Royaume-Uni. La ville de Londres en compte une douzaine pour elle seule. Elles sont toutes en relations avec un grand hôpital, dont les chefs de service fonctionnent comme professeurs de clinique médicale, chirurgicale, etc. Les rapports entre écoles privées et hôpitaux se font facilement en Angleterre, où les hôpitaux sont également des institutions privées, fondées et entretenues par la charité et par des legs. Aussi possèdent-ils une certaine autonomie et ne dépendent pas d'une administration centrale et municipale comme à Paris.

Les élèves de ces écoles privées passent également leurs examens devant des corporations privées, qui les reçoivent docteurs. Par conséquent il y a une quantité de diplômes en Angleterre qui n'ont pas tous la même valeur.

Pour être reconnu docteur par l'État, c'est-à-dire pour avoir le droit de se faire passer publiquement pour un docteur, de signer les bulletins de décès et de porter plainte devant les tribunaux pour refus de paiement des honoraires, il faut que le diplôme de docteur dont on est porteur soit enregistré aux bureaux du gouvernement à Londres, à Édimbourg ou à Dublin. Cet enregistrement est refusé dans les cas où la corporation qui a délivré le diplôme n'inspire pas assez de garanties pour qu'on puisse être convaincu que l'éducation médicale qu'elle a donnée a été bien sérieuse. Il y a des médecins spéciaux chargés par l'État de surveiller le niveau des connaissances demandées dans les examens de ces corporations, et c'est d'après l'avis favorable ou défavorable de ces médecins qu'on admet ou qu'on refuse d'enregistrer les diplômes de ces corporations. Les diplômes étrangers ne sont pas enregistrés, mais les docteurs étrangers jouissent de faveurs pour obtenir le diplôme anglais. Par exemple, les examens de la corporation dite *Conjoint Bord*, à Londres, sont divisés en trois parties : la première comprend les sciences naturelles, la deuxième l'anatomie et la physiologie, la troisième s'étend sur la pathologie interne et externe, sur la clinique médicale, chirurgicale et obstétricale, sur l'hygiène, la matière médicale et la médecine légale. Or, le candidat muni d'un diplôme de docteur étranger n'aura qu'à passer le troisième examen pour obtenir le même diplôme que les étudiants anglais, qui doivent subir les trois épreuves. Comme le *Conjoint Bord* a un très bon renom, le diplôme qu'il confère sera toujours enregistré par l'État.

Dans ce groupe de pays conciliants au point de vue de l'admission de docteurs étrangers, il y a aussi quelques représentants du continent européen : la Bulgarie, la Roumanie et la Turquie. Ces pays ont créé des examens spéciaux pour les docteurs étrangers qui veulent installer. En Bulgarie et en Roumanie le candidat doit voir des malades, établir le diagnostic et rédiger des observations : en Turquie l'examen est seulement oral, on le fait tout entier dans 20 minutes et on peut le passer sans parler un seul mot de turc, en se faisant assister par un interprète.

La plupart des États d'Amérique se rangent également dans ce groupe. Les États-Unis d'Amérique du Nord sont composés, comme tout le monde sait et comme le nom l'indique, d'une quantité de petits États. Or chacun de ces États a son administration et son organisation à part. Ainsi ne pourrions-nous établir ici les conditions de l'exercice de la médecine aux États-Unis dans un ensemble. Cependant les différences ne sont pas très grandes. L'État de New-York et avec lui la plupart des États de l'Est font subir aux docteurs étrangers un examen spécial, tandis que d'autres, surtout ceux de l'Ouest, comme la Californie, le Colorado, etc., se rangent dans le groupe des pays libéraux que nous traiterons tout à l'heure.

Dans l'Amérique du Sud nous avons à citer, comme représentants des pays conciliants, les républiques de Brésil, de Chili, de Pérou et d'Uruguay.

Enfin nous passons aux pays qui ne demandent que la production d'un diplôme de docteur d'un pays civilisé pour accorder l'autorisation d'exercer la médecine sur leur territoire, nous les appelons les pays libéraux. En Europe ce n'est que la principauté de Monaco qu'on pourrait compter dans cette catégorie. Ce pays ne possédant pas d'université est tenu par la force des circonstances d'admettre des médecins porteurs de diplômes étrangers, autrement il serait dépourvu de docteurs. Cependant il faut avoir l'autorisation du gouverneur général de Monaco avant de s'y installer comme médecin, autorisation qui est naturellement beaucoup plus facilement accordée à un docteur ayant déjà des attaches à ce pays qu'à un étranger inconnu.

En Amérique, nous avons déjà cité les quelques États qui se rangent dans cette catégorie, il nous reste surtout l'Afrique et l'Asie pour ce groupe et pour le suivant, qui sera le dernier. En Égypte, tout docteur étranger qui peut justifier d'un diplôme de docteur dûment acquis est reconnu par le gouvernement et peut exercer sa profession sans entrave aucune. Dans le Transvaal et dans l'État d'Orange, dans ces deux pays si célèbres actuellement, il n'y a pas de lois à proprement parler qui règlent l'exercice de la médecine. Seulement, pour pouvoir être chargé d'une fonction médicale publique ou pour pouvoir engager des poursuites judiciaires pour refus de paiement des honoraires, il faut être enregistré comme médecin et on ne peut être enregistré sans présenter un diplôme de docteur délivré dans un pays civilisé.

En Asie, c'est la Perse qu'il faut nommer ici. Malgré que le gouvernement de ce pays ait fondé une université à Téhéran en 1870, il laisse librement exercer tout docteur étranger dont il a pu vérifier le diplôme.

Enfin, pour terminer cette revue, il y a un cinquième groupe de pays dont les gouvernements sont absolument insoucieux, au point de vue des intérêts médicaux, de leur peuple et où la médecine est exercée à tort et à travers et par n'importe qui. C'est le groupe des pays indifférents : l'Europe n'y figure pas. Pour ne parler que de pays un peu civilisés et connus, nous citerons ici, dans l'Amérique du Nord, les États de Kansas et de Nevada, qui font partie des États-Unis ; dans l'Amérique du Sud, la république de Colombie ; dans l'Asie, la Chine et le Japon ; en Afrique, le sultanat de Zanzibar, etc.

Pour la Chine et le Japon on pourrait faire une exception et leur donner une place à part, car ces gouvernements n'ont nullement besoin de protéger leur peuple contre l'envahissement par des médecins étrangers puisque les Chinois et les Japonais sont tellement méfiants qu'ils ne confieront jamais leur santé à un étranger.

En nous rendant compte de l'organisation médicale telle qu'elle s'est développée en Europe et en Amérique, nous arrivons à la conclusion finale que plus les pays sont civilisés et plus les sciences médicales y fleurissent, plus ils approchent du protectionnisme. C'est justement le contraire de ce qui devrait se produire, car plus la culture progresse, plus les horizons s'élargissent. Mais largeur d'esprit et protectionnisme ne concordent pas du tout.

Eh bien, certainement le protectionnisme n'a rien à voir avec le progrès scientifique, mais il est l'aboutissant de la grande concurrence vitale internationale et qui devient de plus en plus dure. C'est ainsi que la faim prime la générosité, comme la force prime le droit. Aussi sommes-nous en face d'un mouvement qui se contre-balance continuellement. Nous y voyons d'un côté le grand progrès scientifique contemporain, qui sert l'humanité et qui unit intellectuellement les peuples, et en même temps nous voyons, de l'autre côté, les difficultés croissantes de la vie matérielle qui ont créé le protectionnisme et qui divisent économiquement les peuples.

DISCUSSION.

M. Stoeber (de Nancy). — A propos de cette question si intéressante des conditions de l'exercice de la médecine dans les différents pays, je tiens à attirer un instant votre attention sur les conditions défavorables dans lesquelles se trouvent les médecins français établis sur la frontière de l'Alsace-Lorraine : depuis un grand nombre d'années, il leur est interdit de pratiquer leur art de l'autre côté de la frontière ; malgré les démarches réitérées que l'Association de prévoyance des médecins de Meurthe-et-Moselle a faites auprès des différents ministères de France, la question est restée sans solution.

Pourquoi n'arriverait-on pas à conclure avec l'Allemagne une convention semblable à celles qui ont été signées avec la Belgique, la Suisse, l'Italie, le Luxembourg?

J'ai donc l'honneur de vous proposer d'émettre le vœu que les pouvoirs publics veuillent bien étudier la question de l'exercice de la médecine sur les frontières de France et d'Alsace-Lorraine.

M. Gairal (de Carignan, Ardennes), appuie la proposition Stœber et demande à délimiter la frontière au point de vue de la zone de pénétration du médecin étranger. Il demande que, dans la convention franco-belge, il soit établi une limite de clientèle basée sur la résidence du médecin et sur la distance équitable qu'un médecin ne doit jamais dépasser.

M. Vandam (de Bruxelles) rappelle que le médecin étranger voulant exercer en Belgique doit, après avoir fait reconnaître officiellement le diplôme et le droit de pratiquer admis dans son pays, subir des épreuves théoriques et pratiques sur les derniers doctorats devant le jury central et obtenir du gouvernement belge l'autorisation de pratiquer l'art de guérir.

En France tout médecin étranger, qui veut venir s'y établir, doit préalablement subir le baccalauréat, ce qui témoigne que les études humanitaires ont été suivies en France et, de plus, satisfaire à tous les examens de la Faculté de médecine sans qu'il soit tenu compte des diplômes obtenus dans le pays. D'où une plus grande difficulté d'obtenir le droit de pratiquer en France.

La Belgique demande la réciprocité : le jour où la France s'ouvrira entière aux Belges, la Belgique s'efforcera d'en faire autant.

M. Gairal insiste pour que le Congrès émette le vœu que, dans les conventions de frontière, il y ait une limite nettement établie suivant les besoins de la population et la résidence des médecins.

Il cite des régions dans lesquelles pénètrent à profonde distance les médecins belges, tandis que les médecins français ne pénètrent, on peut dire jamais, en Belgique.

M. Lereboullet rappelle les démarches faites à différentes reprises par l'Association générale des médecins de France. « Toujours il nous a été répondu que des conventions diplomatiques ayant réglé la situation, aucune mesure administrative ne saurait être prise pour répondre aux vœux exprimés.

Cependant une démarche nouvelle pourra être tentée pour appuyer le vœu de MM. Gairal et Stœber. »

La proposition est adoptée dans ces termes :

« Le Congrès émet le vœu que les conventions diplomatiques concernant la médecine des frontières soient modifiées en établissant nettement la distance à laquelle chaque médecin pourra exercer sur le territoire étranger. »

PROJET DE LOI SUR L'EXERCICE DE LA MÉDECINE

communiqué par M. Alf. VANDAM,

de Bruxelles.

Vice-président de la Fédération médicale belge,
Membre de la Commission extra-parlementaire chargée de préparer la revision des dispositions législatives et réglementaires concernant l'art de guérir et l'exercice de la profession médicale[1].

J'ai l'honneur de déposer sur le bureau du Congrès notre projet de loi sur l'exercice de la médecine, daté de 1899, et j'attire particulièrement l'attention sur les articles 27 à 30 et 45, 46 de ce projet.

Projet de loi sur l'exercice de l'art de guérir et Rapport de la Commission extra-parlementaire désignée à cet effet.

LÉOPOLD II, ROI DES BELGES,

Sur la proposition de notre ministre de l'Agriculture et des Travaux publics chargé de l'administration du service de santé, nous avons arrêté et arrêtons :

Notre ministre de l'Agriculture et des Travaux publics est chargé de présenter, en notre nom, aux Chambres législatives, le projet de loi dont la teneur suit :

CHAPITRE PREMIER.

DISPOSITIONS GÉNÉRALES.

Art. 8. — Il est interdit à toute personne de l'art. de prêter, d'une manière quelconque, son concours à des tiers à l'effet de leur permettre de pratiquer une branche de l'art de guérir dont l'exercice leur est défendu.

1. La fonction de Président Rapporteur de cette commission était remplie par M. E. Bécot, de Bruxelles, Secrétaire général du Ministère de l'Agriculture et des Travaux Publics, chargé de l'administration du service de santé. Nous reproduisons plus loin des extraits du Rapport magistral de M. E. Bécot, communiqué au Congrès par M. Vandam.

Art. 9. — Sont interdites et nulles comme contraires à l'ordre public :

1° Toute convention entre un pharmacien et une autre personne de l'art, comportant engagement direct ou indirect de la part du pharmacien de fournir aux clients de cette personne ou à certains d'entre eux des médicaments ou objets de pharmacie à des prix ou à des conditions autres que ceux de ses fournitures habituelles, ou bien assurant à l'une des parties à charge de l'autre, à l'occasion du débit de médicaments ou d'objets de pharmacie, un gain, un profit ou un avantage quelconque ;

2° Toute convention par laquelle un pharmacien ou un praticien autorisé à tenir un dépôt de médicaments s'engage à fournir des médicaments ou objets de pharmacie, pour un prix fixé à forfait par fourniture ou pour l'ensemble des fournitures.

Art. 10. — Les députations permanentes des Conseils provinciaux ont le droit de fixer, d'office ou sur la réclamation des intéressés, après avoir pris l'avis de la Commission médicale du ressort, et sauf recours au Roi, le montant de la rémunération du service médical et obstétrical organisé par les établissements publics hospitaliers ou de bienfaisance dépendant des communes, dans tous les cas où cette rémunération serait reconnue insuffisante.

Un arrêté royal déterminera les conditions et les délais de l'appel à la Députation permanente et du recours au Roi.

Art. 11. — Le Gouvernement est autorisé à arrêter, après avoir pris l'avis des Commissions médicales, des tarifs au-dessous desquels les pharmaciens ou médecins autorisés ne peuvent fournir des médicaments ou autres objets de pharmacie aux établissements publics hospitaliers ou de bienfaisance, dépôts de mendicité, maisons de refuge, écoles de bienfaisance, colonies et établissements publics d'aliénés.

Art. 12. — Il y a des médecins et des pharmaciens agréés du Gouvernement.

Le Ministre règle les conditions de l'agréation ; il arrête notamment des tarifs dont les prix ne peuvent être dépassés par les pharmaciens agréés dans la fourniture des médicaments et autres objets de pharmacie, destinés soit aux établissements visés à l'article précédent, soit aux ouvriers affiliés à des sociétés mutualistes ou à des caisses de secours en cas de maladie.

Art. 13. — Le Gouvernement est autorisé à arrêter les instructions spéciales complémentaires obligatoires, dans l'exercice de leur profession, pour toutes les personnes qui pratiquent l'art de guérir.

Art. 14. — Le paragraphe 1er de l'article 2272 du Code civil est modifié comme il suit :

« L'action de toute personne de l'art pour opérations chirurgicales, visites médicales, soins apportés aux malades, fournitures d'appareils, de médicaments et autres objets de pharmacie, se prescrit par deux ans à partir du 1er janvier qui suit la date des services rendus ou des fournitures faites. »

CHAPITRE II.

DISPOSITIONS RELATIVES A LA PRÉPARATION ET A LA VENTE DES MÉDICAMENTS ET DES SUBSTANCES TOXIQUES.

Art. 18. — La préparation, l'exposition en vente et la vente au détail des médicaments constituent la profession de pharmacien.

Le Gouvernement pourra dresser la liste des produits simples ou préparés et des eaux minérales qui doivent être considérés comme médicaments. Cette liste sera annexée à la pharmacopée.

Art. 27. — Les pharmaciens sont responsables de tout médicament vendu, délivré ou exposé en vente dans leur office.

Ils exécutent eux-mêmes ou font exécuter sous leur surveillance les préparations magistrales.

Les ordonnances doivent être rédigées de façon à être exécutées dans toutes les officines.

Art. 28. — Les médicaments non préparés pour un cas particulier, en vertu d'une ordonnance ou sur la demande de l'acheteur, ne peuvent être exposés en vente, vendus ou délivrés que s'ils portent une étiquette mentionnant, en caractères très lisibles, leur composition qualitative ou le passage de la pharmacopée dont la formule a été empruntée.

Si ces médicaments contiennent une substance toxique, la quantité de celle-ci devra également être indiquée sur l'étiquette.

Les avis, brochures et prospectus quelconques par lesquels ils sont recommandés ou signalés au public ne peuvent y être joints, s'ils ne portent les mêmes indications.

Art. 29. — Les pharmaciens ne peuvent délivrer de substances toxiques que sur la production soit d'une ordonnance, soit d'une demande datée, signée par une personne connue et portant l'indication de l'emploi qui doit en être fait.

Art. 30. — Le Gouvernement dressera, pour être annexée à la pharmacopée, une liste des substances toxiques particulièrement dangereuses qui ne peuvent être délivrées pour l'usage médical, sous forme de préparations simples ou composées, que sur la production d'une ordonnance. Cette ordonnance sera spéciale pour chaque fourniture, à moins que son auteur n'ait indiqué le nombre de fois qu'elle peut être réitérée.

CHAPITRE IV.

SURVEILLANCE ET DISCIPLINE.

Art. 45. — Il est créé, dans chaque province, une ou plusieurs Commissions médicales chargées, chacune dans son ressort, indépendamment des attributions qui lui sont dévolues par d'autres dispositions légales :

1° De surveiller l'observation des lois et dispositions réglementaires sur l'art de guérir;

2° De maintenir les règles de l'honneur, de la délicatesse et de la dignité dans l'exercice des professions médicales avec le droit d'infliger, le cas échéant, l'avertissement, la réprimande ou la censure;

3° De donner aux tribunaux, à la demande de ceux-ci, leur avis sur les contestations d'honoraires ou sur toutes autres questions d'ordre professionnel dans lesquelles sont en cause des personnes appartenant à l'art de guérir;

4° De donner à ces personnes et sur leur demande des avis d'ordre professionnel;

5° De régler, par voie d'arbitrage, à la demande des parties, les différends professionnels survenus entre personnes appartenant à l'art de guérir ou entre celles-ci et des particuliers ou des administrations publiques.

Art. 46. — Chaque Commission médicale est composée de médecins, de pharmaciens et de médecins-vétérinaires, résidant dans son ressort, belges ou nés en Belgique, inscrits depuis au moins cinq ans sur les listes officielles des personnes autorisées à pratiquer dans le royaume et respectivement élus pour un terme de six ans par les médecins, les pharmaciens et les médecins-vétérinaires du ressort inscrits sur la dernière liste officielle. Elle nomme dans son sein le président et le secrétaire.

La commune, siège d'une Commission médicale, lui fournit gratuitement un local meublé pour ses réunions et pour le dépôt de ses archives.

CHAPITRE V.

DISPOSITIONS TRANSITOIRES.

DISPOSITIONS FINALES.

Art. 61. — Le diplôme de dentiste est aboli.

Toutefois, les candidats dentistes inscrits en stage en vertu de l'arrêté royal du 30 décembre 1884 peuvent, jusqu'au 1er janvier 1902, obtenir le diplôme de dentiste, dans les conditions de cet arrêté, devant un jury nommé à cet effet par le Gouvernement.

Extrait du rapport de la Commission chargée de préparer la révision des dispositions législatives et réglementaires concernant l'art de guérir et l'exercice des professions médicales[1].

Commissions médicales. — D'après les propositions que nous avons l'honneur de soumettre au gouvernement, les Commissions médicales nouvelles ne jouiront pas seulement d'un pouvoir de police sur l'exercice des diverses professions se rapportant à l'art de guérir : elles posséderont aussi une autorité disciplinaire limitée.

Fallait-il accorder aux professions médicales de véritables conseils de discipline, comme l'ont demandé de nombreuses requêtes adressées au gouvernement ? La Commission a pensé que cette institution n'offrirait rien que de bien justifié. Elle estime que la société est grandement intéressée à voir ces professions exercées avec honneur, dignité, humanité. Elle ne voit pas de raison de refuser à ces professions fermées ce qui est accordé à presque toutes les autres : une juridiction familiale.

Mais les conseils de discipline ne se comprennent d'habitude qu'avec des pouvoirs très étendus, allant jusqu'au droit d'interdire, à temps ou à vie, la pratique de la profession à ceux qu'ils en jugent indignes. Compris de cette façon, ils ont soulevé des critiques fondées. On a protesté contre cette autorité nouvelle, qui pourrait aller jusqu'à enlever le gagne-pain à des hommes incapables de se tourner vers une autre carrière. On a craint qu'elle ne pût abuser de son pouvoir pour frapper, d'une manière irrémédiable, des fautes ne comportant pas pareille sévérité.

1 Extrait du rapport de M. E. Bécot, de Bruxelles, secrétaire général du Ministère de l'agriculture et des travaux publics, chargé de l'administration du Service de santé.

La Commission a reconnu le bien fondé de ces objections et a rejeté l'institution de conseils de discipline autonomes ayant des pouvoirs aussi étendus. Mais il lui a paru naturel d'accorder une certaine autorité disciplinaire aux Commissions médicales émanant du suffrage des membres des professions appartenant à l'art de guérir.

Ces Commissions posséderont, en effet, un pouvoir de police sur l'exercice des diverses professions médicales: elles pourront dresser des procès-verbaux contre les personnes coupables d'infraction aux lois spéciales et les amener devant la justice. N'est-il pas rationnel de les charger de mettre un terme à des fautes plus légères, blessant la dignité et l'honneur professionnels? N'est-il pas naturel de leur permettre, au besoin, de blâmer, de censurer ceux qui s'obstineraient dans ces fautes? N'est-il pas juste de leur donner le droit de chercher à apaiser ou dissiper les conflits entre praticiens, conflits qui, si anodine qu'en soit la cause originelle, nuisent toujours à la considération des professions éminemment utiles?

Les Commissions médicales, ne comptant dans leur sein que des membres choisis librement par leurs pairs, sont naturellement indiquées pour remplir cette mission à la fois de paix et de répression, ne dépassant pas les limites d'une peine purement morale.

C'est au même titre qu'elles seront appelées à donner leurs avis aux tribunaux saisis de contestations d'honoraires et à trancher, par voie d'arbitrage, toutes sortes de différends professionnels.

Il est bien entendu que jamais leur intervention ne pourra s'étendre aux questions purement scientifiques, ni à toutes celles qui sont de la compétence de la justice ou des pouvoirs administratifs.

Ainsi comprise, l'attribution d'un pouvoir disciplinaire aux Commissions médicales est à peine une innovation. Il est bien intéressant, en effet, de remarquer qu'en définitive le projet de la Commission restaure un régime qui a ses racines dans l'histoire de nos institutions nationales.

Avant leur incorporation à la France, nos anciennes communes avaient délégué à des collèges médicaux, composés exclusivement de praticiens, la mission de veiller non seulement à l'exécution des lois et des règlements sur l'art de guérir, mais encore au maintien de la dignité professionnelle.

« Les Collèges médicaux, disaient les statuts de l'époque, surveillent la pratique des professions médicales, tant au point de vue de la dignité de l'art qu'à celui de l'humanité; ils s'attachent à prévenir, autant que possible, les abus ou en provoquent la répression. »

EXPOSÉ DES MOTIFS DE TOUS LES ARTICLES PRÉCÉDENTS

Art. 8. — Il est interdit à toute personne de l'art de prêter, d'une manière quelconque, son concours à des tiers à l'effet de leur permettre de pratiquer une branche de l'art de guérir dont l'exercice leur est défendu.

De même que l'interdiction formulée à l'article précédent, celle-ci pourrait être rattachée à la juridiction disciplinaire : elle appartient à ce domaine. Elle ne s'adresse, en effet, qu'aux personnes de l'art, médecins, pharmaciens, dentistes, sages-femmes, qui, sans aucun souci de la délicatesse et de la dignité professionnelles, trafiquent de leur qualité pour servir de complices ou de compères à des charlatans.

Mais la Commission a pensé que ces infractions sont trop graves pour ne pas tomber aussi sous le coup de la justice répressive.

Le public doit être protégé contre de tels agissements qui touchent à la duperie et à l'escroquerie.

C'est ce que l'Académie royale de médecine a pensé également et, par sa lettre du 5 mars 1897, n° 29701, elle a bien voulu prier M. le ministre de l'Agriculture et des Travaux publics de communiquer à notre Commission la résolution suivante :

« Il y a exercice illégal de l'art de guérir chaque fois qu'une personne exerce l'une quelconque des branches de cet art, sans posséder les titres et qualifications exigés en Belgique par la loi pour pouvoir se livrer à cette pratique, examinant des malades, leur prescrivant un traitement, leur ordonnant des médicaments ou pratiquant des opérations ou des accouchements.

« Les médecins qui s'associent à ces personnes pour les couvrir de l'autorité de leur nom ou de leur diplôme sont considérés comme leurs complices et condamnés comme tels à la même peine qu'elles-mêmes ; ni les médecins ni leurs associés ne pourront jamais jouir du bénéfice de la condamnation conditionnelle.

« Cette peine consistera en une amende de 500 à 1000 francs, à laquelle viendra s'ajouter, en cas de récidive, un emprisonnement de trois à six mois. »

L'insistance de notre premier corps savant pour voir introduire dans la loi nouvelle une disposition spéciale contre les praticiens prête-noms nous a confirmés dans la conviction qu'il s'agit d'une des dispositions les plus utiles du projet de loi.

Il est étrange que la législation médicale ait pu présenter une aussi grave lacune pendant de longues années.

Sans doute, si la personne de l'art se borne à prêter son nom ou sa signature à l'empirique, sans intervention directe auprès de chaque client : si c'est un pharmacien prêtant son nom à un gérant de pharmacie non diplômé, laissant son nom sur l'enseigne, les étiquettes et les factures, mais ne s'occupant en rien de l'officine, le charlatan ou l'empirique, assisté de la sorte, peut ne pas échapper à des poursuites ; opérant ou pratiquant en réalité lui-même, il exerce illégalement l'art de guérir. Mais le praticien, qui a voulu le couvrir de son nom et de son diplôme, ne peut être inquiété !

De quel chef, en effet, le praticien prête-nom pourrait-il, sous l'empire de la législation actuelle, être poursuivi ?

Les articles 66 et 67 du Code pénal sur la coopération et la complicité ne sont pas applicables en matière d'exercice illégal de l'art de guérir, à défaut de dispositions formelles de la loi prescrivant cette application (art. 100 du Code pénal).

D'autre part, en ce qui concerne spécialement le pharmacien prête-nom, on ne peut songer aujourd'hui à lui voir appliquer, dans tous les cas, une peine du chef d'infraction à la disposition réglementaire qui prescrit au pharmacien de préparer lui-même ou de faire préparer sous sa responsabilité les ordonnances des médecins et les compositions pharmaceutiques (art. 31 de l'arrêté royal du 31 mai 1885).

En fait dans la plupart des cas, le charlatan ou l'empirique échappe lui-même à toute peine. C'est ce qui arrive lorsque la personne de l'art participe, dans une certaine mesure, au moins extérieure ou apparente, aux manœuvres charlatanesques : ce sont des médecins qui se trouvent dans le cabinet de consultation de l'empirique et qui sont censés prendre la responsabilité du traitement prescrit par la personne incompétente ; ce sont des pharmaciens qui voyagent avec un prôneur de panacées et qui, pour être en règle avec la loi, colportent une véritable pharmacie en miniature.

Chose inouïe ! Les uns et les autres, l'empirique et le médecin ou le pharmacien-paravent, échappent à toute répression.

L'article 8 permettra de mettre un terme à ces scandaleuses situations. La Commission s'est occupée, à l'article 1er où il s'agit de l'exercice illégal de l'art de guérir, de la première partie de la proposition formulée par l'Académie.

Nous en adoptons la seconde partie en y apportant quelques modifications qui la rendent plus générale et plus complète.

L'Académie ne visait que les médecins : nous visons en outre les pharmaciens et toute autre personne de l'art.

Nous frappons ceux qui, « d'une manière quelconque », prêtent à des non-diplômés leur concours, c'est-à-dire leur nom, leur présence, leur diplôme ou leurs instruments, leurs appareils, leurs relations, etc.

Il est entendu que l'article 8 ne peut atteindre les praticiens qui se font assister par des personnes travaillant sous leur surveillance.

Le médecin qui se fait assister par ses élèves ou qui place ceux-ci auprès de ses malades, pratique lui-même, en ordre principal et effectif, sans aucune idée de tromper ses clients. De même, lorsqu'un pharmacien a des employés dans son officine, il ne leur prête aucun concours. L'inverse est vrai : les aides-pharmaciens assistent le pharmacien : ils travaillent pour son compte et sous sa responsabilité.

On ne saurait davantage voir, dans l'article 8, la défense des pharmacies dites coopératives ou des pharmacies confiées à des gérants diplômés par de tierces personnes, lorsqu'il est bien entendu, en droit comme en fait, que celles-ci ne prennent aucune part à l'exercice même de la profession.

Dans ces cas, seuls les gérants accomplissent les actes divers qui constituent la pratique de la profession.

Les administrateurs ou les bailleurs de fonds reçoivent les bénéfices ; c'est en partie à leur profit, c'est pour leur compte que l'officine est tenue par un pharmacien ; ils n'exercent rien de la profession eux-mêmes.

Évidemment, l'article 8 ne s'applique pas à cette situation qui est l'inverse de ce qu'il prévoit.

Disons en terminant que, dans la pensée de la Commission, la disposition de l'article 8 doit se trouver dans la loi plutôt que dans un arrêté royal pris en vertu de l'article 15. Cet article 15 n'est destiné qu'à permettre de réglementer l'exercice licite des professions de l'art de guérir. La disposition de l'article 8 ne concerne en rien l'exercice licite de ces professions ; il a pour but de prévenir l'abus du diplôme. D'un autre côté, la mesure est trop importante pour qu'elle puisse ne pas émaner du pouvoir législatif lui-même.

Art. 9

Art. 9. — Sont interdites et nulles comme contraires à l'ordre public :

1° Toute convention entre un pharmacien et une autre personne de l'art comportant engagement direct ou indirect de la part du pharmacien de fournir aux clients de cette personne ou à certains d'entre eux des médicaments ou objets de pharmacie à des prix ou à des conditions autres que ceux de ses fournitures habituelles, ou bien assurant à l'une des parties à charge de l'autre, à l'occasion du débit de médicaments ou d'objets de pharmacie, un gain, un profit ou un avantage quelconque ;

2° *Toute convention par laquelle un pharmacien ou un praticien autorisé à tenir un dépôt de médicaments s'engage à fournir des médicaments ou objets de pharmacie, pour un prix fixé à forfait par fourniture ou pour l'ensemble des fournitures.*

Le n° 1 de l'article 9 est relatif à deux espèces de conventions ou de connivences entre celui qui est appelé à traiter des malades, à faire des ordonnances et à prescrire des médicaments ou autres objets de pharmacie, et celui qui est appelé à exécuter ces ordonnances et à fournir ces médicaments ou objets.

L'intérêt des malades, comme l'intérêt et la dignité des personnes de l'art exigent que la fourniture des médicaments ne soit l'objet d'aucune espèce de trafic entre le médecin qui prescrit, sous le seul contrôle de sa conscience, et le pharmacien qui exécute les prescriptions. Pareil trafic peut consister dans la promesse ou le paiement de l'un à l'autre d'un tantième, d'un cadeau, etc., dans l'octroi de tout autre avantage matériel ou moral, tel que l'apport d'une clientèle, la gratuité promise pour des soins donnés ou à donner, en des réductions ou des aggravations de tarifs ou dans l'octroi aux clients de certaines faveurs spéciales. Ce trafic, contraire à la morale et à la santé publique, devrait être interdit, si même les personnes de l'art ne jouissaient pas d'un monopole. *A fortiori* doit-il être prohibé à raison même du monopole et des motifs d'intérêt public qui justifient celui-ci.

D'autre part, il importe qu'à l'occasion des fournitures de médicaments faites aux malades, ni la personne de l'art qui les prescrit, ni celle qui les fournit ne soient liées l'une envers l'autre par un engagement susceptible d'avoir une influence sur la qualité des fournitures. Chacune d'elles doit rester dans son rôle; chacune doit conserver vis-à-vis de l'autre son entière indépendance : l'une ne doit pas être tributaire de l'autre. Aucune d'elles ne peut être placée vis-à-vis de l'autre entre son intérêt et son devoir.

Si les besoins de la vie amènent parfois des personnes exerçant la même profession à se faire la concurrence à l'aide de procédés que ne peut admettre la bonne confraternité, il faut surtout repousser avec énergie et frapper avec sévérité des moyens de concurrence qui éveillent jusqu'à un certain point l'idée de corruption ou de vénalité quand il s'agit, comme dans l'espèce, de professions à monopole.

Le n° 1 de l'article 9 a pour but de parer aux abus qui pourraient se produire sous ces rapports.

Il prévoit deux cas :

Le premier, celui où un *pharmacien*, par convention, s'engage, directement ou indirectement, vis-à-vis d'une *personne de l'art*, à fournir aux clients de cette personne ou à certains de ces clients des médicaments à des prix autres que ceux de son tarif habituel ou à des conditions autres que ses conditions habituelles. Il faut, pour que cette première partie du n° 1 de l'article 9 soit applicable :

1° que la connivence ait lieu entre deux personnes de l'art dont l'une, de par sa profession, doit conseiller, ordonner, prescrire les objets de pharmacie, et dont l'autre, le pharmacien, est appelée à faire les fournitures prescrites;

2° qu'elle porte sur la fourniture de médicaments ou de tout autre objet de pharmacie;

3° que cette fourniture doive s'opérer directement du pharmacien aux clients ou à certains des clients du cocontractant ;

4° que la fourniture doive se faire à un prix ou à des conditions autres que le prix ou les conditions des fournitures habituelles de ce pharmacien, sans distinguer si ce prix ou ces conditions sont plus favorables ou moins favorables pour le client que les prix et conditions habituelles de l'officine.

Il n'importe que le client intervienne ou reste étranger à la conclusion de la convention bien que ce soit lui qui, au point de vue pécuniaire, soit appelé à profiter ou à être victime de l'entente.

Le second cas est celui où un *pharmacien*, par convention ou entente avec une *autre personne de l'art*, promet ou assure à cette personne ou se fait promettre ou assurer par elle un profit quelconque, à l'occasion du débit de médicaments ou d'objets de pharmacie, par ce pharmacien aux clients ou à certains des clients de cette personne.

Ici encore, il faut que la convention ou l'entente ait lieu entre un pharmacien et une autre personne de l'art non pharmacien, et qu'il s'agisse de fournitures de médicaments ou d'objets de pharmacie faites par le pharmacien aux clients ou à certains des clients du contractant. Mais il faut de plus — et c'est en cela que le second cas diffère du premier :

1° que la convention assure à l'un des contractants (praticien traitant ou pharmacien débitant) à charge de l'autre (pharmacien débitant ou praticien traitant) un profit quelconque, tel que partage de bénéfices, remise de tantième, de cadeau, de pot-de-vin, etc., même un avantage moral, pourvu qu'il soit réel et appréciable ;

2° que cet avantage ait pour cause le débit de médicaments ou d'objets de pharmacie.

Il n'est pas nécessaire, comme dans le premier cas, que la fourniture aux clients soit faite à un prix ou à des conditions autres que les prix et les conditions habituels du pharmacien.

Quoique l'esprit de lucre ou le désir d'augmenter la clientèle puisse le plus souvent inspirer des connivences du genre de celles ci-dessus, elles doivent être prohibées, quel que soit le mobile qui guide les contractants.

Et il importe qu'elles soient déclarées contraires à l'ordre public, si l'on veut attacher à leur prohibition toute l'efficacité désirable, par l'admission de l'action en répétition du payement indû.

Quant aux pénalités, elles sont fixées par l'article 55 du projet de loi.

Avons-nous besoin d'ajouter que les dispositions du n° 1 de l'article 9 n'empêchent nullement :

a) Les recommandations, basées uniquement sur l'intérêt des malades, que les médecins, vétérinaires, pharmaciens ou autres personnes de l'art peuvent être dans le cas de faire à leurs clients, soit à la demande de ceux-ci, soit même spontanément, afin qu'ils s'adressent à tel pharmacien ou à tel médecin de préférence à tel autre. Pareilles recommandations doivent cependant toujours être faites avec réserve et discrétion, à peine d'infraction au principe de la bonne confraternité et d'intervention possible du pouvoir disciplinaire.

b) Toutes conventions, autres que celles ci-dessus spécifiées, à conclure entre des pharmaciens d'un côté, des praticiens traitants de l'autre. Ainsi la fourniture des médicaments par les pharmaciens aux médecins, médecins-vétérinaires et maréchaux-vétérinaires tenant dépôt, médicaments destinés à alimenter le dépôt, peut faire l'objet d'une convention licite.

c) Toutes conventions que des médecins, dentistes et sages-femmes peuvent faire entre eux : de même, celles conclues entre vétérinaires et maréchaux-vétérinaires : de même encore celles entre pharmaciens.

Est donc légitime une association entre médecins ou chirurgiens spécialistes, fondant ensemble une clinique ou un établissement opératoire.

Si dans l'une ou l'autre de ces diverses conventions, non prohibées par l'article 9, il se révélait quelque chose de contraire à la dignité professionnelle, il incomberait au pouvoir disciplinaire des Commissions médicales d'intervenir.

La Commission ignore si le genre d'associations prohibées par le n° 1 de l'article 9 est fréquent. Une enquête sur ce point eût été difficile. Ces conventions, s'il en existe, doivent être clandestines, et les associés ont tout intérêt à ne pas en révéler l'existence, pour échapper aux pénalités déjà édictées sous la législation actuelle.

La Commission a tenu à maintenir dans la législation future, comme un principe d'ordre public, les prohibitions déjà inscrites dans les articles 20 et 21 de la loi du 12 mars 1818, tout en les précisant, en les rendant plus claires, et en les étendant des médecins à toutes les personnes de l'art appelées à prescrire des médicaments ou objets de pharmacie.

Les articles 20 et 21 de la loi du 12 mars 1818 sont, en effet, conçus comme suit :

Art. 20. « Aucun docteur en médecine ne pourra contracter avec un apothicaire quelque convention ou engagement, soit direct, soit indirect, tendant à se procurer quelque gain ou profit, directement ou indirectement, à peine de 200 florins d'amende ; en cas de récidive, l'amende sera doublée et l'exercice de la médecine sera interdit au délinquant pour un espace de temps à fixer par le juge, mais dont la durée ne pourra être moindre de six mois, ni excéder deux années. »

Art. 21. — « Il est défendu à tout apothicaire de faire aucun contrat avec un médecin pour la fourniture de médicaments, ou de s'entendre avec lui, pour cet effet, en aucune manière, ainsi qu'il est énoncé à l'article précédent, à peine de 200 florins d'amende.

« En cas de récidive, l'amende sera doublée et, en outre, le diplôme de l'apothicaire sera révoqué et supprimé, pour un temps à fixer par le juge, suivant l'exigence du cas, mais qui ne pourra être moindre de six mois, ni excéder deux ans. »

Remarquons ici que le projet de loi est moins sévère que la loi de 1818 : en cas de récidive, le juge de l'infraction ne sera plus obligé d'appliquer l'interdiction temporaire de la profession.

Le projet de loi français sur l'exercice de la pharmacie renferme un article ainsi conçu : « Toute convention d'après laquelle un médecin retirerait, dans l'exercice de sa profession, un profit quelconque sur la vente des médicaments effectuée par un pharmacien, est prohibée et nulle. » Le même projet punit d'une amende de 100 à 500 francs le médecin et le pharmacien qui se livrent à la spéculation sur la vente des médicaments.

Sous la législation française actuelle, le fait n'est pas prévu. « Les associations les plus abusives et les plus dangereuses, lisons-nous dans Dalloz (*Rep.* t. 31, V° *Médecine*, n° 189, p. 589), sont celles qui interviendraient entre un pharmacien et un médecin. La loi française ne prévoit pas ce fait, qui a lieu fréquemment. »

Le projet de loi belge sur la police et la discipline médicales, déposé en 1859, renfermait la disposition suivante :

« Toute association, arrangement ou connivence entre médecins et pharmaciens, pour se procurer quelque gain direct ou indirect sur la prescription ou la fourniture des médicaments, est interdite. »

Dans le projet dénommé compromis médico-pharmaceutique, les médecins et les pharmaciens ont eux-mêmes accepté une disposition en termes identiques.

Remarquons en terminant que notre texte ne concerne pas les droguistes actuellement diplômés, et cela pour deux motifs : ils n'existeront plus qu'à titre temporaire et n'ont pas été atteints par les dispositions des articles 20 et 21 de la loi de 1818. D'autre part, leur compétence, en fait de délivrance au détail de médicaments, est limitée aux drogues simples : une connivence entre eux et des praticiens traitants ne pourrait avoir qu'une action restreinte. Il deviendra de plus en plus rare qu'un médecin envoie ses clients chez un droguiste plutôt que chez un pharmacien. Si le fait se présentait avec le caractère intéressé pour l'homme de l'art, la juridiction disciplinaire aurait à intervenir et nous pensons que son action parviendrait à réprimer l'abus.

Un second ordre de faits est prévu par le n° 2 de l'article 9. Il est relatif à la convention-forfait par laquelle un pharmacien ou bien un médecin autorisé à tenir un dépôt de médicaments s'engage envers une administration publique ou privée, une Société, un groupe de personnes, une famille, etc., à fournir tout ou partie des médicaments ou objets de pharmacie dont ces clients pourraient avoir besoin, moyennant un prix de. . . par fourniture, quelle qu'elle soit, ou moyennant une somme globale de. . . pour un ensemble de fournitures pendant une période de temps convenue.

Il s'agit ici d'une disposition entièrement nouvelle : elle prohibe l'abonnement aux médicaments.

Vous, Société, administration hospitalière, communauté, vous désirez savoir ce que vous aurez à débourser chaque année pour le service pharmaceutique de vos malades. Vous vous entendez avec un pharmacien ou avec un médecin, qui procure les médicaments à ses malades en même temps qu'il les traite, et vous lui dites :

« Pour chaque médicament qui me sera livré, je paierai ou 10, ou 20, ou 50 centimes, ou bien, pour l'ensemble des fournitures, tous les mois, 50 francs, ou tous les ans 500 francs, ou bien encore 5, 6, 7 francs par tête et par an.

« Qu'importe si telle fourniture est d'un prix élevé, telle autre d'un coût minime ; qu'importe s'il y a peu ou point ou beaucoup de malades ; vous recevrez toujours la même somme ; c'est une moyenne ; tantôt vous y perdrez, tantôt vous y gagnerez : c'est un forfait :

acceptez-le ou sinon d'autres l'accepteront et peut-être à des conditions moins avantageuses pour eux que celles que je vous offre. »

La Commission n'a pas hésité à condamner de telles pratiques, au nom de la moralité et de la santé publiques.

On a tenté quelques objections empruntées au principe de la liberté commerciale; on a cité quelques exemples d'arrangements d'apparence raisonnable. Ce dissentiment n'a pas ébranlé notre conviction qu'il n'y a pas de transaction excusable avec le principe d'ordre public que les marchés à forfait en matière d'art de guérir violent absolument.

La pharmacie est une profession dont le côté commercial est minutieusement réglementé. Les produits de l'officine doivent être sévèrement contrôlés: la responsabilité pénale et civile du pharmacien peut être engagée à tout instant en cas d'erreur ou de falsification: il est tenu d'avoir des instruments de toutes sortes pour vérifier l'identité et la pureté des médicaments: il doit conserver les ordonnances médicales, les transcrire journellement dans des registres. Il n'est pas de commerce plus strictement surveillé, parce qu'il intéresse la santé et la sécurité publiques.

Comme nous l'avons vu tout à l'heure, aucune entente n'est même tolérée entre médecins et pharmaciens, tant le législateur s'attache à écarter tout motif de suspicion au sujet du débit des médicaments. Et cette rigoureuse réglementation laisserait le pharmacien constamment exposé à devoir fournir des produits pour une somme inférieure à leur prix de revient! Elle laisserait les malades exposés à recevoir des produits impurs, falsifiés, substitués à ceux qui ont été réellement prescrits: enfin, elle abandonnerait le pharmacien à la merci du médecin qui pourrait l'avantager ou le ruiner à sa guise!

Quant au médecin fournissant lui-même les médicaments à perte ou à gain, il est trop directement mis entre son devoir et son intérêt, pour que nous insistions davantage sur le danger que courent les malades traités à de pareilles conditions.

Nous pensons que la prohibition des marchés à forfait sera approuvée par la grande masse du corps médical et pharmaceutique et qu'il n'en résultera même aucun dommage matériel pour les administrations ou les sociétés qui ont recours à ce genre d'exploitation.

En effet, il ne sera nullement défendu à un pharmacien d'accorder des réductions sur les prix habituels des médicaments fournis par lui.

Bien d'autres combinaisons sont aussi faisables que légitimes.

D'un autre côté, nous verrons plus loin, à l'article 12, que les pharmaciens agréés ne pourront vendre les médicaments destinés aux indigents ou aux ouvriers affiliés, soit à des mutualités, soit à des caisses de secours, à des prix supérieurs aux tarifs officiellement arrêtés et, à l'article 54, que les établissements hospitaliers, les maisons d'aliénés, etc., pourront faire gérer, pour leur compte et à l'usage de leur personnel, des officines ou des dépôts de médicaments.

On remarquera que le texte de l'article 9 étant général s'applique également aux vétérinaires délivrant des médicaments : au point de vue de la moralité publique, la prohibition a la même raison d'être.

On constatera, par contre, qu'il n'est pas question des conventions à forfait entre médecins et clients en ce qui concerne les soins médicaux et chirurgicaux, parce que celles-là ne peuvent subir les mêmes critiques. La loi n'a pas à veiller aux intérêts personnels du médecin, et les clients qui s'adressent librement à lui sauront se protéger eux-mêmes contre les négligences dont ils auraient à souffrir de sa part.

Qu'il s'agisse de particuliers, de sociétés de secours mutuels, de membres de caisses de secours de tous genres, c'est à la liberté qu'il appartient d'empêcher les abus en cette matière.

Art. 10. — *Les députations permanentes des Conseils provinciaux ont le droit de fixer, d'office ou sur la réclamation des intéressés, après avoir pris l'avis de la Commission médicale du ressort, et sauf recours au roi, le montant de la rémunération du service médical et obstétrical organisé par les établissements publics hospitaliers ou de bienfaisance dépendant des communes, dans tous les cas où cette rémunération serait reconnue insuffisante.*

Un arrêté royal déterminera les conditions et les délais de l'appel à la députation permanente et du recours au roi.

Ces dispositions ne modifient en rien l'organisation elle-même de l'assistance publique et de l'assistance médicale gratuite telle qu'elle est établie par la législation actuelle. Elles ont pour but d'assurer à cette organisation une plus grande efficacité, en permettant de fixer à un taux convenable la rémunération du service médical et obstétrical à l'usage des indigents, au cas où celle-ci serait reconnue insuffisante.

Ce service incombe, comme on le sait, en première ligne au bureau de bienfaisance et aux administrations des hospices et en seconde ligne aux communes, en vertu des articles 92 et 131 de la loi communale et des lois du 27 novembre 1891 sur l'assistance publique et sur l'assistance médicale gratuite.

Si, en thèse générale, les médecins peuvent librement convenir de leurs honoraires et en fixer le montant, soit par abonnement ou autrement, lorsque le forfait ne porte pas sur les médicaments et les objets de pharmacie, la situation n'est plus la même lorsqu'il s'agit des indigents ayant droit au secours en vertu de la loi sur l'assistance médicale gratuite.

Nous avons fait ressortir, dans les considérations générales de ce rapport, l'état profondément défectueux du service médical des indigents; nous avons rappelé les abus sans nombre qui, de toutes parts, sont dénoncés contre le régime actuel.

Ce n'est plus, avons-nous dit, une simple question d'organisation administrative de la bienfaisance publique; les intérêts supérieurs de la santé publique sont compromis et ils le sont, parce que les personnes de l'art qui en sont chargées ne reçoivent pas l'honnête et loyale rémunération de leurs peines.

Le but de l'article est de remédier à cette situation, en empêchant la médecine au rabais à l'usage des indigents.

Que peut le malheureux pauvre en cas de tiédeur ou de négligence du médecin? Il n'a de recours qu'auprès des membres du bureau de bienfaisance ou du bourgmestre de sa commune.

Or, trop souvent, ces personnes, sachant que le médecin des pauvres est payé d'une façon dérisoire, seront portées à éconduire les plaignants.

Cependant, l'indigent a droit aux secours, à des secours sérieux et dévoués. Il ne les obtiendra que lorsque le médecin recevra une rémunération suffisante de son travail.

La Commission ne propose pas l'adoption de barèmes généraux pour la fixation des honoraires ou des traitements des médecins chargés de l'assistance médicale des pauvres.

Ainsi que l'a fait observer le Département de la Justice, les nécessités du service médical peuvent varier de commune à commune, sans rapport entre le nombre des pauvres et celui des habitants. Telle commune populeuse a relativement peu de pauvres; telle autre, à population restreinte, en a beaucoup.

Le nombre des indigents peut, par suite de circonstances particulières, varier d'année en année.

Chaque cas exige un examen particulier.

A qui confier cet examen et par suite la décision à prendre?

La députation permanente du Conseil provincial que les deux lois du 27 novembre 1891 font déjà intervenir à des titres divers en matière d'assistance publique et d'assistance médicale gratuite est, aux yeux de la Commission, l'autorité la mieux en situation de remplir cette mission. Elle connaît, par l'examen des budgets, les besoins et les ressources des localités de la province comme aussi les charges et les revenus des établissements publics dépendant de ces localités.

La Commission médicale, dont elle devra prendre l'avis, l'édifiera sur la rémunération équitable qu'il convient d'allouer au personnel médical. Elle appréciera aussi, en connaissance de cause, si la rémunération est suffisante, tout en tenant compte des diverses charges auxquelles les établissements publics et les communes ont à faire face, des ressources diverses alimentant les budgets intéressés et de la possibilité d'augmenter les ressources communales par des centimes additionnels supplémentaires.

Si l'établissement public ou la commune refuse d'assurer le service dans les conditions qui lui ont été imposées, la Députation trouvera, dans les lois existantes et notamment dans les articles 121, 133 et 147 revisés de la loi communale, les moyens de faire sortir tous ses effets à la décision prise.

La Députation permanente agira d'*office*.

En cas d'inertie, d'inattention ou d'indifférence de sa part, les médecins auront le droit de provoquer une décision par voie de réclamation. S'ils ne sont pas satisfaits de la décision intervenue, ils auront, comme l'administration charitable, la faculté de se pourvoir auprès du Roi.

Les conditions et les délais à observer dans les appels à la Députation et les recours au Roi seront déterminés par un arrêté royal.

La rémunération du service médical ou obstétrical, dont le montant sera apprécié par la députation permanente, peut être fixée de diverses manières, soit sous forme de traitement fixe, soit par des honoraires de . . . . . pour chaque visite, chaque opération, chaque accouchement, soit enfin par tête ou par famille d'indigents.

Dans certaines villes, la visite simple est payée au taux de 50 centimes ou un point; la visite de nuit, deux points. Pour chaque kilomètre parcouru on ajoute un point Pour les opérations, consultations, etc., on ajoute un certain nombre de points.

Aux yeux de la Commission, l'idéal serait une somme fixe par an et par famille, avec le libre choix du médecin, mais nous n'avons pas à le préconiser ici.

Le Département de la Justice ayant déclaré que, dans les établissements de l'État organisés par ses soins ou dans les institutions provinciales, les abus ne sont pas à craindre, la Commission limite ses propositions aux établissements communaux ou intercommunaux.

Tout ce qui vient d'être dit du service médical s'applique au service obstétrical confié aux sages-femmes.

Art. 11. — *Le gouvernement est autorisé à arrêter, après avoir pris l'avis des Commissions médicales, des tarifs au-dessous desquels les pharmaciens ou médecins autorisés ne peuvent fournir des médicaments ou autres objets de pharmacie aux établissements publics hospitaliers ou de bienfaisance, dépôts de mendicité, maisons de refuge, école de bienfaisance, colonies et établissements publics d'aliénés.*

L'article 11 a pour but d'empêcher la vente au rabais, à des prix dérisoires, des médicaments et objets de pharmacie destinés aux indigents pour compte de tout établissement d'assistance ayant un caractère public, que l'établissement dépende de l'État, d'une province ou de communes, et que la fourniture soit faite par un pharmacien, ou par un médecin tenant dépôt de médicaments.

Il est impossible qu'un pharmacien fournisse des médicaments en-dessous d'un certain prix, sans se placer dans l'alternative ou de fournir à perte ou de faire des fournitures de qualité inférieure et, dès lors, nuisibles ou inefficaces. Guidé par un sentiment de désintéressement absolu, un médecin ou un pharmacien dans l'aisance peut sans doute pousser l'amour du prochain et le dévouement à la santé d'autrui, jusqu'à lui consacrer ses soins et son travail, sans même songer à retirer la moindre rémunération de ses services. Pareil dévouement est rare, très rare, parce que toute peine mérite salaire. D'autres fois, la concurrence et le désir d'avoir une clientèle nombreuse peuvent amener des pharmaciens, comme d'autres négociants, à se contenter d'un très léger bénéfice pour des fournitures faites en masse ou en assez grande quantité. Mais, quelque haute idée qu'on puisse avoir de la générosité humaine et de l'esprit de sacrifice, on ne conçoit pas un pharmacien assez peu soucieux de son avenir et de ses propres intérêts jusqu'à s'engager à faire des fournitures de bonne qualité à un prix qu'il sait inférieur à celui qu'il doit lui-même débourser pour ces mêmes fournitures : un pareil engagement ne peut être contracté qu'avec l'arrière-pensée de se rattraper finalement sur la qualité des choses à fournir. Et si d'aventure cette arrière-pensée n'existait pas au moment même du contrat, le pharmacien serait, à chaque instant, pendant la durée de l'engagement, placé entre son intérêt qui est d'éviter la ruine, et son devoir qui lui prescrit de faire des fournitures d'excellente qualité. Saura-t-il, quels que soient ses scrupules, sa probité et le désir de ne jamais faillir, longtemps résister à ce que lui commande son intérêt? Voudra-t-il courir sciemment à sa perte, alors qu'il n'ignore pas qu'il est très difficile, sinon impossible, aux administrations publiques de contrôler toujours avec le soin nécessaire la qualité des nombreuses fournitures que comporte le contrat? La situation est identique pour le médecin qui doit fournir des médicaments.

La disposition de l'article 11 est une mesure de protection à la fois pour le pharmacien et le médecin fournissant les médicaments et objets de pharmacie et pour les indigents à qui ces médicaments et objets sont destinés.

Au point de vue de la protection des indigents et de l'amélioration du service de l'assistance publique, l'article 11 est le complément indispensable de l'article 10. Il est à espérer que les deux dispositions réunies remédieront dans une large mesure aux graves abus que nous avons signalés dans la partie générale de notre rapport.

On ne peut mieux préciser la portée de l'article 11 qu'en mettant ses dispositions en regard de celles de l'article 10.

a) L'article 10 n'a trait qu'aux établissements d'assistance dépendant des communes; il confie à la députation permanente, sous la surveillance de laquelle sont placés les intérêts de ces établissements, la mission de veiller à la suffisance de la rémunération de l'assistance médicale et chirurgicale. L'article 11, au contraire, vise tous les établissements d'assistance ayant un caractère public, tant ceux dépendant des communes que ceux dépendant des provinces et de l'État. Il attribue, dès lors, au gouvernement le soin de veiller à la fixation d'un tarif minimum équitable pour les fournitures de médicaments et objets de pharmacie destinés aux indigents. Il eût été contraire à la logique et à la hiérarchie des pouvoirs de charger de ce soin une autorité autre que le gouvernement, du moment que les établissements dépendant de l'État étaient soumis au régime de l'article 11. D'autre part, les institutions de l'État et des provinces étant peu nombreuses et des abus n'y ayant pas été constatés, en ce qui concerne le service médical proprement dit, il a paru inutile de soumettre ces institutions au régime de l'article 10, tandis que, pour le service pharmaceutique, il est désirable que la mesure ait un caractère général.

Il est entendu que l'appréciation des mesures à prendre quant aux établissements de l'État est réservée au département de la justice qui a la bienfaisance dans ses attributions.

b) D'après l'article 10, il s'agit de fixer la rémunération allouée: l'article 11, au contraire, ne fixe pas le tarif de vente, mais un tarif minimum en dessous duquel la fourniture visée par ce tarif ne peut être faite.

c) D'après l'article 10, la députation permanente est obligé de statuer sur le montant de la rémunération dès qu'elle est saisie d'une réclamation. L'article 11 laisse, au contraire, le gouvernement libre d'arrêter un tarif minimum ou de s'en abstenir, qu'il y ait ou non des réclamations.

Il donnera à ce tarif les développements qu'il jugera utile, pourra y comprendre tous les objets de pharmacie en usage ou seulement quelques-uns, fixera, pour un même objet, le même minimum pour tout le pays ou variera ce minimum suivant les régions et même suivant les catégories d'établissements. En un mot, il appréciera le degré de nécessité ou d'opportunité de la mesure et ne prendra sa décision qu'en ayant en vue l'intérêt de la santé des indigents. Un tarif minimum uniforme pour tout le pays, pour tout médicament prévu, dépasserait le but, dès qu'il y a une légère différence de prix coûtant dans les diverses régions du pays; mais toute substance ou manipulation prévue dans le tarif doit être tarifée pour le pays entier, que la tarification soit uniforme ou qu'elle varie suivant les régions.

d) L'article 10 ne permet à la députation permanente que de consulter une seule Commission médicale provinciale, celle qui a dans son ressort le médecin ou la sage-femme dont il s'agit de fixer la rémunération. L'article 11, au contraire, prescrit au gouvernement de prendre l'avis de toutes les Commissions médicales, dans le ressort desquelles se trouvent les établissements où le médicament ou l'objet à tarifer est en usage.

On se demandera pour quel motif, s'ils sont utiles, on limite les tarifs minima au service pharmaceutique des indigents au lieu d'en faire profiter le public tout entier. Certes, le public aurait intérêt à pareille extension. Cependant, il n'a pas paru à la Commission possible de l'admettre. D'un côté, la situation pour le public payant est différente, en ce qu'il peut se pourvoir de médicaments, là où il veut, tandis que l'indigent n'a, en général, pas le choix de la pharmacie. D'un autre côté, les marchés à forfait pour les médicaments étant déjà interdits d'une manière absolue, est-il nécessaire de restreindre davantage encore la liberté commerciale, au point de faire, de la profession du pharmacien, une profession quasi-officielle, soumise, comme les fonctions de notaire et d'avoué à des tarifs légaux d'honoraires? Nous ne le pensons pas.

On a fait à l'article 11 une autre objection : Si la fixation d'un minimum de prix des médicaments destinés aux indigents est utile, pourquoi ne pas imposer aussi un maximum général obligatoire qui pourrait ménager les ressources précieuses de l'assistance publique?

La réponse est aisée. La limitation maximum serait excessive : elle ne se justifierait pas par l'intérêt de l'indigent lui-même dont le médicament ne gagnerait ni ne perdrait en qualité, et quant aux administrations publiques, elle sauront se défendre contre des prétentions exagérées de pharmaciens, grâce à la faculté que la loi leur assure d'établir elles-mêmes une pharmacie ou un dépôt.

Au surplus, le système de l'agréation consacré par l'article 12 atteindra, indirectement et sans froisser aucun intérêt, le but désiré, dans ce qu'il a de légitime. En acceptant l'agréation, le pharmacien se soumettra lui-même, de son plein gré, à des tarifs qui seront officiellement arrêtés dans les conditions désirables de modération et d'équité.

Art. 12. — *Il y a des médecins et des pharmaciens agréés du gouvernement.*

Le ministre règle les conditions de l'agréation; il arrête notamment des tarifs dont les prix ne peuvent être dépassés par les pharmaciens agréés dans la fourniture des médicaments et autres objets de pharmacie, destinés soit aux établissements visés à l'article précédent, soit aux ouvriers affiliés à des sociétés mutualistes ou à des caisses de secours en cas de maladie.

Pour comprendre la portée de cette disposition, il importe de connaître les circonstances dans lesquelles elle a été proposée. Nous les avons exposées dans la première partie de ce rapport: nous n'y reviendrons pas.

La Commission voit dans l'institution des médecins et des pharmaciens agréés une heureuse innovation.

En ce qui regarde les pharmaciens, d'abord : elle contribuera à la réforme du service pharmaceutique des indigents: elle résoudra, indirectement mais sûrement, les objections qui s'attachent aux fonctionnement de pharmacies ouvertes au public avec le concours financier de sociétés coopératives.

L'agréation est un acte tout à fait libre de la part du gouvernement et de ceux qui reçoivent l'agréation.

A la rigueur, elle aurait pu être organisée administrativement, comme une sorte de convention entre l'autorité qui agrée, qui prête son concours moral, qui règle le service pharmaceutique de ses établissements d'assistance, et le pharmacien qui s'engage à observer les conditions de cette agréation. Mais on donnera plus de solidité à l'institution en la consacrant par un texte de loi et en sanctionnant, par des pénalités, les infractions aux obligations qui en découlent pour le pharmacien agréé.

Le gouvernement règle les conditions de l'agréation et il arrête des tarifs; il prendra, à cet effet, des mesures réglementaires générales et telles dispositions spéciales qu'il jugera utiles pour certaines catégories d'agréés.

Quelles seront ces conditions; comment seront faits les tarifs?

L'expérience enseignera les conditions à exiger du pharmacien; la durée de l'agréation sera réglée; l'autorisation sera donnée de porter le titre de pharmacien agréé de l'État ou de tel service déterminé.

Pourquoi, à la faveur de l'agréation, le gouvernement n'associerait-il pas, dans une certaine mesure, le pharmacien, homme de devoir et de science, à des enquêtes, à des expériences que comporteront les services de l'hygiène publique à réorganiser?

Les tarifs seront fixés avec le concours soit des Commissions médicales, soit de Comités tout spécialement compétents. Ils seront calculés sur les bases les plus modérées. Ils constitueront essentiellement un maximum dont les prix ne pourront être dépassés. C'est là, aux yeux de la Commission entière, le caractère essentiel, la raison d'être des tarifs nouveaux; s'y soumettre, les accepter, forme l'engagement pris par le pharmacien agréé. Les pharmaciens l'ont voulu ainsi; il ont dit à l'occasion de la concurrence purement mercantile qui leur est faite par les sociétés coopératives de pharmacie : « Nous aussi, nous sommes modérés dans les prix des médicaments que nous délivrons aux mutualités et aux caisses ouvrières ainsi qu'aux indigents et, si l'on craint que nous augmentions plus tard nos tarifs, nous déclarons vouloir nous soumettre à ceux que fixeront des autorités officielles. »

La Commission s'est demandé si les tarifs des pharmaciens agréés ne devraient pas être renfermés dans une double limite, un minimum et un maximum ou, mieux encore, former un barème fixe en-dessous ni au-dessus duquel les médicaments ne pourraient être délivrés.

Nous avons jugé ne pouvoir aller aussi loin.

Le tarif minimum, nous l'avons admis, à l'article 11, pour les indigents secourus par les administrations publiques de bienfaisance.

Pour ces indigents, le pharmacien agréé sera, en vertu des articles 11 et 12 combinés, tenu à un tarif minimum et à un tarif maximum, mais pas à un barême fixe, bien qu'en fait, la combinaison de ces tarifs puisse aboutir, tout au moins pour certaines substances, à ce dernier résultat.

Mais si l'État a le droit de stipuler, au nom de ces Administrations, que les fournitures de pharmacie pour leur compte soient soumises à un minimum de prix, de quel droit interdirait-il aux associés mutualistes de se procurer des médicaments en dessous d'un prix fixe?

A moins de s'appliquer à tout le monde, à tout le public indistinctement, pareille interdiction présenterait un caractère d'arbitraire et d'exception qui amènerait l'abandon des pharmacies agréées : rien ne justifierait l'extension au public tout entier d'une mesure qui ne doit être prise que pour les indigents.

Le bénéfice des tarifs obligatoires réduits, assuré par l'article 12, est restreint aux indigents des administrations de bienfaisance et aux membres ouvriers soit de mutualités reconnues ou non, soit de caisses de secours en cas de maladie. Il va de soi que les pharmaciens resteront libres d'appliquer les mêmes tarifs à d'autres personnes.

L'article 12 assure une faveur nouvelle aux mutualités ouvrières auxquelles l'État accorde déjà, lorsqu'elles sont reconnues, ses encouragements sous d'autres formes. Cette faveur s'étend aux membres de la famille de l'ouvrier habitant sous le même toit que lui.

Le pharmacien aura évidemment le droit d'exiger la preuve que les médicaments sont exclusivement destinés à des ouvriers ou à leurs familles.

Par ouvrier, on doit entendre le manouvrier qui travaille pour le compte d'un ou de plusieurs patrons, que son travail s'effectue à domicile, au chantier ou à l'atelier, et quelle que soit la nature de son travail, agricole, industriel, commercial ou autre. Mais on ne peut confondre avec l'ouvrier le domestique à gages, entretenu par son maître, le commis et le surveillant qui ont un traitement ou des émoluments, le mandataire qui travaille à la Commission.

Quant aux indigents, dont il s'agit à l'article 12, ce sont ceux qui reçoivent des secours de l'Assistance publique. Les pauvres non secourus ne peuvent être considérés comme indigents au sens de l'article. S'il en était autrement, il y aurait, dans l'application de l'article, des abus nombreux.

Les caisses de secours en cas de maladie, dans le sens de l'article 12, sont toutes les institutions libres ou officielles qui sont établies par les industries privées ou par les Administrations publiques, telles que l'Administration des chemins de fer, pour venir en aide aux ouvriers malades ou invalides.

En ce qui concerne les médecins, l'agréation ne semble pas présenter la même utilité pratique, au point de vue de la police médicale.

Bien que les conditions de l'agréation puissent comprendre, comme pour les pharmaciens, des tarifs dont les prix ne pourront être dépassés par les médecins autorisés à délivrer des médicaments à leurs malades, il est peu probable que le Gouvernement juge utile de prendre cette mesure, les dépôts de médicaments des médecins n'étant autorisés qu'à titre exceptionnel et le médecin étant habitué à confondre dans la même note d'honoraires ses fournitures et ses consultations.

En tout cas, l'agréation des médecins aura pour effet de faciliter l'exercice de la discipline professionnelle.

C'est surtout au point de vue des services sanitaires que l'agréation des médecins recevra ses plus utiles applications. Les médecins agréés remplaceront les anciens correspondants des Commissions médicales; moyennant, une équitable rémunération, ils participeront principalement, en temps d'épidémie, au fonctionnement de la surveillance de l'hygiène et à l'exécution des prescriptions réglementaires que nous promet le projet de réforme sanitaire, dans les limites qui seront tracées par le Gouvernement.

Nous n'en dirons pas davantage à cet égard pour ne pas empiéter sur le domaine de l'hygiène dont la Commission n'a été appelée à s'occuper qu'incidemment.

L'article 22 de la loi du 4 avril 1890, sur la médecine vétérinaire, dit qu'il y a des médecins vétérinaires du Gouvernement.

Il est entendu que cette dernière institution, dont le fonctionnement donne d'excellents résultats et qui a fait naître l'idée d'appliquer le système d'agréation aux médecins et aux pharmaciens, continuera à subsister dans son organisation actuelle.

Art. 13. — *Le Gouvernement est autorisé à arrêter les instructions spéciales complémentaires obligatoires, dans l'exercice de leur profession, pour toutes les personnes qui pratiquent l'art de guérir.*

On peut diviser en deux catégories les dispositions réglementaires que le Gouvernement est autorisé à prendre, par arrêté royal, en vertu du projet de loi.

Les unes ont trait à l'application de tel ou tel article de la loi. Nous avons déjà eu l'occasion de faire voir, dans la partie générale de ce rapport, la nécessité de laisser au Gouvernement, par voie de délégation, le soin de réglementer une série d'objets qui ne peuvent être détaillés dans des textes de lois. C'est ainsi que les articles 10, 11, 12, 23, 25, 30, 35, 37, 39, 47 lui délèguent le pouvoir d'arrêter les prescriptions réglementaires dont ces articles se bornent à fixer le principe.

Les autres comprennent les diverses instructions pratiques ou de police auxquelles doivent se conformer, dans l'exercice même de leur profession, les personnes qui pratiquent une branche quelconque de l'art de guérir. L'article 15, qui charge le Gouvernement de rédiger ces instructions, consacre ainsi un pouvoir de réglementation d'une portée très étendue.

Les médecins, les pharmaciens, les médecins-vétérinaires, les dentistes, les sages-femmes, les droguistes sont tenus d'obéir à ces instructions comme aux prescriptions mêmes de la loi.

Des pénalités sanctionnent leur observation.

Ce système d'instructions *spéciales*, *complémentaires* à la loi, est en vigueur depuis 1818.

Toute une série de règlements, approuvés par le Roi le 31 mai 1818, ont complété la loi du 12 mars précédent, en précisant, d'une manière détaillée, l'objet et la nature des différentes professions médicales, et en énumérant les droits et les obligations attachés à chacune d'elles. Les instructions qui étaient en usage depuis cette époque pour les médecins, les pharmaciens et les droguistes, ont été remaniées et complétées par un arrêté royal du 31 mai 1885, sans que cette réglementation ait été contestée soit dans sa légalité, soit dans son utilité pratique.

Il n'eût guère été possible d'incorporer dans le texte même de la loi des prescriptions, d'ordre tout à fait technique pour une bonne partie, et naturellement sujettes à revision plus ou moins fréquente et périodique.

La Commission a tenu d'ailleurs à revoir elle-même toutes les anciennes instructions, et afin de permettre à la Législature d'apprécier l'usage qui sera fait de la délégation confiée au Gouvernement : nous joignons, comme annexes à ce commentaire, les projets d'instructions nouvelles que nous proposons pour les médecins, les pharmaciens, les sages-femmes, les vétérinaires et les droguistes.

Elles consacrent les traditions et les règles généralement admises dans l'exercice des professions médicales.

Le Gouvernement pourra, avant de les adopter définitivement, s'assurer qu'elles reposent sur les avis les plus autorisés de personnes compétentes dans les questions professionnelles.

Les extraits ci-après, tirés de ces instructions, montreront qu'il s'agit de prescriptions réglementaires trouvant mieux leur place dans des instructions professionnelles pratiques que dans le corps d'une loi.

Voici quelques lignes de l'article 1er des *Instructions pour les sages-femmes* :

« L'antisepsie est obligatoire pour les sages-femmes.

« Avant toute pratique sur la personne d'une cliente, la sage-femme est tenue de se laver et de se nettoyer entièrement les mains, ongles compris, ainsi que les poignets et les avant-bras, de porter, en outre, s'il s'agit d'une cliente en couches, des manches en caoutchouc ou en toile soigneusement lavées, et, en général, de prendre tous les soins de propreté et les précautions désirables pour éviter de provoquer toute affection ou maladie, spécialement la fièvre puerpérale.

« Notamment, elle doit. . . . .
(suivent de longues recommandations qu'on trouvera aux annexes). »

L'article 42 du projet de loi dit que si l'accouchement s'annonce comme devant, par quelque cause que ce soit, devenir difficile ou dangereux, ou si un avortement paraît imminent, la sage-femme est tenue de faire appeler à son aide, sans aucun retard, un médecin.

L'instruction pour les sages-femmes complète très utilement, par son article 4, l'indication des cas multiples où, soit pendant, soit après l'accouchement, la sage-femme est tenue de faire appeler immédiatement le médecin.

Les *Instructions pour les médecins* disent entre autres ceci :

« Le médecin doit écrire et signer lisiblement ses ordonnances, les dater et y indiquer, autant que possible, la manière de prendre ou d'appliquer le médicament.

« Il emploie, dans ses prescriptions, les dénominations de la pharmacopée officielle pour désigner les substances décrites dans ce recueil.

« S'il désire que le remède soit autrement préparé, il en donne la formule dans l'ordonnance....

« Tout médecin est tenu de veiller à la bonne qualité et préparation des médicaments fournis à ses malades par le pharmacien.

« Les doses des médicaments doivent être indiquées exclusivement en grammes, centigrammes ou milligrammes ou par gouttes. Pour prévenir toute erreur, les doses inférieures au gramme seront indiquées en toutes lettres. Le médecin qui prescrit un médicament actif à une dose supérieure à celle qui est fixée par la pharmacopée est tenu de souligner la dose prescrite ou de la faire suivre du signe « ! ».

« S'il trouve des médicaments de qualité douteuse, préparés contrairement aux prescriptions de la pharmacopée ou de l'ordonnance, gâtés ou falsifiés, il les transmet d'urgence à l'Inspecteur des pharmacies du ressort. »

Les *Instructions* tracent, en outre, les conditions à observer par les médecins qui tiennent un dépôt de médicaments.

Elles leur imposent l'obligation d'avoir un registre indiquant les fournitures de médicaments qui leur sont faites, la date de celles-ci et le nom du pharmacien vendeur.

Les *Instructions pour les pharmaciens* sont moins développées, la loi renfermant déjà bon nombre de dispositions sur l'exercice de l'art pharmaceutique. Nous avons fait remarquer que la profession de pharmacien, à raison de son côté commercial, est particulièrement sujette à réglementation.

Les prescriptions les plus essentielles sont dans la loi même. Celles qui font l'objet des *Instructions* touchent plutôt aux détails de la tenue de l'officine.

Ainsi, elles obligent le pharmacien à conserver, en un lieu sûr et fermé, les médicaments héroïques indiqués, par une croix, dans la pharmacopée officielle, et, en général, toutes les substances vénéneuses.

Aucun médicament ne peut être délivré que muni d'une étiquette portant le nom et l'adresse du pharmacien en caractères imprimés ainsi qu'un numéro d'ordre et la date de livraison.

Le pharmacien inscrit, en outre, sur l'étiquette, la manière de prendre le médicament ou de l'employer, telle que l'indique l'ordonnance.

Les médicaments autres que ceux destinés à être ingérés ou absorbés par l'estomac ou l'intestin sont délivrés munis d'une étiquette spéciale de couleur rouge portant les mots « usage externe ».

Les bouteilles, fioles, flacons ou bocaux renfermant lesdits médicaments, seront en verre jaune brun et de forme octogone.

Les *Instructions concernant les médecins et les maréchaux-vétérinaires* formulent, en ce qui concerne la délivrance des médicaments pour les animaux auxquels ils donnent leurs soins, des prescriptions analogues.

Comme les médecins, ils doivent écrire et signer lisiblement leurs ordonnances, les dater et y indiquer autant que possible la manière de faire prendre ou d'appliquer le médicament.

Ils doivent employer, dans leurs prescriptions, les dénominations de la pharmacopée.

Ils sont tenus de veiller à la bonne qualité et préparation des médicaments fournis par les pharmaciens.

Les *Instructions* tracent également les conditions à observer par les médecins ou les maréchaux-vétérinaires qui tiennent un dépôt de médicaments.

Art. 14. — *Le paragraphe 1er de l'article 2272 du Code civil est modifié comme il suit :*

« *L'action de toute personne de l'art pour opérations chirurgicales, visites médicales, soins apportés aux malades, fournitures d'appareils, de médicaments et autres objets de pharmacie, se prescrit par deux ans à partir du 1er janvier qui suit la date des services rendus ou des fournitures faites.*

Dans le système du Code civil, la prescription des actions est fixée, d'une manière générale, à trente ans, mais il existe des prescriptions particulières de plus courte durée pour un certain nombre d'actions qui sont spécifiées par les articles 2271 et suivants de ce Code.

Aux termes de l'article 2272, l'action des médecins, chirurgiens et pharmaciens pour leurs visites, opérations et médicaments, se prescrit par un an, c'est-à-dire que les créances qui leur sont dues sont présumées réglées après un laps d'un an, si le débiteur invoque la prescription.

On trouve ce délai trop court. C'est un premier grief que l'on fait à l'article 2272 du Code civil.

Le texte est, d'autre part, incomplet : il ne s'applique qu'aux médecins, chirurgiens et apothicaires.

S'il est facile de remédier à ces deux griefs, il en est un troisième qu'il est moins aisé de redresser.

Quel est le point de départ du délai de la prescription? C'est évidemment le moment où la créance est exigible.

Mais quand les honoraires dus à l'homme de l'art sont-ils réellement exigibles?

La prescriptien court-elle à partir de chaque visite ou seulement à la fin de la maladie qui a donné lieu à un ensemble de visites répétées?

La raison de douter naît de l'article 2274 du Code civil qui énonce cette règle que « la prescription... a lieu quoiqu'il y ait eu continuation de... services. Elle ne cesse de courir que lorsqu'il y a eu compte arrêté, cédule ou obligation ou citation en justice non périmée. »

Conformément à cette disposition, la jurisprudence est unanime à admettre que la prescription court à partir de chaque fourniture, en ce qui concerne les pharmaciens. Mais qu'en est-il pour les médecins?

La loi veut-elle dire que la prescription court à partir de chaque visite puisqu'elle n'est pas interrompue par la continuation des services?

Ou bien faut-il comprendre ainsi l'article 2274 que, les soins donnés à un malade une fois terminés, de nouveaux soins entrepris par le même praticien pour la même famille n'empêcheront pas la prescription de suivre son cours quant aux services antérieurs?

La jurisprudence s'en réfère, en général, aux usages locaux; aussi a-t-il été maintes fois décidé que la prescription commence à courir à partir de la fin de l'année pendant laquelle les soins ont été donnés, l'usage existant d'ordinaire, dans le corps médical, d'attendre ce moment pour l'envoi des comptes d'honoraires aux clients.

La Commission estime que la refonte de toute notre législation sur l'art de guérir fournit la meilleure occasion de corriger l'article 2272 du Code civil.

On a objecté qu'il ne convient pas de modifier le Code civil d'une façon incidente.

Cette objection de simple procédure ne nous a pas arrêtés.

On peut, sans compromettre aucun intérêt, sans troubler en rien l'harmonie du Code civil, améliorer la rédaction de l'une de ses dispositions.

Dans maintes circonstances on y a touché à l'occasion de la confection d'autres lois.

On a modifié le régime du mariage; on a fait une loi spéciale pour les hôteliers et aubergistes; on a changé l'article 1953 du Code civil relatif à la responsabilité des hôteliers pour objets déposés à l'hôtel par les voyageurs; de même la loi du 25 avril 1896 a modifié le n° 4 de l'article 19 de la loi du 16 décembre 1851 en faveur des gens de service et des commis.

En France, le même article 2272 du Code civil a été modifié également, à l'occasion de la nouvelle loi du 30 novembre 1892 sur l'exercice de la médecine. Aux termes de l'article 11 de cette loi, l'action des médecins, chirurgiens, chirurgiens-dentistes, sages-femmes et pharmaciens pour leurs visites, opérations et médicaments, se prescrit par deux ans.

Dans le projet primitif voté par la Chambre française, ce délai avait même été porté à cinq ans; le Sénat l'a ramené à deux ans.

Comparée au texte ancien du Code et même au texte de la récente loi française, la disposition formulée par la Commission offre plusieurs avantages.

En disant « l'action de toute personne de l'art » nous visons les médecins, les pharmaciens, les vétérinaires, les dentistes, les sages-femmes et les droguistes actuels.

Les mots « opérations chirurgicales, visites médicales, soins apportés aux malades, fournitures d'appareils, médicaments, etc. », s'appliquent clairement à l'exercice de ces diverses professions. Cependant, pour les droguistes actuels, il ne peut s'agir ici que de la fourniture en détail de drogues simples; ils ne sont, en effet, personnes de l'art que relativement à pareille fourniture; pour les autres articles de leur commerce, ils sont des négociants ordinaires.

« Les soins apportés aux malades » ne comprennent pas les services des gardes-couches ni des gardes-malades, puisqu'il ne s'agit que des soins donnés par « les personnes de l'art ».

En ajoutant au mot « médicaments » les mots : « et autres objets de pharmacie », nous prévenons toute contestation au sujet des objets de pansements, appareils, bandages, etc., que l'on prétendrait ne pas rentrer sous la dénomination « médicaments ».

Il est entendu, conformément aux principes généraux du droit, que l'article 14 n'aura pas d'effet rétroactif à l'égard des créances exigibles sous l'empire de la législation antérieure.

Mais l'amélioration essentielle qu'apporte le nouveau texte, c'est non seulement que la prescription aura une durée de deux ans, mais encore qu'elle courra à partir d'un moment bien précis.

Désormais, il n'y aura plus pour les tribunaux de difficultés sérieuses d'interprétation.

Le délai de deux ans commencera à courir du 1er janvier qui suivra l'année pendant laquelle les fournitures (livraison de médicaments, d'appareils, d'objets de pharmacie) auront eu lieu ou pendant laquelle les soins, comprenant les opérations, les visites pour le traitement d'une maladie, auront été rendus.

Il importe peu qu'une maladie ayant éclaté sur la fin d'une année les soins se prolongent pendant une partie de l'année suivante ou qu'ils aient pris fin dans le cours de la même année, soit par la mort, soit par la guérison, soit pour tout autre motif de suspension ou de cessation: en toute hypothèse, le délai pour la prescription commencera à courir au 1er janvier qui suit la date de chaque fourniture, de chaque soin, de chaque opération.

CHAPITRE II.

Dispositions relatives a la préparation et a la vente des médicaments et des substances toxiques.

Art. 18. — *La préparation, l'exposition en vente et la vente au détail des médicaments constituent la profession de pharmacien.*

Le gouvernement pourra dresser la liste des produits simples ou préparés et des eaux minérales qui doivent être considérés comme médicaments. Cette liste sera annexée à la pharmacopée.

L'article 18 formule le principe constitutif de la profession de pharmacien. La pharmacie est à la fois un art et un commerce dont l'exercice n'appartient qu'à ceux qui sont porteurs du diplôme de pharmacien. Le pharmacien fait les préparations officinales, il exécute les ordonnances médicales, il vérifie les produits qu'il n'a pas préparés lui-même et qu'il a achetés en gros pour les débiter en détail: son officine est ouverte au public; c'est chez lui, et chez lui seulement, que les malades et le public peuvent se procurer les substances employées pour remédier à un état de maladie.

Ce principe n'est pas absolu. Il souffre plusieurs tempéraments que nous avons déjà eu l'occasion d'exposer et que nous allons résumer sommairement :

1° Le pharmacien prépare les médicaments, mais il n'est pas le seul à le faire. Les fabricants en gros sont également des préparateurs de médicaments ou de substances destinées à entrer dans leur composition (art. 55).

Les spécialités pharmaceutiques, c'est-à-dire les médicaments préparés à l'avance, sont achetées en gros par les pharmaciens pour être débitées sous leur responsabilité (art. 28).

Il est même toute une catégorie de médicaments que les pharmaciens ne sont, en général, pas en état de préparer eux-mêmes dans leur officine; tels sont les sérums, comme le sérum antidiphtérique, du sang des animaux modifié par des inoculations préalables, et que néanmoins ils ont seuls le privilège de vendre en détail, en se conformant aux indications de la pharmacopée.

2° D'autres personnes sont autorisées à délivrer des médicaments dans certaines conditions limitées, à savoir : les droguistes diplômés qui vendent des substances simples aussi bien pour l'usage médical que pour des usages industriels (art. 66), les médecins vétérinaires, pour les animaux auxquels ils donnent des soins (art. 20), les médecins qui sont autorisés à tenir un dépôt de médicaments à l'usage de leurs malades (art. 19 et 54).

Tout médecin, dentiste, etc., peut même, en cas d'urgence, administrer ou appliquer lui-même ses médicaments au client. Mais ce fait ne constitue pas, à proprement parler et dans le sens rigoureux du mot, une vente ou une délivrance de médicaments. Il fait partie intégrante de l'intervention médicale.

Au détail, dit l'alinéa 1er de l'article 18. C'est en effet, la préparation pour le détail, c'est l'exposition en vente pour le détail, c'est la vente ou la délivrance au détail qui caractérisent la profession de pharmacien.

Mais qu'on ne s'y trompe pas! Le mot « détail » ne doit pas être pris ici comme impliquant nécessairement une quantité minime : ce mot doit être pris dans le sens qu'il a généralement dans le commerce. La vente au détail, c'est le débit au public, aux consommateurs, quelle que soit la quantité de chaque fourniture, par opposition à la vente en gros qui ne se fait pas au public, qui ne se fait qu'aux fabricants, aux commerçants, aux pharmaciens, etc., en un mot aux industriels et aux revendeurs, quelle que soit ici encore la quantité comprise dans chaque fourniture.

Pour rechercher s'il y a, en ce qui concerne les médicaments, débit en gros ou débit en détail, il importe donc de s'enquérir de la personnalité de l'acquéreur, sans s'arrêter à la quantité de matière fournie ou délivrée, bien qu'en général le débit au détail comprenne des quantités plus ou moins minimes, tandis que le débit en gros comporte le plus souvent des fournitures importantes.

Si la fourniture est faite au consommateur, autrement dit au public, le débit de médicaments doit être considéré comme fait au détail : comme tel, il est réservé aux pharmaciens, sauf l'exception admise pour les droguistes et pour les médecins et les vétérinaires tenant dépôt. Dans ce cas, le débit, aussi bien que la préparation et l'exposition en vente en vue de ce débit sont des actes d'exercice de l'art de guérir.

Si, au contraire, la fourniture est faite à un fabricant, à un pharmacien, à un droguiste ou autre commerçant ou revendeur, le débit de médicaments aussi bien que la préparation ou la fabrication et l'exposition en vente pour pareil débit, ne constituent que des actes de commerce; c'est, suivant le cas, le commerce de gros ou la fabrication de gros. La quantité que comporte la fabrication ou la fourniture ne doit donc pas être prise en considération : cette règle est absolue pour toutes les substances médicamenteuses, simples ou composées, qui ne peuvent être employées que comme médicaments ou qui ne sont d'un emploi courant qu'en médecine.

Mais, ainsi que nous le verrons ci-après, à côté de ses substances, il y en a d'autres qui, tout en étant d'un emploi courant en médecine, le sont tout autant, si non plus, dans l'industrie, les arts ou l'économie domestique. Ces substances à double usage normal ont un caractère mixte. Si elles sont destinées à un usage médical, elles conservent leur caractère de médicaments et sont, comme telles, soumises aux règles ci-dessus concernant la vente en détail et en gros; le débit au détail reste donc réservé aux pharmaciens parce que les substances sont médicamenteuses. Si, au contraire, elles sont destinées à un usage industriel, artistique ou même domestique, elles n'ont plus que le caractère de marchandises ordinaires dont la vente au détail n'est pas réservée aux pharmaciens.

L'appréciation de la destination, si elle est aisée quand l'acheteur est un industriel, un commerçant, un chimiste, un artiste de profession, est fort délicate quand il s'agit du public acheteur. Il importe donc qu'il y ait, tout au moins pour la plupart des cas, un guide sûr auquel le fournisseur puisse recourir.

C'est là une des considérations qui ont inspiré l'alinéa 2 de l'article 18, lequel permet au gouvernement de dresser les listes des médicaments.

Le droit conféré au gouvernement comporte celui de faire une liste de produits qui seront considérés comme médicaments, s'ils sont fournis en dessous d'un minimum à déterminer. Pour les substances comprises dans cette liste, la quantité fournie sert à fixer le caractère de médicament et, ce caractère une fois reconnu, la règle ci-dessus de gros et de détail doit naturellement s'y appliquer.

Inutile d'ajouter que si, par suite de l'usage tellement courant dans l'économie domestique, une substance, même employée comme médicament, n'est pas comprise dans les listes dressées par le gouvernement en vertu de l'article 18 combiné avec l'article 35, le commerce en serait absolument libre.

Médicaments, porte le texte. Mais qu'entend-on par médicaments? Les définitions ne manquent pas. La pharmacopée a défini le médicament : toute substance employée pour remédier à un état de maladie.

Dans les divers projets de loi que l'Académie de médecine a élaborés, elle a défini ce qu'il faut entendre par médicaments.

En 1854, elle avait adopté la rédaction suivante : « Sont considérés comme remèdes ou médicaments toutes substances ou agents quelconques ayant ou auxquels on attribue des propriétés médicales et destinés à être pris intérieurement, dirigés ou appliqués à l'extérieur, dans le but de prévenir, combattre ou guérir une maladie, un accident ou une affection quelconque ».

Dans son projet de 1868, la définition se trouvait réduite à ces quelques lignes : « Est considérée comme drogue, remède, médicament, toute substance simple ou composée, désignée, vendue, achetée comme jouissant de la propriété de guérir ou de combattre une ou plusieurs maladies ».

Quand on pénètre les termes de ces définitions, on reconnaît qu'elles ne s'appliquent pas seulement aux produits n'ayant ou ne pouvant avoir qu'une destination médicale. Si une substance quelconque employée dans les arts, dans l'industrie, reçoit une application en médecine, elle devient, par le fait, un médicament. C'est sa destination qui lui vaut cette qualification.

Ces diverses définitions ne sont pas, il faut le reconnaître, irréprochables. D'autre part, la Commission n'a pas trouvé une formule qui fût à l'abri de critique : elle a préféré, dans ces conditions, renoncer à définir le terme « médicaments ». Elle ne pouvait davantage s'en référer à la liste des substances, produits, etc., mentionnés dans la pharmacopée, celle-ci comprenant, outre des médicaments, des substances qui ne peuvent raisonnablement être considérées comme médicaments : telle l'eau distillée.

Il importe, cependant, que dans cette matière si difficile, si complexe, on laisse subsister le moins de doute possible pour les intéressés. De là, la disposition de l'alinéa 2 de l'article 18, laquelle autorise le gouvernement à dresser la liste des médicaments.

Le gouvernement aura la faculté de dresser cette liste : il n'en aura pas l'obligation : et cela, parce que la liste à dresser ne peut être qu'énonciative et que, de plus, le gouvernement doit pouvoir procéder par catégories de substances, chaque fois qu'il juge inutile de détailler celles-ci.

La liste ne sera pas restrictive, en ce sens qu'une substance non comprise dans la liste ne sera pas, par ce fait seul, dépouillée de son caractère de médicament. Si elle n'est employée normalement qu'en médecine, elle sera médicament alors même qu'elle ne sera pas portée sur la liste.

Quelque soin d'ailleurs qu'on mette à dresser cette liste, elle contiendra presque toujours des lacunes, grâce aux progrès constants de la science. Mais toute substance, tout produit simple ou composé qui sera porté sur la liste ou compris dans les dérivés d'une substance portée sur la liste, ou qui rentrera dans une catégorie énoncée par cette liste, sera considéré comme médicament : son caractère de médicament ne pourra pas être contesté.

Il est quantité de produits qui ne peuvent servir qu'à l'usage médical ou qui sont d'un emploi courant en médecine, soit à l'état pur, soit à la suite d'une certaine préparation. Ce sont ces produits que, d'accord avec la Commission chargée de la revision de la pharmacopée, nous proposons de faire entrer dans la liste officielle. Nous croyons que cette liste sera de la plus haute utilité et qu'elle facilitera particulièrement l'application combinée de l'article 18 avec les articles 35 et 66 du projet de loi.

C'est pourquoi elle sera divisée en trois parties distinctes.

La première partie comprendra les substances médicamenteuses dont le monopole du débit est réservé aux pharmaciens, et dont le commerce en gros sera réglementé par le gouvernement en vertu du 1° de l'article 35 : ces substances médicamenteuses ne peuvent être employées que comme médicaments.

La deuxième partie comprendra les médicaments simples que les droguistes, actuellement diplômés, peuvent débiter en détail au public, concurremment avec les pharmaciens.

Enfin, une troisième liste renseignera sur un certain nombre de substances susceptibles d'être employées, soit en médecine, soit dans l'industrie, les arts ou l'économie domestique, mais qui, en dessous d'une quantité déterminée, ne peuvent recevoir d'autre destination que l'usage médical et qui, par conséquent, lorsqu'elles sont vendues en dessous de cette quantité, doivent nécessairement être considérées comme des médicaments.

Une liste sera spécialement dressée pour les eaux minérales naturelles considérées comme médicaments. La Commission chargée de la revision de la pharmacopée s'en est déjà occupée et elle a proposé de la limiter aux eaux ci-après indiquées : Eaux arsenicales de : Bourboule, Court-Saint-Étienne, Levico, Romeguo, Srebressica; Eaux purgatives de : Apenta, Barsmenstoff, Carabana, Hunyadi, François-Joseph, Sedlitz, Rubinat, Pullha, Schaidschtilz. Les eaux minérales dites de table continueront à appartenir au commerce ordinaire. Nous pensons que cette liste très limitée peut être admise : elle comprend des eaux dont l'usage exclusivement médicinal n'est pas contesté. Les omissions, s'il en existe, pourront être comblées à mesure qu'on les constatera.

Exposé des motifs des articles 29 et 30.

Art. 29. — *Les pharmaciens ne peuvent délivrer de substances toxiques que sur la production soit d'une ordonnance, soit d'une demande datée, signée par une personne connue et portant l'indication de l'emploi qui doit en être fait.*

Cette prescription n'est pas nouvelle : elle était formulée en ces termes dans l'article 29 des Instructions pour les pharmaciens du 31 mai 1885 : « Ils ne pourront délivrer les médicaments, indiqués comme poison, que sur la prescription écrite et signée d'un médecin, d'un vétérinaire, d'un pharmacien ou encore sur la demande écrite d'une personne honorablement connue, qui indiquera l'usage auquel le poison est destiné ».

L'article 16 de la loi du 12 mars 1818, dont l'article 29 des Instructions de 1885 n'était que la reproduction rendue spécialement applicable aux pharmaciens, est rédigé à peu près dans les mêmes termes.

« Il ne pourra être fourni, dit la loi de 1818, aucune substance vénéneuse ou soporifique qu'en vertu d'une ordonnance, etc. »

Ces deux textes présentent cependant entre eux une double différence : 1° l'article 16 de la loi de 1818 s'adresse à tous fournisseurs ou vendeurs, pharmaciens, droguistes, épiciers, etc., tandis que l'article 29 des Instructions de 1885 ne vise que les pharmaciens; 2° l'article 16 de la loi de 1818 parle de substance vénéneuse ou soporifique, et, dans les Instructions de 1885, il s'agit de « médicaments indiqués comme poison ».

L'article 29 du projet de loi diffère, à son tour, de l'article 16 de la loi de 1818, en ce qu'il ne concerne que les pharmaciens, débitant exclusivement pour l'usage médical, et qu'il emploie l'expression « substances toxiques » au lieu de « substance vénéneuse ou soporifique » de la loi de 1818 et de « médicaments indiqués comme poison » de l'arrêté de 1885.

Nous verrons plus loin qu'un article spécial du projet de loi, l'article 55, 2°, prévoit, d'une manière générale, le commerce des substances toxiques destinées à un usage autre que l'usage médical.

La législation aujourd'hui en vigueur a toujours été assez confuse et sujette à des interprétations contradictoires; il importe donc de préciser le plus clairement possible la portée de la disposition nouvelle proposée par la Commission.

L'article 29 formule, en termes généraux, une restriction au droit que possède le pharmacien de délivrer librement sur la demande de l'acheteur les médicaments simples ou composés.

Lorsque le médicament est une substance toxique ou comprend une substance toxique, le pharmacien ne peut le fournir que sur la production d'une ordonnance ou bien d'une demande datée et signée d'une personne connue qui indique l'usage qu'elle fera du médicament et qui connaît par conséquent le poison dont elle demande la délivrance.

Qu'est-ce qu'une substance toxique?

La Commission s'est référée, pour répondre à cette question, aux indications fournies par un arrêt de la Cour de cassation du 14 mars 1882 (*Pasicrisie*, 1885, I, p. 341) :

« Attendu, dit cet arrêt, que les mots *poisons, narcotiques, substances vénéneuses ou soporifiques*, s'appliquent, suivant leur signification usuelle, à laquelle la loi n'a pas dérogé, aux matières, soit simples, soit composées, qui, introduites dans l'économie animale, y déterminent l'empoisonnement, le sommeil ou le narcotisme;

« Que, par suite, lorsqu'il s'agit de remèdes soit simples, soit composés, comprenant à une certaine dose un principe toxique, soporifique ou narcotique, il faut s'attacher aux effets qu'ils peuvent produire, la notion même du poison, du soporifique ou du narcotique étant inséparable de la dose;

« Attendu que cette interprétation est conforme à l'esprit de la législation de 1818 puisque les articles 16 (de la loi de 1818) et 7 (de l'instruction pour les apothicaires, du 31 mai 1818) prémentionnés n'exigent une ordonnance qu'afin de prévenir les conséquences délétères de l'emploi abusif des substances dont ils traitent et que l'article 6 de l'Instruction pour les pharmaciens n'enjoint à ceux-ci d'inscrire sur les boîtes renfermant ces substances ces mots : *poison violent*, que pour empêcher les résultats fâcheux de l'emploi inconscient desdites substances;

« Que cette double précaution n'a pas de raison d'être dans les cas où ces fâcheux résultats ne sont pas à craindre. »

La Commission a formulé l'article 29 dans le même ordre d'idées, mais en laissant de côté les mots : « narcotiques ou soporifiques », pour s'en tenir au terme général : « substances toxiques », qui veut dire *poison*.

La notion de poison est inséparable de la dose. C'est le produit entier, tel qu'il est délivré par le pharmacien, qu'il faut considérer, que ce produit soit délivré en flacons, en paquets ou autrement.

Les pharmaciens étant spécialement institués pour la délivrance des médicaments, il va de soi qu'il ne s'agit dans l'article 29 que de toxiques médicamenteux, qu'ils soient simples, préparés ou mélangés, qu'ils soient de nature à être absorbés par ingestion, par application ou par injection.

Les toxiques non médicamenteux sont, en effet, soumis au régime de l'article 35, n° 2.

L'article 5 du projet d'Instructions nouvelles pour les pharmaciens oblige le pharmacien à conserver, en un lieu sûr et fermé, les médicaments *héroïques*, précédés d'une croix dans la pharmacopée officielle, et, en général, toutes les substances toxiques, et l'article 6 des mêmes Instructions lui prescrit d'apposer sur les boîtes, flacons, etc., dans lesquels il délivre ces médicaments et substances, une étiquette spéciale de couleur rouge portant les mots : « produits dangereux », si la quantité du ou des toxiques dépasse la dose maxima fixée pour les vingt-quatre heures par la pharmacopée.

Les substances toxiques, dont il s'agit dans l'article 29 du projet de loi, sont les médicaments héroïques et les substances toxiques visées par les articles 5 et 6 des Instructions.

A défaut d'ordonnance médicale, il suffit, pour obtenir du pharmacien les médicaments prévus par l'article 29, de se faire connaître personnellement, et de produire une demande datée et signée, indiquant l'usage qui sera fait du produit délivré. Une demande verbale ne suffit pas; le pharmacien doit conserver une trace écrite de la fourniture qu'il a faite (article 31). Ainsi, dans ce système, la vente des poisons ne peut avoir lieu que sous la garantie de deux personnes au moins, celle qui vend et celle qui rédige l'ordonnance ou la demande écrite.

Il est entendu que, si un client demande l'un de ces produits dangereux d'un usage banal et journalier en dehors de la médecine, le pharmacien, ayant la conviction que le produit ne sera pas employé comme médicament, ne devra se conformer qu'aux règles ordinaires applicables au commerce des poisons en vertu de l'article 35, 2°.

L'ordonnance ou la demande écrite, dont il s'agit dans l'article 29, doit s'entendre évidemment d'une pièce originale. Il ne suffit donc pas d'une copie d'ordonnance ou d'une copie de demande écrite. Le réitéré dans la *même* pharmacie est ainsi reçu sous la responsabilité du pharmacien. Mais on ne peut admettre, à moins d'enlever à l'article toute portée utile, que moyennant la production de copies d'une seule ordonnance ou d'une seule demande écrite, copies faites sans aucune garantie, on puisse se procurer successivement dans une série de pharmacies, autant de matières toxiques que l'on veut et arriver à surprendre la bonne foi des pharmaciens.

La délivrance de médicaments toxiques engage la responsabilité du pharmacien; c'est pour cela qu'il doit exiger la mention du but auquel le médicament demandé est réservé et refuser de le délivrer si le but est dangereux. Aussi, un client ne paraît pas pouvoir obtenir un toxique destiné à être injecté par voie sous-cutanée, parce que cette opération est toujours dangereuse et ne peut jamais être faite que par un médecin ou sous sa direction. De même, un client vient plusieurs jours de suite demander le meme remède : si ce médicament a une action cumulative et produit, par son administration prolongée, des accidents, le pharmacien est responsable. Cette dernière disposition concerne aussi particulièrement les cas de réitérés exécutés dans la même officine.

ART. 30. — *Le gouvernement dressera, pour être annexée à la pharmacopée, une liste des substances toxiques particulièrement dangereuses qui ne peuvent être délivrées pour l'usage médical, sous forme de préparations simples ou composées, que sur la production d'une ordonnance. Cette ordonnance sera spéciale pour chaque fourniture, à moins que son auteur n'ait indiqué le nombre de fois qu'elle peut être réitérée.*

L'article 29, dont nous venons de parler, consacre une première restriction au principe que les pharmaciens peuvent librement délivrer, sur la demande de l'acheteur, les médicaments simples et composés.

L'article 30 établit une seconde restriction essentielle. Il défend aux pharmaciens de délivrer certains médicaments spécifiés dans une liste annexée à la pharmacopée, si celui qui les demande ne produit pas une ordonnance médicale.

La législation actuelle ne formule pas cette défense. Aujourd'hui, tous les médicaments toxiques, qu'ils soient ou ne soient pas particulièrement dangereux, peuvent, à défaut d'ordonnance médicale, être délivrés sur une simple demande écrite d'une personne honorablement connue, qui indique l'usage auquel le poison est destiné.

Bien que la disposition de l'article 30 ait été l'objet de vives et longues discussions, on est généralement d'accord pour en admettre le principe. Les divergences ont principalement porté sur deux points : 1° Quelle étendue convient-il de donner à la liste des médicaments? 2° L'ordonnance médicale doit-elle être spéciale pour chaque fourniture? Si le médecin n'a pas spécifié que le médicament ne peut être fourni qu'une fois, le pharmacien pourra-t-il réitérer la fourniture ou bien l'ordonnance sera-t-elle spéciale pour chaque fourniture, à moins que son auteur n'ai indiqué le nombre de fois qu'elle pourra être renouvelée?

La Commission chargée de préparer la revision de la pharmacopée s'est occupée à deux reprises déjà de la solution du premier point.

Elle avait tout d'abord dressé une double liste comprenant d'une part les médicaments que le pharmacien ne doit pouvoir délivrer que sur ordonnance; et, d'autre part, ceux pour lesquels il doit lui être interdit de renouveler les prescriptions sans ordre du médecin. Elle avait estimé qu'une prescription doit pouvoir être renouvelée, à moins qu'elle ne comporte un des médicaments dont l'abus prolongé engendre de véritables manies relevant de la pathologie, tels : la morphine, la cocaïne, le chloral.

Sur notre observation que ce système présentait l'inconvénient d'être compliqué et que d'ailleurs en principe une ordonnance médicale n'est pas faite pour être renouvelée indéfiniment au gré du malade, la Commission a bien voulu présenter une liste unique comprenant les médicaments que le pharmacien ne peut délivrer sans

une ordonnance spéciale pour chaque fourniture et elle a compris dans cette liste les médicaments réellement dangereux destinés à l'usage interne et pour lesquels il y a surtout accoutumance ou accumulation.

Nous avons soumis cette liste à un premier examen détaillé. Avant de l'arrêter définitivement, nous pensons que le gouvernement fera bien de communiquer à la Commission de la pharmacopée les diverses observations que cet examen a suggérées et même de prendre l'avis de l'Académie de médecine, si l'accord ne s'établit pas sur les points contestés.

Que l'on se garde de toute préoccupation de favoriser ici le médecin plutôt que le pharmacien ou le pharmacien plus que le médecin.

Le but de la disposition n'est pas de protéger la médecine, de rendre le médecin obligatoire pour le pharmacien et le public en s'attachant à réduire le plus possible le nombre des médicaments que le public peut se procurer librement; il est encore beaucoup moins de laisser le pharmacien en face de ses clients se dégager le plus possible de l'intervention médicale. On reproche déjà avec trop de raison, au pharmacien, la tendance de s'immiscer dans l'exercice de la médecine. Ce reproche prend une extrême gravité lorsqu'il vise la délivrance de remèdes particulièrement dangereux.

Le but à atteindre dans l'énumération des médicaments réservés à l'intervention médicale est exclusivement d'intérêt public. Il s'agit d'empêcher les imprudences, de prévenir les erreurs fatales.

Il existe des remèdes tellement actifs que, même à dose médicinale, ils peuvent amener des effets extrêmement graves; d'autres, sans danger à la dose ordinaire, deviennent très dangereux par l'usage prolongé; d'autres provoquent un désir, un besoin de répéter l'administration du remède jusqu'à ce qu'une intoxication lente à issue funeste se soit produite.

Ce sont ces produits-là que la Commission entend faire figurer dans la liste à dresser par le gouvernement.

La Section centrale, qui a examiné le projet de loi présenté à la Chambre en 1859, avait compris de la sorte cette réglementation, en proposant la disposition suivante : « Aucune des substances médicamenteuses portées sur une liste dressée par le gouvernement, sur l'avis des Commissions médicales, ne sera délivrée pure ou mélangée avec d'autres substances, que sur la présentation d'une recette signée par un praticien ».

On trouve une disposition analogue dans le projet de loi français sur l'exercice de la pharmacie.

Il importe de noter les mots : *pour l'usage médical* dans l'article 30. Il ne s'agit que de médicaments à employer comme tels. Le pharmacien chez qui l'on viendrait acheter l'une de ces substances particulièrement dangereuses pour un autre emploi que l'usage médical ne serait pas empêché par l'article 30 de la délivrer. Mais ce cas ne peut guère se présenter dans la pratique, et s'il se produisait, il tomberait sous le coup de l'article 35, n° 2.

Il appartient du reste au pharmacien d'apprécier le caractère sérieux, véridique, du motif invoqué. Il ne faut pas que la seule indication d'un motif quelconque non médical par le client soit considérée comme une simple formalité devant laquelle le pharmacien n'aurait qu'à s'incliner. Si l'usage indiqué n'est pas sérieux, plausible, le pharmacien commettrait une faute en délivrant la substance demandée.

Le texte de l'article 30 primitivement proposé portait au lieu des mots : « sous forme de préparations simples ou composées », ceux-ci : « soit pures, soit sous forme de médicaments composés dans lesquels elles interviennent comme base ou comme l'une des bases ».

La Commission n'a pas maintenu ce texte, qui ne lui paraissait pas assez simple ni assez clair.

Les termes : « préparations simples ou composées » ne peuvent donner lieu à aucun doute. La « préparation simple » consiste en une substance non mélangée avec d'autres produits; cette expression rend bien par elle-même l'idée d'un poison préparé sous le rapport de la dose pour l'usage médical. La « préparation composée » est tout médicament composé qui comprendra une ou plusieurs des substances indiquées dans la liste.

L'autre point spécialement discuté au sein de la Commission concerne le renouvellement des ordonnances. La solution consacrée par le second alinéa de l'article 30 nous a paru la plus rationnelle et la plus juste. Le médecin seul est en état d'apprécier si la prescription qu'il a remise à son malade doit être réitérée.

Si, en la formulant, il prévoit la nécessité de la réitérer, il lui sera très aisé de l'indiquer sur l'ordonnance. Le système opposé, en obligeant le médecin à faire sur l'ordonnance la mention qu'elle ne peut être exécutée qu'une seule fois, offrirait dans la pratique de graves inconvénients.

Le malade et le pharmacien seraient enclins à voir dans l'absence de toute mention oubliée à ce sujet l'indication même qu'il faut la renouveler. Le sens commun nous dit qu'une recette destinée à un malade déterminé, préparée pour ce malade seul, ne doit pas être renouvelée, à moins que le médecin n'ait prescrit lui-même ce renouvellement. Nous avons renoncé à rendre cette rigoureuse déduction applicable, d'une manière générale, aux ordonnances médicales. Les habitudes acquises, le régime prolongé de la loi de 1818, font que les prescriptions des médecins sont abandonnées au libre usage du client qui les a reçues; il peut en garder la copie, les faire renouveler comme bon lui semble. Le projet de loi ne change rien aux bases de ce régime; il laisse d'ailleurs en principe au pharmacien, à la différence de la loi française de germinal an XI et du projet de loi adopté en dernier lieu par le Sénat français, la liberté de vendre à tous venants les médicaments simples ou composés quelconques.

Les seules restrictions qui soient apportées à cette liberté par les articles 29 et 30 sont dictées par des exigences si impérieuses d'intérêt public, que personne n'a cherché à les combattre.

Exposé des motifs des articles 45 et 46.

CHAPITRE IV

SURVEILLANCE ET DISCIPLINE

Art. 45. — *Il est créé, dans chaque province, une ou plusieurs Commissions médicales chargées, chacune dans son ressort, indépendamment des attributions qui lui sont dévolues par d'autres dispositions légales :*

1° De surveiller l'observation des lois et dispositions réglementaires sur l'art de guérir;

2° De maintenir les règles de l'honneur, de la délicatesse et de la dignité dans l'exercice des professions médicales avec le droit d'infliger, le cas échéant, l'avertissement, la réprimande ou la censure;

3° De donner aux tribunaux, à la demande de ceux-ci, leur avis sur les contestations d'honoraires ou sur toutes autres questions d'ordre professionnel dans lesquelles sont en cause des personnes appartenant à l'art de guérir;

4° De donner à ces personnes, et à leur demande, des avis dans des questions d'ordre professionnel;

5° De régler, par voie d'arbitrage, à la demande des parties, les différends professionnels survenus entre personnes appartenant à l'art de guérir, ou entre celles-ci et des particuliers ou des administrations publiques.

Les considérations que nous avons développées dans la première partie de ce rapport sur l'organisation des Commissions médicales nous permettent d'être sobre de commentaires au sujet des dispositions qui forment le chapitre IV intitulé : Surveillance et discipline.

Comme la loi du 12 mars 1818, le projet de loi laisse à l'autorité administrative la fixation du nombre des Commissions médicales. Il y en aura au moins une par province. Le projet d'arrêté royal annexé à ce rapport crée une commission médicale au chef-lieu de chaque province.

Nous estimons qu'au début de ce nouveau régime, il convient de multiplier le moins possible les commissions.

L'expérience aura vite démontré si le nombre d'une commission par province est suffisant ou insuffisant.

En 1895, le nombre des anciennes Commissions médicales a été porté de 9 à 17, afin de faciliter leur tâche de surveillance en matière d'hygiène publique. Ce motif d'extension a disparu.

Les frais généraux de l'institution des Commissions médicales seront, comme aujourd'hui, supportés par l'État.

Cela résulte implicitement de la loi. Chaque fois que la loi prescrit de mettre à charge d'autrui une partie des frais de ces Commissions, elle le dit en termes formels, comme c'est le cas pour l'article 46, alinéa 2, et pour l'article 47, n° 5.

Le projet de réforme médicale, présenté par le gouvernement en 1859, mettait les dépenses des conseils de discipline à charge des praticiens. La rétribution annuelle était fixée à 10 francs pour les praticiens établis dans les communes de plus de 5000 habitants, et à 5 francs pour ceux des autres communes. Le projet proposait d'instituer un grand nombre de conseils de discipline : un par arrondissement judiciaire.

Notre commission ne pouvait pas adopter le même principe, les Commissions médicales devant avoir dans leurs attributions, en même temps que la juridiction disciplinaire, la police médicale, qui est un service public dont la charge incombe à l'État.

Toutefois, dans les cas d'application des 3°, 4° et 5° du présent article, les frais qu'entraîneront les réunions des Commissions médicales pourront être mis à charge des intéressés. Cette restriction se justifie amplement, comme nous le verrons plus loin. Dans ces cas, les Commissions sont appelées à rendre des services qui sont plutôt d'ordre privé.

Indépendamment des attributions énumérées à l'article 45, les Commissions médicales rempliront, dit cet article, les attributions qui leur sont dévolues par d'autres dispositions légales.

Ainsi les articles 1, 10, 11, 19, 32, 36 du projet de loi leur confient diverses missions spéciales. De même l'article 4 de la loi du 10 avril 1890 sur l'enseignement supérieur charge les Commissions médicales de délivrer des certificats de clinique aux élèves en médecine n'appartenant pas aux Universités.

Le I de l'article 45 confie, de la manière la plus étendue, aux Commissions médicales la police médicale, c'est-à-dire la surveillance de l'observation de toute prescription légale ou réglementaire concernant l'exercice de l'art de guérir. Les médecins, les pharmaciens, les médecins vétérinaires, les dentistes, les sages-femmes, les droguistes en possession de diplômes, toute personne munie d'une dispense ou d'une autorisation spéciale en vertu des articles 2, 3 et 5 du projet de loi sont soumis, dans l'exercice de leur art, à la surveillance de ces autorités.

Une partie de la police médicale proprement dite n'est pas exclusivement réservée, toutefois, à l'action des Commissions. L'alinéa 2 de l'article 50 charge les inspecteurs des pharmacies de veiller spécialement à l'exécution des dispositions légales et réglementaires qui ont pour but d'assurer la fabrication, la préparation et la vente de médicaments de bonne qualité et de prévenir leur falsification.

Nous avons vu que l'article 26, 2e alinéa, réserve en outre à ces inspecteurs la mission d'intervenir en cas d'abandon d'une officine par suite de décès ou d'autres causes.

Les alinéas 2e à 5e de l'article 45 ont trait aux attributions d'ordre professionnel. Nous renvoyons, pour l'interprétation de ces disposition, au projet d'arrêté royal qui règle l'exercice de la juridiction disciplinaire des Commissions.

Nous nous sommes attaché, dans la partie générale de ce rapport, à faire ressortir le caractère et l'utilité de cette juridiction nouvelle.

Art. 46. — *Chaque Commission médicale est composée de médecins, de pharmaciens et de médecins vétérinaires, résidant dans son ressort, belges ou nés en Belgique, inscrits depuis au moins cinq ans sur les listes officielles des personnes autorisées à pratiquer dans le royaume et respectivement élus pour un terme de six ans par les médecins, les pharmaciens et les médecins vétérinaires du ressort inscrits sur la dernière liste officielle. Elle nomme dans son sein le président et le secrétaire.*

La commune siège d'une Commission médicale, lui fournit gratuitement un local meublé pour ses réunions et pour le dépôt de ses archives.

Le texte porte que chaque Commission médicale est composée de médecins, de pharmaciens et de médecins vétérinaires, ce qui exclut les sages-femmes, les dentistes, les droguistes diplômés, les maréchaux vétérinaires et les dispensés n'ayant que le droit de pratiquer certains actes de l'art de guérir.

Il faut limiter le nombre des membres de chaque Commission au strict nécessaire et ne pas multiplier les subdivisions de ces Commissions. L'art de guérir comprenant trois grandes divisions : l'art médical humain, l'art vétérinaire et l'art pharmaceutique, il paraît nécessaire, mais suffisant, que chacune de ces divisions soit représentée dans les Commissions médicales. Ce point admis, il faut logiquement en conclure que les représentants de chaque branche ne peuvent être pris que parmi ceux qui ont le droit d'exercer cette branche en son entier dans tout le pays, parce que ceux-là sont les plus dignes de représenter les intérêts de tous ceux qui exercent tout ou partie de cette branche, et les plus capables pour être consultés, pour agir et se prononcer dans les diverses matières rentrant dans les attributions des Commissions médicales. Il importe, d'ailleurs, que tous les représentants d'une même branche de l'art de guérir aient, en vertu de leur diplôme ou de leur dispense, la même compétence d'attributions, pour que tous soient entre eux sur le même pied d'égalité.

En matière disciplinaire, comme en matière de police médicale, d'appréciation d'honoraires et des questions d'ordre professionnel, les Commissions, composées des plus compétents choisis par leurs pairs, doivent inspirer confiance à tous.

Le droguiste diplômé n'étant pas l'égal du pharmacien, le dentiste et la sage-femme n'étant pas les égaux du médecin, le maréchal vétérinaire n'étant pas l'égal du médecin vétérinaire, ne peuvent logiquement être admis à siéger dans les Commissions médicales à côté de ceux qui, en vertu de leur diplôme, ont légalement, dans la même branche de l'art, une compétence supérieure à la leur, ni y représenter les intérêts des pairs de ces derniers.

Les médecins et les médecins-vétérinaires des communes limitrophes de la Belgique, autorisés à pratiquer leur art dans les communes frontières belges, en vertu de conventions internationales, ne peuvent davantage faire partie des Commissions médicales, alors même qu'ils seraient de nationalité belge ou nés en Belgique : leur compétence exceptionnelle étant limitée à quelques communes, ils ne peuvent être considérés comme médecins ou vétérinaires dans le sens du présent article.

Mais les médecins, médecins vétérinaires et pharmaciens qui ont, en vertu d'une dispense, obtenu le droit d'exercer leur art en entier sur tout le territoire du royaume, peuvent faire partie des Commissions médicales, s'ils réunissent les autres conditions exigées.

Il importe peu qu'en fait le médecin, le vétérinaire ou le pharmacien ne pratique qu'une spécialité : c'est le droit d'exercer qu'il faut considérer.

Les femmes peuvent faire partie des Commissions médicales.

Le nombre des membres composant les Commissions n'est pas fixé par la loi. C'est au gouvernement à le déterminer, suivant l'importance des circonscriptions et de manière que chaque Commission puisse toujours remplir, avec la promptitude et l'exactitude désirables, la mission qui lui est dévolue. Le nombre des membres médecins pourra dépasser celui des membres phamaciens, et celui-ci pourra, à son tour, être plus grand que celui des membres vétérinaires, et cela s'explique : les médecins sont plus nombreux que les pharmaciens et ceux-ci plus nombreux que les vétérinaires; partant, le travail incombant aux sections sera d'importance différente.

Le projet d'arrêté organique des Commissions médicales divise chaque Commission en trois sections, une section par branche principale de l'art de guérir, composée exclusivement des membres ayant le droit de pratiquer celle-ci. Chaque section est compétente, à l'exclusion des autres, pour les affaires qui sont exclusivement relatives à la branche qu'elle représente et aux personnes qui pratiquent tout ou partie de cette branche; il en est ainsi pour les affaires disciplinaires. Quant aux affaires ayant un caractère mixte, c'est-à-dire intéressant deux sections ou même les trois sections, elles sont attribuées à l'assemblée de ces deux ou trois sections. Ainsi, les affaires disciplinaires dans lesquelles se trouvent impliquées à la fois, par suite de connexité, des personnes de l'art relevant de sections différentes sont de la compétence de ces sections réunies.

L'article 48 du projet de loi est une application du principe que nous venons d'énoncer, mais avec la dérogation que comporte le cas exceptionnel qui y est prévu. Ce cas intéressant à la fois et au même degré le corps médical et le corps pharmaceutique, l'assemblée chargée d'émettre son avis doit être composée d'un nombre égal de médecins et de pharmaciens, de manière que les deux intérêts en jeu soient représentés par le même nombre de membres.

Mais il faut prévoir l'hypothèse d'un antagonisme absolu d'intérêts pouvant aboutir à une absence de majorité; il importe donc d'introduire dans l'assemblée un tiers désintéressé, le commissaire d'arrondissement, lequel présidera l'assemblée et aura voix délibérative. Cette dérogation, cette exception, a exigé que la disposition fût placée dans la loi elle-même.

En dehors du cas prévu par cet article 48, la Commission entière ou ses sections ne seront jamais composées que des membres élus.

L'article 46 porte : « belges ou nés en Belgique ». Le mot « belges » comprend tous ceux qui ont la nationalité belge, même ceux qui n'ont obtenu que la naturalisation ordinaire. La nationalité étant, dans certains cas, fort difficile à établir, il a paru à la Commission qu'il y avait lieu d'admettre aussi à l'éligibilité ceux qui seraient nés en Belgique. Le fait de la naissance en Belgique, joint à la pratique de l'art et à la résidence en Belgique, suppose un intérêt suffisant pour justifier l'attribution de l'éligibilité.

Pour être éligible, il faut de plus :

1° Être inscrit, depuis au moins cinq ans sans interruption, sur les listes officielles des personnes pratiquant l'art de guérir dans le royaume, listes arrêtées d'après les règlements d'exécution de la loi. Il n'est pas nécessaire que les cinq ans d'inscription portent sur la même liste provinciale : ainsi, on peut avoir été inscrit d'abord dans le Brabant, puis dans l'une des Flandres, puis dans le Hainaut, etc. Mais il faut une inscription pendant cinq ans en la même qualité : ainsi, un pharmacien qui, après avoir été inscrit pendant deux ans comme pharmacien, devient médecin, doit attendre cinq ans d'inscription comme médecin avant d'être éligible comme tel, et il ne serait plus éligible comme pharmacien, parce qu'il n'est plus inscrit en cette qualité et ne pratique plus la pharmacie.

2° Avoir sa résidence dans le ressort de la Commission. Cette résidence doit être sérieuse, mais il ne faut pas qu'elle ait le caractère du domicile au sens du Code civil, ni qu'elle soit la seule résidence. Il importe peu que cette résidence existe depuis longtemps ou depuis peu.

Les conditions d'éligibilité doivent exister au moment même de l'élection.

L'article 46 fixe à six années la durée du mandat, terme qui a paru nécessaire pour assurer aux élus l'autorité voulue et au travail quelque stabilité et une marche normale. Une durée moindre du mandat n'aurait pas atteint ce double but. Actuellement déjà, la durée du mandat est de six ans (art. 1er de l'arrêté royal du 28 février 1895).

Pour être électeur, il faut, d'après l'article 46, être médecin, médecin vétérinaire ou pharmacien. C'est la même condition que pour l'éligibilité. Le principe est que les membres de la Commission sont élus par leurs pairs. Il n'est pas admissible, en effet, que le choix de ces membres puisse, dans certains cas, dépendre du vote des sages-femmes, des dentistes, des maréchaux vétérinaires et des droguistes.

L'indépendance des élus exige qu'ils ne doivent leur élection qu'à ceux qui sont strictement leurs pairs.

Il faut, de plus, que l'électeur soit du ressort de la Commission, c'est-à-dire qu'il réside dans ce ressort et qu'il soit inscrit sur la dernière liste officielle des praticiens de ce ressort. Ici encore, la résidence doit être sérieuse et exister lors de l'élection, mais elle ne doit pas être la seule résidence ni la principale résidence. La liste officielle dont il s'agit est la dernière arrêtée avant l'élection : le droit de vote ne doit, en effet, appartenir qu'aux personnes n'ayant pas abandonné l'exercice de la profession et qui, ainsi, ont intérêt à la bonne composition de la Commission.

Une seule inscription sur les listes suffit.

Les femmes ont le droit de vote aussi bien que les hommes.

Chaque électeur ne vote que pour les membres de la Commission appartenant à la même profession.

Nous renvoyons, pour les détails de l'organisation électorale nouvelle, au projet de règlement organique des Commissions médicales annexé à notre rapport.

Le président et le secrétaire seront librement élus, sans l'intervention du gouvernement, par les membres de la Commission.

Le local meublé destiné aux réunions de la Commission sera fourni par les soins et aux frais de la commune, siège de la Commission.

Il est à notre connaissance que souvent, dans le passé, plus d'une Commission médicale a éprouvé des difficultés à s'installer dans des conditions convenables. L'administration centrale n'est pas en mesure, comme l'administration locale, de trouver facilement l'abri nécessaire aux réunions de la Commission et au dépôt des archives. C'est une minime charge imposée aux administrations communales et qui se trouve indirectement compensée par le fonctionnement des Commissions sur leur territoire.

Un article spécial du projet disposait qu'en cas de refus par une Commission médicale de remplir sa mission, le gouvernement peut confier le pouvoir disciplinaire à une Commission médicale voisine et désigner l'autorité chargée d'exercer ses autres attributions.

L'observation ayant été faite que cette disposition visait un cas des plus improbables, la Commission, après nouvelle délibération, a cru devoir y renoncer. La disposition était dictée par la crainte de voir les électeurs d'une région se coaliser pour ne pas procéder aux élections. C'était, a-t-on remarqué, faire en quelque sorte injure à la corporation médicale et formuler comme une suggestion à la rébellion. D'ailleurs, le texte, en prévoyant le refus d'une Commission médicale de remplir sa mission, supposait la Commission déjà élue.

Si une éventualité aussi fâcheuse se produisait jamais, la législature aurait elle-même à aviser.

Exposé des motifs de l'art. 63. — *Les dispositions des articles 1, 7, 8, 9, alinéa 1er; 13 à 15, 22, 52 alinéa 2, 37, 45, 51 à 55, 56 et 57 de la présente loi sont applicables aux dentistes visés à l'article 62.*

L'article 63 complète l'article 62 en énumérant celles des dispositions du projet de loi applicables aux personnes de l'art qui sont étendues aux dentistes transitoirement maintenus.

Il va sans dire que les dispositions ayant un caractère général, tels que les articles, 2, 4, 55 et 69, leur sont applicables comme à tout autre particulier.

Comme ils exercent une branche de l'art de guérir, si restreinte soit-elle, l'article 1er du projet de loi qui défend l'exercice illégal leur est applicable.

Il leur est interdit par l'article 7 de prendre, dans l'exercice de leur profession un grade ou un titre quelconque autre que celui de dentiste. Ils ne peuvent, par exemple, s'intituler chirurgien-dentiste.

Par contre, le docteur en médecine pourra, s'il le veut, prendre le titre de médecin-dentiste; l'article 7 ne s'y oppose pas, l'art dentaire étant une des branches de la médecine.

Le dentiste ne peut prêter, d'une manière quelconque, son concours à des tiers à l'effet de leur permettre de pratiquer une branche de l'art de guérir dont l'exercice leur est défendu (art. 8).

Si l'expérience enseigne que l'article 62 ne détermine pas suffisamment la mission du dentiste, le gouvernement pourra compléter cette disposition par des instructions spéciales arrêtées en vertu de l'article 13.

Les règles tracées par les articles 14 et 15, au sujet de la prescription et du privilège des honoraires, lui sont applicables.

Il sera soumis à la juridiction des Commissions médicales (art. 45), ainsi qu'au régime de répression pénale établi par les articles 52 à 57.

Comme le dentiste est dans le cas d'administrer ou d'appliquer lui-même certains médicaments, l'article 22 lui est applicable, de même que l'article 37 relatif à l'emploi obligatoire des poids et mesures légaux dans la prescription des médicaments.

Quant à l'article 2, concernant les porteurs de diplômes obtenus à l'étranger, il est entendu qu'aucun diplôme spécial de dentiste venant de l'étranger ne sera plus admis, puisque, en Belgique, ce diplôme est supprimé pour être remplacé par celui de docteur en médecine.

L'article 6 défendant le cumul de deux professions, même en cas de possession des deux diplômes correspondant à ces professions, n'est pas rendu applicable aux porteurs du diplôme spécial de dentiste. Nous avons admis, en effet, qu'à titre transitoire et par respect pour des tolérances admises, les quelques dentistes qui exerceraient la pharmacie en même temps que leur art ne soient pas empêchés par un texte de loi de pratiquer ce cumul. Il appartiendra aux Commissions de discipline de s'assurer particulièrement comment ces praticiens concilient entre eux leurs doubles devoirs professionnels.

MODIFICATION DE L'ARTICLE 15 DE LA LOI DU 30 NOVEMBRE 1892 SUR L'EXERCICE DE LA MÉDECINE

par M. GROS
d'Apt (Vaucluse),
Médecin des épidémies de l'arrondissement d'Apt.

Je propose au Congrès de vouloir bien émettre un vœu demandant la *modification de l'article* 15 *de la loi du* 30 *novembre* 1892 *sur l'exercice de la médecine*, article ainsi conçu :

« Tout docteur, officier de santé ou sage-femme, est tenu de faire à l'autorité publique, son diagnostic établi, la déclaration des cas de maladies épidémiques tombés sous son observation, etc. »

Cet article, malgré de nombreux rappels de l'administration, n'est pas ou est peu appliqué par les médecins, non par négligence ou défaut de compréhension de l'importance que peut avoir la déclaration des cas de maladies épidémiques pour enrayer dans une certaine mesure l'extension de celles-ci, mais parce qu'il est en opposition formelle avec la discrétion professionnelle qu'ils ont coutume d'observer et dont la loi elle-même, hors l'article 15 précité, leur fait une obligation tellement impérieuse que, tout récemment, le témoignage d'un accoucheur a été jugé comme inopérant successivement par le tribunal de première instance, par la Cour d'appel et enfin par la Cour de Cassation, parce qu'il était fait en violation de la loi qui oblige médecins et sages-femmes au secret professionnel.

Voyons la situation que la loi fait au médecin : Un crime a été commis, dont la répression importe à la société, mais dont sa profession seule l'a amené à connaître l'auteur; invoquant l'article 378 du Code pénal, il doit refuser son témoignage à la justice, garder le silence, car la loi a voulu qu'un malade, même criminel, pût obtenir les soins qui lui sont nécessaires, sans redouter une indiscrétion qui le livrerait à la justice.

Un honnête homme, pauvre petit boutiquier, a son enfant atteint de scarlatine, il ne veut pas que la nature de la maladie soit connue, car la connaissance de celle-ci va éloigner ses clients et ce sera pour lui l'arrêt de ses affaires, la faillite peut-être ; il fera appel à la discrétion professionnelle du médecin et celui-ci, grâce à l'article 15 de loi de 1892, sera obligé de le trahir.

L'on m'objectera que les deux cas ne sont pas comparables, que, dans le cas de maladie épidémique, on sacrifie l'intérêt particulier à l'intérêt général, tandis que, dans le cas de crime, il n'y a pas d'intérêt général en jeu. Il me semble à moi qu'il est d'intérêt général que l'auteur d'un crime puisse être découvert, la preuve en est dans la multiplicité des personnes qui ont pour unique mission la découverte des criminels.

D'ailleurs, lorsque, en 1885, j'ai passé ma thèse devant la Faculté de Montpellier, on ne m'a pas fait ces distinctions d'intérêt public et d'intérêt privé, on m'a fait jurer ceci : .... « introduit dans les maisons, mes yeux ne verront point ce qui s'y passe, ma bouche taira les secrets qui me seront confiés .... »

L'article 15 de la loi de 1892 est en opposition complète avec ce passage du serment d'Hippocrate expressément ou tacitement prêté par tout médecin. Il y aurait cependant un moyen d'atténuer cette opposition par une légère modification à l'article en question : il suffirait de transporter du médecin ou de la sage-femme à la famille ou au logeur l'obligation de déclaration et dire :

« Tout docteur, officier de santé ou sage-femme, qui donne des soins à un malade atteint de l'une des maladies épidémiques visées par le paragraphe suivant, est tenu, son diagnostic établi, de donner à la famille ou au logeur une déclaration écrite de ce diagnostic, déclaration que la famille ou logeur seront tenus de faire parvenir à l'autorité publique. »

Le médecin, dans un but de prophylaxie, n'hésite pas à donner oralement à la famille ou au logeur le diagnostic d'une maladie épidémique, il n'hésiterait pas davantage à donner ce diagnostic écrit qui serait l'élément nécessaire de la déclaration imposée par l'autorité publique. Les intéressés, s'ils ne voulaient pas la faire, seraient responsables devant la loi ; mais dans la pratique, ils la feraient si l'administration voulait y tenir la main et exerçait de légères poursuites contre les oublieux ou les récalcitrants. Au bout de peu de temps l'application de cette loi se ferait avec régularité, comme celle sur les déclarations des naissances, dont le fonctionnement est devenu en quelque sorte automatique.

Je ne dis pas que les solutions que je propose soit parfaites ou même exemptes de critiques, mais j'espère que l'importance professionnelle de la question que je soulève n'échappera pas au Congrès et qu'il voudra bien la soumettre à ses discussions pour ensuite émettre un vœu demandant une modification de l'article 15, soit celle que je propose, soit toute autre.

Rester, en effet, sous le coup de la loi actuelle est plein de périls; ne pas y obéir, c'est s'exposer à porter la responsabilité de l'extension d'une maladie épidémique, dont on n'a pas déclaré les premiers cas, et à des poursuites; y obéir, c'est faire violence à sa conscience.

ON THE INTERNATIONAL RECOGNITION OF MEDICAL DEGREES

(TOUTES LES DISTINCTIONS ET TOUS LES TITRES ACCORDÉS PAR LES UNIVERSITÉS LÉGITIMES DEVRAIENT ÊTRE COSMOPOLITES ET TOUTES NATIONS CIVILISÉES DEVRAIENT LEUR ACCORDER UNE ÉGALE CONSIDÉRATION.)

par **M. GREENWOOD**,

de Londres.

Delegate of Brussels Medical Graduates Association of England.

The object of this paper is to put forward a claim, the justice of which I think can scarcely be disputed by educated, and thinking people, but which none the less is not so well recognised, as I contend it should be. My claim is that Académic Distinctions and Honours are cosmopolitan, and have an inherent right to the respect of all countries equally, and that the law of a particular State is going beyond its province, when it attempts to burden such distinctions by legislative interference, and to insult their possessors by treating foreign degrees in any different manner from its own Academic distinctions. A university graduate is a university graduate all over the world, and whatever title is conferred on him by the university in which he takes his degree, he should be entitled to use it in whatever country he may be domiciled. It may be granted readily that all university distinctions are not of equal value, that some are greater, and some less than others : but it is not to the advantage of international comity that one country should insinuate that the degrees granted by the universities of another are of so worthless a character, that they deserve to be denied the right of existing by the side of its own. The proper criterion of a university's degrees is the opinion of the world, and when a State affects to question the character of the degrees of a foreign university, even within its own territories, it is, in my opinion, arrogating to itself a right it does not properly possess.

I admit that the reason why this principle is not so well recognised internationally, as it should be, is in some measure because the right to practise Medicine is attached to the possession of a medical degree. In many States it authorises the practice of Medicine among the subjects of that State: and I do not contend for a moment that a State is under any obligation to allow the holder of a foreign medical degree as far as practice is concerned to exercise the same rights within its territories, as the possessor of a similar degree granted by one of its own universities. That is altogether another matter. Where the practice of Medicine is concerned, it is a paramount obligation on a State to protect its subjects from the serious mischief likely to arise from the practice of incompetent pretenders, and where it has no control over the teaching of the university granting the degree, it cannot effectually do so. The recognition I claim for all universities, whether native or foreign, all over the world, is an honorary one, and I seek no more than a due recognition of the Academic title that accompanies the degree. Nothing to my mind can be more invidious from the international point of view, than to draw distinctions between foreign and native graduates of universities, when nothing more than the right to use honorary titles is concerned. It may perhaps be affirmed that the matter is more or less a social one, and of little pratical importance.

I cannot help thinking that to take this view of it is a grave mistake: as the good feeling between different nations is often more dependent on polite social observances in international relations than on far more pratical matters. An insult to an officer in the public service of one country, when resident in another, is sure to be deeply resented by his countrymen: so also, to insult a foreign graduate by making uncalled for reflections on his degree, is an insult to all the learned of his nation. Neither, in my opinion, does it make any difference, where the foreign graduate is as a matter of fact a subject of the country, where he resides.

Doubtless in every nation there is a lower stratum among the population, which would not be likely to show much regard for international ethics, and will usually consider every thing foreign, as necessarily inferior. No nation, however, can be held responsible for such an element, any more than it could be for its criminals, or lunatics. But it is of the utmost importance that the gouvernment of a State should be careful to avoid intrenching on the principles, that I have endeavoured to define : for another nation is justified in regarding its action, and policy, as the settled views of the people it rules, and international difficulties might easily be brought about. I cannot speak with any authority as to the position of foreign graduates on the continent of Europe, but I believe that where no right to practise Medicine is involved, both law and custom allow them to call themselves by their Academic titles. In England the same cannot be said. Although it has been customary there for foreign medical graduates to style themselves Doctors of Medicine, there have been persistent efforts to make it illegal. Only last year a Bill, known as the University Bill was before Parliament, which sought to draw a distinction between native and foreign degrees. It was proposed, but happilly without success, to fine any foreign graduate 40 s. who used his Academic title without rigorously defining its source. It is also a question at the present moment, which has not been fully decided, whether any foreign medical graduate, even if he be a lawfully registered medical practitioner, can style himself 'M. D. on the strength of a foreign degree, without rendering himself liable to a penalty of £ 10. I trust that when the Medical Acts in England are amended, as they probably soon will be, such injustice will be rendered impossible. In the meantime, much as I respect the institutions of my own country generally, I cannot but condemn the attitude taken by a foreign university, it is more often than not quite impossible to bring to justice a notorious quack.

It is only just, however, to draw attention to one matter, which perhaps affords some extenuation for the attitude I complain of : that is, the fact that during the last forty years considerable harm has been done to foreign university prestige in Great Britain by the wholesale importation into that country of bogus diplomas. These fraudulent degrees do not come from any of the continental States : their birth place is nearly all over the world, may respect the institutions of that land of freedom, the educated portion of that freedom, if it includes among its rights that of inundating Europe with fraudulent diplomas of Academic merit. No country is more interested in putting down frauds of this nature than the government of the United States itself.

for there are within its territories many universities deservedly comparable with the best in Europe, and the first, and greatest harm, done by the traffic in bogus degrees is to the learned institutions of the country permitting it. There can be no doubt that in England the prestige of American degrees has suffered considerably, owing to the numerous varieties of the bogus degree that have been exploited there during the last half century, making it difficult to tell the genuine from the false.

I contend then, that a natural obligation is imposed on all civilised nations to regulate the grating of degrees, and Academic distinctions within their territories : that all universities ought to be State chartered, and that none but such institutions should be allowed the right of granting degrees, or any diplomas that purport to be such. This obligation is mostly reconised throughout Europe, and also in some of the States of America. But unless it is universally recognised, a difficulty arises in maintaining the principle that it is the purport of this paper to advocate, that Medical equally with others. Degrees, are cosmopolitan, and ought to be recognised by all civilised countries : that international comity demands it, seeing that Science and Arts are the heritage, not of any particular nation, but of the whole human race.

RÉSOLUTIONS.

(1) Que toutes les distinctions et tous les titres accordés par les universités légitimes soient cosmopolites, et que toutes nations civilisées aient pour ces distinctions et ces titres divers les mêmes égards.

(2) Quoique chaque pays ait le droit d'ordonner comme il le juge convenable l'exercice de toutes les professions libres dans ses territoires, néanmoins, il est contre l'entente cordiale internationale qu'on punisse directement, ou indirectement, ceux qui portent les titres des universités étrangères. Dans les pays, où il n'est pas question du droit d'exercer la profession, on ne devrait pas distinguer entre les degrés des universités indigènes et les degrés des universités étrangères. Tous degrés devraient être égaux devant la loi.

(3) C'est le devoir de toute nation civilisée de supprimer les universités feintes, et de borner aux institutions autorisées le droit de donner les diplômes de médecins[1].

1. Communication déposée sur le bureau.

SUR LES ABUS DES CONSULTATIONS HOSPITALIERES GRATUITES A PARIS

par **M. G. VARIOT**,
de Paris,
Médecin de l'Hôpital des Enfants-Malades.

D'accord avec la majorité des membres du corps médical, je me suis élevé, il y a deux ans, contre les abus des consultations gratuites dans nos hôpitaux de Paris.

Sauf de rares exceptions et les cas d'urgence, les consultations hospitalières doivent être réservées aux pauvres et aux nécessiteux : si ces consultations sont envahies par des gens de la classe aisée, l'hôpital, qui est destiné aux malheureux, est faussé dans son fonctionnement et les médecins sont frustrés de la rémunération légitime qui leur est due pour leurs conseils et leurs soins. Malheureusement bien des influences s'exercent pour ouvrir trop largement la porte de nos hôpitaux : un publiciste n'a-t-il pas écrit que l'hôpital, de même que l'église, appartenait au riche comme au pauvre?

Dans les petites villes, l'hôpital reste l'asile respecté des pauvres : l'amour-propre, la crainte du ridicule, la dignité suffisent à éloigner les personnes aisées. Mais dans les grandes cités comme Paris, on n'est plus retenu par des considérations de ce genre ; on a l'espoir de passer inaperçu dans la multitude.

Il est donc nécessaire de prendre des mesures pour rappeler au public oublieux, que l'hôpital est une institution de bienfaisance qui doit fonctionner seulement en faveur des déshérités de la fortune. Je proposerai donc :

1° Qu'à la porte de chaque hôpital, au-dessous des tableaux, où sont inscrits les noms des médecins et leurs jours de consultation : on affiche en grosses lettres : *Les consultations sont réservées aux pauvres et aux nécessiteux* ; les écriteaux posés, sur notre demande, dans les salles d'attente sont trop peu visibles.

2° Que toute personne se présentant à la consultation hospitalière aille déclarer au bureau de l'établissement son nom et son domicile. Cette précaution est prise pour les malades hospitalisés, elle n'a donc rien de vexatoire et suffirait généralement à écarter les faux pauvres.

Je laisse à d'autres le soin de traiter des abus bien autrement graves de l'hospitalisation proprement dite et de rechercher les moyens d'y remédier.

SUR LES ABUS DE L'HOSPITALISATION ET DES CONSULTATIONS GRATUITES A PARIS

par M. Paul THIÉRY

Professeur agrégé à la Faculté de médecine, chirurgien des hôpitaux de Paris[1].

MESSIEURS,

Parmi les questions qui ont occupé dans ces derniers temps l'attention du Corps médical, le Syndicat des médecins de la Seine a pensé que l'abus sans cesse grandissant de l'hospitalisation à Paris était un sujet digne de retenir votre attention pendant quelques instants.

La crise médicale qui sévit actuellement, et dans laquelle sombrent beaucoup de nos malheureux confrères, les dépenses sans cesse croissantes de l'Assistance publique, et la nécessité de protéger le bien moral et matériel des pauvres, justifient suffisamment ce choix.

Déjà, d'ailleurs, le terrain était préparé non seulement par les doléances trop peu écoutées du Corps médical, mais encore par les publications de courageux confrères qui n'ont pas craint de dénoncer le mal d'où il vient, et ont tenté d'indiquer le remède qu'il était convenable de lui opposer.

De ce nombre, nous citerons :

Le *Rapport sur les consultations gratuites dans les hôpitaux*, de M. le D[r] DE BEURMANN, médecin des hôpitaux de Paris, inséré au Bulletin officiel du Synd. des méd. de la Seine, T. I, p. 52;

L'article du Dr QUERCY, publié dans la « France médicale » et reproduit dans le Bull. du Synd. des méd. de la Seine, T. I, p. 79;

Celui du Dr FISSIAUX, qui étudie surtout les polycliniques (Bull. du Synd. des méd. de la Seine, T. I, p. 25).

Le Dr FISSIAUX revient d'ailleurs sur le même sujet en intitulant son travail : *l'Hôpital aux indigents, et aux seuls indigents.*

Dans la « France médicale » (1892), le Dr CHEVALLEREAU, méd. de l'hôp. des Quinze-Vingts, signale les mêmes abus.

Le Dr BIMSENSTEIN (Bull. du Synd. des méd. de la Seine, T. III,

1. Étude présentée au Congrès de Médecine professionnelle de 1900 au nom d'une commission composée de MM. de Beurmann, Le Blond, Rotillon, Souligoux et Thiéry, rapporteur, nommée par le Syndicat des Médecins de la Seine.

p. 56), puis le Dr GOURICHON (Bull. du Synd. des méd. de la Seine, T. III, p. 57), enfin les Drs NOIR et GOURICHON (2e Congrès d'assistance tenu à Rouen en 1897), étudient encore cette question.

Nous trouvons de semblables constatations dans un rapport du Dr NAVARRE, conseiller municipal de Paris (Bull. du Synd. des méd. de la Seine, T. II, p. 18), et dans un autre de M. LYON-ALEMAND, son collègue.

C'est encore, comme méritant d'être particulièrement lus, les rapports de M. le Dr ALBERT LE BLOND, médecin de Saint-Lazare, intitulés :

1° « *Du contrôle à établir dans les hôpitaux, les cliniques et les dispensaires officiels* » (Travail présenté au Congrès national de Lyon, 1894) ;

2° « *Médecine et socialisme* » (Discours prononcé en 1895 au Synd. des méd. de la Seine) ;

3° « *L'Assistance publique, ce qu'elle est, et ce qu'elle devrait être* » (Discours prononcé à l'Assemblée générale du Synd. des méd. de la Seine, novembre 1896).

C'est enfin, de M. le Dr DORISON, un travail intitulé : « *Sur les consultations gratuites des hôpitaux* » (Bulletin de la Société médicale des Bureaux de bienfaisance, 1900).

Parmi les articles de la presse extra-médicale, signalons :

Ceux du « XIXe SIÈCLE » (voir Bull. du Synd. des méd. de la Seine, T. I, p. 183) ;

Et surtout les articles extrêmement nombreux, les uns favorables, les autres défavorables, qu'a suscités l'énergique protestation de notre collègue VARIOT contre le blâme à lui adressé par l'Assistance publique, à propos de sa prétention d'interdire ou de rendre difficile l'accès des consultations gratuites des hôpitaux aux malades aisés.

Parmi les articles favorables, citons :

Celui d'OLIVIER PAIN.

Celui de M. HENRI SECOND, dans l'*Événement*, d'où nous tirons l'extrait suivant :

« *L'administration de l'A. P. qui regarde à dix fois et exige un tas de formalités, de paperasseries vexatoires avant de donner deux sous de pain ou de bismuth à un malade réellement indigent est beaucoup moins avare du temps des médecins des hôpitaux. C'est que ce temps-là elle ne le paie pas, et que, suivant un errement stupide mais bien humain, elle l'estime le prix qu'il coûte. En conséquence, elle émet la singulière prétention que les médecins des hôpitaux se doivent indistinc-*

tement et également à toutes les personnes qui se présentent aux consultations externes des hôpitaux, même quand elles y seraient venues en voiture de maître..., etc.... »

Et parmi les articles hostiles, citons celui de MONTEUIL.

Ajoutons que ce n'est pas en France seulement que la gratuité des soins médicaux a soulevé des protestations indignées :

A l'assemblée générale de l'Union des syndicats médicaux de France, M. le Dr COMBY, méd. des hôp., signale les réclamations du corps médical à Édimbourg et à Londres et rapporte qu'à New-York 66 dispensaires de la ville ont assuré, en 1897 seulement, le traitement de 1 208 175 personnes!

Or, dans toutes les villes, en France comme à l'étranger, nous trouvons une même dualité d'intérêts : d'une part les médecins qui protestent contre l'abus de la gratuité sans contrôle dans les hôpitaux, d'autre part les municipalités qui, dans un but facile à comprendre, cherchent à fonctionnariser de plus en plus le service médical, sans compter les gouvernements qui, comme en Autriche, projettent de faire bénéficier les malades des classes aisées des réductions de prix dont jouissent les membres des Sociétés de secours mutuels.

Cette tendance se retrouve tout entière dans le rapport de M. ARMAND LEFÈVRE (conseiller municipal de Paris) qui ne craint pas de dire que, *quoi qu'on fasse, les soins médicaux deviendront gratuits au même titre que la distribution du pain... et que le temps n'est pas éloigné où tout médecin sera un fonctionnaire salarié de l'État.*

Enfin signalons nos propres communications à la Société médicale du VIe arrondissement (1898-1900) et notre article de la *Gazette des hôpitaux* (1898).

La question a fait en outre un pas important aux Congrès d'Assistance de Rouen et de Lyon, comme en témoignent les conclusions votées (Lyon, 27 juillet 1894) :

1° *Les établissements de bienfaisance ayant été créés en vue de secourir les indigents et les nécessiteux, en un mot tous les déshérités de la fortune, doivent fermer impitoyablement leurs portes aux faux pauvres.*

2° *Il convient d'établir un contrôle sérieux sur tous les individus qui viennent demander un secours à ces établissements, le contrôle actuel étant illusoire, puisqu'il permet l'hospitalisation de gens très aisés moyennant des prix dérisoires.*

3° *Comme corollaire, nous demanderons que les pouvoirs publics (Chambre des députés, Sénat) soient saisis d'un projet de loi contenant les articles suivants :*

A. L'hôpital est réservé aux indigents et aux personnes privées de ressources.

B. Quiconque, se trouvant dans une situation de fortune lui permettant de subvenir aux soins que nécessite son état de maladie aura eu recours aux établissements de bienfaisance, commet une contravention.

C. Quiconque — hormis le cas d'urgence — *aura commis cette contravention devra rembourser les frais qu'il aura occasionnés et sera passible en outre d'une amende de 5 à 15 fr.; en cas de récidive, il pourra être frappé d'une peine de 1 à 5 jours de prison.*

Toutefois dans les localités où l'initiative privée est impuissante à assurer un traitement convenable aux personnes ne figurant pas dans la catégorie ci-dessus visée, les établissements d'assistance pourront, par exception, créer des salles ou des chambres payantes.

Mais c'est en Angleterre que la question paraît le plus avancée, puisqu'une véritable Société, patronnée par les noms les plus illustres, s'est formée pour réprimer les abus de gratuité dans les hôpitaux.

Dans un travail extrêmement consciencieux de Sir lieutenant-colonel Montefiore, secrétaire de la SOCIÉTÉ D'ORGANISATION DE LA CHARITÉ du sous-comité médical de Londres, qui nous a été communiqué par notre ami M. Glover, l'auteur étudie successivement :

1° *Le préjudice causé aux malades gravement atteints par l'encombrement des hôpitaux par les malades atteints d'affections légères;*

2° *L'admission aux avantages offerts par les hôpitaux de malades aisés qui prennent peu à peu l'habitude de la mendicité;*

3° *L'obstacle apporté par l'abus des consultations gratuites à la création de polycliniques où les consultations et le traitement peuvent être obtenus moyennant un paiement périodique léger;*

4° *L'inégale répartition des malades entre les hôpitaux municipaux et les fondations privées, les uns empiétant sur le domaine des autres;*

5° *Le préjudice causé aux médecins dont la clientèle est peu fortunée par la création d'institutions gratuites et mi-payantes.*

Nous ajoutons que l'auteur est d'autant mieux placé pour apprécier l'abus des consultations et hospitalisations, que dans la seule cité de Londres, il estime que un million et demi de malades, c'est-à-dire un tiers de la population, ont été traités dans les consultations externes et les dispensaires en 1898.

Voici d'ailleurs les chiffres exacts relatifs à Londres en 1898 :

101 118 hospitalisations, 1 575 520 consultations, ayant nécessité un budget de 858 426 livres, soit 21 460 650 francs, auxquels il faudrait ajouter encore la Charité médicale exercée par les « Clubs médicaux » annexés aux Sociétés de prévoyance.

PREMIÈRE PARTIE

Causes de la crise actuelle. — La crise médicale qu'une statistique récente faisait connaître dans des détails insoupçonnés jusqu'alors et d'après laquelle la moitié des médecins de Paris arrivaient à peine à subvenir à leurs besoins, reconnaît plusieurs facteurs :

1° La diffusion extraordinaire des connaissances médicales par des prospectus, publications, livres de vulgarisation, etc., qui fait que sans avoir jamais étudié tout le monde est médecin ;

2° L'exercice illégal de la médecine par les charlatans, magnétiseurs, masseurs, herboristes, sages-femmes, pharmaciens, etc. ;

3° Les progrès de l'hygiène dont nous ne devons, certes, que nous applaudir, et qui ont supprimé les grandes épidémies et les contagions diverses ;

4° L'ouverture de nombreuses Cliniques gratuites, consultations et hospitalisations des Hôpitaux, qui, primitivement réservées à l'exercice de la charité, sont devenues un des refuges de la clientèle aisée.

De toutes ces causes, la dernière seule, conformément aux vœux du Syndicat, nous occupera, et si, en acceptant les fonctions de rapporteur, nous ne nous sommes pas dissimulé la délicatesse et les difficultés de la tâche, les susceptibilités que cette étude peut éveiller, nous avons pensé tout d'abord que c'était faire œuvre de moralité que de traiter devant vous un sujet où se trouvent à la fois réunis les intérêts d'une profession aussi élevée que la nôtre, et ceux de la population pauvre, et de la partie la plus intéressante de cette population, je veux dire de ceux dont la souffrance accroît encore la pauvreté, et dont les intérêts deviennent dès lors sacrés : ces intérêts ne doivent-ils pas être protégés par ceux-là même qui sont les premiers à pouvoir les défendre?

C'est au Corps médical, trop souvent méconnu par les groupements administratifs, d'affirmer et de démontrer que toujours prêt à se sacrifier quand il s'agit des pauvres, il refuse de souffrir une exploitation qui compromet, avec ses intérêts, les deniers toujours trop rares de l'Assistance.

En défendant cette cause, nous avons donc un double but que nous ne voulons pas nier : le premier, qui n'intéresse que nous, et qui, de ce fait, ne saurait avoir grand écho en dehors de notre corporation, celui de défendre nos droits et nos intérêts ; le second, celui de faire œuvre de justice et de charité en réservant notre temps, nos soins et l'argent des contribuables à ceux-là seuls qui en sont dignes, c'est-à-dire aux indigents qui ne cherchent pas à tirer profit des difficultés que l'hospitalisation équitable peut rencontrer dans la pratique.

Nous nous proposons donc de jeter un coup d'œil sur les abus de l'Assistance médicale gratuite, et d'étudier ensuite les conditions et réformes nécessaires pour empêcher ces abus et protéger du même coup les intérêts de nos confrères et ceux des pauvres.

Qu'est-ce qu'un indigent? — Une des plus grandes difficultés qui se présentent en pratique est d'établir nettement ce qu'on doit entendre par « Indigent », et si la question peut être assez facile à résoudre en ce qui concerne les Hôpitaux de province, il n'en est pas de même à Paris, car à côté de la classe des indigents proprement dits, c'est-à-dire de ceux qui pour la plupart sont inscrits aux Bureaux de bienfaisance et sur lesquels aucune hésitation n'est possible, et des gens fortunés sur lesquels le doute n'existe pas davantage, il existe une catégorie moyenne, qui comprend les nécessiteux, es ouvriers et les gens de condition médiocre, petits employés, etc.

Il n'est pas douteux qu'à Paris, bon nombre de petits employés se trouvent, par suite de la modicité de leurs salaires, dans des conditions pécuniaires inférieures même à celles des ouvriers.

C'est dans cet esprit que nous avons pensé, d'accord avec l'Assistance publique, que l'affiche apposée dans les consultations devait réserver les soins gratuits de l'Hôpital non seulement aux indigents proprement dits, *mais aux malades de la classe nécessiteuse.*

Il y a deux façons de résoudre la question, suivant que l'on apporte une large bienveillance à l'examen des faits, ou, au contraire, qu'on n'envisage que l'intérêt professionnel strict.

— Nous pensons donc qu'il serait raisonnable (car il y a déjà assez à faire contre les consultants dont la situation ne saurait donner lieu à aucun doute) de rester très larges dans notre appréciation, pour mettre le bon droit de notre côté et répondre au caractère élevé qu'on s'accorde à reconnaître à notre profession.

Pour ce faire, on peut ne refuser l'accès de l'Hôpital, soit pour les consultations, soit pour l'hospitalisation, qu'aux malades riches, aux malades aisés, et à ceux de condition moyenne, tout en y admettant les indigents, les nécessiteux, voire même les médiocres.

Il est d'ailleurs évident qu'un départ doit être fait entre la simple consultation qui n'exige pas du patient un sacrifice élevé, et l'hospitalisation, qui suppose toujours en médecine des soins continus qui deviennent onéreux par leur durée et leur répétition, en chirurgie des pansements, des opérations qui peuvent représenter une dépense notable.

En ce qui concerne la consultation nous demandons une certaine rigueur, même à l'égard des *médiocres*, parce que trop souvent nous voyons ces malades, indigents en ce qui concerne les soins médicaux, ne plus l'être lorsqu'il s'agit des besoins, on pourrait même dire du luxe de la vie ordinaire, et la campagne menée par de nombreux médecins des Hôpitaux, et notre collègue Jacquet en particulier, contre l'alcoolisme de la classe ouvrière, nous montre bien nettement que le même malade, qui s'appuie sur son état de travailleur pour exiger des soins gratuits, porte trop facilement son salaire ou ses économies chez le marchand de vins, et en abuse pour ses plaisirs. Un tel malade ne peut être réputé absolument indigent, si l'avance qu'il fait souvent pour compromettre sa santé dépasse, comme c'est l'habitude, une notable partie de son salaire.

Où serait donc le mal quand l'ouvrier, prévenu qu'il ne pourrait trouver à l'hôpital des soins gratuits qu'autant que son médecin se reconnaîtrait incompétent, économiserait en vue du chômage par maladie l'argent qu'il dépense si facilement à son plus grand détriment? Certains ne craindraient pas de dire qu'il y aurait même là un excellent moyen prophylactique contre l'alcoolisme.

Et il ne faut pas oublier que la clientèle de beaucoup de nos confrères n'est, en réalité, composée que de cette catégorie de malades. Les honoraires de ces médecins étant en général extrêmement réduits, en raison de la situation de fortune de leur clientèle, on ne peut les en dépouiller au profit de l'hôpital. D'ailleurs, si le cas devient sérieux, surtout s'il rentre dans le domaine de la chirurgie, ces confrères ne sont-ils pas les premiers à demander l'hospitalisation?

Les diverses Sociétés médicales qui s'occupent d'intérêts professionnels se sont, dans ces derniers temps, émues de l'admission dans les hôpitaux des ouvriers qui sont *victimes d'un accident de travail*, et font remarquer, non sans raison, que les patrons étant responsables des soins nécessités par ce genre d'accidents, l'ouvrier cesse dans ce cas d'être un nécessiteux et rentre dans la classe des malades de condition médiocre qui peuvent honorer leur médecin jusqu'à concurrence d'une certaine somme. Nous partageons absolument cet avis, d'autant que non seulement l'intérêt des ouvriers se trouve de toute façon sauvegardé, mais aussi celui des patrons, tous ayant été obligés, à la suite de la nouvelle loi, de déléguer leurs charges à des Sociétés d'assurances en général fort riches, et qui n'exigent pas des versements élevés relativement aux risques courus.

C'est, en passant, une occasion de recommander aux médecins de faire leur police eux-mêmes et de n'adresser leurs malades à l'hôpital (consultation ou hospitalisation) que munis d'une introduction qui constate dûment, auprès de l'assistant ou du chef de service, l'état d'indigence et l'urgence de l'hospitalisation.

Mais si l'hospitalisation de ces classes moyennes peut élever quelques doutes, il faut se montrer très rigoureux à l'égard des petits commerçants, boutiquiers, etc., qui n'hésitent pas à frustrer leur médecin de ses honoraires en se faisant héberger au détriment des pauvres. (M. Le Blond avait proposé que toute personne ayant un loyer de plus de 1000 francs, à Paris, ou payant patente, ne puisse avoir droit au service des hôpitaux : cette proposition, dans sa modération, nous paraît fort acceptable.) C'est cette catégorie de malades qui offre le plus souvent l'exemple d'abus criants, soit que le malade se rende directement à l'hôpital, soit, comme nous l'avons vu souvent, qu'il menace son médecin d'y entrer, pour obtenir une diminution exagérée des honoraires.

En résumé, *les indigents, les nécessiteux* (parmi lesquels les ouvriers, quand ils ne sont pas victimes d'un accident du travail), *la plupart des petits employés*, si nous voulons être larges, *doivent pouvoir à Paris réclamer le bénéfice de l'hospitalisation; — les commerçants, les riches, doivent en être exclus.*

En ce qui concerne la consultation externe, les mêmes catégories peuvent y être admises, avec cette réserve que les petits employés doivent bénéficier d'une lettre d'introduction d'un médecin de la ville. Les commerçants patentés ne sauraient y avoir droit, et l'inscription au registre des patentes est un des éléments que devraient surtout rechercher les commissaires enquêteurs de quartier, que propose M. Le Blond dans une communication que nous avons déjà signalée et sur laquelle nous reviendrons plus loin. (*Voir page* 176.)

Il est bien évident aussi qu'en ce qui concerne les soins donnés à un ouvrier blessé au service d'un patron, les domestiques soignés au compte de leur maître, les médecins devraient toujours consentir à celui-ci un tarif réduit. Mais cette question est déjà réglée, et par les précédents judiciaires, et par l'unanimité des Sociétés médicales, sous le nom de « *Tarifs ouvriers* ».

Que si l'on nous trouve trop sévères, car il ne faut pas oublier, qu'ignorante de la situation faite actuellement aux médecins, la presse et l'opinion publique seront trop souvent contre nous dans nos revendications, on ne sera pas étonné d'apprendre que des ouvriers ou des employés de magasin atteignent un salaire de 8 et 10 francs par jour;

que dans certaines professions, celles précisément qui exigent le moins de représentation (parqueteurs, porteurs aux Halles, etc.), ce salaire peut dépasser 12 francs et même atteindre 15 francs et plus. Nous ne parlons pas des ouvriers d'élite. les plus dignes peut-être d'intérêt, qui par leur conduite et leur économie ignorent le chômage et l'alcoolisme : ils deviennent tous petits patrons, et bien des médecins pourraient envier cette situation....

Il ne faut pas s'imaginer, d'ailleurs, comme l'ont très bien dit ceux qui avant nous se sont occupés de cette question, que le *droit* de l'ouvrier ou de l'employé à l'assistance en cas de maladie soit une chose très désirable : l'imprévoyance. l'alcoolisme et la débauche en sont au contraire souvent le résultat. lorsque le travailleur n'a plus à redouter les risques de chômage par maladie — et les conséquences de cette prime à l'imprévoyance peuvent être beaucoup plus sérieuses encore.

D'ailleurs, les institutions de prévoyance pour l'ouvrier, dont le nombre s'est accru dans ces derniers temps dans des proportions inaccoutumées, devraient avoir pour conséquence de diminuer les charges de l'Assistance publique. Et cependant, en pratique, nous voyons qu'il n'en est rien. soit que ces mêmes Sociétés diminuent leurs débours en poussant les malades à l'hospitalisation, soit que ces malades. comme plusieurs d'entre eux nous en ont fait la confession, trouvent dans l'hospitalisation une ingénieuse combinaison pour s'éviter les frais d'entretien journalier et toucher cependant les primes que leur vaut le chômage par maladie. Il est une fois de plus regrettable que la politique ne permette pas à ceux qui ont pour mission de sauvegarder les deniers d'une ville et de l'État d'envisager les faits sous la même incidence sans compromettre le résultat des futures élections — et les théories collectivistes ne laissent pas espérer de sitôt d'utiles modifications dans ce sens.

Exemples d'hospitalisation abusive. — Il n'est guère besoin de signaler individuellement les nombreux exemples, qui s'offrent à l'observation quotidienne des médecins et des chirurgiens des hôpitaux, d'abus évidents de l'assistance médicale gratuite.

Dans le travail de M. Le Blond, déjà plusieurs fois cité, on en trouvera de tout à fait typiques et qui montrent bien jusqu'à quel point certains malades fortunés ne craignent pas de pousser le cynisme et l'oubli de tout amour-propre.

En ce qui nous concerne personnellement, nous pouvons dire qu'aucune de nos consultations ne se passe à l'hôpital sans que 8 à 10 de nos malades ne puissent facilement rémunérer un médecin. Mais parmi ceux-là, il en est qui dépassent vraiment toute mesure. Faut-il citer :

Ce négociant de Philippeville qui amène tous les jours en voiture sa fille à l'hôpital (Charité) pour y dérober les soins que nécessite une coxalgie.

— Ce jockey (rue de P., 50) qui de son aveu même gagne 25 000 francs par an, et vient consulter pour une entorse à la Pitié.

— Cette femme qui nous avoue venir d'Amérique en France pour consulter, et qui vient échouer à la consultation gratuite de la Pitié.

— Ce caissier d'une grande maison de commerce, dont les émoluments dépassent 20 000 francs sans compter ses parts bénéficiaires et qui s'étonne qu'à la consultation gratuite de l'Hôtel-Dieu, on ne l'ait pas fait passer le premier.

L'Exposition actuelle nous permet de faire en ce moment une curieuse statistique sur les nombreux provinciaux qui, venus à Paris pour se divertir, « *en profitent* » pour consulter... à l'hôpital! Depuis deux mois leur nombre s'accroît chaque jour à notre consultation.

Et dans la classe des hospitalisations nous signalerons :

— Cette femme d'un colonel bulgare qui, envoyée par son mari pour se faire opérer dans une maison de santé à Paris, trouve très naturel de dépenser dans les magasins la somme réservée aux honoraires, se fait laparotomiser par moi à l'hôpital Saint-Louis, et disparaît sans avoir versé à l'Assistance publique les 250 francs qui représentent ses frais de séjour.

— Cette jeune femme qui, venue de Russie se faire opérer à l'hôpital Saint-Louis, va achever de rétablir sa santé en Italie avant de retourner se fixer en Russie.

— Cette chanteuse russe qui, *fort bien appointée*, demande d'être opérée gratuitement chez elle! (*sic*), *ou se verra dans l'obligation d'entrer à l'hôpital*.

— Cette marchande de meubles qui, éconduite de la consultation de l'hôpital où elle voulait entrer, se fait opérer chez elle pour un adénome du sein par un médecin qu'elle peut rétribuer largement.

— Ce fils d'un auteur dramatique des plus connus qui, opéré dans une maison de santé, non seulement oublie de rémunérer son chirurgien, mais vient ensuite le consulter à l'hôpital, bien que son père jouisse d'une situation des plus aisées en ville et à la campagne, où il possède une propriété.

— Cette dame qui, éconduite de l'hôpital, verse 400 francs à son médecin pour application d'un appareil plâtré nécessité par une fracture du radius.

— Cette grande modiste de la rue de la P. qui, pour une laparotomie, vient aussi réclamer les soins de l'hôpital.

Ce riche industriel qui fait entrer sa fille à l'hôpital pour la faire opérer d'une hernie crurale droite et qui se scandalise à l'idée qu'on l'ait fait passer de sa chambre dans la salle commune au profit d'une autre malade, dont le délire et l'agonie troublaient le repos de ses voisines.

Ces hommes politiques, ces acteurs célèbres, ces auteurs dramatiques, qui, peut-être faute d'un argent qu'ils n'ont pas su économiser, ne craignent pas, tout en se lamentant sur la situation précaire des indigents et nécessiteux, de prendre à un indigent le lit qu'il aurait dû occuper.

— Citons encore Mme B., femme d'un grand expéditeur de fruits, gibiers, œufs et primeurs du Lot, atteinte de salpingite. Son mari, en raison de ses nombreux voyages à Paris et de ses relations aux Halles, se vante de connaître « *tous les trucs* ». Il amène sa femme à Paris, la fait opérer à l'Hôtel-Dieu, et rentré chez lui déclare « *urbi et orbi* » que les malades devraient toujours se faire opérer à l'hôpital où les soins sont excellents, et où, pour 5 francs par jour, tout est fourni aux malades, etc., etc., etc.

C'est à dessein que nous ne mentionnons pas de cas plus nombreux, bien qu'ils soient légion, et si nous en avons cité quelques-uns c'est simplement à titre de documents pour convaincre les personnes étrangères à notre art qui seraient tentées de consulter ce rapport.

Il suffirait d'ailleurs de compulser les registres d'entrée de la Maison Dubois, où plus de 25 pour 100 des malades sont dans une situation de fortune des plus aisées, et bien souvent des plus larges. Des articles antérieurs de la *Gazette des Hôpitaux* (1898) nous ont largement édifiés à ce sujet.

Il faut le dire aussi, l'exemple de ces sortes de choses est contagieux, et tout malade admis indûment à l'hôpital se multiplie par le nombre de *ceux qu'il y envoie* ultérieurement, suivant l'éternel principe qu'ils seraient bien sots d'acquitter des honoraires, quand leur situation de contribuable leur permet d'user (ils le croient du moins) de l'Assistance publique.

Nous possédons plusieurs lettres de médecins dans la région desquels il ne se fait plus une opération depuis qu'une malade très riche, opérée à l'hôpital, a enseigné aux autres malades le chemin des établissements hospitaliers de Paris et va même jusqu'à tirer vanité du « *bon tour* » qu'elle a joué à son médecin qui se proposait de l'opérer. (*Lettre du Dr F.*, 1898.)

Nous avons encore en mémoire les doléances de plusieurs chirurgiens des hôpitaux de la Maison Dubois, qui voyaient trop souvent apparaître dans leur service les malades qu'ils devaient opérer en ville, alors même que les honoraires d'opération étaient convenus et acceptés de part et d'autre, et à l'heure où j'écris ces lignes une de mes malades, qui n'est certes pas indigente ni nécessiteuse, est admise dans le même hôpital pour s'épargner les frais d'une intervention peu importante.

D'ailleurs l'exploitation de la charité ne se borne pas aux seuls hôpitaux, et nous nous rappelons avoir lu dans un article intitulé *Souvenirs d'un médecin du Bureau de bienfaisance* des détails vraiment inimaginables : « *J'ai été appelé, en trois ans, 557 fois pour des personnes qui n'avaient absolument rien.... J'ai connu un ménage où l'huile de foie de morue que je prescrivais pour les enfants servait pour l'éclairage; on a cessé de me faire appeler le jour où je l'ai prescrite créosotée, parce qu'alors elle répandait une odeur insupportable. Bien des individus qui ne sont pas malades font cependant appeler le médecin uniquement pour avoir un secours en argent de la mairie ou d'une Société philanthropique quelconque. Cet expédient réussit très souvent.* » L'auteur donne quantité de détails qui prouvent que des enquêtes des visiteurs et visiteuses de l'Assistance publique plus sérieusement faites déjoueraient bien des fraudes et éviteraient des visites inutiles aux médecins.

En ce qui concerne les accouchements, 18000 (probablement plus, d'après M. le Dr Napias lui-même) se font chaque année aux frais de l'Assistance publique : 8000 dans les maternités et 10000 chez les sages-femmes. Or, il y a environ 50000 naissances à Paris, et il faudrait par suite admettre que plus d'un tiers des familles seraient indigentes ou nécessiteuses au point d'avoir droit à l'Assistance médicale gratuite ! N'est-il pas plus simple de voir là encore, comme partout, le bien des pauvres spolié par des gens peu scrupuleux qui n'y ont pas droit?

Nous terminerons là ces considérations, bien convaincu qu'elles sont superflues puisque chaque discussion sur ce sujet dans les Sociétés médicales amène la déclaration de faits multiples, tous plus édifiants les uns que les autres : *tous immoraux aussi puisqu'ils spolient le bien des pauvres, souvent versé par de généreux donateurs qui lui assignent dans leur volonté une tout autre destination.*

De l'envoi des malades a l'hopital. — S'il est certains chefs de service qui accordent trop librement l'entrée de leurs salles à des malades notoirement non indigents, voire même à des malades qui sont venus à grands frais de province, pour se faire opérer ou pour une simple consultation — et de ce fait semblent manquer aux règles de bonne confraternité — il n'est que juste de ne pas leur en attribuer exclusivement toute la responsabilité.

Trop souvent, en effet, ces malades se présentent à l'hôpital porteurs d'une *lettre d'introduction* de leur médecin qui leur en facilite l'accès. Et, en faisant un retour sur vous-même, il en est probablement peu d'entre vous qui ne soient tombés dans cette faute. Dernièrement encore, m'entretenant de ce sujet avec un de nos confrères de la ville des plus distingués et qui, par ses paroles et ses écrits, a pris une notable part à la défense de nos intérêts professionnels, je recevais de lui la confidence que dans plusieurs cas, alors qu'il s'agissait de malades aisés, il n'avait su résister aux sollicitations qui lui étaient faites et qu'il avait ainsi adressé à l'hôpital des malades fortunés qui, après avoir suivi ses soins, pouvaient facilement supporter une consultation de médecins ou de chirurgiens des hôpitaux. Dans ce cas alors la conduite du médecin d'hôpital devient singulièrement délicate : ou bien il donne la consultation et admet le malade, — et de ce fait va à l'encontre du but que nous poursuivons — ou bien il refuse net d'intervenir (cas plus rare) et il semble alors méconnaître les traditions de bonne cordialité qui doivent exister entre nous. Bien souvent aussi, le malade ne manque pas de confondre dans un même dépit et le médecin qui l'a envoyé et le chirurgien qui a refusé de le recevoir : c'est donc une faute qu'il y a lieu d'éviter.

Je sais bien que bon nombre de ces recommandations sont purement platoniques et que notre confrère de la ville ne se les est laissé arracher que pour éviter des importunités et des doléances. Mais il est fort difficile de faire une distinction entre les cas où réellement le médecin habituel sollicite un avis et ceux où il serait désireux que cet avis ne fût pas donné. Si l'on veut arriver à un résultat, il serait nécessaire que le médecin traitant eût le courage de refuser une lettre d'introduction en faisant comprendre au malade ce que cela a d'irrégulier et parfois d'inconvenant, quels que soient les inconvénients qui peuvent en découler pour lui.

Ces cas ne constituent pas, comme on pourrait le croire, une exception, et tous les jours le médecin d'hôpital en peut observer des exemples. Le mieux qu'il puisse faire est donc d'accorder un conseil ou des soins au malade *qui lui est présenté*, et de le renvoyer à son médecin habituel pour le traitement consécutif.

De ce côté les médecins peuvent beaucoup pour éviter des abus, et ils doivent comprendre qu'il faut restreindre au minimum ce genre de recommandations : trop souvent le malade venu sur l'avis de son médecin sera satisfait des soins qui lui auront été donnés à l'hôpital, et, comme ils sont gratuits, il tendra à s'y présenter spontanément dans une autre occurrence sans même prendre l'avis préalable de son médecin ordinaire : ne lui apprenez donc pas le chemin de l'hôpital, qu'il a déjà bien assez de tendances à trouver tout seul !

Ceci revient à dire que le médecin de la ville doit étendre sa pratique : qu'une incision de panaris, qu'un ongle incarné, ne doivent pas présenter pour lui de difficultés insurmontables puisque la plupart du temps ces malades *sont confiés à un externe ou même à un débutant*. Cette dernière constatation que peut faire le malade ne peut qu'être préjudiciable au médecin et, même dans le cas où la rémunération qu'il obtiendrait d'une semblable intervention ne lui paraîtrait pas suffisante, il serait de son intérêt bien compris d'opérer quand même, pour retenir en dehors de l'hôpital des malades qui auraient quelque propension à s'y faire soigner.

Tous les cas de petite chirurgie rentrent dans cet ordre d'idées, et il n'est guère que les interventions de chirurgie proprement dite qui peuvent faire exception. Mais alors encore, une entente serait désirable, si le médecin spécifiait bien que le malade, dans l'impossibilité de se faire opérer chez lui, pourra être renvoyé lorsque les soins à donner seront devenus sommaires.

Il est peu de chefs de service qui n'accepteraient cette solution, laquelle leur permettrait de ne pas garder trop longtemps dans leurs salles un malade trop nécessiteux pour pouvoir faire face aux frais d'une grande intervention, mais assez fortuné pour confier à son médecin les soins consécutifs. Dès lors l'hospitalisation serait réduite au temps pendant lequel le malade n'est pas transportable, et l'Assistance publique, dont le but est de soigner le plus de malades possible dans le minimum de temps, ne pourrait qu'être satisfaite de cette combinaison.

Multiplicité des consultations gratuites. — La multiplicité des consultations et leur réorganisation en services distincts, qui leur a acquis un bon renom, n'est pas sans favoriser leur envahissement par les malades aisés. Il est sans doute fort louable de mettre par tous les moyens possibles à la portée du malade les soins éclairés du personnel hospitalier et nous ne pouvons que nous associer à l'opinion émise par M. LE PROFESSEUR FOURNIER, lorsqu'il faisait observer les inconvénients, l'inconvenance même des consultations spéciales en public, telles qu'elles sont pratiquées actuellement. Comme il le disait si justement : *leur nombre, leur mode, leur lieu et leur heure doivent être modifiés en faveur de la commodité des consultants*. Il en est de même des consultations spéciales pour l'oculistique, otologie, laryngologie, etc., que M. le directeur de l'Assistance publique projette de disséminer dans les divers arrondissements de Paris.

Mais, comme nous le demandons justement aussi, il est bien entendu que tous ces sacrifices du corps médical seront faits *en faveur des seuls indigents*, et il est urgent que le règlement soit d'autant plus sévère que l'organisation de ces consultations élaborée par leur promoteur sera plus parfaite, comme tout le fait prévoir. Car il est à craindre que le public le plus intelligent, et c'est justement celui des classes les plus élevées, soit le premier à tenter de profiter des avantages que cette organisation ne manquera pas d'offrir.

CONSULTATIONS DU DIMANCHE. — Ceci m'amène à considérer les résultats des consultations que, sur la proposition du Conseil municipal sans doute, l'Assistance publique a établies dans les hôpitaux le dimanche et les jours de fêtes.

Cette innovation, fondée sur le chômage qu'éprouvera l'ouvrier obligé de venir consulter en semaine, est des plus louables : mais il serait intéressant de connaître la statistique de ces consultations.

Pour ma part, je puis dire que, malgré les affiches répandues à profusion, et que depuis ce temps les malades ont eu le loisir de lire, ces consultations du dimanche *sont absolument désertées* par l'ouvrier : *cinq malades*, en moyenne, pour 58 consulations du dimanche, voilà les chiffres que j'ai relevés sur mes registres. Par contre, je dois dire que les consultations du lundi et du mardi sont très chargées (exactement 50 malades sur une moyenne de 57 consultations) et que l'ouvrier semble préférer une journée de chômage (d'ailleurs couverte par l'assurance) nécessitée par une consultation, à la perte de quelques heures de flânerie du dimanche pour le même motif.

Ces idées philanthropiques, excellentes en théorie, n'ont donc pas toujours le résultat que l'on peut attendre, et c'est encore une raison de plus pour ne pas habituer le malade de condition médiocre à trop d'imprévoyance en chargeant la Société de prévoir pour lui les jours et les frais de maladie.

D'ailleurs, il faut bien le remarquer, *l'affluence des malades à une consultation accroît toujours la durée de l'attente des consultants et leur porte de ce fait un préjudice certain* : c'est donc un nouveau motif pour éviter qu'en encombrant les consultations de leur toujours plus méticuleuse personne les malades aisés imposent au travailleur une perte de temps plus prolongée.

Suppression de la maison Dubois. — Parmi les institutions de l'Assistance publique qui font le plus grand tort à notre profession, tout en grevant lourdement le budget des pauvres, nous devons surtout signaler l'hôpital Dubois, dite « Maison municipale de santé ».

Je ne suis d'ailleurs pas le premier à m'élever contre cette institution, et non seulement les Sociétés médicales professionnelles, mais encore mes collègues des hôpitaux ont montré à différentes reprises combien les abus dans cet hôpital étaient flagrants : c'est la véritable Delenda Carthago, car tout dans cet hôpital, depuis le titre jusqu'à sa gestion administrative, y est absolument révoltant.

Il ne vient à l'idée d'aucun malade qu'une « Maison municipale de santé » puisse n'être autre chose qu'un hôpital déguisé d'un titre pompeux, et qu'en y payant une pension de 6 francs par jour, ils ne profitent quand même, en même temps que de la gratuité des soins médicaux, des libéralités que la Ville de Paris offre aux indigents.

D'ailleurs, il faut bien le dire, l'administration *n'a rien fait*, au contraire, pour éviter cette équivoque : à l'hôpital Dubois sont admis les malades de la plus haute société, dont les revenus se chiffrent par dizaines de mille francs; ils y trouvent des chambres séparées, un personnel nombreux, des soins de chirurgiens et de médecins éclairés pour une rétribution infime, et cependant n'ont ou ne croient avoir aucun de ces petits inconvénients qui écartent de l'hôpital les malades aisés ayant un reste de pudeur, et nous pourrions citer tel chirurgien des hôpitaux qui a vu sa clientèle sensiblement diminuer pendant l'année où il était attaché à la Maison municipale de santé et retrouver dans son service où il devait les opérer gratuitement bon nombre des malades qui avaient accepté les conditions d'une opération en ville; ce fait que nous avons déjà signalé est trop caractéristique pour ne pas être mentionné à nouveau dans ce chapitre.

Tout est, d'ailleurs, démoralisateur à la maison Dubois : les surveillantes, *qui ne portent pas*, nous ne savons pourquoi, *la tenue des surveillantes ordinaires des hôpitaux*, qui sont jeunes, pour la plupart, et jolies souvent, — les infirmières, dont le nombre *égale et surpasse souvent celui des malades*, les offres de gratification constamment faites par des malades aisés, et qui aboutissent fatalement à détourner le personnel secondaire de ses devoirs. Parmi mille autres faits semblables, je pourrais citer une surveillante qui, le jour de son entrée à l'hôpital, reçut de la part d'un malade l'offre d'une gratification de 100 francs. destinés à encourager sa ponctualité et son exactitude; je dois ajouter qu'elle les refusa. mais combien sont tentées et finissent par réserver leur temps et leurs soins à ceux qui versent constamment de larges libéralités, — au détriment de ceux qui ne peuvent le faire. Le nécessiteux qui échoue à l'hôpital Dubois en fait la pénible expérience.

Des exemples douloureux, fort heureusement déjà anciens, nous montrent que le personnel médical lui-même est trop souvent l'objet de ces tentatives de corruption, et le cas n'est pas rare de malades qui font miroiter aux yeux des élèves qui les soignent l'espoir de la continuation extra-hospitalière de soins consécutifs à une opération dont ils ont su éviter adroitement les frais.

La modicité même du prix de journée engage des malades étrangers à la Ville de Paris, et qui n'ont aucune affection sérieuse, à se faire héberger à *cet hôtel* de l'Assistance, mieux aménagé et moins dispendieux qu'un hôtel privé, même de deuxième ordre, et je puis citer un commis voyageur. atteint de troubles cardiaques, qui, prévoyant quelque jour une alerte, ne manque pas d'y descendre lors de ses séjours à Paris. J'étonnerai même sans doute plus d'un lecteur en disant que le chef de service n'a sur ses malades *ni le droit d'admission ni le droit d'exeat*, et que, même reconnu guéri, le malade peut séjourner à l'hôpital Dubois encore que son traitement soit reconnu terminé par le médecin ou le chirurgien de l'établissement.

Ils y trouvent, a-t-on dit, bons soins, bons soupers, bon gîte... et le reste, et, sans aller jusqu'à accepter comme une règle cette malice finale, nous ne savons que trop que les divers termes de cette vie facile s'y trouvent réunis.

Ce n'est donc pas une œuvre d'assistance. Voyons d'autre part si cet hôpital peut être une source de bénéfices pour la Ville.

Ce n'est certes pas le cas, car, si les médecins et chirurgiens sont frustrés des honoraires auxquels la clientèle toute spéciale de l'hôpital Dubois leur donnerait droit, les deniers de l'Assistance y sont encore dilapidés. et par une mauvaise gestion. et par la taxe insuffisante du prix de journée.

Qu'on n'oublie pas que dans nos hôpitaux parisiens une infirmière a souvent 15 et 20 malades en chirurgie et beaucoup plus en médecine à soigner, — qu'à Dubois nous avons pu constater que le nombre du personnel égalait et surpassait souvent celui des malades et que ces malades, si rebelles à rémunérer les soins de leur médecin, n'hésitaient pas à s'assurer les bons soins du personnel subalterne par des versements excessifs et contraires aux règlements.

Comme on verra d'autre part que nous n'admettons pas les soins rétribués par les malades des hôpitaux aux médecins et chirurgiens, nous sommes obligés d'en conclure qu'un hôpital qui ne reçoit que les malades aisés, et qui a présenté en une seule année (1891) un déficit de plus de 112400 francs, ne constitue en aucune façon une œuvre d'assistance aux nécessiteux, et n'a, par conséquent, aucune espèce de raison d'être puisqu'elle fait tort à la fois au corps médical et au denier des pauvres, pour ne profiter qu'à la catégorie de ceux qui veulent exploiter l'Assistance publique sous couleur de lui venir en aide.

Dans les villes comme Paris, où il existe des maisons de santé privées de plusieurs ordres, et dont les conditions varient d'un prix très modique à une somme élevée, la Maison municipale de santé n'a plus même un prétexte d'existence. NOUS DEVONS DONC DEMANDER SA SUPPRESSION OU SA DÉSAFFECTATION. C'est cette solution inévitable qu'a comprise le Conseil supérieur d'assistance publique lorsqu'il proposait *la suppression des maisons de santé municipales dans les villes où il existe des établissements privés de ce genre.*

Si l'on voulait dire toute la vérité, on pourrait ne pas s'en tenir à la seule critique de la maison Dubois (comme nous désirons cependant le faire), car bien des maisons de retraite reçoivent également des pensionnaires qui, sans être dans une situation brillante, ne peuvent cependant être considérés comme des indigents. Mais, comme il s'agit surtout de vieillards, nous sortons ici du domaine médical proprement dit pour entrer dans une question d'assistance pure, et la discussion pourrait d'ailleurs se heurter à des considérations de legs philanthropiques, etc., qui nous entraîneraient loin de notre sujet.

Nous ferons cependant remarquer en passant qu'ici encore l'Assistance publique est en perte et que, si elle savait répartir entre les ménages d'invalides et de vieillards les sommes colossales qu'elle dépense à leur entretien, elle amoindrirait sans doute son prestige et son importance, mais augmenterait dans des proportions considérables les services rendus.

DEUXIÈME PARTIE

ENQUÊTE SUR LES VILLES DE PROVINCE ET DE L'ÉTRANGER

Afin de nous documenter sur ce qui se passe dans les villes de province, nous avons cru utile d'adresser le questionnaire ci-dessous au président de la commission administrative des hôpitaux et hospices des villes dont les noms suivent[1] :

Amiens *.	Montpellier.
Angers *.	Nancy.
Bordeaux.	Nantes.
Caen *.	Poitiers.
Clermont *.	Reims.
Dijon.	Rennes.
Grenoble.	Rouen.
Le Havre.	Saint-Nazaire.
Lille.	Toulouse.
Lyon.	Tours.
Marseille.	

La plupart de ces villes nous ont répondu avec courtoisie et nous profitons de l'occasion pour remercier ici leur Président de la commission administrative des hôpitaux et hospices sans vouloir apprécier l'indifférence des autres.

Voici le questionnaire que nous avions adressé :

1° Quelles sont les formalités nécessaires pour l'admission des malades :
a) Aux consultations gratuites des hôpitaux ;
b) A l'hospitalisation proprement dite.

2° Les consultations gratuites et hospitalisations sont-elles réservées aux seuls indigents et nécessiteux, ou bien les malades de la classe aisée sont-ils admis dans les hôpitaux ?

3° Dans l'un ou l'autre cas, quels sont les frais d'hospitalisation exigés des malades payants, et quelles sont les précautions prises contre l'envahissement des consultations et lits gratuits par les malades dont la situation de fortune permet de rémunérer un médecin ?

Voici maintenant, brièvement résumés, les renseignements qui nous ont été donnés :

Nancy. — Quoique les consultations gratuites soient *théoriquement* réservées aux indigents, il n'est exercé à cet égard aucun contrôle et

1. Nous avons marqué d'un astérisque les villes dont la Commission administrative n'a pas pris la peine de répondre à nos questions.

elles sont largement ouvertes à tous les malades qui se présentent. Quant à l'hospitalisation, elle est exclusivement réservée aux indigents de Nancy, ou de passage, munis d'un certificat d'indigence délivré par le maire de la ville. L'hospitalisation des malades payants, qui a lieu aussi très largement, est faite d'après un tarif qui varie de 2 à 4 francs par jour selon la catégorie des personnes et le siège de leur domicile. Il ne peut donc, dit notre correspondant, y avoir envahissement de lits gratuits par des personnes en situation de fortune leur permettant de recourir à un médecin ; mais il est très certain que bien des consultants abusent et profitent du défaut de contrôle au détriment des médecins de la ville.

Le Havre. — Toutes les personnes malades, se disant indigentes, sont admises *sans formalités administratives* préparatoires à bénéficier des consultations gratuites des hôpitaux.

Mais, aussitôt la première consultation donnée et les médicaments délivrés, une enquête est faite par les soins de l'administration des bureaux de bienfaisance, et, s'il est reconnu que les malades ne sont pas indigents, *ils n'ont plus droit aux consultations* ni aux médicaments.

Il en est de même pour l'hospitalisation proprement dite, et, dans le cas où les malades ne sont pas indigents, le remboursement des frais de traitement est exigé et même poursuivi s'il y a lieu.

On admet aussi dans les hôpitaux des malades dans une situation aisée, et ces derniers sont soignés dans les maisons de santé annexées à l'hôpital Pasteur. J'en indique ci-dessous le règlement.

On reçoit également, à charge de remboursement par qui de droit, les malades militaires, douaniers et marins de l'État qui paient 2 fr. 25, 2 fr. 40, 3 fr. 50, et 4 francs suivant qu'ils sont soldats, sous-officiers, officiers, ou officiers supérieurs.

Les marins de commerce, les marins étrangers, les malades des communes de la circonscription hospitalière, paient 2 fr. 65 en médecine, 2 fr. 80 en chirurgie ; le service de l'assistance médicale gratuite (loi du 15 juillet 1893), les ouvriers blessés au compte de leur patron (loi du 9 avril 1898) donnent lieu à un recouvrement de 2 fr. 68 par jour.

Le règlement des maisons de santé des hôpitaux du Havre est assez curieux. Dans une première catégorie qui comprend les malades dans une situation pécuniaire modeste, on paie 6 francs par jour en médecine et 8 francs en chirurgie qui représentent : les honoraires des médecins et chirurgiens (1 franc par jour en méd. et 2 francs en chir.) ; les opérations, quelle que soit leur importance ; les frais de pansements, médicaments, nourriture, linge, chauffage, blanchissage, bains, etc. Les malades de cette catégorie ne peuvent choisir leurs médecins, qui sont désignés au moyen d'une liste de roulement trimestrielle. Les chambres sont de 5 lits et plus.

Pour la 2e catégorie 8 francs en médecine et 10 francs en chirurgie (chambre à 2 lits).

La 3e catégorie (10 et 12 francs) a droit à une chambre à 1 lit.

La 4e catégorie paie 15 francs par jour en médecine et en chirurgie pour une chambre à 1 lit avec cabinet, comprend les mêmes frais de traitement que la 1re catégorie, mais les honoraires des médecins et des chirurgiens sont traités à part entre les malades et leur médecin, en dehors de toute intervention de l'administration. Ils ont le choix de leur médecin traitant, *même en dehors du corps hospitalier*.

Les frais supplémentaires (radiographie, garde particulière, appareils prothétiques, etc.), se traitent de même de gré à gré en dehors de toute intervention de l'administration. Les malades incurables ne sont pas admis dans ces maisons de santé.

Lyon. — Les malades indigents sont admis dans les hôpitaux pour la consultation gratuite et l'hospitalisation à la condition : pour les consultations gratuites, de produire un certificat d'indigence et d'être domiciliés dans la commune de Lyon, de même pour l'hospitalisation, et, de plus, pour les malades admis par suite du rattachement opéré en vertu de la loi du 15 juillet 1893, de produire un certificat du maire de leur commune.

Sont admis aussi dans les hôpitaux les malades demi-indigents, moyennant un prix de 2 francs par journée (inférieur de 25 centimes au prix de revient).

On se préoccupe d'écarter de cette catégorie les personnes dont les ressources seraient suffisantes pour pouvoir rémunérer les médecins; et, dans les services où l'admission n'a lieu qu'après inscription préalable (services d'ophtalmologie, par exemple), une enquête *sérieuse* est menée pour écarter les fraudeurs. Pour les cas d'urgence, cette enquête n'étant pas possible, on cherche, sans avoir pu le trouver jusqu'ici, le moyen d'écarter cette catégorie de malades *dont la présence dans les services suscite avec raison les protestations des chefs de service, notamment des chirurgiens.*

Pour les malades riches, on a supprimé successivement les chambres payantes (20 francs par jour). Il n'en reste plus qu'une à l'Hôtel-Dieu, qu'on se propose de supprimer dans un avenir prochain avec l'espoir que les maisons de santé se multiplieront dans notre ville.

Nous devons ajouter que les circonscriptions hospitalières sont établies à Lyon entre les trois hôpitaux de l'Hôtel-Dieu, la Croix-Rousse, et de l'Antiquaille, sans compter les services spéciaux de la Charité et de l'hôpital du Perron.

Lille. — A Lille, les formalités à remplir pour obtenir l'hospitalisation sont les suivantes :

1° Présenter un bulletin de la Ville et habiter la ville.

2° Tous les malades sont admis, mais les non-indigents paient le prix des médicaments et pansements donnés à la suite des consultations. Les malades qui ne sont pas indigents paient le prix des journées, soit 2 fr. 62, qui représentent exactement les frais d'hospitalisation.

Les précautions prises contre la fraude sont les enquêtes, les certificats des bureaux de bienfaisance, et des commissaires de police.

Rennes. — L'admission des indigents à l'Hôtel-Dieu est prononcée par le maire ou l'administrateur de service, après avis des médecins de consultation, sauf les cas d'urgence qui sont constatés par l'élève de garde.

Hors ces cas d'urgence, l'indigent doit présenter : un certificat constatant qu'il est domicilié à Rennes depuis plus de 6 mois, qu'il est dénué de ressources et que sa famille ne peut subvenir à ses besoins et un certificat du médecin chargé de la consultation de l'Hôtel-Dieu.

Les malades des autres communes, sauf le cas d'urgence absolue, ne sont admis que moyennant un prix de journée. De même les voyageurs indigents, en état d'extrême fatigue, peuvent être admis pour se reposer sans que leur séjour puisse dépasser trois journées. Dans l'intérêt de la science, et pour l'instruction des élèves, un malade, même étranger à la ville, peut être admis.

En outre, l'Hôtel-Dieu reçoit des malades pensionnaires, dans des chambres particulières (6 francs pour la 1re catégorie, 5 francs pour la seconde) et dans les salles communes (2 fr. 10 par jour, payables par mois et d'avance). Les dix premiers jours sont toujours acquis à l'Administration. Passé les dix jours, le mois entier est acquis. Au delà du 1er mois, les frais sont calculés par jour. Pour les pensionnaires des chambres particulières le prix de la pension est fixé par la commission et varie suivant les cas avec un minimum de 5 francs par jour. Si les soins du malade nécessitent une garde particulière, le prix en est fixé à 2 fr. 50 (jour et nuit) et 1 fr. 50 pour la nuit seulement. Si la garde peut être faite par un convalescent, elle n'est plus rétribuée que 1 franc ou 75 centimes !

Bordeaux. — L'assistance médicale est accordée à toute personne d'origine française dénuée de ressources, munie d'un certificat médical. Mais, ici encore, l'Assistance publique, qui parait être large en ce qui concerne les soins médicaux, est beaucoup plus sévère pour les secours en nature.

A l'hôpital Saint-André, tout individu privé de ressources qui tombe malade à Bordeaux est admis. Les malades des communes paient 2 francs par jour. Une salle de 10 lits est affectée aux malades hommes payant 4 francs par jour en médecine et 6 francs en chirurgie. Dans les chambres particulières, les hommes paient 10 francs en médecine, et 15 francs en chirurgie, les femmes 15 francs indistinctement.

Un service de consultation gratuite fonctionne au profit des indigents, mais on exige de tous ceux qui peuvent l'acquitter 50 centimes pour un bain, 1 franc pour une douche, 25 centimes pour une séance d'électrisation, etc.

A l'hôpital des Enfants, le prix de la journée de traitement pour les non-indigents est de 1 fr. 50 à 2 francs suivant l'âge.

Notons en passant qu'il existe à Bordeaux un service médical de nuit pour lequel un médecin requis par un agent touche 10 francs par malade, quel que soit le nombre des visites faites dans la nuit à ce même malade. Le pharmacien touche 5 francs pour son dérangement plus le prix des médicaments calculé d'après le tarif des Sociétés de secours mutuels.

En ce qui concerne les accouchements de nuit, la sage-femme touche 20 francs (que l'accouchement soit simple ou gémellaire) et pour une simple visite 10 francs. Si elle est obligée de faire appeler un accoucheur pour une intervention, celui-ci a droit à 50 francs. L'administration a d'ailleurs recours contre les personnes ayant sollicité l'assistance médicale de nuit, sauf si le chef de famille peut justifier d'un certificat d'indigence ou d'une cote mobilière inférieure à 18 francs. De 18 à 45 francs de cote mobilière, la Ville se fait rembourser 5 francs pour honoraires médicaux et pharmaceutiques et 15 francs pour un accouchement. En dehors de ces catégories, on doit rembourser intégralement la Ville dans les 8 jours.

Faisons remarquer à cette occasion qu'un service de nuit existe à Paris et que la rétribution d'un médecin appelé est également de 10 francs, mais que pendant de nombreuses années, grâce à un système de recouvrement négligent et défectueux, la Ville n'arrivait pas à recouvrer la plus grande partie des honoraires versés par elle, quelle que soit l'état de fortune du malade.

Il existe aussi à Bordeaux, sous le nom de « Polycliniques », une Société médicale privée qui admet des malades payants et des pauvres à titre gratuit. Pour ceux de la 1re catégorie les honoraires des consultations et des soins sont proportionnés à leur état de fortune : l'indemnité journalière d'hospitalisation est de 5 francs.

Ceux de la 2e catégorie reçoivent les soins médicaux gratuits, et versent 5 francs par journée d'hospitalisation.

Ici la notice se termine par un avis assez curieux : « Tout malade se présentant aux consultations gratuites de la Polyclinique sans un certificat d'indigence, ou une carte du bureau de bienfaisance, devra verser 10 centimes contre le numéro d'ordre délivré au guichet de la salle d'attente. »

Saint-Nazaire. — « En principe » les consultations sont exclusivement réservées aux seuls indigents et nécessiteux, habitant la commune, ou de passage. Mais, aucune pièce n'étant exigée pour justifier de leur manque de ressources, il en résulte que certaines personnes profitent de la gratuité, alors qu'elles pourraient payer les honoraires d'un médecin.

Les admissions sont faites sur la présentation d'un billet de médecin en constatant la nécessité. Ce billet est visé par l'Administration qui fait immédiatement une enquête.

Si le malade n'est pas indigent, il paie 2 francs par jour dans la salle commune. Les personnes de la classe aisée sont donc hospitalisées à raison de 2 francs par jour, ou, dans des cabinets particuliers, à raison de 4 à 6 francs, suivant le régime alimentaire. De plus, la population étant extrêmement flottante, et pour remédier à l'envahissement de l'hospitalisation gratuite, application est faite de l'article 5 de la loi du 15 juillet 1893 : les 10 premiers jours de traitement sont à la charge de l'hôpital, et le reste à la charge de la commune dont le malade dépend.

Dijon. — En ce qui concerne les consultations gratuites des hôpitaux, aucune formalité n'est exigée, car les médecins renvoient les malades à la Polyclinique municipale.

Pour l'hospitalisation, les malades doivent produire le carnet constatant qu'ils sont indigents, ou un certificat du commissaire de police.

Les malades de la classe aisée sont admis dans la salle commune moyennant 2 francs par jour, ou en chambre particulière, 6 francs par jour, mais avec faculté pour les malades de se faire traiter par le médecin de son choix, en dehors du corps hospitalier. Ils ont à leur charge les honoraires, les frais d'opération et de pharmacie.

Pour les malades des campagnes, ils doivent justifier des conditions requises par la loi du 15 juillet 1893, ou déposer d'avance une somme égale à la valeur d'un mois de séjour.

Tours. — La consultation est gratuite *pour toutes les personnes* qui s'y présentent ; toutefois on constate qu'il ne s'y présente généralement que des nécessiteux.

Les indigents sont hospitalisés gratuitement, sur le vu d'un certificat d'indigence et d'un certificat médical.

En dehors des indigents, les malades traités à l'hôpital ont à verser, dans les salles communes : 1 fr. 75 en médecine et 2 francs en chirurgie ; en chambre particulière : 3 francs en médecine et 4 francs en chirurgie ; en chambre particulière avec domestique spécial : 5 francs en médecine, 6 francs en chirurgie.

Une provision de 60 à 180 francs, suivant les cas, doit être versée.

Poitiers. — Les consultations gratuites *sont ouvertes à tous* : toutefois MM. les médecins et chirurgiens *sont libres de refuser leur consultation aux personnes qu'ils ne croient pas indigentes.*

Toute personne qui demande son admission à l'hôpital est reçue, moyennant un prix de 2 fr. 10 dans les salles communes, et de 5 francs dans les chambres. Il est excessivement rare de voir des personnes autres que des indigents venir se faire soigner à l'hôpital.

Toulouse. — Les consultations ne sont *théoriquement* accessibles qu'aux malades indigents, mais il n'est exigé aucune justification d'indigence, les malades aisés ne venant guère, en général, à ces consultations.

Seuls les indigents de Toulouse sont reçus gratuitement dans les hôpitaux, avec exception, comme toujours, en faveur des indigents de passage.

Le malade admis par le médecin consultant ou l'interne de garde doit produire des pièces établissant sa situation (quittances de loyer, déclaration de propriétaires, etc.) ; en cas de doute, il y a enquête.

Les frais d'hospitalisation pour les non-indigents sont, dans les salles communes, de 2 fr. 50 ; en chambre particulière : 6 francs en médecine et 10 francs en chirurgie. D'après la Commission administrative de cette ville, les fraudes sont rares et en général les hôpitaux ne reçoivent que de petits payants de condition fort modeste.

Nantes. — A Nantes, on ne soigne « en principe » aux consultations que les indigents de la ville, qui doivent présenter au *chef de service* soit une carte de Bureau de bienfaisance, soit une carte d'assistance médicale, soit un certificat du commissaire de police, établissant leur indigence et leur domicile à Nantes.

Pour l'hospitalisation le malade doit présenter au Bureau une admission signée par le médecin de la consultation et l'une des trois pièces ci-dessus énoncées. Suivant qu'il y a doute ou non, on fait procéder à une enquête.

Les consultations étant réservées aux indigents, les malades de la classe aisée sont cependant admis à l'hôpital dans les quartiers de pensionnaires, en payant 6, 7 et 8 francs par jour.

Il est perçu un droit de 100 francs pour les grandes opérations et de 50 francs pour les moins importantes. Cette mesure a été récemment prise dans le but d'éviter que les malades pouvant rémunérer un médecin puissent se faire opérer pour un prix dérisoire. (Nous pouvons nous demander si la mesure est bien efficace, et si, malgré le supplément de la taxe, le prix n'en reste pas moins dérisoire.) Le prix de la journée de malades payants, assistance hospitalière, ouvriers blessés au compte de leur patron, est fixé à 2 francs pour les salles communes, et 2 fr. 50, si le malade est étranger à la Loire-Inférieure.

Reims. — Aucune formalité n'est imposée pour les consultations gratuites, qui sont généralement données aux indigents. Il arrive cependant que quelques personnes peu aisées mais non indigentes se glissent parmi ceux-ci et sont quand même acceptées : « *d'autant que la consultation est* PUREMENT *médicale et ne comporte pas la distribution des médicaments prescrits* ». L'admission à l'hôpital n'a lieu gratuitement que pour les personnes indigentes et domiciliées à Reims. Les autres catégories de malades doivent acquitter les frais suivants : dans les salles communes 2 francs par jour, dans les chambres de pensionnaires 5 francs si le malade est Rémois ; s'il est étranger : 8 francs en médecine et 10 francs en chirurgie. Si la situation de fortune des malades hospitalisés est reconnue supérieure à celle qu'ils ont déclarée, ils sont mis en demeure de payer les frais de séjour conformes au tarif ou de quitter l'hôpital.

Nous voyons, dans la lettre que nous adresse la Commission administrative, s'étaler dans toute sa naïveté l'aveu du peu de cas que l'Assistance fait de la consultation « *purement médicale* » comme valeur intrinsèque, et à Paris, si on le dit moins crûment, on le pense tout aussi bien. Il est entendu, comme nous l'avons déjà fait voir ailleurs, que le temps, la science, l'effort cérébral ou la fatigue du chirurgien ont une valeur égale à zéro, ou en tout cas bien moindre que quelques grammes de vaseline boriquée ou un bain, dont la délivrance serait refusée au consultant.

Grenoble. — *Tous les malades*, à quelque classe qu'ils appartiennent, sont admis gratuitement aux consultations du médecin préposé aux entrées. Il en est de même pour l'hospitalisation. Mais, dans ce cas, ceux qui peuvent payer acquittent : 1° dans la salle commune 2 fr. 50

pour les adultes et 1 fr. 50 pour les enfants au-dessous de quinze ans; 2° dans les chambres particulières 3 fr. 50 à 6 francs par jour, prix qui paraît d'ailleurs susceptible d'être relevé, non compris les honoraires du médecin et chirurgien, qui sont à la charge du malade.

Montpellier. — Pour être admis dans les consultations gratuites des hôpitaux, il faut *être porté sur la liste des indigents* et être inscrit sur celle d'assistance; ceci pour les personnes de Montpellier, et, pour les étrangers, produire un certificat d'indigence produit par le maire de la commune.

Les mêmes formalités sont exigibles pour l'hospitalisation et, de plus, lorsqu'il s'agit de personnes étrangères à la ville et au département, le certificat doit être approuvé par le préfet.

Les indigents et nécessiteux seuls sont donc admis aux consultations gratuites, et les malades aisés sont hospitalisés en payant : 2 fr. 25 dans les salles communes, 6, 8, 10 et 12 francs dans les services particuliers. Nous devons ajouter que, le nombre de lits étant largement suffisant, l'admission des malades payants ne porte pas préjudice aux indigents.

Marseille. — Les personnes indigentes sont seules admises dans les hôpitaux. En cas de fausse déclaration, l'administration exerce son recours non seulement contre le malade, mais encore contre les membres de sa famille (art. 5 de la loi du 7 août 1851). Le prix minimum de 2 fr. 50 est alors appliqué. Les personnes aisées peuvent être admises comme pensionnaires moyennant un prix de journée variant de 3 fr. 50 à 15 francs. Il n'est demandé aucune justification d'indigence aux personnes qui ont recours au service des consultations gratuites.

Rouen. — Les malades indigents de Rouen sont admis sur un bulletin d'admission délivré par les dispensaires du bureau de bienfaisance qui constatent leur état d'indigence. Des consultations gratuites sont données dans les hôpitaux à toutes les personnes qui s'y présentent, mais les seuls cas d'urgence peuvent être admis par le médecin consultant. Des pensionnaires payants sont aussi admis dans les hôpitaux si leur admission ne gêne pas celle des malades indigents ou des malades dits d'assistance gratuite. Le malade doit au préalable adresser une demande à la Commission administrative et s'engager à payer :

		Médecine	Chirurgie
Malades habitant la ville	Salle commune	2 fr. 50	2 fr. 50
	Chambre à plusieurs lits	6	8
	Chambre particulière	10	10

Les étrangers à la ville paient 4 francs par jour en chirurgie dans les salles communes et le tarif ordinaire pour les autres locaux.

Somme toute, si nous tirons la conclusion qui se dégage de ces divers documents, nous constaterons que la plupart des municipalités, si jalouses de leurs secours en nature et qui ne craignent pas, comme à Bordeaux, de faire payer 25 centimes une séance d'électrisation, 50 centimes un bain et 1 franc une douche, semblent considérer la consultation et les soins du médecin comme un objet sans valeur que l'on peut distribuer à tout venant. Sans doute, la plupart de ces règlements d'hôpitaux commencent bien par la formule classique : « *en principe* les indigents ont seuls droit... » mais les restrictions ne tardent pas à apparaître. D'autre part, nous voyons souvent une catégorisation qui ouvre les portes de l'hôpital aux malades non indigents et suivant un prix élevé : de 15 francs par jour, par exemple, à Bordeaux, et de 20 francs dans d'autres villes. Ce qui revient à dire que, dans ces cas, les municipalités de villes importantes, où il existe des maisons de santé privées, n'hésitent pas à se substituer à elles en exigeant un prix de journée qui n'est guère inférieur au leur, à la condition, bien entendu, que le médecin et le chirurgien seuls, non seulement ne seront pas rétribués, mais encore pâtiront dans leur clientèle de ce drainage de malades non indigents vers l'hôpital.

Il ne faut plus, dès lors, nous étonner qu'à Paris le mal soit encore plus grand qu'ailleurs, puisque la capitale est une ville cosmopolite où Parisiens, provinciaux et même étrangers se sentant inconnus, ne sont plus retenus par la même crainte de voir leur avarice dévoilée.

Nous trouvons d'ailleurs, dans cette courte étude, les divers types sous lesquels on peut ranger ces différentes formes d'assistance : *Nancy*, où la Commission reconnaît qu'il n'existe presque aucun contrôle pour les consultations et que l'hospitalisation trop large nuit aux médecins de la ville. *Le Havre* qui se livre déjà à une enquête qui ne permet plus de dérober deux consultations, qui possède des maisons municipales où le médecin est rétribué (mais trop peu à notre sens) par les malades de situation moyenne, et où les malades riches, soumis au régime ordinaire des maisons de santé, doivent débattre à part les honoraires médicaux. Enfin *Lyon* qui, toujours dans le mouvement, exige pour la consultation un certificat d'indigence, se préoccupe d'écarter de l'hôpital les personnes dont les ressources seraient suffisantes pour rémunérer un médecin et qui, enfin, comprenant qu'une municipalité ne doit point exploiter comme un commerce la santé publique, et doit sauvegarder les intérêts du corps médical, supprime une à une les chambres payantes pour favoriser le développement des maisons de santé où le malade riche, qui ne peut se faire soigner chez lui, est vraiment à sa place.

Et, quand on vient nous dire qu'il y a dans l'abus de l'hôpital un état de choses contre lequel on ne saurait lutter, nous trouvons là un bel exemple de protection administrative dont se peut honorer la ville qui a été le siège du Congrès d'assistance de 1894. Il se pourrait d'ailleurs que les travaux de ce Congrès ne fussent pas étrangers à la noble initiative prise par la Municipalité lyonnaise.

Nous avons aussi adressé le questionnaire précité à un certain nombre de villes de l'étranger[1] :

Berlin,	Heidelberg.
Bruxelles,	Londres,
Copenhague,	Stockholm*,
Édimbourg,	Saint-Pétersbourg.
Gothembourg,	Vienne,

et à New-York, Chicago, Buenos-Ayres, Rio-de-Janeiro.

Nous remercions également les municipalités qui ont bien voulu nous répondre et constatons avec plaisir que sauf une, toutes ont déféré avec une amabilité parfaite à notre désir.

Voici un résumé de leurs réponses.

Bruxelles. — Les consultations gratuites des hôpitaux sont accessibles à toutes les personnes qui s'y présentent, sans distinction de domicile ou de situation de fortune, pourvu qu'elles soient munies d'une carte d'admission, distribuée chez le concierge de l'établissement. Mais les praticiens chargés des consultations *sont laissés juges de savoir s'ils doivent soigner les personnes qui se présentent à eux*, et, à celles qu'ils estiment n'être pas indigentes, ils doivent faire comprendre que leur place n'est pas à la consultation gratuite.

Certaines mesures ont été adoptées pour faciliter la tâche des médecins : les cartes d'admission, dont il a été question, sont de deux espèces : l'une réservée aux personnes admises déjà aux secours publics, et dont l'indigence est établie par la production de leur carte d'admission aux secours, l'autre destinée aux personnes au sujet desquelles on ne possède aucun renseignement. Les médecins peuvent donc ainsi savoir aisément qui ils doivent interroger pour accorder ou refuser leurs soins.

1. Nous avons marqué d'un astérisque les villes qui n'ont pas répondu. Nous n'avons pas à l'heure présente reçu les réponses des municipalités américaines qui, si elles arrivent avant l'impression de ce mémoire, feront l'objet d'un addendum.

Aucune rémunération ne peut être exigée pour les médicaments, mais ceux-ci ne peuvent être accordés gratuitement qu'après un visa préalable d'un bureau d'une des maisons de secours constatant l'indigence.

L'admission dans les hôpitaux a lieu : 1° pour les malades habitant Bruxelles, sur réquisition de la police, sur demande d'un médecin du bureau de bienfaisance, sur réquisition de l'interne de garde ou du médecin de consultation.

2° Pour les malades étrangers à la ville, sur réquisition de la commune de leur résidence, qui prend l'engagement de supporter les frais.

Tout malade admis à titre gratuit est obligé de rembourser les frais de son traitement si l'enquête démontre qu'il n'est pas indigent.

Les malades de la classe aisée versent : 5 fr. 25 par jour dans les salles communes (variable suivant les années) et 6 à 15 francs suivant l'importance des chambres particulières.

Copenhague. — Les malades sont reçus sans formalités autres qu'un examen sommaire de leur situation pécuniaire qui permet de refuser les secours gratuits aux malades aisés. L'admission est requise par un médecin ou par l'administration des bureaux de bienfaisance aux traitements gratuits.

Les malades payants acquittent une redevance de :

1° Dans une chambre à 1 lit : 4 couronnes (5 fr. 50) si elles habitent Copenhague ; 7 couronnes (9 fr. 50) si elles habitent la province ; et 15 fr. 50 si elles sont étrangères.

2° Dans les salles à 10 lits, la taxe de ces différentes catégories est de 1 couronne 20 et 5 couronnes 50 dans les deux dernières. (La couronne est de 1 fr. 35 environ.)

En entrant le malade verse une caution de 100 à 500 couronnes.

Pour les enfants le versement est de moitié.

Les malades restent à l'hôpital jusqu'à épuisement de leur caution et font un nouveau versement s'il y a lieu. Ils doivent se soumettre à un interrogatoire concernant leur domicile et leur nationalité.

En cas d'urgence les malades sont admis sans formalité. Les maladies épidémiques sont toutes traitées gratuitement à l'hôpital, que le malade soit indigent ou non.

Édimbourg. — Il existe un grand hôpital général avec plus de 700 lits pour les indigents (médecine et chirurgie). Les malades ne paient pas et viennent de toutes les parties de la région. Il existe en outre un hôpital pour les enfants malades, également gratuit. En dehors de ces deux établissements, il existe de vastes services où les indigents non hospitalisés viennent en grand nombre tous les jours se faire soigner et consulter gratuitement.

Ces hôpitaux sont des œuvres de bienfaisance privée : les frais en sont supportés par des particuliers et non par le public. En aucun cas les malades ne sont obligés de payer ni supposés le faire et on laisse à chacun la liberté d'accepter la charité, ou de se faire soigner à ses frais chez soi.

Notre correspondant a le regret d'ajouter que dans certains cas quelques malades aisés acceptent d'être soignés gratuitement à l'hôpital et qu'on est obligé d'accepter leur déclaration. Mais il existe un autre hôpital (Chalmers-hospital) en partie doté, et de 60 lits seulement, dont une moitié est réservée à des malades payant un prix modéré, et l'autre aux indigents.

Gothembourg. — 1° L'admission aux consultations des hôpitaux est accordée à tous les habitants de la ville, aisés ou indigents, sans formalités, mais les malades aisés *versent une rémunération pour la consultation.*

2° En ce qui concerne l'hospitalisation, il est exigé : 1° une attestation d'un médecin de la ville avec diagnostic : 2° une attestation d'un des commissaires des pauvres, constatant que le malade est indigent et a droit, soit à l'hospitalisation, soit à un secours représentant un mois d'hospitalisation. l'excédent étant remboursé si le séjour est de moins d'un mois ; 3° un certificat constatant qu'il habite la ville (les étrangers sont admis seulement s'il y a des lits vacants).

Les versements exigés des malades sont : dans les salles de 24 lits, 75 öre (1 franc environ), si les malades habitent la ville, et 2 couronnes (2 fr. 75) environ, s'ils sont étrangers à la ville ou à l'hôpital. — Dans les chambres à 2 lits, 2 couronnes (2 fr. 75) pour les habitants de la ville, et 4 couronnes (5 fr. 40) pour les autres malades.

Dans les chambres particulières. 4 couronnes pour les habitants de la ville et 6 couronnes (8 fr. 10) pour les autres.

J'insiste sur ce fait qu'en ce qui concerne les consultations, le contrôle est laissé aux médecins, et que sans doute bien des gens abusent des consultations gratuites.

Le Dr Köster, médecin de l'hôpital principal de la ville, fait remarquer qu'il serait utile que chaque malade fût pourvu d'un certificat d'indigence : « Il faut espérer, dit-il. que ce système *qui est réalisé à Stockholm*, le sera aussi sous peu à Gothembourg ».

Vienne. — Les hôpitaux se divisent en hôpitaux administrés par l'État et hôpitaux privés. Nous ne nous occuperons naturellement que des premiers, les autres ayant la liberté de régler à leur choix les admissions et les paiements.

Pour être admis dans une consultation gratuite dans un des huit hôpitaux de Vienne administrés par l'État, il faut attester qu'on est dans l'impossibilité de rémunérer un médecin.

Pour être hospitalisé, en dehors de ceux qui prouvent leur indigence absolue, les malades doivent être admis par le médecin de service et payer : 2, 5 ou 10 couronnes suivant la classe demandée.

A titre de renseignements complémentaires, nous dirons que dans les établissements d'aliénés on paie 2 cour. 20, 4 cour. 40 et 8 cour. 40 par jour pour les malades de la Basse-Autriche, 2 cour. 20, 5 cour. 20 et 10 cour. 40 pour les étrangers, et dans les Maternités, 4 et 8 couronnes par jour.

Londres. — C'est parmi les villes étrangères, à Londres surtout, qu'on semble s'être le plus préoccupé de la situation causée par les abus de l'hôpital et des consultations gratuites; et hâtons-nous d'ajouter que les personnalités les plus recommandables et de la plus haute société n'ont pas craint de se faire les promoteurs de ce mouvement.

Une pétition préparée en 1898 par la Société londonienne pour l'organisation des secours charitables et suppression de la mendicité, proposition signée par un grand nombre de membres du corps médical et soumise à la Chambre des pairs par lord X...., mettait en évidence ces abus; on en retrouve les principales conclusions dans l'analyse du travail de sir Montefiore, que nous avons donnée plus haut. (Voir page 131.)

Ajoutons qu'à Londres, comme à Paris, nos confrères se plaignent de l'absence d'enquête, de l'admission inconsidérée des malades et de l'appui que l'administration et la presse donnent à ces abus.

Pour en donner un exemple, disons que le « Guy's hospital » fait payer 5 pence (0 fr. 50) par consultation, ce qui représente un revenu annuel de 21900 francs au détriment des médecins de la ville, et à Londres en 1894, 47 hôpitaux encaissèrent ensemble la somme totale de 1 million de francs, ce qui prouve, dit un de nos confrères, « que beaucoup des fameux pauvres peuvent acquitter une consultation ».

Saint-Pétersbourg. — Nous avons reçu et lu consciencieusement le plan-guide dressé par le Conseil municipal de Saint-Pétersbourg. Cet ouvrage, qui énumère les avantages des nombreuses institutions hospitalières et de prévoyance de cette ville, nous donne relativement peu de renseignements répondant à notre enquête.

Nous y trouvons cependant que la somme générale dépensée par la Commission des hôpitaux et hospices augmente progressivement puisque de 3 500 000 francs en 1884 elle se trouve être de 5 000 000 en 1896.

Quant aux modes d'hospitalisation des malades, nous avons pu y trouver que :

Pour *l'Institut national clinique de la grande-duchesse Hélène Pavlowna*, les indigents sont admis gratuitement, et que la taxe est de 10 roubles par mois dans les salles communes, de 75 à 100 roubles dans les chambres à deux lits et de 100 à 150 roubles par mois pour les chambres particulières. La consultation et la distribution des médicaments sont gratuites pour les indigents, une redevance de 30 kopecks pour la consultation (et 80 kopecks avec délivrance de médicaments) est versée par les autres malades.

A l'Hôpital Alexandre, où sont reçus les malades âgés de plus de 12 ans, 27 lits sont réservés aux malades payant la somme de 72 roubles par mois, en chambre particulière, les autres sont gratuits.

L'Hôpital évangélique est gratuit pour les pauvres; les malades payants versent 30 roubles par mois en salle commune et 70 à 100 roubles par mois en chambres particulières de diverses catégories.

Heidelberg. — Dans l'intérêt de l'enseignement, nous a-t-il été répondu, l'entrée des consultations est libre pour les malades indigents ou aisés : cependant ces derniers sont sollicités de verser un secours en faveur de l'établissement.

Les cliniques reçoivent les indigents et les malades aisés, ces derniers à titre onéreux aux prix suivants :

En chambre particulière { 7 marks en été (le mark 1 fr. 25).
8 marks en hiver.

En chambre à 2 lits, 5 marks et 5 marks 50.

Les malades de ces deux catégories honorent de plus leur médecin et par suite ne servent pas à l'enseignement.

En salle commune 2 marks par jour, les soins médicaux proprement dits étant gratuits. Les communes et sociétés sont responsables du versement afférent aux soins donnés à leurs sociétaires.

Berlin. — Un avis spécialement affiché réserve la consultation aux indigents, mais il s'y présente parfois des gens aisés.

Les admissions gratuites ne se font que sur un certificat de la direction des bureaux de bienfaisance ou du commissaire de police. Les autres malades payent 2 marks 50 par jour pour les adultes en salle commune, 2 marks pour les enfants.

Les étrangers à la localité versent 3 marks (adultes), 2 marks 50 (enfants).

TROISIÈME PARTIE

Exposé et choix des modifications a apporter aux règlements actuellement en vigueur

Consultation et hospitalisation demi-gratuites. — Parmi les solutions qui ont été proposées pour obvier à l'affluence des malades aisés dans les consultations et les salles, il en est une qui mérite de nous arrêter : c'est celle qui consiste à supprimer la gratuité absolue des consultations et des soins en exigeant des malades une rétribution minime, grâce à laquelle ils auraient droit d'accès près du médecin et du chirurgien et qui serait versée soit aux médecins de l'hôpital, soit à la caisse de l'Assistance. En d'autres termes, il s'agit d'une forme de consultation ou d'hospitalisation demi-gratuite.

Comme exemple d'hospitalisation avec versements aux fonds de l'Assistance publique, nous pouvons signaler ce qui se passe dans les hôpitaux de Paris, où, d'après un versement de 3 fr. 75 par jour en médecine et de 5 francs en chirurgie, des malades peuvent recevoir tous les soins que nécessite leur état.

Je ne connais pas, en France, d'exemple de consultations demi-gratuites où la taxe soit versée aux caisses de l'Assistance publique ; mais les polycliniques si nombreuses de la ville réalisent le type des consultations demi-gratuites où la taxe est versée aux médecins et chirurgiens traitants.

Ayant eu mission de visiter certains hôpitaux étrangers, ceux de Scandinavie en particulier, j'y ai vu fonctionner (1890), entre autres dans la ville de Gothembourg en Suède, le système de consultations, voire même d'opérations courantes de chirurgie à prix fixes versés aux médecins et chirurgiens traitants ; et dans l'hôpital principal de cette ville, on peut voir plusieurs fois par semaine défiler à la Polyclinique du Sahlgrenska Sjukhuset un grand nombre de malades de la ville ou des environs, qui, moyennant le versement de 2 couronnes (soit 2 fr. 75 environ), viennent, indigents ou non, réclamer les soins d'un des premiers chirurgiens de la Suède.

Certaines opérations qui ne réclament pas l'hospitalisation immédiate (bec-de-lièvre, etc..) sont payées 20, 25, 50 francs, etc.

Nous *déclarons catégoriquement* que nous n'admettons aucun de ces demi-moyens, que le versement soit fait entre les mains de l'Administration ou du chirurgien.

S'il est fait entre les mains de l'Administration comme en France, à Londres, à Pétersbourg, celle-ci sort de son rôle qui est de soulager les seuls indigents; elle compromet ses deniers au profit de gens sans vergogne, et ne peut avoir d'excuse que si elle nous prouve : 1° que l'indemnité réclamée est au moins égale à la dépense faite, — et même dans ce cas, une telle administration nous paraît singulièrement coupable envers le corps médical, auquel reviennent de droit tous les malades non indigents, — et 2° que le temps nécessité par les soins donnés aux malades aisés n'est pas pris au détriment de celui réservé aux pauvres.

Or, nous ne cesserons de répéter que la somme versée par les malades — qui s'en targuent pour excuser ou voiler leur mauvaise action — aux caisses de l'Assistance, ne représente en aucune façon la dépense qu'ils occasionnent. Et quand nous voyons l'Administration venir affirmer que la journée d'hôpital revient à 5 francs dans certains hôpitaux, à 4 et 6 francs dans d'autres, nous affirmons ou qu'elle se trompe, ou qu'elle veut induire en erreur. Sans doute l'entretien journalier d'un lit paraît être représenté par ces chiffres, mais il est facile de prouver qu'en réalité il n'en est pas ainsi. C'est qu'en effet l'Assistance publique fait un départ entre les frais d'administration centrale et ceux de l'administration locale de l'hôpital, qu'elle ne fait intervenir en aucune façon les premiers (et l'on sait s'ils sont élevés!) et qu'elle ne tient aucun compte du capital qui représente la valeur des terrains et des bâtiments qu'elle occupe. l'amortissement de ce capital doit cependant figurer dans le total des dépenses.

Partant de ces données, et en affirmant que tous les chiffres cités au Compte moral de l'Assistance publique sont *illusoires*, puisqu'ils pèchent par la base, nous ne prendrons qu'un exemple : celui de l'Hôtel-Dieu qui comprend 565 lits et 21 770 mètres de superficie. Or, si nous consultons le Compte moral de 1896, nous voyons que le prix de revient de journée dans cet hôpital est de 5 fr. 65, dans lesquels les soins médicaux figurent pour 17 centimes environ et les pansements pour 25 centimes.

Eh bien! nous déclarons que ce chiffre de 5 fr. 65 ne représente pas la sixième partie du coût réel.

L'Hôtel-Dieu, avec ses terrains et ses bâtiments, représente un total de 75 665 000 francs, qui, divisés par la somme de 565 lits, donne un capital de 134 598 francs par lit, ce qui, à 4 pour 100 seulement, représente une dépense annuelle de 5400 francs en chiffres ronds, soit environ 14 fr. 75 par jour et par lit. Donc, sans fonctionner, ce lit représente un intérêt de 14 fr. 75 par jour, auquel il faut ajouter 1° les frais d'administration centrale dont nous ne pouvons faire l'évaluation, et 2° les frais d'administration locale et d'entretien, que l'Assistance elle-même évalue à 5 fr. 65. C'est donc une dépense de 18 fr. 40 par jour, *plus mémoire*, soit en chiffres ronds 20 francs par jour que représente ce lit d'hôpital.

Le rapport est sensiblement le même dans les autres hôpitaux, et quand l'Assistance publique fait payer à un malade aisé la somme de 5 francs par jour, elle frustre sciemment le bien des pauvres de la somme de 15 francs. Que serait-ce si nous établissions le même calcul pour les annexes hospitalières où un bâtiment de 750 000 francs sert à héberger 22 malades!!

Loin de nous l'idée de nous élever contre la magnificence et la munificence hospitalières de la capitale; mais les considérations précédentes rendent à nos yeux encore plus odieux, et l'exploitation des splendeurs nosocomiales par le petit bourgeois ou le rentier, et l'indifférence de l'Assistance publique à laisser voler le bien des pauvres.

Nous disons donc qu'actuellement, quelle que soit la somme qu'on exige de lui, le malade aisé grève encore lourdement le budget des hôpitaux de Paris.

S'il était encore nécessaire d'étayer notre affirmation par des faits, après les chiffres que nous venons de citer, nous pouvons rappeler ceux que nous trouvons dans un rapport de M. le Dr Le Blond et dans un rapport du Dr Navarre au Conseil municipal.

En 1891, la maison Dubois, qui comptait 116 employés pour 109 malades, a coûté à l'Assistance, c'est-à-dire aux contribuables, la somme de 112 401 francs; l'hôpital des « Petits Ménages » était en perte de 556 150 francs, celui de La Rochefoucauld de 142 657 francs et Sainte-Périne de 84 471 francs, et si l'on nous objecte que, dans le nombre de ces malades non indigents, il est de petites gens qu'il aurait fallu secourir, nous répondrons avec M. Le Blond, qu'en dépensant une somme bien inférieure pour les secourir dans leur famille, le même résultat eût pu être atteint. Il en est de même d'ailleurs pour tous les hôpitaux que justifient seules la renommée de la capitale et les nécessités de l'enseignement.

Ajoutons enfin que, si l'Assistance publique se croyait même autorisée à faire un gain sur les malades aisés qu'elle héberge, nous assisterions alors à cette singulière conclusion que l'Assistance publique devrait fermer ses portes aux indigents, et faire concurrence aux maisons de santé de la Ville, en acceptant le malade d'autant plus facilement qu'il est plus fortuné.

Or ce droit, nous le lui dénions absolument, et puisqu'il est bien prouvé qu'à Paris on laisse des indigents dehors, faute de lits à l'hôpital, l'Assistance *ne doit*, ni *ne peut* faire occuper leur place par des gens aisés, qui, malgré leurs versements, exploitent la charité publique.

Cette concurrence faite par l'hôpital aux praticiens de la Ville est inadmissible, et elle lèse même les intérêts du médecin et du chirurgien d'hôpital qui, par un contrat tacite, a consenti à soigner gratuitement aux dépens de son temps[1] les indigents de la Ville. Nous pourrions retrouver le fait d'un confrère de province qui, lésé de la sorte par l'hôpital dont il était le chef de service, vit sa clientèle de ville tellement diminuer qu'il dut en appeler et obtint gain de cause; et nous n'avons pas vu avec peu de surprise la Commission administrative des hôpitaux d'une grande ville de province élaborer le projet d'une maison de santé où les malades payeraient des frais de séjour et d'opérations élevés, alors que le ou les chirurgiens attachés à l'établissement toucheraient une rétribution fixe de quelques mille francs.

Ce fonctionnarisme à outrance, supprimant toute personnalité, bien qu'il soit dans les idées du jour, est absolument blâmable et même immoral ; il doit être énergiquement combattu.

L'entrée de l'hôpital, pour les consultations et le traitement, compris dans les limites indiquées pour les malades indigents et nécessiteux, voilà la solution nécessaire.

C'est pour cette raison que nous avons le regret de ne pas partager l'opinion de certains de nos collègues, avec lesquels nous sommes d'autre part, et sur bien des points, en communion d'idées, lorsqu'ils demandent une indemnité aux consultants riches en faveur des pauvres, car, ou bien le malade est nécessiteux et ne doit rien verser, ou alors il est aisé, et la somme qu'on lui réclame est un tort fait à la corporation tout entière.

Cette pratique, qu'on peut approuver en tant que transitoire (et nous croyons que c'est comme telle qu'elle a été proposée pour éloigner les malades aisés de la consultation), serait détestable si elle devenait définitive : l'affiche, accordée par l'Assistance publique, nous accorde un droit, celui de refuser une consultation si le malade n'est pas indigent, mais elle ne consacre la perception d'aucune taxe, celle-ci fût-elle même destinée à soulager les infortunes.

Nous devons avoir d'ailleurs pour objectif de conserver aux médecins de la ville une pratique aussi étendue que possible. C'est pour

1. J'étonnerai bien des lecteurs en leur apprenant que l'indemnité annuelle accordée aux chefs de service ne dépasse pas 1200 francs.

cela que nous n'admettons pas davantage la perception d'une taxe établie par l'Administration au profit du médecin ou chirurgien traitant, non que cette perception, même minime, ait quelque chose d'offensant, puisque c'est une taxe, mais parce que chaque fois que le malade sera dans l'alternative de consulter en ville, ou de consulter à l'hôpital, les honoraires étant identiques et plus souvent inférieurs à l'hôpital, il n'hésitera pas et sera attiré soit par le renom de l'hôpital, du médecin ou du chirurgien, soit par la préférence que ne manquent pas d'entraîner les fonctions officielles de celui-ci. Le fait même de verser une taxe, si minime soit-elle, enlève au malade ses derniers scrupules de déchoir en se présentant à l'hôpital, et il ne manque pas à l'observation qui lui en est faite de répondre qu'il a payé à l'hôpital, et de considérer comme une charité l'argent qu'il y a versé.

D'ailleurs, il faut le dire, beaucoup de malades semblent étonnés de la gratuité absolue de la consultation, et se déclarent prêts à verser une rétribution quelconque. Une telle latitude leur étant donnée, les malades ne tarderaient pas à y affluer, et dans les hôpitaux étrangers que nous avons cités, nous avons pu voir un chirurgien percevoir tous les jours des honoraires qui n'étaient certes pas à dédaigner.

Mais encore une fois, celui qui souffrirait d'un pareil état de choses, c'est le praticien de la ville, que les malades délaisseraient, et le jour viendrait où la presque totalité de la clientèle, assurée de trouver de bons conseils à l'hôpital pour un prix minime, déserterait son cabinet pour encombrer les consultations demi-gratuites.

Cette solution est donc à rejeter et, comme nous le verrons plus loin, le versement d'une somme quelconque à l'hôpital ne peut être admis que comme une amende infamante, dans le cas où, grâce à quelque subterfuge, l'hospitalisé ou le consultant aura induit l'administration en erreur sur sa véritable situation de fortune.

D'ailleurs, messieurs, soyons justes, et puisque nous refusons aux chefs de service des hôpitaux une compensation à leurs peines qui ne laisserait pas que de leur être agréable ou utile, demandons-nous si les nombreuses polycliniques de la ville, qui admettent des tarifs réduits en dehors de la médiocrité ou de l'indigence, n'ont point aussi quelques torts dans l'avilissement des honoraires, et s'il n'y aurait pas lieu de désirer qu'au même titre que les consultations des hôpitaux elles fussent plus sévères dans l'admission des malades : il est tout naturel de demander des assurances à cet égard pour ne pas manquer notre but et rejeter dans les cliniques de la ville les malades que les hôpitaux espéraient rendre à la clientèle du praticien.

ADMISSIONS PAR LES BUREAUX DE BIENFAISANCE ET SUPPRESSION DES CONSULTATIONS HOSPITALIÈRES. — Dans son rapport sur les consultations externes des hôpitaux, le docteur Dorison[1] fait remarquer que les personnes aisées se présentent moins souvent à la consultation du Bureau de bienfaisance qu'à celles des hôpitaux. C'est là un fait indéniable et qui nous permet de chercher dans l'organisation des Bureaux de bienfaisance un remède aux abus qui se produisent dans les consultations d'hôpital.

« Aux dispensaires des Bureaux de bienfaisance, dit le docteur Dorison, la surveillante prend les noms et adresses des malades et dresse une fiche personnelle qui est communiquée à l'Administration. Des enquêteurs vont visiter ultérieurement les malades afin de s'assurer que ces derniers sont bien dans une situation telle que la gratuité des secours médicaux et pharmaceutiques s'impose. La délégation permanente, qui se réunit chaque jour à la mairie, décide en dernier ressort.

« Une personne non indigente peut donc avoir une consultation, mais elle n'en obtiendra pas une deuxième. Nous n'ignorons pas que les membres de la délégation, très sévères lorsqu'il s'agit d'accorder des secours pécuniaires, sont généralement trop enclins à accorder la gratuité des services médicaux. On ne voit là volontiers qu'un acte de philanthropie, sans conséquences, puisque cela ne fait tort qu'aux médecins. Il est en tous cas certain que si, parmi les gens qui obtiennent la gratuité du service médical aux Bureaux de bienfaisance, il en est qui disposent de quelques ressources, il n'y en a cependant pas qui soient dans l'aisance, pour cette raison décisive que la consultation du dispensaire étant strictement régionale, les personnes aisées n'osent s'y présenter de peur d'être reconnues par les indigents de leur voisinage. »

Ici donc encore, l'enquête semble produire de bons résultats, et il nous paraît que ce qui est fait pour la consultation du dispensaire peut d'autant mieux être fait pour la consultation d'hôpital, que la division en circonscriptions hospitalières existe virtuellement même en ce qui concerne le service des consultations externes.

M. Dorison propose comme conclusion la suppression de la consultation externe des hôpitaux, et l'admission des malades à l'hôpital par les médecins des Bureaux de bienfaisance réorganisés en véritables services de consultations, avec externes, services spéciaux, etc. Il se fonde sur ce que la consultation d'hôpital :

[1] *Bull. de la Soc. méd. des bureaux de bienfaisance*, 1900.

1° *Ne permet pas de faire parmi les personnes qui s'y présentent le triage des indigents qui seuls ont droit aux soins médicaux et pharmaceutiques gratuits;*

2° *Elle ne se justifie plus comme autrefois par la présence des chefs de service eux-mêmes (création d'assistants et de suppléants);*

3° *Elle fait, depuis la création des dispensaires, double emploi avec la consultation des Bureaux de bienfaisance sans avoir les avantages de ces derniers qui donnent gratuitement les médicaments. Ce qui revient à dire que la consultation d'hôpital n'est utile qu'aux gens pouvant acheter leurs médicaments, soit, en fait, à toutes autres personnes que celles pour qui cette consultation a été créée.*

Nous avouons, pour notre part, ne pas partager les conclusions du Rapport de cet auteur[1] :

1° Parce que nous croyons avoir démontré dans ce Rapport que le triage des indigents est aussi facile dans les consultations que dans les dispensaires : il dépend uniquement du bon vouloir de l'Assistance publique qui n'a, pour chaque circonscription hospitalière, qu'à imiter le bon exemple de quelques villes de province;

2° Parce que, loin d'être désorganisé par l'absence des chefs de service, le service des consultations gratuites est actuellement assuré par des chefs de consultations, tous médecins ou chirurgiens des hôpitaux, et que, leur retirer ce service qui leur permet d'attendre sans inaction leur placement définitif pendant 7 ou 8 ans, équivaudrait à la suppression du recrutement du corps des hôpitaux par concours, celui-ci devenant dès lors subordonné comme nombre de places et comme époque aux vacances causées par la retraite ou le décès des chefs de service titulaires.

3° D'ailleurs, de nombreuses opérations pratiquées dans les services de consultation de chirurgie, et compatibles, quoi qu'on en dise, avec la sécurité des malades, allègent beaucoup les charges de l'hospitalisation.

4° Les services de consultation ne font pas double emploi avec ceux des dispensaires, puisque, comme nous l'avons montré ailleurs, nous sommes obligés d'admettre, à côté des indigents proprement dits, la classe des nécessiteux, adressés à la consultation de l'hôpital par les médecins eux-mêmes qui renoncent à certaines interventions de chirurgie peu graves ou qu'ils ne se croient pas en mesure de pratiquer.

1. J'exprime ici l'opinion du rapporteur et celle de la Commission sans prétendre engager les membres du Syndicat qui ne partageraient pas cette manière de voir.

5° Enfin, nous ne devons pas oublier que bon nombre de consultations dites spéciales (gynécologie, vénéréologie, ophtalmologie, dermatologie, pédiatrie, voies urinaires, etc.) sont comme autrefois dirigées par les chefs de service eux-mêmes et, suivant le mot de M. Dorison lui-même, se justifient par la présence du chef de service.

En résumé, les consultations des hôpitaux comme les Bureaux de bienfaisance peuvent disposer :

1° D'un infirmier chargé d'inscrire l'état civil et la situation des malades qui se présentent à la consultation externe :

2° De moyens de contrôle que nous proposons d'autre part et d'enquêteurs, chargés de vérifier l'exactitude des déclarations.

3° Elles sont bien faites et bien dirigées par un médecin ou chirurgien des hôpitaux, chargés *exclusivement* de ce service.

Nous ne voyons donc aucune nécessité d'en demander la suppression, mais il y a lieu d'obtenir quelques modifications au règlement qui les régit, destinées à supprimer les abus qui peuvent s'y produire.

Examinons maintenant ce qu'a fait et ce que pourrait faire l'Assistance publique pour obvier à ces abus. Nous devons à la vérité de dire que *dès l'abord* son Directeur actuel, M. le docteur Napias, semblait animé envers le corps médical des sentiments d'équité les plus louables, et que lui-même voulait mettre un frein aux exagérations de l'hospitalisation.

Vœux du Conseil supérieur de l'Assistance publique et règlements hospitaliers en vigueur. — Il est vrai que depuis, cédant à des considérations diverses, auxquelles les sollicitations du précédent Conseil municipal n'ont vraisemblablement pas été étrangères, il n'a point agi avec la fermeté que nous étions en droit d'attendre de ses bonnes intentions.

Mais cependant, il faut reconnaître qu'en ce qui concerne l'hospitalisation des malades non nécessiteux Parisiens, et surtout des provinciaux, il a cherché, d'accord avec le Conseil de surveillance de l'Assistance publique, à obvier aux multiples inconvénients d'une hospitalisation trop large. Et nous pourrions trouver actuellement dans les règlements des hôpitaux des armes suffisantes pour nous opposer à l'invasion des salles par les malades fortunés.

Il faut signaler d'abord la récente délibération du Conseil supérieur de l'Assistance publique, qui, dès qu'elle sera appliquée, pourra produire les meilleurs résultats.

En voici les termes :

Les malades aisés ne doivent pas être admis dans les hôpitaux. — *Toutefois, les hôpitaux pourraient recevoir dans des locaux spéciaux et moyennant un prix suffisamment rémunérateur pour que le bien des pauvres ne puisse être compromis :*

1° *Des malades atteints de maladies contagieuses, des malades étrangers à la commune, mais placés dans des conditions telles qu'ils ne peuvent être soignés utilement à domicile pour eux-mêmes, et sans danger pour autrui.*

2° *Des malades étrangers de passage atteints de maladies soit médicales, soit chirurgicales, lorsqu'il n'existe pas dans la commune de maisons de santé* (ce qui par suite ne saurait être appliqué à Paris où les maisons de santé de tous ordres abondent).

Enfin le Conseil supérieur de l'Assistance publique reconnaissait aux médecins soignant dans les hôpitaux de semblables malades, le droit d'en réclamer des honoraires.

Nous devons ajouter que l'admission par le Conseil de ces résolutions était due, pour une bonne part, aux louables efforts de M. le docteur Porson.

Il est vrai que cette décision a besoin encore de l'homologation du Préfet de la Seine, et de ce côté il faut s'attendre à la plus vive opposition, puisqu'un ex-conseiller municipal n'a pas craint de dire que le médecin d'hôpital serait bientôt un fonctionnaire chargé de distribuer ses soins à quiconque les solliciterait, sans enquête préalable, — et tous nous savons que les hôpitaux jouent un rôle considérable dans les questions électorales !

Quoi qu'il en soit, ces vœux, votés par le Conseil supérieur de l'Assistance publique, marquent une bonne tendance, et c'est aux Sociétés médicales, aux députés et aux sénateurs médecins de l'appuyer de toute leur autorité, et d'en presser l'application.

A côté de ce fait, une récente circulaire du Directeur général de l'Assistance publique adressée aux chefs de service, insiste sur l'obligation pour eux de ne pas recevoir les malades non indigents ou étrangers au département de la Seine, sans lui avoir d'abord adressé une demande qu'il déclare d'ailleurs ne pouvoir satisfaire qu'*à titre tout à fait exceptionnel*. Il est probable que cette circulaire n'a pas été accueillie par tous avec la même satisfaction.

En ce qui concerne les provinciaux, il ne saurait y avoir de doute : il n'est que trop juste que chaque département doive faire face aux besoins de l'Assistance gratuite.

En ce qui concerne les habitants du département de la Seine, il est bien juste aussi que ceux-là soient seuls admis qui n'ont d'autres ressources que l'hôpital.

Je ne vois donc pas, en dehors de tout parti pris, de raisons sérieuses pour désapprouver cette circulaire. Bien au contraire, il est regrettable que trop souvent elle reste lettre morte, et que, comme nous l'avons vu précédemment, les hospitalisations scandaleuses soient encore trop fréquentes, qu'elles proviennent du fait du médecin ou du fait de l'Assistance.

D'ailleurs, c'est à l'Administration surtout, dont le désintéressement en pareille matière ne peut être mis en doute, qu'incombe le soin de refuser l'entrée de ses salles à tout malade qui n'est pas nécessiteux ou indigent, et nous ne pouvons que déplorer qu'un règlement aussi catégorique et aussi équitable ne soit pas toujours mis en pratique.

Nous pouvons d'ailleurs nous demander à quoi sert le travail de l'employé qui, tous les matins dans la salle d'attente des consultations, perd une matinée à inscrire les noms, professions, etc., des malades qui sollicitent une consultation, puisque aucune espèce de sanction n'est donnée à ces déclarations, qu'elles dénotent l'aisance ou l'indigence. Il serait cependant facile qu'elles fussent appuyées d'un certificat quelconque (quittance de loyer, feuille de contributions, certificat du commissaire de police, etc.). Or, ce travail de sélection, comme le fait remarquer M. Guiard, il n'y a que l'Administration qui puisse le faire.

Une seule objection pourrait être adressée à cette circulaire, c'est celle de l'intérêt de l'enseignement. Mais combien rares sont les cas où il exige l'hospitalisation d'un malade! Les hôpitaux parisiens sont assez riches au point de vue pathologique, pour n'avoir pas à emprunter à la province, et c'est avec la plus extrême modération, et sans chercher à déguiser sous ce prétexte une question de convenance personnelle, que le médecin ou le chirurgien doit user de la latitude qui lui est laissée à cet égard.

Si donc l'Assistance publique est susceptible de certains éloges par le bon vouloir qu'elle a montré, au moins sur le papier, en ce qui concerne l'hospitalisation des malades non indigents, il ne saurait en être de même en ce qui concerne son initiative à propos des consultations gratuites.

Et cela est d'autant plus regrettable que si l'on peut comprendre qu'un malade de situation moyenne cherche à s'épargner les frais parfois assez élevés d'une opération, on ne peut admettre qu'il en soit de même pour une simple consultation. En fait, l'hospitalisation réservée aux cas les plus graves, surtout depuis la réorganisation des consultations, lèse les intérêts d'un petit nombre de médecins et chirurgiens, de ceux surtout qui sont déjà arrivés, — tandis que la consultation, en drainant vers l'hôpital une quantité considérable de cas cliniques banals et vulgaires, fait le plus grand tort à la masse du corps médical, dont la consultation est le plus grand appoint.

Affiches des consultations externes. — Depuis longtemps déjà les doléances du corps médical, les démarches mêmes, toujours bien accueillies, mais jamais écoutées des Sociétés médicales, n'avaient pu obtenir gain de cause auprès de l'Assistance, et vous me permettrez d'être satisfait d'avoir obtenu auprès de M. le Directeur général, déjà sans doute fort ébranlé par les réclamations antérieures, la mise en vigueur d'un règlement spécial, excellent sans doute, mais qui, dans notre pensée, ne doit être que provisoire.

En effet, à la lettre que je lui adressais en 1898, et qui est reproduite plus loin, M. le Directeur général voulut bien me répondre par l'autorisation d'apposer dans les salles de consultation de la Pitié l'avis suivant :

La consultation est réservée exclusivement aux malades indigents et nécessiteux

Et depuis, une nouvelle circulaire du Directeur général a porté à la connaissance des chefs de service de consultation que des formules *imprimées* du même avis seraient mises à la disposition de ceux qui en feraient la demande. Je crois bien que l'usage s'en est généralisé.

Voici la lettre en question :

Monsieur le Directeur général,

Désireux, conformément au vœu émis récemment par le Conseil supérieur de l'Assistance publique, de mettre un terme aux abus scandaleux qu'entraîne l'admission aux consultations gratuites des hôpitaux d'un grand nombre de malades fortunés, j'ai l'honneur de vous soumettre les remarques suivantes, que je puis, si vous le désirez, appuyer sur des faits maintes fois relevés par moi en ce qui concerne la consultation que je dirige :

1° Il est incontestable qu'un grand nombre de malades fortunés ont recours à la gratuité des consultations qui devraient être réservées aux seuls indigents ;

2° Leur nombre peut être évalué, en ce qui concerne mon service, au cinquième environ du nombre total des consultants.

3° Ces malades avouent souvent sans honte qu'il leur serait facile de rémunérer un médecin de la ville, mais que, pouvant obtenir sans aucuns frais une consultation, ils n'hésitent pas à recourir à la gratuité des hôpitaux ;

4° Beaucoup d'entre eux sont des étrangers ou provinciaux qui ne reculent pas devant un voyage coûteux (Philippeville, Alexandrie) pour consulter, et peuvent pécuniairement subvenir à des frais fort élevés de séjour à Paris ;

5° L'Assistance publique reconnaît fréquemment par une enquête ces abus *puisqu'elle refuse sciemment des bains à ces malades auxquels elle n'a pas refusé une consultation gratuite* ;

6° De tels abus, outre ce qu'ils ont d'inconvenant et d'immoral, causent un préjudice à la fois aux vrais indigents à cause de l'encombrement des consultations et aux médecins de la ville, dont la consultation est de plus en plus désertée. Je ne touche pas, dans cette lettre, la question de l'admission des malades dans les hôpitaux, qui comporte aussi tant d'abus reconnus par l'Assistance publique, mais pour lesquels je ne saurais protester individuellement, n'étant chargé que d'un service de consultation. Ces abus ont d'ailleurs été bien exposés dans un récent article (21 juin 1898) de la *Gazette des Hôpitaux*, qui, comme moi, monsieur le Directeur, fait appel à votre esprit d'équité bien connu, et soumet la question à votre haute appréciation.

Dans ces conditions, et en prenant l'engagement d'user d'une façon très modérée de la liberté que vous voudrez bien m'accorder, j'ai l'honneur de vous prier de m'autoriser à faire apposer à titre d'essai dans la salle de la consultation chirurgicale de la Pitié l'avis suivant :

LA CONSULTATION CHIRURGICALE EST RÉSERVÉE AUX MALADES INDIGENTS ET NÉCESSITEUX

qui me permettrait de réprimer les abus signalés, tout en admettant une large application de la gratuité des consultations aux malades qui sans être indigents sont dans une situation modeste ou médiocre.

Aussi bien et plus simplement que par la présentation d'un certificat d'indigence ou d'une quittance de loyer, cet avis éloignera de la consultation ceux des malades aisés qui ont quelque souci de leur dignité.

Veuillez agréer, etc.

Eh bien, messieurs, que cette autorisation ait été le résultat des démarches de l'un ou de l'autre, peu importe : c'était bien, parce que c'était d'une application immédiate et rapide, et nous armait provisoirement contre les malades qui venaient indûment réclamer une consultation.

Mais cela n'est pas suffisant, et le médecin d'hôpital sera toujours mal venu de refuser ses conseils et ses soins à ceux qui les sollicitent pour une question de situation pécuniaire.

Telle a été jusqu'à présent ma manière de faire et celle, je l'espère, d'un certain nombre de mes collègues non moins outrés que moi du sans-gêne de certaines individualités.

Mais j'ai ouï dire que, pour ne m'avoir pas été communiquées, des doléances n'en avaient pas moins été portées contre moi, et, dernièrement enfin, une plainte en règle était adressée à l'Administration, émanant d'un personnage en bonne situation, à la femme de qui j'avais refusé une consultation.

Même en priant les malades de se reporter à l'affiche qui réserve la consultation aux indigents et nécessiteux, il est difficile de leur faire admettre qu'un médecin, qu'ils considèrent comme un fonctionnaire, leur refuse une consultation à laquelle, de bonne foi ou non, ils prétendent avoir droit, et bien souvent un colloque pénible s'engage, terminé par les menaces du malade.

Voilà ce qu'il faut éviter, et pour cela, il n'y a qu'une solution, c'est que le malade fortuné ne soit pas admis à pénétrer dans la salle de consultation. C'est ici justement que nous pouvons adresser à l'Administration quelques reproches dont elle pourra tirer profit :

Tous les matins, cet employé, dont nous avons déjà parlé et qui est occupé à prendre le nom et l'adresse des malades, travaille sans aucune espèce d'utilité; il pourrait, en complétant cette besogne, la rendre au contraire des plus profitables s'il avait ordre de s'enquérir en même temps de la profession, des ressources et des moyens de subsistance des malades.

Et tout en admettant — ce qui est probable — que des fraudes se produiraient encore, nous étudierons plus loin un système qui permettrait de les supprimer à peu près complètement.

En tout cas, et je tiens à le répéter, il serait à désirer que l'exclusion du malade non indigent fût d'ordre administratif, c'est-à-dire impersonnel : c'est vers ce but que doivent tendre nos efforts.

De ce qui précède, il résulte que, pour que les affiches réservant la consultation aux indigents aient toute leur efficacité, il faudrait que pareille mention ne fût pas réservée aux seules affiches placardées dans la salle d'attente, et fût au contraire étendue aux pancartes extérieures qui, à la porte de l'hôpital, informent le public du fonctionnement de ces consultations et du traitement externe et gratuit.

Il ne faut pas en effet se le dissimuler, il sera toujours beaucoup plus facile d'inviter un malade à ne pas franchir le seuil par un avis dûment motivé et mis en évidence à l'extérieur, que de l'éconduire une fois qu'il aura été admis à pénétrer dans la salle et qu'il aura attendu son tour pendant un temps plus ou moins long.

Nous trouvons d'ailleurs, dans le *Journal de clinique et thérapeutique infantiles* de juillet 1898, quelques indications sur l'état d'âme de M. le Directeur de l'Assistance publique en ce qui concerne le sujet qui nous intéresse.

L'article est signé de M. VARIOT, quelque temps après l'incident que nous avons encore en mémoire :

M. Napias, je suis heureux de le dire, s'est montré beaucoup moins irréductible que j'aurais pu le supposer, d'après le libellé de son rappel au Règlement reçu par moi. Il ne va pas jusqu'à admettre que l'Assistance médicale gratuite soit due à tous ceux qui la sollicitent, comme on l'a imprimé dans un grand journal, et il ne considère pas les médecins des hôpitaux comme des fonctionnaires rémunérés pour donner des consultations à tous venants, riches ou pauvres : il a reconnu que NOUS NE DEVONS NOS SOINS QU'AUX INDIGENTS ET NÉCESSITEUX.

D'ailleurs, dit M. VARIOT, *la consultation d'hôpital est considérée actuellement comme un endroit public : on y fait queue comme au théâtre et chacun, riche ou pauvre, croit y avoir droit s'il attend son tour. Un publiciste n'a-t-il pas écrit que l'hôpital devrait être gratuit pour tout le monde, même pour Rothschild, s'il s'y présentait.... M. Napias me paraît disposé à faire le possible pour arriver enfin à donner satisfaction aux justes revendications du corps médical. Il s'informera auprès des divers chefs de service qui voudront bien l'éclairer?... Pourquoi, d'ailleurs, ne constituerait-il pas une commission composée de membres du Conseil de surveillance et chargée d'élaborer un programme complet de réformes?... Si l'on se donne la peine d'épurer les faux nécessiteux, on évitera probablement la demande de nouveaux crédits que la municipalité accorde toujours sans marchander, mais qui pourraient trouver un meilleur emploi.*

CIRCONSCRIPTIONS HOSPITALIÈRES. — Déjà la réorganisation des consultations avec l'établissement de circonscriptions hospitalières était une bonne mesure de la part de l'Administration, et, si elle a été accueillie dans certaine presse avec quelque aigreur, nous devons reconnaître qu'au moins, théoriquement, elle était tout à fait dans nos intérêts. Si elle ne restait trop souvent lettre morte, on aurait pu penser que par simple pudeur les abus allaient diminuer : les malades aisés ne voulant pas risquer d'être reconnus et coudoyés à l'hôpital par les indigents de leur quartier.

Il n'en est cependant pas ainsi pour deux motifs :

1° Si dans certains hôpitaux le règlement est strictement observé à cet égard, dans d'autres il semble être inconnu, et nous pourrions citer tel hôpital où les malades sont couramment admis, dans les salles et à la consultation, quelle que soit la circonscription dont ils dépendent. (Un rappel, motivé, au règlement pourrait obvier à cet inconvénient.)

2° On ne saurait, d'autre part, exiger des employés préposés aux entrées la connaissance exacte de la situation de fortune de nombreux malades provenant parfois de plusieurs arrondissements composant la circonscription.

La ruse est d'ailleurs souvent employée par ces gens qui prétendent à la gratuité des soins : les provinciaux se font domicilier à Paris avec des parents, quand ils ne donnent pas une fausse adresse ; les Parisiens ont recours aux mêmes subterfuges quand ils ne demeurent pas dans la circonscription de l'hôpital de leur choix ; ils donnent ou font donner sur leur situation de fortune des renseignements inexacts. Presque toujours le concierge est complice de ces mensonges, et il affirme d'autant plus nettement l'indigence de son locataire que la gratification a été plus forte.

Création de bureaux d'assistance et d'enquêteurs de quartiers. Utilité des enquêtes. — Comment remédier à un pareil état de choses, et comment obtenir sans frais nouveaux pour l'Assistance les renseignements les plus précis?

Sans compter qu'il serait possible de rendre les propriétaires, concierges, parents, responsables d'une fausse déclaration de domicile ou d'indigence, — je crois que notre confrère, M. Le Blond, a trouvé et proposé une solution assez simple et assez efficace pour mériter considération.

Voici l'énoncé de ce projet :

« *Dans chaque quartier il devrait exister un (ou plusieurs) Bureaux d'assistance, administrés par des personnes charitables de ce quartier, dont les fonctions seraient gratuites. Ce Bureau d'assistance, relié à l'Administration de la mairie, examinerait les demandes de secours, et un inspecteur serait chargé de faire une enquête immédiate sur la situation de fortune des personnes qui demandent des secours ou réclament l'hospitalisation.*

« *Cet inspecteur, bien que rétribué, ne constituerait pas une nouvelle charge pour les contribuables, en raison des économies qu'il ferait réaliser au budget de l'Assistance en éloignant les faux pauvres. Je demande intentionnellement la création de ces Bureaux d'assistance par quartier, afin que les enquêtes puissent se faire aisément et rapidement. Le Bureau de quartier connaissant son monde et les besoins de chacun donnerait, j'en suis certain, d'excellents résultats.*

« *En second lieu, nous demandons que les médecins de l'Assistance publique (hôpitaux ou bureaux de bienfaisance) ne puissent donner des soins qu'aux vrais nécessiteux.*

« *Il faudrait donc que tout malade venant consulter à l'hôpital ou au bureau de bienfaisance fût muni d'une carte délivrée par le bureau du quartier dont il dépend.* »

D'ailleurs, la chose existe pour la Caisse des écoles, pour les visites des malades à domicile par les Dames patronnesses qui, très souvent, ont à donner leur opinion sur l'urgence des secours quand la paresse, la débauche ou l'ivrognerie sont les seules causes de la misère où sont tombés les assistés.

Habitant dans le quartier, honorablement connus, comme il serait facile à ces enquêteurs d'un nouveau genre (qu'on pourrait d'ailleurs multiplier dans chaque section de quartier, même presque dans chaque rue) d'obtenir et de donner les renseignements les plus précis sur l'état d'indigence des malades.

On ne manquera pas de nous objecter qu'une enquête, quelle qu'elle soit, toujours sujette à de nombreuses causes d'erreurs, ne donnera aucun résultat. Nous noterons cependant, ainsi que le démontre notre enquête personnelle dans les villes de province, que ce procédé est assez répandu, et que, s'il faut donner un exemple de son efficacité lorsqu'il est bien conduit, nous n'avons qu'à nous reporter à ce qui s'est passé à Lyon en 1891. Nous insistons à nouveau sur l'importance qu'il y aurait à établir une pénalité contre tous ceux qui auraient contribué à fausser par complaisance des résultats de l'enquête : l'enquête est un moyen excellent qui n'a qu'un défaut, c'est d'être actuellement mal et trop complaisamment conduite.

C'est ainsi que l'enquête n'étant nullement appliquée en ce qui concerne les consultations, la feuille qui doit être remplie par le commissaire visiteur, après l'entrée d'un malade à l'hôpital, contient, outre les détails de l'état civil du malade, les questions suivantes :

1° Depuis combien de temps le malade demeure-t-il au dernier domicile ?

2° Où résidait-il antérieurement ? (indiquer la durée du séjour).

3° Profession et gain par jour du malade ;
Profession et gain par jour du conjoint ;
Le malade est-il inscrit au Bureau de bienfaisance ?

4° Nom et domicile des maîtres ou patrons.

5° Domicile des ascendants ou descendants ;
Leur position de fortune ;
Domicile du conjoint séparé momentanément.

Et que le nota final déclare que : « *l'enquête a surtout pour objet de constater le domicile et les ressources du malade* ». Il est vrai que la dernière phrase de ce nota dénote bien que toutes ces précautions ne sont pas prises pour écarter les fraudeurs :

« Il importe en effet à l'Administration de savoir si le malade a son domicile de secours à Paris et s'il est en état d'acquitter tout ou partie des frais de séjour à l'hôpital. »

Voici, d'après Gourichon, les résultats que l'enquête a donnés à Lyon en 1891, époque à laquelle le bureau de bienfaisance de la ville revisa la liste des personnes inscrites au service d'assistance à domicile : les résultats de cette enquête furent extraordinaires, car on vit tomber le nombre des individus inscrits de 27 525 à 10 795, c'est-à-dire diminuer de 16 552 ; ce qui eut pour résultat de permettre le versement à chaque indigent d'une part moyenne de 42 francs, alors qu'auparavant, il ne touchait que 16 francs.

Et nous ne doutons pas que si pareil travail était fait à Paris, les mêmes résultats, si désirables, puissent être atteints, au triple point de vue des intérêts des pauvres, de ceux de l'Assistance et des contribuables, enfin de ceux du corps médical.

Mais, me direz-vous, il ne suffit pas qu'il y ait des enquêteurs, il faut encore que l'enquête soit provoquée.

Permis de consulter et bons d'hospitalisation. — Ici, je désire vous soumettre un projet qui, lui aussi, serait bien facile à réaliser : Tous les ans ou tous les six mois, il serait facile, par voie d'affiche[1] ou autrement, d'inviter les indigents de chaque quartier et de chaque rue à venir retirer au « Bureau d'Assistance » correspondant une carte personnelle lui donnant le droit, pour lui et sa famille, de consulter pendant toute l'année dans les hôpitaux, et établissant son indigence dans le cas où l'hospitalisation serait devenue nécessaire.

Et qu'on ne vienne pas dire que cela entraînerait de longues formalités, que le procédé est inapplicable, etc. Tel qu'il est, je ne fais que l'emprunter aux bureaux de bienfaisance et dispensaires, et on admettra bien que ce fonctionnement normal dans les institutions charitables ne soit pas inapplicable lorsqu'il s'agit des hôpitaux. Et cette carte ou ce permis n'aurait rien de plus ridicule, en somme, que nombre de permis similaires : de mendicité, de stationnement, de vente au panier, etc.

D'ailleurs, comme nous l'avons déjà vu, dans beaucoup de villes de province, le malade même indigent n'entre à l'hôpital qu'après avoir fourni un certificat dûment établi et visé. C'est donc pour lui une

1. On pourrait indiquer au bas des *affiches extérieures* les formalités à remplir pour obtenir un permis annuel de consulter.

longue suite de formalités à accomplir, formalités qui se renouvelleront le jour où il devra à nouveau être hospitalisé. Notre système est donc moins vexatoire et beaucoup plus expéditif, puisque ces formalités accomplies une fois pour toutes au début de l'année pourraient être encore valables l'année suivante si la situation de l'indigent n'avait pas changé et ne seraient pas à renouveler dans le cas où une assistance urgente deviendrait nécessaire.

Fraudes, amendes, pénalités. — Bien entendu, il y aura toujours des fraudes et des erreurs, et c'est contre elles qu'a été proposé le système des amendes où toute fausse déclaration serait taxée de dommages-intérêts envers l'Assistance publique.

Mais, pour que ces amendes ne deviennent pas une *taxe* que certains malades s'empresseraient d'acquitter, il faudrait :

Qu'elles fussent élevées lorsque la tromperie est flagrante, et ensuite qu'elles fussent considérées comme ayant un caractère humiliant ou infamant. Rien n'empêcherait, même à titre d'indication, comme l'a voulu le Congrès d'assistance de Lyon, que la récidive soit punie d'un emprisonnement, que l'application de la loi Bérenger rendrait moins pénible, tout en lui conservant, au point de vue moral, la même efficacité.

Conclusions.

Messieurs, pour résumer cette longue étude, et pour qu'il en puisse découler un résultat pratique, il nous reste à formuler des conclusions qui, sans être intransigeantes, ménagent à la fois les intérêts sacrés des malades et ceux du corps médical.

Il n'est pas discutable que des abus flagrants existent, et que, dans une ville comme Paris, leur proportion soit considérable, — que jusqu'à présent aucun appui ne nous est accordé pour les réprimer, ou que, s'il existe des règlements dans ce sens, ils ne sont appliqués qu'avec une négligence extrême. En protestant contre ces abus, le Syndicat des médecins de la Seine ne fait que suivre l'exemple de sociétés étrangères patronnées par les noms les plus illustres et les plus désintéressés.

Nous vous proposons donc d'émettre les vœux suivants pour remédier à un état de choses aussi déplorable.

1° Une entente doit avoir lieu entre les médecins de la ville, le corps des hôpitaux, l'administration de l'Assistance publique, et les pouvoirs publics pour empêcher les malades aisés d'abuser des consultations gratuites et de l'hospitalisation.

2° Au besoin, l'Assemblée législative doit être saisie d'un projet ayant pour but de réglementer l'Assistance gratuite, conformément aux lois du 9 mars 1793, du 24 Vendémiaire an II, et du 2 Floréal an II (Convention Nationale).

3° Considérant que c'est à l'Administration qu'il appartient de prendre à sa charge les mesures destinées à réprimer les abus, et qu'un résultat effectif ne peut être obtenu qu'en multipliant les difficultés pour le malade aisé de se présenter à l'hôpital, nous vous proposons de soumettre à l'approbation des pouvoirs publics les moyens suivants :

A. Affichage extérieur et intérieur de l'avis qui réserve les consultations et l'hospitalisation aux malades indigents et nécessiteux et des formalités nécessaires pour obtenir l'un et l'autre.

B. Conservation des circonscriptions hospitalières avec application intégrale du règlement en ce qui les concerne.

C. Création de commissaires enquêteurs de quartier et de bons pour consulter, valables pour une année, délivrés aux indigents et nécessiteux, établissant leur situation après enquête de ces commissaires. Nécessité de présenter ces bons pour être admis soit à la consultation gratuite, soit à l'hospitalisation proprement dite et de répondre à un formulaire mentionnant l'état civil et la situation pécuniaire du malade.

D. Engagement écrit par le malade de rembourser à l'hôpital la valeur de la consultation ou des soins et frais de séjour, si l'enquête démontre une fraude dans ses déclarations. En cas de récidive, le malade commet une contravention qui serait punie d'amendes et même de prison. (Au cas où la fraude proviendrait de fausses déclarations du propriétaire ou du concierge, responsabilité pénale de ces derniers.)

E. Suppression des lits payants en dehors des cas où le malade pourrait justifier soit d'un cas d'urgence, soit d'insuffisance ou de modicité extrême de ses ressources. Suppression de la Maison municipale de Santé.

F. Application stricte des règlements actuellement existants et adoption des vœux du Conseil supérieur de l'Assistance publique en ce qui concerne l'hospitalisation des malades de province.

M. P. Thiéry. — Le travail que je comptais lire au Congrès, en mon nom personnel, sur l'abus de l'hospitalisation et des consultations gratuites à Paris, ayant eu, grâce au Syndicat des médecins de la Seine, les honneurs de l'impression, et étant devenu un « Rapport », je n'aurai pas la mauvaise grâce de le rééditer devant vous, puisque tous vous avez pu en prendre connaissance, et que mon rôle est terminé, la place restant à la discussion, qui, seule, en ce moment peut présenter de l'intérêt.

Or, nous sommes tous d'accord sur la fréquence des abus que j'ai signalés; nous sommes tous d'accord aussi sur ce fait que, préjudiciables à l'intérêt des médecins, ces abus sont aussi contraires à l'intérêt bien compris des malades indigents, les seuls qui doivent bénéficier de la gratuité des hôpitaux.

Nous avons vu que la plupart des villes de province et de l'étranger (quelques-unes comme Lyon. Rouen. etc., exceptées) n'avaient presque rien fait pour obvier à cet état de choses, et que, si des règlements tutélaires pour nous existaient, ils étaient en réalité si mal appliqués qu'ils restaient, la plupart du temps, lettre morte.

Nous n'avons donc plus qu'à discuter les moyens convenables d'enrayer une tendance aussi regrettable.

Comme nous l'avons dit, il est urgent de poser des conclusions fermes, et, pour qu'elles aient chances d'être entendues, nous les avons voulues aussi modérées que possible, et, sans recourir aux mesures extrêmes, nous avons adopté celles qui pouvaient être proposées sans froisser les idées philanthropiques si répandues dans notre profession.

Ces mesures sont multiples, et nous les avons voulues multiples pour que précisément — aucune d'elles ne pouvant être absolue, comme l'expérience l'a démontré, — leur multiplicité même constituât une trame plus serrée, à travers laquelle les fraudes, toujours inévitables, pussent moins facilement passer.

Ces mesures sont les suivantes :

1. D'abord l'appel fait aux médecins de la ville et au corps des hôpitaux, en vue d'une entente destinée à restreindre, — et mieux à supprimer les recommandations et les admissions de complaisance qui, par une confraternité mal comprise, perpétuent les abus que nous déplorons.

2. En second lieu, pour donner à nos conclusions une valeur effective, il faudrait qu'elles fussent soutenues, soit aux assemblées législatives, soit dans les divers Conseils du Ministère de l'intérieur qui réglementent l'Assistance publique.

3. Enfin, nous devons faire une démarche pressante auprès de l'Administration, pour que dès maintenant, celles des mesures que nous proposons — et qui ne sont que la réédition d'un règlement déjà existant — soient strictement observées.

En examinant une à une nos conclusions, on remarquera que beaucoup d'entre elles, *déjà réglementées* en théorie, n'attendent qu'une application pratique étroite. De ce nombre sont :

A. L'affichage, extérieur et intérieur, de l'avis qui réserve les consultations gratuites des hôpitaux aux seuls indigents et nécessiteux

B. La conservation des circonscriptions hospitalières, avec application intégrale du règlement en ce qui les concerne.

Parmi les desiderata *nouveaux* que nous soumettons à votre appréciation, et qui doivent faire l'objet de votre discussion, je signalerai :

A. La création de commissaires enquêteurs de quartiers, — ce qui n'est, d'ailleurs, qu'une adaptation meilleure du système d'enquête déjà existant.

B. La création de « permis de consulter » avec, comme corollaire, l'application aux Consultations de l'enquête telle qu'elle existe pour l'hospitalisation.

C. Engagement écrit par le malade, de rembourser à l'hôpital la valeur de la consultation et des frais de séjour, si l'enquête démontre une fraude dans les déclarations. Enfin, peines afflictives en cas de récidive, et responsabilité pénale des personnes complices de ces fausses déclarations.

D. Suppression des lits payants, en dehors des cas d'urgence absolue ou d'insuffisance absolue des ressources du malade, c'est-à-dire, somme toute, application de la formule si logique : l'hôpital aux seuls indigents et nécessiteux.

Je vous propose encore, en vous faisant remarquer combien les opinions sont unanimes sur ce point : la désaffectation de la Maison municipale de santé.

D'ailleurs, presque toutes ces modifications, si désirables, se résument dans les vœux récents du Conseil supérieur de l'Assistance publique dont votre vote doit hâter l'adoption.

Telles sont, messieurs, les brèves considérations par lesquelles je désirais résumer mon rapport, en vous faisant remarquer l'importance que pourraient avoir les vœux formulés par le Congrès, si — comme je n'en doute pas — ils se tiennent dans les limites de ces trop justes revendications.

DISCUSSION

M. Fachatte (de Paris), délégué de la Société médicale du XVe arrondissement. — Si j'ai consacré toute mon attention à l'étude minutieuse de l'important rapport de M. Thiéry sur les abus de l'hospitalisation et des consultations gratuites à Paris, c'est que le sujet m'en avait paru d'importance pour nous tous et que l'auteur m'en était connu depuis longtemps comme un des plus compétents en l'aride matière.

Qu'il me soit permis tout d'abord d'évoquer un souvenir qui touchera profondément, j'en suis certain, le cœur de M. Thiéry; en 1895, alors que les consultations des hôpitaux étaient dans le désarroi qui devait deux ans plus tard amener leur réforme, il existait à l'hôpital de la Charité un service privilégié sous ce rapport, celui du professeur Tillaux. Là, il m'a été donné de voir pendant 18 mois M. Thiéry, alors chef de clinique, faire lui-même tous les deux jours cette consultation dont nous nous souvenons tous, aussi fréquentée par les élèves qui venaient y chercher l'enseignement précieux et familier du jeune maître, que des malades qui savaient y trouver des soins réguliers et attentifs, et la guérison de leurs maux. Aussi je crois qu'aucun des membres de ce Congrès n'était mieux qualifié pour venir porter à notre tribune la question des consultations.

Il est hors de doute que des abus journaliers se commettent, que des malades qui pourraient fort bien se présenter à la consultation d'un médecin de la ville s'en vont de gaieté de cœur à la salle commune de l'hôpital mendier une ordonnance à laquelle leur situation relativement aisée ne leur donne aucun droit, mendicité d'autant plus pernicieuse et d'autant plus coupable qu'elle restreint le temps que le médecin peut consacrer à ceux qui ne sauraient trouver ailleurs le soulagement de leurs maux. S'il s'agissait seulement dans un commun accord de blâmer ces abus, la proposition paraîtrait toute simple et ne soulèverait pas parmi nous la moindre objection. Mais si nous voulons décréter solennellement le principe que les consultations gratuites doivent être réservées aux seuls indigents, aux seuls nécessiteux, il est de toute justice de nous entendre sur ces qualifications d'indigents et de nécessiteux, et je vous avouerai, messieurs, en toute franchise, que la lecture du rapport bien loin de m'éclairer à ce sujet n'a fait que jeter plus profondément l'obscurité dans mon esprit.

Qu'est-ce qu'un indigent?

Tout d'abord M. Thiéry nous fait connaître qu'il en existe sur lesquels nul doute n'est possible, et que ceux-là sont ceux qui sont inscrits aux bureaux de bienfaisance des quartiers.

Permettez-moi, messieurs, de m'élever avec véhémence contre cette assertion: les gens inscrits sur les listes des bureaux de bienfaisance ne sont pas tous des nécessiteux, tant s'en faut, et s'il fallait vous citer l'exemple de gens très aisés qui sans honte viennent chaque mois toucher de petites sommes d'argent et des secours de toute nature, bien que gagnant très largement leur vie, la liste en serait plus longue que celle de ceux qui viennent de temps en temps à l'hôpital mendier une consultation ou une opération auxquelles ils n'ont pas droit.

A côté de ceux-là, souvent, je le reconnais, de braves gens et de bons travailleurs auxquels la charité se borne à apporter le superflu dans la vie, il existe la classe des ouvriers et des petits employés auxquels le rapporteur accorde à juste titre le droit aux soins gratuits de l'hôpital. Messieurs, ceux-là en usent bien rarement de l'hôpital. On vous parlera, dans une autre séance du Congrès, de Sociétés de secours mutuels pour les ouvriers et les employés; pour une cotisation infime, ils sont certains d'avoir la nuit ou le jour la visite d'un médecin chez eux et vous pensez bien qu'ils ne vont pas aller s'attarder à la salle d'attente de la consultation gratuite. Ainsi des deux classes de nécessiteux auxquelles le rapporteur assigne un droit ferme aux soins de l'hôpital, j'affirme que dans la première il en est un grand nombre qui devraient en être exclus avec soin et que la seconde presque entière reconnaît d'elle-même qu'elle n'en a nul besoin.

Mais quels sont au contraire ceux à qui M. Thiéry voudrait impitoyablement fermer les portes de l'hôpital? les boutiquiers, les petits commerçants!

Ah! messieurs, laissez un enfant de Paris, élevé au milieu des misères de la grande ville, se faire d'office le défenseur de ces malheureux méconnus.

Écrasés par la concurrence des grandes industries, accablés d'impôts, de ces impôts qui pour le rapporteur sont un signe de fortune, qui doit les signaler à notre rigueur et qui ne sont qu'une misère de plus et non la moindre, souvent à la tête d'une nombreuse famille, les voilà les nécessiteux.

Et les parias des professions libérales, je ne les trouve mentionnés nulle part ceux-là non plus, et pourtant comme leur pauvreté leur est amère, comme leur misère est navrante : fonctionnaires aux 1200 francs d'appointements et aux cinq petits enfants, instituteurs, sous-maîtres d'école, pharmaciens diplômés sans officine, légion des miséreux en redingote noire râpée et en chapeaux de soie, jeunes filles aux diplômes multiples et inutiles, institutrices, maîtresses de musique aux robes claires et aux chapeaux enrubannés, qui voyez bien souvent le soir revenir sans que le pain soit revenu lui aussi à votre foyer désolé, vous êtes bien les vrais pauvres et nous ne devons pas vous oublier!

Vous tous miséreux, pour qui l'aveu de votre pauvreté est une souffrance, laissez-moi la proclamer bien hautement devant tous ces hommes au cœur généreux pour que si un jour, à bout d'amertumes, vous venez demander un baume à vos souffrances, vous ne soyez pas des inconnus et qu'on ne vous prenne pas pour des usurpateurs de la

Charité, vous pour qui elle aurait été créée si elle n'était pas éternelle!

Messieurs, commencez-vous à comprendre combien en misère il est difficile de distinguer le vrai du faux! On vient vous demander de bien vouloir faire faire cette sélection, dont nous nous reconnaissons à peine capables, par des employés de mairie! Je viens vous supplier de n'interposer personne entre le pauvre et le médecin, j'estime que c'est là un des devoirs les plus sacrés, en même temps qu'une prérogative des plus inviolables de notre chère profession. Que le médecin de l'hôpital pour réaliser une réforme qui s'impose s'éclaire fraternellement du médecin de la ville, que ce dernier ne lui adresse que ceux en qui il a pu distinguer de vrais pauvres, rien de plus juste. Mais si nous laissions au moyen d'une carte, dont la délivrance serait subordonnée à toutes les influences mal définies qui président à la distribution des secours, si nous laissions, dis-je, enrégimenter et classer les pauvres, nous ne verrions plus jamais défiler devant nos tables de consultations que des pauvres officiels souvent bien peu dignes d'intérêt et de pitié, et ce résultat que nous désirons tous si vivement, que nous plaçons au-dessus de nos intérêts, le soulagement des vraies misères, serait de ce jour-là lettre morte.

Le rêve du faux pauvre sera d'obtenir sa carte de soins gratuits et tous ses efforts y tendront jusqu'à réussite.

L'ouvrier momentanément gêné, le petit commerçant au lendemain d'une crise pécuniaire qui l'aura mis pour quelques jours dans la situation la plus précaire et qui en des jours meilleurs n'aura pas songé à faire consacrer officiellement son titre officiel de nécessiteux, souffriront en silence.

Le pauvre honteux, qui depuis si longtemps voit toutes les portes se fermer à son approche, ne voudra pas par fierté aller encore frapper à celle-là et préférera attendre la fin de ses souffrances, auxquelles personne ne veut porter remède; trop souvent même sera-t-il tenté d'abréger son calvaire!

A quelque point de vue que nous nous placions, je crois, messieurs, que la réforme telle que l'on vous la propose ne saurait produire aucun effet salutaire.

Messieurs, vous allez être appelés à sanctionner les conclusions du rapport de M. Thiéry. Permettez-moi en votre nom à tous de le remercier de son dévouement à notre cause. Cependant si, en droit, il vaut mieux laisser échapper vingt coupables au glaive de la justice que de frapper un seul innocent, ne vaut-il pas mieux pour nous laisser passer aux consultations gratuites cent malades aisés que de repousser du pied un seul vrai pauvre? C'est pourquoi j'ai tenu absolument à vous présenter ces quelques considérations, avec l'espoir de vous les voir accueillir favorablement, sachant d'avance qu'on est toujours le bienvenu, lorsqu'on vient parler à des médecins de justice et de charité.

M. Noir (de Paris) proteste contre les idées du précédent orateur: on ne soigne pas ordinairement de riches dans les bureaux de bienfaisance de Paris. Il approuve absolument les termes du rapport de M. Thiéry, mais il trouve que ses conclusions ne donnent pas entièrement satisfaction. Il existe dans chaque arrondissement des dispensaires où un contrôle sérieux est établi, et qui font double emploi avec les consultations des hôpitaux. Ces dernières pourraient être supprimées. Il y aurait avantage à ce qu'une unification soit faite dans le service médical des hôpitaux. Les futurs médecins des hôpitaux pourraient être tenus d'être médecins des bureaux de bienfaisance avant de concourir pour les hôpitaux. Ils pratiqueraient ainsi les consultations unifiées, connaîtraient l'indigent qu'ils soigneraient chez lui, auraient plus de considération pour leurs confrères qui ne deviendraient pas médecins des hôpitaux. Les consultations spéciales pourraient être faites par les médecins spéciaux des hôpitaux; les malades s'y rendraient, adressés par les médecins des dispensaires; ces consultations seraient ainsi mieux faites n'étant plus encombrées.

M. Dobison (de Paris) demande le renvoi des conclusions à demain.

M. Vandam (de Bruxelles). — En Belgique, les médecins des hôpitaux sont d'abord médecins du bureau de bienfaisance.

L'enquête sur la situation des malades paraît au médecin une mesure vexatoire et inutile.

Le développement des consultations et des dispensaires est nécessaire pour l'instruction des étudiants et des jeunes médecins.

M. Dobison (de Paris). — Tout ne se passe pas mal dans les bureaux de bienfaisance; l'orateur le saurait, s'il appartenait à cette administration.

Les enquêtes sont possibles, car elles se font dans les bureaux de bienfaisance. Elles ne sont donc ni impossibles, ni vraisemblablement immorales.

La consultation des hôpitaux ne donne pas de médicaments; donc, ce ne sont pas des indigents qui s'y présentent, puisque ces derniers n'ont pas même de quoi acheter du pain.

De plus, les hôpitaux sont très irrégulièrement répartis dans l'agglomération parisienne; les malades qui s'y présentent ont donc des distances considérables à parcourir pour obtenir une consultation. Or l'Assistance publique possède deux dispensaires dans chaque arrondissement, donc il y en a toujours un à la portée des malades; de plus elle donne dans ces dispensaires des médicaments que l'hôpital ne donne pas. Nous arrivons donc dès maintenant aux conclusions que nous développerons demain, à savoir qu'il y a lieu de supprimer la consultation hospitalière et de ne laisser subsister que la consultation des dispensaires.

M. Thiéry (de Paris). — Au petit bruit rasant la terre ce matin, aux fleurs dont on a couvert mon rapport, j'avais bien compris que la discussion en serait animée et je suis heureux de voir que vous apportez plus d'empressement à cette discussion qu'à la communication des documents et des conseils qu'un avis du Bulletin du Syndicat des médecins de la Seine sollicitait pour la confection de ce rapport et qui m'a valu en tout... une lettre ou mieux une communication d'un rapport : celui de M. Dorison, si bien que j'aurais pu croire que nos confrères se désintéressaient de cette question cependant importante. Permettez-moi donc de répondre à mes différents contradicteurs sur les points de détail qu'ils ont soulevés, car tous nous sommes certainement d'accord sur les principes mêmes de la question.

Notre confrère le Dr Fachatte a fait, en des phrases d'une rhétorique parfaite, appel aux sentiments de philanthropie qui, dans une réunion de médecins, trouvent toujours un écho; vous ne me ferez pas l'injure de croire que je ne partage pas ces sentiments et, comme chacun d'entre nous, je sais la part qu'il faut faire à la charité dans la belle mission que nous impose notre profession. Mais à côté de ces sentiments très louables il est aussi des avis de confraternité qui n'ont pas une importance négligeable; notre confrère, mon ancien élève et ami, nous a parlé « du glaive de la justice, etc... » mais je cherche des conclusions dans son argumentation et je n'en trouve pas, ou plutôt je n'en trouve qu'une, c'est que tout contrôle, toute enquête devrait être abolie et dès lors les hôpitaux seraient largement ouverts à tous ces faux pauvres qui non seulement exploitent l'Assistance, mais font encore un tort réel et aux médecins et aux véritables indigents; cela est absolument contraire au but que nous poursuivons. Il plaide en faveur du commerçant, du boutiquier qui vient à l'hôpital. Je ne crois pas que mon rapport mérite les reproches qu'il lui adresse puisque moi-même, adoptant en cela les très sages conclusions des travaux de M. Le Blond, j'ai assigné une limite à l'indigence : le paiement de la patente ou le versement d'un loyer supérieur à 1000 francs. En ce qui concerne les bureaux de bienfaisance, je suis fort embarrassé pour conclure entre les assertions de M. le Dr Fachatte qui affirme que bien des malades aisés sont traités par les médecins de ces bureaux et celle de nos autres confrères qui affirment que dans les bureaux de bienfaisance tout est pour le mieux et que ces consultations doivent supplanter celles des hôpitaux.

A M. le Dr Noir je répondrai : 1° que de fait les médecins du bureau de bienfaisance ont autant que nous le droit d'admission dans les hôpitaux puisque, à de très rares exceptions près, tout malade adressé par le médecin du bureau de bienfaisance à l'effet d'être admis, reçoit un bon d'admission du médecin de l'hôpital auquel il a été adressé. Nous ne faisons d'ailleurs autre chose dans les hôpitaux que de donner notre avis sur l'utilité de l'admission, et c'est l'administration qui en dernier ressort prononce l'admission, et il arrive de voir le directeur d'un hôpital recevoir un malade que le médecin avait refusé ; je me souviens avoir constaté le fait de la fenêtre de la salle de garde de la Pitié d'où je surveillais l'entrée furtive d'un malade que, comme interne de garde, j'avais refusé, son cas ne m'ayant paru exiger l'hospitalisation.

M. Noir propose que les médecins des hôpitaux, à l'exemple de ce qui se passe en Belgique, commencent leur carrière par un stage fait dans les dispensaires ; mais alors je trouve une contradiction dans son argumentation, puisque proposant d'une part la suppression des consultations des hôpitaux au profit des médecins des bureaux de bienfaisance, il propose d'autre part que les médecins des hôpitaux supplantent les médecins de ces bureaux dans leurs dispensaires ; le *statu quo* avec les modifications que je soumets me paraît bien préférable.

M. le Dr Dorison, esquissant une communication que vous entendrez demain *in extenso*, propose aussi la suppression des consultations des hôpitaux ; je persiste à croire que sans les supprimer il est facile de leur appliquer les mêmes règlements dont il se déclare si satisfait dans le fonctionnement des dispensaires.

M. Vandam, de Bruxelles, dans une fort belle argumentation propose la suppression de toute enquête, et souhaite la multiplication des cliniques, pensant que la honte et la douleur d'être « révélés » chaque fois, suffira à éloigner les malades aisés de l'hôpital ; l'expérience nous a depuis longtemps démontré que cette assertion n'est pas fondée et que non seulement cette « révélation » n'est pas faite souvent, mais qu'alors même elle ne blesse point la pudeur du faux pauvre qui parfois s'en fait une gloriole. Les cliniques sont si nombreuses que les médecins de la ville n'auront bientôt plus de malades, et quand M. Vandam estime théoriquement à 1 % le nombre des fraudes, il commet une erreur car c'est à un chiffre bien supérieur qu'il faut évaluer ces fraudes ; dans mon seul service je tiens une statistique des cas qui sont par trop patents, et s'ils n'étaient pas plus fréquents que le croit notre distingué confrère, il n'y aurait certes pas lieu de leur accorder une minute d'attention.

Mon honorable contradicteur repousse l'enquête comme vexatoire et inutile, et nous dit qu'en Belgique elle n'existe pas : je regrette fort de n'être pas de son avis, mais en vous reportant à la page 50 de mon rapport qui n'est que la reproduction fidèle de la lettre que m'a adressée la Commission administrative des hospices de cette ville, vous y retrouvez un double système d'enquête l'un pour la consultation (cartes de couleurs variées), l'autre encore plus sévère pour l'hospitalisation. C'est donc qu'en Belgique comme ailleurs on a cherché à se prémunir contre les fraudes, et que l'enquête y fonctionne au moins théoriquement comme à Paris.

Personnellement, messieurs, et à un point de vue purement égoïste, je ne verrais aucun inconvénient à la suppression des consultations des hôpitaux puisque cela aurait pour résultat de me gratifier immédiatement d'un service de salles que nous attendons depuis de longues années, ceci dit seulement pour vous bien montrer que je mets de côté dans ma discussion tout intérêt personnel, mais en toute conscience je ne crois pas que la chose soit possible, ni même désirable.

Quand une chose est mauvaise ou mal réglementée, il est deux solutions : ou la supprimer ou la réorganiser.

Pourquoi ai-je choisi ce dernier parti? Parce que j'estime que si pour le plus grand bien des médecins et des malades nous voulons obtenir un résultat, il faut demander des réformes possibles. « Demander beaucoup pour obtenir peu » comme l'idée en a été émise, c'est nous priver d'un examen de nos propositions, d'un appui dont nous avons besoin, et c'est réserver à nos vœux un..... un enterrement de dernière classe.

D'ailleurs, messieurs, nulle part, dans aucune ville, on n'a supprimé les consultations, et même à Rouen, qui est souvent donné en exemple, s'il est vrai que les médecins des bureaux de bienfaisance ont le droit d'admission, il ne s'ensuit pas que celui-ci ait été retiré au corps des hôpitaux, et que les consultations hospitalières aient été supprimées : celles-ci fonctionnent au gré des médecins ou des chirurgiens : l'admission seule est réservée aux cas d'urgence, mais qui exercera le contrôle à cet égard? Vous viendra-t-il à la pensée de nous imposer un inspecteur appréciateur des cas d'urgence?

En admettant, vous ai-je dit, que les bureaux de bienfaisance soient bien réglementés au point de vue qui nous occupe, il suffit d'appliquer aux consultations des hôpitaux les mêmes règlements, sans faire disparaître pour cela l'une ou l'autre des deux institutions.

On pourrait aller loin dans cette voie et supprimer aussi les hôpitaux, car avec les millions qui forment le budget de l'Assistance à Paris, les malades pourraient être soignés chez eux; et cependant tous nous reconnaissons qu'un tel vœu serait ridicule!

En fait, notons-le bien, les règlements qui existent sont bons et il suffirait qu'ils fussent appliqués pour nous donner satisfaction; cela dépend de l'Administration: sachons donc rester dans des limites raisonnables compatibles avec ce qu'il est facile d'obtenir pour ne pas aboutir à un échec regrettable. C'est pourquoi je vous demande de voter les conclusions modérées de mon rapport.

M. Smith (de Londres) ne croit pas qu'une telle question intéresse le Congrès qui, étant international, ne peut se prononcer sur l'application de lois propres à un pays ou à une ville. Par exemple, en Angleterre, le pouvoir public n'a rien à faire avec les hôpitaux. Ils sont entretenus par les deniers privés et font force réclames pour obtenir des souscriptions. Chaque année, on dépense 2 500 000 francs pour publicité. Les ouvriers sont souvent forcés à donner 10 centimes par semaine, et alors ils croient avoir le droit d'aller à l'hôpital. En Angleterre le médecin de campagne a plus de pratiques que le médecin de la ville. Les médecins, à Londres qui ont formé des syndicats, disent que les administrations d'hôpital doivent comprendre les médecins. Il faut diminuer le nombre des hôpitaux. A Manchester, il y a six inspecteurs chargés de prendre des renseignements; ils ne font que cela, et cherchent à empêcher ceux qui peuvent payer d'aller à l'hôpital.

Tous les hôpitaux sont dus à l'initiative privée, sauf les hôpitaux pour contagieux et les asiles d'aliénés, qui sont bien public.

De plus, le clergé de toutes les dénominations distribuent des cartes qui donnent droit d'entrée à l'hôpital; il fait ainsi une réclame pour son église tout en privant les médecins de clients qui pourraient payer. Vous voyez donc qu'une révolution sur les détails administratifs d'un pays n'aurait pas de raison d'être dans un autre pays.

M. Thiéry. — M. Smith n'a pas lu mon texte. Il y a une Exposition internationale où nous exposons des produits spéciaux à la France; je crois bien que nous avons le droit d'en parler. D'ailleurs pourquoi M. Smith réclame-t-il pour l'Angleterre le droit qu'il refuse à la France? il nous parle d'hôpitaux faisant « du tam-tam, de la réclame », du puffisme pour attirer l'argent des donateurs.

En France, nos hôpitaux, si mal organisés qu'ils soient, ne font pas de réclame : nous pourrions donc dire que cela n'est pas une question internationale, mais son argumentation m'a semblé assez pleine d'intérêt pour que je n'insiste pas.

Qu'il me permette de lui faire observer que, même dans ce qu'il a de particulier à Paris, mon rapport peut avoir de l'intérêt pour les étrangers qui ont fait l'honneur de répondre à l'appel du Congrès.

M. Benedikt (de Vienne). — On vient dans les hôpitaux attiré par la renommée des médecins. Il ne faut pas écarter des hôpitaux les malades un peu aisés, car s'ils peuvent quelquefois payer 3, 5 ou 10 francs de consultation, ils ne peuvent pas toujours donner le prix demandé pour certaines opérations, analyses bactériologiques, radiographies, etc. De plus, ces établissements sont très bien outillés pour ces opérations.

On doit prendre des décisions non pas seulement dans l'intérêt des médecins, mais aussi dans l'intérêt du public, autrement on mettra contre le corps médical le public et les autorités. Or on doit se ménager leur confiance et leur bienveillance.

Je termine en priant les médecins des hôpitaux de ne pas laisser les malades riches abuser des consultations gratuites.

M. G. Weil (de Paris) demande la suppression des consultations hospitalières et leur remplacement par les consultations du Bureau de bienfaisance.

M. Ducor (de Paris). — La question soumise au Congrès et étudiée dans le rapport de M. Thiéry est : De l'abus de l'hospitalisation et des consultations gratuites. C'est une question d'ordre général et qui intéresse tous les pays, la province ou l'étranger aussi bien que Paris, et l'exposé de ce qui se passe à Paris est de nature à retenir l'attention de tous les congressistes.

Mais il n'y a pas lieu d'entrer dans le détail d'une discussion locale, comme celle des médecins du Bureau de bienfaisance. Nous devons demander : l'hôpital aux indigents, en laissant aux associations locales le soin d'appliquer ce principe suivant les milieux.

M. Lande (de Bordeaux). — Exerçant dans une grande ville, il a vu les gens riches vouloir user des hôpitaux, comme des autres services publics, comme de l'eau et du gaz : c'est cette exploitation que nous devons combattre.

L'hôpital doit être réservé aux indigents, voilà le principe.

M. Lereboullet, président, met aux voix l'adoption du nouveau texte du paragraphe 6 :

« Le Congrès, reconnaissant qu'il importe que les services hospitaliers soient réservés aux indigents,

« Laisse aux associations professionnelles le soin d'appliquer ces principes suivant les nécessités locales.

Adopté à l'unanimité.

L'ABUS DE LA CHARITÉ MÉDICALE

(THE ABUSE OF MEDICAL CHARITY)

par **M. E. MONTEFIORE**,
de Londres.

Secretary of the medical and convalescent sub Committee of the Charity organisation society. Delegate of the committee for the Promotion of a Central Hospital Board for London.

Les principaux défauts du système actuel de l'Administration des hôpitaux peuvent être résumés comme suit :

1° Le trop grand rassemblement de personnes dans les départements des malades non résidants, qui la plupart du temps n'ont que de légers maux et pour lesquels le traitement supérieur de l'hôpital est tout à fait inutile, cause un sérieux empêchement à la pratique médicale, augmente le manque de confort et la souffrance de ceux qui sont atteints de maladies graves et occasionne beaucoup d'ennuis et d'attentes inutiles ;

2° L'admission sans discernement aux avantages des hôpitaux et de leurs dispensaires, tente beaucoup de personnes qui auraient les moyens de payer leur consultation médicale et par là profitent de cette charité et peu à peu prennent l'habitude de la mendicité ;

3° Le secours médical gratuit, donné sans discernement et sans condition suffisante, tant aux malades résidants qu'à ceux du dehors est, comme le prouvent les recherches, un obstacle sérieux à la fondation et à l'avancement des institutions charitables où les consultations et le traitement des maladies peuvent être obtenus moyennant un petit paiement périodique ;

4° Les hôpitaux et les dispensaires gratuits, tels qu'ils sont actuellement administrés, n'offrent généralement aucun avantage particulier à ceux des ouvriers qui se sont arrangés de manière à faire une réserve suffisante pour faire face aux maladies et il n'y a pas de relations reconnues entre les hôpitaux, les dispensaires gratuits et les institutions de prévoyance ;

5° Les attributions des hôpitaux et dispensaires soutenus par les contributions volontaires ne sont pas assez clairement séparées de celles qui incombent aux infirmeries et dispensaires soutenus par les contribuables (ou taxe des pauvres); mais bien souvent des hôpitaux s'occupent de cas qui devraient être laissés aux infirmeries taxées pour les pauvres, et les infirmeries également acceptent des cas qui par leur caractère et les soins spéciaux qu'ils demandent et aussi vu le moyen d'existence, les circonstances et le caractère des malades, seraient traités plus convenablement dans une institution charitable;

6° Par l'augmentation des institutions gratuites et mi-payantes et par l'absence totale de réglements, d'organisation, les médecins qui ont à travailler parmi les classes les plus pauvres ont, d'années en années plus de peine à gagner leur vie;

7° Il y a une concurrence continuelle et ardente entre les hôpitaux qui dépensent tous les ans des sommes beaucoup plus considérables que ne leur permettent leurs revenus et qui sont par là forcés d'avoir recours à toute espèce de moyens pour faire face à leurs engagements.

8° Chaque année aussi il s'établit de nouveaux hôpitaux, quelquefois sous des auspices douteux, pour le traitement spécial de certaines maladies, sans tenir aucun compte de ce qui existe déjà dans le même but.

9° Les hôpitaux et les dispensaires sont souvent mal placés pour les besoins locaux et quoique quelquefois un hôpital et même un ou plusieurs dispensaires se trouvent bien placés pour agir en commun, il n'y a pas de rapport établi entre eux, d'après lesquels les malades pourraient être envoyés des dispensaires à l'hôpital et vice versa;

10° Un résumé du montant de secours médical gratuit de Londres est donné.

a Celui qui est administré par les municipalités et dans les asiles de la ville;

b Celui qui est distribué par des agences charitables. Il y a 27 infirmeries municipales et asiles de malades indigents, possédant 14 500 lits. Le corps dirigeant les asiles métropolitains possède 14 hôpitaux contenant à peu près 7 550 lits. Il y a aussi 46 dispensaires placés sous la direction des Administrateurs des différentes Sociétés métropolitaines (ou maisons municipales des indigents.)

Les hôpitaux dépendants des organisations charitables sont au nombre de 91, et ont 8 781 lits disponibles; ils ont traité en 1898, 101 118 malades résidants et 1 573 520 non résidants et des cas imprévus.

Les dispensaires gratuits ou mi-payants ont traité 195 850 personnes en 1898; par conséquent, le montant total des malades qui ont été traités dans la section des malades de l'extérieur, des hôpitaux et des dispensaires dépendant de la charité dépasse 1 million 1/2, autrement dit un tiers de la population entière de la ville. Un rapport est ensuite fait en ce qui concerne les pétitions, etc., qui ont été faites de temps en temps depuis 1870 pour essayer d'amener des arrangements différents dans la section des malades non résidants et pour inaugurer une organisation meilleure parmi eux.

Les améliorations qui ont été apportées dernièrement ont été notées et l'on a également remarqué celles qui restaient à faire, afin de rendre les charités médicales de la ville plus utiles et à l'abri de tout abus.

La séance est levée à 6 heures.

A l'issue de cette séance, lunch offert par le Syndicat des médecins de la Seine.

Secrétaires : MM. Pottou-Duplessy et Ducor.

TROISIÈME SÉANCE. — DEUXIÈME ASSEMBLÉE GÉNÉRALE

Mercredi 25 juillet 1900

Le matin à 9 heures.

Présidence d'honneur de M. PETERSEN,
de Saint-Pétersbourg.

Secrétaire général de la Société de Secours mutuels des médecins russes.
Délégué officiel du Gouvernement de Russie.

Présidence de M. L. LEREBOULLET, président.

RAPPORT
SUR L'EXERCICE ILLÉGAL DE LA MÉDECINE
par M. le docteur DESCOUTS

de Paris.

Chef des travaux de Médecine légale à la Faculté de Médecine de Paris.
Président de l'Association médicale mutuelle Gallet-Lagoguey.

Depuis plusieurs années le corps médical français se plaint de la difficulté qu'il éprouve pour gagner sa vie et sauvegarder son indépendance; ses plaintes sont malheureusement trop justifiées.

Cette situation pénible tient à plusieurs causes: il faut citer notamment l'encombrement de la profession, la diminution des maladies par suite des progrès de l'hygiène publique et privée, l'abus des consultations gratuites données à des malades non indigents, tant dans les dispensaires particuliers que dans les hôpitaux, le nombre toujours croissant des sociétés de secours mutuels, les rétributions insuffisantes de l'assistance médicale gratuite, la réclame des spécialités pharmaceutiques dans les journaux politiques, etc. Mais la situation est surtout devenue critique par suite du sans-gêne véritablement incroyable avec lequel la médecine est chaque jour illégalement exercée sous l'œil indifférent des médecins et quelquefois, ne craignons pas de le dire, avec la complicité de quelques-uns d'entre nous, heureusement peu nombreux.

Rien que pour Paris, nous pouvons, sans exagération, estimer à quinze à vingt mille les consultations données chaque jour en dehors des médecins.

Si le corps médical tout entier ne se décide pas à lutter énergiquement contre un pareil courant de dérivation, le médecin verra chaque jour ses ressources diminuer: il sera obligé d'aliéner son indépendance pour devenir un fonctionnaire salarié par l'État ou par des groupements individuels qui auront tout intérêt à payer au taux minimum ses services: il ne faut pas désespérer de voir ceux-ci soumis à l'adjudication au rabais.

Il est donc absolument nécessaire qu'il sorte des délibérations de ce Congrès une résolution énergique de lutter contre un tel danger. Il est indispensable que la masse des médecins, qui pratiquent la médecine pour vivre, secoue son indifférence habituelle, fasse abstraction de ses rivalités personnelles, s'unisse sincèrement pour un effort commun, non pas passager, mais persistant: c'est le seul moyen de reconquérir le terrain perdu et de pouvoir pourchasser sans trêve ni merci tous les parasites de la profession, autrement dit tous ceux qui exercent illégalement la médecine.

C'est une entreprise colossale qui ne pourra être menée à bonne fin que par une organisation méthodique et persévérante dans l'effort.

Mais pour arriver à ce résultat l'union absolue est de toute nécessité: car s'il est utile et avantageux parfois de combattre en ordre dispersé, il ne faut pas oublier que la victoire appartient presque toujours aux gros bataillons. Unissons-nous donc, messieurs: c'est à cette condition seule que nous pourrons triompher.

La corporation médicale ne sait pas assez quelle serait sa force et sa puissance si elle voulait marcher en masse vers un but déterminé: si elle arrive à réaliser cette union indispensable, elle gagnera du même coup l'indépendance vis-à-vis de l'État et des sociétés de secours mutuels qui l'exploitent et elle défendra avec succès contre les parasites, qui la ruinent, le monopole que l'État lui fait payer si cher sans lui assurer, en échange, une protection efficace.

Je ne me dissimule pas que la lutte sera longue et difficile, car fort longue est aussi la liste de ceux qui exercent illégalement la médecine d'une façon plus ou moins habituelle; ils appartiennent à toutes les catégories sociales.

Nous citerons particulièrement un grand nombre de pharmaciens, les herboristes, les sages-femmes, les dentistes, les bandagistes, les pédicures, les curés, les sœurs, les rebouteurs, les masseurs, les magnétiseurs, les somnambules, les directeurs d'agences de garde-malades, les électriciens, les membres diplômés ou non des associations patriotiques de dames, etc.

Vous voyez combien sont nombreux ceux qui exercent illégalement la médecine : je suis certain que chacun de vous connaît un de ceux-ci : mais, par indifférence ou pour toute autre raison, il n'a jamais essayé de le troubler dans sa coupable industrie.

Sommes-nous donc désarmés? Non, certainement. La loi du 30 novembre 1892 nous donne des armes suffisantes pour nous défendre utilement.

Permettez-moi de vous en citer les articles qui nous intéressent dans le cas particulier. D'abord l'article 16 définit à peu près ce qu'on peut entendre par exercice illégal de la médecine : il dit :

Exerce illégalement la médecine :

« 1° Toute personne qui, non munie d'un diplôme de docteur en « médecine, d'officier de santé ou n'étant pas dans les conditions stipu- « lées aux articles 6, 29 et 32 de la présente loi, prend part *habituel- « lement* ou par une direction suivie au traitement des maladies ou « des affections chirurgicales, sauf les cas d'urgence avérée ;

« 2° Toute sage-femme qui sort des limites fixées à l'exercice de « sa profession par l'article 4 de la présente loi ;

« 3° Toute personne qui, munie d'un titre régulier, sort des attri- « butions que la loi lui confère, notamment en prêtant son concours « aux personnes visées dans les paragraphes précédents, à l'effet de « les soustraire aux prescriptions de la présente loi.

« Les dispositions du paragraphe premier du présent article ne « peuvent s'appliquer aux élèves en médecine qui agissent comme « aides d'un docteur ou que celui-ci place auprès de ses malades, « ni aux garde-malades. »

Il résulte clairement de cet article que, pour exercer la médecine, il est nécessaire d'être muni d'un diplôme de docteur en médecine ou tout au moins d'être officier de santé ; de plus, il est nécessaire, d'après l'art. 20, que ce diplôme soit d'origine française.

Mais si l'article 16 indique la nécessité du diplôme pour exercer légalement la médecine, il ne considère pas l'absence de celui-ci comme suffisante pour caractériser l'exercice illégal, il faut qu'il y ait « part prise *habituellement* ou par une direction suivie au traitement des maladies ou des affections chirurgicales ».

C'est dans l'interprétation par les Tribunaux de ce mot « habituellement » que se trouve la fissure par où ceux qui exercent illégalement la médecine, échappent si souvent à la pénalité édictée par les art. 18 et 19 qui disent :

« Art. 18. — Quiconque exerce illégalement la médecine est puni « d'une amende de 100 à 500 francs et, en cas de récidive, d'une « amende de 500 à 1000 francs et d'un emprisonnement de six jours « à six mois, ou de l'une de ces deux peines seulement. »

« Art. 19. — L'exercice illégal de la médecine, avec usurpation du « titre de docteur ou d'officier de santé, est puni d'une amende de « 1000 à 2000 francs et, en cas de récidive, d'une amende de 2000 à « 5000 francs et d'un emprisonnement de six mois à un an ou de l'une « de ces deux peines seulement.

Ce dernier article nous montre que la médecine, déjà exercée illégalement par des gens sans le titre de docteur, peut l'être aussi par d'autres qui ne craignent pas d'usurper ce titre.

Vous savez, comme moi, combien ils sont nombreux à Paris et dans les grandes villes.

Tels sont les principaux articles qui visent, dans la loi de novembre 1892, l'exercice illégal de la profession médicale en France. Ils sont malheureusement, comme presque tous les articles de loi, suffisamment élastiques pour fournir des interprétations souvent imprévues.

Comment donc agir pour la défense de nos intérêts? L'art. 13 nous indique clairement la voie à suivre; il est ainsi conçu :

« Art. 13. — A partir de l'application de la présente loi, les méde- « cins jouiront du droit de se constituer en associations syndicales, « dans les conditions de la loi du 21 mars 1884, pour la défense de « leurs intérêts professionnels, à l'égard de toutes personnes autres « que l'État, les départements et les communes. »

Cet article, par ses restrictions, est loin d'être parfait pour la défense de nos intérêts professionnels; mais, tel qu'il est, il peut nous permettre de lutter avec fruit, puisqu'il nous autorise à nous syndiquer, ce que nous nous sommes empressés de faire.

Nous avons donc créé des associations syndicales; malheureusement celles-ci n'ont pas donné jusqu'à présent les résultats qu'on pouvait en espérer; à mon avis, cela tient à plusieurs causes, notamment à des divergences de vues, à de mesquines rivalités, à l'absence d'union, à l'indifférence des syndiqués et souvent aussi à un défaut de direction.

Cela est si vrai que, partout où il y a eu unité de vues, oubli des rivalités personnelles, union complète des syndiqués et direction ferme, partout il y a eu gain de cause soit contre les sociétés de secours mutuels, soit contre les tarifs fantaisistes de l'assistance médicale gratuite.

Je ne veux pas dire, croyez-le bien, que nos syndicats n'ont pas rendu de services à la corporation ; vous savez, comme moi, que ceux qu'ils ont rendus sont grands; mais ils peuvent encore et ils doivent en rendre de plus considérables. Ils ont l'obligation de ne pas perdre de vue que le principal ennemi du médecin praticien est l'exercice illégal de la médecine.

Ne pas affirmer leur existence et leur vitalité en pourchassant sans trêve ni merci ceux qui exercent illégalement la médecine serait manquer à l'un de leurs principaux devoirs.

Ils ont tout à gagner dans cette lutte : ils apprendront aux médecins à se mieux connaître et à s'apprécier davantage : ils relèveront le niveau moral de la profession et, en même temps, ils sauvegarderont les intérêts de tous en inspirant une crainte salutaire à tous les parasites de la médecine.

Heureusement, il n'est pas trop tard pour bien faire. Nos associations syndicales sont assez nombreuses pour mener la campagne sur toute l'étendue de la France à la fois. Il faut que ce soit un mot d'ordre qui parte de ce Congrès, uniquement composé de praticiens, et que la campagne s'organise immédiatement d'une façon méthodique.

Que chacun de nous prenne donc l'engagement de surveiller son centre d'action et n'hésite pas à signaler impitoyablement à l'association syndicale de sa région, tout individu exerçant illégalement la médecine. Il nous sera presque toujours facile de réunir assez de preuves matérielles pour établir « l'habituellement » absolument nécessaire pour obtenir l'application de la loi.

En agissant ainsi, nous ferons œuvre utile à tous.

Quel sera alors le devoir du Syndicat auquel de pareils agissements auront été signalés ?

Il devra, vérification faite avec soin de l'exactitude des faits, déposer une plainte en règle devant la juridiction compétente ; ses conseils judiciaires sont là pour le guider utilement et lui éviter de se perdre dans le maquis de la procédure.

Malgré tout, justice ne sera pas toujours obtenue, car souvent les Tribunaux ont témoigné une indulgence inexplicable à l'égard de ceux qui exercent illégalement la médecine; j'en ai souvent cherché la cause sans pouvoir la trouver.

Il faut donc nous attendre à certains insuccès, même quand les faits paraîtront le mieux établis. Mais si nous ne réussissons pas une fois, nous réussirons une autre et peu à peu nous arriverons, sinon à supprimer, du moins à diminuer considérablement les cas d'exercice illégal de la médecine.

Vous allez certainement faire une objection : je la prévois et vais y répondre. Vous allez me dire, toutes ces poursuites, tous ces procès vont coûter beaucoup d'argent ; certainement oui : mais c'est sur ce chapitre qu'il ne faut pas viser à l'économie ; c'est dans ce cas que l'union fait réellement la force.

Si nous voulons être forts, imposons-nous une cotisation personnelle suffisante pour avoir des Caisses de défense professionnelle toujours abondamment garnies : cela nous coûtera peut-être annuellement à chacun 20, 30, 40 ou 50 francs, mais nous aurons fait à la Corporation une avance qui nous sera remboursée individuellement au centuple.

A mon avis, avec beaucoup de persévérance, beaucoup d'union et beaucoup d'argent nous devons arriver à débarrasser notre profession des parasites qui la ruinent.

Vous m'excuserez, Messieurs, d'avoir si brièvement exposé une question professionnelle aussi importante pour l'avenir de notre corporation.

J'ai voulu simplement la poser devant ce Congrès uniquement composé de praticiens, chaque jour aux prises avec les difficultés de la vie médicale ; c'est à eux seuls qu'il appartient de la résoudre ; ils ne doivent compter que sur leur initiative et sur leurs propres forces. Ils ne doivent rien attendre de l'aide des privilégiés de la profession ; ceux-ci, à part quelques rares exceptions, se désintéressent beaucoup trop de tout ce qui se passe au-dessous d'eux : je ne souhaite pas qu'ils aient un jour à se repentir de cette indifférence.

Ils ne doivent pas compter non plus sur ceux d'entre nous qui sont entrés dans les Assemblées parlementaires. Ceux-ci oublient presque toujours qu'ils ont été médecins avant d'être députés ou sénateurs. Ils n'ont jamais défendu, comme ils auraient dû le faire, les intérêts vitaux du corps médical.

Permettez-moi en terminant de vous soumettre les conclusions suivantes :

Conclusions.

1° L'article 13 de la loi de novembre 1892, en accordant aux docteurs en médecine le droit de se constituer en Associations syndicales pour la défense de leurs intérêts professionnels, leur a indiqué la voie à suivre pour se défendre contre l'exercice illégal de la médecine si nuisible aux intérêts de la profession.

2° C'est donc aux associations syndicales, heureusement substituées aux individualités syndiquées ou non, qu'il appartient de poursuivre devant la juridiction compétente tous ceux qui exercent illégalement la médecine.

3° Pour subvenir aux dépenses, occasionnées par les nombreuses poursuites à faire, il est absolument nécessaire de créer des caisses de défense professionnelle, alimentées par des cotisations spéciales, proportionnelles aux exigences de la lutte et uniquement consacrées à cet usage.

Beschlusse.

1. Der dritte Abschnitt des Gesetzes des Monats November 1892 indem er den Aerzten das Recht syndikalische Genossenschaften zum Schutze ihrer Berufs-Interessen zu gründen, einräumte, zeigte ihnen auch die Weg sich gegen illegale Praxis der Heilkunst, dem Berufe so schädlich, zu wehren.

2. Es steht also den syndikatichen Genossenchaften zu, welche syndikirte oder nicht syndikirte Individualitäten vorteilhaft ersetzen, diejenige die gesetzwidrig die Heilkunst üben, bei dem kompetenten Gerichte einzuklagen.

3. Um die Kosten der vielfachen Klagen zu bestreiten, ist es durchaus notwendig Berufs-Schutz Kassen zu erschaffen und selbe durch bestimmte Beisteuer je nach den Bedürfnissen des Unternehmens zu stüzen.

Summary.

1° Article 13 of the Law of November 1892, while granting to medical practioners the right of forming medical syndicates or unions, has indicated to the profession the course it should follow so as to protect itself against that illegal exercise of medicine which is so injurious to its interests.

2° It is therefore the duty of Medical Unions, which now happily replace mere individualities acting singly or in conjunction with others, to prosecute before the competeut tribunals all who illegally practice medecine.

3° To meet the cost of the numerous legal proceding which must be taken, it is absolutely necessary to create medical defence funds, fed by regular subscriptions levied in proportion to the exigencies of the cases as issue, and devoted solely to this purpose.

SCHLUSSFOLGERUNGEN

1. Der Artikel 13 des Gesetzes vom November 1892, welches den Aerzten das Recht einräumte, Syndikatsgenossenschaften zur Webung ihrer Berufsinteressen zu gründen, hat ihnen zugleich auch den Weg vorgezeichnet, auf welchem sie die ihrer Interessen so schädliche gesetzwidrig Ausübung der Heilkunde zu bekämpfen haben.

2. Es kommt also den Syndikatsgenossenschaften, die gleichlicherweise an die Stelle von syndikirten oder nicht syndikirten Indtvidualitäten getreten sind, zu, alle Verpfuscher vor den zuständigén Behörden gerichtlich zu verfolgen.

3. Um die durch die zahlreichen gerichtlichen Verfolgungen entstandene Kosten zu decken, ist es durchaus erforderlich, Kosten zur Wahrung der Berufsinteressen zu gründen. Besondere Beiträge deren Höhe den Kosten der Processe entsprechen und die einzig und allein zu diesem Zwecke verwendet wurden, sind dafür zu entrichten.

Conclusioni.

1. L'articolo 13 della legge di Novembre 1892 accordando ai dottori in medicina il diritto di costituirsi in Associazioni di sindicato per la difesa dei loro interessi professionali, ha loro indicato la via da seguire per impedire contro l'esercizio illegale della medicina si nocivo agli interessi della professione.

2. E'dunque alle associazioni sindacato, felicemente sostituite alle individualitá sindacate o no, che appartiene il diritto di citare davanti la giurisdizione competente tutti quelli che esercitano illegalmente la medicina.

3. Per far fronte alle spese, causate dalle numerose citazioni é difesa assolutamente necessario di creare delle casse di professionale, alimentate da quote speciali, proporzionate alle esigenze della lotta, e unicamente consacrate a questo uso.

DISCUSSION

M. Gandil (de Nice), délégué de la Société française d'électrothérapie, signale les méfaits de l'électrothérapie exercée par des infirmiers, garde-malades et autres personnages de ce genre. Au nom de la Société d'Électrothérapie de France, il propose au Congrès d'émettre un vœu pour faire déclarer comme exerçant illégalement la médecine tout individu non diplômé faisant de l'électrothérapie :

La Société française d'électrothérapie m'a chargé, dit-il, de présenter, au Congrès international de médecine professionnelle et de déontologie médicale, des conclusions, qu'elle désirerait voir adopter par votre assemblée.

Le vœu que je vais formuler au nom de la dite Société étant relatif à certains points de l'exercice illégal de la médecine, je crois devoir le soumettre à la sanction du Congrès dans sa deuxième assemblée générale, c'est-à-dire au cours de la discussion du remarquable rapport de M. le docteur Descouts.

Actuellement, il n'est pas un médecin qui ne reconnaisse dans les applications médicales de l'électricité un mode de thérapeutique, présentant tous les caractères qu'offrent les autres agents thérapeutiques. Comme le plus grand nombre de ces derniers, l'électricité a des indications et des contre-indications : comme eux aussi, appliquée maladroitement elle peut provoquer des accidents aussi graves, que peut en provoquer l'administration intempestive ou maladroite de telles ou telles substances médicamenteuses.

Dans ces conditions, il n'est pas admissible que le magistrat ferme les yeux volontairement lorsqu'il se trouve en présence d'individus non diplômés, se livrant habituellement à la pratique de l'électrothérapie.

Or, c'est ce qui a lieu tous les jours, on ne compte plus en effet le nombre de soi-disant infirmiers, gardes-malades, ventouseurs, etc. qui répandent dans le public des cartes sur lesquelles on trouve la mention : électricité médicale; certains, plus ambitieux, mettent : électrothérapie.

D'autre part, il existe aujourd'hui peu d'établissements hydrothérapiques, dans lesquels on ne se livre à des pratiques d'électrothérapie; il ne peut être question ici de ceux qui sont dirigés par des médecins diplômés mais combien d'autres appartenant à des individus non diplômés croient pouvoir, à côté des bains et des douches, donner des bains de lumière, des bains hydro-électriques, des séances de statique, de faradisation, de galvanisation, etc. : quelques-uns plus malins se croient couverts en annonçant qu'un docteur en médecine est attaché à l'établissement.

Nous savons tous combien est illusoire cette couverture : à ce sujet, je ne saurais mieux faire que de renvoyer au paragraphe 3 de l'article 16 de la loi de 1892, qui vient d'être si bien discuté par M. le docteur Descouts.

Conclusion.

J'ai donc l'honneur, messieurs et chers confrères, au nom de la Société française d'électrothérapie, de vous proposer d'adopter le vœu suivant :

« Considérant que l'électricité est un agent thérapeutique puissant, ayant ses indications et ses contre-indications précises, que seul peut apprécier le médecin, émet le vœu que tout individu non diplômé, appliquant l'électricité sur autrui d'une façon habituelle, dans un but thérapeutique, soit considéré et poursuivi comme exerçant illégalement la profession médicale. »

M. Poisson (de Nantes). — Je me rallie entièrement à l'exposé et aux conclusions de l'honorable rapporteur, M. Descouts; mais je veux insister surtout sur les conditions favorables qui sont faites aux médecins français pour la poursuite de l'exercice illégal de la médecine.

La loi sur l'exercice de la médecine de 1892 donne aux médecins le droit de se syndiquer, et c'est surtout dans ce but spécial de poursuivre l'exercice illégal que nos législateurs nous ont fait la concession du bénéfice de la loi sur les syndicats professionnels.

Nous pensons, nous, que nous avons bien d'autres raisons pour avoir droit au bénéfice de cette loi. Mais il est certain que c'est particulièrement à l'intervention de M. Loubet, alors ministre de l'intérieur, que nous devons le vote de cette loi par le Sénat ; or, il faut savoir que M. Loubet a un frère médecin et qu'il était ainsi instruit, mieux que beaucoup d'autres, des dangers sociaux de l'exercice illégal de la médecine. Ce sont ces considérations qu'il a surtout fait valoir et qui nous ont donné gain de cause.

Il faut donc que le corps médical français se serve des armes mises à sa disposition et qu'il entreprenne résolument la lutte.

Nous savions que les sceptiques ne croient pas que l'on arrive jamais à détruire cette hydre aux mille têtes qu'est l'exercice illégal de la médecine. Nous ne sommes pas de cet avis et les exemples nombreux de poursuites heureuses exercées, dans ces dernières années, par les syndicats médicaux sont plutôt encourageants. Le syndicat de la Seine montre, à ce sujet, une activité que l'on devrait imiter partout.

Le syndicat d'Angers, en poursuivant un magnétiseur, a eu, il est vrai, deux échecs successifs devant le tribunal de première instance et la Cour d'appel d'Angers : mais il a rappelé devant la Cour de cassation, avec l'appui de l'Union des syndicats médicaux de France et de l'Association et nous avons tout lieu d'espérer que le jugement que nous attendons, aura désormais force de loi.

Le syndicat des Côtes-du-Nord a également montré beaucoup d'activité pour la poursuite de l'exercice illégal de la médecine. Son conseil judiciaire, Me Gourdet, a formulé en termes très précis le rôle facile, grâce à l'intermédiaire du syndicat, du médecin dans cette circonstance. Sans se mettre en avant, sans se compromettre en quoi que ce soit, il faut charger son syndicat de la poursuite et celui-ci, à son tour, juge s'il doit se porter partie civile au nom du Corps médical de la région, ou laisser les tribunaux poursuivre seuls.

Je me résume en me ralliant complètement aux conclusions du rapporteur, mais en insistant pour que, partout en France, se créent des syndicats médicaux, là où il n'en existe pas encore et pour que les syndicats fondés déjà entreprennent avec ardeur la poursuite de l'exercice illégal de la médecine.

Nous pensons aussi, comme le rapporteur, que les syndicats doivent créer des *Caisses de défense professionnelle*, à l'exemple du

Syndicat des médecins de la Seine, de beaucoup de syndicats de province et, en particulier, de l'Union des syndicats médicaux de France ; les sacrifices que nous consentirons dans ce sens seront largement compensés par les résultats obtenus.

M. Paul Thiery (de Paris). — Si je prends encore la parole, c'est pour approuver ce que vient de vous dire M. Descouts ; il est malheureusement certain qu'actuellement tout le monde fait de la médecine, parfois même, mais plus rarement... les médecins. Bonnes femmes, somnambules, cartomanciennes, sœurs, curés, masseurs-rebouteurs, ventouseurs, infirmiers des hôpitaux, herboristes, sages-femmes, pharmaciens, tous se livrent à une débauche de soins et de consultations, auxquels il est grand temps que l'on remédie, et il serait à désirer que chacun d'entre nous s'occupât d'une catégorie de ces empiriques qui font un tort réel à notre profession et la déconsidèrent de plus en plus, en cherchant à établir une confusion entre le médecin et cette horde d'exploiteurs qui ne cherchent leur gain que dans la fraude et la tromperie.

Je me suis plus particulièrement occupé de l'exercice illégal de la médecine par les pharmaciens ; et avant de revenir sur ce sujet, je tiens à bien établir à cette tribune qu'il est encore des pharmaciens honnêtes et, lorsqu'ils se limitent à l'exercice de leur art, ils ont droit à toute notre considération et même à notre appui.

M. Descouts, dans son excellent rapport, estime à 20 000 par jour le nombre de consultations données par des personnes qui n'ont aucun droit à prétendre en médecine. Messieurs, ce chiffre est encore au-dessous de la vérité : rien que dans les pharmacies, j'estime à plus de 20 000 ces consultations et si vous voulez y joindre les exploits de tous les autres guérisseurs, c'est plus de 40 000 consultations par jour qui sont soustraites aux praticiens, soit en chiffres ronds et avec une évaluation d'honoraires entièrement modérée plus de 44 millions par an ! Ce chiffre, fantastique au premier abord, découle cependant d'un calcul très simple et très exact.

Or, messieurs, je ne prétends pas qu'un pharmacien fasse de l'exercice illégal parce qu'il a délivré par hasard des pastilles pour un rhume ou appliqué un pansement d'urgence sur une plaie ; je suis beaucoup plus large que cela et j'excuse ces petits écarts que l'on peut trop facilement peut-être mettre sur le compte de la philanthropie. Mais, m'en référant aux articles de la loi, je dis que le pharmacien qui indique un traitement ou l'applique d'une façon habituelle et suivie, que celui qui éloigne le malade de son médecin en discréditant celui-ci, comme j'en ai recueilli d'indéniables exemples, dans le but de l'attirer dans son officine où il le traite à loisir, je dis que ce pharmacien s'expose à des représailles et mieux à des poursuites. Je sais bien que dans un grand nombre de cas, il est encouragé dans cette voie par la confiance du public, toujours enclin à entrer dans une officine ouverte sur la rue et où il trouvera à la fois, croit il, et l'ordonnance et le médicament : que certaines grandes administrations, la Préfecture de police, les chemins de fer, recommandent à leurs agents de conduire les blessés chez un pharmacien, etc., etc. C'est là une faute que, dans une note envoyée à la Compagnie d'Orléans, j'ai déjà relevée, mais quand cette faute est le fait de l'autorité, elle devient inexcusable : d'autant que la Préfecture de police possède des postes de secours, des matériaux de pansements dans chaque poste de police et que l'ignorance ou la négligence des agents seule, empêche de les faire utiliser par un médecin mandé sur-le-champ. Il y a urgence à ce que les sociétés médicales s'occupent de ces abus et appellent à Paris principalement, l'attention de l'administration sur les dangers qui peuvent résulter pour les blessés d'un premier pansement mal appliqué : la Société du VIe arrondissement a dû envoyer un vœu de ce genre à la Préfecture de police et il y aurait lieu d'imiter son exemple.

Ces abus de l'exercice illégal de la médecine ne peuvent être tolérés et il est surprenant qu'ils puissent exister : notre apathie est pour beaucoup dans leur multiplication. Ici, il n'y a rien à demander de nouveau, des lois tutélaires existent : malheureusement, comme les règlements d'assistance publique dont je vous entretenais hier, elles ne sont pas appliquées.

Or, il est curieux de constater que les tribunaux, en général assez sévères comme le démontre un exemple tout récent, quand il s'agit de réprimer l'exercice illégal de la pharmacie et en particulier la délivrance de la morphine sans ordonnance, se montre d'une bienveillance inqualifiable à l'égard de l'exercice illégal de la médecine et d'une exigence exagérée à l'égard des médecins défendeurs dans la démonstration de leurs preuves et je sais que dans les sociétés médicales, lorsqu'on vient à effleurer ce sujet, il est d'usage d'entendre faire le curieux raisonnement suivant : « Il est très difficile d'arriver à un résultat, donc.... ne faisons rien. » Permettez-moi de dire, messieurs, que ce raisonnement est très dangereux et que plus un but est difficile à atteindre, plus il faut accumuler d'énergie pour le poursuivre.

C'est le rôle des sociétés médicales, syndicats, sociétés d'arrondissement, etc., de poursuivre ces cas d'exercice illégal : déjà le Syndicat nous a montré un bon exemple à cet égard en plusieurs occasions et lorsque j'entends dire que dans une société d'arrondissement on ne sait à quoi employer les fonds accumulés, je me demande si une meilleure destination pourrait leur être donnée. Créez donc ces caisses de défense contre l'exercice illégal que propose M. Descouts ; obtenez qu'à chaque condamnation obtenue les médecins de la circonscription versent une légère somme que leur nombre peut rendre insignifiante et vous aurez rendu service au corps médical et aux malades confiants ou naïfs exploités par les charlatans. Il ne faut pas craindre de publier *urbi et orbi* les méfaits de leur trafic, il ne faut pas craindre de rappeler par des lettres courtoises mais fermes, comme l'a fait la Société du VIe arrondissement, les sages-femmes, les pharmaciens à une compréhension plus légale de leurs devoirs.

A Paris seulement, il existe 2500 praticiens qui pourraient dans ce but de salubrité s'imposer un léger sacrifice.

Mais pour obtenir gain de cause devant les tribunaux et suivant un conseil que j'entendais tout dernièrement émettre à un magistrat éclairé, il ne faut pas accabler d'un coup les tribunaux d'une quantité de dossiers : peu à la fois, mais souvent, voilà la formule qu'il faut suivre et qui habituera les magistrats à ne plus considérer l'exercice illégal de la médecine comme un écart, mais bien comme un *délit* dont la répression doit être sévère et quand, après de longs efforts, vous aurez déraciné cette opinion que le charlatan possède une science et des moyens inconnus aux médecins, lorsque vous aurez fait de leur art un délit et un larcin, les magistrats eux-mêmes seront plus sévères à l'égard des empiriques qu'à l'heure actuelle, ils vont encore consulter.

Enfin, messieurs, il est quelques malheureux médecins qui, oublieux de leurs devoirs professionnels et confraternels, couvrent de leur diplôme le trafic éhonté de ces charlatans : M. le professeur Grasset les stigmatise dans son rapport : ceux-là sont hors la considération qui est due à notre corporation : à eux les Sociétés médicales (qu'ils leur soient affiliés ou non) ont le droit de rappeler leurs devoirs : que ce soit sous forme de blâme, d'avis confraternel, etc., peu importe : il en est qui comprendront qu'ils se sont engagés dans une mauvaise voie, les autres ne méritent pas considération et font ainsi, quoique docteurs, un exercice illégal qui tombe sous le coup de la loi et ils font à la morale de notre haute profession une injure assez grande pour que nous n'hésitions pas à les confondre avec leurs complices.

La discussion sur les chambres médicales et ordres des médecins n'étant pas encore ouverte, j'estime qu'actuellement c'est aux syndicats et aux sociétés d'arrondissement que ce rôle est dévolu.

M. QUEIREL (de Marseille). — Après m'être associé aux propositions et aux vœux de mes collègues, je veux appeler l'attention du Congrès sur l'exercice simultané de la médecine et de la pharmacie par la même personne, munie du double diplôme de pharmacien et de médecin. Il serait urgent d'émettre le vœu que, dans la loi sur l'exercice de la pharmacie, les pharmaciens, quoique docteurs en médecine, ne pussent exercer que la pharmacie et se fissent inscrire en déposant l'un des deux diplômes, comme devant exercer *l'une ou l'autre* profession.

M. FACHATTE (de Paris). — Avant d'émettre des vœux sur la répression de l'exercice illégal de la médecine par les pharmaciens, il serait bon d'examiner brièvement le projet de loi sur l'exercice de la pharmacie qui vient d'être déposé sur le bureau de la Chambre des députés et qui modifie du tout au tout les droits des pharmaciens. Je propose qu'un membre du Congrès soit désigné pour en présenter un bref exposé avant la fin des travaux du Congrès.

M. LE PRÉSIDENT met aux voix les conclusions du rapport de M. Descoust, qui sont adoptées à l'unanimité.

RAPPORT

SUR L'ORGANISATION DE L'ASSOCIATION GÉNÉRALE DES MÉDECINS DE LA HONGRIE

par M. le docteur Ernest JENDRASSIK,

de Budapest.

I. *Historique.* — Comme à l'étranger, on discuta aussi en Hongrie, dans les derniers décenniums, la question d'une organisation régulière du corps médical. Ce fut surtout aux Congrès des médecins et des naturalistes hongrois, qu'on revint plusieurs fois sur cette question, et le Comité central de ce Congrès s'occupa très assidûment de faire accepter une organisation similaire à celle des Chambres des avocats, qui fonctionnent en Hongrie déjà depuis longtemps (1874). Les travaux de ce Comité, et plus encore un projet de loi élaboré au Ministère de l'intérieur furent discutés dans presque toutes les Sociétés médicales, et même on organisa des réunions *ad hoc* dans les villes où il n'y avait pas de ces Sociétés. Ainsi on discuta, quelquefois avec ardeur, mais toujours avec beaucoup de circonspection, ce projet, et bientôt on fut presque unanimement persuadé, que le susdit projet de loi d'une Chambre médicale, tout en n'améliorant pas l'état déplorable de la pratique, soumettait encore plus sensiblement le corps médical au Ministère de l'intérieur: aussi ne mit-on à l'ordre du jour du Congrès de 1896 que la question des Chambres en général. A ce Congrès, tenu à Budapest à l'occasion de l'exposition millénaire de la Hongrie, les médecins de tout le royaume sont accourus en grand nombre; trois rapporteurs ont traité la question des Chambres médicales, deux ont conclu pour et un contre ce système; le Congrès, après avoir écouté encore quelques orateurs, a définitivement rejeté le système des Chambres avec une majorité peu élevée. Ce même Congrès a ensuite accepté la proposition du professeur Kétly concernant la création d'une Association générale des médecins de la Hongrie, et on a nommé une commission de 50 médecins pour l'élaboration des règlements de cette Association.

Je vous demande, messieurs, la permission de vous faire connaître les motifs de cette résolution. En Hongrie, comme partout ailleurs, mais dans une mesure bien plus grande, la situation des médecins a empiré dans les derniers temps. On ne pouvait invoquer comme cause, ni l'aggravation de l'état matériel de la population, ni un surcroît exagéré du nombre des médecins, vu qu'il y a bien des arrondissements sanitaires qui ne sont même pas pourvus d'un seul médecin. Au contraire, il n'est pas difficile de prouver que le mal tient à deux causes principales : 1° à un abaissement des honoraires en général; 2° à la constitution d'innombrables caisses, secours mutuels, collectivités privées de différents titres, etc. Nous n'hésitons pas à mettre la première cause en relation directe avec la deuxième : ces Sociétés multiples ont établi un terrain très favorable à une dépréciation et à une rivalité dangereuse de la part des médecins, d'où résultait naturellement une décadence morale et scientifique.

Il était évident que contre ces maux, seule une association, une ligue des médecins pouvait lutter sérieusement. Comme forme d'une telle association nous pouvions choisir entre la Chambre et une Association libre. Certes, on pouvait invoquer en faveur de chacune des deux modalités des raisons bien importantes, notamment pour la Chambre l'adhésion obligatoire, tandis que celle-ci ne pouvait être que facultative pour une Association libre, ensuite la protection de la loi, le pouvoir disciplinaire contre les membres : mais tous ces avantages semblaient être annulés par le projet de loi, où il n'y avait pour ainsi dire que de nouvelles charges, de nouveaux règlements pour le service hygiénique, statistique et administratif, sans mesure sérieuse pour l'amélioration des revenus du corps médical et d'autres intérêts professionnels. Finalement l'exemple peu séduisant des Chambres allemandes et autrichiennes était décisif pour la plupart des médecins hongrois, et l'on a résolu de faire l'essai d'une Association libre, laquelle promettait un résultat d'autant plus favorable, que la principale tâche, l'amélioration de l'état matériel, ne pouvait être réalisée que par les médecins eux-mêmes.

Le Comité provisoire se mit bientôt au travail et un nouveau Congrès, en 1897, accepta les statuts de l'Association générale des médecins de Hongrie. Ces statuts furent approuvés par le Ministère de l'intérieur et le Conseil présidentiel central fut élu le 7 novembre 1897, pour trois ans.

II. *Organisation actuelle de l'Association.* — Le but de l'Association est de réunir les médecins du pays en une corporation, afin de protéger leur autorité, d'agir dans leur intérêt moral, social et matériel, de faire améliorer, par tous les moyens acceptables, les services sanitaires communs et privés, d'établir entre les membres des liens de confraternité, d'assistance et de secours mutuel.

L'Association générale se subdivise en Associations filiales, dont la totalité, présidée par un Conseil présidentiel central, forme l'Association générale. Il y a presque dans chaque département une Association filiale, mais plusieurs départements peuvent s'unir pour former une Association filiale. Dans les villes une Association filiale spéciale peut être formée, si 20 médecins au moins y prennent part. Ces Associations filiales ont un président, un ou plusieurs vice-présidents, un secrétaire, un caissier et un bureau, dont le nombre des membres peut s'élever jusqu'à 25, pour Budapest jusqu'à 56. Le bureau est élu pour trois ans. Ces Associations filiales ont des règlements d'ordre intérieur naturellement conformes aux statuts, mais elles possèdent une grande latitude dans leur autonomie. Le bureau de ces Associations filiales doit se réunir au moins deux fois par an et il est chargé de convoquer au moins une Assemblée générale annuelle. Dans ces Associations filiales sont traitées les questions locales avec une autonomie parfaite, excepté les questions touchant à l'honneur professionnel; même en ce cas le bureau peut mettre fin à la poursuite, s'il le juge bon, mais en cas de jugement, l'accusé a le droit d'en appeler au Conseil présidentiel. Le jugement consiste en approbation ou désapprobation du fait incriminé ou en exclusion de l'inculpé du sein de l'Association.

Nul ne peut être membre de l'Association générale que par l'intermédiaire d'une Association filiale.

Le lien entre ces Associations filiales est constitué par le Conseil présidentiel; celui-ci comprend un président, deux vice-présidents, un secrétaire général, deux sous-secrétaires, un caissier, dix membres pris parmi les médecins de Budapest, vingt de la province et les présidents des Associations filiales, ou leurs suppléants. Comme nous avons maintenant 74 Associations filiales, ce Conseil présidentiel possède actuellement 112 membres; par son président chaque Association filiale a son influence dans ce Conseil.

Le bureau de ce Conseil est chargé de la surveillance nécessaire à la création des Associations filiales, de la communication des propositions et résolutions des Associations filiales entre elles, de l'initiative des propositions pour l'amélioration de la position des médecins. Tous ces travaux sont étudiés d'abord par des Commissions spéciales, puis soumis au Conseil présidentiel; cependant les résolutions prises dans ce Conseil ne sont pas définitives, car elles sont envoyées encore aux Associations filiales; de cette façon chaque membre a le pouvoir de donner son opinion. Les rapports de ces discussions des Associations filiales sont soumis de nouveau à l'appréciation du Conseil présidentiel, qui les présente dans leur forme définitive au Congrès annuel de l'Association générale.

Ce Congrès se tient au mois de septembre, à Budapest, ou dans une des villes de province; l'ordre du jour est fixé par le Conseil présidentiel. Ce Congrès peut naturellement rejeter ou modifier les propositions, mais son principal but est la sanction des résolutions proposées et la réélection, toujours pour trois ans, des membres du bureau du Conseil présidentiel.

De ce sommaire très court, il résulte que nous possédons dans notre Association une corporation capable d'unir tous les médecins honorables du royaume. Il est vrai que cette Association a un côté faible, qui provient de cette circonstance que l'adhésion est facultative et qu'ainsi chaque médecin peut se retirer, quand cela lui plaît. Nous perdons de cette façon tous les médecins qui ne veulent pas accepter nos résolutions. Mais quoique ces médecins puissent quelquefois temporairement paralyser les bonnes intentions de l'Association, nous ne nous en plaignons pas trop. D'une part, ces adversaires déloyaux ne peuvent pas résister bien longtemps à une corporation ferme, et d'autre part les Chambres sont également impuissantes contre cette catégorie de confrères: car après avoir subi quelques amendes, pas trop graves, ceux-ci perdent simplement leur droit de suffrage, ce qui ne les empêche pas de rester membres des Chambres, tout en conservant leur liberté absolue d'action. A notre connaissance, les Chambres n'ont jusqu'ici nulle part le droit d'interdiction de la pratique; à notre époque, où l'exercice illégal de la médecine est en vogue et même souvent protégé par les autorités elles-mêmes, une telle interdiction ne servirait pas à grand'chose.

III. *Fonctionnement de l'Association.* — Lorsque le bureau du Comité présidentiel fut élu à la fin de l'année 1897, on n'avait guère confiance en la réussite de l'Association. Mais bientôt, grâce à la persévérance du bureau, les Associations filiales commencèrent à se constituer et quand nous eûmes fondé un journal mensuel s'occupant uniquement des affaires professionnelles et de déontologie médicale et que nous l'eûmes envoyé gratuitement (aux frais de l'Association) à tous les médecins du pays, la confiance grandit de toute part et maintenant nous pouvons considérer l'Association comme répandue dans tout le royaume, comptant les 5/6 des médecins dans son sein. Nous sommes heureux de voir comme présidents des Associations filiales, les médecins en chef des comités (comitats) et comme membres, la plupart des médecins qui ont lutté jadis pour la création des Chambres médicales. Un des moyens d'action des plus précieux fut la fondation de ce journal, qui est actuellement dans sa troisième année et sans lequel nous n'aurions pu atteindre un résultat aussi satisfaisant. Ce journal est un véritable lien entre tous les membres de l'Association ; par lui chacun peut se rendre compte des travaux, propositions, résolutions des Associations filiales, du Comité présidentiel et du Congrès ; ses colonnes sont ouvertes à la discussion des questions professionnelles.

Mais outre la constitution de l'Association et les affaires de moindre importance, nous avons dans ce court laps de temps revisé nos statuts, étudié par des données statistiques la position actuelle de nos confrères, fixé un tarif réellement plus avantageux des examens médicaux pour les Sociétés d'assurances sur la vie, rédigé un mémoire contenant les récriminations au sujet des lacunes, de la partialité, des injustices des lois, des arrêtés ministériels au détriment du corps médical, demandant la modification de ces lois et arrêtés ministériels : nous avons distribué ce mémoire parmi nos députés et les membres du gouvernement. Ensuite nous sommes en train de fixer un tarif des honoraires minimum, pour en finir avec l'état actuel des choses, vu que la plupart des médecins de la province et des Sociétés de secours mutuels ont un tarif vraiment honteux. Finalement, nous avons créé une institution de caisse de prévoyance et de secours mutuels pour nos membres. Pour avoir droit à la caisse de prévoyance, il faut payer une cotisation annuelle, encore assez élevée, mais nous avons déjà quelques fonds et nous espérons les augmenter de plusieurs façons. L'adhésion à cette caisse n'est pas obligatoire, mais elle est réservée aux membres de l'Association. La cotisation est en relation avec l'âge du membre ou de sa femme et elle est calculée de manière que les contributions seules des membres suffisent à soutenir cette institution, qui tout en étant des plus solides n'a presque pas de dépenses administratives. Selon les statuts de cette institution, la cotisation annuelle ne changera pas, bien que ses fonds augmentent; mais les primes annuelles, assurées aux sociétaires retraités, s'élèveront en raison de l'augmentation des capitaux.

Je veux me borner à cette courte énumération des faits. C'est le commencement du travail; j'espère que dorénavant l'Association pourra avancer d'un pas plus rapide, mais jamais elle n'oubliera que le but final est l'amélioration des services médicaux. L'État se contente d'un diplôme, sans se demander si les médecins sont bien instruits. On pourrait peut-être objecter ici, que l'État a, chez nous, dans les dernières années, introduit en outre du diplôme donné par l'Université et lequel suffisait jusque-là à toutes les places, quelques nouveaux examens indispensables, si on désire obtenir une place supérieure. Ce sont les examens de physicat (médecins officiels), examen de médecin légal, examens pour le professorat d'hygiène des lycées, — mais tous ces diplômes sont loin d'améliorer l'érudition des médecins. D'abord ils sont coûteux, le médecin doit passer quelques mois au cours, y payer les maîtres, abandonner sa pratique pendant cette époque : et ensuite, quand, après des études sérieuses dont il ne tire aucun profit pour sa principale besogne : la pratique, le médecin a obtenu son nouveau diplôme, il est encore bien loin d'avoir une meilleure place et même, s'il la reçoit fortuitement, il a une nouvelle charge fort mal payée. Ne veut-on pas comprendre qu'un diplôme n'indique autre chose que le minimum d'instruction? et ne faudrait-il pas tâcher d'élever les médecins au maximum d'instruction? Peut-on demander raisonnablement à un médecin obligé de travailler nuit et jour, sans trêve ni relâche, pour arriver à gagner à peine son pain et celui de sa famille et rien d'autre, de consacrer une partie de sa journée à l'étude des progrès de la pratique et à plus forte raison de se tenir au courant des découvertes scientifiques? Voilà les causes pour lesquelles l'état du corps médical tend à empirer de jour en jour, et si nous ne pouvons trouver un remède efficace contre ce fléau, un abaissement moral et intellectuel en sera le résultat inévitable. Donc tous les efforts tendant à améliorer la situation financière des médecins, servent également à l'amélioration des services médicaux!

Conclusions.

Il existe en Hongrie, depuis trois ans, une Association libre des médecins pour la défense de leurs droits et intérêts professionnels. Les 5/6 des médecins de la Hongrie se sont affiliés à cette Association, quoique nulle pression autre que la défaveur de leur position décidât leur adhésion. Dans ces trois années l'Association a, en dehors de sa constitution, fondé une caisse de prévoyance pour ses membres; elle a pris des mesures pour trouver le moyen de créer des fonds sérieux pour cette institution; elle a fondé un journal servant les intérêts professionnels; elle a rédigé un mémoire contenant les désavantages causés par les lois et arrêtés ministériels; elle a fixé un tarif minimum d'honoraires médicaux pour les médecins des communes, etc.

Summary.

A General medical Association has been in existence in Hungary, during the last three years. Five sixths of the medical men practising in our country have joined this Association though no pressure has been brought bear upon them other than that arising from the difficulties of their position. During the course of these three years, apart from the drawing up of its own constitution, the medical Association has founded a Benefit Fund for its members. It has adopted measures so as to raise a sufficient fund for this Institution. It has created a newspaper to defend professional interests. It has drawn up a memorial setting forth the advantages to be derived from the Laws and ministerial decrees affecting medical Association, has fixed a minimum-tarif of medical fees for the practitioners engaged by the local authorities, etc.

Schluss-Sätze.

Seit drei Jahren besteht in Ungarn ein *Landes-Aerzteverband*, zur Verwahrung der Rechte und professionellen Interessen des aerztlichen Standes. Dieser Verband zählt bereits den 5/6 Theil der Aerzte Ungarns zu seinen Mitgliedern, obgleich der Zutritt durch kein anderes Motiv, als durch die Verschlimmerung der Lage der Aerzte veranlasst war. Der Verband hat bisher ausser seiner Constituirung im ganzen Lande, ein Pensions-Institut errichtet und Vorkehrungen zur Schaffung grösserer Fonds getroffen, hat ein Fachblatt gegründet für professionelle Interessen hat ferner ein Memorandum verfasst enthaltend die Nachtheile, welche die Gesetze und ministeriellen Verordnungen dem Stande der Aerzte zugefügt haben und deren Verbesserungen im Reichstag und den betreffenden Ministerien petitionirt hat sodann ein Minimum-Tarif der aerztlichen Leistungen der Kreis und Gemeinde-Aerzte normirt, etc.

Conclusioni.

Già da tre anni esiste in Ungheria un *associazione medica nazionale* avente per iscopo la difesa dei diritti ed interessi professionali del ceto medico. Di quest' istituzione fanno parte già oggi più di cinque sesti dei medici dell' Ungheria e quest' adesione in massa si spiega facilmente col generale peggioramento della situazione dei medici. Nel breve tempo della sua esistenza l'associazione ha già effettuato la propria costituzione ed organizzazione in tutta l'estensione del paese, ha creato un fondo pensioni ed ha disposto il modo di venire in possesso dei capitali a ciò necessarii; essa ha fondato un giornale per gli interessi professionali: essa ha redatto un *memorandum* nel quale enumera gli svantaggi contenuti pel ceto medico nelle diverse leggi ed ordinanze ministeriali vigenti e ne ha fatto petizione per la modificazione di eye al nel parlamento e presso i rispettivi ministeri, ha elaborato una tariffa minima per le prestazioni dei medici comunali e distrettuali, etc. etc.

DISCUSSION

M. Chyzer (de Budapest). — Je suis d'un autre avis que M. le professeur Jendrassik. Vous comprenez, messieurs, par son rapport que c'était une majorité peu élevée dans un congrès de médecins hongrois, qui rejetait l'idée des chambres médicales obligatoires. Ce qui répond à dire, que c'est une grande partie des confrères qui les désirent.

Quant à moi, il me faut avouer que la chambre obligatoire me semble disposer de moyens plus efficaces encore pour sauvegarder et seconder les justes intérêts de ses membres, tout au moins des moyens égaux à ceux de l'association libre. Car, entre autres, elle a le pouvoir supérieur de discipliner tels individus parmi les médecins, pour lesquels un tel procédé se montrerait nécessaire. Il existe de tels individus dans notre profession, je crois que personne ne pourra le nier et ce sont justement ces individualités, qui ne feront jamais partie d'une association volontaire.

Le projet de loi, par lequel M. le rapporteur vous a dit qu'il a voulu réglementer le corps médical, ne l'a voulu qu'organiser. Malheureusement je ne l'ai pas sur moi, mais pour vous faire connaître ce projet, j'aurai l'honneur de l'envoyer pour les comptes rendus si le Congrès le permet.

J'ai du reste la conviction que tôt ou tard les membres actuels de l'Association des médecins hongrois eux-mêmes désireront l'association obligatoire protégée par la loi et ce n'est pas autre chose que la Chambre.

La séance est levée à 11 heures et demie.

Secrétaires : MM. Tapie et Dignat.

QUATRIÈME SÉANCE. — SÉANCE DE SECTION

Mercredi 25 juillet 1900

Le soir, à 2 heures.

Ire SECTION

Présidence de M. L. LEREBOULLET, président.

L'ASSISTANCE MÉDICALE GRATUITE DANS LE DÉPARTEMENT DU PUY-DE DOME SES DESIDERATA ET SES LACUNES

par **M. H. BOUSQUET**,
de Clermont-Ferrand.

Directeur de l'École de Médecine de Clermont-Ferrand.
Président du Syndicat médical du Puy-de-Dôme.

La loi de 1893, dont vous connaissez tous l'esprit, avait la prétention de doter la France d'un service d'assistance à domicile, qui grâce à l'entente de la commune, du département et de l'État, et sous leur contrôle, devait assurer aux indigents les soins médicaux dont ils ont besoin, et sinon rétribuer le médecin au moins l'indemniser dans une juste mesure de ses fatigues et de sa perte de temps. Le principe qui a guidé le législateur est, dans le cas présent, des plus légitimes et des plus louables : dans une démocratie comme la nôtre en effet, la collectivité doit aide et secours aux indigents, mais il est souverainement injuste que la collectivité représentée par l'État essaie de faire supporter des charges par telle ou telle classe de citoyens. Or, l'application de la loi du service d'assistance, qui dans notre département fonctionne depuis 1895, a produit par les défectuosités mêmes de son application, des résultats tels, que le corps médical du Puy-de-Dôme se trouve frustré dans ses intérêts les plus chers, et placé relativement à l'administration dans une situation peu compatible avec sa dignité.

Etudier les causes qui ont amené ce malentendu, qui très probablement nous est commun avec d'autres départements, rechercher avec vous les moyens d'atténuer le mal et d'y remédier dans la mesure du possible a paru au Syndicat médical du Puy-de-Dôme œuvre utile et digne de fixer l'attention des membres du Congrès de Déontologie. Or, les diverses causes à incriminer peuvent être groupées sous les quatre chefs d'accusation ci-dessous :

1° Etablissement défectueux des listes d'assistance.

2° Abus du carnet d'assistance.

3° Honoraires ridicules consentis par le Conseil général et malheureusement acceptés par le corps médical.

4° Abus des consultations gratuites.

Examinons ces divers chefs d'accusation.

1° *Etablissement défectueux des listes d'assistance.* — L'article 12 de la loi de 1893 établit que chaque année, un mois avant la première session du conseil municipal, le bureau d'assistance dresse la liste des personnes qui doivent être admises à l'assistance médicale gratuite.

Avec les divisions politiques qui déchirent notre pays, le maire étant président de la commission chargée d'établir cette liste, et le conseil municipal devant la réviser, il était à prévoir que l'inscription à l'assistance médicale allait devenir un instrument nouveau de propagande électorale, et que seraient seuls inscrits sur les listes d'assistance les amis politiques de tel ou tel personnage influent, sans que l'état d'indigence ou de non-indigence eût en la circonstance un rôle bien marqué. Les événements se sont chargés de donner raison à ces prévisions, car dans certaines communes, on a vu la moitié de la population être inscrite sur les listes d'assistance, alors que le nombre des malheureux était fort restreint : dans d'autres, les indigents ont été soigneusement exclus et remplacés par les parents, à tous les degrés de Monsieur le Maire ou d'un conseiller influent.

L'écueil était fatal, car la loi a été établie sans frein ni sanction. Le frein devrait consister dans un minimum d'imposition et de charges qui seul, et indépendamment de toute autre considération, donnerait droit à l'assistance médicale, absolument comme il donne droit à l'assistance judiciaire. La sanction consisterait en une amende frappant le maire, qui abusant de son droit aurait indûment inscrit un de ses administrés. L'amende serait égale au décuple de la dépense faite par le non-ayant droit, et en outre comporterait les frais de poursuite devant une juridiction compétente qui serait à fixer.

Une autre faute a encore été commise. Si, en effet, vous voulez bien vous reporter à l'article 12 de cette loi, vous lirez : « *Le médecin de l'assistance ou un délégué des médecins de l'assistance*, le receveur municipal, et un des répartiteurs désignés par le sous-préfet, peuvent assister à la séance dans laquelle sont dressées les listes d'assistance avec voix consultative. »

Si quelqu'un cependant a intérêt à ce que les listes des indigents soient établies avec toute la rigueur, je dirai même, avec toute l'honnêteté désirable, c'est assurément le médecin : de plus, personne dans une localité n'est renseigné comme lui sur l'état de fortune de chacun, il devrait donc, à ce double titre, être de droit membre du bureau chargé de l'établissement des listes d'assistance ; et il est au moins extraordinaire, que ce citoyen, dont les idées devraient prévaloir, soit tenu à l'écart du comité qui doit choisir parmi les indigents, ou que son intervention se borne à un vote purement platonique.

2° *Abus du carnet d'assistance.* — Dans le département du Puy-de-Dôme, toute personne inscrite sur la liste d'assistance *reçoit un carnet à souche*, contenant *six billets de visite*. Or, ainsi que le Syndicat médical l'a déjà fait observer à l'administration préfectorale, cette manière d'agir est contraire, non seulement aux règles d'une bonne administration, mais même aux règles du bon sens. Mettre entre les mains des indigents un carnet contenant un certain nombre de bons dont ils ont la libre disposition, c'est les autoriser à en abuser. Il serait préférable, à notre avis, que les indigents qui ont besoin d'aller réclamer les secours du médecin soient obligés de demander à la mairie un bon de visite. Dans les sections des communes ces bons seraient délivrés par un des conseillers municipaux, on arriverait ainsi à éviter un gaspillage fâcheux. L'exemple des sociétés de secours mutuels trace aux membres de l'administration la conduite à suivre : non seulement ces sociétés ne laissent pas de carnets entre les mains de leurs adhérents, mais encore, elles envoient un visiteur s'assurer à domicile que celui qui réclame des secours médicaux paraît au moins en avoir besoin.

3° *Honoraires ridicules consentis par le conseil général et malheureusement acceptés par le corps médical.* — L'article 14 du règlement d'assistance en vigueur dans le département du Puy-de-Dôme, fixe ainsi qu'il suit les honoraires médicaux. « Un franc par visite de jour, plus 0,25 centimes par kilomètre parcouru, soit 0,50 par kilomètre à l'aller et au retour. »

Si semblable tarif est injurieux pour le corps médical qui l'a accepté, il est honteux pour l'assemblée départementale qui a osé le proposer. Vingt-cinq centimes par kilomètre parcouru ! Alors que les routes de montagnes sont obstruées par la neige, c'est une dérision amère ! Et l'administration des postes que l'on ne saurait cependant taxer de prodigalité n'a jamais osé offrir une somme aussi minime aux piétons chargés d'assurer le service des dépêches, et cependant ce sont en général des enfants de 14 à 16 ans que l'on emploie à ce service. A différentes reprises le Syndicat médical du département a essayé de réagir contre cet état de choses : mais il s'est heurté à une fin de non recevoir, traduction d'un mauvais vouloir d'autant plus incompréhensible, que le corps médical compte environ quinze représentants à l'assemblée départementale. Certes, la majorité de nos confrères auraient été heureux de s'employer à donner satisfaction à nos légitimes revendications, mais pour cela faire, il aurait fallu étudier plus sérieusement les données du problème, serrer les comptes, augmenter peut-être les charges des communes, et surtout aller contre les visées de tel ou tel électeur influent. Dès lors, songez aux nuages qui s'amoncelaient à l'horizon. Le concurrent toujours aux aguets ne profiterait-il pas habilement de cette prétendue faiblesse? Ces concessions faites au corps médical comment seraient-elles jugées par les courtiers électoraux? Et ce mandat pour lequel on s'était imposé tant de sacrifices, serait-il renouvelé aux prochaines élections?

Devant cette alternative, l'hésitation ne pouvait être longue. Sachant fort bien qu'il était très facile de sacrifier des malheureux isolés et sans défense, les membres des assemblées départementales nous ont immolés sur l'autel de leurs intérêts électoraux. Nous avons, pour la forme, essayé de résister, mais notre traditionnel défaut d'entente a été encore une fois la cause de notre perte, et grâce aux lourdes charges qui nous ont été imposées gratuitement, c'est-à-dire les votes des collectivités ont été assurés aux heureux candidats.

4° *Gratuité des consultations au cabinet du médecin.* — L'article 14 du règlement d'assistance du département du Puy-de-Dôme, que nous venons d'examiner en partie, impose encore au médecin ayant adhéré à l'assistance médicale, l'obligation de donner aux indigents des consultations gratuites dans son cabinet. En théorie ceci paraît absolument insignifiant : en fait, la gratuité des consultations pèse lourdement sur nos confrères. Comme dans certaines classes de la société, on est toujours tenté d'abuser de ce qui est gratuit, nos cabinets de consultation se trouvent littéralement envahis par les indigents aux jours de foires et de marchés. Lorsque le consultant est sérieusement malade, rien de mieux ; mais la plupart du temps, on se trouve en présence de gens qui, pour utiliser leurs loisirs, viennent s'assurer du parfait état de leur santé. Les clients aisés se le disent, et désertent nos cabinets de consultation, pour ne pas être exposés à perdre un temps précieux. De même, au retour de courses longues et pénibles, le médecin trouve souvent quelques indigents, qui, riches de patience, se sont installés chez lui, sûrs d'avoir ainsi un abri confortable. Comme de par les règlements de l'assistance, nous devons une consultation à ces clients, notre temps se trouve pris, et il nous est ensuite difficile d'aller voir les malades de notre résidence.

Si l'abus des consultations gratuites pèse lourdement sur le corps médical, nous allons démontrer qu'il grève bien inutilement le budget. Pour nombre de gens et surtout pour les indigents, une consultation pour être valable doit se terminer par une ordonnance, qui sera d'autant plus appréciée, qu'elle sera plus chargée en médicaments. Or cette ordonnance se traduit chez le pharmacien par des sommes sérieuses, d'où à la fin de l'année une augmentation de dépenses pour le département et les communes, dépenses qu'il serait facile d'éviter.

De cette série de considérations, le Syndicat médical du Puy-de-Dôme arrive aux conclusions suivantes qu'il a engagé son président à soumettre au Congrès international de médecine professionnelle.

CONCLUSIONS

La loi de 1893 destinée à assurer aux indigents les secours de l'assistance médicale gratuite est actuellement en vigueur depuis plus de cinq ans sur toute l'étendue du territoire de la République. Son application a montré que cette loi, excellente en principe, a été étudiée aussi légèrement que possible : elle ne satisfait personne, donne lieu à de perpétuels conflits entre les médecins et l'administration, à des protestations sans nombre de la part des indigents, et sert de porte d'entrée à toute une série d'abus. Il est donc de l'intérêt du corps médical tout entier d'insister auprès des pouvoirs publics pour obtenir la révision de cette loi.

Le Syndicat médical du Puy-de-Dôme réclame en particulier :

1° La révision de l'article 12 de cette loi, dont la nouvelle rédaction devra stipuler : Le médecin ou les médecins de l'Assistance médicale ou leurs délégués *seront membres de droit* des commissions chargées de dresser chaque année les listes des indigents; et ces médecins ou leurs délégués auront *voix délibérative*.

2° Les pouvoirs publics prendront toutes les mesures nécessaires pour s'opposer à ce que l'inscription, sur les listes d'assistance, soit transformée en une machine électorale. Le droit à l'assistance médicale gratuite sera, comme le droit à l'assistance judiciaire, établi d'après des bases fixes (cote d'impôts, charges de famille, etc.). Des peines sévères seront édictées contre les commissions qui se rendront coupables de manœuvres frauduleuses en ce genre.

5° La loi fixera un tarif minimum : 1° pour les visites, les consultations; 2° pour l'indemnité kilométrique des médecins chargés du service de l'assistance médicale, et, en aucun cas, ce tarif ne pourra être infirmé par les conseils généraux.

DISCUSSION

M. Poitou-Duplessy (de Paris). — Le tarif minimum de la visite doit être remplacé par un tarif proportionnel à la richesse du pays. On pourrait diviser les départements en trois zones, par exemple.

Car si les départements riches présentent une population plus dense, il faut considérer aussi que la vie y est souvent plus chère et le tarif minimum d'un département ne peut pas être considéré comme le juste tarif minimum pour un autre département.

M. H. Bousquet (de Clermont-Ferrand). — Dans les départements riches, les médecins couvrent plus facilement leurs frais, car il vient plus de monde d'un coup, la population étant plus dense. Dans les départements pauvres peu habités, dans les régions montagneuses, le médecin marche beaucoup pour gagner peu. Le département riche offre plus de ressources.

M. Poitou-Duplessy (de Paris). — Nous devons en effet tenir compte de ces différents éléments d'appréciation. Je propose donc qu'il soit établi un tarif minimum par distance kilométrique et un tarif minimum par visite et consultation. En aucun cas, ce tarif ne pourra être infirmé par les Conseils généraux.

M. Malbec (de Paris). — M. Bousquet a omis de bien préciser quel sera le mode de rétribution du médecin de l'Assistance, tarif à la visite ou abonnement. De même que dans les Sociétés de secours mutuels, le Congrès a refusé l'abonnement, il doit également le repousser pour l'Assistance médicale qui n'admet pas la rétribution à la visite.

M. Salomon, de Savigné-l'Évêque (Sarthe). — Vous ne parlez pas du tarif chirurgical, vous oubliez que cette omission sera la source de nombreuses difficultés avec les compagnies d'assurances contre les accidents : du reste une circulaire du 17 mars 1900 du ministère du Commerce a été adressée à tous les préfets pour faire établir et soumettre aux Conseils généraux un tarif chirurgical. Vous dites que la mauvaise volonté des Conseils généraux rendra cette tentative inutile, je ne doute pas de cette mauvaise volonté qui existe aussi bien dans mon département que dans le vôtre, mais ce n'est pas le moyen d'obtenir quelque chose que de ne rien demander. Il est aussi une omission que je tiens à signaler : c'est celle d'un tarif obstétrical. Je demande, sous forme d'amendement, qu'il soit ajouté aux conclusions : Un tarif chirurgical et un tarif obstétrical seront élaborés sur les mêmes bases que celles qui auront présidé à l'éboration du tarif médical.

M. Dallest (de Marseille). — J'approuve absolument les observations de M. Salomon et je demande que le Congrès décide qu'il sera établi un tarif minimum chirurgical et obstétrical.

M. Bousquet (de Clermont-Ferrand). — J'accepte les modifications demandées par mes confrères, elles ne font que compléter mes propositions. (*Approbation générale.*)

Les conclusions présentées par M. Bousquet sont adoptées à l'unanimité avec les modifications proposées :

1° Proposition de M. Malbec : *L'abonnement* est et demeure interdit par la loi.

2° Proposition de MM. Salomon et Dallest : un tarif chirurgical et obstétrical sera établi sur les mêmes bases.

3° Les pouvoirs publics étudieront et feront étudier dans tous les départements par les inspecteurs de l'Assistance publique, les moyens qui pourront permettre de fournir aux indigents l'assistance la plus large, tout en évitant le gaspillage qui résulte de l'emploi du carnet d'assistance.

RAPPORTS DU SERVICE DE L'ASSISTANCE A DOMICILE AVEC LES SERVICES HOSPITALIERS

par M. DORISON

de Paris,

Délégué de la Société médicale des Bureaux de bienfaisance de Paris.

Avant d'entrer dans le cœur de la question que j'ai à traiter devant vous au nom de la Société médicale des Bureaux de bienfaisance de Paris, veuillez me permettre de vous rappeler l'organisation de l'Assistance publique adoptée par la ville de Rouen.

A. P., à Rouen. — Ce n'est pas un directeur seulement, mais la Commission directrice de l'Assistance publique entière qui est commun aux Hospices et aux Bureaux de bienfaisance ; on a cherché à assurer efficacement ainsi l'unité de vues dans les diverses branches d'une administration où le moindre défaut d'entente entre les diverses directions a pour résultat immédiat l'abandon des malheureux; chacun prétend alors les secourir à sa façon sans s'occuper le moins du monde de ce que peut faire le voisin, ni surtout de ce qui pourrait être fait grâce à une communion d'idées, et au concours de toutes les volontés vers ce but unique, le soulagement de la misère imméritée. La ville de Rouen a su obtenir ce résultat, mais son exemple n'est pas près d'être suivi, je le constate avec regret.

Là, comme l'exige la loi française du 15 juillet 1893, l'indigent valide reçoit des secours du Bureau de Bienfaisance: malade, il en reçoit des soins, d'abord au dispensaire dont le médecin décide si le traitement devra être continué dans cet établissement ou à domicile ou à l'hôpital, suivant le degré de gravité de la maladie. C'est donc, en principe, le médecin du dispensaire qui est le pourvoyeur de l'hôpital et c'est lui qui, seul, a le droit d'en signer les billets d'entrée,

Le bureau de Bienfaisance donne les médicaments, les bains simples et médicamenteux, les douches, le lait et même les aliments spéciaux que le malade ne peut acheter. Heureuse ville!

A. P., à Paris. — L'Assistance publique parisienne est divisée en deux sous-administrations complètement distinctes :

1° La division des secours à domicile,

2° La division des hôpitaux et hospices.

L'Assistance à domicile, représentée, dans chacun des arrondissements parisiens par un bureau de bienfaisance, comporte, au point de vue médical, un service de consultation dans les dispensaires, et un service de traitement à domicile. Ces deux services sont distincts et c'est là un gros inconvénient, car un même malade change de médecin et souvent, par suite, de traitement, suivant que, dans le cours d'une même maladie, il est obligé ou non de garder la chambre.

Nous avons protesté, et nous protestons encore contre de tels errements, très préjudiciables à la direction du traitement des malades.

Les médecins de l'Assistance à domicile, chargés de soigner les malheureux dont l'état ne comporte pas l'hospitalisation, constituent une sorte de premier échelon et les médecins des hôpitaux forment un deuxième échelon, chargés qu'ils sont de soigner les mêmes malades, dont l'état aggravé réclame des soins spéciaux. La gravité des maladies traitées par ces divers médecins varie seule; les malades, eux, sont les mêmes : pourquoi donc l'administration tient-elle tant à séparer ces médecins en catégories distinctes, si distinctes qu'un médecin de consultation n'est jamais autorisé à faire une visite à domicile et réciproquement, si distincte encore, que beaucoup de médecins des hôpitaux ignorent même qu'il existe à côté d'eux des confrères appartenant à la même administration et appelés à soigner les malades un jour ou l'autre dans leurs services.

Certes, les malades gagneraient à ce que tous les services médicaux de l'Administration de l'Assistance publique se connaissent et se complétassent réciproquement au lieu de s'ignorer.

Nous aurons à nous occuper ultérieurement de la façon dont se fait actuellement l'hospitalisation, mais ne voit-on pas déjà comme il serait logique que le malade indisposé, qui s'est fait soigner au Dispensaire, puis, plus malade, à son domicile, soit, lorsque son état l'exige, dirigé sur l'hôpital par le médecin qui le soignait en dernier lieu? Au lieu de cela, sauf dans le cas où le transport par voiture d'ambulance est rendu indispensable, le malade, déjà très fatigué, le plus souvent alité, est obligé de se rendre à la consultation externe de l'hôpital pour y demander un billet d'entrée. Le médecin de cette consultation, qui voit le malade pour la première fois, est-il donc plus qualifié pour juger la gravité du cas que le médecin qui a déjà donné des soins pendant plusieurs jours?

D'ailleurs, nous le verrons ultérieurement, les malheureux forment la minorité des gens admis à l'hôpital au lieu d'en constituer la presque totalité; cela provient de ce que, à l'inverse du médecin du Bureau de Bienfaisance qui visite à domicile et connaît bien ses malades, le médecin de la consultation hospitalière, lui, ne se préoccupe pas de la situation sociale de son client occasionnel; que, le plus souvent d'ailleurs, ce sont les chefs de service qui font entrer directement dans leur service des gens qu'ils connaissent ou qui leur sont adressés par des amis ou des connaissances.

L'hôpital gratuit, comme les consultations gratuites, doit cependant être réservé aux pauvres; et, ceux-là, les médecins des bureaux de bienfaisance sont seuls aptes, de par leurs fonctions, à les connaître: ils devraient donc être seuls à délivrer les billets d'entrée à l'hôpital.

Quant aux gens qui ne peuvent payer les frais d'une longue maladie ou d'une opération grave, ils devraient ne pouvoir entrer que dans les hôpitaux spéciaux comme la maison Dubois ou dans des services spécialisés dans chaque hôpital; ils seraient d'ailleurs tenus de rembourser à un taux déterminé et suffisant le prix de leurs journées de séjour. Actuellement, ce remboursement existe bien en théorie, mais, en pratique, il ne se fait guère. Nous voyons en effet, au projet de budget de l'Assistance publique pour 1900, page 18, que le remboursement des journées de malades produit une somme de 1670885 francs: or, la page 19 nous apprend que cette grosse somme provient de la maison Dubois et autres services payants, des fondations particulières et d'un contingent du Conseil général : quant aux frais de séjour récupérés directement sur les malades, ils ne donnent qu'une somme de 285575 francs pour une moyenne de 4500000 journées.

Cela n'est pas indifférent; car si les médecins des Bureaux de Bienfaisance prononçaient seuls l'admission à l'hôpital, les vrais pauvres seuls seraient hospitalisés gratuitement : le nombre des journées de traitement diminuerait considérablement : les dépenses de l'Assistance publique seraient proportionnellement diminuées aussi, et considérable serait l'économie réalisée. Cette dernière permettrait de distribuer des secours suffisants pour empêcher de mourir de faim ceux de nos semblables peu fortunés à qui l'on ne peut allouer actuellement comme secours que de 3 à 5 francs.

La question des personnes aisées qui abusent de l'hôpital est vieille comme les hôpitaux eux-mêmes, les hôpitaux modernes, j'entends. Elle est agitée de toute part à l'étranger ; en France, elle a été discutée de tout temps par notre monde spécial, mais elle n'est entrée dans une période aiguë que depuis quelques années et le nombre des communications faites à ce sujet au Congrès prouve que cet état n'a pas encore cessé d'être aigu : des incidents répétés ont attiré l'attention de la Société médicale des Bureaux de Bienfaisance sur les abus de la consultation hospitalière gratuite et mes collègues m'ont fait l'honneur de me charger, il y a dix-huit mois, de leur présenter un rapport sur la question. Je vous demande la permission de vous en donner connaissance.

Rapport sur les consultations gratuites dans les hôpitaux et les dispensaires de l'Assistance publique. — Le principe de l'Assistance médicale réservée aux malheureux est nettement formulé ici par le décret du 15 novembre 1895 portant organisation à Paris de l'Assistance à domicile; nous lisons en effet au titre II, art. 30, deuxième alinéa : « Les malades inscrits sur la liste des indigents ou reconnus nécessiteux ont seuls droit à l'Assistance médicale gratuite, sauf urgence. » Les arrêtés du 2 mars et circulaire du 30 septembre 1895 sur les réformes hospitalières, sans être aussi explicites, s'expriment ainsi (arrêté du 2 mars, art. 11) : « Chacun des quartiers de Paris et chacune des communes du département de la Seine ayant passé avec l'administration un traité pour l'hospitalisation de ses malades indigents seront rattachés à un hôpital.... »

D'ailleurs, le principe que nous invoquons et qui est trop souvent perdu de vue, à savoir que hospitalisation et consultations gratuites doivent être réservées aux malheureux, a été consacré d'une façon indiscutable par la loi du 15 juillet 1893, portant (art. 1er) que « tout Français malade, privé de ressources, doit recevoir gratuitement l'assistance médicale à domicile, ou, s'il y a impossibilité de soigner utilement à domicile, dans un établissement hospitalier ». Remarquons, en passant, que cette loi fait de l'hôpital le complément du traitement à domicile et non un organisme à part et indépendant dans l'administration de l'Assistance publique.

Le principe de la consultation gratuite réservée aux indigents et nécessiteux étant admis, il reste à examiner si l'administration peut assurer, parmi les malades se présentant à la consultation, la distinction entre les pauvres et ceux qui ne le sont pas.

Aux Dispensaires des Bureaux de Bienfaisance, la surveillante prend les noms et adresses des malades, dresse, pour chacun d'eux, une fiche spéciale qui est communiquée au Bureau de Bienfaisance, et des enquêteurs vont visiter ultérieurement les malades afin de s'assurer que ces derniers sont bien dans une situation telle, que la gratuité des secours médicaux et pharmaceutiques s'impose; la délégation permanente qui se réunit chaque jour à la mairie décide en dernier ressort.

Une personne non indigente peut donc avoir une consultation gratuite, mais elle n'en obtiendra pas une deuxième, la surveillante du dispensaire étant immédiatement instruite des décisions de la délégation permanente.

Nous n'ignorons pas que les membres de la délégation, qui sont très sévères lorsqu'il s'agit d'accorder des secours pécuniaires, sont généralement trop enclins à accorder la gratuité des services médical et pharmaceutique, comme si ce dernier, par exemple, ne coûtait pas infiniment plus cher à l'administration en raison du prix des médicaments accordés qu'un simple secours en argent une fois payé ; on ne voit volontiers qu'un acte de philanthropie sans conséquence dans la concession du secours médical gratuit qui ne fait tort qu'aux médecins, et l'on ne réfléchit pas assez que, la gratuité du médecin entraînant celle du pharmacien, les concessions injustifiées que l'on accorde à une foule de gens disposant de ressources modérées, je le veux bien, mais souvent suffisantes, grèvent lourdement le budget des vrais pauvres, que l'on ne peut plus empêcher de mourir de faim, faute d'argent disponible.

Il est, en tout cas, certain que si, parmi les gens qui obtiennent la gratuité du service médical au Bureau de Bienfaisance, il s'en trouve qui disposent de quelques ressources, il n'y en a cependant pas un seul qui soit dans l'aisance, pour cette raison décisive que la consultation des dispensaires étant strictement régionale, les personnes aisées n'osent pas s'y présenter de peur d'être reconnues par les indigents de leur voisinage.

Ce dernier argument prime tous les autres, et, en effet, à l'hôpital dont la circonscription est beaucoup plus étendue que celle des dispensaires, où d'ailleurs, pourvu qu'on ne demande qu'une consultation, il est permis de se présenter, quel que soit le quartier que l'on habite (circulaire du 30 juillet 1895, p. 7, alinéa 3), nous savons, de par les faits récents que tout le monde connaît et de par nos constatations personnelles, qu'un assez grand nombre de personnes aisées, riches même parfois, se présentent chaque jour sans vergogne, espérant bien n'être vues par personne qui les connaisse. On dit bien, pour excuser cette exploitation de l'Assistance publique... et des médecins, que l'on va à l'hôpital pour avoir l'avis d'un « prince de la science »; mais, messieurs, cette justification n'en est pas une pour qui sait que, depuis 1895, ce ne sont plus les chefs de service eux-mêmes qui font les consultations hospitalières: non pas que nous prétendions, comme le croit M. le Dr Thiéry, que la consultation en est plus mal faite, mais nous prétendons montrer que le prétexte invoqué par les malades aisés pour justifier leur abus de la consulation gratuite est faux. En réalité, ce qu'on va chercher à l'hôpital, c'est une ordonnance gratuite: eh bien! cette ordonnance, il faut que les pauvres seuls l'obtiennent, de même que seuls ils obtiennent un bon de pain ou de soupe. Les médecins, dont parle M. le Dr Thiery, enverront leurs clients consulter, s'ils le veulent, les chefs de service dans leur salle.

En réalité, messieurs, les pauvres sont l'exception parmi les consultants de l'hôpital, comme ils sont l'exception parmi les hospitalisés.

En effet, en ce qui concerne ces derniers, le compte financier de l'Assistance publique, pour 1900, fait ressortir que les hôpitaux ont accusé pour l'année 1899, 4607000 journées de malades; or l'annexe au projet de budget (p. 5) ne prévoit qu'une population indigente de 48000 personnes et une population nécessiteuse de 73000 individus, soit environ 121000 pauvres en tout; si ces derniers seuls obtenaient leur admission à l'hôpital, il faudrait admettre que chacun d'eux a eu une moyenne de 38 journées d'hôpital en une seule année, ce qui est absurde; la conclusion s'impose donc : la majeure partie des clients de l'hôpital n'est pas composée de pauvres.

En ce qui concerne les consultants, la preuve est plus facile encore à fournir à l'hôpital, on n'accorde pas de médicaments, sauf dans quelques rares services spéciaux; que veut-on donc que fasse un indigent d'une ordonnance, s'il est obligé d'acheter les médicaments, lui qui ne peut pas toujours acheter du pain?

Que deviennent donc les ordonnances hospitalières? Ces ordonnances, leurs détenteurs les portent à des pharmaciens de la ville pour exécution, ce qui dénote assez qu'ils ne sont pas indigents.

J'ai fait ainsi la preuve de ce que j'avançais :

1° Les personnes aisées peuvent sans difficulté se présenter à la consultation de l'hôpital.

2° En fait, il n'y a guère qu'elles qui usent de cette consultation destinée en principe aux malheureux.

Qu'importe donc que l'administration prenne, comme le désire M. le Dr Thiéry, des mesures pour fermer la porte aux gens qui ne sont pas pauvres? Ces mesures iraient même à l'encontre du but poursuivi par M. Thiéry, car le jour où la porte de l'hôpital sera fermée aux personnes aisées, on s'apercevra qu'il ne reste plus de consultants. Le combat finira faute de combattants.

Veuillez enfin considérer, messieurs, que la consultation a été établie dans les hôpitaux à une époque où, les Dispensaires n'existant pas encore, les malheureux ne pouvaient obtenir de soins gratuits ailleurs. Aujourd'hui, il y a double emploi entre ces deux services de consultations, et il ne serait pas inutile, pensons-nous, de supprimer celui des deux qui est le moins apte à rendre tous les services qu'on est en droit d'en attendre. Or, au Dispensaire, le malade trouve gratuitement médecin et médicaments, tandis qu'à l'hôpital il ne trouve que le médecin.

De plus, il existe deux Dispensaires par arrondissement. L'indigent en trouve toujours un près de soi, tandis que les hôpitaux, très irrégulièrement répartis dans la capitale, sont loin d'être toujours à la portée du plus grand nombre de ceux qui en ont besoin et qui y auraient droit. Enfin, le Dispensaire demeurera forcément réservé aux vrais pauvres, surtout si les règlements sont appliqués, tandis que l'hôpital, destiné à la même clientèle, est devenu peu à peu un établissement où les personnes aisées, qui peuvent seules se passer des médicaments gratuits, obtiennent des soins médicaux sans avoir à les payer; nous croyons être, dans ces conditions, fondé à vous proposer la suppression de la consultation externe des hôpitaux.

Restent deux questions importantes à étudier dans le cas où nos conclusions seraient adoptées : 1° l'hospitalisation des indigents, hospitalisation qui se fait à la consultation externe des hôpitaux depuis la suppression du Bureau Central ; 2° les modifications à apporter dans le fonctionnement de nos Dispensaires, si, conformément à notre vœu, les 275000 consultants des hôpitaux viennent s'adjoindre à nos 240000 consultants actuels.

Hospitalisation. — La principale objection qui puisse être faite à notre projet de suppression de la consultation externe des hôpitaux est celle-ci : « Aujourd'hui que le bureau central est supprimé, les admissions à l'hôpital ne se font plus qu'à la consultation hospitalière; si celle-ci est supprimée à son tour, où devront donc se présenter les malades pour entrer à l'hôpital? »

Les malades à recevoir à l'hôpital sont toujours de deux sortes : 1° les indigents et nécessiteux; 2° les gens qui, quoique non indigents, et ne ressortissant par conséquent pas au Bureau de bienfaisance, n'ont cependant pas les moyens de faire les frais d'une maladie longue ou d'une opération.

Les derniers ont leur place tout indiquée à la Maison Dubois ou dans des salles spécialisées à leur intention dans les hôpitaux ordinaires. Leur hospitalisation pourrait être prononcée, sur leur demande, par l'un des internes de ces salles ou établissements spéciaux. Les malades rembourseraient leurs frais de séjour évalués au préalable, et à une somme relativement élevée.

Quant aux malheureux, ils devraient être hospitalisés par les soins des médecins des bureaux de bienfaisance qui enverraient leurs billets d'admission à un Dispensaire désigné ou à la mairie.

La réglementation de 1895 sur les circonscriptions hospitalières a soulevé un *tolle* général et cependant elle fonctionne aujourd'hui à la satisfaction de tous; il en serait de même de la mesure que nous proposons.

Réorganisation des Dispensaires. — J'ai donné incidemment, plus haut, le nombre moyen des malades qui consultent annuellement aux hôpitaux : il est d'environ 275000; or, messieurs, nous avons déjà signalé à l'administration la difficulté que nous avons d'assurer dès maintenant le service de nos consultations avec les ressources mises à notre disposition.

Il est évident que la situation s'aggraverait du fait que le nombre de nos malades quotidiens, qui atteint 80, 90 et plus de 100 dans certains de nos Dispensaires, se trouverait doublé.

Permettez-moi, pour arriver à des conclusions pratiques, de vous rappeler comment sont organisés les services de consultations : 1° à l'hôpital; 2° aux Dispensaires des Bureaux de Bienfaisance.

A l'hôpital, la circulaire du 30 septembre 1895 a réglé ainsi qu'il suit cette organisation.

Personnel de consultation des hôpitaux. — Un médecin, dit

hôpitaux (anciennement du Bureau Central) ou un médecin, ancien interne des hôpitaux, dit assistant de consultation, nommé par le directeur de l'Assistance publique, est à la tête du service; il est éventuellement remplacé par un médecin dit suppléant-assistant.

Un personnel de consultation leur est adjoint :

1° Deux externes des hôpitaux;

2° Un ou deux infirmiers (deux pour les consultations de chirurgie) et

3° Un comptable chargé des écritures administratives.

Personnel de consultation des Dispensaires. — Dans les Dispensaires, un médecin nommé au concours est chef du service (on lui alloue 600 francs par an, soit 5 fr. 85 par séance; un peu moins de 0 fr. 10 en moyenne par malade).

Il lui est adjoint :

1° Une surveillante pour les écritures administratives;

2° La concierge du Dispensaire comme femme de service.

Le médecin doit donc examiner 20, 50, 100 malades par séance, suivant l'arrondissement, écrire lui-même un nombre égal d'ordonnances, et autant d'instructions, qui doivent être d'autant plus détaillées qu'elles sont destinées à des personnes généralement sans instruction et ne comprenant pas toujours facilement les instructions verbales. Ce travail fastidieux, qui pourrait aisément être confié à d'autres qu'au médecin lui-même, fait perdre à ce dernier un temps tel qu'il lui est matériellement impossible, dans le plus grand nombre des arrondissements parisiens, d'examiner les malades. Il faut dire encore que l'administration exige de nous que nous appliquions les ventouses scarifiées, les pointes de feu, que nous fassions les petites opérations qui se présentent, que nous examinions les femmes enceintes, etc., etc., sans parler, bien entendu, des pansements que les surveillantes doivent savoir faire.

Mais là ne se bornent pas nos tracas : il faut, le plus souvent, que nous préparions nous-mêmes ce qui nous est nécessaire pour ces opérations, que nous désinfections nos instruments, et, quand tout sera prêt enfin, nous aurons, pour nous servir d'aide, une femme que la vue de la première goutte de sang fera pâmer.

Voilà, messieurs, notre situation actuelle dans les Dispensaires de l'Assistance publique; et cependant, il serait bien facile de la modifier à peu de frais.

On a donné des élèves à MM. les pharmaciens municipaux qui avaient déjà des garçons de laboratoire; on a donné des externes aux assistants de consultation des hôpitaux, comme en avaient autrefois les médecins du Bureau Central : pourquoi n'en adjoindrait-on pas aujourd'hui aux médecins des Dispensaires de l'Assistance publique? Il n'y a d'ailleurs pas lieu de craindre qu'on ne trouve pas d'élèves pour nos services, car il y aura toujours des candidats à l'internat en surnombre, et l'on sait qu'il faut être externe pour être admis au concours de l'internat : il suffira donc d'imposer à quelques-uns d'entre eux l'obligation de servir pendant deux ou trois mois dans les Dispensaires. Ce sont là des aides tout désignées qui ne grèveront en rien le budget de l'Asssistance publique et qui rendront les plus grands services, car le médecin sera délivré du surcroît de ses occupations actuelles, les malades seront mieux et plus souvent examinés, la durée de la consultation sera sensiblement diminuée, ce qui serait un avantage appréciable puisqu'il s'agit ici de gens ayant besoin de tout leur temps pour gagner le pain de leur famille.

Est-il nécessaire d'ajouter que le nombre des externes à affecter à chaque Dispensaire devrait varier suivant le nombre moyen des malades?

Il nous reste, sur ce chapitre, à exprimer le vœu de voir des consultations spéciales pour les yeux, le nez, les oreilles, la peau, les dents, etc., être créées; ces services spéciaux nous éviteraient d'encombrer les services d'ophtalmologie, de laryngologie, etc. des hôpitaux, où nous sommes bien obligés actuellement d'envoyer nos malades justiciables de ces spécialités pour les faire soigner et leur faire délivrer des certificats qui sortent de notre compétence.

Arrivé à ce point de mon travail, je vais avoir l'honneur, messieurs, de vous soumettre les conclusions qui en découlent en vous priant de les adopter si elles répondent à vos vues.

Conclusions.

I. Les membres du Congrès de Déontologie médicale et de Médecine Professionnelle, considérant que la consultation externe des hôpitaux :

1° Ne permet pas de faire, parmi les personnes qui s'y présentent, le triage des indigents qui seuls ont droit aux soins médicaux et pharmaceutiques gratuits;

2° Ne se justifie plus comme autrefois par la présence des chefs de service eux-mêmes, dont les consultants prétendent réclamer l'avis;

3° Fait, depuis la création des Dispensaires, double emploi avec la consultation des Bureaux de Bienfaisance, sans avoir les avantages de cette dernière qui donne gratuitement les médicaments :

Émettent le vœu :

1° Que la consultation externe des hôpitaux soit supprimée;

2° Que l'admission des malades à l'hôpital soit prononcée par les médecins de l'Assistance médicale, anciennement (des Bureaux de Bienfaisance), sauf certains cas, l'urgence par exemple, à prévoir dans le règlement;

3° Que les externes en nombre suffisant soient mis à la disposition des médecins chefs de service pour aider ces derniers dans l'accomplissement de leur mission;

4° Que les Dispensaires généraux dépendant des Bureaux de Bienfaisance soient créés pour les maladies de la peau, des yeux, des oreilles, du nez, des dents, etc., avec des médecins spécialistes et des dentistes à leur tête. Cette création permettrait aux médecins des Dispensaires ordinaires d'envoyer à ces spécialistes ceux de leurs malades atteints des maladies précitées, soit pour y être traités, soit pour s'y faire délivrer les certificats administratifs.

DISCUSSION

M. Thiéry (de Paris). — Vous venez d'entendre la communication de M. Dorison : M. Dorison trouve bon le fonctionnement des consultations hospitalières, puisqu'il réclame pour les consultations des dispensaires la même organisation, avec externes, etc. En réalité, ce que demande M. Dorison, ce n'est pas, comme il le dit, la suppression des consultations dans les hôpitaux, et M. Malbec, de son côté, affirme ne pas demander cette suppression, si bien que je ne comprends pas bien l'accord de ces deux orateurs, ce que demande, dis-je, M. Dorison, c'est le transfert des consultations des hôpitaux dans les dispensaires; c'est donc le *statu quo* avec un changement du personnel médical, voilà tout.

Je ne voudrais pas revenir sur la plupart des arguments que j'ai donnés hier; je l'ai déjà dit : aucune des formalités accomplies au dispensaire pour obtenir une consultation n'est inapplicable aux hôpitaux; et là, la surveillante qui inscrit les consultants est remplacée par un infirmier, dont on peut exiger le même travail. D'ailleurs, M. Dorison le reconnaît *ipso facto* : ce n'est pas le bureau de bienfaisance qui fait le triage des indigents, c'est une surveillante; dès lors, qu'elle fasse ce travail au dispensaire ou à l'hôpital, peu importe, pourvu qu'il soit fait. Le médecin n'y est pour rien; et, contrairement à l'opinion de M. Malbec, je trouve qu'il n'y doit être pour rien et que c'est à l'administration, non au médecin, à fermer aux malades aisés la porte de la consultation. Mes contradicteurs rééditent une erreur que j'ai déjà signalée hier : s'il est vrai que, pendant une courte période de transition, les consultations ont été faites par d'anciens internes pris au choix et qui prenaient le titre d'assistants, il n'en est plus de même aujourd'hui : chaque consultation est pourvue d'un consultant, médecin ou chirurgien des hôpitaux, dont la compétence ne peut être discutée; d'ailleurs, vous connaissez si bien le point faible de votre argumentation et l'impossibilité d'obtenir la suppression des consultations hospitalières, que vous reconnaissez à chaque chef de service le droit de donner des consultations *dans ses salles*. Le lieu importe peu pour le but que nous nous proposons; et, encore une fois, la consultation changera de place, mais continuera à exister.

Entraîné par son argumentation, M. Dorison me semble avoir été très exagéré dans ses appréciations; car j'ai trouvé que M. Vandam se trouvait en deçà de la vérité, en reconnaissant 1 pour 100 seulement de malades aisés parmi les consultants; j'estime d'autre part que M. Dorison, en disant qu'il n'y a guère que les malades aisés qui viennent à la consultation de l'hôpital, commet une erreur regrettable, puisque moi-même, qui suis l'ennemi de ces abus, je suis obligé de reconnaître qu'ils ne dépassent guère 10 pour 100; il reste donc encore 90 pour 100 de malheureux qui ont droit aux soins des médecins qu'il leur plaît de consulter.

Messieurs, je ne veux pas retenir plus longtemps votre attention; et, après avoir rendu hommage à l'esprit de solidarité de mes contradicteurs, qui se sont groupés pour présenter leurs revendications avec un ensemble digne d'éloges, je me résumerai en disant : Que demandons-nous d'un commun accord? la réforme des abus de la consultation et de l'hospitalité gratuites. Mon rapport vous offre, pour obtenir ce but, des moyens incontestablement efficaces, qui, ne heurtant personne, peuvent être pris en considération et ont chance d'être acceptés : mes contradicteurs, plus intransigeants, vous proposent une mesure intransigeante qui certes ne sera pas accueillie par l'administration de qui dépendent ces réformes; le Congrès appréciera.

M. Malbec (de Paris) tient à affirmer qu'il ne saurait y avoir de dualité ou de rivalité entre les médecins des bureaux de bienfaisance de Paris et les médecins des hôpitaux; il n'y a ici que des praticiens qui cherchent les moyens les meilleurs pour réprimer les abus de l'hospitalisation.

Tout le monde est d'accord sur ce point que l'hôpital doit être réservé à l'indigent ou au nécessiteux; l'Assistance publique doit être hospitalière pour le pauvre, mais non l'hôtelière du riche. Or, l'entrée dans les hôpitaux de Paris est faite, par les médecins des hopitaux, sans contrôle de la situation sociale des malades, et il est facile à un malade fortuné d'être admis. Pour éviter de pareils faits, très fréquents, il suffirait de déclarer que seuls les médecins des Bureaux de Bienfaisance peuvent signer les admissions à l'hôpital, ce qu'ils ne feraient qu'après avoir examiné les malades à leur domicile, pouvant ainsi se rendre compte de leur état de santé, et aussi de leur situation sociale, qu'ils connaîtront d'autant mieux qu'ils exercent dans le quartier.

La suppression des consultations à l'hôpital, que propose M. Dorison, est une mesure radicale destinée, dans son esprit, à empêcher tout abus de gratuité à des gens aisés, et qui ne saurait être vexatoire pour les médecins des hôpitaux ; pour nous, nous ne serions pas opposé au maintien de ces consultations, à la condition que les malades qui s'y présenteraient fussent des indigents inscrits à la mairie ou qu'ils eussent reçu un bon de consultation d'hôpital d'un médecin du Bureau de Bienfaisance de leur arrondissement.

Si les choses se passaient ainsi, les médecins traitants ne pourraient favoriser l'entrée de l'hôpital à certains de leurs malades aisés et leur délivrer, par complaisance, une hospitalisation qui leur est préjudiciable, et l'on ne pourrait non plus hospitaliser, à Paris, des malades de province qui n'y ont aucun droit et viennent se faire opérer gratuitement par nos maîtres de la chirurgie.

Il y a toute une catégorie de malades qui, sans être des nécessiteux, ne peuvent suivre chez eux un long traitement, soit parce qu'il serait trop dispendieux, soit parce que leur installation ou les occupations de leur entourage ne peuvent s'y prêter ; eh bien, pour ces malades, il existe des maisons de santé à prix modestes, où le médecin traitant peut suivre son malade ; et je crois qu'il est de notre intérêt de favoriser ces établissements ou d'en provoquer la création ; mais gardons-nous bien d'indiquer le chemin de l'hôpital à ces malades.

M. Malbec ne pense pas que le rôle qu'il donne au médecin des Bureaux de Bienfaisance soit *policier*, comme le lui reproche M. Ducor. Mieux que toute autre personne, sans grande enquête, il connaît la position sociale du malade, et il peut, à son gré, faire ou refuser l'admission à l'hôpital ; d'ailleurs, les malades aisés connaissant la mesure, ne rechercheraient plus l'hospitalisation. Est-ce que, dans les sociétés de secours mutuels, en réclamant la présence d'un médecin au sein du conseil d'administration, afin de reviser les listes et ne point accorder les avantages de la mutualité aux sociétaires fortunés, on a cru à un rôle policier du médecin ? C'est du contrôle pour le mieux des intérêts du praticien.

M. Fachatte (de Paris). — La question des honoraires de l'assistance médicale gratuite se présente dès lors ici avec une importance d'autant plus grande que la loi du 9 avril 1898 sur les accidents du travail fixe, pour le médecin choisi par la victime, les honoraires de l'assistance médicale gratuite de la région.

M. Poitou-Duplessy (de Paris). — On propose la suppression des consultations des hôpitaux : autant vaudrait décréter que l'enseignement donné aux étudiants en médecine sera incomplet : car la consultation était, de mon temps, et est certainement encore un des meilleurs éléments de l'enseignement clinique.

D'autre part, il est certain que bien des indigents ne sont pas secourus par l'Assistance publique; le véritable nécessiteux est souvent un employé sans emploi : laissons-lui la ressource de la consultation gratuite : ce n'est pas de ce côté que viennent les abus. Au contraire, si les consultations des hôpitaux sont fermées à cette catégorie de malades, ce serait encore un surcroît d'exploitation pour les praticiens, qui ne pourraient se refuser à donner leurs soins à ces malheureux.

M. Ducor (de Paris). — Je suis d'accord avec M. Poitou-Duplessy pour déclarer que nous devons chercher un remède à *l'abus* de l'hospitalisation et des consultations gratuites : c'est même exactement le sujet en discussion, et qui constitue le titre du rapport de M. Thiéry. Or, nos confrères des Bureaux de Bienfaisance ne nous apportent pas un remède à ces abus : ils demandent surtout d'être chargés de ce service de consultations : c'est peut-être, dans leur esprit, le véritable remède ; mais je crois que le Congrès n'a pas à les suivre sur ce terrain, et cela pour plusieurs raisons.

D'abord, mes honorables collègues ont fait remarquer à l'un d'entre nous, Parisien, exerçant dans un arrondissement pauvre, que, n'étant pas médecin des bureaux de bienfaisance, il ne pouvait utilement discuter leur organisation. Or, ils nous demandent aujourd'hui de nous prononcer sur les détails de notre organisation : je crois que nous devons nous récuser.

Contrairement à ce qu'a dit notre collègue Anglais, je crois que la question — inscrite d'ailleurs à l'ordre du jour du Congrès — des abus de l'hôpital ou des consultations gratuites, est tout à fait à sa place dans un Congrès comme le nôtre ; ce qui se passe dans une ville comme Paris peut nous intéresser tous, et son étude peut être un sujet d'utiles leçons : mais, encore une fois, nous devons nous en tenir à la question de savoir si l'hôpital doit être réservé aux indigents : nous devons exposer nos vœux à ce sujet et en obtenir la réalisation, dans la mesure du possible; mais nous ne pouvons déclarer qu'il est d'un intérêt international de savoir si les consultations doivent être faites par les médecins des hôpitaux ou par ceux du Bureau de Bienfaisance.

Je ne voudrais pas discuter en détail le rapport de M. Dorison; mais je ne puis m'empêcher de faire remarquer qu'on vous propose la multiplication des consultations gratuites; car il y aurait au moins quatre dispensaires par arrondissement, donc une plus grande facilité d'accès pour les consultants, surtout pour ceux qui commettent les abus que nous voulons tous combattre.

M. Dorison (de Paris). — Les mesures que nous proposons ont justement pour but d'éviter les abus de la consultation gratuite; nous vous demandons d'appuyer nos propositions, qui rentrent dans le cadre de la question à l'ordre du jour : « De l'abus des consultations gratuites ».

M. Thiéry (de Paris). — Je m'excuse, étant donnée la longueur de la discussion, de reprendre encore la parole; mais puisque j'ai un rapport à défendre contre de nombreuses objections, vous comprendrez mon insistance.

M. Dorison insiste sur l'utilité de demander une réforme radicale, au risque de ne rien obtenir. J'ai déjà dit les raisons qui militent en faveur de réformes moins intransigeantes : il repousse l'enquête administrative pour la confier au médecin du Bureau de Bienfaisance; je ne crois pas qu'elle soit dans son rôle; et comme nous sommes d'avis qu'elle est utile, il y a lieu seulement de demander que cette enquête soit exacte et qu'elle ne soit ni un leurre, ni une complaisance. Il fait remarquer avec raison que les médicaments devraient être délivrés en même temps que la consultation; et la mesure est bonne, je n'y contredirai pas : cela ne prouve qu'une chose, c'est qu'il y aurait lieu de demander que les médicaments fussent délivrés dans les hôpitaux comme dans les dispensaires; cela existait autrefois et existe encore dans un certain nombre d'hôpitaux, Saint Louis par exemple; et je ne crois pas qu'il en faille tirer comme conclusion la suppression des consultations hospitalières.

A M. Smith j'ai déjà répondu : La connaissance de ce qui se passe dans une grande ville comme Paris peut intéresser nos confrères de l'étranger, et je n'en veux pour preuve que la communication annoncée de la plupart d'entre eux, celle de M. Montefiore, de Londres, par exemple, que j'ai lue avec le plus grand intérêt, et que nous, médecins français, nous croyons digne de toute notre attention et de nos réflexions; je n'insiste pas, ayant relevé dans la réponse de cet auteur des particularités très intéressantes.

M. le docteur Vandam appuie son opinion, très libérale, sur l'utilité des consultations pour l'enseignement des élèves, et je voudrais qu'il eût raison. Il est loin d'en être ainsi : car M. Vandam ignore que, théoriquement, nos consultations sont fermées par l'administration aux étudiants en médecine, ou plutôt qu'il faut, pour les suivre, remplir des formalités extrêmement nombreuses qui en interdisent en fait l'accès : autorisation écrite du chef de consultation, visa du directeur de l'hôpital, visa de l'administration supérieure, délivrance d'une carte, etc. ; et s'il est vrai que, dans beaucoup d'hôpitaux, ces formalités ne sont pas remplies, au grand profit des élèves, l'entrée des consultations pour les élèves studieux n'en reste pas moins soumise au bon vouloir du directeur. J'estime, comme M. Vandam, que, dans les consultations externes, tout est profit pour le futur praticien : mais je puis, pour l'édifier, confirmer d'un mot ce que je viens de dire : la Faculté n'y peut envoyer ses stagiaires. Quand donc vous verrez une phalange d'élèves apprendre aux consultations la pratique courante de notre art, soyez assurés que tel est le bon vouloir du chef de consultation, mais que le règlement n'a pas été respecté.

M. Benedikt (de Vienne) pense qu'il suffit, pour éviter tout abus, de faire remarquer aux malades aisés qu'ils prennent aux pauvres les instants du chirurgien qui leur sont réservés. Hélas ! un des pénibles colloques que je vois tous les jours s'engager l'aurait vite désabusé : le malade aisé est contribuable, et à ce titre, dit-il, exige sa consultation ; parfois il va jusqu'à porter une plainte contre le médecin qui a refusé la consultation. Eh bien, néanmoins, un médecin sera toujours mal venu en pareil cas ; c'est à l'administration, et à elle seule, dont l'intérêt en la matière ne peut être suspecté, qu'incombe le devoir de faire respecter les règlements ; et, comme je l'ai dit ailleurs, il est plus facile de refuser, administrativement, à un malade l'entrée de l'hôpital, que de lui refuser une consultation à laquelle il est admis et qu'il a longuement attendue.

Notre excellent président, M. le docteur Lereboullet, me permettra de relever une légère erreur dans l'observation qu'il a présentée. Il est parfaitement exact que les consultations des hôpitaux ont été retirées, en 1895 je crois, aux chefs de service qui, jusque-là, en étaient chargés : les exigences de la chirurgie moderne, le nombre et la longueur des opérations, car nous n'opérons pas tous en 2 minutes 1/2 comme s'en vantent quelques chirurgiens, ne leur permettaient plus d'y consacrer le temps nécessaire : mais, depuis ce temps, les consultations ont été confiées sinon à « des princes de la science », comme il a été dit, du moins à des médecins et chirurgiens expérimentés qui croient pouvoir s'en acquitter avec compétence. Loin d'être déchues, ces consultations ont des titulaires qui ont subi les mêmes épreuves que leurs aînés : et ils sont actuellement tous médecins ou chirurgiens des hôpitaux : la garantie est donc la même, avec cette différence que, chargés uniquement de ce service, ils peuvent lui consacrer plus de temps. Ce service est donc, au point de vue scientifique, irréprochable, et le bon renom de ces consultations n'est plus à proclamer. J'ajouterai enfin que bien des consultations spéciales sont encore dirigées par les anciens titulaires, et que cet ensemble ne peut qu'ajouter au prestige des hôpitaux de la capitale.

M. Desforges (de Paris). — Laissez aux médecins le droit d'envoyer un malade à l'hôpital. Notre profession est libérale et personne n'a le droit d'empêcher un médecin de diriger son malade là où il croit pouvoir l'adresser. Il y a moins de danger à l'hôpital que dans des cliniques plus ou moins connues. Revendiquons nos droits, mais affirmons nos devoirs.

M. Noir (de Paris). — Nous sommes tous d'accord sur le point de la question universelle, même internationale, qui consiste à fermer l'hôpital aux gens aisés et à le laisser aux pauvres. Le second point consiste dans les mesures à prendre à Paris pour refréner ces abus. M. Thiéry en propose certaines. Les médecins des Bureaux de Bienfaisance en proposent d'autres qu'ils croient meilleures. Ce sont des questions d'ordre secondaire sur lesquelles on peut voter pour clôturer une fois pour toutes cette discussion déjà trop longue.

M. Lereboullet. — Le Congrès, réuni hier en assemblée générale, a voté hier sur la première question : « L'hôpital est-il réservé seulement aux indigents? »

M. Noir demande aujourd'hui de discuter une deuxième réforme : « Les consultations gratuites doivent-elles être faites par les hôpitaux ou par les bureaux de bienfaisance? »

C'est là une question sur laquelle il n'y a pas lieu de se prononcer, car elle n'a pas été présentée officiellement au Congrès.

M. Dobson. — Il semblerait, d'après cela, que seuls les rapports approuvés par le Comité d'organisation doivent être suivis d'un vote ferme. Cependant, il a été dit qu'il serait donné communication de divers rapports et nous devons voter sur les uns comme sur les autres.

M. Lereboullet. — Le vote sur ces questions ne peut avoir lieu dans une séance de section, mais seulement dans les assemblées générales, en particulier dans la dernière assemblée.

M. Malbec. — La question est de savoir si l'hôpital est aux indigents. M. Thiéry est d'accord avec nous sur ce point : nous nous en tenons là.

ASSISTANCE MÉDICALE GRATUITE

LE MÉDECIN QUI SOIGNE UN INDIGENT PEUT LUI CONTINUER SES SOINS MALGRÉ LA VOLONTÉ DU MAIRE.

par **M. DALLEST,**

de Marseille.

Les frais de maladie de l'indigent incombent à la commune d'après la loi du 15 juillet 1893, et d'après la même loi, la réglementation de l'assistance médicale est dévolue au Conseil général de chaque département (art. 4). Le règlement de l'Assistance fixe les honoraires et règle les obligations des médecins qui l'acceptent.

Une fois agréé, le médecin de l'Assistance a le droit de soigner les indigents qui l'appellent dans les conditions réglementaires. Dès ce moment, le traitement commencé d'une maladie devient en quelque sorte la propriété du médecin, et seul le malade paraît avoir le droit de remercier le médecin, si toutefois le règlement reconnaît au malade ce droit. Il ne vient à l'idée de personne que le maire puisse, en l'absence de certificat médical, enlever le malade aux soins de son médecin.

Pourtant c'est la commune qui paie : et il semblerait qu'elle puisse imposer sa volonté à l'indigent avec le même arbitraire qu'un bienfaiteur à son obligé. Il n'en est rien. Car si la commune paie l'assistance médicale, il y a la loi qui la veut, le conseil général qui la réglemente et le conseil de préfecture qui juge les contestations.

Le législateur n'a pas accordé aux communes la réglementation de l'assistance médicale, il n'a rien laissé à l'arbitraire des municipalités, que ce que le Conseil général leur abandonnait lui-même. La raison et la dignité professionnelles s'opposent à ce que le maire puisse révoquer le médecin de l'assistance ou même lui enlever arbitrairement un assisté malade.

Accorder au maire un tel pouvoir, ce serait abandonner implicitement la santé des indigents à l'arbitraire d'hommes trop souvent influencés par des rancunes de partis ou des vengeances personnelles. Il n'était pas raisonnable d'attribuer le droit de juger de l'opportunité d'un traitement à un personnage n'ayant aucune aptitude à connaître l'état des malades.

Tout au plus peut-on accorder au maire un droit de contrôle sur l'application du règlement de l'assistance dans sa commune. Il est le tuteur des finances communales, il doit avoir le droit de contrôler les dépenses de l'assistance et, s'il y a abus, en référer à l'autorité préfectorale.

La dignité professionnelle n'acceptait pas que le maire put s'immiscer dans les questions d'assistance d'ordre purement médical, qu'il fut juge de l'opportunité de la cessation ou du changement de traitement; elle n'admettait pas que le médecin fût considéré comme fonctionnaire de la municipalité et révocable à la façon du secrétaire de mairie et autres fonctionnaires attachés à la fortune du sort électoral.

Les circulaires ministérielles sont d'ailleurs formelles pour affirmer l'inaptitude du maire à se prononcer sur la maladie d'un indigent, sans l'assistance du médecin. Elles disent textuellement : « le maire inapte à se prononcer sciemment en l'absence de certificat médical ».

Une autre circulaire du 17 octobre 1894 relative aux conditions que doit remplir une nourrice s'exprime ainsi : « c'est au médecin qui délivre le certificat d'apprécier en conscience quelles sont ces conditions, il a toute liberté à cet égard ».

La circulaire ministérielle du 18 mai 1894, notamment dans le paragraphe qui concerne l'établissement du certificat médical dans les circonstances où il y a impossibilité de soigner utilement le malade à domicile, dit ceci : « Cette impossibilité devra être constatée dans le certificat d'admission à l'hôpital, que délivrera, sous sa responsabilité, le médecin traitant. Celui ci ne devra pas se borner à affirmer l'impossibilité, il aura le devoir de motiver son opinion, d'indiquer d'une manière précise la raison qui nécessite l'hospitalisation. Le certificat médical devra être contresigné par le maire. Ce contreseing obligatoire permettra au bureau d'assistance de se tenir au courant des admissions requises et aura sans doute pour effet de maintenir dans de justes limites la tendance à l'hospitalisation ».

On ne peut plus explicitement affirmer l'indépendance du médecin, relevant de sa conscience dans la délivrance du certificat médical et dont les décisions soumises seulement au contrôle du maire, n'ont pas besoin de son approbation.

Voici un fait à l'appui de cette thèse :

Le 25 juillet 1897, un médecin d'une commune de l'Hérault était appelé auprès d'un indigent, muni de sa feuille de maladie, sur laquelle le médecin devait inscrire ses visites au jour le jour. C'était vouloir implicitement indiquer, ou bien que la maladie avait fini, ou bien que le malade cesserait à partir de ce jour d'être soigné aux frais de l'assistance, ou bien que le maire retirait au médecin son malade.

Or le maire n'avait pas qualité pour déclarer un malade guéri en l'absence de certificat médical. Le médecin seul est juge de l'opportunité de la cessation du traitement. Le maire est inapte à se prononcer sur la maladie de l'indigent.

Peut-on admettre que le maire, réservant toute question professionnelle, ait voulu rayer le malade de la liste d'assistance, et laisser ainsi les frais de maladie à la charge de la famille, à partir du jour de la radiation? Mais la loi n'accorde le droit de modifier la liste d'assistance qu'au bureau de bienfaisance et dans les conditions de l'article 12.

Il est hors de doute que le maire ne pouvait retirer au médecin son malade, à moins de faire du médecin une sorte d'employé de la municipalité qu'elle pourrait nommer et révoquer arbitrairement.

Le maire n'ayant donc pas droit de retirer le malade à son médecin, celui-ci continua ses soins et ses visites à l'assisté, jusqu'au jour où il jugea que son malade ne pouvait plus être utilement traité à domicile: et il le fit hospitaliser. Le traitement avait été continué pendant trois mois et vingt jours malgré le maire; au total le malade fut soigné pendant quatre mois environ à domicile et pendant huit mois encore à l'hôpital.

A la fin de l'année, le médecin envoya à la préfecture par l'intermédiaire de la mairie, son mémoire relatif à la maladie ci-dessus rapportée. Ce mémoire, auquel le maire refusa naturellement son visa, fut rejeté comme étant irrégulier par la commission de vérification. L'irrégularité était constituée principalement par l'absence du visa du maire et les réclamations de ce dernier.

Le médecin adressa ses protestations à la préfecture; elles demeurèrent sans effet. Enfin, fatigué des atermoiements de l'administration et voulant en finir, le médecin porta l'affaire devant des juges.

Des conseils éclairés, mais insuffisamment sur une matière dont la jurisprudence n'est pas encore faite, décidèrent que le cas serait soumis au juge de paix. Le maire fit plaider l'incompétence; et en effet, après un délibéré de quinze jours, le médecin se vit débouté de sa demande pour exception de compétence.

La chose fut alors soumise au conseil de préfecture à l'audience du 6 décembre 1899. Après un délibéré de quelques jours, le conseil de préfecture reconnaissant l'inaptitude du maire à connaître le moment où le traitement du malade en question avait fini, et admettant le bien-fondé des réclamations du médecin, condamna la commune à payer à celui-ci les honoraires qu'il réclamait.

Cette décision honore les juges qui l'ont prononcée ; elle apporte un appui authentique et puissant à notre thèse ; elle affirme les droits sacrés du médecin d'être le seul à connaître et à juger avec compétence la maladie à une époque quelconque de son évolution. Toute prétention contraire doit être considérée comme une sottise pour un profane, et pour le bureau d'assistance comme un abus.

RAPPORTS DES MÉDECINS DES COMPAGNIES D'ASSURANCES AVEC LES SERVICES HOSPITALIERS

par **M. ISSAURAT**,
de Paris,
Délégué de la Société médicale du IXe arrondissement.

Vous savez, Messieurs, qu'un médecin de Compagnie d'assurance contre les accidents a, d'une façon générale, deux sortes de blessés à visiter :

1° Ceux qui sont blessés par les assurés ; en ce cas le rôle du médecin consiste à constater le traumatisme, à apprécier les suites probables, pour en faire part à la Compagnie responsable ; il est, si je puis ainsi dire, l'inspecteur technique payeur.

2° Ceux qui sont blessés au service des assurés ; pour ceux-ci le rôle du médecin de la Compagnie prend une plus grande importance. D'abord il doit les soins aux blessés, il devient médecin traitant ; ensuite il lui faut, ainsi que l'exige la loi du 9 avril 1898 sur les accidents du travail, rédiger un certificat « indiquant l'état de la victime, les suites probables de l'accident et l'époque à laquelle il sera possible d'en connaître le résultat définitif », et le remettre au patron du blessé qui doit le joindre à la déclaration d'accident que la loi l'oblige à faire dans les quarante-huit heures au maire de la commune ou de l'arrondissement. Passé ce délai, le patron est passible de certaines pénalités.

Pour remplir ces multiples fonctions qui lui ont été confiées par une Compagnie d'assurances, un de nos confrères est appelé quelquefois à visiter les blessés non chez eux, mais à l'hôpital où ils sont transportés. Dans tous les hôpitaux ce confrère a reçu des chefs de service l'accueil le plus bienveillant, et il s'est efforcé de le reconnaître et de continuer à le mériter par sa courtoisie et sa discrétion.

Seul, l'hôpital Lariboisière lui est désormais fermé, et cela depuis plus d'un an : le directeur lui en a interdit l'entrée, donnant comme raison que les règlements ne comprennent pas les médecins de Compagnie d'assurances au nombre des personnes admises à pénétrer dans l'hôpital.

Vous comprenez, Messieurs, combien cet ostracisme qui peut s'appliquer à tous les hôpitaux, est préjudiciable, d'abord au blessé qui a tout intérêt à faire connaître au plus tôt son accident à la Compagnie pour l'indemnité et surtout pour les avances qui ne peuvent lui être faites que sur le rapport médical ; ensuite au patron qui, pour obéir à la loi dans les quarante-huit heures, charge son médecin de remplir ce côté technique des formalités ; enfin au médecin lui-même qui se trouve dans l'impossibilité d'accomplir la mission qui lui a été confiée.

Notre confrère, ainsi sommairement exécuté, fort de n'avoir manqué à aucune des règles de politesse qu'en médecine on appelle déontologie, soumit la situation fâcheuse dans laquelle il se trouvait à l'appréciation de la Société des médecins du IXe arrondissement, où elle reçut un accueil favorable : pensant avec raison que cette fâcheuse mesure pouvait frapper tous les médecins comme cela s'est produit par la suite et qu'il était inacceptable qu'un confrère puisse être ainsi empêché professionnellement par la simple volonté d'un directeur d'hôpital, la Société des médecins du IXe arrondissement fut d'avis d'envoyer l'affaire au Syndicat des Médecins de la Seine.

D'un autre côté, le Conseil de surveillance de l'Assistance publique, également saisi de l'incident, a donné gain de cause aux revendications des médecins de Compagnie, conformément aux conclusions favorables d'un rapport de M. Brouardel.

Le Bureau du Syndicat fort de ces nombreux appuis, demanda une audience au directeur de l'Assistance publique qui, après l'avoir fixée, trouva une excellente raison pour ne pas le recevoir. Devant cet insuccès, le bureau du Syndicat pria le Ministre du commerce de lui accorder une audience pour lui présenter et développer, entre autres questions, le point suivant : « dans l'intérêt même des ouvriers, victimes d'accidents du travail, lorsqu'ils auront été hospitalisés, les médecins désignés par les blessés, les patrons ou les Compagnies d'assurances pourront constater l'état des victimes et dresser les certificats requis par la loi, et, à cette fin, auront libre accès dans les hôpitaux. »

L'audience fut accordée le 3 février dernier : la réponse ne se fit pas attendre : à la date du 21 février, M. le Ministre du Commerce, ne tenant aucun compte des avis du Syndicat, du Conseil de surveillance de l'Assistance publique et du rapport favorable de M. Brouardel, adressa au président du Syndicat une lettre qui contenait les appréciations suivantes :

« Ainsi que j'en avise M. le Préfet de la Seine, il ne me paraît pas qu'il soit possible de donner satisfaction à ce vœu. Lorsque le chef d'entreprise, entre le moment de l'accident et le transport de la victime à l'hôpital, n'a pas eu l'occasion de faire établir directement le certificat dont il s'agit par un médecin de son choix, le médecin de l'hôpital qui a la victime dans son service paraît seul qualifié pour délivrer le certificat requis, tout autre médecin ne pouvant le faire qu'à la condition ou bien de défaire les pansements appliqués et de compromettre la santé du blessé, ou bien en respectant les pansements, de délivrer un certificat sans bases suffisantes, puisqu'il n'a pas constaté lui-même la lésion. »

Il est facile de trouver de nombreux arguments pour réfuter ceux que contient la lettre ministérielle, la réponse du Président nous en fournit d'excellents, qu'il trouve dans le fonctionnement médico-chirurgical des hôpitaux; les voici :

Dans la matinée, le médecin ou le chirurgien vient passer deux heures, quelquefois trois, dans son service. Tout le reste de la journée, c'est-à-dire au moins vingt et une heures sur vingt-quatre, le soin des blessés, hospitalisés ou entrants, est exclusivement confié aux mains des internes; de telle sorte que, pendant ces vingt et une heures, il est impossible de trouver dans un hôpital un docteur en médecine, ayant seul qualité, de par la loi, pour délivrer un certificat.

Or, nous ne saurions nous élever trop énergiquement contre l'idée émise dernièrement d'abandonner la rédaction de ces certificats aux élèves-internes de nos services hospitaliers. Ceux-ci autorisés par une très juste et très nécessaire tolérance administrative à faire acte d'exercice professionnel dans l'intérieur de l'hôpital, ne peuvent légalement, sans payer patente, endosser la responsabilité d'une pièce qui va sortir de cet hôpital et qui peut-être ira ultérieurement devant les tribunaux, en cas de procès entre la victime et son patron (ou la Compagnie d'assurances). Combien serait aisée, en effet, la contestation d'un certificat donné dans ces conditions. D'autre part, si le chef de service s'est contenté de le signer, est-ce bien à lui d'en venir ensuite défendre les termes devant les différentes juridictions qui auront à l'examiner? Ce sont là d'énormes difficultés journalières qu'il convient de prévoir et de prévenir s'il y a lieu.

Le certificat d'origine, dites-vous, monsieur le ministre, doit préciser *sur-le-champ*, pour ainsi dire, l'état de la victime. Nous vous demandons si véritablement il peut en être ainsi quand le chirurgien, arrivant le matin à neuf heures dans son service, y trouve des blessés amenés de la veille et auxquels des élèves ont appliqué des pansements et des appareils ayant pu déjà modifier l'état *initial* des lésions?

Par contre, à toute heure du jour ou de la nuit, le médecin de la Compagnie d'assurances est toujours prêt à aller, au premier appel téléphonique ou télégraphique, constater et certifier *de visu* la nature et l'importance d'une blessure du travail, son service étant de vingt-quatre heures par jour et non de deux ou trois.

Et vous nous refusez, monsieur le ministre, la libre entrée de ces honorables praticiens dans les hôpitaux pour établir les certificats, au moment précis où le Conseil de surveillance de l'Assistance publique lui-même (qui a bien quelque intérêt et quelque autorité en la matière) venait de permettre cette entrée, sur le rapport précité de M. Brouardel! Or, voici, entre plusieurs, deux exemples de ce qui s'est passé récemment dans un grand hôpital de la rive droite :

1° Le 18 décembre dernier, un blessé du travail, le nommé B... est transporté à l'hôpital. Le lendemain, à la visite du matin, on *oublie* de faire signer par le chef de service le certificat d'origine. Vers cinq heures du soir, le patron, M. S... vient réclamer au directeur la pièce nécessaire, le délai de quarante-huit heures fixé par la loi pour la déclaration à la mairie devant expirer le lendemain matin. L'administration de l'hôpital répond d'abord par un refus catégorique, vu l'absence de tout chef de service jusqu'au lendemain! Enfin, sur la menace du patron de faire constater ce refus par huissier, on lui apporte, au bout de quelques instants, un certificat revêtu d'une signature illisible!!! Est-ce un interne ou bien un simple employé de bureau qui avait paraphé cette pièce, laquelle a néanmoins été soigneusement enregistrée à la mairie???

2° Le 8 février, dans la matinée, M. T..., marchand de bois et charbons se présente à l'hôpital où l'on avait amené la veille son employé, le sieur R..., blessé à son service; ce patron venait chercher le certificat destiné à être joint à sa déclaration d'accident. On fait pénétrer M. T... dans la salle de chirurgie où était couché son employé et on lui dit d'attendre que le chef de service passe dans cette salle. L'attente se prolonge plus de *deux heures* et, au bout de ce temps, un interne vient dire au patron que le certificat lui est refusé.

Dans la journée, sur les instances de M. T..., le directeur de l'hôpital a dû autoriser le médecin de la Compagnie d'assurances du patron à venir établir au lit du blessé, la pièce si difficile à obtenir.

Ces faits qui fatalement, avec notre organisation hospitalière, se renouvelleront bien souvent, ne sont-ils pas extrêmement vexatoires pour les chefs d'industrie, et très préjudiciables aux intérêts des victimes que la loi entend protéger? Au contraire le médecin d'assurances qui a constaté immédiatement l'état du blessé, en rend compte non moins immédiatement à sa Compagnie; et celle-ci en connaissance de cause et sans plus tarder peut verser d'emblée à la femme et aux enfants de l'ouvrier, aussi intéressants que la victime elle-même, une première indemnité, une avance plus que nécessaire en un pareil moment.

Qu'il nous soit permis d'ajouter un fait qui ne déparera pas le ridicule des deux précédents :

Un médecin de Compagnie se présente dernièrement à l'hôpital Lariboisière pour constater l'état d'un blessé; arrêté chez le directeur, on lui dit que le chef est dans son service et que s'il veut bien donner cinq francs on lui fera obtenir séance tenante le certificat qu'il vient chercher; il donne les cinq francs et attend, il attend très longtemps, se lasse et s'en va sans certificat, le chef ayant répondu qu'il faisait sa visite et n'avait pas le temps de rédiger des certificats; la pièce si convoitée n'a été délivrée que quarante-huit heures après; mais ce retard n'a pas eu de conséquences fâcheuses, car le reçu des cinq francs a servi à la mairie de pièce justificative. Tout se serait bien plus simplement passé, si le médecin avait pu entrer dans le service, parler au chef qui ne lui aurait pas fait attendre une pièce d'un besoin urgent et qu'il avait le droit d'obtenir, puisqu'on en avait exigé le payement.

La réponse du Ministre au Président du syndicat fut suivie d'un effet immédiat. Séance tenante le directeur de l'Assistance publique adressa aux directeurs des hôpitaux une circulaire *pour interdire formellement à tout médecin du dehors de venir constater l'état des victimes d'accidents du travail admises dans les hôpitaux et obliger non moins formellement MM. les chefs de service de délivrer tous les certificats qui leur seraient demandés.*

Mais un blessé admis à l'hôpital doit-il par cela même devenir invisible pour le médecin d'assurances?

Voici pourquoi nous ne le pensons pas, c'est que le blessé transporté à l'hôpital n'est pas considéré comme un indigent, puisque l'Assistance publique se fait payer à raison de cinq francs par jour par le patron responsable. Nous n'avons pas à discuter la légitimité de cette mesure, elle nous sert à montrer que le blessé soigné à l'hôpital se trouve dans les mêmes conditions que le client placé dans une maison de santé pour des soins spéciaux, qu'il ne peut avoir à domicile, et où le médecin traitant a toujours le droit de le suivre. Et la bonne preuve que le blessé appartient toujours au médecin assureur, c'est qu'il est de nouveau placé sous sa surveillance, lorsqu'il sort de l'hôpital, le plus souvent non complètement guéri ou en convalescence; ceci est tellement de la jurisprudence courante en matière d'assurance, que lorsqu'il y a un litige entre blessé et patron le médecin expert nommé par le tribunal convoque toujours à son expertise le médecin de la Compagnie et s'enquiert des constatations qu'il a été appelé à faire.

Nous voyons donc que le médecin assureur est lié à son blessé, et il en est de même pour la première catégorie de blessés, ceux pour lesquels le médecin de la Compagnie est simplement médecin payeur. En effet une personne assurée à une Compagnie contre l'incendie, si elle a eu tout ou partie de son mobilier brûlé ne trouve pas extraordinaire, après sa déclaration du sinistre et sa demande d'indemnité, de recevoir la visite d'un inspecteur de la Compagnie venant s'assurer du sinistre et des dégâts.

Quelle différence peut-on faire entre cet inspecteur toujours accueilli et le médecin inspecteur technique de l'accident? Faisons remarquer en passant que dans sa lettre, le ministre ne parle pas des médecins de Compagnie qui ont besoin de visiter les blessés sans avoir de certificat à rédiger, mais M. le directeur de l'Assistance publique les englobe tous dans le même bannissement.

Dans les deux cas, que le médecin de la Compagnie soit assureur ou payeur, il lui faut quelquefois revoir son blessé pendant le cours du traitement, pour constater et signaler à qui de droit les complications qui peuvent se produire, les lésions nouvelles échappées à un premier examen, les causes multiples qui peuvent retarder l'époque prévue de la guérison: cela peut justifier une nouvelle demande d'avances ou une augmentation d'indemnité; et pour montrer en passant que le certificat exigé par la loi ne peut être immuable dans ses conclusions et qu'il comportera toujours, s'il est bien fait, des réserves pour l'avenir; on peut donc le rédiger avec les indications du chef de service, ou de l'interne, sans aucunement défaire les pansements, et tous les traumatismes ne nécessitant pas de pansements occlusifs.

Pour terminer je proposerai les conclusions suivantes :

Dans l'intérêt supérieur du sinistré et pour la bonne règle des accidents du travail, le médecin du malade doit avoir dans les hôpitaux l'accès du blessé.

Le médecin admis ainsi dans un service hospitalier s'y comportera suivant les règles de la bonne asepsie et de la déontologie.

DISCUSSION.

M. Poitou-Duplessy (de Paris). — J'appuie absolument les conclusions du travail de M. Issaurat; je voudrais même voir étendre le principe d'une façon plus générale encore : toute personnalité intéressée comme *responsable* dans les conséquences d'un accident (patron assureur, etc.), doit pouvoir faire constater par son médecin (d'accord avec le médecin traitant du blessé), les conséquences légalisées de l'accident.

Ce principe doit s'appliquer à l'*intérieur des hôpitaux*.

M. Lande (de Bordeaux). — Il serait contraire aux préceptes déontologiques et aux règles d'une bonne asepsie que l'examen d'un blessé soumis à un pansement fût permis, en dehors de l'absence du médecin traitant; celui-ci ne refusera certainement pas de s'entendre avec un confrère venu pour ce renseignement.

M. Gabral, de Carignan (Ardennes). — Cette question est très particulière; elle intéresse seulement les compagnies d'assurances, qui, elles, ne sont guère intéressantes pour le médecin : car elles s'en occupent surtout pour l'exploiter. D'ailleurs, on a plus que le temps pour produire un certificat, car la loi accorde un délai de 48 heures; de plus, les chefs de service ne refusent jamais de délivrer des certificats.

M. Issaurat. — La lecture de mon rapport vous prouve, par des exemples, combien il est difficile d'avoir un certificat, lorsque le malade a été transporté à l'hôpital; ces difficultés n'existeraient pas si le médecin de la compagnie pouvait entrer à l'hôpital. Je n'ai nullement incriminé les chirurgiens des hôpitaux, mais l'administration seulement.

M. Sabadini (d'Alger). — A Alger, dans les services hospitaliers, quand un médecin des compagnies d'assurances se présente (au moment de la visite, la plupart du temps) pour demander des renseignements, le chef de service est toujours très heureux de se mettre à sa disposition et lui donne toute satisfaction. Mais il est évident que, si le médecin de la compagnie demande à enlever un pansement qui vient d'être fait, le chef de service ne peut et ne doit condescendre à un pareil désir qui peut être préjudiciable au blessé, surtout si ce blessé a présenté des lésions qui ont exigé une opération grave. Le chef de service prie alors le confrère de revenir le jour où le pansement sera renouvelé. Mais, d'une façon générale, le médecin s'en tient aux renseignements fournis par le chef de service sur la nature de la blessure et l'incapacité de travail, et de cette façon les meilleurs rapports continuent à régner entre eux. En somme, avec un peu de bonne volonté de part et d'autre, et un certain esprit de camaraderie, on pourra toujours concilier les devoirs du médecin de la compagnie d'assurances avec les exigences du service hospitalier et l'intérêt du blessé.

M. Lande (de Bordeaux). — Le cas est très particulier, puisqu'on se plaint seulement d'un fait survenu à l'hôpital Lariboisière.

M. Jamin (de Paris). — La chose est d'intérêt plus général ; car c'est le Ministre qui a fait fermer les portes des hôpitaux aux médecins des assurances.

M. Ducor (de Paris). — Le travail de M. Issaurat vise en effet seulement les médecins d'assurances, c'est-à-dire un petit nombre de confrères. S'il y a une conclusion à tirer de cette discussion, elle devrait être plus générale, car tous les blessés ne reviennent pas de droit aux compagnies d'assurances : certains conservent leur médecin particulier et celui-ci devrait évidemment avoir accès auprès de son malade, en tant que de besoin, et en se conformant aux lois de la confraternité médicale et de la bonne déontologie.

M. Le Filliatre (de Paris). — Il est inadmissible qu'une compagnie d'assurances impose son médecin à un malade. Voilà l'abus qu'il faut combattre.

DES RAPPORTS DES MÉDECINS ENTRE EUX, AU POINT DE VUE DE L'ATTITUDE A PRENDRE PAR LE CORPS MÉDICAL VIS-A-VIS DES SOCIÉTÉS DE SECOURS MUTUELS

par M. de LACROUSILLE,

de Périgueux.

Délégué de la Société de prévoyance et de secours mutuels des médecins de la Dordogne.

A cette époque de décadence morale et d'abaissement des caractères qui commencent à faire des ravages dans le corps médical, et dont les principales causes résident dans l'encombrement, dans l'importance de l'hygiène, dans la diminution du nombre des malades qui en est la conséquence, et dans la multiplicité et les exigences des sociétés de secours mutuels ; il est bon de signaler certains faits à une assemblée comme la vôtre, et de chercher avec elle, s'il n'y a pas de mesures à prendre pour remédier à la déplorable situation que nous réserve l'avenir.

C'est à ces causes, c'est à cette situation réservée à la médecine dans un avenir prochain, que nous devons des défaillances individuelles qui, espérons le, finiront par disparaître, et ne laisseront bientôt qu'un lointain et vague souvenir.

Parmi ces causes, il en est une que je veux signaler d'une manière toute spéciale à votre bienveillante attention. C'est celle qui résulterait, si on n'y prenait garde, de l'attitude parfois peu bienveillante, souvent autoritaire et incorrecte de certaines sociétés de secours mutuels, dont beaucoup d'entre nous ont fait et continuent de faire la prospérité et la fortune, par leur dévouement, et nous pouvons hautement le dire, par un trop grand désintéressement.

Aussi permettez-moi d'adresser mes félicitations aux confrères qui ont eu l'initiative de ce Congrès de déontologie médicale et de médecine professionnelle.

L'idée portera ses fruits et j'espère que ce Congrès donnera le jour à une société de déontologie, de médecine et de défense professionnelle, dans ce grand Paris, où le corps médical de province viendra apporter ses doléances, demander appui et protection, et qu'il résultera de cette création de sérieux avantages pour le corps médical, au dévouement et au désintéressement duquel font appel tous les corps constitués, toutes les sociétés de secours mutuels, toutes les sociétés de bienfaisance, et qui n'a jamais trouvé dans le Parlement, véritable congrès médical, le défenseur de ses intérêts légitimes.

Le corps médical a donc le droit et le devoir de les faire respecter par les sociétés.

Voilà pourquoi je m'adresse au premier Congrès de déontologie médicale et de médecine professionnelle avec la ferme confiance qu'il pourra nous aider par ses conseils et par ses votes à défendre dans l'avenir nos droits menacés par les sociétés de secours mutuels et empêcher les divisions qu'elles peuvent créer dans le corps médical.

Il s'agit, dans le cas que je viens vous soumettre, d'un conflit entre médecins d'une part, et entre médecins et sociétés de secours mutuels d'autre part. Ce double conflit pourra d'abord vous paraître d'un intérêt purement local : mais il constitue pour moi une question d'un ordre plus élevé : il revêt en effet un caractère général, car il intéresse le corps médical tout entier.

Ce conflit, à l'heure qu'il est, se trouve éteint. Je n'ai point l'intention de l'ouvrir de nouveau. Mais comme partout en France des situations absolument analogues peuvent se présenter, je crois utile, en laissant de côté toute personnalité, d'exposer sommairement les faits et de vous laisser juges de la solution à prendre : afin de pouvoir dans votre décision, trouver la formule de la jurisprudence médicale que vous établirez entre confrères, devant laquelle nous devons tous nous incliner, et qui permettra à chacun de nous de connaître nos devoirs envers nos confrères et nos droits envers les sociétés.

En janvier 1899, le corps médical de Périgueux signait à l'unanimité la circulaire suivante adressée aux présidents des sociétés de secours mutuels.

Monsieur le Président,

Les médecins de Périgueux soussignés, considérant que certaines sociétés de secours mutuels ont émis la prétention de les obliger à en devenir membres honoraires, sous peine de ne pouvoir continuer à donner des soins aux sociétaires ; considérant que cette mesure, si elle se généralisait, augmenterait l'impôt de la patente des médecins d'une somme de 80 francs environ, alors que les honoraires alloués par les sociétés aux médecins ont un caractère plutôt honorifique que rémunérateur ; que chaque sociétaire doit être libre de choisir son médecin, et que d'autre part, le médecin dont le dévouement désintéressé assure l'existence de la société, ne peut recevoir d'ordres qui le blessent dans sa dignité, ont, à l'unanimité, décidé de ne plus payer, à partir du 1er janvier 1899, de cotisation comme membres honoraires d'aucune société existante ou à venir.

Monsieur le Président de l'association médicale voudra bien informer les présidents des sociétés visées de la présente résolution, en leur renouvelant, une fois de plus l'assurance des bons sentiments, dont sont animés les médecins pour eux et leurs sociétaires.

Cette circulaire fut acceptée tacitement par les présidents des sociétés.

En février 1900, une nouvelle circulaire signée encore à l'unanimité par le corps médical de Périgueux fut adressée aux sociétaires de la ville de Périgueux. En voici le contenu :

A Messieurs les sociétaires de la ville de Périgueux.

Messieurs,

Les docteurs en médecine soussignés, à l'unanimité, ont décidé d'informer les membres des sociétés de secours mutuels que des contestations se sont élevées dans diverses villes de France, et notamment à Bordeaux, au sujet d'honoraires médicaux.

Un jugement, récemment rendu à Bordeaux, a donné gain de cause au médecin qui réclamait à un sociétaire des honoraires pour un traitement chirurgical.

Désireux d'éviter tout conflit avec leurs clients, les soussignés, considérant que souvent les maladies chirurgicales sont produites par des accidents et soignées aux frais des compagnies d'assurances : que dans les autres cas, relativement rares, l'intervention du médecin nécessite des soins prolongés et spéciaux, sans compter la possession d'instruments spéciaux fort coûteux, d'un entretien délicat et onéreux, préviennent messieurs les sociétaires qu'à partir du 1er janvier 1900, tous les soins de grande et de petite chirurgie seront comptés à part, et en dehors de l'abonnement. Dans ces soins sont compris les pointes de feu, passage de sondes et de bougies, réductions de luxations et de fractures, pansements, incisions d'abcès, injections de morphine et de sérum.

Messieurs les sociétaires seront directement redevables aux médecins des honoraires sus énoncés, *les sociétés restant libres d'indemniser* leurs membres (comme elles l'ont déjà fait) de *tout ou partie de leurs frais.*

L'abonnement actuel ne sera plus valable que pour les *Consultations ordinaires* et *visites de jour* relevant de la pathologie interne.

C'est alors que les sociétés s'émurent et que l'un des présidents adressa à ses sociétaires, le 27 mars 1900, une lettre dont il est très important de vous donner lecture. La voici :

Messieurs et chers sociétaires. Afin de vous permettre de bien vous rendre compte de l'objet de la réunion pour laquelle vous êtes convoqués, j'ai le devoir de vous exposer les *difficultés que vous aurez à traiter.*

Dans le courant du présent mois de mars, j'ai reçu de MM. les médecins de Périgueux une circulaire avisant les sociétés de secours mutuels que depuis le 1er janvier 1900 le contrat en vertu duquel ils donnaient leurs soins à nos sociétaires était modifié. Dorénavant les médecins entendent ne donner que des consultations relatives aux maladies, et veulent être payés comme pour leurs clients, par nos sociétaires, toutes les fois qu'il y aura lieu à une visite de nuit ou à une opération chirurgicale, réduction de fracture, emploi du bistouri, etc.

L'entente du *corps médical constitue un danger d'autant plus grave que nous ne pouvons en fixer l'étendue.*

Frappés de ce danger, les bureaux des sociétée de Périgueux se sont réunis le 25 mars à la mairie et à l'unanimité ont voté les résolutions suivantes, sauf l'approbation des assemblées générales de chacune d'elles.

1° Une union des sociétés de secours mutuels de Périgueux est établie pour rechercher les moyens de remédier *au danger* résultant *des exigences du corps médical.*

2° Les conseils d'administration, réunis en congrès, choisiront à l'élection trois médecins qui deviendront les *médecins obligatoires* de toutes les sociétés, et qui recevront un traitement fixe, dont le montant sera fourni par l'abonnement à raison de trois francs par sociétaire.

Ces deux propositions paraissent réaliser un moyen sérieux de remédier à une situation qui est de nature à causer la *ruine de nos sociétés*, si nous restons isolés les uns des autres.

Tels sont les deux premiers périls que vous aurez à traiter.

Vous aurez donc à voter sur ces deux questions.

1° Êtes-vous d'avis d'établir l'union des sociétés de secours mutuels pour parer au danger résultant *des exigences du corps médical.*

2° Êtes-vous d'avis de confier à votre conseil d'administration la mission de participer au choix de trois médecins spécialement chargés du service médical de toutes les sociétés?

Dans cette circulaire, il est question, comme vous le voyez, messieurs, *de l'entente du corps médical constituant un danger grave* dont on ne peut fixer l'étendue, d'un danger résultant des exigences du corps médical, de la création d'un nombre limité de médecins obligatoires pour les sociétés, et de remédier à une situation de nature à causer la ruine des sociétés.

Voilà comment est traité le corps médical par les sociétés de secours mutuels dans une circulaire arrivée indirectement à sa connaissance.

C'est évidemment une ligue contre nous, contre la revendication de nos droits ; c'est une atteinte à notre dignité.

Quoi, nous constituerions un danger pour les sociétés de secours mutuels!

Nos exigences pourraient les conduire à la ruine, alors que, par un sentiment de profonde humanité, nous nous contentons d'un abonnement de 5 francs par an pour chaque sociétaire!

Nous menacerions la vitalité et l'existence des sociétés, nous dont le dévouement et le désintéressement vis-à-vis d'elle, dans notre ville est légendaire !

En somme, voilà une union de sociétés de secours mutuels, véritable levée de boucliers pour combattre le danger imaginaire créé par les exigences du corps médical.

Nous avions donc le droit de nous émouvoir, et des réunions eurent lieu entre nous vers la fin de mars.

Dans l'une d'elles qui se fit chez l'un de nous, il fut question de soumettre à une réunion plénière la lettre suivante aux présidents des sociétés :

Monsieur le Président,

Les médecins de Périgueux réunis chez le docteur X., président de l'association médicale, après avoir pris connaissance de la circulaire par laquelle vous conviez les sociétaires à émettre un vœu sur les questions suivantes (ce sont les questions posées dans la circulaire précédente) tiennent à vous communiquer, avant le vote les résolutions qu'ils ont adoptées :

1° Les médecins de Périgueux n'ont nullement l'intention d'attenter à la vitalité des sociétés de secours mutuels ;

2° Ils acceptent le *statu quo ante*, avec réserve expresse que les opérations d'une certaine importance, nécessitant des soins spéciaux et prolongés, resteront à la charge *du sociétaire*, comme il est établi dans la plupart des sociétés de secours mutuels, et comme il est d'usage dans la ville de Périgueux ;

3° Ils désirent expressément que les sociétaires restent libres de choisir leur médecin ;

4° Ils ont désigné deux membres qui se mettront, si vous le désirez en rapport avec vous en vue des intérêts communs des sociétés de secours mutuels et des médecins de la ville de Périgueux.

Dans la réunion plénière qui eut lieu le lendemain 31 mars, une nouvelle rédaction s'inspirant de la précédente fut acceptée, mais n'aboutit pas, après la proposition, très juste de l'un de nous, d'ajouter qu'aucun médecin n'accepterait de faire le service des sociétés à l'exclusion de ses autres confrères.

D'où scission qui aboutit à la nomination des trois médecins obligatoires qui ne jugèrent pas convenable de démissionner, malgré la lettre suivante qui leur fut adressée le 1er mai :

Les médecins soussignés, ayant appris que les sociétés de secours mutuels ont nommé trois médecins à l'exclusion de tous les autres, voient avec regret leurs trois confrères persister dans leur acceptation, les adjurent au nom de la déontologie médicale de revenir sur leur décision et s'engagent à ne jamais les remplacer dans ces fonctions.

Le corps médical dont le dévouement aux sociétés de secours mutuels est bien connu, n'a rien à redouter, lorsqu'il sait rester uni.

La réponse évasive que firent nos trois confrères le 4 mai, n'ayant apporté aucune solution satisfaisante, le président de l'association médicale, qui avait été chargé par eux de la communiquer à leurs douze confrères, fut prié par ces derniers de leur adresser la lettre suivante le 18 mai :

Mes chers confrères, A la suite de la lettre que vous m'avez chargé de communiquer au corps médical de Périgueux, nos confrères ont jugé nécessaire de vous demander une réponse précise à la question suivante :

Oui ou non persistez-vous à accepter la nomination dont vous avez été l'objet de la part des sociétés de secours mutuels, à l'exclusion des autres médecins ?

Ils vous prient de vouloir bien nous apporter votre réponse à une réunion plénière qui aura lieu vendredi 18 courant à la mairie, à 8 heures et demie du soir.

Recevez, mes chers confrères, l'expression de mes meilleurs sentiments.

Docteur X.

La réunion eut lieu comme il avait été convenu : le corps médical était au grand complet. Les trois médecins nommés ne donnèrent point leur démission : mais à la suite de pourparlers, entre le plus ancien des présidents et les médecins, l'annulation des trois nominations eut lieu, et donna aux médecins l'occasion d'entrer de nouveau en relations avec les présidents des sociétés.

Pour trancher la question d'une manière définitive, et resserrer des liens qui n'auraient jamais dû se relâcher, un certain nombre de nos confrères de la ville de Périgueux adressèrent une circulaire à tous les membres de notre association locale, et, grâce à eux, la question suivante fut posée à l'assemblée générale du 26 mai :

« Trois médecins ou même un plus grand nombre peuvent-ils accepter de faire seuls le service médical des sociétés à l'exclusion de leurs confrères, lorsque ces derniers s'engagent à l'unanimité à refuser cette situation dans l'intérêt commun ? »

Il y fut répondu négativement et à l'unanimité par les membres présents.

Et à la suite de ce vote l'union désormais indissoluble du corps médical était faite, et l'incident était clos.

J'en ai assez dit, je crois, sans fatiguer plus longtemps votre bienveillante attention, pour établir :

1° Que les sociétés de secours mutuels de notre ville n'ont pas agi vis-à-vis d'un corps médical dévoué, avec toute la correction qu'on était en droit d'attendre d'elles ;

2° Qu'elles ont formé une union pour combattre les revendications, fort légitimes, du corps médical, par une circulaire blessante pour notre dignité et la nomination de trois médecins obligatoires, mesure arbitraire, attentatoire à la liberté des sociétaires, que repoussait la majorité de ces derniers et qui créait la division du corps médical ;

3° Que les sociétés se sont ainsi arrogé le droit de traiter la question médicale en dehors des médecins.

Comptant, messieurs, sur la constitution d'une société française de déontologie médicale et de médecine professionnelle, appelée un jour, je l'espère, à étudier d'une manière spéciale certaines questions à débattre entre les médecins et les sociétés de secours mutuels, ainsi que les autres questions de déontologie et de défense professionnelle, je me bornerai à soumettre à votre approbation les propositions suivantes :

1° Un syndicat professionnel relatif aux relations entre les médecins et les sociétés de secours mutuels sera établi partout où existent des sociétés de secours mutuels et plusieurs médecins ;

2° Les sociétés de secours mutuels ne pourront organiser leur service médical sans que le corps médical soit appelé à donner son avis ;

3° Aucun groupe de médecins ne pourra accepter de faire le service médical des sociétés, à l'exclusion des autres médecins ou sans entente préalable.

DISCUSSION

M. Gairal. — A propos du 2e paragraphe des conclusions de M. de Lacrousille, je ferai observer que le Ministre refuse aux syndicats médicaux le droit de s'occuper des affaires des sociétés de secours mutuels : le vote de cette conclusion serait donc absolument platonique.

M. Poitou-Duplessy. — Le travail de M. de Lacrousille vient à l'appui d'un rapport que je dois vous présenter et que je puis, dès à présent résumer dans ces conclusions que je vous demande d'approuver : « Tout médecin qui, dans un conflit entre un groupe de médecins et une administration, vient appuyer cette dernière contre ses confrères, est indigne du corps médical. » (*Adopté.*)

SUR LE MODE DE RÉTRIBUTION DES MÉDECINS PAR LES SOCIÉTÉS DE SECOURS MUTUELS

par M. G. LEMIÈRE,
de Lille.

La mutualité est née d'une idée de prévoyance et de philanthropie bien éclairée, qui mérite certes d'être encouragée puissamment.

Les médecins ont été de tout temps des hommes de dévouement, les collaborateurs naturels, charitables et désintéressés, de toutes les œuvres d'assistance.

Aussi ne sommes-nous nullement étonnés de les voir, pendant de longues années, prêter leur appui et leur concours professionnel à toutes les sociétés de secours mutuels.

Cependant, depuis quelques années, nous voyons partout cesser la bonne entente; les sociétés de secours mutuels et les associations médicales professionnelles sont presque partout en guerre ouverte, partout, on peut le dire, les rapports sont au moins très tendus.

D'où est né ce conflit, que je trouve, pour ma part, très regrettable? Quelles sont ses causes? Peut-on y apporter un remède et rétablir la bonne harmonie des temps passés? Tels sont les points que nous examinerons sommairement sans aucun parti pris et avec le seul désir de ramener cette entente.

La mutualité doit certes être encouragée dans son principe, car c'est une pensée de haute philanthropie et surtout d'excellente prévoyance sociale qui pousse les hommes à s'unir et à se prémunir contre les coups du sort, contre les atteintes de la mauvaise fortune.

Chercher en se réunissant, en s'aidant les uns les autres, en s'aimant même les uns les autres, comme a dit un mutualiste, à prévenir la mauvaise fortune, amasser pendant les jours de bonne santé quelques économies collectives qui nous permettront de faire face à la maladie, c'est là un noble but, il faut encourager ceux qui le poursuivent, ils luttent réellement pour quelque chose.

Mais malheureusement bientôt, quand ils seront le nombre, ils oublieront peut-être trop vite et trop facilement leur but et, après avoir lutté pour quelque chose, ils ne tarderont pas à lutter contre quelque chose.

Chercher à amasser quelques économies pour faire face à la maladie, y arriver en se liguant aussi nombreux que possible, c'était très bien : chercher à abuser de cette force qui est le nombre, de cette union qui fait la force, comme disent nos voisins les Belges, pour se retourner contre le médecin, pour l'exploiter et pour obtenir ses services à prix dérisoire, c'était mal et, dès lors, les mutualistes n'ont pas dû être très surpris, le jour où les médecins, se servant de la même méthode, se sont mutualisés à leur tour et alors, unis dans leurs syndicats, ont cherché à se défendre et à obtenir que leurs services soient sinon rétribués à leur juste valeur, du moins réclamés sans abus criant et acceptés comme un concours charitable, gracieusement offert et non pas dû et honorés au moins d'une rétribution qui puisse être considérée comme suffisante et acceptée sans humiliation.

Si nous avions eu plus tôt connaissance du rapport si bien fait de notre confrère et ami le docteur Cuylits et si nous avions pu l'étudier avant notre arrivée au congrès, nous n'aurions pas fait cette communication, mais nous serions plutôt intervenu dans la discussion de ce rapport.

Cependant notre communication ne fait pas double emploi et elle concorde avec les conclusions du rapport adoptées hier.

Mais nous voulons rechercher les voies et moyens pour passer de la théorie à la pratique, pour rendre applicables les conclusions votées hier.

Comment les sociétés de secours mutuels honorent-elles leur médecin ?

Trois systèmes sont actuellement en vogue : le forfait, l'abonnement et le paiement à la visite. Les deux premiers modes sont recherchés par les mutualistes ; les médecins tendent de plus en plus, nous l'avons vu encore hier, à ne plus accepter que le troisième.

Le forfait peut être acceptable jusqu'à un certain point, s'il est suffisamment rémunérateur et s'il n'y a qu'un seul médecin dans la localité ou au moins dans la société. Autrement il arrive, le plus souvent, que tous les médecins de la société touchent le même forfait et alors que l'un est choisi par la plupart des mutualistes et a de nombreuses visites à faire, l'autre au contraire ne voit presque pas de malades. Dès lors celui qui passe, à tort ou à raison, pour le plus soigneux, le plus instruit ou le plus expérimenté touche à peine quelques sous par visite ou par consultation, alors que son confrère, délaissé par tous, voit chaque visite lui rapporter une assez forte somme. Il n'est pas juste que la rétribution soit en raison inverse de la réputation et surtout du travail fourni.

Il faudrait alors imposer chaque médecin à un certain nombre de mutualistes, mais cela serait contraire à la liberté, dont vous avez consacré hier le principe en acceptant un vœu en faveur du libre choix du médecin.

De plus le forfait n'est jamais très digne car, s'il est trop faible, le médecin peut se considérer comme lésé dans ses intérêts ; au contraire si le forfait est trop fort, la société ne tardera pas à jeter les hauts cris et à publier partout qu'elle paye trop son médecin : dans un cas comme dans l'autre il y aura conflit et déconsidération. Si au contraire le forfait est juste suffisant pour être accepté de part et d'autre, alors pourquoi ne pas payer le médecin à la visite, c'est-à-dire en juste rapport avec la somme de travail fournie par lui ? Il est donc plus digne et plus rationnel que le médecin soit payé en proportion même du travail qu'il fournit et suivant une proportion qui ne peut paraître excessive ni au médecin, ni à la société ; ce mode de rétribution ne peut être atteint que par le payement à la visite.

L'abonnement ou la capitation est malheureusement le mode de rétribution le plus en vogue aujourd'hui, c'est celui qui a la grande faveur des mutualistes. Il consiste à payer au médecin une somme fixe par tête de sociétaire et par an, et ce taux par tête varie suivant les régions et suivant les sociétés entre 1 et 2 francs.

C'est là un mode de rétribution qui lèse le médecin au plus haut chef et comme les visites et les consultations s'accumulent et se multiplient le prix de chaque dérangement finit par être dérisoire.

A Lille, il existe entre autres une société qui payait ainsi ses médecins et un praticien justement estimé de ses confrères, puisqu'il est président de leur syndicat, me disait qu'il avait été le médecin de cette société qui est d'ailleurs une des plus florissantes de notre ville. Il avait fait, en fin d'année, le total de ses visites et de ses consultations et il était arrivé à constater que, dans les bonnes années, chaque dérangement, visite ou consultation, lui rapportait environ 20 centimes, et dans les mauvaises années, par exemple après les épidémies de grippe, le taux de la visite s'abaissait jusqu'à 12 centimes.

Je n'ai pas besoin d'insister sur ce point pour vous faire comprendre que ce mode de rémunération du médecin est absolument condamné et ne tardera pas à disparaître, je l'espère. Pour 12 centimes, être obligé dans nos grandes villes de province, de parcourir parfois un à deux kilomètres à l'aller et autant au retour, de faire en plus une visite médicale, cela ne saurait être compatible avec la dignité du médecin qui demandera au moins à être payé sur le même pied que le commissionnaire du coin qui ne se dérange pas à moins de 1 franc.

C'est d'ailleurs parce qu'elles y voient un grand intérêt pécuniaire basé sur l'exploitation indigne du médecin, que les sociétés favorisent ce mode de rétribution. Elles ne l'avouent certes pas, mais les raisons qu'elles mettent en avant pour conserver ce mode de rémunération des médecins ne sont que des défenses de façade.

Les mutualistes mettent en avant deux raisons : la facilité avec laquelle ils peuvent faire leurs prévisions budgétaires, quand la somme due au médecin peut être certainement calculée à l'avance, comme c'est le cas pour le mode de rétribution par capitation ; la tendance du médecin à faire trop de visites quand il est rétribué à la visite.

Il est évident qu'avec le système d'abonnement, les prévisions budgétaires sont faciles à faire, mais cela ne prouve pas que la société de secours mutuels ne puisse pas vivre sans cela. Le budget médical est prévu d'une façon ferme, mais le budget pharmaceutique peut-il l'être ? Évidemment non.

Le budget des indemnités de journées, les frais funéraires, tout cela peut-il être prévu ? Non encore. Cependant les sociétés n'en arrivent pas moins à équilibrer leur budget, en tablant sur les moyennes, qui tantôt ne sont pas atteintes et tantôt sont dépassées. Lorsque trois ou quatre chapitres et les plus importants d'un budget sont ainsi établis, il ne peut être difficile d'établir de même un chapitre supplémentaire. Il convient de faire remarquer d'ailleurs que le chapitre des allocations aux médecins n'est jamais un des plus importants.

Les mutualistes reprochent aussi à ce système d'être un encouragement pour le médecin à multiplier ses visites.

Il convient d'examiner ce reproche froidement et de ne pas se laisser emporter. Il faut admettre que les sociétés de secours mutuels sont de bonne foi, quand elles disent que leurs médecins sont fatalement entraînés à faire un trop grand nombre de visites. Mais, ce qu'il faut admettre aussi, c'est que cette multiplicité des visites existe aussi bien avec le système de la capitation ou de l'abonnement, alors que le médecin gagne d'autant moins qu'il fait plus de visites. C'est donc par la force des choses, que le médecin est poussé à faire un trop grand nombre de visites au mutualiste et il est le premier à se plaindre de cet état de choses; mais tandis que les sociétés ne s'en apercevaient pas, tant que le système de l'abonnement était en vigueur, et surtout ne songeaient pas à plaindre ce pauvre médecin, aujourd'hui avec le traitement à la visite, elles voient plus clair et elles se plaignent, les pauvres!

Cependant il en sera toujours ainsi et le mutualiste sera toujours le plus exigeant des clients. Car tandis que nos clients ordinaires, qui savent que notre dérangement se paye et a pour résultat de faire enfler la note, regardent à deux fois avant de nous déranger et trouvent même parfois que nous allons les visiter trop souvent, le mutualiste au contraire pour qui c'est toujours le même prix pour une ou pour cent visites, trouve facilement que nous le négligeons, et non seulement il use et abuse de nous, mais il use encore, avant son temps, le cordon de notre sonnette auquel il est toujours pendu. Je sais bien que le bureau des sociétés de secours mutuels nous répond que nous ne devons pas nous rendre aux convocations du sociétaire quand nous les jugeons inutiles. Mais qui pourra dire si notre premier dérangement est utile, et cependant pour juger si un homme est malade ou non, il faut bien aller le voir et le sociétaire nous dérangera pour la moindre futilité. Remarquez qu'il est lui aussi de bonne foi, car il ne croit pas nous demander une charité, il est persuadé que nous sommes payés pour aller le voir chaque fois qu'il croit avoir besoin de nous. Et puis, quand nous avons fait une première visite, quand nous avons dit : je reviendrai dans quatre ou cinq jours, parce que nous croyons que cela suffit, que ferons-nous quand dès le lendemain, on reviendra nous chercher en affirmant que le malade est beaucoup plus mal, qu'il a passé une très mauvaise nuit? Sans doute nous savons bien que cela ne doit pas être vrai dans la majorité des cas, mais si par hasard cela se trouvait être vrai une fois sur mille, nous serions absolument déconsidérés devant l'opinion, si ce malade mourait sans que nous ayons voulu nous déplacer et la déconsidération serait plus forte et plus tenace pour un mutualiste que pour un client payant, car l'affaire aurait vite fait le tour de la ville.

Puis ne mettant même pas les choses au pis, le médecin de sociétés de secours mutuels est souvent un jeune et, dès lors, que deviendra sa modeste réputation, ses espoirs de clientèle, si, par suite du refus de se déranger sans raison pour un mutualiste, il entend répéter dans tout le quartier qu'il est un médecin négligent, qu'il ne se dérange que quand il est bien payé et qu'il laisse mourir les pauvres gens. Pour couper court à tout cela, le médecin, parfois harassé de fatigue et à peine installé en face de la table de famille pour le repas du soir, devra se rendre à la réquisition du premier mutualiste. Ce n'est certes pas en cet instant l'appât du lucre, qui le force à se lever de table et à quitter sa famille, mais cela n'empêchera pas qu'on lui reprochera encore de faire trop de visites.

Donc fatalement le client à forfait, celui qui paye pour son médecin un prix fixe par an sera toujours un client très exigeant, qu'il soit mutualiste ou assuré, il traitera le médecin comme un domestique à sa solde et par suite des circonstances que nous venons d'exposer, le médecin aura rarement la force de caractère suffisante pour résister.

Cependant il ne faut pas perdre de vue que cette multiplicité des visites est toujours désastreuse pour la caisse de la société, même quand le médecin voit les malades à l'abonnement. Car le public sait très bien que derrière le médecin, il y a le pharmacien et ici encore, il est impossible, quand le mutualiste a droit aux médicaments gratuits, il est, dis-je, impossible de ne pas lui faire une prescription. Ce n'est pas pour avoir un conseil du médecin que le mutualiste le dérange, mais uniquement pour avoir une ordonnance. Donc plus le médecin fait de visites, plus la note du pharmacien se trouve élevée. Il est donc de l'intérêt des sociétés de restreindre le nombre des visites et par suite des prescriptions, comme il est de la dignité du médecin de demander à être payé à la visite. Je crois qu'il n'est pas impossible de concilier ces deux intérêts. Il faut pour cela après avoir établi le traitement à la visite, chercher à rendre les visites moins nombreuses et on ne pourra atteindre ce but qu'en intéressant le mutualiste lui-même dans la question, en le forçant à dépenser quelque chose, quand il appelle le médecin.

Hier M. Cuylits reconnaissait aussi la difficulté de remédier à cet ordre de choses et il vous proposait de créer un médecin contrôleur qui vérifierait l'opportunité des visites faites. Je me suis opposé à la création de ce médecin inspecteur et je viens vous proposer un autre remède à une situation difficile.

Pour que le malade ait intérêt à ne pas trop déranger le médecin, il faut qu'il fasse une économie en ne le faisant pas appeler. Pour cela, il suffirait que le mutualiste n'ait plus le droit de faire appeler le médecin que muni d'une carte dite de visite qu'il devrait se procurer à titre onéreux. Pour prendre un exemple, dans la région du Nord nous sommes obligés de consentir à faire des visites à 1 franc pour les mutualistes. Que le mutualiste n'ait plus le droit de nous déranger que muni d'une carte prise au siège de la société et qu'on lui ferait payer 25 centimes par exemple, il devra donc dépenser cette somme chaque fois qu'il appellera le médecin et la société, qui paye la visite 1 franc, sera ainsi remboursée du quart de sa dépense. Alors les visites des médecins deviendront moins fréquentes, les dépenses en médicaments seront moins élevées et tout le monde sera content. Les sociétés de secours mutuels ne devront même pas, en bonne justice, faire le bénéfice des 25 centimes versés par le malade; elles devraient, pour compenser cette légère dépense, augmenter un peu dans une mesure à déterminer, le taux de l'indemnité journalière payée en cas de maladie.

Je crois donc que le traitement à la visite peut être imposé partout aux sociétés de secours mutuels, surtout si on y introduit ce correctif d'obliger les sociétaires à débourser quelque chose quand ils dérangent le médecin. Cependant je suis aussi de ceux qui pensent qu'il ne faut rien brusquer, si l'on veut arriver à une entente et à un résultat durables.

Le grand point, à mon avis, c'est d'établir de suite partout le principe du mode de rétribution à la visite. Puis il faudra arriver à faire payer ces visites au taux du tarif ouvrier en vigueur dans la région. Cela demandera peut-être un peu plus de temps, mais on peut y arriver. Il me semble que l'on pourrait tolérer une réduction de tarif en faveur des sociétés de secours mutuels, quand cela paraît nécessaire: mais à une condition c'est que cette réduction soit considérée comme une charité effective faite par le médecin.

Je m'explique. Par exemple dans un pays où la visite revient actuellement, grâce au système d'abonnement, à 29 centimes ou au-dessous, on peut exiger à l'avenir le mode de rétribution à la visite. Mais je suppose encore que le tarif ouvrier de la région porte que la visite sera payée 1 fr. 50 et que la société soit obligée de déclarer qu'elle ne peut pas payer son médecin sur le pied de ce tarif sans se ruiner. Le médecin devrait exiger, en principe, le payement à la visite et le prix de 1 fr. 50 par visite, mais il pourrait consentir à ne toucher effectivement que 1 franc par visite à la condition que le surplus de sa note d'honoraires soit considéré comme lui ayant été payé et versé par lui volontairement à titre de don dans la caisse de la société et porté comme tel sur les livres. Je sais fort bien que cette manière de faire n'enrichira pas le médecin, mais au moins il sera considéré comme le bienfaiteur de la société et on sera forcé de reconnaître que les médecins font chaque année abandon d'une forte somme qui leur est due à toutes les sociétés dont ils sont les médecins, alors qu'aujourd'hui on les considère comme des gens suffisamment rétribués et dont on peut user et abuser à volonté.

Il va sans dire que dans tout ce qui précède, je n'ai en vue que les sociétés de secours mutuels exclusivement composées d'ouvriers ou de gens assimilés, c'est-à-dire de pauvres. Quant aux gens de la classe aisée qui se mutualisent, et le cas devient chaque jour plus fréquent, nous ne pouvons que les encourager dans cette voie, leur exemple est salutaire et ils ont raison de faire des économies pour les jours de malheur. Mais il est aussi de toute évidence que nous n'avons pas à les connaître comme mutualistes, que nous ne leur devons aucune charité. Ils sont souvent plus riches que nous, nous n'avons pas à leur faire l'aumône, nous n'avons qu'à les traiter d'après le régime commun et les taxer à la visite d'après la classe à laquelle ils appartiennent.

C'est le cas de dire un mot, à ce propos, d'un autre genre de mutualité.

Ce sont celles qui payent à leurs adhérents en cas de maladie une indemnité, mais qui n'interviennent nullement dans les frais médicaux. Le mutualiste touche tant par jour en cas de maladie et il se fait soigner par qui bon lui semble et au prix ordinaire exigé par le médecin choisi par lui. Cette manière de faire est excellente et devrait toujours être la règle dans les sociétés mutuelles dont les membres sont dans l'aisance.

Mais pour les sociétés composées de nécessiteux le mode ne nous paraît pas souhaitable, car il est à craindre, malheureusement, que le mutualiste, après avoir touché son indemnité et choisi lui-même son médecin, n'oublie le plus souvent de l'honorer et beaucoup de médecins de nos campagnes et de nos villes industrielles du Nord préfèrent encore toucher sûrement une faible indemnité de visite payée par la société même, que de courir après des honoraires que le malade ne leur payera que trop rarement.

En résumé, pour les sociétés de secours mutuels ouvrières, nous proposons :

1° Le traitement à la visite et au taux du tarif ouvrier de la région ;

2° Les sociétaires devront autant que possible être intéressés dans le prix de la visite ;

3° Le traitement à la visite, le seul compatible avec la dignité du médecin, devra toujours être exigé et si, pour des raisons particulières, le médecin croit devoir faire une concession sur le prix du tarif ouvrier en vigueur dans la région, il doit demander que la différence existant entre le prix touché par lui et le prix qui lui serait dû en réalité soit portée à son nom au registre des dons faits à la société dont il devient ainsi, au vu et au su de tous, un des grands bienfaiteurs.

DISCUSSION

M. Gabal (de Carignan, Ardennes). — En demandant que le malade ait une carte de visite prise à la Société et que tous les sociétaires ne jouissent pas des mêmes avantages, M. Lemière se met en opposition avec la loi de 1898, relative aux Sociétés de secours mutuels; car tous les sociétaires conservent les mêmes droits et doivent bénéficier des mêmes avantages.

La question s'est posée dans plusieurs conseils généraux à propos des tarifs d'assistance médicale gratuite ou d'accidents; la discussion a été renvoyée à une autre session et rien n'a été obtenu.

L'orateur demande qu'aucun groupe de médecins ne puisse accepter de faire le service médical des sociétés, à l'exclusion des autres médecins ou sans entente préalable.

M. Lemière (de Lille). — Je ferai remarquer que la circulaire de M. le Ministre du commerce ne forçait pas les préfets à remettre la discussion à la session d'août. Dans le Nord ou dans nos villes industrielles, les accidents sont journaliers et dès l'apparition de la circulaire ministérielle, nous avons agi. M. le Dr Lambin, président du Syndicat médical de Lille, a immédiatement demandé à M. le Préfet du Nord de mettre la question à l'étude dès la session d'août et il lui a envoyé les tarifs de la Gironde et du Concours médical. Une démarche dans le même sens fut faite par le Syndicat médical de Lille près des cinq confrères qui sont conseillers généraux et dès aujourd'hui, le tarif du Concours médical est adopté et a été publié aux actes de la Préfecture.

MÉDECINS DE COLONISATION EN ALGÉRIE

par M. SABADINI,
d'Alger
Président du Syndicat des médecins du département d'Alger.

Le médecin de colonisation est vraiment un fonctionnaire, classé, versant à la retraite et dépendant de la préfecture et du Gouvernement général, les deux grandes autorités qui se partagent le pouvoir en Algérie. Sa situation est plus fixe, plus stable que celle des médecins de commune. Il est représenté au Comité départemental de l'Assistance publique par son délégué et au Conseil supérieur de cette même Assistance, composé en mi-partie de médecins de l'hôpital et de l'école et en mi-partie de fonctionnaires du Gouvernement général. Il peut à la rigueur en appeler des sentences prononcées contre lui. En somme, il est plus heureux que le médecin des communes, mais sous cette apparence de bonheur complet se cachent bien souvent des désillusions. Un coup de chapeau mal donné à l'administrateur de la région, quelques petites rancunes de maire, de fonctionnaires même parmi lesquels on voit, quelquefois malheureusement, apparaître le confrère militaire, et voici que les plaintes calomnieuses et diffamatoires pleuvent à l'administration préfectorale et gouvernementale. Et comme toute bonne administration est l'ennemie du bruit et de ce qu'on est convenu d'appeler *les affaires*, notre pauvre confrère est bien vite prié de faire ses malles et d'aller ailleurs, c'est-à-dire dans un poste colonial plus mauvais et de petite importance. Les explications souvent ne signifient rien et si son casier par malheur présente la plus petite tache, souvent injustifiée, il est sûr de son affaire : déplacé ou même révoqué, voici les deux fins qui l'attendent. Dans ces circonstances, le syndicat intervient toujours quand il est fait appel à son concours. Et nous sommes heureux de rappeler ici que c'est à son intervention bienfaisante que deux de nos confrères méritants, très honorables et injustement accusés doivent leur maintien dans le poste qu'ils occupent encore. Quel est le remède à cette situation ? Dans une brochure du Dr Labrousse, de Guelma, je crois, et dans des articles que nous avons publiés dans le *Bulletin médical de l'Algérie* touchant cette question, on pourra constater que la solution qui paraît la plus généralement acceptée par les médecins de colonisation et qui ferait droit à leurs légitimes réclamations, serait la création d'un inspectorat médical de colonisation. L'inspecteur serait un médecin de colonisation, nommé à ce poste par ancienneté ou au concours, ou ce qui serait préférable peut-être, désigné à l'élection par les médecins de colonisation eux-mêmes.

Cet inspecteur serait l'intermédiaire obligé entre les médecins de colonisation et l'administration ; c'est lui qui colligerait les plaintes, les contrôlerait ; c'est lui-même aussi qui recevrait les rapports médicaux, etc., etc. En somme, il serait le chef tutélaire, sévère, mais juste, du médecin de colonisation. Le peu que j'en dis vous fait à peu près comprendre, messieurs, son rôle qui sera un rôle de concorde, de justice et de protection en même temps, une garantie pour le malheureux médecin de colonisation qui, la plupart du temps, n'a personne pour le défendre.

Nous concluons. Pour répondre aux desiderata du corps si intéressant des médecins de colonisation en Algérie, nous demandons que le Congrès émette le vœu suivant :

« Le Congrès international de médecine professionnelle prenant en considération la position des médecins de colonisation en Algérie, qui souvent sont exposés, sans protection aucune, à la malveillance de certains esprits toujours portés à critiquer les actes médicaux, et ne peuvent, dans ces conditions, accomplir dignement et avec leur libre arbitre les devoirs de leur profession, demande aux pouvoirs publics, et dans l'espèce, à M. le Gouverneur général, la création en Algérie d'un inspecteur général pour les trois départements, ayant la direction du service médical de colonisation.

« Cet inspecteur général serait pris parmi les médecins de colonisation et nommé à leur choix, à l'ancienneté, ou au concours, ou à l'élection par les médecins de colonisation eux-mêmes. »

LES MÉDECINS COMMUNAUX EN ALGÉRIE

EXTRAIT DU RAPPORT PRÉSENTÉ AU SYNDICAT DES MÉDECINS DU DÉPARTEMENT D'ALGER

par M. VERHAEREN,

d'Alger.

Médecin du Sanatorium d'Alger, Secrétaire général du Syndicat.

I. — Chargé par le Syndicat des médecins du département d'Alger d'étudier la situation faite aux médecins communaux en Algérie et de la développer au Congrès de médecine professionnelle, j'ai l'honneur de vous donner le résumé de mon rapport sur la question.

Et tout d'abord, il faut que vous sachiez que tous les griefs que vous avez entendu formuler ici, par les médecins de tous les pays, sont également les nôtres en Algérie : nous aussi nous sommes les victimes du mutualisme, nous aussi nous voyons nos recettes diminuer de jour en jour par suite de l'admission des riches dans les hôpitaux, de l'exercice illégal de la médecine, et aussi par suite, — je le constate à regret, — de l'acharnement et de l'aveuglement des jeunes confrères qui, poussés sans doute par le besoin de parvenir vite, foulent aux pieds les principes les plus sacrés de la déontologie. Mais, messieurs, alors que cet état de choses ne constitue encore chez beaucoup d'entre nous qu'une menace de péril, qu'un mal non entièrement consommé, chez nous le mal est fait et la crise qu'il a produite est à l'état aigu. Vous pouvez comprendre toutes les difficultés de la situation, si vous considérez que toutes les causes ci-dessus existent en Algérie comme ailleurs, mais dans un pays relativement pauvre, moins habité (les Européens comptent seuls comme clients pour les médecins) et dans lequel s'installent tous les jours de jeunes médecins de la nouvelle génération algérienne, qui prétendent réussir dans leur patrie. Quelques-uns d'entre eux font à la vérité beaucoup pour cela !

Le médecin communal est la première victime de cet encombrement. Moyennant un traitement annuel, il doit gratuitement soigner tous les indigents, y compris bien entendu les personnages riches et influents de l'endroit, inspecter les écoles, visiter les enfants assistés, constater les décès et être prêt à marcher au premier signal pour toutes les questions d'hygiène et de salubrité. Pour tout cela, il touche parfois 1200 francs par an, la plupart du temps beaucoup moins. Je sais une commune de 1400 habitants et de 70 kilomètres d'étendue qui donne 600 francs. D'autres paient 400 francs, 500 francs. Et le chiffre dérisoire de ces appointements n'est pas encore le côté le plus navrant de la situation du médecin communal !

Salarié de la commune, il est sous les ordres du maire, au même titre que le garde champêtre et le cantonnier. C'est ce personnage très souvent un rustre, gonflé d'orgueil, qui choisit, nomme et révoque le médecin sans qu'il ait à justifier ses actes devant qui que ce soit. Son bon plaisir, celui d'un électeur influent, l'attitude trop accusée ou trop tiède du médecin pendant une période électorale, moins que cela même, tout simplement l'offre d'un confrère de faire le service à un prix inférieur, suffira pour justifier la révocation. Nous avons vu des médecins, chargés de services communaux depuis quinze ans, supplantés ainsi par un jeune reçu de la veille. Et les prétextes ne manquent pas.... quand on juge utile de les employer : « Mon cher docteur, vous touchez 1000 francs depuis quinze ans, c'est vrai : nous n'avons eu qu'à nous louer de vos services, c'est encore vrai. Mais le budget ne nous permet plus que de vous donner 500 ou 600 francs. Si vous n'en voulez pas, dites-le franchement, ne vous gênez pas, nous avons un confrère sous la main qui accepte. »

II. — Je viens, messieurs et chers confrères, de vous indiquer le mal. Laissez-moi vous parler maintenant des remèdes proposés.

Le premier facteur de cet état de choses, me dit-on, réside dans le défaut d'entente et de solidarité entre tous les médecins et dans le mépris absolu des règles de la déontologie. Mais ce sont là aussi les causes de tous nos maux : si nous nous entendions *tous* ou *presque tous* (les brebis foncièrement galeuses sont heureusement en quantité très négligeable), nous serions évidemment les maîtres. C'est nous qui ferions les conditions au lieu de les subir et comme l'esprit de notre profession est avant tout libéral et humanitaire, nous n'abuserions pas de nos prérogatives.

Ce projet d'entente générale est évidemment du domaine du rêve, *actuellement du moins*. Peut-être l'avenir nous donnera-t-il une solution dans ce sens par l'institution d'un ordre de médecins ou par l'extension des pouvoirs des Syndicats.

Actuellement ceux-ci ne peuvent rien puisque la loi exclut de leur action l'État et les communes. Notre syndicat d'Alger est très fréquemment saisi de plaintes de confrères lésés. Il a essayé dans une ou deux circonstances d'agir avec énergie et en a été quitte pour un insuccès compliqué d'un camouflet. Il a ensuite tenté d'agir sur les confrères, instigateurs ou complices des municipalités. Mais vous savez que les médecins peu scrupuleux se gardent bien d'entrer dans un Syndicat, comme ils se gardent de toute entrave qui pourrait les gêner. Et dans l'état actuel des choses, les décisions d'un Syndicat n'ont quelque sanction morale que sur ses membres, pour ce genre de questions du moins.

Nous avons fait alors une démarche auprès des autorités administratives : Gouvernement général, préfecture, etc. Il nous fut répondu que telle était la loi, telle elle devait être appliquée et que nous n'avions qu'une ressource : la faire modifier ! Autant demander la lune ! Quelques-uns d'entre nous ont alors proposé de fonctionnariser le médecin des communes, d'en faire une sorte de médecin de colonisation dépendant des préfectures. Ce projet présente des inconvénients, puisqu'il comporte forcément des classes différentes par suite des cadres d'avancement et par suite encore des déplacements assez fréquents. Indépendamment de ces raisons, beaucoup d'entre nous, et j'en suis, n'aiment pas le fonctionnarisme et la dépendance qu'il comporte toujours. Après étude approfondie de la question, je pense que le projet que je vais avoir l'honneur de vous exposer est celui qui se rapprocherait le plus des désirs de chacun et donnerait satisfaction avantageuse aux communes :

« Provoquer un syndicat des communes pour leur service médical ;

taxer chacune d'elles suivant sa population, et les grouper par deux, trois ou quatre, de façon que les taxes réunies de chaque groupe atteignent un chiffre de traitement suffisant. Attribuer le service médical du groupe à un médecin de la région. S'il y a compétition, l'attribuer pour un, deux ou trois ans par voie d'ancienneté.

« Enfin, créer dans chaque département un conseil médical composé de délégués : 1° du préfet, 2° du Syndicat des médecins, 3° du Syndicat des communes, 4° des médecins communaux. Ce conseil nommerait les médecins communaux et connaîtrait de tous leurs conflits avec les municipalités. »

LA QUESTION DES MALADES AISÉS ET RICHES DANS LES HOPITAUX[1]

par M. E. ROLLAND,
de Toulouse.

L'admission des malades aisés et riches, dans la salle commune et dans les chambres payantes des hôpitaux, est un abus qui pèse lourdement sur tout le monde.

a) Elle est contraire aux principes démocratiques. Elle crée dans la *maison du pauvre* des classes, des privilèges, des inégalités dont l'esprit et le corps des déshérités pâtissent. Elle prouve, par suite, que les Conseillers municipaux des communes sur le territoire desquels se trouvent les hôpitaux *communaux*, ardent foyer de cet abus antidémocratique, ignorent cette question profondément sociale, ou ne se préoccupent des intérêts les plus respectables des prolétaires que le matin du jour où ils ont besoin de leurs voix.

b) Elle excite les *Commissions administratives* des hôpitaux, en quête de recettes *trompe-l'œil*, à faire acte de commerce, à vendre des médicaments, des aliments, du bois de chauffage, les soins de leurs divers employés, à louer en garni, etc.

c) Elle oblige les *Commissions administratives* à refuser impitoyablement un pansement, un bain, une friction contre la gale à un malade externe qui ne peut pas les lui acheter ; — à ne pas délivrer un billet d'entrée gratuite à un pauvre, à un phtisique, faute du lit qu'elles ont loué aux riches :

A mettre ou à laisser à la porte des hospices des ouvriers vieux, des incurables, des aveugles :

A acheter des médicaments de qualité inférieure:

1. Communication déposée sur le bureau.

A priver les enfants assistés de nourrices mercenaires ou à leur donner du mauvais lait;

A aliéner les biens, les rentes expressément et uniquement légués aux malades pauvres;

A demander aux contribuables *de leur commune*, chaque année une augmentation de la subvention votée pour soigner les pauvres *de leur commune*, et non pas pour combler la différence qu'il y a entre le prix de journée des riches *venus de tous les départements* et la somme totale des dépenses que leur admission entraîne.

d) Elle détourne les âmes généreuses de faire des libéralités aux hôpitaux.

e) Elle rend impossible l'installation de médecins sans fortune, dans les régions dont elle draine les malades aisés; et elle dégoûte les médecins ruraux riches de la pratique de leur profession, les porte à se consacrer uniquement à la gestion de leur fortune ou à briguer les honneurs politiques.

f) Elle contraint, par suite, l'État à imposer aux contribuables une nouvelle surcharge de centimes additionnels pour organiser dans la France entière l'Assistance rurale, aux obligations de laquelle les médecins ruraux ont fait face, avec un dévouement et un désintéressement absolus (Monod), jusqu'au jour où l'admission dans des hôpitaux des malades aisés, leur retirant leurs moyens d'existence ou les diminuant, les a privés du bonheur de prélever une part de leur temps et une part de leurs honoraires pour les donner, sans ostentation, aux pauvres des campagnes.

Pour toutes ces causes :

J'ai l'honneur, au nom du *Syndicat des médecins de la Haute-Garonne* de demander au Congrès de Déontologie de 1900, de bien vouloir émettre un vœu invitant les municipalités à promptement user des droits que la loi leur confère pour s'opposer utilement à toute admission de payants *non assistés* dans la salle commune et dans les chambres des hôpitaux communaux que nous subventionnons, quand cette admission est contraire aux résolutions votées par les Congrès nationaux d'Assistance de Lyon, de Rouen, et tout récemment (16 mai 1899) par le Comité supérieur de l'Assistance publique.

La séance est levée à 6 heures.

Secrétaires : MM. Poitou-Duplessy et Ducor.

CINQUIÈME SÉANCE. — SÉANCES DE SECTION

Mercredi 25 juillet 1900

Le soir à 2 heures.

IIe SECTION

Présidence de M. QUEIREL

de Marseille.

Professeur à l'École de Médecine. Chirurgien de la Maternité.

EXERCICE ILLÉGAL DE LA MÉDECINE

par M. DIGNAT

de Paris.

Secrétaire général de la Société de médecine pratique.

L'unanimité avec laquelle le Congrès de médecine professionnelle et de déontologie médicale a, dans l'Assemblée générale de ce matin, adopté les conclusions du remarquable rapport de notre distingué collègue M. le Dr Descouts sur l'exercice illégal de la médecine démontre toute l'importance que présente la question.

C'est qu'en effet la loi visant la répression de l'exercice illégal de la médecine a plutôt pour but de protéger la santé publique que de défendre ce qu'on appelle les privilèges du corps médical ; c'est, ne l'oublions pas, une loi de protection publique, visant l'intérêt général, et c'est à ce point de vue que nous devons l'envisager, surtout lorsque nous demandons aux magistrats de veiller plus attentivement qu'ils ne font à son observation stricte et à son application.

Après M. Descouts, M. le Dr Gandil est venu vous proposer au nom de la Société française d'électrothérapie un vœu tendant a assimiler aux individus exerçant illégalement la médecine quiconque se livre habituellement sur autrui à la pratique de l'électrothérapie sans être muni du diplôme de médecin, et M. Gandil vous faisait justement observer tous les dangers qu'il y a pour le public de laisser des personnes non médecins appliquer dans un but thérapeutique un agent d'un maniement aussi délicat que l'électricité.

M. Queirel, d'autre part, vous a demandé, lui aussi, qu'il soit dorénavant interdit aux pharmaciens ayant le titre soit d'officier de santé, soit de docteur en médecine, de cumuler l'exercice de la profession médicale et de la profession pharmaceutique.

Ces mesures qu'on vous a proposées sont évidemment excellentes. J'estime cependant qu'elles ne suffisent pas.

Tout en demandant à l'autorité compétente de faire observer la loi, il importe en effet que ceux qui invoquent cette loi soient les premiers à la respecter.

Or, le contraire arrive trop souvent.

Je ne me dissimule pas combien il est pénible de faire, surtout dans un Congrès international, un semblable aveu. J'aurai cependant ce courage, ne doutant bien que ce n'est pas en France seulement qu'on peut constater des faiblesses du genre de celles auxquelles je fais allusion.

On se plaint à chaque instant de voir certaines personnes non pourvues du titre régulier de médecin faire cependant acte médical en maintes circonstances. Or, je dois dire que trop souvent ce sont les médecins eux-mêmes qui encouragent ces pratiques regrettables à tous égards.

Les exemples que je pourrais vous citer, laissant de côté d'ailleurs les faits des médecins couvrant de leur diplôme l'exercice illicite de la médecine par des somnambules, rebouteurs, etc., sont nombreux.

Je me bornerai toutefois à vous signaler simplement les deux ordres de faits suivants :

1° Il existe à Paris un certain nombre de confrères qui, pour des raisons que je ne qualifierai pas, n'hésitent pas à confier à des infirmiers ou garde-malades, en un mot à toute une classe d'individus d'ordre tout à fait subalterne, vrais parasites de la profession médicale, un rôle qui ne devrait être tenu que par des médecins. C'est ainsi que je pourrais citer des chirurgiens qui, dans la clientèle, emploient comme assistants, dans des opérations de grande chirurgie, de simples poseurs de ventouses ou de sangsues, et qui, même, n'hésitent pas à confier à ces derniers le soin d'administrer le chloroforme.

2° A Paris également, on rencontre des médecins qui dirigent des établissements ou de soi-disant « Instituts » délivrant des diplômes de capacité sur telle ou telle branche de la thérapeutique (massage par exemple).

Eh bien, le médecin qui confie à un ventouseur le chloroforme pour pratiquer l'anesthésie générale n'agit-il pas contrairement à l'esprit de la loi qui, dans l'intérêt du malade, interdit à quiconque ne possède pas un diplôme délivré par une École ou Faculté de médecine de se livrer à aucune pratique médicale? N'en est-il pas de même du médecin qui délivre des diplômes ou certificats d'aptitude, lesquels n'ont aucune valeur, mais contribuent au contraire à tromper un public trop crédule sur la qualité de ceux qui s'en parent?

A mon avis, ces médecins sont plus que les complices de ceux qui exercent illégalement la médecine, et je les considère comme les vrais coupables.

En attendant une organisation professionnelle capable de réagir efficacement contre des faits aussi regrettables, je propose donc les conclusions suivantes :

Conclusions :

Considérant que l'article de loi visant l'exercice illégal de la médecine a pour but, plutôt de protéger la santé publique que d'offrir aux médecins un moyen de défense de leurs intérêts personnels, le Congrès propose les conclusions suivantes :

« Tout médecin qui emploie comme aides dans des opérations chirurgicales, soit pour donner le chloroforme, soit pour telle autre assistance de nature médicale, des individus non médecins, ou qui délivre des diplômes visant la capacité de ces mêmes individus à exercer une branche quelconque de la thérapeutique (massage, par exemple), commet une infraction grave à la loi, en même temps qu'un manque d'égards envers le corps médical.

« Le Congrès exprime donc le vœu que, notamment pour le chloroforme, la personne qui l'administre ait le diplôme de docteur. »

DISCUSSION

M. Salomon (de Savigné-l'Évêque, Sarthe). Je n'ai qu'un mot à dire, afin de donner plus de poids à ce que vient d'exposer notre confrère. Dans un département voisin de celui où j'exerce, il existe une clinique, où le chloroforme est administré par un masseur que le chirurgien, d'une grande valeur, qui dirige cette clinique, a fait venir de Paris pour remplir ce rôle important, alors que le malheureux médecin traitant qui lui amène des malades à opérer reste les bras croisés pendant l'opération, l'opérateur ayant moins de confiance dans un confrère quelconque que dans un masseur.

M. Depasse (de Paris). — L'anesthésie doit être pratiquée par un docteur en médecine. Dans le « *Saint-Louis medical and surgical journal* » de juin 1900, a paru un article très bien fait sur la nécessité pour le chloroformisateur d'être docteur et docteur expérimenté, et se terminant par ces mots : « l'anesthéseur partage toutes les responsabilités de l'opérateur et doit être réellement son second : in conclusion to my mind the anesthetior quite equals the operator in his responsabilities ».

M. Gillot (d'Autun, Saône-et-Loire). — Les revendications du corps médical sont désarmées devant la législation actuelle qui considère les pratiques du massage, de pose de ventouses, etc... comme libres et ne ressortissant pas à l'exercice proprement dit de la médecine. Nous avons cherché à faire condamner des masseurs se livrant à l'exercice illégal de la médecine, mais nous avons échoué devant la qualité reconnue des masseurs. C'est donc, à cet égard, la législation existante qui doit être réformée avant tout, et à qui il faut demander de préciser davantage les limites de l'exercice illégal de la médecine et de la petite chirurgie.

M. Le Baron (de Paris). — Le Congrès, à notre avis, doit émettre le vœu ferme, précis, que les médecins feront bien de se garder de s'adjoindre pour donner le chloroforme, réduire les luxations, etc., toute personne étrangère au corps médical. Il y aurait à cela un grand danger. En effet, que ces auxiliaires viennent, pour une raison ou pour une autre, à quitter les cliniques où ils sont employés, ils se mettront immédiatement à utiliser leurs connaissances et à pratiquer la médecine.

Pour ces raisons, j'appuie les observations de M. Salomon (de la Sarthe), et je demande que toutes les pratiques médicales soient exercées par les seuls médecins.

M. Vandam (de Bruxelles). — En Belgique, comme en France, les masseurs sont tout-puissants. On est désarmé contre eux. Dans la nouvelle loi en préparation, personne autre que le médecin ne pourra donner le chloroforme. On s'oppose aussi à ce que le dentiste, communément appelé docteur, puisse s'intituler docteur.

M. Benedikt (de Vienne). — Les dentistes, en Autriche, n'ont pas la permission de faire le moindre acte de chirurgie et de médecine, et, quelquefois, ils sont poursuivis, même s'ils ne font pas de mal. Les masseurs et les masseuses ne doivent plus faire des annonces dans les journaux, et, en général, ils ne font que le massage selon une méthode connue.

Personne ne peut prendre le titre de docteur, s'il n'a pas été délivré par une Faculté du pays.

En Autriche, il y a eu des hommes de grand mérite, tels que Priestnitz et d'autres. Certains d'entre eux furent même nommés docteurs *honoris causa* par la Faculté, et ont reçu du gouvernement le droit d'exercer, dans leur spécialité.

Il faut, pour le Congrès prochain, faire préparer par une commission mixte de médecins et de juristes des formules que l'on puisse soumettre aux législateurs des différents pays pour être consacrées par la législation, afin de combattre le charlatanisme, de punir les charlatans comme tels et non pas seulement quand ils ont commis un délit contre la santé publique.

M. Smith (de Londres). — En Angleterre, l'homme et la femme adultes ont le droit de faire ce qui leur plaît, de s'adresser à n'importe qui pour les soigner, mais la protection s'impose pour les mineurs : il y a eu des poursuites exercées et des condamnations prononcées contre des parents, qui n'avaient pas appelé de vrais médecins auprès de leurs enfants.

Tout individu, en Angleterre, peut faire de la médecine ; mais i peut être poursuivi, s'il y a fraude, tromperie, usurpation de titres.

S'il y a décès, il ne peut être constaté que par un diplômé.

Le guérisseur n'a pas le droit de poursuivre en justice le recouvrement des honoraires.

M. Ottolenghi (de Sienne, Italie). — M. Smith parle de l'exercice de la médecine dans un pays libre. En Italie, il y a des lois, et elles ne sont pas observées.

M. Vandam (de Bruxelles). — Il faut faire une distinction entre le massage médical et le massage banal : il faut relever le caractère scientifique du massage médical, en le laissant entre les mains des médecins.

M. Séguel (de Paris). — L'éducation médicale est peut-être à réformer : ne conviendrait-il pas que le chloroforme, à l'hôpital, fût donné seulement par des docteurs ou des internes ?

M. Le Baron (de Paris). — Je suis de l'avis de M. Vandam, il faut relever le caractère scientifique du massage. J'émets le vœu qu'il soit institué à la Faculté de médecine un cours ou des conférences sur le massage médical.

M. Berth-Buhre (de Stochkolm). — Dans mon pays, en Suède, tout individu a le droit de faire les manipulations que l'on désigne sous le nom général de massage. Celui qui ne possède pas le diplôme de qualité de gymnaste ne peut pratiquer la gymnastique médicale. C'est sur la proposition des médecins eux-mêmes que la loi concernant l'exercice de la médecine est restée muette en ce qui concerne le massage; c'est parce que nous avons trouvé qu'il est plus dangereux de délivrer aux gymnastes légitimes un pouvoir plus étendu que la gymnastique même, que nous laissons faire, et parce que nous savons que les masseurs qui ne se tient pas à eux mêmes demandent presque toujours l'assistance médicale, quand ils sont en présence d'un cas douteux, chose que ne font jamais des gymnastes diplômés, demi-instruits.

Chez nous, la peine pour l'exercice illégal de la médecine n'est pas grande: cela coûte seulement 15 fr. Vous voyez que nous sommes très près du système qui est accepté en Allemagne, le libre exercice de la profession.

Mais tandis que le pseudo-médecin est condamné à une amende de 15 fr., le faux dentiste qui plombe une dent pourra être condamné à mille francs. Les dentistes ont été plus énergiques que les médecins.

M. BENEDIKT (de Vienne). — Je propose qu'il soit nommé une commission permanente internationale pour l'étude de ces questions.

M. LE PRÉSIDENT. — Cette proposition sera renvoyée à la séance de clôture du Congrès. Je mets aux voix: 1° les conclusions de M. Dignat. Adoptées à l'unanimité.

2° Le vœu de M. Le Baron, tendant à la création d'un cours pratique de massage à la Faculté. Adopté[1].

M. GANDIL (de Nice). — Au nom de la société française d'électrothérapie je vous propose d'adopter le vœu suivant:

« Considérant que l'électricité est un agent thérapeutique puissant, ayant ses indications et ses contre-indications, que seul peut apprécier le médecin, le Congrès émet le vœu que tout individu non diplômé, appliquant l'électricité sur autrui d'une façon habituelle, dans un but thérapeutique, soit considéré et poursuivi comme exerçant illégalement la profession médicale. »

Ce vœu est adopté à l'unanimité.

HYPNOTISEURS, MAGNÉTISEURS, LISEURS DE PENSÉE, GUÉRISSEURS VIS-A-VIS DU DROIT CIVIL ET PÉNAL ET DE LA MÉDECINE LÉGALE

par M. S. OTTOLENGHI

de Sienne (Italie),

Directeur du laboratoire de médecine légale.

Pendant que malgré le progrès continuel de la civilisation, les magnétiseurs, les somnambules, les guérisseurs, les sorciers, continuent

1. Ce vœu a été rejeté à la séance de clôture.

tranquillement leur commerce, dans presque tous les pays, même les plus civilisés, les hypnotiseurs, les liseurs de pensée, les pseudo-medium, apparaissent dans les grands centres, pour abuser eux aussi, sous une nouvelle forme, de la crédulité, de la suggestionnabilité humaine.

Des faits récents, se répétant presque chaque jour, nous démontrent que beaucoup de ceux-ci représentent une partie du monde criminel non point négligeable et qui reste presque toujours occulte.

Le danger pour la santé publique et privée, pour la médecine et les médecins en est évidemment énorme, pendant que les lois se montrent toujours plus insuffisantes à prévenir, à punir.

Une lutte active, continuelle est nécessaire dans tous les pays.

Nous proposons les moyens suivants de défense :

I. *Réformes législatives.* Comme la récidive continuelle de ceux qui exercent illégalement démontre le peu d'utilité des punitions actuelles, on propose :

1. Qu'on augmente les amendes établies par les lois sanitaires (art. 23, loi sanitaire italienne, loi sanitaire française du 30 novembre 1892) proportionellement à la condition pécunaire et à la récidive de l'accusé.

2. Qu'on augmente les punitions pour les *lésions* coupables (lensini colpores art. 371-375, code pénal italien) imputables à ceux qui exercent illégalement la médecine, puisqu'il est injuste que la même peine frappe le sanitaire qui commet une erreur dans l'exercice légal de sa profession et le charlatan qui nuit à son client en exerçant illégalement une profession qu'il ne connaît pas.

3. Qu'on défende l'usage des pratiques magnétiques (hypnotiques) à ceux qui ne sont pas médecins.

II. *Mesures de police sanitaire.* Les cabinets magnétiques et somnambuliques sont une espèce de dispensaire médical et quelquefois aussi pharmaceutique : ils ne peuvent absolument fonctionner sans exercer la médecine et abuser de la crédulité d'autrui. (Art. 455 code pénal italien, art. 479 code pénal français). On propose donc :

1. Que l'autorité de S. P. nie l'autorisation d'exercice aux magnétiseurs et aux somnambules récidivistes d'exercice illégal de la médecine et à ceux qui furent déjà condamnés pour abus de crédulité et pour escroquerie. (Art. 413, code pénal italien, art. 405, code pénal français.)

2. Qu'une surveillance continuelle soit exercée sur tous les cabinets magnétiques.

III. *Surveillance sanitaire.* Sans le concours des sanitaires, chaque mesure contre l'exercice illégal de la médecine est inutile. La surveillance sanitaire doit être exercée.

1. En dénonçant chaque cas de lésion personnelle référable à ceux qui exercent abusivement la médecine (Art. 459 code pénal italien).

2. En dénonçant les cas connus d'exercice illégal de la médecine.

A. Cette dénonciation doit être faite nécessairement par l'*Officiale sanitario* à l'autorité. B. Elle doit être faite aussi par quelqu'un. médecin, au président de l'Ordre des médecins. C. Les Ordres des médecins doivent être autorisés par la loi comme les syndicats français (Loi 30 novembre 1882, titre V, art. 15) à en saisir les tribunaux par citation directe sans préjugé de la faculté de se porter, s'il y a lieu, partie civile dans toute poursuite intentée par le ministère public.

IV. *Mesures prophylactiques.* A. Vulgarisation des connaissances sur l'hypnose, la suggestion et les facultés psychiques occultes. B. Diffusion de la psychothérapie. C. Pédagogie scientifique. D. Lutte contre la superstition et l'ignorance.

LE MASSAGE ET LA MASSOTHÉRAPIE : LES FRICTIONS AUX MASSEURS, LA MASSOTHÉRAPIE AUX MÉDECINS

par M. DAGRON

de Paris,

Secrétaire général adjoint de la Société médicale du IXe arrondissement.

I

Il n'est pas de semaines que nous ne voyions se présenter dans les salles de l'Hôtel-Dieu quelques anciens blessés munis encore de leur écharpe, de leurs attelles, s'aidant de cannes et même de béquilles, offrant en résumé l'aspect des anciens fracturés, lorsqu'après leur mois d'immobilisation, ils se dirigeaient soit à Vincennes ou au Vésinet[1], soit auprès de parents qui habitent la campagne.

Quand on les interroge, ils nous apprennent qu'ils ont été soignés pour une fracture; les uns nous expliquent qu'au sortir de l'appareil ils furent confiés aux mains d'une masseuse, d'autres que dans le service de chirurgie où le sort les envoya il était de règle de masser de suite. Cependant en les examinant, on constate que ce sont des infirmes : si la date de l'accident n'est pas trop éloignée on peut tenter la réparation, mais il est souvent trop tard.

D'autres malades aussi impotents nous viennent de la ville, soignés directement ou indirectement par des masseurs ou des masseuses.

1. Stations de convalescence de l'Assistance publique.

qu'il y ait eu application d'appareils plâtrés antérieurement ou que le massage fût commencé le premier jour.

Je peux donner le bilan de la dernière quinzaine. Nous avons pu enregistrer deux fractures de l'humérus terminées par l'ankylose l'une totale, l'autre presque complète de l'épaule, un traumatisme mal défini du coude chez un enfant, terminé par ankylose et exostoses, une luxation du coude non réduite, irréductible, deux fractures de l'extrémité inférieure du radius, sans aucun mouvement de pronation et supination, sans mouvement d'écartement des doigts, et sans flexion du poignet, avec de faibles mouvements du pouce, et une faiblesse musculaire qui se rapproche beaucoup de la paralysie.

Il est facile, en interrogeant rapidement blessure et blessé, de reconnaître qu'il s'agit de quelque méfait dû à l'ignorance et à la brutalité.

II

Parmi les « praticiens » qui ont la spécialité de faire des infirmes, il est facile d'établir deux catégories, la première composée des timides, des manœuvres ignorants, qui ont de la bonne volonté, agissent parce qu'on leur demande d'agir et qu'il serait facile de condamner au repos en ne les employant pas pour des cas difficiles comme dans les fractures. C'est même une catégorie d'aides précieux dans certains cas, ce sont des frictionneurs qui peuvent rendre service au corps médical et aux malades si tous deux ne leur confient pas de travaux au-dessus de leur savoir. Ne leur demandez jamais à ces masseuses si elles peuvent se charger de tels soins : comme il s'agit souvent de dames de condition modeste, quand on leur demande si elles peuvent, si elles savent, elles répondent qu'elles peuvent et qu'elles savent toujours. C'est le médecin tentateur qui est coupable en ce cas : avec un choix plus méthodique et même après exclusion de ces aides pour les cas pathologiques sérieux, nous éviterons bien des infirmités.

La seconde catégorie est l'ennemi. Elle est composée de gens de toutes sortes ; ce sont des hommes adroits, qui ont quelque degré d'instruction et d'éducation, quelque prestance, et qui profitent habilement de cette lacune de notre code doctoral pour se glisser au milieu du corps médical et passer pour médecins. C'est tout juste si on ne les appelle pas docteurs, les familles ont souvent plus confiance en eux qu'aux médecins ; comme ils sont intrigants, ils emploient tous procédés pour gagner cette confiance, ne reculent devant aucune vilenie, agissant au besoin sur les concierges, les gens de maison. Cette catégorie s'est constituée en syndicat et le président du syndicat a son portrait dans le Tout Paris, au même rang que le portrait du premier président du tribunal, du doyen de la Faculté, ou du président des chambres de commerce.

Grattez l'écorce, vous reconnaîtrez la plupart du temps un ancien garçon de bain, un maître de gymnastique. J'en ai connu un qui était valet de chambre d'un vétérinaire.

Il en est qui ont fait quelques études générales, puis anatomiques, physiologiques, pathologiques et kinésithérapiques, pour éblouir leurs malades et même les médecins auxquels ils se présentent. La plupart préfèrent se contenter de leurs faibles connaissances intellectuelles, mais cultiver la pratique de la grande duperie. Ils prennent à chaque spécialité la manœuvre facile, usitée et de mode qui peut augmenter les revenus de leur exploitation.

En chirurgie de fracture, luxation, entorse, contusion, ils emploient massage et même électrisation. Le massage se fait toujours de façon spéciale avec des procédés impressionnants (pommades spéciales, ablutions de liquides particuliers, manœuvres à distance, application des mains sans mouvement), l'électrisation est exécutée avec des petites bobines enfermées dans des boîtes énormes d'apparence diabolique avec sonneries diverses à l'appui.

Ils ne reculent devant aucun effet, rien ne les arrête. Le massage est souvent insuffisant : pour les maux de Pott, scolioses, tuberculoses articulaires, etc., ils emploient comme de véritables médecins spécialistes, trapèzes, anneaux, échelles, tables planes, chambres noires pour les yeux, cornets pour les oreilles : ces charlatans lavent l'estomac et la vessie et font les injections de morphine. Ils n'ont qu'un seul but : exploiter par toutes manières la confiance des pauvres gens qui se livrent à eux.

III

Depuis plusieurs années je recueille les produits de leur réclame, c'est-à-dire les annonces, adresses, cartes commerciales, programmes de fêtes syndicales, offres de service. On ne peut s'imaginer l'audace de ces guérisseurs qui nous envoient leurs cartes en nous offrant leur concours.

Je me souviens de la visite que l'un d'eux fit à M. Championnière dans son service à l'hôpital Beaujon : il suivait la visite, citant ses observations, discutant les indications non seulement du massage, mais de tout traitement. On le crut professeur d'une Université étrangère, cependant plusieurs fois le bout de l'oreille passa, et lorsqu'il revint deux jours après, il laissa passer la tête de l'âne tout entière. Après un court interrogatoire il fut mis en demeure de quitter l'hôpital. En ses deux visites, il avait eu le temps de proposer à deux élèves des diplômes, de les attirer à lui pour leur faire suivre ses cours; quelques jours après, j'appris que fort de ses visites à l'hôpital Beaujon, notre charlatan s'était déclaré médecin de cet hôpital à des pauvres gens qui étaient tombés entre ses mains.

Ce même exploiteur a proposé à tous les masseurs, ventouseurs, magnétiseurs de se syndiquer, leur offrant de devenir leur président, réalisant ainsi encore un nouveau moyen de pression. Bien plus, de temps en temps, il organise des banquets, où chaque invité paye son entrée, où les menus s'inspirent de noms médicaux mélangés à des personnalités connues dans le charlatanisme.

On pourrait penser que ces agapes sont faites secrètement.... Comment donc? Le banquet est présidé par MM. E. Roche et Clovis Hugues, députés de Paris, assistés de M. Puech, conseiller municipal de Paris, et de MM. les docteurs Moutin Cénas, Balley et Bouhében.

Voilà donc un banquet d'une chambre syndicale présidé par le monde officiel et par des confrères et cette association porte en sous titre : *groupement de tous ceux qui traitent les malades sans médicaments*. N'est-ce pas narguer la loi française? A quoi sert donc d'apprendre à pratiquer la médecine?

J'ai cité en premier un des plus puissants professeurs de massage; je vais passer en revue tous les documents amassés en quelques années, ne m'arrêtant que sur les plus éhontés. Il y a tout d'abord un nombre considérable d'institutions d'infirmiers et garde-malades qui seraient très utiles s'ils se contentaient de ce rôle, mais sur leurs prospectus ne voit-on pas : lavages de l'estomac, lavages de la vessie, sondage, massages médicaux et chirurgicaux, électrisations. Pour ce qui m'intéresse, le massage, vous croyez peut-être que quelque médecin, quelque masseur même bien éduqué de ces sociétés d'infirmiers va faire en ville les séances nécessaires chez un blessé. Détrompez-vous : chaque infirmier, qui n'a que de vagues notions de friction, sera masseur suivant le besoin et soignera à sa manière la fracture qu'on lui confiera.

Il en est qui sont patentés pour certains massages vibratoires, ou s'intitulent médecins gymnastes. Presque tous emploient la méthode suédoise, sans savoir ce que ce terme signifie. Ceux-ci se recommandent des sommités médicales : ceux-là, anciens infirmiers d'hôpitaux s'intitulent assistants de chirurgie; d'autres, anciens garçons d'amphithéâtre, offrent de pratiquer les embaumements....

Mais reprenons la liste de nos pseudo-confrères. Il existe à la porte de Paris une maison de santé dirigée par un empirique aidé de sa femme qui a inventé un lit cadre contrextensif pour le redressement de toutes déviations et qui guérit surtout la coxalgie et le mal de Pott, sans abandonner ses droits sur les maladies nerveuses, l'obésité et la constipation. Voici une ancienne surveillante des hôpitaux qui m'informe qu'elle a transféré son salon de massage dans un quartier plus central : elle s'est spécialisée pour dames.

J'ai reçu les statuts d'une société des masseurs de France : elle présente un conseil composé de médecins décédés ou qui protestent contre cette inscription. J'ai lu la circulaire de cet ancien infirmier de la Pitié qui se propose pour masser spécialement la goutte et le rhumatisme.

Enfin je terminerai cette énumération par la présentation de la carte d'une dame qui *guérit radicalement par le massage raisonné, sans aucune prescription médicale ni traitement spécial, les entorses, foulures, déboitements et déviations de toute nature*. Elle est la *seule personne qui ait entrepris la guérison de la coxalgie*. Cette dame exploite deux faubourgs : nous avons eu l'occasion de réséquer deux coudes qu'elle avait oublié de réduire et dont les luxations étaient devenues irréductibles.

Je pourrais continuer longtemps, mais ces quelques exemples suffisent : partout on constate audace, indélicatesse, ignorance.

Certes dans cette classe de masseurs, il est des degrés dans le charlatanisme depuis le parfait fripon jusqu'à la masseuse qui ne donne que des conseils sans danger dans son cabinet médical, mais si le résultat est plus ou moins perfide pour le malade, il est toujours nuisible à la pratique médicale. Il nuit au médecin qu'il supplante, il encourage par l'exemple l'arrivée de nouveaux loups dans la bergerie, il tend à rendre encore au charlatan la pratique du massage quand la chirurgie moderne cherche à le confier exclusivement à l'anatomo-physiologiste qui peut mieux le comprendre et le mettre en pratique.

IV

Étudions en effet quelles sont les connaissances nécessaires pour qu'un médecin puisse masser et mobiliser rationnellement un fracturé par exemple. Je suppose même que le blessé a été examiné avec soin par un chirurgien qui a posé son diagnostic, son pronostic et a institué le traitement. Le médecin qui va pratiquer le massage ne sera qu'un aide : et pour que notre tableau nous frappe davantage suivons, par un exemple les raisons de notre pratique. Il s'agit d'une fracture de l'extrémité inférieure du radius, c'est un traumatisme de moyenne intensité, avec légère déformation, gonflement, etc.

Le masseur inexpérimenté va, d'après les principes généraux qu'il connaît du massage, exécuter quelques pressions souvent violentes en avant et en arrière, remontera jusqu'à la région moyenne de l'avant-bras, massera au besoin par ses divers procédés (il en connaît quelquefois beaucoup) les doigts et la main. Il ne voit que la peau, des régions tuméfiées, il sent bien les os, et les suit même en faisant hurler le malade, puis il exécute en dépit de ses plaintes des mouvements de la jointure blessée ou voisine de l'os brisé. Beaucoup de rebouteurs en eussent fait autant; beaucoup de personnes ignorantes des principes du massage n'eussent pas fait plus de mal. Le blessé croit qu'on doit agir ainsi : il guérira plus tard, avec des infirmités, avec de la douleur persistante il est vrai, mais comme il guérira, il croira peut-être indéfiniment qu'il a été bien massé. Enfin le médecin qui a confié le malade, et qui n'a pas assisté aux séances, sera quelquefois satisfait du résultat qu'il dira devoir être complété par les exercices du malade, et reconfiera au même masseur d'autres cas semblables ou même des fractures encore plus graves, jusqu'au jour où l'infirmité sera avérée.

Le médecin, au contraire, sait ce qui se trouve sous cette peau et au milieu de cet œdème. Il sait qu'il faut d'abord s'occuper de l'os fracturé : il en connaît exactement les détails de la cassure : il suivra le radius pour exciter le périoste, mais il évitera de masser la région où il est sous-cutané, il emploiera les tendons du long supinateur, des extenseurs et fléchisseurs comme de véritables matelas pour que l'action de ses doigts soit moins pénible. Si les fragments sont mobiles et que la réduction soit possible, il pourra, tout en massant et en faisant quelques tractions, placer le bord cubital de la main plus en dedans et aider la réduction.

Puis il connaît la direction des ligaments latéraux de l'articulation radio-carpienne. Chaque ligament a des faisceaux dorsaux, moyens et palmaires. Ceux-ci sont trop profonds; il n'insiste pas, tandis qu'il masse exactement dans le sens des fibres les autres faisceaux et les débarrasse plus facilement des exsudats. Il sait aussi qu'il n'y a qu'un moyen de bien masser un muscle dans des régions traumatisées, c'est de le suivre avec douceur, en exécutant des pressions le long de son tendon puis de son corps charnu et bien parallèlement aux fibres, et c'est de la sorte qu'il massera les muscles de la main si celle-ci a été tuméfiée par l'œdème et les ecchymoses, puis et surtout insistera sur les tendons des muscles de l'avant-bras contenus dans les gaines du poignet, et continuera ses pressions en les augmentant d'intensité sur les trois régions musculaires de l'avant-bras, remontant ainsi jusqu'aux insertions supérieures du long supinateur, c'est-à-dire jusqu'à la moitié du bord externe de l'humérus. Le médecin sait que les muscles qui souffriront le plus, sont ceux qui affectent par leurs tendons, leurs insertions, leurs corps charnus des rapports avec la région fracturée et il surveillera les extenseurs et fléchisseurs propres de l'index et du pouce, les long abducteur et court extenseur du pouce le long supinateur et les deux radiaux externes. Il sait que de nombreuses bourses séreuses facilitent le glissement de ces muscles entre eux et il exerce sur ces bourses tuméfiées quelques pressions douces qui en les évacuant facilitent le glissement des tendons, et les diverses fonctions de la main.

Je n'ai parlé que du massage, et déjà l'ignorant, le brutal peut avoir fait œuvre nuisible en augmentant la douleur, en causant des contusions et des contractures. En mobilisant avec science, on n'oublie aucun mouvement, on ne réveille aucune douleur, on ne cause aucune contracture. Toujours limité par la douleur, il faut prendre chaque jointure du membre blessé, vérifier que certaines fonctionnent normalement et chaque jour le constater, puis faire exécuter à toutes les jointures atteintes les différents mouvements qu'elle peut exécuter et qu'un appareil musculaire sain lui permet d'exécuter; au poignet c'est la flexion et l'extension, mais c'est aussi, grâce aux huit os du carpe, des mouvements de souplesse en tous sens, rotation, latéralité, etc.; à la main, ce sera le fonctionnement de chaque jointure des doigts, flexion et extension aux trochlées des phalanges, et en plus circumduction et latéralité aux condyles des métacarpiens, et alors le médecin n'oublie pas qu'il existe des muscles très importants, les interosseux, qu'il a massés, qu'il va exercer, et qui exécuteront les mouvements d'écartement et de rapprochement des doigts, mouvements inconnus des masseurs. J'ai vu une pianiste qui avait été soignée de la sorte et qui dut abandonner son talent, à la suite de fracture de l'extrémité inférieure du radius : on avait oublié de lui exercer ses interosseux : elle ne pouvait plus faire d'écartement des doigts; plus d'octave, partant plus de piano. Malgré toutes mes tentatives, je ne pus réparer cette précieuse main blessée six mois auparavant.

J'arrête là ma séance; je pourrais continuer cette description en montrant que le médecin doit suivre son blessé et le peut, tandis que le masseur ne connaissant pas l'évolution de cette fracture, ne pourra varier ses procédés suivant le moment de la maladie.

Nombre de fracturés du radius viennent nous consulter deux mois après l'accident, ils souffrent encore et n'ont aucune force. Ils ont été mal massés, d'un massage brutal et ignorant.

J'ai pris un exemple de fracture : je pourrais prendre un exemple de luxation, d'entorse, ce serait la même chose. Les luxations d'épaule sont toutes soignées mal et incomplètement, les masseurs ignorent pour la plupart qu'il existe des muscles rotateurs de l'épaule : ils ne savent pas différencier les mouvements de clavicule et les mouvements de la scapulo-humérale.

Aux articles du coude et du genou, ils ajoutent quelquefois des mouvements de latéralité facilités par la rupture du ligament latéral interne. Mais si la mobilisation passive a ajouté un mouvement, aucun muscle correspondant ne pourra continuer ce mouvement, et ce sera une gène souvent pénible, que cette mobilité exagérée de la jointure.

Je pourrais énumérer les diverses infirmités que nous avons rencontrées pour chaque jointure, pour chaque membre. Les plus fréquentes sont l'ankylose, l'atrophie, la persistance de la douleur : nous ne parlons que des complications dues certainement à des manœuvres de praticiens ignorants, agissant spontanément ou sous le couvert de chirurgiens qui méconnaissaient certainement le résultat de leurs manœuvres. Je devrais y ajouter les luxations non réduites après tentatives de réduction, ou considérées comme simples entorses ou contusions : mais ces cas sont heureusement rares et ne sont plus l'œuvre de masseurs mais de véritables rebouteurs qui pratiquent la médecine illégalement dans les faubourgs les plus populeux de Paris.

V

Si les masseurs ventouseurs s'en tenaient aux traumatismes et aux membres, leurs erreurs seraient souvent inaperçues : c'est pour avoir voulu pratiquer sur l'abdomen ou la colonne vertébrale qu'ils ont été dévoilés et poursuivis. J'ai vu des ictères à la suite de massage de l'estomac, des péritonites à la suite de massage de l'abdomen. Il est des masseurs qui font des pressions sur le cæcum dans certaines appendicites. J'ai examiné une femme qui s'était confiée à un masseur sur le conseil d'un médecin, celui-ci avait diagnostiqué de l'entéroptose avec parésie intestinale. Ce masseur fit sur l'abdomen des pressions sans ordre, sans règle, et à chaque pression brutale, réveillait des douleurs violentes dans le flanc droit. Tout médecin, même après erreur de diagnostic, eût eu l'idée d'examiner le rein : cet homme continuait toujours ses pressions brutales, et lorsque cette malade vint me consulter, elle avait un rein mobile, très douloureux et très congestionné, disons le mot, contusionné par les manœuvres d'un massage trop violent. J'en aurais trop à dire s'il me fallait énumérer les désordres amenés dans des tuberculoses osseuses ou articulaires. J'ai soigné une jeune fille gauchère, atteinte de scoliose assez avancée avec déformation secondaire du bassin : un chirurgien, connu pour les soins qu'il donne habituellement à l'enfance, conseilla du massage en plus du traitement qu'il formula : il donna l'adresse de la masseuse. Celle-ci ne reconnut même pas que les lésions étaient changées de côté chez cette jeune fille. Résultat : on modérait le système musculaire là où il devait être excité, et réciproquement. Ce fut l'augmentation rapide des lésions qui inquiéta la mère et j'eus encore un exemple de la nocivité des masseuses inexpérimentées et téméraires.

Je mets tout à fait de côté les interventions pour lésions des annexes ou de l'utérus : trop nombreux sont déjà les médecins qui font du massage gynécologique, trop nombreuses sont les interventions comparées aux très rares cas où les manœuvres digitales peuvent être employées.

Si les masseurs gynécologiques nous montrent des cas améliorés, connaissent-ils la longue théorie des femmes qu'ils ont soignées et qui retournent à leur pansement antérieur, ou demandent l'opération déjà proposée par le chirurgien? Ils sont de bonne foi, mais ils ont surtout donné des armes puissantes à des charlatans qui exploitent ce filon et ne connaissent jamais de contre-indications chez les malades qui viennent les consulter. Je n'en citerai donc pas d'exemples, je ne chercherai pas à démontrer que plus que pour toute autre région la raison, le bon sens doivent obliger le médecin comme la malade à choisir un médecin, je ne dis même pas une femme médecin, j'insiste sur ce point, un médecin fort expérimenté dans la science gynécologique pour tenter une amélioration par des manœuvres kinésithérapiques.

Mais laissons ces régions quasi ténébreuses de notre art, et malheureusement exploitées par quelques confrères hommes et femmes peu délicats dont la pratique nuit à ses rares adeptes qui sont de très bonne foi, et signalons encore quelques exemples frappants et d'autant plus intéressants de l'ignorance du parvenu de la médecine.

Dans une grande ville de l'ouest, un chirurgien, très capable, d'esprit tout à fait moderne, digne élève de nos meilleurs maîtres et en ayant accepté la méthode, partisan de la mobilisation dans les fractures et les divers traumatismes, a pensé qu'il devait s'adjoindre pour ses blessés un aide qui les masserait et les mobiliserait d'après les principes qu'il avait lui-même reçus de son chef de service M. Championnière. Il fit l'éducation d'un ancien infirmier qui avait déjà massé et mal massé à l'Hôtel-Dieu et l'emmena, lui confiant bientôt ses fractures, ses entorses, etc. Quelque importante que fût l'éducation de notre masseur, elle devait être insuffisante : il n'était pas médecin, il n'était pas anatomiste, ni physiologiste : il était de plus prétentieux. Le hasard nous plaça sous les yeux deux de ses victimes traumatiques des membres inférieurs : nous constatâmes que l'élève s'était affranchi des leçons du maître qui lui avait enseigné le massage doux : or il massait brutalement, comme en faisait foi le récit des malades comme le résultat du traitement.

Cette simple constatation n'aurait eu que peu d'importance, si quelques mois après nous n'avions reçu la visite d'une mère accompagnant sa petite fille âgée de 5 ans et qui nous était recommandée par le chirurgien dont nous avons parlé. Depuis quelque temps le masseur, son aide, l'avait entreprise. Or il s'agissait d'une méningite cérébro-spinale qui, ayant eu lieu plusieurs mois auparavant, avait laissé quelques traces de paralysie, de parésie, et même de contractures.

Je défie tout masseur qui n'a pas étudié pendant des années, anatomie, physiologie et pathologie des centres nerveux et de leurs enveloppes, de comprendre la pathogénie des lésions consécutives à la méningite cérébro-spinale comme à la paralysie infantile, plus fréquente d'ailleurs. Qu'arriva-t-il? Le masseur massa ou plutôt frictionna. On lui dit que l'enfant ne marchait pas : il frictionna les membres inférieurs. Oh! il dut employer le hachage, le tapotage, le foulage, les mouvements de meule, la pression croissante et décroissante, toute la nomenclature des ouvrages didactiques, et bientôt la fillette qui présentait de la faiblesse générale avec prédominance chez quelques muscles (ceux du mollet, m'a dit la mère) éprouva des douleurs dans certaines régions. Quelques groupes musculaires devenaient durs et douloureux, se contracturaient, déformaient les jointures. Le masseur continua à frictionner : les contractures augmentèrent et les muscles opposants de ceux qui étaient contracturés s'atrophiaient parallèlement.

S'il s'était agi de paralysie infantile, notre homme n'eût obtenu probablement aucun résultat ; la maladie seule était responsable. Avec la méningite cérébro-spinale il n'en était plus de même. Les méninges ayant été surtout atteintes, la moelle peut être et est souvent intacte au-dessous : en excitant avec violence les groupes musculaires la contraction revient irrégulièrement, et pendant que des muscles se contracturent, leurs opposants s'atrophient avec d'autant plus de facilité qu'ils ne fonctionnent pas. Si notre masseur avait connu ces données de physiologie pathologique, il eût modéré les excitations des muscles adducteurs, des muscles du mollet, et il n'aurait pas eu ces troubles de la marche causés par une adduction forcée et par des pieds bots équins acquis.

Aussi cette fillette fut-elle pour le service d'une instruction toute particulière. Nous la soumîmes à un massage plus sensé. Les contractures des adducteurs cédèrent en partie assez vite, celles du mollet de même, et les muscles antéro-externes de la jambe reprirent vite de la tonicité : malgré la faiblesse des membres elle réussit à se tenir debout sur la face plantaire des deux pieds au bout d'un mois. Les douleurs des régions dorso-lombaires, consécutives à des tentatives de marche défectueuse avec adduction des cuisses et équinisme, disparurent en quelques jours. L'enfant reprit confiance, de nerveuse, de colère, elle devint calme et gracieuse, obéissant à toute demande d'exercice et progressant chaque jour. Au bout d'un mois, toutes les contractures avaient disparu : il ne restait plus que de la parésie musculaire que le massage doux et raisonné et l'exercice quotidien devaient peu à peu vaincre.

J'ai insisté sur ce fait : c'est qu'il s'agit d'un masseur qui jouit d'une grande réputation : celle-ci lui a surtout été faite par le corps médical. Je le dis en passant, je le répéterai : les médecins qui n'ont pas spécialement étudié le massage ne sont pas bons juges, ils doivent se fier à leurs confrères spécialistes. Les affections soignées par le massage guérissent souvent malgré le masseur qui masse mal, mais de ce qu'elles ont guéri, ne crions pas au miracle : laissons notre admiration pour les cas certains où un massage sensé a diminué la durée d'une maladie, atténué des douleurs, ramené la force avec la souplesse. Ce sera le médecin spécialiste seul qui pourra juger de la qualité d'une séance kinésithérapique.

J'arrête là mes exemples du massage pernicieux ; j'aurais voulu montrer en opposition les avantages si nets, si précis du massage vraiment médical, lorsqu'il est basé sur les connaissances que nous avons de la circulation, du système nerveux, de la nutrition et de la contraction musculaire. J'aurais voulu montrer que dans un massage rationnel il ne doit y avoir aucune pression qui n'ait sa raison d'être.

Parmi ces règles, la force employée, le crescendo et le decrescendo, la direction, sont régis par certaines lois : la douleur doit être comme une sorte de manomètre : il ne faut jamais la dépasser. Nous sommes loin de ces empiriques qui font crier leurs blessés sans raison.

VI

Mais, il faut se limiter, et je préfère indiquer en quelques mots quels seraient les moyens à employer pour chasser du temple ces « FAISEURS D'INFIRMES ». Le mieux serait de conseiller à chaque médecin et à chaque chirurgien de faire le massage de son malade dès que l'indication en est formulée par lui; là-dessus tous de se récrier, mais à tort. Il m'a été objecté souvent, et c'est la grave objection qu'on oppose à la méthode de M. Championnière, que le massage ne peut être fait qu'à la ville, puisqu'il exige un praticien qui ne s'occupe que de cela : c'est une erreur. Quelques minutes de mobilisation, même sans massage, exécutée par un médecin compétent sont préférables à tous les appareils et à tous les massages inexpérimentés. Tous les médecins devraient donc s'initier à la pratique du massage et soigner leurs malades : tout au moins sauraient-ils ainsi apprécier les bons des mauvais masseurs, et au besoin pourraient-ils enseigner à l'entourage du blessé la pratique qu'ils n'auraient pas le temps d'exécuter eux-mêmes.

On a dit : « Ne prenez vos masseurs ou masseuses que des mains des médecins qui vous les présentent. » Je m'oppose formellement à ce choix : les médecins, je l'ai montré, sont mauvais juges. Il est tel professeur de clinique qui emploie des masseuses suédoises absolument ignorantes et qui ne manquent pas leur ankylose en soignant des épaules fracturées ou luxées. Si je parle de ces infirmes, c'est que nous les retrouvons à l'Hôtel-Dieu : ils nous racontent les brutalités de ces femmes qui doivent être diplômées de toutes les facultés scandinaves.

Et à propos de ces masseurs suédois, je ne saurais trop mettre en garde malades et médecins. On masse bien en Suède, presque aussi bien qu'en France, mais ce sont les professeurs, les médecins, qui massent avec art; il y a bien aussi là-bas quelques praticiens connus en dehors de la médecine. les bons masseurs restent en Suède. Il ne vient en France que quelques femmes de chambre, quelques domestiques, appelés par des collègues heureux qui leur apprennent la mode bizarre de nos mondaines qui veulent leurs Suédoises, l'engouement absurde pour tout masseur qui vient de l'étranger.

Il est à Paris une Danoise absolument ignorante qui a brutalisé deux fractures de l'extrémité supérieure de l'humérus, pendant deux mois (je les ai vues), et qui est considérée par deux chirurgiens comme une savante masseuse. A Vichy, il y a à l'Établissement plusieurs Suédois; quand on demande aux médecins de la station quelques détails, ils vous répondent qu'ils sont très forts.... Pourquoi? Ils ne le savent pas eux-mêmes : nullement initiés au massage, à sa pratique comme à ses indications, ils se contentent de la marque de fabrique : *made in Stockholm* : cela suffit.

Le médecin est donc incompétent pour reconnaître la valeur d'un masseur, ou tout au moins la plupart des médecins. Aussi je voudrais qu'il en soit du massage comme de toute spécialité médicale ou chirurgicale. Le chirurgien veut conserver sa décision, qu'il la garde, mais une fois l'indication formulée, qu'il s'adresse au médecin spécialiste et qu'il laisse à ce dernier, dans le cas où la lésion est facile à soigner, dans le cas de bourses modestes, dans le cas où ce médecin est surmené, qu'il laisse à ce dernier toute initiative pour se faire aider par les élèves qu'il a formés en leur faisant observer sa pratique, en leur dictant les règles de sa conduite.

Puisque nos lois sont jusqu'à nouvel ordre insuffisantes à nous défendre, ce sera le seul moyen de faire tomber tous ces diplômes, tous ces instituts, tous ces syndicats qui ne servent qu'à protéger l'ignorance, le charlatanisme et même l'escroquerie.

DISCUSSION

M. Richard-Lesay (de Lille). — Si l'on s'élève contre la pratique du massage par les personnes étrangères à la médecine, c'est parce qu'elles ne connaissent ni anatomie, ni pathologie, surtout en ce qui concerne les organes internes. Je m'élève contre l'opinion de M. Dagron, qui juge la plupart des médecins comme incompétents pour pratiquer le massage.

M. Bénédikt (de Vienne). — La question revient à la proposition de M. Le Baron. Nous ne devons pas laisser le massage au premier venu. Tout chirurgien doit masser lui-même. La massothérapie doit être laissée aux médecins seuls.

VENTE DES MÉDICAMENTS SANS ORDONNANCE. — UNE DES CAUSES DU MALAISE MÉDICAL. — EXIGER DES POUVOIRS PUBLICS LE RESPECT PUR ET SIMPLE DES LOIS EXISTANTES.

par M. Cl. PETIT

de Paris.

Délégué de la Société médicale du IVe arrondissement.

Loi du 21 germinal an XI, article 32. — « Les pharmaciens ne pourront livrer et débiter des préparations médicinales ou drogues composées quelconques, que d'après la prescription qui en sera faite par des docteurs en médecine ou en chirurgie, ou par des officiers de santé, et sur leur signature. Ils ne pourront vendre aucun remède secret : ils se conformeront pour les préparations et compositions qu'ils devront exécuter et tenir dans leurs officines, aux formules insérées et décrites dans les dispensaires ou formulaires qui ont été rédigés ou qui le seront dans la suite par les Écoles de médecine. Ils ne pourront faire, dans les mêmes lieux ou officines, aucun autre commerce ou débit que celui des drogues ou préparations médicinales.

Ordonnance du 29 octobre 1846, titre II. Art. 5. — La vente des substances vénéneuses ne peut être faite pour l'usage de la médecine, que par les pharmaciens et sur la prescription d'un médecin, chirurgien, officier de santé, ou d'un vétérinaire breveté.

Cette prescription doit être signée, datée, et énoncer en toutes lettres la dose des dites substances, ainsi que le mode d'administration du médicament. »

Telles sont les lois fondamentales qui régissent actuellement la pharmacie en France. Ces lois ont été faites dans l'intérêt de la société et si le législateur a cru devoir préciser non seulement pour les substances vénéneuses, mais pour tous les autres médicaments non toxiques, il n'y a pas lieu de les abroger, ni de les fouler aux pieds. C'est cependant ce que nous voyons partout autour de nous. Les morphinomanes se procurent chez tous les pharmaciens autant de morphine qu'ils en désirent et de l'aveu de ces malades, les difficultés qui leur sont parfois faites s'évanouissent rapidement grâce à une majoration des prix.

Pour se procurer une forte dose de laudanum, il suffit d'aller de pharmacie en pharmacie et de n'en demander que 3 ou 4 grammes dans chacune.

Pour se procurer de la strychnine, il est nécessaire de confier au pharmacien les méfaits causés par les rats et les souris de la maison qu'on habite.

Veut-on du sublimé corrosif? On aura un cliché à renforcer et de suite le pharmacien vous délivrera une solution concentrée, capable d'empoisonner tout un régiment.

Jusqu'ici, le pharmacien convaincu d'avoir délivré de la morphine, de la strychnine, du sublimé, du laudanum s'exposait à des désagréments sérieux, il violait la loi et mettait entre les mains du public les poisons les plus dangereux ; même en omettant d'apposer son étiquette et son nom sur les fioles, il pouvait toujours craindre quelque aventure et ne vendait guère qu'à des clients connus ou à des morphinomanes ayant déjà présenté une ordonnance.

Les lois étant faites pour être violées et la pharmacie devenue commerciale, il fallait se débarrasser de ces inquiétudes perpétuelles et s'endormir la conscience en paix : aujourd'hui aucun frein ne retient plus l'essor du commerce pharmaceutique : le tour est joué! Tous les pharmaciens, en effet, par une sorte de mutuelle condescendance pour les confrères timorés ou honnêtes, ont mis tous les médicaments connus dans de beaux flacons avec de belles étiquettes et avec la manière de s'en servir. Par un phénomène qu'il est peu aisé d'expliquer, les substances les plus toxiques une fois spécialisées ne tombent plus sous le coup de la loi; à peine baptisées du nom de l'inventeur, elles se vendent jour et nuit sans ordonnance du médecin. Pourquoi? Je ne me charge pas de l'expliquer.

La teinture de digitale ou un sirop spécialement préparé par un pharmacien sous le nom qu'il veut bien lui donner en indiquant que ce sirop contient 20 gouttes de digitale par cuillerées. C'est toujours de la digitale.

La teinture de digitale, nul ne saurait se la procurer sans une signature de médecin, le sirop spécialisé se vend à tout venant sans réflexion, ni observation.

Le sublimé en poudre, à la dose de cinq centigrammes, à ceux qui ne font pas de photographie, sera refusé par quelques pharmaciens, mais le papier Balme vous sera vendu aussi facilement qu'un petit pain chez le boulanger et cependant chaque feuille de papier Balme contient au moins 0,50 centigrammes de bichlorure de mercure.

Ces dangereuses feuilles circulent partout, les facteurs, tous les trois mois, nous en apportent, dans des carnets à réclames et peuvent les égarer, mais peu importe, toute substance toxique, pourvu qu'elle soit spécialisée, se vend, se donne, se trouve entre toutes les mains.

Faites-en l'expérience : elle est facile.

Non seulement le titulaire de l'officine ne se dérangera pas pour donner la fameuse clé de l'armoire aux poisons, mais son élève empressé vous remettra la spécialité la plus toxique qu'il prendra à la devanture.

Qu'il me soit permis de faire remarquer en passant ce qu'est cet élève en pharmacie.

Un jeune homme qui désire être pharmacien en France passe un ou deux baccalauréats, puis s'en va à l'École de pharmacie où on lui délivre sa première inscription de stage. Ce stage dure trois ans; puis l'élève revient à l'École de pharmacie pour y apprendre ses examens théoriques : la pratique lui a été préalablement enseignée par M. X. ou M. Z. pharmacien où vous voudrez.

Si bien que pendant trois ans, un bachelier sans aucune notion même théorique de la pharmacie, a pu faire, aux risques et périls de son patron, il est vrai, ses premiers essais avec les ordonnances qu'il a exécutées pour ce bon public. Je ne peux croire que s'il était au courant de cette ridicule façon d'enseigner la pharmacie, le public, qui, cependant, veut être trompé, voudrait risquer chaque matin d'être empoisonné.

Eh bien, c'est ce jeune étudiant de première année qui, non seulement, fait les pilules d'extrait thébaïque, de strychnine, prépare les solutions de morphine, les paquets de calomel, etc., mais c'est lui qui sans savoir ce qu'elles contiennent remet, le sourire aux lèvres, les potions spécialisées à un public simple et naïf, qui les lui demande en se passant du contrôle médical exigé par la loi.

Plaçons-nous un instant à un autre point de vue, fort sérieux, dans un temps où l'alcool fait tant de ravages.

Qu'un débitant d'absinthe vous affiche les bienfaits de sa drogue sur tous les murs de la capitale, passe encore, c'est un commerçant avant tout et ses scrupules n'ont rien à voir avec l'avenir de la race française.

Mais le médecin n'a pas d'autre moyen pour droguer ses malades que de s'adresser au pharmacien, qui devient par là-même son auxiliaire indispensable. Cet auxiliaire entend si peu son rôle, qu'il excite toute la population à boire des vins toniques, reconstituants et frelatés, quand à la fin des 9/10 des ordonnances, il voit le médecin défendre l'usage de l'alcool, du vin pur, etc. Mais passons : ne nous occupons pas ici de l'alcoolisme, et revenons aux lois violées.

En l'an XI, les spécialités n'étaient certainement pas en vogue, mais en 1846 quelques-unes avaient déjà vu le jour et il est à présumer que l'ordonnance du 29 octobre citée plus haut n'a pas voulu, en demandant la signature du médecin pour la vente des substances vénéneuses, autoriser les fabricants de spécialités à violer la loi. Depuis cinquante ans, on a beaucoup parlé des lois à refaire sur l'exercice de la pharmacie, ou pour mieux dire, les pharmaciens demandent des lois qui leur permettent de se passer totalement du médecin et, pour que nos représentants entrent plus facilement dans leur jeu, ils semblent agir aujourd'hui comme si ces lois tant souhaitées devaient simplement consacrer un usage.

En effet, l'abrogation des lois de l'an XI et de 1846 est toute simple : le public se procure tous les médicaments les plus toxiques chez n'importe quel pharmacien, il évite l'ordonnance du médecin grâce à un prospectus détaillé indiquant le mode d'emploi et l'application thérapeutique et les médecins restent muets!

Que diront les députés et les sénateurs, si on leur propose la vente libre de toutes les substances toxiques? Ils seront ravis de se soigner à peu de frais et voteront des deux mains.

Si je n'étais pas médecin, je les approuverais; mais en présence des plaintes unanimes des médecins quels qu'ils soient, il est nécessaire d'envisager très sérieusement la situation qui nous est faite par de tels usages.

Non seulement nous ne devons pas laisser aux pharmaciens la liberté de vendre quelques drogues plus ou moins anodines, mais nous devons faire valoir aux pouvoirs publics l'intérêt de la société et de notre propre existence.

Qu'on veuille bien y réfléchir : notre plus grand ennemi, c'est la médecine sans le médecin.

Songeons aux innombrables industriels fabriquant des produits spécialisés et disposant de capitaux immenses, à la réclame qui se fait auprès de nos clients grâce aux journaux politiques, aux journaux scientifiques, aux journaux de mode, aux brochures distribuées par les pharmaciens commandités par de gros capitalistes et il sera alors facile de comprendre pourquoi tant de médecins désirant rester honnêtes se plaignent de ne plus vivre de leur profession.

Quand un malade a déjà dépensé de fortes sommes pour se tonifier avec les merveilleux vins dont lui parle son journal, quand il a absorbé des dépuratifs, quand il sait ce qu'il faut prendre dans la plupart de ses maladies, il ne fait plus appeler le médecin, ou s'il le fait appeler, il trouve que ses honoraires sont trop élevés. En un mot, la vente des médicaments sans ordonnance du médecin enlève à notre corporation tout ce que gagnent les fabricants de spécialités; et j'estime que le malaise serait déjà fort atténué si ces industriels ne pouvaient plus à notre détriment réaliser leurs illicites bénéfices.

Les autres causes du malaise de la profession médicale sont peu importantes à côté de celle que je viens de vous signaler.

Parlerons-nous de l'exercice illégal par les charlatans ou les pharmaciens? Mais nous en viendrons rapidement maîtres le jour où aucun médicament spécialisé ou non ne pourra plus sortir de chez le pharmacien sans une ordonnance datée et signée. La réclame elle-même n'aura plus de valeur quand une coupure faite dans un journal ne pourra plus être exécutée par aucun pharmacien.

La petite brochure qui guérit toutes les maladies entraînera la faillite de son auteur, quand ses conseils ne pourront se passer de notre approbation et de notre signature.

Si le médecin est atteint par la violation des lois, il serait facile de démontrer que le pharmacien est lui-même frustré de ses bénéfices les plus légitimes, car rien ne rapporte autant que l'exécution d'une ordonnance sur laquelle beaucoup d'entre nous se laissent encore entraîner à prescrire trois ou quatre articles: potions, cachets, pilules, frictions, etc.

En leur faisant voir leur intérêt réel, ils comprendraient qu'ils font le jeu de gros financiers enchantés d'avoir entre eux et le public d'aussi peu clairvoyants intermédiaires.

Mais qui veut trop prouver ne prouve rien.

Nous devons nous borner aujourd'hui à réclamer la loi et rien que la loi.

Elle est suffisante pour sauvegarder les intérêts du public, des pharmaciens et des médecins.

CONCLUSION

Comme conclusion, je demande au Congrès d'émettre le vœu suivant :

« Les pharmaciens, violant les lois existantes, vendent des produits toxiques spécialisés ou non.

« Cette manière de faire expose le public à des dangers sans nombre et blesse gravement les intérêts du corps médical tout entier.

« Les médecins réunis au Congrès de 1900 demandent aux pouvoirs publics le respect des lois, qui ont été faites dans l'intérêt de tous. »

Les conclusions de la communication de M. Cl. Petit sont adoptées à l'unanimité.

LES SUITES DE LA RÉCLAME DANS LES JOURNAUX POLITIQUES EN FAVEUR DES SPÉCIALITÉS PHARMACEUTIQUES

par M. MANOLESCO

de Bucarest,

Président de l'Association des médecins de Roumanie, représenté par M. N. D. Staicovici, de Bucarest.

Dans tous les pays et surtout dans les pays d'Orient, une grande partie de la population n'a pas encore atteint le degré de développement mental qui lui permette de discerner, dans la lutte pour l'existence, les bons ou les mauvais procédés usités dans le commerce des produits pharmaceutiques; c'est pourquoi les intelligences éclairées doivent, dans l'intérêt de l'humanité, protéger cette population contre l'erreur.

Parmi les procédés faux utilisés couramment par les intéressés, on doit compter aussi celui dont se servent quelques-uns des auteurs de spécialités pharmaceutiques, pour présenter au public leurs produits.

D'un côté, ces auteurs reconnaissent à une substance pharmaceutique quelconque de nombreuses vertus thérapeutiques et de l'autre, ils font un tableau de diverses maladies susceptibles d'être guéries par les prétendues vertus de leurs produits.

La description qui accompagne ces produits constitue un véritable traité de thérapeutique et de symptomatologie, soutenue par des certificats sans aucune valeur. Ces descriptions étant répandues dans le public par la presse, qui est à la portée de toutes les intelligences, même les moins éclairées, et par lesquelles elle obtient des succès pécuniaires *sont un véritable exercice illégal de la médecine*.

La perte à laquelle est exposée la population peu instruite étant évidente, je crois que notre Congrès doit penser à une mesure prophylactique.

Le soussigné a l'honneur, en conséquence, de faire la proposition suivante :

Le Congrès, confirmant l'abus fait par quelques-uns des auteurs des produits pharmaceutiques par les procédés dont ils se servent pour présenter leurs produits au public, reconnait aux autorités médicales supérieures non seulement le droit, mais encore le devoir de faire connaître par tous les moyens et surtout PAR LA VOIE DE LA PRESSE *à la population la valeur réelle des différents produits pharmaceutiques qu'on lui présente.*

DISCUSSION

M. Le Baron (de Paris). — Je demande s'il n'est pas opportun que le Congrès émette un vœu tendant à l'interdiction de l'exercice simultané de la médecine et de la pharmacie.

M. Noir (de Paris). — En France, l'opinion médicale est unanime pour réprouver l'exercice simultané de la médecine et de la pharmacie. Le projet de loi sur l'exercice de la pharmacie en France prévoyait le cas: mais il n'a pu être voté. Il serait intéressant, à nous, Français, de savoir ce que nos confrères étrangers pensent de cet exercice simultané.

M. Smith (de Londres). — En Angleterre, le médecin, le plus souvent, prépare les médicaments pour les donner au client, en même temps que la consultation. Chez nous, un médecin serait mal venu à se plaindre du pharmacien.

M. Gilot, d'Autun (Saône-et-Loire). — Je ne vois pas d'inconvénient à ce qu'un individu, qui a acquis les deux diplômes, exerce les deux professions.

M. le Président met aux voix le vœu de M. le Baron, qui est adopté.

LES MÉDECINS HONORABLES DOIVENT-ILS ENCOURAGER L'EMPLOI DES MÉDICAMENTS SECRETS OU DEMI-SECRETS

(SHOULD REPUTABLE PHYSICIANS ENCOURAGE THE USE OF SECRET OR SEMI SECRET PROPRIETARY MEDICINES?

par M. BITTLE C. KEISTER.

de Roanoke
(Virginie, États-Unis d'Amérique)

Les médecins honorables doivent-ils encourager l'emploi des médicaments secrets ou demi-secrets?

Si cette question eût été posée, il y a environ quarante ans, elle eût paru déplacée et très en dehors de l'ordre général des choses. Aujourd'hui, je suis fâché de le dire, cette question est d'actualité et comprise différemment de l'Atlantique au Pacifique. Cette même question fut posée durant le récent meeting de l'association médicale américaine par un homme très distingué, à la fois orateur et écrivain. Plus de 500 voix de médecins éclairés s'élevèrent de cette assemblée pour jeter le blâme sur de tels actes et les interdire aux praticiens honorables.

Le silence de la corporation sur ce sujet pourrait être pris pour un assentiment et encourager l'emploi des médicaments secrets, et il convient à des membres loyaux de la grande profession médicale de mettre à jour nos sentiments vrais et de désabuser le public si souvent trompé par des témoignages suspects et d'extravagantes descriptions publiées dans les journaux sous la rubrique « Cure-ails » (remède à tous les maux).

Les journaux de médecine, les revues et les feuilles publiques sont tous remplis de ces réclames pour remèdes de charlatans et beaucoup sont couverts de signatures de médecins; tout au moins le titre de

D. M. est attaché à leurs noms. Sans doute une partie de ces noms appartient à des gens décédés et je peux dire que le reste doit être la propriété de gens vivants physiquement, mais morts moralement et sans ressource.

Il est pénible aussi bien que répugnant de voir le nombre de pharmaciens propriétaires d'officine qui ont perdu le respect du travail viril et apposent leurs noms au bas de réclames trop répugnantes pour être lues. Je ne pense pas qu'un pharmacien bien établi ayant dans son cœur quelque affection pour son honorable profession puisse approuver une telle indignité.

Quelque étrange que cela puisse paraître, notre presse séculière est un agent propagateur des remèdes secrets et le plus noir et le plus ignoble langage est lu par l'innocente jeunesse de notre pays, qui peut devenir victime de ces charlatans diaboliques.

Chaque notice médicale paraissant dans la presse, dont le prix est payé, est un tissu de mensonges écrits par un charlatan, qui a juste assez d'éducation médicale pour employer quelques mots techniques dans le but d'attirer les ignorants, qui d'abord mordent à l'appât et deviennent à la fin sa victime.

« Le lecteur le moins expérimenté d'une feuille quotidienne doit être convaincu qu'un journaliste est capable de publier toutes les horreurs, lorsqu'il est suffisamment payé pour cela. »

Les choses ne peuvent continuer de la sorte et si le corps médical avait assez de force et de « moelle dans les os », il arrêterait ces publications de charlatans et sauverait le public de leur néfaste influence.

L'usage de faire patronner par des praticiens certains médicaments, en insérant des réclames dans les journaux de médecine, est devenu une habitude de ces dernières années.

Ceci jette le discrédit sur notre journalisme médical et déshonore notre profession. Pour recevoir gratuitement un abonnement à des journaux malpropres ou pour gagner quelques méchants dollars, des parasites médicaux sont contents d'écrire de 3 à 5 colonnes de matières subreptices. Ils se moquent du mérite ou du démérite de l'article en question et permettent qu'il soit imprimé en grands caractères et répandu par toute la terre. Lorsqu'un respectable journal de médecine publie ces sortes d'écrits, ils sont soigneusement lus par d'honnêtes et crédules médecins qui les croient vrais et sincères et peuvent faire l'essai de ces drogues malsaines sur quelques malades. Peut-être est-il arrivé que ces praticiens trompés ont reconnu leur erreur, lorsqu'il était trop tard pour la réparer. Ainsi nous pouvons nous faire une idée des résultats néfastes et des déceptions qui peuvent suivre l'essai de ces obscures et nouvelles formules. Ces erreurs doivent être dénoncées et publiées par les médecins honorables, aussi bien que par tous les journaux qui voudront nous faire l'honneur de recevoir nos écrits. Je sais de quoi je parle et pour appuyer mon dire, je vous raconterai une expérience personnelle.

Il y a environ un an, je reçus une longue communication des éditeurs d'un très respectable journal de médecine, me priant d'écrire quelques articles de réclames pour leurs annonces. Dans leur lettre, ces messieurs me faisaient compliment de mon style et me demandaient une réponse immédiate. En échange d'une simple réclame pour deux médicaments connus : « Viskolien » et « Micajah's Uterin Wafers », je devais recevoir un abonnement de trois ans à leur journal. Naturellement je répondis en les remerciant de leurs compliments : mais je refusai leur offre et leur exprimai par quelques mots bien sentis, ma désapprobation pour leur façon d'agir et mon antipathie pour les médicaments de charlatans à formule secrète. Je n'ai plus entendu parler de cette maison et n'ai plus reçu d'échantillons gratuits de cet excellent (?) journal. Je veux cependant ajouter que cette feuille médicale est administrée par ses propriétaires, deux éminents médecins. Leur avidité pour le gain malpropre aura vite relégué leur journal au dernier rang des publications et le fera classer parmi les journaux mercantiles qui infestent notre pays. Je voudrais prédire un pareil sort aux éditeurs de toute cette classe de publications médicales, qui protègent et encouragent l'empirisme, le charlatanisme et les remèdes secrets. Je désire me faire clairement comprendre en traitant ce sujet. Pour cela je ferai une simple classification des différentes sortes de médicaments. Ils peuvent être divisés en trois classes : secrets, demi-secrets et non secrets. Et cette division peut être subdivisée en trois, suivant la façon dont ils sont vendus :

1° Les médicaments offerts au public.

2° Ceux offerts aux médecins.

3° Ceux offerts au public et aux médecins.

Je ne veux dénoncer aucun de ces remèdes, ni leur fabricant, c'est pourquoi j'hésite à faire mention d'aucun produit. Mon désir est simplement de tracer une ligne de conduite correcte à l'usage des médecins dans l'emploi des médicaments. Swamp Root, Swift's Specific, Paine's Celery Compound sont des remèdes secrets offerts au public. Seng, Resonal, Thialon sont médicaments secrets offerts aux médecins. Psychine, Hymosa et Horsford's Acid Phosphate sont des médicaments offerts au public et aux médecins.

Hood's Sarsapasilla, Simmon's Liver Regulator et Castoria sont des médicaments demi-secrets offerts au public.

Sanmetto, Micajah's Uterine Wafers et Hemaboloids sont des médicements à demi secrets réservés aux médecins.

Ozomulsio, Fellow's Syr Hypophosphites et Fig. Syrup sont des médicaments demi-secrets et offerts au public et aux médecins.

Scott's Emulsion, Grove's Chill Tonic ne sont pas secrets et offerts au public et aux médecins.

Une préparation soigneusement manipulée, dont la formule est clairement écrite sur l'étiquette et dont aucun tripotage n'a pu altérer la valeur des ingrédients est recommandable aux praticiens et peut être employée sans inconvénient dans le traitement des malades.

Je peux mentionner quelques bonnes préparations comme : Extrait de Malt, huile de foie de morue et hypophosphites, Maltine avec Cascara Sagrada, émulsion Budwell à l'huile de foie de morue, élixir de lactopepsine avec le fer, quinine et strychnine, bromidia, élixir hypophosphite avec le fer, quinine, strychnine, la liqueur sédative, borolyptol, solution antiseptique de Wampole, etc.

Je pourrais continuer à énumérer une longue liste de cette classe spéciale de médicaments recommandables. Ceux-là, comme vous pouvez le voir, appartiennent à une catégorie de préparations dont les formules sont clairement écrites sur les étiquettes et combinées d'une manière scientifique. Leurs mérites sont connus du médecin expérimenté et employés par lui. Leur goût agréable et leur bonne préparation inspirent confiance.

Un médecin doit de préférence employer des remèdes agréables.

Le temps où les drogues répugnantes étaient grossièrement préparées est loin de nous. Il est prouvé qu'un médicament peut être efficace sans être nauséabond. Les médecins savent que ceci est vrai. Les malades le savent également et préfèrent les praticiens qui leur ordonnent des médicaments faciles à prendre. C'est assez pour le malade de souffrir la maladie sans être obligé d'absorber avec dégoût des médicaments nauséeux. Avec un peu de soin et d'habileté, les drogues peuvent être présentées d'une façon agréable et produire un effet bienfaisant.

Toute préparation de médicaments dont la formule est obscure et non scientifiquement préparée est justement classée parmi les remèdes secrets et demi-secrets et ne devraient être ni reconnus, ni prescrits par les docteurs.

Tout médecin qui encourage l'emploi de ces remèdes secrets viole le code moral et devrait être exclu de toute association médicale.

Tout médecin doit une profonde considération à la noble profession dans laquelle il a été admis. Son devoir lui ordonne de songer constamment à sa dignité et de conserver intact le principe fondamental de l'honneur.

Chaque fois qu'un médecin prescrit un médicament secret, il agit contre les intérêts de sa profession. Il fait une tache à la bonne réputation professionnelle et ternit l'honneur et le respect, qu'il est de son devoir de maintenir. La prescription de médicaments secrets ou demi-secrets peut faire douter de la science et de l'honnêteté médicale. Le médecin qui ordonne ces médicaments se place lui-même sur la même ligne que les fabricants malhonnêtes, et devrait être rangé dans la grande armée des charlatans qui travaillent dans l'ombre pendant le jour et sortent la nuit pour vendre à son de trompe leurs médicaments dans les rues.

Tels sont les médecins charlatans qui infestent nos cités.

Chaque fois que vous entendez parler d'un médecin qui prescrit un remède secret, 9 fois sur 10 vous pourrez dire que c'est un charlatan.

Parmi tous les médicaments, il est facile de connaître ceux qu'un médecin honnête peut ordonner et si une préparation ne peut pas faire partie de cette classe, elle ne doit pas être employée par le médecin.

Aucun praticien instruit n'admettra qu'il soit rationnel de prescrire un remède secret ou demi-secret. La question se réduit à savoir si la manipulation est strictement correcte et si tous les ingrédients sont naturels et propres à être employés par les médecins. Il serait à désirer que la corporation des pharmaciens puisse reconnaître la nécessité de se rallier aux médecins pour obtenir une réforme si longtemps désirée.

Que le temps vienne bientôt où le code moral des deux professions s'accorde assez bien pour maintenir le respect de leur état. Que les droguistes dédaignent la fabrication et la vente des remèdes secrets et que les médecins ne les prescrivent pas.

Une heureuse et mutuelle entente de la part des deux professions peut seule amener la solution de cet irritant problème.

DE L'ABUS DE LA RÉCLAME MÉDICO-PHARMACEUTIQUE

par M. RICHARD LESAY
de Lille.

Toutes les associations qui se sont constituées, soit dans un but scientifique, soit dans un but de conservation ou de relèvement des intérêts moraux et matériels de la profession médicale, ont frappé de réprobation, comme contraire à la dignité médicale, la réclame par affiches, annonces ou prospectus sollicitant l'afflux de la clientèle. Bien que le nombre de ceux qui usent de cette pratique blâmable soit relativement restreint, il tend néanmoins à s'accroître depuis quelques années, et n'est plus quantité négligeable.

En posant la question devant le Congrès, nous n'avons pas seulement en vue les médecins que les rigueurs de la lutte pour l'existence incitent à la défaillance, mais aussi, tous ceux qui, plus blâmables, exploitent cyniquement la crédulité inépuisable d'un public que l'espoir de guérir fait taillable à merci et que la souffrance rend intéressant.

C'est surtout contre cette forme de l'exercice illégal de la médecine, insaisissable dans l'état actuel de la législation, ou plutôt de la compréhension des lois, que nous vous demandons d'organiser la lutte.

Vous ne ferez pas seulement œuvre de défense professionnelle, mais aussi et surtout, œuvre de salubrité publique.

Certaines réclames qui s'étalent effrontément de la première à la quatrième page des journaux, sont de véritables escroqueries, quand elles ne sont pas nuisibles et n'aggravent pas la maladie de ceux qu'elles ont suggestionnés.

N'appartient-il pas au conseil d'hygiène d'éclairer les pouvoirs publics sur ces agissements d'une probité plus que douteuse?

N'aurions-nous pas le droit de compter sur le groupe médical des deux Chambres qui, connaissant le péril, aurait le devoir de nous apporter son concours pour le conjurer.

Il n'est pas un de nous qui ne constate, chaque jour, dans sa pratique médicale, des cas bien avérés d'aggravation chez des malades trompés par les vertus imaginaires de tel ou tel produit vantées parfois dans un boniment, dont le célèbre Mangin eût été jaloux: c'est par milliers qu'on en pourrait citer des exemples, et en les publiant, on ferait œuvre utile.

Récemment, M. le docteur Folet, doyen honoraire de la Faculté de Lille a communiqué à la Société centrale de médecine du Nord deux cas de ce genre d'exploitation, dont l'un ayant hâté la mort, aurait pu légitimer une demande en dommages-intérêts. Et combien d'autres victimes pourraient figurer au martyrologe de la médico-réclame médico-pharmaceutique?

Faut-il avec notre confrère, faire aveu d'impuissance, et dire avec lui : *Vulgus vult decipi,... decipiatur*! Nous ne le pensons pas et nous espérons que notre appel sera entendu.

Le 5 avril 1900, des modifications ont été apportées à la loi sur les courses de chevaux, dans le but de mettre un terme à l'exploitation du public par les agences de pronostics. Celles-ci ne s'attaquaient pourtant qu'à la bourse des badauds, alors que certaines réclames médico-pharmaceutiques s'attaquent en même temps à la bourse et à la vie.

En dehors du monde médical, les gens les plus intelligents, les plus cultivés, pour peu que l'appât soit enveloppé d'un vague vernis mystico-scientifique, se laissent prendre avec une facilité dont on reste confondu. Ils ne s'en vantent pas, d'ailleurs, estimant que le rôle de dupe est plus avantageux dans la coulisse.

Le mal, qui ne date pas d'hier, avait en 1848 attiré l'attention du Ministre de l'Instruction publique. Jugez de ses progrès depuis cette époque! Si déjà M. de Salvandy estimait que le droit d'affiches et d'annonces, en matière médicale, avait besoin d'être limité dans de sages proportions, qu'en dire maintenant?

La Révolution de 1848 mit à néant sa louable initiative.

Son projet de loi sur l'exercice de la médecine contenait un article, repoussé, il est vrai, par la Chambre des Pairs, mais dont il appelait devant la Chambre des députés, l'article 25 que vous trouverez plus loin dans nos conclusions.

Vous jugerez et de son opportunité et des atténuations qu'il y aurait lieu d'y apporter, si vous le trouviez trop draconien.

Tel quel, il n'est incompatible, ni avec la liberté du commerce, nous entendons du commerce honnête, ni avec la liberté de la presse. La liberté de penser et d'écrire n'a rien de commun avec la liberté du vol.

Le sujet que nous traitons comporterait de plus longs développements et de nombreuses considérations qui vous sont déjà venus à l'esprit; nous les passerons sous silence, n'ayant eu que le but d'amorcer la question, et, comme on dit, d'attacher le grelot.

En raison de la haute autorité qui s'attachera aux décisions de ce Congrès de déontologie et de médecine professionnelle, qui, nous en exprimons l'espoir, ne sera que la première étape dans la voie de la défense de nos intérêts et de la santé publique, nous vous proposons de voter les résolutions suivantes :

« 1° Le Congrès frappe de réprobation, comme contraire à la dignité professionnelle, toute réclame de quelque nature qu'elle soit, de la part des membres du corps médical.

2° Aucune spécialité pharmaceutique, les remèdes secrets n'ayant pas d'existence légale, ne pourra être mise en vente sans être munie d'une étiquette apparente, donnant la composition exacte du produit.

3° Il y a lieu de limiter comme dangereux pour la santé publique le droit de réclame médico-pharmaceutique, et dans ce but, de faire appel à l'initiative parlementaire du groupe médical des deux Chambres pour proposer l'adoption d'un article de loi, moins rigoureux, si l'on veut, mais analogue à l'article 25 du projet de loi sur l'exercice de la médecine et de la pharmacie que M. de Salvandy devait, en 1848, soumettre à l'approbation de la Chambre des députés, ainsi conçu :

« Le droit d'afficher et d'anoncer appartient pleinement à la librairie médicale et à tous les ouvrages, revues, journaux, qui la constituent. Les consultations, remèdes et traitements ne sont pas matière d'affiche et d'annonce. Il est interdit à quiconque exerce la médecine, la pharmacie ou l'une des branches de l'art de guérir, d'en faire usage. »

4° Par analogie avec les modifications introduites, le 5 avril 1900, dans la loi sur les courses de chevaux, il y a lieu d'ajouter à l'art. 16 de la loi sur l'exercice de la médecine, le paragraphe suivant « Exerce illégalement la médecine . . . . 4° toute personne, non qualifiée qui, par avis, circulaires, annonces, affiches. . . . . etc., ou tout autre moyen de publication, aura fait connaître qu'elle traite les maladies. »

DE LA VALEUR DU CERTIFICAT DE VACCINE. VACCINATIONS OFFICIELLES OBLIGATOIRES

par M. DROMAIN

de Paris,

Président du Conseil général des sociétés médicales d'arrondissement de Paris et de la Seine.

La communication que je vais vous faire aujourd'hui porte sur la « valeur du certifical de vaccine ». La non valeur serait plus exacte et s'accorderait mieux avec le fait que j'aurai l'honneur de vous soumettre.

J'ai connu un jeune homme de mes amis qui, à son entrée à la Faculté de médecine, vint me prier de le vacciner. Je le vaccine et lui délivre un certificat qu'exigeait la Faculté.

Mon certificat fut refusé et le jeune homme s'en va à l'Académie de médecine réclamer cette pièce pour la porter à son dossier. Malgré la présence de superbes pustules qu'il portait aux bras, il est revacciné par un garçon qui lui délivre le dit certificat. Il y a là, messieurs, une question de dignité pour notre corps médical et de pression à l'égard du père de famille, qui n'est pas libre de faire vacciner son enfant par un médecin de son choix.

En conséquence, je vous demande d'approuver les vœux suivants :

« Le Congrès exprime le vœu que les diverses administrations de l'État, en particulier : le Ministère de la Guerre; la Faculté de Médecine de Paris et l'Assistance publique, tiennent pour bon, valable et légitime tout certificat de vaccination ou de revaccination, délivré par un médecin diplômé, sans que ce médecin ait besoin de remplir une fonction administrative ou autre de l'État.

Le Congrès exprime le vœu que lorsque le Gouvernement prescrira par mesure d'hygiène, des vaccinations ou revaccinations obligatoires dans les lycées, écoles, classes ou administrations de l'État, il soit toujours permis aux intéressés, par respect de la liberté individuelle, de se faire vacciner ou revacciner par un médecin de leur choix et que le certificat de vaccin, délivré par celui-ci, soit tenu et considéré comme valable et suffisant. »

DISCUSSION

M. Tolédano (de Paris) approuve les conclusions de M. Dromain. Dans les écoles communales, le père de famille peut faire vacciner son enfant par le médecin de son choix. S'il n'en est pas de même dans les lycées et dans les Facultés, c'est de la faute du Ministre qui a fait passer une circulaire dans ce sens.

M. Jamin. — C'est la Faculté de médecine qui a décidé que ce serait à l'Académie ou à l'Institut de vaccine de la rue Ballu que les étudiants en médecine devraient être vaccinés.

M. Petit (de Paris). — Dans les lycées, chaque élève doit verser un franc pour se faire vacciner. Tel élève n'a pas été revacciné, quoique ayant reçu un franc de sa famille, parce qu'il avait dépensé l'argent ailleurs.

Il est choquant de voir la revaccination pratiquée d'office pour un franc, chez un enfant dont la famille a son médecin, qui se trouve ainsi éliminé.

M. Tapie (de Paris). Je suis médecin d'un lycée de Paris, je sais par conséquent comment les choses se passent. La question d'un franc existe, mais les élèves ne sont pas tenus de se faire revacciner, s'ils le sont déjà, et s'ils produisent un certificat.

M. Ducor (de Paris). — Il reste acquis que la vaccination est pratiquée à prix réduit par les soins de l'administration, alors qu'elle le serait plus justement et plus convenablement par le médecin de la famille.

Mais la question est plus haute : il s'agit ici de la valeur de notre diplôme et des certificats que nous délivrons. Quelle est donc la valeur de ce diplôme, si nous ne pouvons pas délivrer un certificat de vaccination? La Faculté en agissant ainsi, fait bien peu de cas de ce diplôme qu'elle nous délivre après de si longues années d'études. C'est d'un fâcheux exemple pour les étudiants qui, au début de leurs études, voient le peu de valeur que la Faculté attache à ce parchemin si chèrement acheté.

M. Poitou-Duplessy (de Paris). — Tous les médecins étaient égaux autrefois. Aujourd'hui on veut les ranger en plusieurs catégories. On doit maintenir l'égalité que nous confère notre titre.

M. le Président met aux voix les conclusions de M. Dromain.

Elles sont acceptées à l'unanimité.

La séance est levée à 6 heures.

Le soir, dîner et réception chez M. Lereboullet, président du Congrès.

Secrétaires : MM. Tapie et Doury.

SIXIÈME SÉANCE. — TROISIÈME ASSEMBLÉE GÉNÉRALE

Jeudi 26 juillet 1900

Le matin à 9 heures.

Présidence d'honneur de M. LANDE
de Bordeaux.
Président de l'Union des Syndicats médicaux de France.

Présidence de M. L. LEREBOULLET, président.

M. Lereboullet lit des lettres d'excuses de MM. Brouardel, obligé de représenter la Faculté à la séance de distribution des prix du Concours général, à la Sorbonne; Lannelongue, appelé à Londres, et Cézilly, retenu par une maladie grave.

Il exprime les regrets de l'assemblée de n'avoir pu voir ses présidents d'honneur assister à la séance durant laquelle sera discuté l'important rapport de M. Grasset.

RAPPORT
SUR LES PRINCIPES FONDAMENTAUX DE LA DÉONTOLOGIE MÉDICALE

par M. le docteur GRASSET
Professeur de Clinique médicale à l'Université de Montpellier.

1. « Afin de ne surprendre personne de vous — et aussi pour m'assurer à moi-même le bénéfice de ma sincérité — je crois devoir vous avertir que je me propose, dans cette conférence, d'être long, ennuyeux, obscur et néanmoins banal[1]. »

Sauf le qualificatif « obscur », que je tâcherai de ne pas mériter,

1. Brunetière, *L'art et la morale*. Confér. du 18 janvier 1898, in *Discours de combat*, 1900, p. 61.

cette phrase s'applique bien mieux à ce Rapport qu'à la Conférence de Brunetière.

Rien de plus ennuyeux, en effet, et par suite de plus long que de parler à quelqu'un de ses *devoirs*.

Aidez-le par vos conseils et vos discours à connaître et à défendre ses *droits* : vous serez le bienvenu. Mais les devoirs!

Ou bien vous êtes déjà pénétrés de leur importance et vous les connaissez à fond : et alors vous n'avez que faire de me lire. Ou bien vous n'en comprenez pas *a priori* l'importance et êtes décidés à ne pas les remplir : et alors vous ne me lirez pas.

Rien de plus banal aussi qu'un pareil exposé. Car tous les principes que j'énoncerai sont la simple expression du bon sens accumulé par la tradition professionnelle; c'est banal comme un lieu commun et par suite bien difficile à exposer.

Car, comme dit encore Brunetière, le difficile n'est pas d'exposer des idées neuves, originales, qui choquent, étonnent et scandalisent ces *Philistins* que Lombroso appelle des *Misonéistes*; le difficile est de dire à ses lecteurs « qu'il y a des idées, de vieilles idées dont la vie de l'humanité ne saurait pas plus se passer que de pain; leur communiquer enfin le rare courage, la singulière audace de ne pas vouloir, à tout prix, paraître plus *avancés* que leur temps.... Voilà ce qui est difficile; voilà ce qui est hasardeux; et voilà, je l'avoue, ce que je voudrais essayer de faire aujourd'hui ».

Je suis condamné, moi aussi, à montrer « qu'il y a des lieux communs dont les dilettantes peuvent bien s'égayer, mais qui n'en font pas moins l'étoffe ou la substance de la vie morale; qu'on ne doit donc jamais avoir peur de développer, quand on ne parle pas pour faire des phrases; et que ni les particuliers ni les peuples ne sauraient impunément dédaigner[1] ».

Je dois donc me résigner à choquer ces *dilettantes* qui répondent avec le Prospero de Renan, quand on lui parle de moraliser les masses : « A notre âge, peut-on dire de pareils enfantillages? » Ce sont les découragés que Renan déclare « tranquilles », précisément parce qu'ils sont désespérés.

Beaucoup de nos confrères, et des meilleurs, ont, sinon la « disposition de l'esprit, très intelligente à la fois et très voluptueuse », qui caractérise le dilettantisme[2], du moins un élégant scepticisme acquis, plus ou moins résigné, décourageant et découragé.

1. Brunetière, L'idée de patrie. Confér. du 28 octobre 1896, in *Discours de combat*, 1900, p. 124.

2. « Il est plus aisé d'entendre le sens du mot *dilettantisme* que de le définir

Ainsi un de mes meilleurs anciens élèves et amis, donnant d'ailleurs personnellement l'exemple de la vie confraternelle la plus scrupuleuse, m'écrit : «... La déontologie, ça n'existe pas. Elle peut s'écrire, mais ne peut pas se prescrire... en réalité. la paix ne sera jamais parmi nous qu'apparente. Nos baisers ne seront jamais que des baisers Lamourette. Plusieurs péchés capitaux se lient à notre profession et vicient irrémédiablement les rapports confraternels : l'orgueil, la jalousie, l'intérêt.... Veuillez bien réfléchir à cette cause perpétuelle de conflit entre nous : l'orgueil, la confiance plus ou moins justifiée d'un mérite particulier, d'un savoir plus étendu et, disons-le aussi pour être justes, d'un service à rendre.... Les progrès de la science engendrent des sauveurs et le salut d'un malade en excuse bien le larcin.... » Et il y a ainsi six pages charmantes, qu'il termine, non sans une gracieuse ironie, en disant : « Oubliez, bien cher Maître, oubliez mon scepticisme et faites-nous un beau prêche de concorde et d'amour ».

Je ne me sens certes pas de force à essayer un prêche de concorde et d'amour; mais je m'entête à croire qu'il y a quelque chose à faire: je veux essayer de montrer qu'*il y a une question déontologique*, comme il y a une question sociale: qu'elle n'est pas insoluble; et que, si on veut essayer de la résoudre, il faut d'abord la poser aussi nettement que possible.

Voilà le but de ce Rapport; pour l'atteindre de mon mieux, je diviserai mon travail en huit parties :

I. *Préliminaires :* Définition, limites, importance et divisions du sujet;

II. Principes qui doivent présider aux rapports mutuels des *médecins en général*;

III. Principes qui doivent présider aux rapports mutuels des *médecins traitants*;

IV. Principes qui doivent présider aux rapports avec leurs confrères des *médecins consultants*;

V. Principes qui doivent présider aux rapports avec leurs confrères des *médecins consultants dans leur cabinet*;

avec précision. C'est beaucoup moins une doctrine qu'une disposition de l'esprit, très intelligente à la fois et très voluptueuse, qui nous incline tour à tour vers les formes diverses de la vie et nous conduit à nous prêter à toutes ces formes sans nous donner à aucune. » (Paul Bourget, *Essais de psychol. contemp.; M. Ernest Renan*, in Œuvr. compl., 1899, t. I. p. 42.) C'est au même chapitre : *Du dilettantisme*, que sont empruntées les citations de Renan qui précèdent.

VI. Principes qui doivent présider aux rapports avec leurs confrères des *médecins d'eaux et spécialistes*;

VII. Des moyens proposés ou à proposer pour fixer et répandre les principes de la déontologie médicale;

VIII. Conclusions.

I

Préliminaires, définition, limites, importance et divisions du sujet.

2. Le mot *déontologie* n'a pas été « créé » par Max Simon, comme le dit Dechambre.

Il a été en effet employé déjà (pour la première fois probablement) par Bentham[1]. Un des livres de cet auteur que Bouillet[2] considère « comme le fondement de toute sa doctrine et la clef de ses ouvrages de législation civile et pénale », est intitulé : *Déontologie ou science du devoir*[3].

Voilà le sens initial du mot déontologie : science du devoir.

Max Simon a appliqué ce mot à la médecine et en a étendu le sens. Comme l'indique le titre même de son livre[4], il comprend sous le titre de *déontologie médicale* la science des devoirs et la science des droits du médecin[5].

Dechambre[6] a ensuite justement rendu au mot déontologie son sens lus étroit et plus vrai de science des devoirs et a proposé pour la science des droits le mot *dicéologie* qui ne paraît pas avoir eu grand succès.

La déontologie médicale comprend donc l'étude de l'ensemble des devoirs du médecin.

1. Bentham (1747-1842), publiciste et jurisconsulte anglais, à qui la Convention décerna le titre de citoyen français et qui légua par testament son corps à la dissection. (BATBIE, art. *Bentham*, in Dict. des dict. de Guérin.)

2. BOUILLET, Dict. univers. des sc., des lettres et des arts, 1862, art. *Déontologie*.

3. Cet ouvrage a été traduit en français par LAROCHE (Paris, 1834, 2 vol. in-8).

4. MAX SIMON, *Déontologie médicale*, ou des devoirs et des droits des médecins dans l'état actuel de la civilisation. Paris, 1845.

5. Voir spécialement la note de la p. 33 du livre de Max Simon.

6. DECHAMBRE, art. *Déontologie* et *Dicéologie*, in Dict. encycl. des sc. médic., t. XXVII, 1882, p. 489. Bibliogr. import., p. 579. — Réimprimé et considérablement augmenté sous ce titre : *Le médecin*. Devoirs privés et publics; leurs rapports avec la jurisprudence et l'organisation médicales. Paris, 1883. — Sauf indication contraire, les renvois que l'on trouvera plus loin au travail de Dechambre se rapportent, comme pagination, à l'article du Dictionnaire.

Mais le titre de la troisième section du Congrès à laquelle doit être soumis le présent Rapport indique que nous devons limiter notre sujet à l'étude des devoirs des médecins *entre eux*.

D'une manière générale, les devoirs, comme les droits du médecin, peuvent être classés sous trois grands chefs : les devoirs vis-à-vis des collectivités, les devoirs vis-à-vis des individualités non médicales (clients, etc.) et les devoirs envers les confrères. Les deux premiers groupes appartiennent à la première et à la deuxième section du Congrès. Le troisième appartient seul à notre troisième section [1].

Nous devons donc seulement étudier les rapports des médecins entre eux [2], tâcher d'indiquer ce qu'ils doivent être, ce qu'*il faut* [3] qu'ils soient.

3. De plus, nous n'avons pas à détailler ces rapports dans une série de cas particuliers.

Les mots *principes fondamentaux*, mis intentionnellement dans le titre du Rapport, indiquent que nous devons rester dans les grandes lignes.

Nous n'avons pas à proposer ici un *Code* de déontologie médicale, mais seulement les principes d'après lesquels ce Code pourrait être rédigé.

La principale conclusion de ce travail, qui sera soumise aux discussions du Congrès, vise précisément l'opportunité de la rédaction ultérieure de ce Code et les moyens à employer pour atteindre ce but, si le Congrès l'estime désirable.

4. Même limité ainsi, le sujet a une grande importance pour le corps médical tout entier.

La grande crise que traverse la profession médicale et dont la gravité croît tous les jours a certainement des causes multiples et je reconnais volontiers que les principales de ces causes n'appartiennent pas à mon Rapport; en d'autres termes, la crise de la profession médicale n'est pas imputable à la faute des médecins.

Mais, en étiologie, nous savons tous qu'il faut tenir compte même des causes simplement adjuvantes. L'ignorance de la déontologie et sa conséquence naturelle, le défaut de confraternité, doivent certainement figurer au premier rang de ces causes adjuvantes.

Nos adversaires sont assez habiles à exploiter, voire même à imaginer, des accusations contre nous [4] pour que nous ne leur per-

1. Des rapports du médecin avec ses confrères (Déontologie médicale.).

2. Pour des motifs analogues, j'ai cru qu'aucune question relative au *secret médical* n'appartenait à mon sujet : ce ne sont pas là des devoirs entre confrères.

3. Τὸ δέον est le participe présent de l'impersonnel δεῖ, il faut.

4. Si, comme le dit Gaston Deschamps (La fin d'un monde. Cit. *Semaine méd.*,

mettions pas de trouver des arguments et des complices parmi nous.

Or, le médecin qui dit du mal d'un confrère ou qui se conduit incorrectement vis-à-vis de lui fait croire que nous avons une médiocre opinion les uns des autres et, par suite, devient le complice, plus ou moins inconscient, de ceux qui veulent abaisser et déprécier la profession médicale.

« Le devoir, a dit notre grand Cruveilhier[1], c'est l'honneur, c'est la vie morale de l'homme, c'est la vie morale des Sociétés, qui languissent lorsqu'il se relâche, qui périssent lorsqu'il s'éteint. »

Et Dechambre[2] ajoute à cette citation : « La première condition pour que la dignité médicale soit respectée, c'est que le médecin lui-même en soit pénétré plus que personne ».

Max Simon[3] avait déjà dit : « Le point essentiel dans la réforme de la médecine, c'est la réforme du médecin ».

Aussi les confrères qui ont recherché et signalé avec le plus d'énergie les causes de la crise médicale en France, comme celui qui a signé son livre[4] du pseudonyme symbolique de « Dr Peinard, membre de la Société des contribuables », reconnaissent bien l'importance de cette cause de discrédit pour la profession médicale.

Ce distingué confrère conclut en effet de son étude que « la manière de faire de la majorité des médecins praticiens vis-à-vis de leurs confrères est souvent en contradiction avec les règles élémentaires et inviolables de la confraternité[5] ». La confraternité médicale est malheureusement un « euphémisme[6] » comme la reconnaissance des clients. Et cette « jalousie proverbiale des médecins (*invidia medicorum pessima*) est la cause principale de tous nos maux et de toutes nos misères professionnelles[7] ».

Eh bien, je n'ai certes aucune prétention à la « statue d'or » que Peinard promet « à celui qui trouvera un remède efficace contre la jalousie ». Mais j'ai une telle confiance dans la valeur morale du corps médical, que je fréquente un peu partout depuis plus de trente

11 oct. 1899). l'« apothéose des médecins » est un signe de fatigue des peuples dans les sociétés qui touchent à leur fin, notre pays est encore plein d'une vigueur de bon augure.

1. CRUVEILHIER. Sur le devoir du médecin. Disc. pron. à la fac. de méd. de Paris. *Gaz. méd. de Paris*, 1836.

2. DECHAMBRE, *loc. cit.*, p. 489.

3. MAX SIMON, *loc. cit.*, p. 36.

4. PEINARD, *La profession médicale en France*, 1894.

5. C'est sa 4e conclusion (p. 237).

6. En application du neuvième commandement du médecin :

De tes confrères tu diras
Le plus de mal adroitement.

7. PEINARD, *loc. cit.*, p. 76.

ans, que pour moi *la cause principale du défaut de confraternité est l'ignorance de la déontologie.*

On ne peut reprocher un manquement au devoir professionnel que si l'on est sûr que le coupable connaissait son devoir et y a sciemment désobéi. Or, à l'heure actuelle, où le jeune médecin trouvera-t-il le guide, le code, la règle, voire même seulement le conseil éclairé pour se guider dans la vie professionnelle?

Il y a une série de cas difficiles, que les clients compliquent encore, en se trompant ou en nous trompant. Par simple ignorance, un confrère passera à côté du devoir professionnel : c'est fini: le conflit est ouvert; il s'envenimera incessamment, et des deux côtés....

On peut donc dire, ce me semble, que le sujet de ce Rapport, quoique un peu nuageux dans son apparence et dans son titre, a une réelle *importance pratique* pour la totalité du corps médical.

II

Principes qui doivent présider aux rapports mutuels des médecins en général.

5. Un premier principe à poser bien nettement tout d'abord pour éviter tout malentendu est celui-ci : *la déontologie n'a rien à voir avec la loi civile qu'elle dépasse absolument.*

Quand, en déontologie médicale, on énumère les devoirs vis-à-vis des malades, on ne dira pas aux médecins qu'ils ne doivent pas assassiner leurs clients, ni faire avorter (sans nécessité médicale) leurs clientes.

De même ici, quand il s'agit des devoirs des médecins entre eux, nous n'avons pas à leur dire que le vol, l'escroquerie et la diffamation sont punis par le Code pénal, même quand les victimes sont des confrères.

« L'honnêteté scrupuleuse n'est malheureusement pas l'apanage de tous (les médecins). Quand je parle d'honnêteté, ce n'est point de la grosse honnêteté vulgaire, grossière en quelque sorte, que je veux entretenir le lecteur, de celle qui se refuse à majorer une note d'honoraires, à réclamer indûment des visites non faites; je veux parler de ce scrupule qui fait peser à chacun de nous les actes de sa vie professionnelle, et qui, par cette voix de la conscience, toujours entendue, à qui sait écouter, nous dit : ceci est mal, ceci est défendu[1]. »

1. JUHEL RENOY, *Vie professionnelle et devoirs du médecin.* Paris, 1892.

La déontologie n'a rien à voir avec la gendarmerie. Il ne faut donc pas s'attendre à nous voir demander une sanction pénale quelconque aux devoirs que nous indiquerons.

Le Dr Munaret[1] a très heureusement rappelé cette phrase de Montesquieu : « Il y a des moyens pour réprimer les crimes, ce sont les peines ; il y en a pour corriger les mœurs, ce sont les exemples ».

« En résumé, dit Jules Simon[2], il faut obéir au devoir parce qu'il est le devoir. »

Et Max Simon[3] : « L'idée abstraite du devoir, le principe absolu de l'obligation morale sont seuls capables de le maintenir (le médecin) constamment à la hauteur de sa mission. Celui-là seul qui placera sa conduite sous la direction de ce mobile supérieur fera l'art égal à la science. »

« Gardez le culte de l'honneur. Dans son caractère indéfini, il est supérieur à la loi et à la morale : on ne le raisonne pas, on le sent : c'est une religion[4]. »

Kant a défini le devoir : « la nécessité d'obéir à la loi par respect pour la loi ». Cette définition comprend les devoirs des médecins entre eux, devoirs qui appartiennent à la seule *loi morale*.

6. On peut même dire que la déontologie appartient à une des parties les plus élevées de la loi morale.

Il n'y a certes pas de degrés dans l'obligation morale ; mais il y a des degrés dans le nombre et la qualité des choses moralement obligatoires. Les devoirs professionnels d'un homme s'ajoutent à ses devoirs d'homme ordinaire, et les devoirs professionnels sont plus élevés que les devoirs ordinaires, parce que l'infraction à ces devoirs n'engage pas seulement la responsabilité de l'individu, mais aussi, dans une certaine mesure, la responsabilité du corps auquel il appartient.

De plus, ces devoirs professionnels sont plus ou moins élevés, sont tout au moins d'une nature différente suivant la profession envisagée : sans vouloir rabaisser personne, ni hiérarchiser les professions, il est bien permis de dire que les devoirs professionnels des magistrats ou des avocats sont différents de ceux des épiciers ou des commerçants.

Cela admis, il est évident que la profession médicale est de celles qui imposent à leurs membres le plus de devoirs.

1. Dr Munaret, *Du médecin des villes et du médecin de campagne, mœurs et science*. Paris, 2e édit., 1840.
2. Jules Simon, *Le devoir*. Paris, 16e édit., 1897, p. 378.
3. Max Simon, *loc. cit.*, p. 55.
4. Dr Léon Cassine, *Le médecin dans la société actuelle*. Saint-Quentin, 1896.

« Cette profession a un caractère si spécial, elle confie à celui qui l'exerce de si grands intérêts, elle l'appelle à des fonctions si délicates, elle le charge de responsabilités si lourdes, elle l'initie à tant de secrets, qu'elle soumet l'accomplissement du devoir à des conditions plus hautes et plus rigoureuses pour lui que pour tout autre[1]. »

Dans la médecine, comme Lavisse[2] le dit pour l'église et l'armée, « l'idéal de profession est très élevé ».

Le livre de Max Simon commence par cette phrase, qui en est comme l'épigraphe : « S'il est une profession qui impose à ceux qui l'exercent l'obligation d'une morale sévère, c'est sans contredit celle du médecin ».

Donc, la déontologie médicale, telle que nous l'envisageons, non seulement n'appartient pas à la loi civile, mais même n'appartient qu'aux chapitres les plus élevés de la loi morale.

7. Cela posé, le médecin, au début de sa carrière, doit bien se rappeler qu'il ne faut pas se proposer comme but unique le succès immédiat et coûte que coûte, *per fas et nefas*; il ne faut pas être « arriviste » dans le mauvais sens de ce mot moderne.

« Il est impossible de le nier, le niveau moral s'abaisse chez nous et, à ce point de vue, les nouvelles générations, dont je suis, ne valent pas leurs aînées. Le *struggle for life* y sévit avec une intensité inconnue jusqu'à ce jour et les jeunes arrivent avec le besoin de gagner vite et beaucoup[3]. »

Certes le médecin doit voir dans son diplôme le moyen de gagner honorablement sa vie et celle de sa famille. Mais il ne doit pas chercher, avec une impatience agitée qui exclut le discernement dans le choix des moyens, à se faire immédiatement au soleil une large place, qui corresponde d'emblée à ses légitimes ambitions d'avenir.

Il ne doit pas surtout voir dans tous les confrères déjà arrivés des ennemis à déloger et à supplanter. Il faut lutter pour la vie, mais à armes courtoises, en ne voyant d'ennemi que dans la maladie à abattre. Il ne faut pas qu'on puisse dire : *medicus medico lupus*. Il faut voir dans les confrères des émules, des guides, des exemples..., en tous cas des personnes qui ont déjà acquis et mérité l'honorabilité et l'estime que le jeune médecin espère conquérir à son tour, grâce au même diplôme.

« Les médecins, dit le Dr Chalamet[4], honorent leur profession en s'ho-

1. DECHAMBRE, *loc. cit.*, p. 488.
2. LAVISSE, La réconciliation nationale. *Revue de Paris*, 1899, p. 655.
3. Dr AYMARD, Nouvelles mœurs médicales. *Concours médical*. Cit. *Médecine moderne*, 1894, p. 1422.
4. CHALAMET, Code de déontologie, approuvé par la Soc. locale des médecins de la Drôme et de l'Ardèche (Vals, 15 mai 1894). *Concours médical*, 1895, p. 506. Publié à Valence avec le Compte rendu de la réunion du 16 nov. 1896.

norant eux-mêmes et par conséquent en observant vis-à-vis les uns des autres les plus grands égards. »

« Les médecins, disent nos confrères de la Gironde[1], doivent se considérer comme les membres d'une même famille. Leur conduite à l'égard les uns des autres devra être réglée en conséquence. A son arrivée dans la localité où il vient s'établir, le nouveau venu devra visiter tous les confrères de la région.... Il est de toute convenance que la visite faite par le nouveau venu à ses anciens lui soit rendue par ceux-ci. Ils ne doivent jamais considérer comme un ennemi le nouvel arrivé. »

Le Dr Cassine[2] ajoute même à ce conseil : « Offrez (à vos confrères) un exemplaire de votre thèse en leur exprimant l'assurance de vos bons sentiments ».

De même, le Dr Courgey[3] rappelle que, d'après Littré, la politesse est la culture intellectuelle et morale des sociétés et ajoute que c'est au médecin qu'il appartient le plus de l'observer. « Les jeunes médecins s'installent dans une ville ou dans un quartier et ne rendent pas visite à leurs confrères! Et quelquefois les aînés ne rendent pas la visite que leurs cadets leur ont faite! Beaucoup se rencontrent dans la rue, dans un endroit public ou même chez les clients, non seulement sans se donner la main, mais sans se saluer, sans se voir! »

Et nos confrères du Loiret[4] : « Tout médecin qui s'installe dans une localité doit commencer par rendre visite à ses confrères immédiats ou exerçant dans le voisinage et avec lesquels il peut avoir des rapports de clientèle. Ceux-ci doivent lui rendre cette visite aussitôt qu'ils le peuvent. » Et ils ajoutent : « Le bureau du cercle de l'arrondissement où vient de se fixer le nouveau confrère, délègue officiellement auprès de lui un membre du syndicat pour lui souhaiter la bienvenue au nom du syndicat, lui indiquer les prix habituellement pratiqués pour les visites et les consultations et lui remettre un exemplaire du Code déontologique adopté, ainsi que les statuts du Syndicat ».

Le Dr Hubert[5] : « Avant d'accrocher à votre porte la plaque de cuivre annonçant au public votre avènement, il convient que vous fassiez une visite aux médecins avec lesquels l'exercice de la profession doit bientôt vous mettre en rapport ».

Les médecins de Toulouse[6] : « Les médecins se doivent entre eux les égards d'une bienveillante confraternité; ils doivent en toute circonstance se donner aide, protection, et s'abstenir de toute marque d'improbation sur tous les actes du ministère médical.... L'Association recommande à tous ses membres une bienveillance mutuelle qui les porte à se favoriser entre eux d'une manière spéciale dans l'exercice de la profes

1. *Assoc. des méd. de la Gironde.* Conseils professionnels et princ. de déontol. médicale. Bordeaux, 1895, p. 26.

2. Dr Cassine. *loc. cit.*, p. 68.

3. Dr Courgey. La politesse intermédicale. *Concours médical*. 1898, p. 20.

4. Synd. méd. du Loiret. Code déontolog. *Concours médical*. 1899, p. 165.

5. Dr Hubert. *Le devoir du médecin.* Leçons de déontol. prof. à l'Univers. cath. de Louvain, 1897, p. 155.

6. *Assoc. des méd. de Toulouse.* Règlement intér. de l'Assoc. professionn. et de la Soc. de secours mutuels. Toulouse, 1896, art. 15, 63, 65 et 70.

sion.... Les membres de l'Association médicale auront pour les officiers de santé et les chirurgiens dentistes pourvus d'un diplôme régulier les mêmes égards que pour les docteurs, lorsque ces praticiens ne sortiront point des limites que la loi leur a tracées et qu'ils ne manqueront en aucun point à la dignité que réclame l'art de guérir.... Tout médecin atteint d'une maladie grave sera visité, au moins deux fois durant sa maladie, par trois membres nommés par la Commission générale. »

On lisait déjà dans un règlement de 1598 de la Faculté de médecine de Paris : *Scholæ nostræ doctores amicitiam inter se colant*[1].

« Ce que vos confrères, dit le Dr Hubert[2], sont en droit d'exiger de vous, c'est la droiture, la loyauté, la courtoisie et, si vous voulez avec eux des rapports agréables ou *confraternels* dans toute l'acception du terme, ajoutez-y sans marchander la grâce et le dévouement. Soyez pour vos confrères comme vous désirez qu'ils soient pour vous[3]. C'est toute la loi!... Ne nous dévisageons donc pas toujours avec des yeux de coq de combat; sachons nous sourire affectueusement et offrir à nos confrères cette bienveillance vraie qui cherche à se traduire dans les actes, qui n'interprète pas tout à mal, qui excuse volontiers et pardonne facilement! »

« Soit dans les sections de l'association, soit dans des circonscriptions plus restreintes, par exemple dans la même ville, les médecins s'évertueront à coopérer avec toute la bonne entente possible et à se soutenir les uns les autres en face du public[4]. »

« La confraternité des médecins, a dit encore Dechambre, doit avoir le même principe que leur honnêteté; elle doit reposer sur un sentiment profond de la noblesse de l'art qu'ils exercent en commun. Bien pénétré de ce principe salutaire, on respectera la dignité de son confrère comme la sienne propre. »

En d'autres termes, comme je l'ai dit ailleurs[5], « les médecins doivent donner à leurs clients et au public l'exemple de la considération et de l'indulgence réciproques. Ils ont tout intérêt à se considérer entre eux jamais comme des ennemis et des rivaux, toujours comme des collaborateurs et de vrais confrères. »

1. Registres comment. de la Fac. de méd. de Paris, t. IX, folio 45 v°. Cit. Dechambre, *Le médecin*, p. 51.
2. Dr Hubert, *loc. cit.*, p. 152.
3. « Je ne parle pas de cette maxime qu'il faut faire aux autres ce qu'on voudrait qu'il fût fait pour soi-même; combien y songent avant de critiquer les actes de leur frère en médecine? » (Dr Adelstan de Martigny, de Montréal. Cit. *Médecine mod.*, 1899, p. 607).
4. Déontol. pour les membres de l'Assoc. génér. des médecins de Danemark, votée à l'assemblée médic. d'Aarhuus les 19 et 20 août 1891; obligeamment trad. et commun. par le Dr Ehlers, de Copenhague, secrétaire du Comité national du Danemark.
5. *Quelques principes de déontologie* : devoirs des médecins entre eux. Appendice aux Consult. médic. sur quelques maladies fréquentes. Montpellier et Paris, 1894, p. 500 de la 4e édition.

Je maintiens que non seulement c'est leur devoir, mais qu'encore ils y « ont tout intérêt ».

Ici en effet, conformément à la doctrine de Reid et de l'École écossaise, le devoir et l'intérêt sont, pour une fois, confondus.

C'est l'intérêt du jeune médecin de ne pas diminuer, mais d'accroître la considération dont est entouré le corps médical. Or, « la médecine et les médecins ne seront honorés et estimés à leur valeur que si les médecins eux-mêmes donnent l'exemple ».

Si le jeune médecin considère ses confrères comme de simples gêneurs à faire disparaître le plus rapidement possible et par tous les moyens, comment veut-il être traité lui-même par les confrères qui viendront ensuite et par le public tout entier ?

Le succès acquis par ces procédés sans vergogne n'est en général ni durable, ni croissant. D'ailleurs, si l'on veut arriver très vite et sans scrupule, on a bien perdu son temps à acquérir péniblement un diplôme : il vaut mieux le remplacer par un casque doré et une voiture avec orchestre : c'est là le vrai moyen d'arriver vite et bruyamment.

Donc, pour le jeune médecin, le devoir semble être l'*officium* entier de Cicéron, c'est-à-dire l'union de l'honnête (*honestum*) et de l'utile.

« Quand on a constaté l'existence d'une loi morale, dit Jules Simon[1], il est en quelque sorte superflu de rechercher si cette loi est utile ; car, fût-elle même dangereuse, il ne faudrait pas moins lui obéir ; mais toute loi morale est bonne et *utile* et nul ne peut la violer qu'à son dam. »

Suivant un mot de Marc-Aurèle, cité par le même auteur, « ce qui n'est pas utile à l'essaim n'est pas non plus utile à l'abeille ».

Donc le médecin ne doit pas croire qu'il réussira d'autant plus vite et d'autant mieux qu'il discréditera davantage ses confrères. Il n'a aucun intérêt à porter préjudice à ses collègues et en tous cas il ne doit pas le faire.

Ce principe, en apparence banal, est gros de conséquences.

8. Une des premières déductions à tirer de ce principe est que le médecin ne doit jamais dire du mal de ses confrères.

Il va sans dire qu'on n'est pas obligé de dire du bien si l'on pense du mal. Mais on ne doit pas dire du mal, même quand on le pense : pas plus le chuchoter ni l'insinuer que le proclamer.

« La sagesse, a dit Fontenelle, consiste plus souvent à se taire qu'à « parler. Il est toujours temps de penser, mais il ne l'est pas toujours

1. Jules Simon, *loc. cit.*, p. 572. — Dam (de *damnum*) perte, préjudice.

« de dire ce que l'on pense. » C'est là, dit le Dr Cassine[1], un axiome plus « vrai pour le médecin que pour tout autre. »

« On ne desservira pas son confrère, on ne le dépréciera pas en secret ; on fera pour lui, dit le Dr Laroche, comme on voudrait qu'il fît pour vous[2]. »

« Les médecins ne devraient pas oublier que la charité consiste à juger bonnement d'autrui et sévèrement de soi-même[3]. »

Monfalcon[4] disait déjà[5] : « Les médecins honorent leur profession en vivant ensemble dans une intelligence parfaite ; une indulgence réciproque doit leur faire excuser les erreurs qu'ils peuvent commettre.... Pleins d'égards les uns pour les autres, ils doivent chercher toutes les occasions de faire entre eux un échange de bons procédés. Il serait honteux à un médecin de compromettre un confrère auprès d'un malade.... Flétrir la réputation d'un confrère est se déshonorer soi-même. »

Le Syndicat des médecins de la Seine a écrit à la Société des médecins des hôpitaux de Paris une lettre dans laquelle il « prie les membres de la Société de faire leurs efforts pour éviter les jugements déplacés que les élèves des hôpitaux portent parfois à la légère sur le diagnostic et le traitement antérieurs des malades hospitalisés[6] ».

« S'ils veulent être estimés et honorés à leur valeur, les médecins doivent donner l'exemple de la considération et de l'indulgence réciproques. Ils doivent scrupuleusement éviter toute critique ouverte ou détournée de la conduite de leurs confrères[7] ».

« 1. Il est inadmissible en bonne confraternité de critiquer dans un journal ou dans un écrit destiné à la publication la conduite d'un confrère envers un malade. — 8. Il est indigne de délivrer aux parents d'un malade un certificat rédigé de manière à laisser supposer qu'un confrère ne l'aurait pas bien traité. — 14. Toute appréciation, orale ou écrite, pouvant donner lieu à des critiques de la part de laïques sur le compte d'un confrère, doit être évitée[8]. »

« Songeons que nos paroles malveillantes jettent un discrédit fâcheux, non seulement sur les médecins, mais sur la médecine elle-même[9]. »

« Les médecins honorent leur profession en s'estimant réciproquement, en observant les uns vis-à-vis des autres les égards les plus confraternels et en se protégeant mutuellement en toute occasion. Rabaisser le mérite de ses confrères, les dénigrer ou dévoiler leurs fautes, c'est tout à la fois violer les lois de la morale, ternir la profession, fournir gratuitement un

1. Dr Cassine, *loc. cit.*, p. 11.
2. Dechambre, *loc. cit.*, p. 567.
3. Peinard, *loc. cit.*, p. 155.
4. Monfalcon, art. *Médecin*, in Dict. des sc. médic. (en 60 vol.), 1819, p. 279 Bibliogr., p. 378.
5. P. 364.
6. Soc. méd. des hôp., 15 août 1897, *Progrès méd.*, 1897, p. 292.
7. Synd. méd. du Loiret, *Loc. cit.*, p. 166.
8. Décisions du conseil de discipline de la Société néerlandaise pour l'avancement de la médecine (Cercle médical d'Amsterdam), obligeammen communiquées par le prof. Guye et le Dr Pinkhof, d'Amsterdam.
9. Dr Cassine, *loc. cit.*, p. 44.

nouvel aliment à la malice publique, se déprécier soi-même aux yeux des personnes bien pensantes et s'exposer, à son tour, à une critique impitoyable et légitime[1]. »

« Ne vous permettez jamais de critiquer un confrère, non parce qu'il pourrait vous le rendre à l'occasion, mais parce que vous n'en avez pas le droit[2]. »

Les médecins « ne doivent jamais dire, insinuer ou même laisser supposer du mal les uns des autres. On peut toujours contester la valeur scientifique d'un médecin, on ne doit jamais pouvoir discuter sa haute valeur morale[3]. »

Dans tout confrère nous devons respecter la robe que nous avons tous mise le jour où nous avons prêté le serment professionnel.

C'est là de la solidarité nécessaire et de l'esprit de corps salutaire.

9. Il est à peine utile de rappeler en France (car la chose y est d'un usage constant) le devoir que les médecins danois ont énoncé dans le document déjà cité : « Tout médecin, son épouse, sa veuve et ses enfants, dénués de secours, ont droit aux visites et soins gratuits du médecin qu'ils ont choisi, mais ne sauraient exiger la visite gratuite de médecins qu'on ferait venir de loin, ni se déclarer mécontents d'un autre arrangement convenable ».

« Vous devez à vos confrères, dit le Dr Hubert[4], à leurs femmes et à leurs enfants tous les soins médicaux qu'ils vous feront l'honneur de vous demander. C'est le premier des devoirs de confraternité.... Entre médecins, il n'est ni dans les convenances ni dans les mœurs de s'envoyer des notes d'honoraires : des remerciements affectueux suffisent comme expression de la reconnaissance. »

Mais il est indispensable de rappeler que c'est un devoir strict pour tous les médecins de s'associer à toutes les œuvres de prévoyance, de défense et d'assistance confraternelles[5].

10. Nous avons le devoir de respecter la dignité professionnelle, non seulement chez nos confrères, mais en nous-mêmes : c'est un de nos

1. *Société des médecins de l'Aveyron*. Projet de règlement. Rodez, 1876, art. 17 et 18, p. 5 et 6. Partiellement réimpr. (sous le nom du Dr Volonzac, à la fin du *Tarif minimum d'honor. de la Soc. des médecins de l'Aveyron*. Rodez, 1898. Ces deux documents m'ont été obligeamment communiqués par le Dr Louis Bonnefous, de Rodez.

2. Dr Hubert, *loc. cit.*, p. 156.

3. Princ. de déontol. déjà cités, p. 300.

4. Dr Hubert, *loc. cit.*, p. 156.

5. C'est le titre même et l'objet de la quatrième section de ce Congrès et du Rapport du Dr Lande, de Bordeaux.

devoirs vis-à-vis des autres médecins. De là la condamnation de tout ce qui ressemble à de la *réclame* ou peut faire soupçonner de la *vénalité*.

C'est le premier paragraphe de la « Déontologie » des médecins danois : « Il n'est permis à aucun membre (de l'Association des médecins) d'employer le humbug[1], la réclame ou tels autres moyens indignes pour se faire une clientèle aux dépens d'un autre médecin »; — et aussi de la « Déontologie » des médecins de l'Aveyron[2] : « La dignité professionnelle interdit au médecin toute annonce de traitement particulier ou de remèdes secrets, toute convention avec qui que ce soit pour la vente ou la propagation de ces remèdes; de même, elle lui interdit toute réclame, toute intrigue, toute cabale pour attirer les malades vers lui. »

De même, le conseil de discipline des médecins néerlandais, dont nous avons déjà cité les décisions, « rappelle au cercle qu'il est au-dessous de la dignité de la profession de faire de la réclame dans les journaux ».

« Aujourd'hui, s'écrie Munaret[3], un docteur subit les gémonies de l'affiche. »

Et Peinard[4] : « Par le temps de publicité et de réclame à outrance qui tendent à industrialiser la médecine, le faire-savoir est devenu une qualité indispensable. La médecine des villes, comme celle des campagnes, l'a adopté : les procédés seuls diffèrent : à la ville, le médecin a à sa disposition : la presse politique, les fonctions publiques et les relations sociales dont il peut se servir habilement. A la campagne, le médecin emploie les représentants de l'autorité : et le maire du village ainsi que le garde champêtre, l'instituteur et le curé se chargent de lui faire de la publicité. Comme on le voit, il y en a pour tous les goûts. »

La Société locale de l'Aveyron[5] a justement blâmé un confrère d'avoir laissé paraître, avec son approbation, une affiche politique dans laquelle on lisait : « Chers concitoyens, rappelez-vous que dans notre canton MM. les médecins se faisaient payer fort cher, que dans l'état de gêne où vous avait réduits la crise viticole, vous étiez forcés de vous passer de leurs soins que vous n'auriez pas pu payer : rappelez-vous que cet état de choses a changé, il y a environ trois ans, grâce au retour d'un enfant du pays, qui vous traite en frères.... »

« Aujourd'hui comme jadis, dit Juhel Renoy[6], la race des charlatans — puisque c'est le mot consacré — fleurit toujours vivace. Il y en a de tous genres[7], de toutes espèces, de honteux, d'hypocrites, de cyniques, pour les petites gens, pour les heureux du monde, chacun appropriant, adaptant le genre de sa réclame à la classe sociale qu'il vise. Ce sont les immondes *professeurs libres* dont les affiches tapissent les colonnes de néces-

1. Humbug (heumbeugh). Charlatanisme avec fracas par annonces, par entreprises, etc. : c'est un mot anglais qui commence à prendre chez nous (Dict. des dict., art. *Humbug*).

2. Soc. des méd. de l'Aveyron, *loc. cit.*, art. 15, p. 16.

3. Munaret, *loc. cit.*, p. 5.

4. Peinard, *loc. cit.*, p. 119. — 5. *Concours médical*, 1893, p. 451.

6. Juhel Renoy, *loc. cit.*, p. 71 et 75.

7. Voir l'art. *Charlatanisme* de Dureau, in Dict. encycl. des sc. médic., 1884 t. XV, p. 458.

sité, ou encore les médecins *couronnés* par l'Institut de France[1], que leur philanthropie pousse à donner des consultations *gratuites* de huit heures du matin à neuf heures du soir, sans souci des syndicats réclamant la journée de huit heures. »

Et le même auteur rappelle en terminant le mot de Dureau : qu'il y aura toujours « des distillateurs de mensonges qui spéculeront sur la crédulité et la bêtise humaine ».

« Nous voyons d'authentiques docteurs, dit le Dr Aymard[2], étaler leur nom à la quatrième page des journaux quotidiens, faire distribuer des prospectus[3] dans la rue, placer des cartes de visite dans les *buen retiro* des établissements de nuit à la mode.... »

On trouvera de nombreux et curieux exemples de « charlatanisme médical » soit dans l'article déjà cité de Dureau, soit dans le livre de Brouardel sur l'exercice de la médecine et le charlatanisme[4].

Tout cela est en effet extrêmement regrettable. Seulement les limites de la réclame défendue ne sont pas toujours faciles à préciser.

En 1894, la Société médicale de Charleroi avait, sur la proposition du Dr Moreau, mis au concours la question suivante : « Faire l'étude des inconvénients des annonces des médecins dans les journaux politiques et ce au double point de vue de l'intérêt des malades et de la correction professionnelle[5] ». — Dans le Mémoire[6] couronné après ce concours, le Dr Merveille a bien stigmatisé les annonces médicales dans la presse politique et a montré combien les annonces à la quatrième page ou dans le corps du journal sont répréhensibles et ont des inconvénients pour les malades et pour les médecins.

La Chambre médicale de Vienne[7] a considéré, d'une manière précise, comme actes attentatoires à la dignité professionnelle : « 1° les annonces dans les journaux ou recueils autres que ceux de médecine (n'autorise qu'un maximum de trois avis dans les journaux politiques, en cas d'installation, de changement de domicile ou de déplacement prolongé et à la condition que les avis n'indiquent que le nom du médecin, ses titres professionnels légaux, sa spécialité, son adresse et ses jours et heures de consultation) ; 2° la demande ou la publication de lettres de remerciements émanant de malades traités ; 3° la recommandation, dans des brochures ou des conférences populaires, d'un médicament ou d'un procédé de médication en opposition avec les méthodes usuelles ; 4° la remise d'une gratification aux sages-femmes, employés d'hôtels, etc., pour leur intermédiaire dans l'envoi des clients ; 5° l'apposition de plaques-réclames

1. On pourrait y joindre les correspondants *avec* l'Institut.
2. Dr Aymard, *loc. cit.*, p. 1425.
3. On trouvera un exemple d'avis, très analogue à un prospectus, dans le *Concours médical*, 1883, p. 317.
4. Brouardel, *L'exercice de la médecine et le charlatanisme*, Paris, 1899, p. 464.
5. *Progrès médical*, 1894, p. 150.
6. Publié in extenso dans le *Concours médical*, 1895, p. 476.
7. *Semaine médicale*, 1895. Cit. *Concours médical*, 1895, p. 228.

destinées à appeler forcément l'attention du public; 6° l'annonce outrée d'un établissement ou institut médical ».

Je crois, pour ma part, que, pour rester sur un terrain précis et suffisamment large, il ne faut proscrire que la réclame payée dans le journal extra-médical ou par voie d'affiche.

C'est à peu près la formule des médecins de la Gironde[1] qui interdisent : l'affichage dans les lieux publics et les annonces dans les journaux politiques.

On ne peut pas, en effet, appeler réclames des publications scientifiques dans des journaux, même extra-médicaux. On ne peut pas empêcher un médecin de mettre sur sa carte de visite ou même sur sa porte des titres qu'il a honnêtement conquis. Un médecin ne peut pas non plus être rendu responsable des articles que des amis plus ou moins maladroits feront passer sur lui dans une feuille publique. On ne peut pas empêcher ses amis, politiques ou religieux, de payer les honoraires qu'ils doivent en éloges et en recommandations dithyrambiques. On ne peut pas empêcher les reporters d'imprimer que vous soignez tel ou tel grand personnage....

La seule règle d'interdiction doit reposer sur la preuve que la réclame a été payée.

Et encore faut-il en avoir la preuve. Car les apparences peuvent tromper.

Je connais un médecin, en qui j'ai confiance comme en moi-même, qui, ayant publié une observation médicale dans un journal médical, en vit paraître une analyse, fort aimable d'ailleurs, dans le *Figaro*. Le lendemain, il recevait une lettre par laquelle un grand journal américain lui faisait ses offres de service pour reproduire, dans toutes les langues, la « réclame », insérée dans le *Figaro* de tel jour. Mon ami se contenta d'en rire; mais bien des gens ont pu garder charitablement la pensée qu'il insérait des « réclames » dans les journaux politiques.

A la réclame payée, nous rattacherons le racolage des clients par les maîtres d'hôtel, les pisteurs des gares, les courtiers et les rabatteurs, les pharmaciens, etc.

« Il est avéré, dit Dechambre[2], que les agents qui se rendent aux environs des gares afin d'y recruter des pratiques pour les hôteliers y racolent quelquefois des clients pour les médecins. On répugne à croire qu'ils y soient autorisés par les médecins eux-mêmes; mais ils le sont au

1. Assoc. des méd. de la Gironde, *loc. cit.*, p. 22.
2. DECHAMBRE, *loc. cit.*, p. 570.

moins par les hôteliers auxquels ceux-ci adressent de préférence leurs malades. »

Les médecins de la Gironde[1] ne blâment « pas moins énergiquement certains médecins de stations thermales qui envoient à tous les trains des commissionnaires vanter leurs mérites aux nouveaux débarqués ou qui, dans les principaux hôtels, ont des hommes payés pour leur gagner quelques clients ».

Monfalcon[2] parle déjà « des ces amis officieux et ardents, appelés *prôneurs* dans le style relevé et *compères* dans le style vulgaire ».

« Il serait difficile de savoir dit le Dr Tripier[3], où se recrutèrent les premiers courtiers ; mais on peut affirmer, je crois, que ce fut en dehors du monde médical. Les premiers que j'ai vus opérer étaient des ecclésiastiques, réguliers ou marrons, de l'un et de l'autre sexe, opérant pour leurs pauvres. Derrière eux se faufilèrent des dévotes de tous les mondes. Aujourd'hui non seulement le chirurgien mais le médecin trouve à son service une population dressée à ce genre de courtage : placiers commerciaux, agences matrimoniales, lionnes pauvres, surtout domestiques d'hôtel. Maintenant, enfin, le courtage par des médecins se fait ouvertement : il est toute une classe de nos confrères, étiquetés *rabatteurs*, qui, à Paris du moins, s'adonne à cette industrie, dédaigne d'exercer la médecine et s'en vante à l'occasion. Ajoutons que, très mal vu d'abord parmi nous, le rabattage s'y est assez vite acclimaté et que l'opinion professionnelle lui est généralement moins hostile qu'à la publicité... la publicité manque de *gentry* ; le rabattage est *légal*. »

On trouvera une description animée de ce joli monde dans un roman qui a fait récemment beaucoup de tapage : *le Mal nécessaire*.

Brouardel[4] cite la circulaire suivante : « MM. les pharmaciens qui adressent des malades à M. le Dr A. Z. reçoivent, à titre de remerciements, une remise de 50 pour 100 sur les honoraires touchés[5]. Le règlement des remises est fait chaque soir par l'envoi de bons de poste nominatifs. La remise est continuée pendant toute la durée du traitement. »

Un médecin qui afficherait ou ferait publiquement connaître qu'il fait de la médecine au rabais commettrait une faute du même genre : il manquerait à son devoir en commettant un acte de nature à diminuer la considération du corps médical dans le public.

« Le médecin, disent nos confrères de la Drôme et de l'Ardèche[6], qui a abaissé le prix de ses consultations ou de ses visites, en vue de s'attirer la clientèle, manque aux lois de la délicatesse et de l'honneur. »

1. Assoc. des médec. de la Gironde, *loc. cit.*, p. 22.
2. MONFALCON, *loc. cit.*, p. 545.
3. Dr A. TRIPIER, *Médecine et médecins*. Un coin de la crise ouvrière au XIXe siècle. Paris, 1897, p. 14.
4. BROUARDEL, *loc. cit.*, p. 471.
5. On trouvera plus loin, au chapitre des *Consultants*, tout ce qui a trait à la *Dichotomie* entre confrères.
6. Dr CHALAMET, *loc. cit.*, p. 507.

Peinard[1] va peut-être un peu loin quand il dit : « Ce que je condamne d'une façon absolue, et je crois que tout le monde est de mon avis, c'est le taux dérisoire auquel ne craignent pas de descendre un certain nombre de confrères, arguant que dans certaines campagnes déshéritées il serait absolument impossible au médecin d'exiger des honoraires plus élevés, étant donné l'état de gêne voisin de la misère d'une population besogneuse. »

La chose peut malheureusement être vraie : le médecin, qui est le meilleur juge de la situation, peut préférer quelques modestes rentrées, avec un faible tarif, à des rentrées nulles avec un fort tarif. La médecine au rabais n'est condamnable (et alors elle l'est absolument) que quand elle constitue un moyen indélicat d'enlever des clients à ses confrères, quand elle met en quelque sorte la clientèle en sous-enchère.

« Toute concurrence de prix est formellement réprouvée comme contraire à la dignité de la profession médicale et préjudiciable à l'intérêt du médecin[2]. »

11. Les mêmes principes font au médecin le devoir strict de ne pas pouvoir être convaincu de vénalité.

Le médecin travaille pour de l'argent. Mais cet argent honore son travail fait suivant sa conscience. Constitue, au contraire, un acte de vénalité, tout argent reçu dans des conditions telles, qu'il peut paraître influer sur la conscience du médecin.

Tel serait de l'argent reçu pour un certificat ou pour une opération de complaisance, pour une réforme non justifiée.

Tel est encore l'argent que certains pharmaciens se permettent d'offrir aux médecins pour achalander leur officine ou faciliter le lancement d'une spécialité.

« Il est, dit Dechambre[3] tel remède spécial, très lucratif, qui, en récompense d'un appui prêté dans les livres, dans les sociétés savantes, procure annuellement de beaux bénéfices à des confrères qui ne s'en vantent pas. »

« Qui ne sait, disait déjà J. Frank, que certains médecins n'adressent leurs malades qu'à certains pharmaciens qui savent reconnaître leur patronage par de riches cadeaux? Peut-on douter que les médecins qui se laissent ainsi corrompre ne seront pas des juges impartiaux de la bonté des médicaments que dispense le pharmacien si reconnaissant, n'est-il pas à craindre qu'ils prescrivent les remèdes les plus coûteux dans la persuasion qu'il doit leur revenir une partie du gain qu'ils procurent?...

1. Peinard, *loc. cit.*, p. 127.
2. Synd. méd. du Loiret, *loc. cit.*, p. 166.
3. Dechambre, *loc. cit.*, p. 565.

Il est certains médecins à conscience élastique qui ne croient pas faillir en exigeant un droit de commission sur le produit des médicaments qu'ils font débiter, ravalant ainsi la dignité de leur art à une spéculation commerciale.... Bien plus coupable encore est celui qui... s'entend avec un pharmacien pour rançonner les malheureux malades qui ont le malheur de tomber entre leurs mains. »

Et Dechambre ajoute : « Depuis J. Frank, ce genre de spéculation s'est beaucoup perfectionné; on a passé des traités en règle; on a imaginé de glisser les ordonnances dans des enveloppes portant l'adresse de l'officine, mieux encore, de les écrire sur des papiers ornés du nom du pharmacien (j'ai possédé une collection de ces pièces); on a forcé le client, par la substitution de numéros convenus à des formules détaillées, à aller chercher les médicaments au bon endroit. Inutile d'ajouter que les malades n'ont jamais à se plaindre du trop petit nombre, ni de la trop grande simplicité des médicaments. »

A San Francisco, « certains médecins ont gardé des procédés tolérables pour des commerçants, mais qui ne sauraient être de mise dans leur corporation : l'entente intéressée avec les pharmaciens en est un.... Résultat : une remise hebdomadaire ou mensuelle sur le chiffre des bénéfices du compère. C'est là une pratique américaine; on aime à penser qu'elle n'a pas traversé l'Océan[1] ».

Les médecins de la Gironde[2], eux aussi, trouvent blâmable « l'association d'un médecin et d'un pharmacien pour exploiter une officine ou certaines formules.... Le médecin n'est pas un industriel. Il doit en toute conscience prescrire à son client les seuls médicaments qu'il juge nécessaires; mais il ne doit jamais favoriser le pharmacien par la prescription de médicaments inutiles ou sur lesquels il lui serait fait une remise. Agir de la sorte c'est commettre vis-à-vis du client un véritable abus de confiance.... On ne doit pas non plus se rendre à jour et à heure fixes pour donner des consultations au domicile d'un pharmacien ».

Les médecins de Toulouse[3] interdisent même aux médecins « de donner, pour l'exécution de leurs ordonnances, une préférence exclusive à tel ou tel pharmacien ». Cependant « tout en respectant la spontanéité des malades dans le choix de leur pharmacien, le médecin se réserve le droit d'indiquer quelquefois, et dans des cas spéciaux qu'il pourrait au besoin justifier, un ou plusieurs des pharmaciens qui lui inspireraient le plus de confiance ».

Tout aussi regrettables sont les catalogues que nous avons tous reçus, encore récemment, de certains fabricants d'appareils orthopédiques ou autres, qui nous promettaient un chèque pour tous les appareils que nous leur ferions vendre.

Sur cette partie (appareils à préconiser aux malades), lisons-nous dans un catalogue, il vous sera réservé un escompte de 25 pour 100 porté

1. *Gaz. hebdom. de méd. et de chir.*, 1886. Cit. *Concours médical*, 1886, p. 165.
2. Assoc. des méd. de la Gironde, *loc. cit.*, p. 25.
3. Assoc. des méd. de Toulouse, *loc. cit.*, art. 18 et 19.

au crédit de votre compte, qui pourra être balancé par l'acquisition d'instruments de chirurgie ou de toute autre façon à votre choix.

Nous avons tous également reçu des offres d'actions gratuites faites par des établissements d'eaux minérales.

J. Frank disait déjà : « Je suis certain que plusieurs propriétaires d'eaux thermales payent un tribut annuel aux médecins des villes voisines et, par ce moyen, parviennent à donner de la réputation et de la célébrité aux prétendues vertus salutaires de leurs sources. »

« Cette branche de commerce aussi a fait des progrès, dit Dechambre.... J'ai même reçu un jour une offre très avantageuse, et je sais qui l'a acceptée. »

12. Sans vouloir assimiler ce dont je vais parler aux faits du paragraphe précédent, je crois même fâcheuse la souscription, régulièrement payée, des médecins, à des actions d'un établissement hydrominéral ou autre, ou d'une fabrique de spécialités.

Abstraction faite de la valeur des eaux ou des produits fabriqués, cette notion d'un *dividende*, proportionné à la nature et au nombre des prescriptions, rend difficile, et en tout cas suspecte, l'impartialité du médecin, quand il a à choisir un médicament ou une ville d'eaux[1] pour ses clients.

Ainsi, la « Société thermale fédérative » (exclusivement médicale) a pour but notamment d' « établir une véritable mutualité thermale entre les médecins, tous égaux devant le travail et le dividende[2] ».

De même, la « Société française des Eaux minérales » est basée sur « ce principe que les Eaux minérales ou du moins une partie devraient être le patrimoine de la famille médicale et l'aider à vivre » et elle « a invité ses membres, tous médecins aujourd'hui, à réunir leurs bourses pour acquérir et exploiter économiquement diverses sources ». Les actionnaires ou participants « ne sont que moralement tenus à donner la *préférence* à nos sources et à nos produits *et seulement quand ils en trouvent l'indication*[3] ».

C'est encore trop.

Je veux bien que les actionnaires ne trouveront pas plus souvent qu'il ne faut les indications de leurs produits ; ils pourront en tout cas en être soupçonnés. Et puis, une fois l'indication posée, c'est à cause du divi-

1. Il va sans dire que ces considérations ne visent pas les médecins d'eaux ou les directeurs d'établissements hydrothérapiques, qui ne sont pas appelés à *prescrire*, mais seulement à *appliquer*, la source auprès de laquelle ils sont établis.

2. Allocution du Dr Casset à la réunion constitutive du 28 novembre 1897. Supplément du *Réveil médical*, 1895, 15 août, n° 32.

3. *La Prévoyance médicale*. Bullet. mens. de la Soc. franç. des eaux minérales, 1899, 15 oct., n° 32.

dende qu'ils choisiront entre telle ou telle eau, tel ou tel produit, plus ou moins similaires. N'est-ce pas comparable aux commissions données par les pharmaciens ?

Nos confrères, lancés dans ces affaires dangereuses, risquent de recevoir et d'écouter des *Avis* comme celui-ci [1] : « Nous attirons l'attention de nos abonnés sur les articles concernant nos *Eaux* et *produits;* nous ne saurions trop le redire : le *Réveil* est l'arme pour le bon combat, mais il lui faut des munitions. *Prescrivez donc ses produits de préférence aux similaires. Outre les dividendes qui vous en reviendront*, vous augmenterez notre puissance pour la propagande et la lutte. Aidez qui vous aide : nous combattons, *prescrivez*. »

C'est là un genre d'arguments qui ne doit jamais intervenir dans l'esprit du médecin quand il a une indication à poser, une station hydrominérale ou un produit pharmaceutique quelconque à prescrire.

Je sais (je le proclame volontiers; et, du reste, s'il n'en était pas ainsi, je n'aurais pas aussi longuement discuté la chose) que ces pratiques ne sont ni illégales ni immorales (au sens ordinaire du mot). Mais elles sont contraires à la morale professionnelle médicale, elles doivent être interdites par un code de déontologie médicale.

Et qu'on n'objecte pas qu'en dehors des dividendes pour les actionnaires ces diverses sociétés fondent et soutiennent des œuvres de bienfaisance médicale, absolument recommandables. La fin ne justifie pas les moyens. Et l'on n'excuse pas les dividendes en employant le surplus des bénéfices à secourir des confrères malades ou vieux.

Cette doctrine, qui a été développée par Lereboullet[2], a été combattue par d'autres honorables confrères, notamment à propos des sanatoria de tuberculeux.

Désormais, dit-on[3], il n'est plus permis au médecin de vivre longtemps d'un malade tuberculeux; il doit, dans le plus bref délai après l'établissement du diagnostic, l'envoyer dans un sanatorium. « Pourquoi les médecins, qui vont être obligés, par devoir médical, à renoncer aux légitimes bénéfices de la cure si longue et si peu efficace de leurs tuberculeux, ne profiteraient-ils pas de ces bénéfices (que procureront les sanatoria) obtenus avec leur argent, argent que d'ailleurs ils pourraient perdre, à la rigueur, dans cette entreprise? Il ne viendra jamais à personne la pensée de mésestimer les médecins.... » Et

1. Avis copié textuellement (nous avons seulement souligné certains mots dans le *Réveil médical*, 1899, n° 55, p. 5.

2. Lereboullet. Les médecins et les affaires commerciales. *Gaz. hebdom. de médec. et de chir.*, 1896.

3. La déontologie à propos des sanatoria. Assoc. de l'Oise. Présidence du Dr Cezilly. *Concours médical*, 1896, p. 242.

l'Association de l'Oise, sous la présidence du Dr Cezilly, a voté, à l'unanimité, l'ordre du jour suivant : « Il est licite, pour tous les médecins, de devenir actionnaires des sanatoria pour tuberculeux, puisque toutes les fois qu'un médecin conseille à son malade d'entrer dans un sanatorium, on ne peut le suspecter de rechercher son intérêt, qu'il sacrifie par ce conseil, et que le corps médical a le droit et le devoir de se mettre au-dessus des suspicions de ce genre. »

Je crois, au contraire, que le corps médical ne doit pas plus être soupçonné que la femme de César. Or, quand un médecin conseille un sanatorium, d'abord il pose une indication dont le déterminisme n'est ni fatal ni mathématique, et par suite pour laquelle il peut être influencé; puis il choisit, entre les divers sanatoria, celui dont il est actionnaire et qui, par définition, lui apparaîtra le meilleur : toutes circonstances fâcheuses et à éviter.

Un médecin [1] raconte qu'il avait, après consultation, conseillé un sanatorium *français* pour un tuberculeux. « Mais nous n'avions pas plutôt tourné les talons, ajoute-t-il, qu'une personne de Paris vint dire aux parents : Ah! ils ont désigné tel établissement! Moi, j'enverrais ma fille à Davos et non dans des sanatoria français. Les médecins n'indiquent ceux-ci que parce qu'ils touchent, à cet effet, la forte somme! Comment se fait-il que vous ne sachiez pas cela? »

A l'appui de l'opinion que je combats, on est obligé de dire [2] : le médecin « ne favorisera point l'établissement où il a placé son argent au détriment d'autres. Cela lui est d'autant plus facile que nous avons admis qu'il avait fondé des installations nouvelles, manquant jusqu'alors ».

S'il en est ainsi, nos confrères ne peuvent plus être actionnaires d'un sanatorium pour tuberculeux, parce qu'il en existe plus d'un en France.

Comme le dit Lereboullet [3], « le médecin actionnaire d'un établissement quelconque se trouvera donc, s'il y envoie des malades, dans la situation de celui qui s'abaisserait à toucher des remises chez les fournisseurs de ses clients. Et s'il est scrupuleusement honnête, il hésitera avant de conseiller à ceux qui le consultent le sanatorium ou la maison de santé dont il a provoqué la création, dont il souhaite le succès.... C'est pourquoi je réponds à tous ceux de mes confrères qui ont bien voulu me demander mon avis à cet égard : multipliez en France les sanatoria... mais constituez un comité directeur d'actionnaires choisis parmi des financiers ou des administrateurs, ou parmi des médecins qui ne soient ni des praticiens, ni des écrivains, ni des professeurs. Ceux-ci en effet ne seraient plus libres du jour où leurs intérêts matériels pourraient entrer en conflit avec ce que doit leur dicter l'intérêt des malades qui les consultent ou

1. H. J. Une conséquence de certaines pratiques médicales nouvelles. *Concours médical*, 1899, p. 457.
2. Question déontol. *Correspondant médical*, 15 nov. 1899, p. 4.
3. Lereboullet, *loc. cit.*, p. 648.

de la vérité qu'ils ont à défendre par leurs écrits ou par leur enseignement ».

13. Nous devrions peut-être enfin dire également un mot ici des médecins qui s'associent à des charlatans, à des rebouteurs, ou qui, d'une manière générale, couvrent de leur diplôme l'exercice illégal de la médecine.

Ceux-là certes, et plus que tous autres, discréditent le corps médical et manquent à leur devoir professionnel.

Mais la chose est tellement grosse qu'elle tombe même sous le coup de la loi civile et par conséquent n'appartient pas à la déontologie médicale, telle que nous l'avons conçue.

III

Principes qui doivent présider aux rapports mutuels des médecins traitants.

14. La grave question de ce chapitre est évidemment celle-ci : dans quelles conditions un malade peut-il changer de médecin traitant ? Dans quelles conditions un médecin peut il remplacer un confrère ou plutôt succéder à un confrère comme médecin traitant d'un malade donné ?

La difficulté du sujet est immédiatement démontrée par la simple citation des opinions extrêmes et contradictoires qui ont été émises par des hommes d'une égale valeur.

D'un côté, nous avons l'opinion très nette de Monfalcon[1] : « Tout médecin qui se respecte ne se permet, dans aucun cas et sous quelque prétexte que ce puisse être, d'enlever des clients à ses confrères ; leurs droits sont sacrés à ses yeux. Une délicatesse scrupuleuse lui fait une loi de refuser ses soins à un malade qui a reçu déjà ceux d'un autre homme de l'art. »

Les médecins de l'Aveyron sont tout aussi affirmatifs : « Un médecin appelé près d'un malade au milieu d'une maladie aiguë en traitement doit se refuser à prendre la place du confrère qui a commencé le traitement[2]. »

Un de mes confrères m'écrit aussi : « ... Et d'abord, incontestablement, on devrait s'interdire d'une façon absolue de remplacer un confrère, de le déplacer au cours d'une affection aiguë.... Pour ma part, j'ai constamment refusé de déloger des confrères, même ceux qui me faisaient le plus de crasses ; j'ai été d'autant plus scrupuleux qu'ils l'étaient moins ; je suis

1. Monfalcon, *loc. cit.*, p. 565.

2. Soc. des méd. de l'Aveyron, *loc. cit.*, p. 7, art. 25. Et l'on ne trouve pas plus loin, dans ce Règlement, d'article restrictif de cette interdiction absolue, sauf l'urgence et l'absence ou la maladie du traitant.

arrivé ainsi à les faire réfléchir et à me les rendre favorables, alors qu'ils y étaient peu disposés : j'ai surtout gardé la paix absolue de la conscience et je n'ai pas nui à ma situation.... »

Voici maintenant qui est non moins formel, mais dans une opinion inverse :

« N'oubliez pas, dit Dechambre[1], qu'il y a ici deux intérêts en cause : l'intérêt du corps médical et celui du malade. Tous deux sont fort respectables, mais le second l'est plus que le premier, parce que c'est lui qui a mis en contact un médecin et un patient, et que la guérison de celui-ci a été le but direct de cette entente. Le patient, en demandant au médecin de le guérir, s'est réservé implicitement le droit d'en prendre un autre, s'il le jugeait, à tort ou à raison, utile pour sa santé. Or, toute formalité introduite par les conventions confraternelles dans la substitution d'un médecin à un autre est une entrave à ce droit du malade. L'esprit de corps ne peut aller jusqu'à l'oppression du client et il ne faut pas que, pour être plus confrères, nous soyons moins médecins. La conciliation de ces deux intérêts, *avec prédominance de la liberté du client*, voilà la vraie question. »

« Cette opinion de Dechambre est celle que je crois la plus pratique », dit le Dr Rolland[2].

De même les médecins de la Gironde[3] : « Le client est libre de choisir le médecin en qui il place sa confiance. D'autre part le médecin qui n'a pas de clientèle a bien le droit de s'en créer une. Les clients qui lui arriveront auront sûrement été les clients de quelque autre ; mais ils ne sont la propriété de personne. Voilà ce qu'on doit établir en bonne logique. »

Et Juhel Renoy[4] : « ... C'est tout à fait abusivement qu'un médecin parle de *ses* malades comme d'une propriété de rapport.... aucun contrat ne lie médecin et client et *vice versa*, et il est tout à fait abusif de vouloir élever au rang d'un article, d'un devoir confraternel, ces faits. »

In medio stat veritas. Du moins c'est la manière de voir que je vais essayer de défendre au risque de passer pour un éclectique timide.

15. Déblayons le terrain en éliminant rapidement quelques cas simples sur lesquels l'accord est complet.

a) D'abord *l'urgence*. Je ne crois pas possible de faire des objections sérieuses à la règle que j'ai résumée ainsi[5] :

« En cas d'urgence absolue, si on se trouve plus près du malade que le médecin ordinaire, ou en cas d'urgence simple, si le médecin ordinaire est absent ou empêché, on doit aller visiter le malade qui

1. Dechambre, *loc. cit.*, p. 569.
2. Dr Rolland, art. des *Annales d'oculistique*, reproduit in *Revue médicale*, 6 septembre 1899.
3. Assoc. de méd. de la Gironde, *loc. cit.*, p. 27.
4. Juhel Renoy, *loc. cit.*, p. 180.
5. Princ. de déontol. cités, p. 290.

appelle et faire telles prescriptions que l'on croira convenables. — Mais on ne doit faire que cette visite d'urgence : on ne doit pas revenir dans la maison, même pour prendre des nouvelles du malade et sans faire de prescription, si on n'y est pas formellement invité par le médecin traitant. — On recommandera à la famille de communiquer au médecin traitant la visite d'urgence qui a été faite et les prescriptions qui ont été laissées. — Si on soupçonnait que cette visite peut être dissimulée ou dénaturée auprès du médecin ordinaire, on ferait bien de le prévenir soi-même, de vive voix ou par écrit. Sans que ce soit un devoir strict pour lui, le médecin traitant fera bien de convoquer à une très prochaine visite commune le confrère qui a bien voulu faire la visite d'urgence. — Le médecin traitant devra veiller à ce que les honoraires de son confrère soient réglés avant les siens ou tout au moins au même moment. »

b) De même dans le cas de *maladie du médecin traitant.*

Dans ce cas aussi « on peut aller voir le client qui vous appelle et continuer à le soigner pendant la durée de la maladie du confrère. — Sans que ce soit un devoir strict, il est bien de prévenir le confrère malade et même, si son état de santé le permet et si la maladie du client est importante, d'aller de temps en temps l'entretenir du cas, afin qu'il puisse conserver la pensée ou l'illusion d'une certaine intervention dans le traitement. — Dès que le médecin ordinaire a recouvré la santé, il faut lui remettre, dans une visite commune, le client soigné en son absence. — A moins de conventions contraires, les honoraires devront, en général, être intégralement payés au médecin ordinaire malade que l'on a remplacé. Ceci n'est pas cependant un devoir strict. — Lorsque le médecin ordinaire est absent pour un certain temps, on peut voir et suivre ses malades, à condition de les lui remettre, dans une visite commune, dès son retour[1] ».

« Jusqu'à concurrence de six semaines, et même deux mois en cas de maladie, la clientèle d'un médecin est soignée gratuitement toutes les fois que les malades ont avec ledit médecin des conventions arrêtées ou ont fait de lui leur médecin de famille ; mais ce n'est obligatoire que dans la résidence du remplaçant[2]. »

« Lorsqu'un confrère est malade ou lorsqu'il s'absente, le médecin appelé à le suppléer devra faire le possible pour lui conserver toute sa clientèle et lui rendre au moment où il reprendra son service tous les malades qu'il lui a confiés. Les conditions de remplacement se traitent de gré à gré. Chacun reste libre de les fixer comme il l'entend, en suivant

1. Princ. cités de déontol., p. 291.
2. Déontol. citée des méd. de Danemark, art. 6.

pourtant, autant que possible, les usages locaux. Par ailleurs, les relations mutuelles des deux confrères doivent servir de base[1] »

Sur les devoirs du médecin suppléant un confrère absent, voici un autre intéressant article (art. 7) dans la déontologie des médecins du Danemark : « Pour qu'un médecin fonctionnant comme assistant ou vicaire puisse s'établir comme médecin pratiquant, soit dans la localité où il a exercé lesdites fonctions, soit dans un rayon de deux lieues à la ronde dudit lieu, il faut qu'il se soit déjà écoulé deux années, à moins qu'il n'obtienne le consentement du médecin chez qui ou pour qui il a travaillé. Avant d'entrer en fonctions comme assistant ou vicaire, le médecin admis doit être informé de cette règle. »

c) Aucune difficulté encore s'il s'agit d'une *maladie nouvelle* ou d'une maladie non encore traitée ou traitée seulement hors de la ville que l'on habite : on doit se rendre à l'appel du malade.

16. Les difficultés surgissent quand il s'agit d'un malade qui veut changer de médecin en plein traitement d'une maladie aiguë ou d'une maladie chronique actuellement et régulièrement traitée par le médecin ordinaire.

a) Premier principe très net (accepté de tous) : le médecin bénéficiaire du changement ne doit jamais pouvoir être accusé ou soupçonné d'avoir provoqué ce changement, par un procédé ou par un autre, même détourné.

Ainsi Dechambre[2] proclame que « des manœuvres faites en vue expresse de supplanter un confrère sont toujours répréhensibles ». — « Aucun médecin, disent nos confrères du Danemark[3], ne doit offrir de remplacer à meilleur marché le médecin attitré d'une commune, caisse de secours pour malades ou pareilles institutions, ni employer d'autre moyen pour le supplanter. Il en est de même à l'égard de la clientèle privée. »

b) Le nouveau médecin que le client choisit doit même, avant d'accepter, s'efforcer de faire revenir la famille sur sa décision et apprécier les motifs sur lesquels elle s'appuie.

« Après avoir fait tous ses efforts, disent nos confrères de Bordeaux[4], pour faire rappeler le confrère évincé et proposé de voir le malade en consultation avec lui, le nouvel appelé réglera sa conduite sur les raisons invoquées pour éloigner celui-ci. »

« La conduite du remplaçant à cet égard est très simple, dit Dechambre[5] : défendre un confrère honorable, engager le client à lui continuer sa confiance et, s'il n'y réussit pas, l'accepter pour lui-même. »

1. Assoc. des méd. de la Gironde, *loc. cit.*, p. 31
2. Dechambre, *loc. cit.*, p. 568.
3. Déontol. citée des méd. de Danemark, art. 3.
4. Assoc. des méd. de la Gironde, *loc. cit.*, p. 2.
5. Dechambre, *loc. cit.*, p. 569.

c) Donc, troisième principe, un médecin ne doit jamais accepter la succession d'un confrère, en cachette de celui-ci et à son insu.

Joseph Frank déverse le mépris sur les médecins « qui traitent sous main les malades de leurs confrères » ; et Dechambre[1] ajoute : « C'est en effet une sorte de sournoiserie, moralement inférieure à l'assaut direct et à la prise d'un client. »

« Nul ne doit, sous quelque prétexte que ce soit, visiter clandestinement les malades d'un confrère[2]. »

« Dans le cas de changement de médecin, le médecin nouvellement appelé doit, avant de faire aucun acte médical, demander au malade ou à la famille que la volonté de changer de médecin lui soit formellement exposée. Il doit exiger de la famille la promesse de prévenir le médecin traitant[3]. »

La formule des médecins de l'Aisne a été adoptée par les médecins de la Drôme et de l'Ardèche[4] et par les médecins de Saumur[5].

d) Pour que l'on puisse accepter la succession d'un confrère, il faut donc que le premier médecin soit prévenu de sa disgrâce.

« S'il s'agit d'une maladie en cours de traitement sous la direction d'un confrère, il faut, avant de faire aucun acte médical, exiger que la volonté formelle de changer de médecin ait été exprimée positivement au médecin traitant, qui cesse par suite absolument ses visites[6]. »

Mais par qui devra-t-il être et sera-t-il prévenu ? Il est tout naturel que ce soit par la famille.

« En ce cas, direz-vous à votre futur client, veuillez informer le Dr X de votre décision[7]. »

« Un médecin appelé à donner des soins à un malade, qui est déjà en traitement chez un confrère, veillera, pour éviter à celui-ci toute rencontre désobligeante, à ce qu'il soit dûment averti que le malade ne désire plus ses soins[8]. »

e) Le médecin nouveau doit-il prévenir lui-même le confrère auquel il succède ?

C'est l'avis des médecins de la Seine[9] : « Si le médecin appelé en l'absence du médecin traitant constate que le malade a l'intention formelle

1. DECHAMBRE, *loc. cit.*, p. 568.
2. Synd. des vallées de l'Aisne et de la Vesle. Règlement relatif aux usages profession., chap. I, art. 2. *Concours méd.* 1885, p. 555.
3. Synd. méd. du Loiret, *loc. cit.*, p. 166.
4. Dr CHALAMET, *loc. cit.*, p. 506.
5. Synd. des méd. de l'arrond. de Saumur. Règlem. relatif aux usages profess. *Concours méd.* 1898, p. 150.
6. Princ. de déontol. méd. déjà cités, p. 291.
7. JUHEL RENOY, *loc. cit.*, p. 176.
8. Règlem. cité des méd. néerlandais, art. 12.
9. Code de déontol. rédigé par le Conseil général des Soc. méd. d'arrond. de la Seine. *Progrès méd.* 1896, t. III, p. 394, art. 2 et 5.

de réclamer ses soins pour l'avenir, il peut continuer à voir le malade *après avoir averti son confrère*.... Tout médecin appelé près d'un malade, dans le cours d'une maladie aiguë ou chronique régulièrement suivie, fera ses efforts pour rappeler le médecin traitant : s'il échoue, il doit prévenir, *sans délai*, le confrère auquel il succède. »

Juhel Renoy[1] conseille d'écrire au médecin évincé si « quelques relations professionnelles vous unissent » à lui : « joignez-y, ajoute-t-il, l'expression de vos regrets, l'assurance que vous avez représenté au malade qu'il commettait une faute, mais que la fermeté de sa décision vous a paru inébranlable. »

Les médecins de la Gironde[2] font une distinction un peu subtile : pour eux, c'est le médecin nouveau qui doit prévenir son confrère dans le cas de maladie aiguë, tandis que c'est la famille qui doit faire cette communication dans le cas de maladie chronique.

C'est également la formule adoptée par nos confrères de Bayonne[3].

Pour moi, je crois que le médecin nouveau doit seulement s'assurer que la communication a bien été faite par la famille, et, s'il conserve quelque doute sur la sincérité des déclarations de la famille, il doit alors prévenir directement le confrère.

f) **Faut-il aller plus loin et s'assurer que le premier médecin a été désintéressé préalablement par le malade qui devient votre client ?** La chose vaudrait mieux théoriquement ; mais il y a beaucoup de cas dans lesquels elle est irréalisable. Voilà pourquoi les avis sont très partagés.

L'avis de Dechambre est très net : « il faut commencer, dit-il[4], par écarter la charge imposée au nouveau venu d'avertir l'autre de sa disgrâce, et encore plus celle de veiller au payement de ses honoraires. Ce sont là, qu'on excuse le mot, d'honnêtes enfantillages ». La grande majorité des médecins ne pense pas sur ce point avec Dechambre et se refuse en tout cas à considérer comme des « enfantillages » ces hautes questions dont la solution, au début d'une carrière, peut orienter définitivement un médecin dans la droite voie ou dans une voie fâcheuse, où il s'embourbera de plus en plus. Comme le dit très bien Juhel Renoy[5], le « confrère évincé ne considérera pas comme un « enfantillage » le règlement de ses honoraires, surtout s'il a conscience que le confrère s'y est employé. »

Une opinion, bien différente et très particulière, a été émise par nos confrères de Toulouse[6] : « Tout médecin appelé près d'un nouveau client ne pourra lui donner ses soins qu'après avoir acquis la certitude que le médecin ordinaire a perdu la confiance du malade et *qu'il a été rémunéré*

1. JUHEL RENOY, *loc. cit.*, p. 177.
2. Assoc. des méd. de la Gironde, *loc. cit.*, p. 27.
3. Assoc. professionn. des méd. de Bayonne. Princ. de déontol. *Concours méd.*, 1897, p. 107.
4. DECHAMBRE, *loc. cit.*, p. 569.
5. JUHEL RENOY, *loc. cit.*, p. 181.
6. Assoc. des méd. de Toulouse. Règlem. cité, art. 66, p. 15.

de ses soins, dans le cas seulement où le médecin serait membre de l'association. » Cette restriction un peu étroite est difficile à faire accepter par tous les confrères.

Le Dr Cassine[1] est plus simple : on peut se rendre à l'appel du malade, « si le confrère évincé a été prévenu et *désintéressé* ». « Le médecin pourra donc se rendre près des malades qui le feront appeler, sans se préoccuper des rapports qui auraient pu exister antérieurement, avec ses confrères, *s'il acquiert la conviction que ceux-ci ont été désintéressés*[2]. »

D'autre part, il est dit un peu plus loin que le « successeur s'efforcera de faire régler préalablement les honoraires du premier médecin, en mettant dans cette démarche le tact et la mesure voulus ». Donc, le règlement préalable des honoraires du premier n'est pas une condition *sine qua non* de l'acceptation du second.

Cela paraît être aussi l'opinion de Juhel Renoy[3] quand il dit qu'il faut « conseiller » au client « de demander au confrère éconduit sa note d'honoraires ». On remarquera qu'il n'ajoute pas qu'il faille attendre que cette note soit *réglée* pour commencer à soigner le malade.

« Tout médecin peut en remplacer un autre, si cet autre est payé ; ne nous empêtrons pas dans la casuistique de subtilités décevantes[4]. »

« Dans le cas où le malade, malgré les remontrances du médecin appelé en second lieu, persiste à le demander, le nouvel appelé ne devra accepter qu'après s'être assuré que le premier médecin a été désintéressé[5]. »

« Si la venue du nouveau médecin est l'effet d'une mesure de mécontentement, nous estimons que le nouveau médecin n'a nullement à s'inquiéter des raisons que peut lui fournir une famille mécontente, qu'il n'a aucun plaidoyer à faire en faveur de ce confrère éliminé qu'il desservirait davantage et sur lequel tout au moins il ne manquerait pas d'établir sa supériorité par le fait seul de la défense qu'il en ferait et que le nouveau venu n'a qu'à s'occuper d'imposer silence à tous et de faire régler l'ancien médecin[6]. »

Nous avons réuni et rapproché ces diverses manières de voir pour montrer que, sur ce point particulier, il n'y a pas à poser une règle déontologique absolue de devoir strict.

Voici comment nous formulerions les principes d'après lesquels on se décidera dans chaque cas particulier.

Si le premier médecin est réglé, tout est facile : on prend sa place en toute sécurité de conscience.

S'il n'est pas réglé, on doit exiger que le client lui demande sa note et lui manifeste l'intention de la régler : il faut même s'efforcer de la

1. Dr Cassine, *loc. cit.*, p. 47.
2. Assoc. des méd. de la Gironde, *loc. cit.*, p. 27.
3. Juhel Renoy, *loc. cit.*, p. 176.
4. *Défense méd.* Cit. *Concours méd.*, 1898, p. 441.
5. Dr Chalamet, *loc. cit.*, p. 507.
6. *Défense méd.* Cit. *Concours méd.*, 1898, p. 440.

faire régler, mais si elle n'est pas réglée immédiatement nous ne pouvons pas faire attendre nos soins au malade et on n'est pas obligé de s'assurer du règlement de cette note pour commencer à lui donner des soins. Seulement, plus tard, vous devrez veiller à ce que le premier médecin soit réglé avant vous, ou tout au moins en même temps[1].

17. Deux remarques générales s'appliquent à tous les paragraphes qui précèdent :

« Dans tous les cas prévus dans les paragraphes précédents, on prescrira suivant sa conscience, mais on s'abstiendra toujours de toute critique, ouverte ou détournée, de la conduite du médecin que l'on remplace ou à qui l'on succède.

« Les familles dissimulant ou faussant souvent la vérité, par ignorance ou par mauvaise foi, il est important de ne jamais accuser un confrère d'avoir contrevenu aux principes ci dessus, sans s'être assuré par soi-même qu'il a été réellement prévenu des circonstances qui rendent son attitude incorrecte[2] »

« Lorsqu'un sociétaire supposera qu'il peut avoir à se plaindre d'un de ses confrères à l'occasion de certains commérages parvenus à ses oreilles, son devoir sera de n'accueillir ces commérages que sous bénéfice d'inventaire et d'avoir avec le confrère une explication franche et loyale. Cette manière de procéder aura le plus souvent pour résultat certain de dissiper bien des malentendus et d'étouffer, à leur origine, beaucoup de haines et de jalousies qui n'ont la plupart du temps aucune espèce de fondement[3]. »

18. Dans ce même chapitre, nous devons dire encore un mot des *médecins ambulants* et des *médecins militaires*.

a) Nous retrouverons la question difficile des médecins ambulants dans le chapitre des Consultants. Ici nous n'avons à étudier que cette question : un médecin peut-il être médecin traitant, avoir des clients dans plusieurs localités à la fois, dans une ou plusieurs localités autres que celle qu'il habite?

Il ne s'agit pas, bien entendu, d'un médecin qui se rendrait « à jour fixe dans une localité éloignée de son domicile, habitée par plusieurs confrères, *dans le but manifeste de leur soustraire leurs clients habi-*

1. Le syndicat de Lille et de la région a adopté la formule suivante : « ... Le successeur devra s'assurer que la démarche (auprès du médecin évincé) a été faite et, s'il le juge bon, pourra prévenir son confrère. Dans un certain nombre de cas, on pourra, avant de prendre la direction du traitement, exiger que les honoraires du précédent médecin traitant aient été réglés. » (*Concours méd.* 1899, p. 565.)

2. Princ. de déontol. méd. déjà cités, p. 292.

3. Soc. des méd. de l'Aveyron, *loc. cit.*, p. 6, art. 21.

tuels[1] ». Nos confrères de la Gironde ne trouvent pas cela « très séant » et ils ont bien raison. Il n'est pas plus permis d'aller soustraire des clients à ses confrères dans une localité voisine que dans sa propre résidence.

Mais un médecin ne peut-il pas avoir des clients, régulièrement acquis en conformité avec nos principes énoncés plus haut, dans une localité autre que celle qu'il habite?

Les médecins de l'Aveyron que nous verrons très sévères contre une autre catégorie de médecins ambulants ne paraissent pas interdire ceci. Mais le Dr Cassine paraît l'interdire quand il dit : « Nul ne fera à jour fixe des tournées périodiques dans les diverses communes de son rayon, réalisant ainsi une sorte d'exercice ambulant au grand détriment des intérêts et de la dignité professionnels[2]. »

Si l'on permet d'avoir des clients ailleurs que dans sa résidence, on peut bien permettre des tournées périodiques pour se mettre à la disposition de ses clients. Donc interdire ces tournées périodiques c'est interdire à un médecin d'avoir des clients ailleurs que dans sa résidence.

Ceci me paraît bien absolu, bien sévère et difficile à imposer en principe déontologique général.

D'abord on a bien le droit (on a même quelquefois le devoir) d'aller voir des malades dans des localités qui ne sont pas votre résidence, mais qui sont *dépourvues de médecin résident*. En second lieu, si vous avez ainsi des clients dans une localité autre que votre résidence et si un médecin vient ensuite s'y installer, vous pouvez bien y garder des clients, si cela leur plaît de vous conserver leur confiance malgré l'éloignement de votre résidence.

On en arrive ainsi à pouvoir avoir régulièrement des clients dans une localité plus ou moins éloignée et *pourvue de médecin*.

Cela acquis, aucun principe déontologique ne peut vous interdire d'avoir des clients dans cette même localité, même *si le médecin résident est plus ancien que vous*. Car la présence d'un ou de plusieurs médecins dans une localité n'a jamais créé à leur profit un droit de propriété exclusive, imposant aux autres médecins de ne pas avoir de clients dans cette localité.

Donc, si le client connaît et accepte les inconvénients qu'il peut y avoir pour lui à avoir un médecin traitant à plusieurs kilomètres de chez lui et si d'autre part le confrère intrus observe scrupuleusement vis-à-

1. Assoc. des méd. de la Gironde, *loc. cit.*, p. 51.
2. Dr Cassine, *loc. cit.*, p. 48.

vis des autres confrères de la localité les principes généraux (exposés plus haut) qui doivent présider aux rapports mutuels des médecins traitants, je ne crois pas qu'on puisse interdire à un médecin d'avoir des clients (dont il est le médecin traitant) dans une localité autre que celle qu'il habite[1].

Je reconnais, du reste, que cette manière de voir peut être discutée : avec d'autant plus de raison que si on l'accepte, je crois qu'on sera obligé d'aller pour les médecins consultants beaucoup plus loin qu'on ne va habituellement.

b) Très controversée aussi est la question des *médecins militaires*.

Un médecin de l'armée (de terre ou de mer) a-t-il le devoir de s'abstenir de toute clientèle civile? Pour moi, je ne le crois pas. Mais ce n'est pas l'opinion générale.

C'est si peu l'opinion générale que l'on a vu « dans certains cas, dit Peinard[2], des médecins militaires odieusement persécutés et traqués comme des bêtes fauves par les autorités militaires, à la requête des syndicats médicaux, pour avoir fait de la clientèle et avoir ainsi causé préjudice aux médecins civils.... »

Peinard ajoute : « Et le public ignorant et malveillant, de se gaudir de ces discussions, pour le plus grand dommage de la profession médicale en général. »

Il est bien entendu que pour discuter cette question nous restons sur le seul terrain de ce Rapport et n'avons à nous demander que ceci : Les principes généraux de déontologie médicale interdisent-ils aux médecins militaires de faire de la clientèle civile ?

Il y a donc bien d'autres points de vue que nous ne voulons pas et ne pouvons pas envisager parce que la solution appartient alors à des autorités d'un autre ordre.

Ainsi, à l'autorité militaire de voir si un médecin militaire peut faire de la clientèle sans que cela nuise à l'accomplissement complet et constant de ses devoirs militaires; aux clients civils de voir si les obligations militaires d'un médecin de l'armée ne le mettent pas dans un état d'infériorité marquée vis-à-vis des médecins civils pour la rapidité et la continuité des soins ; à l'administration civile de voir si elle doit, dans ce cas, faire payer une patente aux médecins militaires et leur

1. Contre les médecins vraiment ambulants qui font des « tournées », Brouardel (*loc. cit.*, p. 479) ne connaît qu'un procédé qui jusqu'à ce jour ait réussi : c'est « de les menacer de leur faire payer la patente dans chacune des localités où ils exercent ».

2. Peinard, *loc. cit.*, p. 108.

imposer, comme à nous, l'obligation de déposer leur diplôme à la préfecture.

Tout cela ne nous regarde pas, nous confrères. Nous, nous n'avons à nous occuper ici que du devoir professionnel, du devoir qui lie les médecins les uns aux autres. Eh bien! je déclare humblement que je ne vois pas du tout la raison sur laquelle on pourrait étayer une interdiction de clientèle aux médecins militaires.

Leur diplôme, étant pareil au nôtre, leur confère les mêmes droits pourvu qu'ils acceptent les mêmes devoirs.

On objecte qu'ils font alors une concurrence, souvent victorieuse, aux médecins civils. C'est possible. Mais tous les médecins qui viennent s'établir dans une ville déjà encombrée de confrères font aux anciens une concurrence souvent victorieuse.

La concurrence n'est condamnable que quand elle est déloyale, quand elle s'étaie sur des procédés peu convenables ou indélicats. Or, il n'est pas question de cela ici.

On dit quelquefois que le médecin militaire utilise pour la concurrence des moyens que le médecin civil n'a pas : il a les facilités que donnent des appointements assurés; d'autre part, le prestige que confèrent le costume et les galons.... Mais on ne peut pas interdire la clientèle à tous les médecins qui ont quelques revenus fixes: ils sont légion, depuis le professeur de faculté jusqu'au médecin du chemin de fer, du lycée ou de l'état civil. A partir de quel chiffre des appointements extraprofessionnels rendent-ils la concurrence déloyale et devraient-ils entraîner l'interdiction de la profession ?

Du reste, si leur situation crée aux médecins militaires quelques avantages spéciaux, combien de motifs d'infériorité ne leur crée-t-elle pas? Au milieu d'un accouchement il faudra aller à une prise d'armes; dès qu'on connaît à fond les tempéraments d'une famille, on change de garnison.... Tout cela ne compense-t-il pas les quelques clients que pourraient séduire l'épée et les galons?

Je conclurai donc que si les médecins militaires doivent être privés du droit de faire de la médecine civile[1] c'est par décision de l'autorité militaire ou des clients eux-mêmes, mais ce ne peut être par le corps médical s'appuyant sur les règles de la déontologie confraternelle.

19. En terminant ce chapitre, nous pourrions parler des *cessions de clientèle*. Cela fait partie des rapports des médecins traitants entre

1. « Les en empêcher, dit Peinard (*loc. cit.*, p. 108), c'est les mettre dans une situation morale inférieure à leurs confrères civils, en laissant croire au public que leur diplôme est inférieur à celui des médecins civils. »

eux. Mais je pense, avec Dechambre[1], que « la question de savoir si la clientèle du médecin est chose vendable n'appartient pas à la déontologie, mais à la jurisprudence ».

Nous n'en dirons donc que ceci :

Quand un médecin a, dans des conditions quelconques, cédé sa clientèle à un confrère, il ne doit naturellement plus s'établir ni dans la même localité ni même dans un rayon extrêmement étendu.

En second lieu, au moment d'une cession de clientèle, les clients ne sont nullement obligés à prendre le successeur désigné, ils peuvent régulièrement choisir leur médecin parmi les confrères exerçants et par conséquent ceux-ci peuvent accepter sans scrupule de devenir leur médecin.

IV

Principes qui doivent présider aux rapports avec leurs confrères des médecins consultants.

20. La consultation avec un confrère est *demandée* ou seulement *acceptée* par le médecin traitant.

« En général, dit Dechambre[2], bien que cette manière de voir ne soit pas partagée par tout le monde, je crois qu'il vaut mieux proposer une consultation que d'en recevoir la demande par la famille ».

Voici, d'après le même auteur, les cas dans lesquels la consultation est opportune : « C'est quand le médecin a des doutes sur la nature de la maladie ou sur le traitement à employer; quand il juge à propos, en présence d'un cas grave, de couvrir sa responsabilité; quand le patient ou sa famille a besoin d'être rassuré; enfin quand il y a lieu de ranimer l'espoir d'un malade en état désespéré[3] ».

Le devoir de provoquer la consultation n'est strict que pour le premier de ces quatre cas. Pour le deuxième et le troisième, on la provoquera si la famille est dans une situation qui lui permette de l'accepter sans trop d'effort. Pour le quatrième cas, on ne demandera la consultation que dans certains milieux et en prévenant la famille du peu de résultat qu'elle entraînera.

Quand la consultation est demandée par la famille, le médecin doit toujours l'accepter.

« Inutile de dire, dit Dechambre, que les consultations provoquées ne doivent jamais être refusées ». Et les médecins de la Gironde : « Le mé-

1. DECHAMBRE, *loc. cit.*, p. 567.
2. DECHAMBRE, *loc. cit.*, p. 544.
3. Voir FIESSINGER, Quand il faut réclamer une consultation. *Médecine mod.*, 1899.

decin ne doit pas considérer comme un manque de confiance à son égard le désir exprimé par les familles de lui adjoindre un confrère en consultation et il est en général prudent d'accepter les consultations demandées par elles, même quand celles-ci ne sont pas absolument indispensables. On se met ainsi à l'abri de toute surprise ultérieure[1]. »

21. La consultation décidée, qui doit désigner le consultant et doit-on accepter tous les consultants ?

Quand le médecin traitant demande la consultation, il peut en même temps proposer le consultant : de même si la famille demande la consultation et sollicite en même temps l'avis du traitant sur le consultant à choisir. En tout cas, si la famille désire un consultant donné, c'est elle qui décide en dernier ressort et le médecin traitant doit l'accepter.

Il doit l'accepter, « quelle que soit son apparente infériorité comme âge, grade ou situation[2], pourvu que son honorabilité, personnelle et professionnelle, soit indiscutable[3] ».

C'est l'avis de Dechambre : « En général, celui-ci (le médecin habituel) doit accepter quiconque lui est proposé, sans considération de rang ou de réputation.... Le refus de consultation ne doit être exercé qu'à l'égard de confrères indignes d'estime[4]. »

C'est aussi l'avis du Dr Hubert[5] : « Vous ne pouvez pas vous opposer à ce que l'on vous adjoigne un confrère honorable, fût-il plus jeune ou moins instruit que vous. »

Mais ce n'est pas l'avis de tout le monde. Nos confrères de Bordeaux admettent (ce qui me paraît dangereux et difficile) la discussion de la compétence du consultant par le traitant : « Si, sans être indigne, le médecin consultant proposé n'offrait pas au médecin traitant toutes les garanties de compétence désirables, celui-ci devrait demander l'adjonction d'un troisième confrère de son choix, en n'usant de ce procédé qu'avec les plus grands ménagements et la plus grande délicatesse[6]. » Du reste, les mêmes confrères pensent « qu'il serait bon que les consultations se fissent toujours, sauf en de certains cas, entre trois confrères : le médecin traitant et deux confrères choisis, l'un par la famille, l'autre par le médecin traitant ». C'est une manière de voir à laquelle je ne peux pas me ranger, en principe général.

1. Assoc. des méd. de la Gironde, *loc. cit.*, p. 28.
2. Il faut ajouter : ou sexe.
3. Princ. de déontol. cités, art. 9, p. 292. — C'est aussi la formule adoptée par le Conseil général des Sociétés médicales d'arrondissement de la Seine (*loc. cit.*, art. 7) et par le Syndicat médical du Loiret (*loc. cit.*, p. 166).
4. Dechambre, *loc. cit.*, p. 572. — 5. Dr Hubert, *loc. cit.*, p. 156.
6. Assoc. des méd. de la Gironde, *loc. cit.*, p. 29.

Je ne me contente pas non plus de la formule des médecins de Bayonne[1] : « En aucun cas, un médecin ne pourra refuser une consultation avec un confrère de l'Association. » Je ne crois pas qu'on puisse exclure, comme consultants, les confrères ne faisant pas partie de l'Association.

Certains syndicats vont plus loin et voudraient qu'aucun médecin n'acceptât une consultation avec un confrère mis à l'index dans un syndicat. Ceci me paraît impossible à soutenir comme principe général.

Comme règlement intérieur, les membres d'une association peuvent décider qu'ils n'accepteront pas de consultation avec un confrère mis à l'index par leur association. Mais ils ne peuvent pas imposer cette décision à des confrères d'une autre circonscription, d'un département voisin par exemple. Sans cela il faudrait donner à leur décision de mise à l'index une publicité qui les mettrait sous le coup de la loi pour diffamation ou préjudice causé.

Du reste on peut être mis à l'index d'un syndicat uniquement pour n'avoir pas voulu accepter un tarif minimum d'honoraires. Or, cela peut être une sottise chez un médecin, mais ce n'est pas un déshonneur. S'il comprend assez mal ses intérêts futurs pour mieux aimer faire actuellement des visites à 1 franc que de n'en point faire, on ne peut pas le disqualifier pour cela, le mettre sur le même pied qu'un confrère qui a couvert de son diplôme l'exercice illégal d'une somnambule et refuser de consulter avec lui.

Je n'accepte donc pas qu'on puisse refuser un confrère comme consultant sur la seule raison qu'il s'est retiré d'un syndicat ou y a été mis à l'index.

Je n'accepte pas non plus l'opinion de Juhel Renoy qui semble vouloir que les consultants soient toujours pris dans le corps enseignant : « A tort ou à raison, dit-il[2], on ne fera pas que le consultant n'apparaisse aux yeux du malade (au moins temporairement) comme le supérieur hiérarchique du médecin traitant ; donc, à défaut de l'âge qui devient chaque jour chose plus négligeable, il faut faire appel au savoir ; or, s'il est vrai qu'en dehors du corps enseignant il se trouve de nombreux praticiens érudits et d'utile conseil, il n'en reste pas moins vrai que ledit corps enseignant reste et restera la pépinière des médecins consultants et qu'il est tout à fait hors de propos de venir invoquer les droits de la confraternité en cette occa-

1. Assoc. prof. des médecins de Bayonne. Princ. de déontol., *loc. cit.*, p. 107.
2. JUHEL RENOY. *loc. cit.*, p. 229.

sion. » J'estime au contraire qu'il n'est jamais hors de propos d'invoquer les droits de la confraternité et qu'un professeur, s'il est médecin traitant, doit, le cas échéant, accepter comme consultant un praticien n'appartenant pas au corps enseignant.

Pour les mêmes raisons je repousse encore l'avis des médecins de Toulouse, quand ils disent nettement : « Lorsqu'un docteur traitera un malade et que celui-ci ou sa famille jugeront à propos de provoquer une consultation, le docteur n'acceptera pas un officier de santé en qualité de médecin consultant[1]. » Je ne trouve pas justifié cet ostracisme humiliant pour des confrères dont la loi limite le champ d'opération mais dont elle n'implique en rien l'infériorité absolue pour les maladies de leur ressort. Nous n'avons pas le droit d'assimiler l'officier de santé à un médecin disqualifié ou à une personne exerçant illégalement la médecine.

Pour les homéopathes, la chose est encore plus discutée. Doit-on accepter une consultation avec un homéopathe ?

Pour nos confrères de Bordeaux, « la consultation avec un médecin homéopathe est peu recommandable, les deux confrères ne parlant point la même langue[2] ».

Le Dr Cassine est beaucoup plus net : « Si on vous offre un homéopathe (ce qui est rare, car leur temps est passé) dites à vos clients que vos doctrines n'ayant rien de commun, le traitement étant différent, vous ne pouvez vous entendre avec lui, puisque vous ne parlez pas la même langue. Retirez-vous si l'on persiste dans la résolution de faire appeler le disciple dilué d'Hahnemann[3]. »

De même Juhel Renoy[4] : « Souvent la question m'a été posée de savoir si, le cas échéant, je consentirais à me trouver en consultation avec un médecin homéopathe ; j'ai répondu toujours par la négative et dans un cas récent, où, soignant, concurremment avec deux professeurs de notre Faculté, un jeune enfant, je fus prié de me trouver en consultation avec une femme médecin homéopathe, je préférai me retirer. Sans discuter sur ce qu'est ou n'est pas l'homéopathie (des injures ne m'étant jamais apparues comme des arguments) je pense que nos thérapeutiques sont trop différentes pour qu'il y ait intérêt pour le malade à ce que deux médecins si dissemblables s'assemblent. » Le même auteur ajoute du reste : « Des collègues fort réputés, d'une honorabilité indiscutable, pensent différemment, je le sais » ; et il cite l'opinion d'un « collègue indulgent » qui dit : « Je suis disposé à croire que, si certains homéopathes sont des farceurs, quelques-uns sont de bonne foi ; je trouve excessif de les assimiler tous aux médecins tarés, aux rebouteurs, et autres gens de même espèce. »

1. Assoc. des méd. de Toulouse, *loc. cit.*, p. 6, art. 15.
2. Assoc. des méd. de la Gironde, *loc. cit.*, p. 29.
3. Dr Cassine, *loc. cit.*, p. 39.
4. Juhel Renoy, *loc. cit.*, p. 250.

Pour arriver à conclure sur cette question délicate, je crois nécessaire de faire une distinction. Il faut résoudre différemment le cas où l'homéopathe est consultant et le cas où il est traitant.

Dans le premier cas, si l'un de nous est traitant et si on lui demande d'avoir pour consultant un homéopathe, il doit refuser; car on ne peut accepter une consultation qu'en acceptant, au moins en principe, le traitement qui sera proposé par le consultant; dans l'espèce, le traitement sera homéopathique : vous ne pouvez pas accepter de l'appliquer et de le surveiller.

Mais si, le médecin traitant étant homéopathe, on nous demande une consultation, j'estime que nous pouvons l'accepter, « à la condition absolue que la discussion portera exclusivement sur le diagnostic et que la conclusion thérapeutique de la conférence sera, sans discussion doctrinale, formulée suivant les règles et les doses de la thérapeutique classique[1] ».

En somme, et c'est la conclusion de ce paragraphe, on ne doit refuser comme consultants que les indignes, les disqualifiés et les personnes qui exercent illégalement.

Nemo cum empiricis, aut ab ordine nostro non probatis, medica consilia neat[2].

22. Sur la manière de tenir la consultation, je ne crois pas qu'il y ait beaucoup de discussion.

J'élimine toutes les questions de cérémonial que certains auteurs ont cru devoir retenir.

Ainsi je crois inutile de demander avec Juhel Renoy que le médecin traitant attende le consultant sur le trottoir, devant la porte de la maison du malade : le médecin traitant « arrivera à l'heure *précise* et mieux quelques minutes avant; il attendra l'arrivée du consultant devant la porte de la maison[3]. »

Hubert se contente de dire[4] : « Votre premier devoir est d'arriver au rendez-vous à l'heure *précise*.... Faire attendre des confrères, c'est leur manquer d'égards. »

On ne peut pas dire, avec les médecins de la Gironde[5] que « le plus ancien docteur » interroge le malade, qu'ensuite, dans la conférence « le plus jeune » opine le premier et que « c'est encore l'aîné en doctorat qui transmet à la famille et au malade le résultat de la consultation ainsi que le traitement convenu ».

1. Princ. de déontol. cités, art. 10, p. 292. — C'est à peu près la solution adoptée par le Dr Hubert (*loc. cit.*, p. 156).

2. Règlem. cité de la fac. de Paris. Cit. Dechambre, *Le médecin*, p. 51.

3. Juhel Renoy, *loc. cit.*, p. 228.

4. Dr Hubert, *loc. cit.*, p. 157.

5. Assoc. des méd. de la Gironde, *loc. cit.*, p. 29.

Tout cela est suranné et inutile comme le principe d'après lequel « l'ordonnance est écrite par le médecin habituel, signée par lui d'abord et ensuite par le ou les consultants[1] ».

« L'usage établi par les anciens statuts de la Faculté, et longtemps suivi avec ponctualité, était de laisser au plus ancien des consultants le soin de faire connaître à la famille le résultat des délibérations, sauf le cas où il jugeait à propos de déléguer son droit au plus considérable.... Que le consultant soit plus jeune ou plus âgé que tous les autres membres de la réunion, c'est lui qui est en réalité le plus *considérable*, puisque c'est à lui qu'un supplément de lumière a été personnellement demandé[2]. »

La vraie et la seule recommandation à faire, très sévère, c'est que, « pendant son examen clinique et après cet examen, en présence du malade et de sa famille, le médecin consultant ne doit rien dire, ouvertement ou à mots couverts, qui puisse laisser deviner son diagnostic, surtout s'il y a une divergence d'opinion avec le médecin traitant. Il ne doit non plus rien indiquer du traitement qu'il veut instituer avant d'avoir été conférer avec son confrère[3] ».

Déjà Hippocrate avait dit : « Les médecins qui voient ensemble un malade ne se querelleront, ni se railleront mutuellement[4]. »

« Aucun mot de blâme, disent les médecins de la Gironde[5], aucune expression ambiguë ou pouvant prêter à interprétation désobligeante à l'égard du médecin traitant ne devra être prononcée par les médecins consultants[6]. Ils doivent garder la plus grande réserve et se souvenir que leurs paroles, souvent épiées, pourraient, si elles étaient mal interprétées, porter à leur confrère un préjudice considérable. »

De même, Peinard[7] condamne la conduite de certains consultants, conduite « qui consiste à débiner (c'est le mot usuel) le pauvre confrère qui n'en peut mais et qui en sera la victime innocente » ou « à exprimer ouvertement et intelligiblement leur avis à l'entourage du malade, sur le cas donné : cette manière de faire présente les plus graves inconvénients, parce que l'entourage du malade est incapable de com-

1. Dechambre, *loc. cit.*, p. 575.
2. Dechambre, *loc. cit.* p. 571.
3. Princ. de déontol. cités, art. 11, p. 295.
4. Cit. Dr Hameau, Disc., préface. Assoc. des méd. de la Gironde, *loc. cit.*, p. 7.
5. Assoc. des méd. de la Gironde, *loc. cit.*, p. 50.
6. Le consultant ne doit pas plus écrire que parler contre le traitant. — « Les journaux annoncent, dit *le Progrès médical* du 2 février 1889 (p. 98), que, à l'assemblée trimestrielle du Collège royal des chirurgiens, il a été adopté une résolution exprimant l'avis qu'aucune provocation ne saurait justifier le langage employé par sir Morell Mackensie dans son livre sur Frédéric le Noble à l'égard des éminents collègues qui ont soigné l'empereur d'Allemagne en même temps que lui. 21 membres du Collège ont voté pour la résolution, 2 ont voté contre, 1 s'est abstenu. »
7. Peinard, *loc. cit.*, p. 225.

prendre le langage médical, qu'il interprète d'une façon désastreuse et qu'il dénature d'une façon déplorable ».

« Tout médecin appelé en consultation devra s'abstenir, vis-à-vis du malade et de son entourage, de *toute* réflexion[1]. »

Et Hubert[2] : « On passe ensuite dans la chambre du malade. Les nouveaux venus l'interrogent et l'examinent comme ils l'entendent, mais sans jamais laisser deviner de leurs impressions rien qui puisse déplaire ou nuire au médecin traitant et, dans tous les cas, sans se prononcer sur rien, diagnostic, pronostic ou traitement. »

La totalité ou la plupart des idées énoncées ci-dessus ont été admises et promulguées par : le Syndicat des vallées de l'Aisne et de la Vesle[3], la Société locale des médecins de la Drôme et de l'Ardèche[4], l'Association professionnelle des médecins de Bayonne[5] et le Syndicat des médecins de l'arrondissement de Saumur[6].

Voilà vraiment les principes essentiels à proclamer.

Quant à la technique de la consultation, rien de plus simple : il y a une première conférence entre les médecins hors de la chambre du malade; à cette conférence les médecins peuvent appeler, à leur gré, une partie de la famille, une garde-malade.... Puis a lieu l'examen du malade; puis la conférence *secrète* dans laquelle sont arrêtés le diagnostic, le pronostic et le traitement et dans laquelle on rédige et on signe la consultation.

25. Que faire quand le médecin consultant ne trouve pas le médecin traitant au rendez-vous pris et accepté et quand il y a divergence d'opinions entre les deux médecins après la consultation régulièrement tenue?

« Si le médecin traitant ne se rend pas à une consultation décidée, soit qu'il n'ait pas été prévenu par la famille, soit qu'il ait eu des impossibilités personnelles, le médecin consultant doit se retirer sans examiner le malade, toutes les fois que la consultation a lieu dans la ville où réside le consultant. — Si le consultant a été appelé hors de sa résidence, il peut examiner le malade sans son confrère; mais il ne dit en rien sa manière de voir, ne formule rien et écrit au médecin traitant pour lui communiquer son diagnostic et les prescriptions qu'il propose.

« S'il y a une divergence d'opinion entre les deux confrères, le consultant fera la prescription que lui dicte sa conscience, sans faire

1. Code de déontol. rédigé par le Conseil général de la Seine.... *loc. cit.*, art. 5.
2. Dr Hubert, *loc. cit.*, p. 158.
3. Synd. des vallées de l'Aisne et de la Vesle, *loc. cit.*, p. 333.
4. Dr Chalamet, *loc. cit.*, p. 397.
5. Assoc. profession. des méd. de Bayonne, *loc. cit.*, p. 407.
6. Synd. des méd. de l'arrond. de Saumur, *loc. cit.*, p. 150.

de concession à la camaraderie ou à tout autre sentiment, de même qu'il aura le facile courage de se retirer sans rien ordonner de nouveau s'il partage absolument l'avis du traitant. — En tout cas, une fois revenu en présence de la famille, il ne proclamera pas la divergence d'opinion, si elle existe, et la nouveauté du traitement prescrit. Il présentera les prescriptions faites comme le corollaire et la suite des prescriptions précédentes ou comme la réponse à des indications nouvelles qui n'existaient pas les jours précédents. — Si cependant il y a une divergence profonde et persistante et que le médecin en exprime formellement le désir, le consultant doit, avec beaucoup de ménagement et de courtoisie, révéler à la famille (en dehors du malade) la divergence d'opinion et demander l'appel d'un nouveau consultant. — Si le second consultant est de l'avis du premier, le traitant doit se retirer ou accepter la manière de voir des consultants.

« Si au contraire le second consultant est de l'avis du traitant, il va de soi que le premier consultant n'a qu'à s'incliner[1]. »

24. La conduite à tenir par le médecin consultant, une fois la consultation terminée, est bien comprise par tout le monde de la même façon.

a. « Le consultant ne doit pas revenir dans la maison en l'absence du traitant, même pour prendre des nouvelles du malade, à moins que le médecin ordinaire ne l'y ait formellement invité ou autorisé[2]. »

« Le médecin qui a été appelé en consultation ne devra pas spontanément ou sur le simple désir de la famille revoir le malade, dans le cours de la maladie, en dehors de la présence du confrère qui dirige le traitement. Un appel d'urgence légitimerait seul une exception à cette règle, qui est formelle[3]. »

b. « Dans aucun cas, un médecin ne peut devenir traitant dans une maison où il a été appelé comme consultant (à moins que le traitant ne soit mort). Le client peut changer de médecin et alors le consultant peut continuer à venir en consultation avec le nouveau médecin ordinaire[4]. »

« Le médecin consultant qui abuse, soit près du malade, soit près de sa famille, des avantages de sa position, à raison d'une consultation, celui qui, dans une maladie, consent à prendre la place d'un confrère

1. Princ. de déontol. cités, art. 16, p. 294 et art. 15, p. 295.
2. *Ibid.*, art. 14, p. 294.
3. Assoc. des méd. de la Gironde, *loc. cit.*, p. 50.
4. Princ. de déontol. cités, art. 15, p. 294.

avec lequel il a consulté, blesse les lois les plus sacrées de la confraternité[1]. »

« Le médecin appelé en consultation ne doit, sous aucun prétexte, prendre la succession de son confrère et la suite du traitement de la maladie au cours de laquelle il a été appelé. Plus tard, et la maladie terminée, il redevient libre et juge de ses actions[2]. »

« Dans tous les cas, il (le consultant) ne peut jamais accepter la succession de son confrère dans le cours de la même maladie aiguë ou chronique[3]. »

C'est aussi la formule du syndicat médical du Loiret[4].

« Le médecin consultant ou remplaçant qui essaierait d'évincer le médecin traitant, commet une tentative de détournement, est coupable de manœuvres frauduleuses et mériterait d'être frappé de peines disciplinaires[5]. »

Tous ces documents sont trop concordants pour avoir besoin d'un commentaire quelconque.

25. Les règles ci-dessus restent toutes les mêmes quand le consultant appelé chez le malade est un chirurgien (ou un accoucheur).

Seulement alors la question se complique d'une autre : si une intervention opératoire (chirurgicale ou obstétricale) est décidée dans la consultation, qui doit y présider, qui doit tenir le bistouri ou le forceps? Le traitant ou le consultant? Le problème ne me paraît pas justiciable d'une règle unique et générale.

Dans certains cas il est entendu d'avance, entre le traitant et la famille, qu'on demandera au consultant uniquement son avis et que l'opération, si elle est décidée, sera toujours faite par le traitant : dans ce cas, rien de plus simple. Seulement il sera bon que le traitant prévienne le consultant de cette convention, avant la consultation.

Si rien n'a été préalablement convenu entre le traitant et la famille, le traitant et le consultant doivent décider la chose entre eux, dans la conférence secrète de la consultation : et alors, en même temps qu'on communique à la famille la décision concernant l'opportunité d'une intervention chirurgicale, on lui proposera le nom du confrère qui devra y présider.

En tout cas, le dernier mot appartient toujours, en dernière analyse, à la famille qui reste libre de choisir qui elle veut comme opérateur.

Voici, sur ce point, le conseil donné par le *British medical Journal*[6] :

1. Soc. des méd. de l'Aveyron, *loc. cit.*, art. 37, p. 11.
2. Assoc. des méd. de la Gironde, *loc. cit.*, p. 29.
3. Dr Cassine, *loc. cit.*, p. 55.
4. Synd. méd. du Loiret, *loc. cit.*, p. 166.
5. Dr Hubert, *loc. cit.*, p. 161.
6. *Brit. med Journa.*, 26 juin 1886. Cit. *Concours méd.*, 1886, p. 346.

« Quand une consultation est réclamée par un praticien dans un cas difficile d'accouchement et qu'une opération (version, application de forceps...) a été décidée, cette opération doit être faite par le médecin qui était appelé pour faire l'accouchement, et non par le consultant, à moins que le premier n'ait pas les titres voulus pour agir. Dans ce cas, c'est le consultant qui prend la direction et la responsabilité de l'opération. Il arrive cependant assez souvent que le médecin de la famille par courtoisie prie le consultant d'opérer. Dans ce cas, ce dernier doit le faire ; mais dans ce cas seulement ; il pourrait, sans le vouloir, jeter du discrédit sur la capacité professionnelle de son confrère. »

26. Reste enfin une question, qui appartient à ce chapitre des rapports entre les consultants et les traitants, question épineuse et difficile, c'est celle de la *dichotomie* (pour employer une expression usuelle aujourd'hui, dont tout le monde comprend le sens, dans le monde médical et ailleurs) : « C'est, dit Dechambre[1], le partage d'honoraires entre praticiens ayant donné leurs soins au même malade. Presque toujours c'est un chirurgien qui, plus largement payé que le médecin de la famille, lui donne une part de ses honoraires ; mais ce cas n'est pas tout à fait étranger aux médecins consultants qui sont restés longtemps adjoints au médecin traitant. »

La difficulté de ce paragraphe ne gît pas dans l'hésitation de la formule à trouver pour le jugement : la dichotomie est certainement une chose absolument blâmable et condamnable[2]. C'est un principe facile à énoncer, mais ce qui est difficile, ou plutôt délicat, c'est d'étayer ce jugement, d'en démontrer nettement la vérité indiscutable.

Sur ce chapitre en effet, plus que sur tout autre, l'erreur morale se voile sous toute espèce de sophismes qui peuvent même en imposer à certains naïfs qui n'ont pas réfléchi. On peut dire, je crois, que certains dichotomistes sont de bonne foi, au moins du côté de ceux qui reçoivent.

Voyez comme Dechambre est insinuant quand il fait l'avocat du diable : « J'ose dire tout d'abord que le principe n'en est aucunement répréhensible. Deux confrères sont réunis auprès d'un malade ; ils sont souvent de valeur peu différente : mais l'un, s'il est chirurgien, gagne 5 à 6000 francs en vingt minutes, ou, s'il est médecin, 1200 francs en vingt visites, là où le médecin ordinaire qui l'aura appelé gagnera une soixantaine, mettons une centaine de francs. N'allons pas, pour le moment, plus loin que le point de vue moral et demandons-nous s'il y a forfaiture au chirurgien ou au consultant d'offrir à un confrère si

1. Dechambre, *loc. cit.*, p. 565.

2. « Est pareillement réprouvée la pratique de la dichotomie comme indigne de l'honorabilité professionnelle. » (Synd. méd. du Loiret, *loc. cit.*, p. 166.)

mal partagé, mais à celui-là seulement, un certain dédommagement. On pourrait, à meilleur droit, y voir un acte de bonne confraternité ; et, s'il en est ainsi, le médecin traitant peut aussi bien accepter que le consultant offrir : c'est affaire de délicatesse personnelle, où la morale n'est nullement engagée. Aussi les hommes de ma génération ont-ils connu une époque où les médecins le plus justement honorés, dont l'état actuel de l'opinion ne permet plus de divulguer les noms, voulaient diminuer en quelque mesure cette inégalité de traitement quand elle devenait trop considérable. Je déclare — car il n'y a pas de meilleure preuve de loyauté que la publicité des actes — je déclare avoir moi-même accepté de pareilles offres. Ce sera, si l'on veut une confession.... Il n'est que de ne pas entendre malice aux choses. »

N'y entendait-il pas malice le magistrat qui, après avoir lu les *Morticoles*, a, dans un jugement public, visé la dichotomie comme un usage traditionnel et constant dans le corps médical[1].

En tout cas si ce juge avait lu le passage ci-dessus de Dechambre, il n'avait pas lu la suite de la même page. Car Dechambre, après avoir ainsi plaidé pour la dichotomie, se hâte de dire que « malheureusement la malice s'en est mêlée » et conclut nettement (en soulignant) que quiconque est jaloux de l'estime publique et de la dignité de l'art doit aujourd'hui refuser, à quelque titre, sous quelque prétexte et dans quelque mesure que ce soit, toute participation aux honoraires des chirurgiens ou des médecins consultants[2] ».

Ce qui condamne en effet cette pratique c'est qu'en somme elle équivaut à une commission donnée par le consultant au traitant afin que celui-ci l'appelle plus souvent et de préférence aux autres confrères. C'est donc un moyen détourné et peu loyal pour essayer d'enlever des clients à ses confrères. C'est transformer le confrère traitant en prôneur, rabatteur, racoleur... toutes choses défendues par les principes exposés plus haut.

De plus, comme le partage se fait clandestinement, à l'insu du client et de tous, et n'est connu que des deux complices, il peut être le

1. Jugement du juge de paix de Joigny : « Attendu... que ce prix (d'une cataracte) est toujours partagé (entre l'opérateur) et le médecin ordinaire chargé des pansements et soins consécutifs et ce dans la proportion de 2/5 pour l'un et de 1/5 pour l'autre ; que tel est l'usage. » — « Ainsi donc, ajoute Lereboullet, voici un magistrat qui ose prétendre que la dichotomie est une pratique habituelle, reconnue, qui en fixe le taux.... » (*Gaz. hebd. de méd. et de chir.*, 1899, n° 35, p. 419.)

2. DECHAMBRE, *loc. cit.*, p. 566.

point de départ de véritables marchandages ou de surenchères[1].... Ce qui devient littéralement odieux.

Donc, que le consultant (le chirurgien notamment) fasse largement honorer le traitant par la famille, qu'il atténue le plus possible la différence qu'il y a entre leurs honoraires : rien de mieux; c'est franc, loyal, connu de tous. Mais pas de pacte honteux et caché; le médecin ne doit ni offrir ni accepter une part sur les honoraires d'autrui : ce serait une aumône ou une commission. Les médecins doivent être au-dessus de l'une et de l'autre.

V.

Principes qui doivent présider aux rapports avec leurs confrères des médecins consultants dans leur cabinet.

27. « Le cabinet est un terrain neutre, sur lequel on peut donner une consultation à tous les malades qui la demandent, quel que soit leur médecin traitant[2]. »

Ce principe paraît être accepté de tout le monde. Car on le retrouve, sous une forme identique ou très approchée, dans toutes les règles de la déontologie.

« Le cabinet de consultation est un terrain neutre où le médecin peut donner ses conseils à tous ceux qui les lui réclament et quel que soit le médecin traitant[3]. »

« Le cabinet du médecin est un terrain neutre où il peut donner des soins à qui les réclame[4]. »

« Le cabinet du médecin est un lieu en quelque sorte neutre où l'on peut donner des conseils à tous ceux qui en réclament, quels que soient les soins antérieurement reçus par eux[5]. »

« Le cabinet du médecin est un terrain neutre où il peut donner ses soins à tous ceux qui les lui réclament[6]. »

De même les médecins de l'arrondissement de Saumur[7], le Syndicat médical du Loiret[8], etc.

1. « Une guerre de commissions s'est engagée et la confiance des pourvoyeurs ou rabatteurs a été mise aux enchères. Naturellement, c'est le client qui fait tous les frais de l'entreprise. Tel est du moins le bruit répandu.... l'indignation très générale que soulève ce genre de spéculation me donne à penser qu'il est assez restreint. » (DECHAMBRE, *loc. cit.*, p. 566.)

2. Princ. de déontol. cités, art. 17, p. 295.

3. Soc. méd. de la Seine, *loc. cit.*, art. 8.

4. Soc. des méd. de l'Aveyron, *loc. cit.*, p. 8, art. 26.

5. Assoc. des méd. de la Gironde, *loc. cit.*, p. 27.

6. Assoc. profess. des méd. de Bayonne, *loc. cit.*, p. 107.

7. Synd. des méd. de l'arrond. de Saumur, *loc. cit.*, p. 150.

8. Synd. méd. du Loiret, *loc. cit.*, p. 166.

Cependant, le Dr Rolland[1] trouve « étrange » la distinction en vertu de laquelle il y a détournement de malade au domicile du client, et il n'y a pas détournement de malade dans le cabinet du médecin.

Cette distinction, dit-il, « a dû être lancée dans la circulation par les consultants, les spécialistes, par tous ceux, en un mot, qui ne vont que très exceptionnellement au domicile des malades ».

Mais ce confrère développe cette idée, non pour restreindre les droits du consultant dans son cabinet, mais pour arriver à permettre le détournement, même chez le client. Il ne nie donc pas la liberté de donner des consultations dans le cabinet : « le cabinet du médecin étant, dit-il, de l'aveu de tous les déontologistes, un terrain neutre. »

Voilà donc un principe établi sans discussion possible.

28. Il ne faudrait pas en conclure que le médecin consultant dans son cabinet n'a aucun devoir vis-à-vis du médecin traitant.

Il ne faut pas qu'il abuse de la *neutralité* du cabinet pour détourner les clients de ses confrères.

« ... Vol pour vol, m'écrit un confrère, pourquoi voler la confiance à la faveur de la *neutralité* du cabinet? Parce que cela est moins visible qu'une visite au lit du malade, qu'il n'en résulte pas d'éclat, de scandale, et qu'il y a partant moins de perte de considération? Ce n'est pas suffisant à mon avis et ce mot *terrain neutre* a besoin d'être expliqué.... Il ne se comprend pas de lui-même.... »

« Ici encore (dans le cabinet), disent les médecins de la Gironde[2], le médecin consulté doit rigoureusement s'abstenir de toute appréciation désobligeante sur le traitement prescrit par le médecin traitant. »

De même, les médecins de l'Aveyron[3] : « Si le malade qui se présente (dans le cabinet) a déjà reçu les soins d'un premier médecin, le second est tenu d'user de la plus grande circonspection envers son confrère et de s'abstenir soigneusement de déverser le moindre blâme sur sa conduite. De plus, si le malade qui se présente est porteur d'un appareil appliqué par un premier médecin pour une affection chirurgicale (fracture, luxation, plaie par arme à feu, etc.) le second doit se refuser à lever cet appareil et ne consentir à donner des soins à ce malade que de concert avec le premier médecin appelé. »

Tout cela est fort juste[4] mais ne me paraît pas suffire. Je crois devoir maintenir dans leur intégralité les conseils que j'ai résumés ainsi ailleurs[5].

1. Dr ROLLAND, *loc. cit.*
2. Assoc. des méd. de la Gironde, *loc. cit.*, p. 27.
3. Soc. des méd. de l'Aveyron, *loc. cit.*, art. 26, p. 8.
4. Je me demande cependant s'il n'est pas permis à un chirurgien d'examiner une plaie dans son cabinet pourvu qu'il puisse l'examiner et la panser ensuite avec toutes les précautions voulues.
5. Princ. de déontol. cités, p. 295, art. 18.

« Dans l'intérêt même du malade et par convenance pour les confrères, il faut, en général, recommander aux malades de ne jamais venir consulter dans le cabinet sans avoir prévenu leur médecin ordinaire. A cause de cela, le médecin, consulté dans son cabinet, doit toujours commencer par demander au client qui est son médecin, s'il n'a pas de lettre à lui remettre : et avertir le client qu'il devra remettre la nouvelle consultation à son médecin ordinaire et n'en rien exécuter sans l'assentiment préalable de ce médecin traitant. — Si le client résiste, il faut lui présenter énergiquement que rien n'est plus préjudiciable à un malade et rien n'est plus antimédical que de consulter plusieurs médecins, en dehors les uns des autres, pour choisir ensuite la consultation qui plaît le plus. — Le médecin traitant doit toujours centraliser les diverses consultations que le malade juge à propos d'aller demander de divers côtés. »

Le *British medical Journal*[1] a enregistré les justes plaintes de praticiens anglais, qui, ayant envoyé un malade en consultation chez un confrère, ne l'ont plus revu depuis cette époque et ont appris que le malade continuait à être soigné régulièrement par le consultant.

La conduite du consultant est là absolument répréhensible.

Mais les médecins anglais vont un peu loin quand « ils estiment qu'il est du devoir d'un consultant de refuser ses soins, *même pour une maladie ultérieure*, à un patient qui leur a été adressé par un confrère traitant habituellement ce malade. »

Le membre de phrase que j'ai souligné me paraît exagéré et inacceptable.

Quand le confrère A redouterait d'être tôt ou tard remplacé dans une famille par le confrère B, il n'aurait qu'à envoyer son malade prendre une consultation dans le cabinet de B et celui-ci serait *ipso facto* condamné à ne plus jamais soigner ce malade, même pour une maladie ultérieure.

C'est absolument inadmissible.

« Averti[2] de l'intention de son client d'aller trouver un confrère dans son cabinet, le médecin traitant doit lui remettre une lettre détaillée ou quelques mots d'introduction sur sa carte, suivant l'importance et la nature du cas.

« Le consultant rédige, après examen, une consultation écrite. — Si la nature du cas ou les circonstances le permettent, il mettra, au haut de la consultation, son diagnostic détaillé (sans phrase, en une

1. *Brit. med. Journal*, 26 juin 1886. Cit. *Conc. méd.*, 1886, p. 346.
2. Princ. de déontol. cités, p. 296, art. 19 à 21.

ligne ou deux, qui signalent les points vraiment importants). — Dans bien des cas au contraire (qu'il est superflu de préciser), le consultant ne remet au malade que ses prescriptions détaillées et il écrit directement au médecin traitant son diagnostic, son pronostic, en y ajoutant telles considérations qu'il juge à propos. Pour marquer au client qu'on juge indispensable l'intervention du médecin traitant et qu'on ne veut en rien se substituer à lui, le consultant fera bien d'inscrire en toutes lettres, au bas, que cette consultation doit être remise et soumise au médecin ordinaire.

« Le médecin ordinaire, au reçu de la consultation, la met à exécution et en surveille l'application. — Si cependant elle heurtait complètement sa manière de voir, il peut surseoir à l'exécution sous un prétexte quelconque et entrer en correspondance directe avec le médecin consultant. En tout cas, le médecin traitant garde le droit de modifier les doses ou la nature des médicaments prescrits, suivant les indications de chaque jour. »

Comme pour la consultation à domicile, on doit accepter la consultation dans le cabinet de tout confrère dont l'honorabilité, personnelle et professionnelle, est indiscutable, quelle que soit son apparente infériorité comme âge, grade ou situation.

Pour les homéopathes, même conduite que pour la consultation à domicile : on peut accepter de donner dans le cabinet une consultation au client d'un homéopathe ; mais un traitant ne peut pas accepter et faire exécuter la consultation donnée par un homéopathe dans son cabinet.

29. Beaucoup plus difficile et discutée est la question des *ambulants* que nous avons déjà rencontrée dans le chapitre des médecins traitants, mais que nous retrouvons plus importante et plus controversée ici. Nous avons essayé d'établir plus haut (n° 18 *a*) qu'un médecin peut avoir, dans une ou plusieurs localités voisines de la sienne, des clients dont il est le médecin traitant. Mais peut-il avoir un cabinet dans une ou plusieurs localités autres que sa résidence et donner des consultations dans ce cabinet comme dans son cabinet de sa résidence?

La chose paraît absolument condamnable à beaucoup de nos confrères.

Nous avons déjà vu que les médecins de la Gironde ne trouvent pas « très séant » « de se rendre à jour fixe dans une localité éloignée de son domicile, habitée par un ou plusieurs confrères » ; mais ils paraissent surtout blâmer le « but manifeste de soustraire (aux confrères) leurs clients habituels ». Ceci étant toujours blâmable, la condamnation du cabinet multiple n'est pas formelle.

Au même groupe appartient la condamnation du Syndicat médical du Loiret[1] : « Les tournées à jours fixes dans les communes, faites dans un but de concurrence, sont absolument condamnées par le Syndicat, comme constituant un acte de concurrence déloyale ».

La condamnation est formelle *dans certains cas* pour les médecins de Saumur[2] : « Aucun médecin ne doit se rendre à jour fixe pour donner des consultations dans une localité où un confrère est établi antérieurement. Cette règle n'est pas applicable dans le cas où l'installation du confrère serait postérieure à l'établissement de la consultation. »

« On me demande, dit le Dr Hubert[3], si un médecin peut ouvrir, dans une autre ville que celle où il exerce, un cabinet de consultation pour y recevoir tout venant à jour fixe? Mais il ne manque pas de médecins dans cette ville n'est ce pas? et alors que vient-il y faire, sinon acte de mauvaise confraternité en braconnant sur les terres d'autrui? Même les dentistes qui se respectent ne sont plus ambulants. »

Enfin nous trouvons une condamnation formelle, absolue et *pour tous les cas* dans le livre du Dr Cassine et chez les médecins de l'Aveyron.

« Nul n'établira un cabinet supplémentaire dans une localité habitée par un confrère », dit Cassine[4].

« La dignité professionnelle, disent les médecins de l'Aveyron[5], interdit encore l'exercice de la médecine ambulante. Sont considérés comme médecins ambulants ceux qui se rendent à jours fixes dans des lieux plus ou moins éloignés de leur domicile, à l'unique fin de se mettre à la disposition d'une clientèle purement contingente. »

C'est bien la condamnation du cabinet, ailleurs que dans la résidence. Car tout médecin, qui a un cabinet de consultation, y est à jours fixes à la disposition d'une clientèle purement contingente.

Du reste, assez récemment, nos confrères de l'Aveyron ont eu l'occasion d'appliquer ce principe dans le cas suivant : « M. D., dans le but d'étendre sa clientèle et d'augmenter sa popularité, a pris l'habitude de donner à jour fixe et officiellement annoncé des consultations dans le village de Saint-A., où se trouvait déjà installé un autre confrère M. T.... Il a été suivi dans cette manœuvre par M. F... qui va, lui aussi donner à jour fixe des consultations à Saint-A... ». Saisie de la question, et après enquête, la Société locale de l'Aveyron, « considérant que MM. D. et F. continuent à donner des consultations à jour fixe, à Saint-A. et portent par suite préjudice au Dr T., *blâme* les deux confrères et les invite à cesser simultanément lesdites consultations régulières, qui sont contraires aux principes les plus élémentaires de la déontologie[6] ».

1. Synd. méd. du Loiret, *loc. cit.*, p. 166.
2. Synd. des méd. de l'arrond. de Saumur, *loc. cit.*, p. 150.
3. Dr Hubert, *loc. cit.*, p. 141.
4. Dr Cassine, *loc. cit.*, p. 48.
5. Soc. des méd. de l'Aveyron, *loc. cit.*, p. 5, art. 16.
6. Voté à l'unanimité par la Société locale de l'Aveyron le 19 octobre 1898 (*Bull. des syndicats*, 1898, p. 808).

Dans le cas particulier nos confrères ont pu avoir raison, vu les circonstances spéciales du fait.

Malgré tout, il me paraît difficile de poser, comme un principe général de déontologie, qu'il est défendu à tout médecin d'avoir un cabinet (où il se rende à jours et heures fixes) dans une localité autre que sa résidence, fût-elle déjà pourvue d'un médecin.

Pour bien préciser les termes du problème, il faut d'abord bien séparer, pour le condamner sans hésitation, le véritable ambulant que Peinard décrit ainsi[1] : « On voit à la quatrième page des journaux politiques et sur les murs des plus petites localités s'étaler périodiquement des annonces faisant savoir au public que M. X..., docteur en médecine des Facultés de France et de Navarre, gradé des Universités étrangères, décoré de plusieurs ordres hétéroclites et inventeur d'un nouveau système pour la guérison des maladies incurables, séjournera, à telle date, à l'hôtel de l'Europe de la grande ville voisine, où il donnera des consultations, de telle heure à telle heure. L'un débite des bandages, un autre des lunettes, un autre un orviétan quelconque et le public, amorcé par cette supercherie, lui apporte généralement vingt francs par consultation, alors qu'il oubliera d'honorer le modeste praticien de son village, qui ne lui a pas promis la guérison de son mal et qu'il paie d'ingratitude, parce qu'il lui aura donné le conseil le plus sage et le plus désintéressé. »

Ce sont encore les « authentiques docteurs » que l'on voit, dit le Dr Aymard[2], « parcourir la province avec leurs appareils, suivis d'un négrillon, après avoir annoncé la date de leur passage dans tous les journaux indigènes ».

On pense bien que je ne veux pas défendre ces médecins qui violent toutes les règles de la déontologie (charlatanisme, annonces et réclames payées, etc.), mais je ne peux pas leur assimiler un confrère, que je suppose *scrupuleux observateur de tous les autres principes de déontologie*, mais qui a un cabinet de consultation dans une ou plusieurs localités autres que sa résidence.

Pour celui-ci, j'avoue que je ne trouve pas le moyen de le condamner.

Eliminons d'abord l'objection, visée dans le jugement des médecins de l'Aveyron, qu'il porte ainsi préjudice à un autre confrère. C'est certes bien vrai. Mais tout jeune médecin qui vient s'établir dans une ville déjà amplement pourvue de confrères leur porte préjudice et leur fait concurrence.

1. PEINARD, *loc. cit.*, p. 85.
2. Dr AYMARD, *loc. cit.*, p. 1425.

On ne peut condamner la concurrence que quand elle est *déloyale* et le préjudice que quand il est causé par des *moyens illicites*.

Mais, dans le cas que nous envisageons, où est le déloyal et où est l'illicite ?

Nous avons admis (n° 18) qu'un médecin peut avoir des clients attitrés dans une localité B autre que sa résidence A, même quand il y a déjà d'autres confrères dans cette localité B. Mais, s'il a des clients dans cette localité B, il peut bien se mettre à leur disposition dans un cabinet où il se trouvera à des jours et des heures fixes. Mais alors s'il a un cabinet dans cette localité B, je ne vois pas pourquoi ce cabinet serait réservé à ses clients. Il devient un terrain neutre comme celui de sa résidence A (n° 27). Et, pourvu qu'il se conforme aux règles que nous avons indiquées pour le cabinet en général (n° 28), je ne vois pas ce que le cabinet B a de plus répréhensible que le cabinet A.

On pourrait objecter à cette doctrine qu'il est très difficile ou même impossible qu'un médecin s'acquitte convenablement de sa mission, simultanément dans plusieurs localités. Je répondrai : 1° que cela dépend du cas particulier (distance des localités, population, etc.) et par conséquent ne peut être opposé à un principe général ; 2° que, s'il y a des devoirs violés alors, ce sont des devoirs envers les clients et je ne m'occupe ici que des devoirs des confrères entre eux ; 3° que c'est aux clients eux-mêmes à juger des inconvénients qu'il y a pour eux à consulter un médecin qui habite ailleurs que dans leur localité : la situation est franche et connue publiquement ; donc on ne les prend pas en traître.

De même, il ne m'appartient pas de discuter si dans ce cas le médecin ubiquiste devra déposer son diplôme et payer patente dans plusieurs localités. Ceci est affaire à l'administration.

Je reste dans le point de vue qui m'appartient seul : au point de vue des rapports confraternels et des devoirs des médecins entre eux, *je ne vois pas de raison qui empêche un médecin d'avoir un cabinet de consultation dans une ou plusieurs localités autres que sa résidence, pourvu que, d'autre part, il se conforme à toutes les règles de la déontologie médicale.*

J'ai beaucoup réfléchi à cette question parce qu'il m'était pénible de me séparer, sur ce point, de la plupart de mes confrères, en tous cas de mes confrères de l'Aveyron, que je connais et estime plus que personne. Mais je n'ai pas pu arriver à une autre formule.

Le Congrès appréciera.

30. Il y a encore dans ce chapitre une autre question très contro-

versée et sur la solution de laquelle je crains de conclure avec la minorité de mes confrères.

C'est la petite question des consultations gratuites dans le cabinet, qui contient la grosse question des policliniques et dispensaires et les consultations gratuites dans les hôpitaux.

La majorité des auteurs condamne tout cela.

Les membres de l'association, disent les médecins de Toulouse[1], s'engagent à ne plus donner à jour et heure fixe des consultations gratuites dans leur domicile.

M. Thiery[2] pense aussi « que les médecins qui donnent des consultations gratuites aux malades aisés, qui leur ouvrent des cliniques, font un grand tort à leurs confrères et entretiennent l'abus que l'on veut justement faire disparaître des hôpitaux ».

Peinard[3] considère également comme très préjudiciables aux intérêts du corps médical les « consultations externes gratuites, données si libéralement par l'élite de nos médecins, dans les hôpitaux civils de Paris et des principales villes de France, non pas seulement aux indigents, ce qui est tout naturel, mais aux faux indigents, c'est-à-dire à toute une catégorie de personnes qui sont parfaitement en état de payer les consultations du médecin, et volent ainsi le patrimoine des pauvres »

Enfin, les médecins de Bordeaux[4] : « nous devons garder nos soins gratuits exclusivement pour ceux qui ont besoin. Les faux pauvres nuisent aux vrais. »

Dans la discussion de cette grosse question, je rappellerai, une fois de plus, que je me tiendrai exclusivement sur le terrain de la déontologie confraternelle.

Je n'ai donc pas à traiter ici la question du droit des pauvres, des inconvénients que tout cela peut avoir pour les administrations hospitalières : peu m'importe même si de faux indigents se glissent dans ces consultations gratuites.

Je prends la question en général et de haut, et je me demande si, malgré le préjudice que cela porte à ses confrères, un médecin peut donner des consultations gratuites dans son cabinet ou ailleurs (policlinique, hôpital).

On remarquera que je dis « malgré le préjudice que cela porte à ses confrères » : j'admets donc ce préjudice, mais n'en fais pas une objection à la chose proposée. Il y a beaucoup de pratiques par les-

1. Assoc. des méd. de Toulouse, *loc. cit.*, p. 14, art. 60.

2. Thiery. L'hospitalisation des malades aisés et l'exercice illégal de la médecine par les pharmaciens. Communication à la Société médicale du VIe arrondissement. *Revue méd.* Cit. *Bull. des synd.*, 1899.

3. Peinard, *loc. cit.*, p. 198.

4. Assoc. des méd. de la Gironde, *loc. cit.*, p. 39.

quelles un médecin porte préjudice à ses confrères et qui sont cependant permises par la déontologie la plus scrupuleuse. Il n'y a que la déloyauté dans les moyens qui rende la concurrence répréhensible.

Cela dit, je tiens bien à séparer les consultations gratuites qui sont ici en question et la médecine au rabais sur laquelle nous nous sommes déjà expliqués plus haut (n° 10).

Ce sont là deux choses complètement différentes. Il n'y a aucune humiliation à donner des consultations gratuites ; on ne jette, en en donnant, aucun discrédit sur l'ensemble du corps médical.

Je sépare aussi les consultations gratuites de tous les moyens charlatanesques déjà condamnés et je les blâmerais absolument si elles étaient l'occasion d'annonces, de réclames, d'éloges publics et payés dans les journaux....

Mais, avec ces réserves et dans ces conditions, je ne vois pas le principe déontologique qui pourrait empêcher un médecin de donner des consultations gratuites, à jours et heures fixes, dans son cabinet, dans une policlinique ou dans un hôpital.

Peu importe qu'il ait pour but de faire de la philanthropie[1], de voir plus de malades, d'augmenter le prix de ses consultations les autres jours, de faire un enseignement clinique plus riche....

Dans tous ces cas, le médecin me paraît pouvoir, sans félonie, donner des consultations gratuites, alors même que de faux indigents viendraient lui en demander : ce qui est du reste difficile à éviter à l'hôpital, impossible dans le cabinet.

Et le local où ont lieu ces consultations gratuites n'en change pas le caractère moral et permis. Elles sont donc autorisées (à mon point de vue) à l'hôpital comme dans un dispensaire, une policlinique ou un cabinet de consultation, au domicile ou hors du domicile du médecin.

Je n'ai du reste la prétention d'imposer ma manière de voir à personne et j'espère que cette question sera une de celles que le Congrès voudra discuter le plus sérieusement.

1. « M. Verchère ne voit rien à reprocher aux cliniques gratuites créées souvent, il est vrai, dans un but de réclame personnelle, mais rachetant cela le plus souvent par leur utilité philanthropique. » (*Revue méd.* et *Bull. des synd.*, 1899 p. 800.) — Au contraire, Peinard (*loc. cit.*, p. 199) s'écrie : « Les princes de la science, les maîtres dans les hôpitaux, devraient bien mettre un frein aux élans de leur philanthropie, en ne donnant leurs consultations qu'à bon escient ».

VI

Principes généraux qui doivent présider aux rapports des médecins d'eaux et spécialistes avec leurs confrères.

51. Je ne crois pas que ce chapitre puisse donner lieu à de grandes controverses. Je me contente donc de reproduire les principes que j'ai résumés ailleurs[1].

« Quand un médecin a prescrit une saison d'eaux minérales[2] à un malade, il a le droit strict de lui tracer en détails le traitement qu'il aura à y suivre. — Mais, dans la presque totalité des cas, il ne doit pas agir ainsi. — Il doit adresser son malade à un des médecins de la station.

« Il remet alors pour ce médecin d'eaux une lettre, plus ou moins détaillée suivant le cas, dans laquelle il donne, avec son diagnostic, les motifs qui ont déterminé le choix de cette station. — Il y ajoute les particularités qu'il croit utiles à l'organisation du traitement et, tout en laissant le médecin de la station maître de la direction quotidienne, il peut même ajouter (de confrère à confrère) quelques indications sur la manière dont il comprendrait le traitement ».

Il est de bon usage, lorsque le médecin envoie un malade aux eaux ou dans un établissement de santé quelconque, qu'il lui remette une lettre pour le confrère chargé de diriger la cure; mais il ne doit en aucun cas le munir de prescriptions ou d'ordonnances. Ce serait un manque de délicatesse. En général, et dans l'intérêt même du malade, il n'est pas sage non plus de diriger soi-même de loin cette cure, en supprimant tout intermédiaire[3].

« Le médecin d'eaux institue et dirige le traitement pendant le séjour du malade dans la station. — Il est, pendant tout ce temps, entièrement substitué au médecin ordinaire, dont il a tous les droits et tous les devoirs.

« Au départ du malade le médecin d'eaux doit lui remettre, pour le médecin ordinaire, une lettre dans laquelle il résume le traitement suivi dans la station, les incidents survenus pendant le séjour et ses propres vues sur le cas. — Il peut, s'il le juge à propos, ajouter

1. Princ. de déontol. cités, p. 207, nos 23 et 24.

2) Voir Janicot, L'exercice de la médecine thermale au point de vue de la déontologie médicale. *Bull. de l'Assoc. synd. profess. des méd. de la Seine*, Paris, 1899.

3. Assoc. des méd. de la Gironde, *loc. cit.*, p. 28.

quelques conseils pour le traitement ultérieur du client. — Mais ces conseils sur le traitement ultérieur ne peuvent être que dans une lettre au médecin ordinaire. — Le médecin d'eaux doit s'abstenir (quoiqu'il ait le droit strict de faire le contraire) de donner directement au malade (et pour lui) une consultation écrite pour les mois qui suivent la cure, consultation dans laquelle le médecin d'eaux aurait l'air de se substituer au médecin ordinaire ou de vouloir le faire mettre de côté. — J'engage aussi les médecins d'eaux (quoique là encore ils aient le droit absolu de faire le contraire) à ne faire pendant la saison d'eaux, à leur clients (et clientes) que les opérations chirurgicales d'urgence absolue, réservant aux médecins ordinaires les interventions (même gynécologiques) qui ne sont pas absolument pressantes[1]. »

« La règle, dit Janicot[2] veut que nous (les médecins d'eaux) ne perdions jamais de vue que vous nous envoyez vos malades pour modifier une diathèse ou ses manifestations locales ou une maladie quelconque *par les eaux minérales et non autrement*. Donc, en principe, tout ce qui n'est pas traitement hydrominéral, intus ou extra, ne doit être employé qu'à titre d'exception et d'exception sérieusement motivée.... Nous ne devons jamais oublier ce qui caractérise essentiellement la situation d'un médecin d'eaux vis-à-vis des confrères qui lui adressent *leurs* malades. Cette situation est, dans tous les cas et quels que soient les hommes, celle d'un collaborateur chargé d'une mission *spéciale*, par ce qu'il dispose d'une ressource thérapeutique *spéciale*, qu'il emploiera comme bon lui semblera, mais d'une mission temporaire, étroitement liée par la nature même des choses à l'emploi de cette ressource thérapeutique *spéciale* sans laquelle il n'aurait jamais connu vos malades. Tout médecin d'eaux qui ne le comprend pas et se comporte en conséquence travaille à sa propre perte, nous déconsidère en bloc, vous nuit, sort de son rôle et de son mandat ».

Et ailleurs[3] : Quand un client nous demande à la fin d'une saison « ce qu'il devra faire dans le courant de l'année... » j'estime que nous ne devons lui donner, en règle générale, que des conseils d'hygiène, de diététique, appropriés à son cas et les indications afférentes à l'usage, à domicile, des eaux qu'il est venu prendre à la source, s'il s'agit d'eaux minérales à usage interne. Pour ce qui est des médicaments, d'un traitement proprement dit, de la direction habituelle de sa santé, etc., nous n'avons pas à nous prononcer. Ce n'est pas de notre ressort.... Vous nous avez confié un malade. C'était un dépôt. Nous n'avons qu'à vous le rendre et tout est dit. Nous ne connaissons plus ce malade dès qu'il a fini sa saison. Le soigner, le garder après, dans n'importe quel cas, pour n'importe quel temps, pour n'importe quel mobile, ce serait abuser de votre confiance. »

1. Princ. de déontol. cités, p. 297, nos 25 et 26.
2. JANICOT, *loc. cit.*, p. 14.
3. JANICOT, *loc. cit.*, p. 16.

De même les médecins de la Gironde[1] : « au départ du malade, le médecin de la station médicale doit écrire au médecin ordinaire, mais ne jamais remettre au malade une indication de traitement ultérieur, encore moins une liste de médicaments à prendre à époques déterminées. A moins d'urgence absolue, s'abstenir également de traitement autre que le traitement thermal et surtout d'intervention chirurgicale ».

Janicot soulève également la question de la conduite à tenir par un médecin d'eaux quand on lui envoie un malade à qui « une autre station était beaucoup mieux indiquée que celle à laquelle on l'a envoyé » ou un malade pour lequel « le traitement thermal était formellement contre-indiqué ».

La question est théoriquement facile à résoudre. Le médecin d'eaux est alors comme un consultant obligé de réformer le diagnostic et le traitement du médecin traitant : il doit agir et prescrire suivant sa conscience. Seulement il doit savoir trouver une formule qui ne jette aucun discrédit sur son confrère : modification des indications, incidents nouveaux.... On ne doit pas mentir pour la prescription, mais on peut mentir pour les motifs.

Le même auteur m'a annoncé l'intention de traiter prochainement un autre chapitre délicat : « rapports des médecins entre eux et avec leurs clients, aux eaux ».

Je crois qu'on peut trouver la solution dans les principes fixés pour les médecins en dehors des eaux : le médecin qui prend la direction de la cure thermale a les droits et les devoirs du médecin traitant : les autres médecins de la station gardant les droits et les devoirs des médecins consultants (à domicile ou dans leur cabinet) par rapport au médecin traitant.

Un point difficile de ce chapitre a été déjà étudié par Dechambre[2] : c'est la conduite à tenir par le médecin d'eaux qui reçoit un malade adressé à un autre médecin de la même station (avec une lettre expressément adressée à celui-ci par le médecin traitant).

Si le malade « déclare agir intentionnellement et lui demande de se substituer à celui qui n'a pas sa confiance », le médecin consulté peut accepter. « Seulement, ajoute Dechambre, dans un milieu aussi restreint, et pour ne pas donner un aliment de plus à un foyer toujours actif d'animosités, on fera bien, cette fois encore et quoique le devoir strict n'y oblige pas, de témoigner de sa loyauté auprès du confrère écarté en lui donnant avis de ce qui se passe. »

Mais, si le malade, « muni également d'une lettre ou d'une carte avec

1. Assoc. des méd. de la Gironde, *loc. cit.*, p. 28.
2. Dechambre, *loc. cit.*, p. 570.

adresse d'un médecin, tombe au domicile d'un autre par erreur, ou traîtreusement égaré par un voiturier ou un agent quelconque », le médecin consulté ne doit absolument pas accepter. La conduite contraire est du reste condamnée par la loi[1].

« Pour l'hydrothérapie[2], quand il n'y a pas de médecin spécialement attaché à l'établissement, le médecin ordinaire doit fixer par le détail le traitement à suivre et sa technique. — Mais, s'il y a un médecin spécial attaché à l'établissement dans lequel on envoie le malade, les devoirs réciproques du médecin traitant et du médecin hydropathe sont les mêmes que pour les médecins d'eaux.

« Mêmes règles aussi pour les rapports avec les médecins électriciens.

« Les spécialistes (oculistes, laryngologistes...) doivent toujours demander à leur client de ne venir les trouver qu'avec l'autorisation, et si c'est possible avec une recommandation de leur médecin ordinaire. — Le médecin traitant peut ne demander au spécialiste qu'un diagnostic et une consultation : le spécialiste fait tous les examens nécessaires, rédige la consultation et renvoie le malade à son médecin traitant. — D'autres fois, le médecin ordinaire confie complètement son malade au spécialiste, non seulement pour diagnostiquer, mais pour traiter entièrement la maladie locale dont il est atteint. — Le spécialiste s'acquitte alors de cette tâche en tenant de temps en temps le médecin ordinaire au courant de ce qui se passe, en le conviant même parfois, s'il y a lieu, à des visites communes. — Quand la maladie locale est finie, le spécialiste n'oublie pas que son rôle est terminé et renvoie le malade au médecin ordinaire avec une lettre explicative ou après une visite commune.

« Les devoirs seront les mêmes pour un chirurgien ou un accoucheur appelés par un confrère qui fait exclusivement de la médecine[3]. »

Enfin, on pourrait dire un mot ici des devoirs mutuels du médecin légiste et expert ou du médecin de l'état civil avec les médecins traitants.

Toute la question peut se résumer d'un seul mot : En remplissant sa mission qui est distincte et bien définie, le médecin légiste expert ou de l'état civil doit absolument s'abstenir de toute appréciation qui pourrait jeter du discrédit ou de la défaveur sur l'opinion, la valeur, la conduite et la personne du médecin traitant.

1. Dechambre cite (*loc. cit.*, p. 571) un jugement sur un cas de ce genre.
2. Princ. de déontol. cités, p. 298, n° 27 et suiv.
3. Nous avons déjà étudié plus haut (n° 25) la question de savoir qui, dans ces cas, devra tenir le bistouri ou le scalpel.

Un confrère signalait récemment[1] un cas dans lequel, chez un sujet mort de cachexie sénile et d'asystolie, le médecin de l'état civil, en venant faire le constat le lendemain, déclara bravement aux fils « que le défunt avait succombé à une fluxion de poitrine ». Nous estimons avec notre correspondant, dit le *Concours médical*, « que le médecin de l'état civil est sorti de son rôle et qu'il faut de plus un savoir peu commun pour se permettre ces rectifications de diagnostic, devant lesquelles le plus brillant des experts hésiterait avec raison ».

VII

Des moyens proposés ou à proposer pour fixer et répandre les principes généraux de la déontologie médicale.

52. De tout ce qui précède, il résulte qu'il y a une question déontologique; il faut donc tâcher de la résoudre.

Par quels moyens?

Comment peut-on essayer de fixer et de répandre les principes généraux de la déontologie médicale?

53. Un des premiers moyens proposés ou demandés est l'institution ou l'extension de *l'enseignement* de la déontologie dans les Facultés de médecine.

A propos d'un fait scandaleux qui venait de se passer[2], la *Gazette des hôpitaux* dit : Ce fait « ne nous indique-t-il point qu'il conviendrait, dans chaque Faculté, d'instituer à l'usage des élèves un cours de déontologie médicale, qui permît aux jeunes docteurs de se guider dès les premiers pas dans la carrière. »

Le *Concours médical* qui cite ce passage ajoute : « Nous partageons en tous points l'avis de la *Gazette des hôpitaux*. Il faudrait que, dans les Facultés, on enseignât aux élèves leurs devoirs envers leurs futurs confrères, leurs devoirs envers eux-mêmes[3]. »

De même, le Dr Bonifos[4] : « Il faudrait deux choses : 1° réunir en un volume tous les desiderata et les faire connaître aux étudiants: 2° par-dessus tout, faire faire, dans toutes les Facultés de médecine, par un membre dévoué du Concours médical, un cours sur les intérêts professionnels, sur les rapports des médecins entre eux, sur les syndicats, sur les moyens de se défendre contre tous les sots qui conspirent contre nous. »

1. Dr G. P. (Paris). *Concours méd.*, 1898, p. 57.

2. Cinq ou six étudiants en médecine étaient successivement allés « se mettre à la solde d'un industriel pour nuire au médecin de sa localité ».

3. *Concours méd.*, 1896, p. 152.

4. Dr A. Bonifos, Déontol. médicale. *Concours méd.*, 1882, p. 559.

Et l'Association des médecins de la Gironde : « Il est donc utile, autant au jeune médecin qu'à la corporation toute entière, que la déontologie soit enseignée[1] ».

Il est certain que cet enseignement n'est pas organisé, du moins en France[2], quoi qu'en dise le Dr Peinard[3] et il serait utile de l'organiser.

Mais comment?

Certains auteurs voudraient qu'on crée une chaire de déontologie médicale dans les Facultés de médecine.

Ainsi à l'Union des syndicats de la Gironde le Dr Barat-Dulaurier[4] a présenté un rapport sur ce sujet : « ... Le moment semble donc venu de provoquer la création de cours de déontologie près de toutes nos Facultés et de toutes nos Écoles secondaires.... Nos confrères du Syndicat de Meurthe-et-Moselle nous ont devancés dans la voie des revendications officielles. Des démarches ont été faites près du doyen de la Faculté de Nancy.... »

Et, à la suite de ce rapport et après discussion, l'Union des syndicats de la Gironde a émis le vœu suivant : « Il est urgent de créer des cours de déontologie médicale près de la Faculté de médecine de Bordeaux[5].... »

Je ne crois pas qu'on puisse demander la création d'une chaire spéciale pour la déontologie.

Le professeur de médecine légale s'occupe déjà, dans son enseignement, de plusieurs côtés de la question ; quant à la déontologie médicale proprement dite, on pourrait simplement demander que quelques leçons soient faites tous les ans aux élèves les plus avancés dans leurs études, à la veille de leur installation comme médecin pratiquant.

C'était l'opinion de Dechambre[6] : « Un enseignement officiel de ce genre est-il possible? est-il même souhaitable? On ne peut songer à créer une chaire pour un cours qui, devant être pratique, ne devrait pas occuper plus de quatre ou cinq leçons.... Tout ce qu'on peut faire, c'est d'engager ceux des maîtres qui s'y sentent du goût et de l'aptitude, à donner bénévolement leurs conseils, en particulier ou en public, aux élèves qui sont prêts à commencer l'exercice professionnel. » Et il cite comme exemple le professeur Jules Cloquet qui « terminait autrefois son

1. Assoc. des méd. de la Gironde, *loc. cit.*, p. 11.

2. Une chaire de déontologie médicale existe à l'Université catholique de Louvain (Dr Hubert, *loc. cit.*, p. 16).

3. « Nous avons été fort étonnés de voir le docteur Dechambre, dans son livre, signaler l'absence de tout enseignement déontologique dans les écoles de médecine. Nous considérons cette assertion comme complètement erronée.... » (Dr Peinard, *loc. cit.*, p. 159.)

4. Dr Barat-Dulaurier, Création d'une chaire de déontol. méd. dans les Fac. de médecine. Travail lu à l'Union des synd. de la Gironde le 2 juillet 1885. *Concours méd.*, 1885, p. 77.

5. *Ibid.*, p. 81. — 6. Dechambre, *loc. cit.*, p. 577.

cours de clinique chirurgicale par trois ou quatre leçons où il posait avec esprit, finesse et sûreté de jugement, les règles de la conduite du médecin dans toutes les circonstances embarrassantes où il peut se trouver ».

De même, le Syndicat des médecins de la Seine a demandé aux médecins des hôpitaux de « consacrer leur première leçon clinique à l'exposé succinct des règles de déontologie, qui règlent les devoirs des médecins envers leurs malades et leurs confrères[1] ».

Les cours, dit le Dr A. Bonifos[2], devraient être « pas très longs : cinq ou six séances suffiraient ».

De même, à la fin de son livre, Juhel Renoy[3] « formule le vœu que parmi nos collègues, l'habitude s'établisse de répandre autour d'eux les notions de devoirs médicaux, de vie professionnelle, qu'ils possèdent tous.... Il serait vraiment utile que, dans chaque hôpital, un des médecins voulût bien se charger de faire, à la fin de l'année scolaire, huit ou dix conférences aux élèves qui nous abandonnent.... C'est une lacune que chacun de nous doit s'efforcer de combler; nous devons à ceux qui s'honorent d'être nos élèves les conseils pratiques que nul ne leur enseigne, sous peine de laisser trop incomplète leur instruction professionnelle. »

Ce vœu paraît du reste avoir été entendu, car nous avons tous su que les docteurs Le Gendre et Lepage ont fait des conférences gratuites de déontologie médicale, les 6, 13, 20 et 27 novembre derniers à l'Hôtel des Sociétés savantes, et qu'ils ont fortement intéressé les étudiants en médecine auxquels ils s'adressaient.

34. Mais cet enseignement, même ainsi organisé, suffirait-il à remplir complètement le but proposé? Je ne le crois pas.

Je n'insisterai pas sur l'argument développé par le Dr Pailhas (d'Albi) que ce qui manque en fait de déontologie au jeune médecin, ce n'est pas l'instruction, mais l'éducation.

« L'enseignement! l'instruction! Ce sont là en notre époque de bien grands mots que nous voyons présider à toute la série hiérarchique de nos Écoles, alors qu'il reste pourtant avéré que, si l'enseignement est luxueusement prodigué, le culte de l'éducation reste au second plan, sinon au-delà[4] ».

C'est très juste; mais il est bien difficile d'indiquer un moyen pratique de refaire l'éducation de certaines personnes.

Deux choses, pratiquement plus réalisables, doivent être recher-

1. Soc. méd. des hôp., 15 octobre 1897. *Progrès méd.*, 1897, p. 292.
2. Dr Bonifos, *loc. cit.*, p. 359. — 3. Juhel Renoy, *loc. cit.*, p. 281.
4. Dr Pailhas (d'Albi). Assoc. d'honneur comme contribut. à la prat. de la déontol. profess. Réinstitution du serment d'Hippocrate. *Congrès méd.*, 1898, p. 19.

chées : il faudrait d'abord avoir un code de déontologie bien rédigé, accepté de tous et ayant force de loi *morale* auprès de tous les médecins ; il faudrait ensuite un pouvoir, une juridiction, une autorité (toujours morale et acceptée de tous) pour appliquer ce code et l'interpréter dans les cas difficiles.

Pour remplir ce double but on a proposé divers moyens, dont aucun ne me paraît suffisant.

On a proposé de mettre au concours la rédaction d'un code de déontologie.

En 1894, le *Concours médical* a créé un prix de 500 francs à décerner à l'auteur du meilleur Code de déontologie professionnelle et a nommé une Commission pour l'examen des projets qui lui seraient soumis en vue de répondre à ce concours.

En 1897, le *Lyon médical* a ouvert une souscription dont le produit sera attribué à la création d'un prix décerné par l'*Académie de médecine* au meilleur travail de déontologie professionnelle.

Ce sont là de louables initiatives. Mais, en les supposant couronnées du plus complet succès, d'abord elles ne donnent pas l'autorité pour interpréter et appliquer ce code ; et ensuite, pour la rédaction même de ce Code, on peut dire que pour être accepté de tous il ne doit pas être *l'œuvre d'un homme*, quel qu'il soit et quelque prix qu'il ait remporté.

Nous arrivons donc à cette conclusion que, pour fixer d'abord, appliquer et interpréter ensuite un code de déontologie médicale, il faut une Association.

On en a proposé de divers ordres.

Tout le monde connaît d'abord les syndicats et les associations de secours, régionales ou générales. Nous avons cité à diverses reprises des travaux sortis de ces diverses Sociétés, qui prouvent l'intérêt qu'elles portent aux questions de déontologie.

Nous n'avons pas à parler ici de la question controversée de l'ordre des médecins et des chambres médicales ; elle est l'objet d'études et de rapports spéciaux dans le Congrès.

Au même groupe d'associations appartiennent les « associations d'honneur professionnel » dont l'idée, exposée d'abord par le Dr Delvaille (de Bayonne), a été reprise ensuite par le Dr Pailhas (d'Albi) ; associations « dont les membres rassemblés, d'abord par sympathie et estime réciproques, ensuite par désir partagé de vivre en bonne et sincère confraternité, de se prémunir solidairement contre les difficultés professionnelles de toutes sortes, s'obligeraient, par un engagement d'honneur, à mettre en pratique, pour leurs satisfactions et avantages communs, les devoirs inscrits dans la conscience de chacun d'eux[1] ».

1. Dr PAILHAS, *loc. cit.*, p. 19.

Enfin, on a proposé la création d'une « Société centrale de déontologie[1] ».

Proposée par le Dr Ladreit de la Charrière, au nom de la Société médicale du Louvre, cette société devait être d'abord « une sorte de Conseil de l'ordre de la médecine »; mais ensuite, tout en gardant le même but élevé, elle a réduit son action « au seul département de la Seine[2] ».

Anciennes ou nouvelles, existantes ou projetées, toutes ces associations ont un défaut commun, au point de vue particulier qui nous occupe : elles sont trop *locales*, par leur origine et leur recrutement, pour avoir réellement l'autorité *générale* nécessaire à la mission désirée : fixer et appliquer à *tous* les médecins les grands principes de la déontologie professionnelle.

Pour la défense des *droits*, pour la représentation des intérêts solidaires, les associations locales ou régionales suffisent et valent même mieux. Mais, pour la fixation et l'application des grands *devoirs* il vaut mieux une association générale, qui s'impose surtout par la largeur de sa base de recrutement.

On pourrait même rêver d'une association internationale. Nous avons cité à plusieurs reprises les opinions de nos confrères étrangers (Danemark, Pays-Bas, Angleterre...) : il y a certainement des principes tout à fait généraux de déontologie qui ne connaissent pas les frontières des peuples.

Mais l'œuvre d'une pareille commission serait trop générale : elle manquerait par suite de précision et ne serait pas pratique.

Je crois donc que chaque pays pourrait organiser chez lui un *Conseil supérieur de la médecine professionnelle* : les Conseils supérieurs des divers pays pouvant du reste se communiquer leurs travaux et arriver peut-être à un chapitre commun international.

En France donc, on créerait ce Conseil supérieur auprès d'un Ministère ; non qu'il dût avoir le droit de sanctionner ses arrêts par des peines légales : son autorité serait toute morale. Il n'en serait pas moins nécessaire de le constituer auprès d'un Ministère, celui de l'intérieur ou celui du commerce par exemple.

Il n'y aurait point de membres de droit, sauf le Ministre qui en serait le président d'honneur et peut-être un directeur du Ministère qui en serait le secrétaire archiviste.

Tous les membres (dont les fonctions seraient entièrement gratuites) seraient élus : par exemple, 2 membres élus par les Facultés de médecine, 2 par les écoles, 5 par les académies et sociétés médicales scienti-

1. Voir *Concours méd.*, 1885, p. 537, 553, 568 et 1886, p. 35.
2. Art. 1er des projets de statuts. *Concours méd.*, 1886, p. 36.

tiques de Paris et de la province, 5 par les syndicats, 5 par les associations médicales de prévoyance, d'assistance ou de secours mutuels, 2 par la presse médicale : soit 15 membres.

Élus pour 5 ans, les membres seraient rééligibles.

Ce Conseil siégerait à Paris, au ministère, avec un bureau qu'il nommerait lui-même ; il aurait des sessions régulières, tous les trois mois par exemple, et des sessions extraordinaires suivant les circonstances.

Pour la première fois, on pourrait charger le bureau du Congrès de s'entendre avec le Ministre pour cette organisation et puis de présider aux élections.

Si vous décidez, comme cela paraît désirable, la périodicité des Congrès internationaux de médecine professionnelle et de déontologie (tous les trois ans par exemple, l'année et au siège du Congrès international de médecine), le Conseil supérieur de la médecine professionnelle pourrait y rendre compte, dans un Rapport, de ses travaux pendant la période triennale précédente.

Ce Conseil n'aurait du reste à s'occuper que des questions de déontologie *entre médecins* et nullement des questions entre médecins et collectivités ou individualités extra-médicales.

Dans ce domaine, le Conseil n'aurait pas à connaître des cas particuliers, qui resteraient du ressort des sociétés et associations locales déjà existantes. Mais il interviendrait, en appel, toutes les fois que les sociétés locales ou les confrères le saisiraient d'une question de principe à préciser à propos d'un fait particulier.

Le premier Conseil élu aurait, de plus, pour mission de rédiger un Code déontologique, essentiellement revisable, mais qui aurait force de loi et dont un exemplaire serait remis à chaque jeune docteur, par son président, le jour de la soutenance de sa thèse[1].

1. Ce serait un usage renouvelé, sinon des Grecs, du moins des Indiens : « L'étudiant, solennellement initié à son art, dit Dechambre (*loc. cit.*, p. 489), après une sorte de stage, faisait acte de soumission à son maître le brahmane et recevait de lui *une instruction spéciale sur les devoirs du médecin* ».

Conclusions.

1. Quoi qu'en disent des confrères, sceptiques ou découragés, il y a une *question déontologique* et elle n'est pas insoluble.

Le but de ce Rapport est de la poser nettement et d'en montrer à la fois l'importance et les difficultés.

D'ailleurs, quoique la déontologie médicale comprenne l'ensemble des devoirs des médecins, nous n'avons mission de nous occuper que des *devoirs des médecins entre eux* et encore seulement au point de vue des *principes fondamentaux* qui les régissent.

2. L'ignorance de la déontologie (et sa conséquence naturelle, le défaut de confraternité) est une des causes de la crise médicale actuelle, en ce qu'elle discrédite les médecins et déprécie la profession médicale.

Il faudrait qu'aucun confrère ne puisse, le cas échéant, arguer de son ignorance de la déontologie.

Or, actuellement, cette déontologie n'est formulée nulle part. *Elle attend son code*, qui n'est ni dans la loi civile, ni même dans la loi morale usuelle.

3. Et cependant, s'il y a des points de déontologie sur lesquels tout le monde est d'accord, et que par suite il est inutile de discuter et de fixer, il y a aussi un certain nombre de points litigieux, sur lesquels il serait au contraire nécessaire d'établir une règle générale, acceptée de tous.

Telles sont, par exemple : la question de savoir où commencent et finissent la réclame, la médecine au rabais, la déloyauté dans la concurrence, — la question de la souscription des médecins à des actions d'un établissement hydrominéral, d'un sanatorium ou d'une fabrique de spécialités, — la question des conditions dans lesquelles un client peut changer de médecin au cours d'une maladie, — la question des médecins ambulants, — la question de savoir si on doit accepter tous les médecins comme consultants, — la question de la dichotomie, — la question des consultations gratuites dans le cabinet, dans une policlinique, à l'hôpital...

Nous avons, dans le Rapport, donné notre avis sur ces divers points. Mais cet avis n'est pas celui de tous mes confrères ; parfois même il n'est pas celui de la majorité de mes confrères ; en tout cas, il ne peut pas avoir force de loi.

4. Il y aurait donc lieu de rédiger un *Code de déontologie médicale*.

Pour que ce code ait toute l'autorité désirable, il faut qu'il n'émane ni d'un individu, ni d'une localité ou d'une région, ni d'une corporation ou association quelconque ; il faut qu'il émane de la *profession médicale tout entière*.

De plus, il faut un pouvoir, une juridiction, une autorité (purement morale, mais acceptée de tous), chargée d'interpréter ce code et de l'appliquer, seulement dans les cas difficiles.

5. Je propose donc la création d'un *Conseil supérieur de la médecine professionnelle*, qui, grâce à la largeur de sa base de recrutement, représenterait bien la profession entière.

On pourrait le constituer auprès d'un ministère. Mais ses membres, *tous élus* et à fonctions gratuites, seraient désignés par les Facultés et Écoles de médecine, les Académies et Sociétés médicales scientifiques de Paris et de la province, les Syndicats médicaux, les Associations médicales de prévoyance, d'assistance ou de secours mutuels, la Presse médicale....

6. Si vous décidez (ce qui paraît désirable) le renouvellement périodique des Congrès internationaux de médecine professionnelle et de déontologie (tous les trois ans, par exemple, l'année et au siège du Congrès international de médecine), le Conseil supérieur de la médecine professionnelle pourrait y rendre compte, dans un Rapport, de ses travaux pendant la période triennale précédente.

Les élections de renouvellement auraient lieu ensuite.

7. Ce conseil n'aurait du reste à s'occuper que des questions de déontologie *entre médecins*, et nullement des questions entre médecins et collectivités ou individualités extramédicales.

Dans son domaine, le Conseil n'aurait pas à connaître des cas particuliers qui resteraient du ressort des Sociétés et Associations locales, déjà existantes. Mais il interviendrait en appel toutes les fois que les Sociétés locales ou les confrères le saisiraient d'une question de principe à préciser à propos d'un fait particulier.

8. Le premier Conseil élu aurait, de plus, pour mission de rédiger un code déontologique, essentiellement revisable, mais qui aurait force de loi morale.

En tête de ce code, on pourrait inscrire, comme épigraphe, le mot de Marc Aurèle : Ce qui n'est pas utile à l'essaim n'est pas utile à l'abeille. Et chaque jeune docteur en recevrait un exemplaire, le jour de la soutenance de sa thèse, des mains de son président.

9. Il est évident que les détails d'organisation de ce Conseil ne sont énoncés dans ce Rapport qu'à titre d'exemple : ils pourront être renvoyés par le Congrès à l'examen d'une Commission.

Je n'insiste auprès du Congrès que pour qu'il veuille bien discuter une seule chose : la création d'un Conseil supérieur de la médecine professionnelle, chargé de fixer et d'interpréter les principes généraux de la déontologie médicale (devoirs des médecins entre eux), uniquement recruté par l'élection sur une base très large, restant par là même au-dessus des questions de personne et de clocher, s'imposant à tous par son origine et l'indépendance de ses membres, pouvant être institué sans nouvelle loi et sans nouvelle disposition budgétaire, ne créant ni entrave nouvelle ni contrôle administratif à notre profession libérale, et n'ayant d'ailleurs qu'une autorité morale, comme il suffit entre braves gens qui ne demandent qu'à être éclairés sur leur devoir pour l'accomplir.

Schlusse.

I. Es besteht, trotz aller Einwände sceptischer oder entmutigter Collegen eine deontologische Frage, die nicht unlösbar ist.

Der Zweck dieses Berichtes ist es, dieselbe scharf zu fassen, und sodann gleichzeitig ihre Wichtigkeit und ihre Schwierigkeit darzulegen.

Wenngleich übrigens die medicinische Deontologie die ärztlichen Pflichten in ihrer Gesammtheit in sich begreift, so ist es hier nur unsere Aufgabe, die Pflichten der Aerzte unter sich, und auch dabei nur nach den allgemeinen Grundprincipien, darzulegen.

2. Die Unkenntniss der Deontologie (und ihre natürliche Folge, der Mangel an Collegialität) ist eine der Hauptgründe der gegenwärtigen medicinischen Krisis, welche die Aerzte und die ganze medicinische Profession in Misscredit bringt.

Kein Arzt sollte im gegebenen Falle die Unkenntniss der Deontologie als Entschuldigungsgrund anführen können.

Zur Zeit hat diese Deontologie nirgends bestimmten Ausdruck erhalten. Sie wartet noch auf ihren Codex, der weder mit dem Civilgesetzbuch, noch mit den sonst gebräuchlichen Moralgesetzen sich decken würde.

3. Während nun über manche Punkte der Deontologie allgemeine Uebereinstimmung herrscht und die daher nicht weiter erörtert zu werden brauchen, so gibt es auch andere strittige Punkte, über die eine allgemeine, allseitig anerkannte Richtschnur zu besitzen, nötig erscheint.

In dieses Gebiet gehören z. B. die Fragen zu wissen, wo die Reclame anfängt und aufhört, das Gewähren von Rabatt, der unlautere Wettbewerb, die Beteiligung von Aerzten als Actionäre von Mineralwasserunternehmen, Sanatorien und Fabriken pharmaceutischer Specialitäten, der Arztwechsel mitten im Laufe einer Krankheit, das ärztliche Practiciren im Herumreisen, die Frage, ob jeder Arzt als Consiliarius zu acceptieren ist, die Dichotomie, die unentgeltlichen Berathungen in der Sprechstunde, in der Poliklinik und im Hospital.

In diesem Berichte haben wir unsere persönliche Ansicht über diese verschiedenen Punkte ausgesprochen, dieselbe ist nicht immer diejenige aller andern Collegen, oft sogar nur die der Minorität, sie wird also somit keinerlei Gesetzeskraft haben.

4. Es wäre daher angezeigt, einen medicinischen Codex deontologicus abzufassen.

Damit dieser Codex die wünschenswerte Autorität besitze, darf er weder von einem einzelnen Arzte, noch von einem bestimmten Orte, noch von einer Behörde oder einer Vereinigung ausgehen, er muss von der Gesammtheit der ärztlichen Profession herstammen.

Weiterhin wird es erforderlich sein, eine richterliche Gewalt (die allerdings nur moralischen Einfluss besitzen würde, aber von allen anerkannt sein müsste) aufzustellen, die die Aufgabe hätte, den Codex auszulegen und ihn zur Anwendung zu bringen, jedoch nur in schwierigen Fällen.

5. Somit schlage ich vor, eine Kammer für professionelle Medicin zu gründen, deren Zusammensetzung auf möglichst breiter Basis beruhen und die so die Gesammtheit der ärztlichen Profession darstellen würde.

Man könnte dieselbe einem Ministerium angliedern. Es wären jedoch die Mitglieder alle erwählt und unbezahlt für diese Mühewaltung. Es hätten zu wählen die Fakultäten, die Academien, die medicinischen Gesellschaften von Paris und der Provinz, die ärztlichen Syndicate und Versicherungsgesellschaften, die medicinische Presse u. s. w.

6. Falls, wie es wahrscheinlich erscheint, dieser Congress sich für periodisches Zusammentreten weiterer internationalen Congresse für professionelle Medicin und Deontologie ausspricht (die etwa alle 5 Jahre gleichzeitig und am Orte des internationalen medicinischen Congresses stattfinden würden), so könnte dabei jedesmal die Kammer für professionelle Medicin in einem Bericht Rechenschaft über die Thätigkeit in der abgelaufenen Periode ablegen. Hierauf würde die Neuwahl dieser Kammer stattfinden.

7. Diese Kammer würde sich übrigens nur mit deontologischen Fragen zwischen Aerzten beschäftigen und keineswegs mit den Beziehungen der Aerzte zu nicht medicinischen Personen oder Vereinigungen.

Fragen, die ins Gebiet schon bestehender localer Gesellschaften und Vereinigungen gehören, würden ausserhalb des Geschäftskreises dieser Kammer stehen. Jedoch würden sie, so oft sie von lokalen Gesellschaften oder einzelnen Arzten dazu aufgefordert wird, sich über die principielle Seite des strittigen Falles aussprechen.

8. Weiterhin wäre es eine Aufgabe der ersten Kammer, die erwählt würde, einen Codex deontologicus zu verfassen, derselbe wäre wohl keineswegs als abgeschlossen und unveränderlich zu betrachten, aber trotzdem müsste ihm die Macht eines Moralgesetzes innewohnen.

Auf die erste Seite dieses Codex könnte man als Motto das Wort von Marcus Aurelius setzen : « Was nicht nützlich ist für den Schwarm, ist auch nicht nützlich für die Biene. » Jeder neue Arzt würde gleichzeitig mit seinem Diplom diesen Codex von dem Präsidenten der Examenscommission eingehändigt bekommen.

9. Selbstverständlich sind die Einzelheiten über diese Kammer nur als Beispiele in diesem Bericht aufgeführt ; es steht dem Congress frei, eine besondere Commission mit der Durcharbeitung des Vorschlages zu betrauen.

Ich bitte den Congress nur allein darum, den einen Vorschlag gründlich erwägen zu wollen : das Schaffen einer Kammer für professionelle Medicin, die die Aufgabe hat, die Allgemeinprincipien der medicinischen Deontologie (die Pflichten der Aerzte unter sich) festzusetzen und auszulegen, die ausschliesslich durch Wahl, und zwar auf sehr breiter Basis, zu Stande gekommen ist, die aus diesem Grunde über die Fragen von Personen und Interesen erhaben ist, die kraft ihrer Zusammensetzung und Unabhängigkeit jedermann Respect einflössen würde, die ohne ein neues Staatsgesetz und ohne Staatsbeitrag in Thätigkeit treten könnte, die keinerlei neue Beschränkung, noch administrative Beaufsichtigung unserer liberalen Profession bringen und die nur moralische Autorität besitzen würde, was ja auch für ehrliche Menschen, die nur über ihre Pflichten genau aufgeklärt sein wollen, hinreichend genügt.

Conclusions.

1. Notwithstanding the hopeless and sceptical attitude of some medical men, there is *a deontological question*, and it is not insoluble.

The object of this Report is to state the case clearly, and to set forth its importance, as well as its difficulties.

Although medical deontology includes the whole of the duties of doctors, we wish to discuss here especially the *duties of doctors towards each other*, and simply with regard to the *fundamental principles* which governsthem.

2. Ignorance of deontology (and, as its natural consequence, a want of united action) is one of the causes of the present medical crisis, as it causes doctors to be discredited and the medical profession to be undervalued.

It is necessary that no doctor should be able, in a given case, to excuse himself on the plea of ignorance of deontology.

At this moment deontology is nowhere defined. It awaits its code of law which exists neither in civil law nor even in the ordinary moral law.

3. And yet, if there are certain points of deontology upon which all are agreed, and which it is useless to discuss and fix further, there is a certain number of doubtful points, as to which it would be necessary, on the other hand, to establish a general rule which should be accepted by all.

Such for instance as the question where the advertisement begins and ends: cheap medicine; unfairness in competition : — the question of doctors being share-holders in a hydro-mineral establishment, in a sanatorium or in a drug manufactory : — the question of the conditions in which a patient, being still ill, can change his doctor: — the question of travelling doctors: — the question as to whether all doctors should be accepted as consulting doctors: — the question of dichotomy: — the question of gratuitous consultations in the consulting room, in a policlinic, or at the hospital.

We have given our opinion in the Report, upon these different points. But this opinion is not shared by all our medical brothers: sometimes it is not that of the majority: in any case it cannot have the force of law.

4. It would be necessary therefore to draw up a code of *Medical Deontology*

In order that this Code should have all the authority needed, it must not be the work of an individual, nor of a locality, nor district, nor any corporation or association: it must be the product of the *whole medical Profession*.

We must have also a power, jurisdiction and authority (purely moral but accepted by all), having the duty of interpreting the Code and of applying it, in difficult cases only.

5. I propose therefore the creation of *a Superior Council of the Medical Profession* which by reason of the wide basis of its election shall truly represent the whole medical profession. It might be connected with some Board of Government. But its members, *all elected* and for gratuitous service, should be nominated by Faculties and Medical Schools, the Academies and Medical Scientific Schools of Paris and the Provinces; Medical Unions (syndicats); Medical provident Societies for mutual aid and help; and by the Medical Press.

6. Should you decide (which seems to be desirable), on a periodical renewal of the International Congress of professional Medicine and of Deontology (every 3 years, for instance, the year, and at the centre of the Internationl Medical Congress), the Superior Council of the Medical profession could there give an account in a Report, of its labours during the three previous years.

The election of new members would take place immediately after.

7. This Council would consider exclusively the questions of Deontology arising between Doctors, and in no case questions between doctors and Associations or individuals outside the medical circle.

In its jurisdiction the Council would not take cognisance of individual cases which would remain subject to the local Societies and Associations already existing. But it would give judgment, when, appealed to by a local Society or a Medical practitioner, to decide upon a question of principle with regard to a special case.

8. The duty of the first Council elected would be to draw up a Code of Deontological law, capable of being modified, but which should have all the force of moral law.

At the head of this code might be inscribed as motto, the saying of Marcus Aurelius : « That which is not useful to the hive is not useful to the bee ». And every young doctor should receive a copy, from the hands of the President, on the day of the presentation of his thesis.

9. It is evident that the details for the organisation of this Council are given in this Report only by way of illustration; they may be referred by the Congress to a Committee appointed to examine them.

All ask of the Congress is this: — that it will seriously consider one thing; — the creation of a Superior Council of professional Medicine, charged with fixing and interpreting the general principles of Medical Deontology (the duties of doctors to each other) to be renewed by election only, on a very wide basis, thus rising above questions of person et of interest; having authority over all, by its origin, and from the independence of its members; capable of creation without new laws, and without new financial arrangement; creating no new difficulty nor administrative check to the free exercise of our profession; having only a moral authority, sufficient for honest people who only ask to know what is their duty in order to perform it.

Conclusioni.

1° Checchè ne dicano alcuni colleghi scettici o scoraggiati, vi è una *questione deontologica* ed essa non è insolubile.

Scopo di questa Relazione è di porla nettamente e mostrarne nello stesso tempo l'importanza e le difficoltà.

Del resto sebbene la deontologia medica comprenda l'insieme dei doveri dei Medici, noi abbiamo solo il mandato d'occuparci dei *doveri dei medici fra di essi* ed anche esclusivamente dall punto di vista dei *principii fondamentali* che li reggono.

2° L'ignoranza della deontologia, e quale naturale conseguenzia, il difetto di collegialità, è una delle cause dell'attuale crisi medica, inquantochè essa discredita i medici ed abbassa la professione che esercitano.

Bisognerebbe che nessun collega potesse all'occasione trarre argomento della propria ignoranza della deontologia.

Ora, questa deontologia non è per anco formulata, ed essa aspetta il *suo codice*, che non sta nè nella legge civile, nè nella legge morale abituale.

3° E tuttavia, se vi seno alcuni punti di deontologia sui quali tutti sono d'accordo e che per conseguenza è inutile discutere e fissare, vi sono anche dei punti controversi, sui quali sarebbe al contrario necessario stabilire una regola generale, accettata da tutti.

Tali sono per esempio: la questione di sapere dove cominciano e finiscono la pubblicita, la medicina al ribasso, la slealtà nella concorrenza; la questione della sottoscrizione dei medici ad azioni di stabilimenti idrominerali, di sanatorii e di fabbricazioni di specialità: la questione delle condizioni nelle quali un cliente può cambiar il medico nel corso di una malattia: la questione dei medici ambulanti: la questione di sapere se si debbano accettare tutti i medici come consulenti: la questione della dicotomia: la questione dei consulti gratuiti nei gabinetti, nelle policliniche, all' Ospedale....

Nella relazione noi abiamo espresso il nostro parere su questi diversi punti: ma tale parere non è diviso da tutti i colleghi, anzi talora non è neppure quello della maggioranza di essi. In ogni caso esso non può avere forza di legge.

4° Quindi sarebbe necessario redigere un *Codice di deontologia medica*.

Perchè il Codice abbia tutta l'autorità desiderabile, bisogna che non emani nè da un individuo, nè da una località o da una regione, nè da una corporazione o associazione qualsiasi: fa duòpo che esso emani della *professione medica tutta intiera*.

Inoltre è necessario un potere, una giurisdizione, un' autorità, — puramente morale, ma accettata da tutti, — che abbia l'incari co di interpretare ilCodice, ed applicarlo soltanto nei casi difficili.

5° Io propongo dunque la creazione d'un *Consiglio superiore di Medicina professionale*, il quale per la larghezza della sua base di reclutamento, rappresenterebbe bene la professione intera.

Si potrebbe costituirlo presso un Ministero, ma i suoi membri tutti eletti e ad ufficio gratuito, sarebbero designati dalle facoltà e scuole di medicina, dalle accademie e società mediche scientifiche di Parigi e della provincia, dei sindacati medici, dalle associazoni mediche di previdenza, d'assistenza, o di mutuo soccorso, della stampa medica.

6° Se voi deliberate, — come è desiderabile — il ripetersi periodico dei congressi internazionali di medicina professionale e di deontologia (ogni 5 anni per esempio, nell'anno e nella sede del Congresso internazionale di medicina), il consiglio superiore di medicina professionale potrebbe rendervi conto in una relazione, dei suoi lavori durante il precedente periodo triennale.

Quindi avrebbero luogo le nuove elezioni.

7° Il consiglio non novrebbe occuparsi del resto se non delle questioni di deontologia *tra medici* e in niun modo delle questioni fra medici e collettività o individualità extra mediche.

Nella sua giurisdizione il consiglio non dovrebbe occuparsi dei casi particolari di competenza delle società e associazioni locali già esistenti; ma interverrebbe in appello ogni volta che le società locali o i colleghi lo interpellassero sopra una questione di principio da precisare a proposito d'un fatto particolare.

8° Il primo consiglio eletto avrebbe inoltre il mandato di redigere un Codice deontologico da doversi rivedere, ma che avesse forza di legge morale.

Sul frontespizio di questo codice si potrebbe scrivere come epigrafe il motto di Marco Aurelio : « Cio che non è utile allo sciame, non è utile all'ape. »

Ed ogni nuovo dottore il giorno della discussione della sua tesi, ne riceverebbe un esemplare dalle mani del suo Presidente.

9° E' evidente che i particolari d'organizzione di questo consiglio non sono enunciati in questa relazione che a titolo d'esempio : essi potrebbero essere rinviati dal conaresso ad una commissione.

Io non insisto dinanzi al congresso che per la discussione di questo soltanto : la creazione di un consiglio superiore di medicina professionale, incaricato di fissare e d'interpretare i principi generali della deontologia medica (doveri dei medici fra loro), costituito unicamente per elezione sopra una larghissima base, che restasse per cio appunto al di sopra delle questioni di persone e di campanile che s'imponesse, a tutti per la sua origine e per l'indipendenza dei suoi membri, che potesse essere istituito senza nuove leggi e senza nuove disposizioni di bilancio, che non creasse nè ostacoli nuovi, nè controllo amministrativo alla nostra professione liberale, che non avesse, d'altronde, che un' autorità morale come basta fra persone dabbene che non domandano se non d'essere illuminate sul proprio dovere per adempirlo.

DISCUSSION.

M. H. DE GOUVÉA, délégué de la Société de médecine et de chirurgie de Rio de Janeiro (Brésil). — J'ai lu avec le plus grand intérêt le remarquable rapport de M. le professeur Grasset sur les principes fondamentaux de la déontologie médicale.

Je suis de parfait accord avec les conclusions de ce rapport, n'y faisant qu'une légère restriction en ce qui concerne l'organisation d'un Conseil supérieur de déontologie médicale auprès des gouvernements. A mon avis les questions délicates de déontologie médicale doivent être du ressort exclusif de la famille médicale. Elle est, à mon avis, la seule capable d'en résoudre les problèmes, et pour ce faire nous devons organiser un code de déontologie médicale qui puisse être accepté partout et confier son application aux associations locales ouvertes à tous les médecins exerçant dans le pays.

Pour que ces associations puissent réunir, comme il convient, la plupart des médecins de chaque localité, il serait de grand avantage qu'elles prissent à cœur non seulement les questions relatives à la pratique médicale, à l'hygiène et la déontologie médicale, comme aussi celles de la défense professionnelle, de l'assistance et secours mutuel.

Sur les avantages de cette façon de résoudre le problème, le rapport de notre confrère M. le docteur Jendrassik, sur l'organisation de l'Association générale des médecins de la Hongrie, en dit long, et je puis vous citer un autre fait en appui.

En 1886, quelques médecins de Rio de Janeiro, convaincus de la nécessité de mettre un frein à certaines pratiques contraires à la déontologie médicale, fondèrent sous le nom de Société de médecine et chirurgie de Rio de Janeiro, une association ouverte à tous les médecins, à la condition qu'ils se soumissent à un code d'éthique médicale, organisé par les fondateurs consignant, d'une façon nette, les devoirs des médecins entre eux et les principes fondamentaux de la déontologie médicale.

En fait de pénalités, ce code n'en établit que deux : le blâme et la radiation.

Ces pénalités ne peuvent être appliquées qu'après un vrai procès organisé par le bureau et jugé par l'asssemblé générale de la société, à huis clos.

Cette association compta bientôt dans son sein l'élite de la classe médicale de Rio de Janeiro et fut suivie, dans tout le pays, de l'organisation d'associations congénères, qui adoptèrent le code de déontologie médicale de la Société de médecine et chirurgie de Rio de Janeiro.

Ces associations ont exercé et exercent la plus bienfaisante influence sur la moralité professionnelle et tout médecin qui se respecte en fait partie.

Je suis donc convaincu qu'en France, comme à l'étranger, la meilleure solution à donner au problème si délicat de la moralité professionnelle des médecins ce serait d'organiser un bon code de déontologie médicale, et d'en conseiller l'adoption et en confier l'exécution aux associations locales de médecins.

M. LE GENDRE (de Paris). — Je demande la parole pour m'associer aux propositions de M. le professeur Grasset, dont l'admirable rapport sera la manifestation la plus importante de ce Congrès et, si ce Congrès réussit à laisser après lui un code déontologique et l'organisation d'un conseil national de déontologie, il aura rendu le plus signalé service à notre profession.

Au milieu du siècle, les maux de la profession étaient déjà fort grands, la fondation de l'Association générale des médecins de France a été un effort pour y porter quelque remède. Elle eut tort à cette époque de ne pas commencer par la rédaction d'un code qui pût servir de base à l'exercice de la profession. Le moment est venu de le faire.

Seulement il me semble nécessaire que *tout* le corps médical prenne une part *effective* à la rédaction de ce code, en contribuant à l'élection des membres de la commission qui préparera la rédaction du code. Il ne faut pas que ce code soit rédigé et comme imposé par les sommités de la profession. Il faut qu'il soit l'œuvre de tous.

Pour atteindre ce but, il faut que toutes les sociétés locales et tous les syndicats provoquent un mouvement d'ensemble auprès de tous leurs membres et de tous les praticiens de leur région, afin que tous prennent part à l'élection de la commission destinée à préparer le Code Déontologique.

M. ANTONELLI (à Paris). — Nous devons être très reconnaissants, je pense, à M. le professeur Grasset, de son excellent rapport, et souscrire pleinement à ses conclusions. Dans la question que je vais avoir l'honneur de poser au Congrès, avec ma communication sur les rapports des médecins étrangers vis-à-vis des confrères de leur pays d'adoption, le *Conseil supérieur de Médecine professionnelle* serait d'une utilité indiscutable. Seul, en effet, ce *Conseil* pourrait juger tout différend entre médecins de nationalités diverses, exerçant dans un même endroit. Il est certain qu'une collectivité médicale, d'un pays quelconque, aura, à l'égard d'un médecin étranger ayant acquis droit d'y exercer, des rapports confraternels viciés, comme le dit si bien l'honorable rapporteur à la page 2 de son mémoire, par l'orgueil, la jalousie et l'intérêt. Ces trois « péchés capitaux », exaspérés dans le cas particulier par la crainte de la concurrence, ne permettent pas, aujourd'hui, aux collectivités médicales, d'accepter la concurrence loyale, de la part d'un confrère étranger, avec la même sérénité d'esprit qui doit faire admettre toute concurrence entre praticiens instruits et honnêtes.

Le *Conseil supérieur*, préconisé par M. Grasset, pouvant s'élever au-dessus des rivalités locales, fixerait dans son *Code de Déontologie médicale*, ce qu'il faut exiger d'un médecin établi en pays étranger pour que ses confrères d'adoption puissent le considérer, *avant tout et surtout comme un confrère*; lui reconnaissant les mêmes droits qu'à eux-mêmes, non pas pour des places rétribuées, bien entendu, ou pour des fonctions touchant à la vie officielle de l'État, mais pour tout ce qui concerne l'exercice professionnel libre, déontologie, sociétés médicales professionnelles ou scientifiques, chambres ou conseils d'ordre, syndicats et institutions similaires.

M. Lasalle, de Lormont (Gironde). — Je m'associe aux éloges qui viennent d'être adressés à notre éminent confrère M. Grasset. Il me permettra quelques réflexions critiques :

Tout d'abord, il n'est pas exact de dire qu'il n'existe pas de code déontologique. Depuis 20 ans il en a été publié 4 ou 5. La société de la Gironde en a rédigé un, il y a déjà 5 ou 6 ans.

D'autre part je ne crois pas, messieurs, que les confrères qui manquent aux règles de la solidarité professionnelle et de la déontologie pèchent par ignorance. Les cas en sont rares.

Ainsi il est inadmissible que le confrère qui se rend dans une région pour encourager l'exploitation des mutualités contre ses confrères, il est inadmissible, dis-je, que ce confrère n'ait pas conscience de sa mauvaise action.

C'est pourquoi s'il est bien de rédiger un code, il est indispensable d'assurer des sanctions.

Sans quoi, messieurs, nous serions d'étranges législateurs.

Autant vaudrait dire : Art. 1er. Le vol est interdit.

Art. 2. Il ne sera pas poursuivi.

Ces sanctions je vous les ferai connaître demain.

M. Zambaco-Pacha (de Constantinople). — Je viens appuyer, avec une conviction profonde, les conclusions du rapport de M. le professeur Grasset.

Le besoin impérieux de la confection d'un code de Déontologie médicale international se fait surtout sentir en Orient, où je professe depuis une trentaine d'années. La médecine est absolument internationale en Orient où des confrères de tous les pays viennent exercer notre profession; un code établissant les devoirs et les convenances dans l'exercice de la médecine ne pourrait avoir l'autorité exigée que si le Congrès international l'imposait. La profession médicale perd de plus en plus son prestige en Orient, à cause des inconvenances médicales qui s'y commettent. Car à côté des confrères très honorables, il y en a qui, par ignorance ou en connaissance de cause, commettent des incorrections qui déconsidèrent la médecine.

Dois-je vous citer quelques exemples pour vous convaincre?

La pratique des avortements, bien que défendue par les lois, a lieu sur une grande échelle et l'on chuchote souvent le nom de l'auteur habituel de ces crimes!

L'administration du chloroforme a lieu par des gens étrangers à la médecine, devant des confrères opérateurs ou accoucheurs, à leur instigation, et cela pour empêcher un autre confrère d'être nommé ou employé, et s'il s'agit d'un jeune médecin de lui fermer toutes les portes de la clientèle. Or il y a des accidents dans ces chloroformisations par des personnes ignorantes qui ne manquent pas; et à l'heure qu'il est, il y a un confrère en jugement, précisément à cause de la mort d'une parturiente endormie par une bonne!

Enfin, messieurs, je ne veux pas abuser de vos moments et multiplier les citations: mais je dois mentionner les associations criardes entre médecins et pharmaciens, associations reconnues par le public. Car le médecin intéressé insiste pour que des prescriptions soient portées à telle pharmacie que *l'on désigne* sous son propre nom. J'ai vu même un confrère qui, à l'issue d'une consultation, a pris lui-même l'ordonnance pour la porter à son pharmacien associé!

Enfin des opérations de curettage et autres sont parfois exécutées par des sages-femmes assistées par des médecins diplômés et sous leur responsabilité morale!

Je propose donc de nommer un Conseil médical international qui, en attendant, veillera sur les intérêts professionnels et sur la déontologie médicale, jusqu'à ce que le code international soit rédigé et accepté par les sociétés médicales de tous les pays. Ce serait un conseil de médecins, comme le conseil des avocats dont l'influence morale sera immense. Dans tous les cas ce sera un frein à opposer aux tendances vers les inconvenances médicales.

M. Paul Thiéry (de Paris). — En m'associant complètement, comme les orateurs précédents, aux conclusions de M. le professeur Grasset, je regrette seulement ne pas voir figurer dans sa deuxième conclusion, et je demande par conséquent l'addition du paragraphe suivant, question dont il parle d'ailleurs dans son rapport :

« *Le code de déontologie élaboré sera remis à chaque nouveau docteur le jour de la soutenance de la thèse.* »

Je sais que l'on dit : « Nul n'est censé ignorer la loi », mais encore faut-il que nous assurions que cette loi a été mise sous les yeux de chacun.

M. Dignat (de Paris). — Je m'associe pleinement aux conclusions du remarquable rapport de l'éminent professeur Grasset sur la nécessité d'établir un code de déontologie.

Je ferai remarquer cependant qu'il faudra organiser une juridiction chargée d'interpréter ce code et de l'appliquer.

Demain, on aura à discuter la question des chambres médicales, de l'ordre des médecins. Je n'insisterai donc pas pour le moment sur ce point.

Je me bornerai seulement à faire observer que M. Grasset lui-même a, dans le paragraphe 4 de ses conclusions, prévu le cas sans le résoudre.

M. Malbec (de Paris). — Je m'associe aux conclusions générales du rapport de M. Grasset, et la rédaction d'un code déontologique me paraît excellente, mais l'élaboration de ce code doit être l'œuvre de tous et non de quelques-uns; j'estime qu'il doit refléter l'opinion de la majorité des médecins; aussi conviendrait-il d'adresser à chaque praticien un questionnaire auquel il serait prié de répondre.

M. Grasset accepte la proposition.

M. Vandam (de Bruxelles) propose, pour l'établissement de ce code déontologique, la création d'une Commission internationale permanente avec adjonction de juristes : institution d'une commission internationale permanente, composée de délégués des divers comités nationaux et chargée d'étudier les questions de médecine professionnelle dans les différents pays, d'en recueillir les points communs à chacun d'eux et les réunir en un code international comme des principes immuables, en réservant dans un chapitre spécial les questions dont les solutions se traitent différemment dans chaque pays ou sont soumises à des discussions et controverses. Cette commission sera aidée des conseils des juristes à titre consultatif et pourra être utilisée en médecine légale par les tribunaux et servir d'arbitre entre les médecins et syndicats de chaque pays.

M. LE PRÉSIDENT D'HONNEUR LANDE demande que l'Assemblée passe au vote sur les conclusions du rapport de M. Grasset.

M. LE PROFESSEUR F. O. DE PETERSEN (Saint-Pétersbourg). — La proposition de M. Grasset est d'une grande importance et très sympathique pour nous médecins russes. En Russie, existe depuis dix ans la Société médicale de secours mutuels, qui a pour but de réunir tous les médecins, et en ce moment travaille une Commission pour nous donner un code éthique. Je voudrais proposer la fondation de sous-commissions dans chaque pays et les résultats des travaux et les codes éthiques seraient alors remis à la Commission permanente centrale internationale.

M. JEANNE, de Meulan (Seine-et Marne) expose que les deux propositions Grasset et Vandam sont choses distinctes qui ne peuvent se substituer l'une à l'autre ou se fusionner. Et il demande que le Congrès soit appelé à se prononcer séparément sur chacune d'elles.

M. GRASSET entend que les deux questions ne soient pas confondues. Que chaque nation fasse son travail, puis nomme un Conseil national. Ceci fait, les différents Conseils nationaux pourraient procéder à la désignation d'un Conseil international. Il faut que d'une manière ou d'une autre, soit individuellement, soit par l'entremise d'un syndicat, on obtienne l'avis de *tous* les praticiens.

M. LASALLE demande à quoi servira un code sans sanction pénale. M. Grasset considère qu'un blâme officiel du Conseil supérieur constituerait une sanction qui, bien que purement morale, serait cependant d'un grand effet.

M. VANDAM demande qu'on renvoie à demain, c'est-à-dire après la discussion sur l'organisation des ordres de médecins, le vote sur les conclusions du rapport de M. Grasset.

M. GRASSET demande que ce vote ait lieu immédiatement.

M. DIGNAT. — J'estime que l'Assemblée générale peut voter dès aujourd'hui le principe de la proposition de M. Grasset relative à la constitution d'un code de déontologie médicale.

Ce vote ne préjugera en rien des décisions que le Congrès aura à prendre ultérieurement sur les diverses propositions qui seront discutées demain, concernant l'institution de chambres médicales, d'un ordre des médecins, etc.

Il démontrera simplement que le Ier Congrès international de médecine professionnelle et de déontologie médicale a établi les bases d'une œuvre de défense de la moralité professionnelle et de sa dignité.

M. LE PRÉSIDENT consulte l'Assemblée. Il est décidé qu'on procédera au vote sur les conclusions du rapport de M. Grasset, avec les modifications que celui-ci propose lui-même.

M. GRASSET en donne lecture.

Après discussion des articles à laquelle prennent part MM. *Gairal* (de Carignan, Ardennes), *Lasalle, Jeanne, Grasset, Lereboullet, Jablonski* (de Poitiers, Vienne), l'ASSEMBLÉE ADOPTE les conclusions suivantes :

« 1° La conservation de la dignité du Corps médical, le maintien de son rôle social élevé et le succès dans la revendication de ses droits ont pour condition la connaissance et l'application des grandes règles de la déontologie ;

« 2° Pour qu'un confrère ne puisse, en aucun cas, arguer de son ignorance, il est nécessaire de rédiger un code de déontologie médicale, qui serait remis aux nouveaux docteurs le jour de la soutenance de thèse ;

« 3° Ce code n'entraînerait qu'une obligation morale et n'exposerait qu'aux pénalités d'ordre professionnel le confrère convaincu d'y avoir volontairement et sciemment contrevenu ;

« 4° Pour rédiger ce code il faudrait constituer dans chaque pays un Conseil supérieur de la médecine professionnelle, qui serait chargé aussi de résoudre les questions difficiles de principes déontologiques, les cas particuliers restant réservés aux associations professionnelles locales ;

« 5° La composition et le mode de nomination de ces comités pourraient varier d'un pays à l'autre et par suite ne doivent pas être établis en Congrès international ;

« 6° Ces divers comités nationaux pourraient former, par des délégués, une Comission internationale, qui étudierait et fixerait les questions tout à fait générales et préparerait ainsi la partie déontologique des futurs Congrès internationaux de médecine professionnelle. »

RAPPORT
SUR LES CHAMBRES MÉDICALES EN AUTRICHE[1]
par M. le docteur Henri ADLER
de Vienne.

I

Il a fallu les efforts de trois lustres avant que l'on pût obtenir la réalisation de la demande formulée par les médecins d'avoir, à l'instar des avocats et des commerçants, une représentation officielle sous la forme de chambres médicales.

Cette idée qui a pris naissance au sein de quelques réunions de Vienne fut propagée dans toutes les provinces. Il fallait vaincre l'indifférence du monde médical et la divergence d'opinions des confrères. Ce qui n'était pas moins difficile, ce fut de convaincre le gouvernement et les corps législatifs de l'utilité de cette institution.

Dans différents congrès représentant la totalité des médecins, on arriva à la suite de longues discussions à fixer les principes fondamentaux tels qu'ils ont été formulés définitivement au congrès d'Inspruck (1886) dans les termes suivants :

Des chambres médicales, comme représentations autoritatives et légales des médecins, sont nécessaires pour défendre les intérêts de ces derniers, relever leur position sociale, protéger l'honneur professionnel, assurer l'existence des médecins et de leurs familles, sauvegarder les intérêts sanitaires de la société, faire connaître les besoins sanitaires, venir en aide aux autorités, quand il s'agit de créer et de perfectionner des lois spéciales et faciliter l'exécution des mesures sanitaires.

II

Voici, en abrégé, le contenu de la loi du 22 décembre 1891 sur l'établissement des chambres médicales :

Il sera établi dans les royaumes et pays (de Cisleithanie) représen-

1. Ce rapport figure au programme préliminaire du Congrès sous le titre plus étendu : *Organisation des Chambres médicales ; résultats qu'elles donnent dans les divers pays où elles fonctionnent.* M. le docteur H. Adler, de Vienne, inopinément chargé au dernier moment de ce travail, a dû, faute de temps, se limiter à l'étude qu'il présente : *Sur les Chambres médicales en Autriche.*

Le travail de M. H. Adler est présenté au Congrès par M. le professeur Benedikt, de Vienne. M. Schober, de Stuttgard, et M. Jaffé, de Hambourg, ont eu l'obligeance de compléter le travail de M. Adler, en exposant le fonctionnement des Chambres médicales en Allemagne. On trouvera cet exposé à la suite de ce rapport. (Note du Secrétaire général.)

tés au Parlement, des chambres médicales destinées à représenter les médecins.

Tout homme autorisé à exercer la médecine, à l'exception des médecins militaires en activité de service et de ceux qui, en qualité de médecins, remplissent des fonctions auprès des autorités politiques du pays, est soumis aux prescriptions de cette loi, à moins toutefois qu'il ne renonce formellement à la pratique médicale; il est tenu, en outre, à se faire inscrire dans la chambre médicale du district où il a établi son domicile; s'il change de domicile, il doit l'annoncer dans la quinzaine qui suit ce changement et satisfaire aux exigences résultant de la compétence desdites chambres.

Les chambres médicales ont à s'occuper de toutes les affaires qui touchent aux intérêts communs des médecins, de la mission, du but, de la dignité et de l'honneur de la profession des médecins, du développement des soins hygiéniques et des institutions sanitaires. Ces chambres ont en outre, dans les cas où le concours de la médecine est indiqué, à tenir des conseils et prendre des résolutions, à entrer en relations d'affaires avec les médecins du district médical ou avec les autres chambres médicales, à adresser des requêtes aux autorités du territoire qu'elles représentent, et, par l'entremise de l'autorité politique sous laquelle elles sont placées, à exposer leurs propositions et leurs desiderata au gouvernement impérial royal.

Les chambres médicales sont tenues, lorsqu'elles y sont invitées par les autorités, à donner leur avis et leur appréciation dans les questions appartenant à leur sphère d'action; à aider ces autorités dans le règlement des conditions sanitaires, surtout en ce qui concerne la distribution des médecins et les moyens de se procurer les secours médicaux. D'autre part les autorités doivent fournir à ces chambres, lorsque les circonstances s'y prêtent, l'occasion d'exprimer leur opinion dans des affaires en discussion, qui sont de la compétence des chambres médicales.

Chaque chambre médicale se compose d'au moins neuf membres: la chambre de Vienne compte vingt-neuf membres et autant de suppléants. Sont électeurs et éligibles ceux qui possèdent ces mêmes droits dans leur commune. Les élections ont lieu tous les trois ans. Ceux qui ont dépassé la soixantaine peuvent refuser l'élection.

Le bureau de la chambre composé de quatre à neuf membres est élu parmi les membres de la chambre. Tous les emplois sont des emplois d'honneur.

Le bureau de la chambre remplit en même temps les fonctions d'une *cour d'honneur* dans les querelles personnelles, les réclamations, les plaintes des médecins faisant partie de la chambre, dans toutes les affaires qui ne sont pas de la compétence des autorités établies. C'est au bureau qu'incombe la mission de servir de médiateur dans les différends et les querelles survenant entre médecins d'un même district médical et se rapportant à l'exercice de leur profession. Les médecins sont tenus d'invoquer la médiation de la chambre avant de recourir à la voie des réclamations. Dans les cas où des membres d'une chambre médicale se seraient rendus coupables d'une conduite indigne d'un médecin ou qu'ils auraient manqué à leurs devoirs envers la chambre, la cour d'honneur est autorisée après enquête faite, de rappeler au devoir lesdits médecins, de les réprimander, et même, dans les cas graves, de leur infliger des peines disciplinaires prescrites par le règlement sous forme d'amendes jusqu'à la hauteur de 200 florins, ou enfin de les priver de leurs droits électoraux soit temporairement, soit à perpétuité. Avant de prononcer la sentence, toute latitude est laissée aux accusés de se disculper, et après avoir reçu un avertissement ou une amende ou avoir été privés de leurs droits électoraux, ils sont libres encore de recourir aux autorités politiques contre la peine qui leur a été infligée. Les amendes sont versées dans la caisse de la chambre.

Le contrôle des chambres médicales et de leur activité est exercé par l'autorité politique provinciale. Cette dernière a le droit, dans le cas où une chambre aurait outrepassé ses attributions ou enfreint les lois ou règlements, d'exiger qu'il y soit porté remède ; ladite autorité peut même, si elle le juge nécessaire, dissoudre une chambre et ordonner de nouvelles élections. Contre la dissolution il peut en être appelé au Ministère de l'intérieur, mais sans effet prorogatif.

III

Les espérances que les cercles médicaux avaient fondées sur l'établissement des chambres médicales ne se sont pas réalisées jusqu'à présent. Cela provient : 1° d'abord de ce que la loi est défectueuse, attendu qu'elle ne prête pas aux chambres assez de puissance, pour qu'elles puissent exercer une influence décisive sur la condition des médecins.

Le pouvoir disciplinaire de la cour d'honneur est en lui-même, surtout en raison du droit de pourvoi laissé au condamné, beaucoup trop restreint ; il est même presque impuissant contre diverses atteintes grossières portées à la dignité professionnelle.

On peut constater, il est vrai, que les chambres médicales exercent en quelque sorte une action pédagogique. La plupart de ces chambres ont élaboré certains règlements professionnels, dont la non-observation entraîne l'intervention de la cour d'honneur, mais qui en général sont mis en pratique par les médecins. Bien que la lutte pour l'existence devienne de jour en jour plus pénible, le grand nombre d'entre eux se montrent pleins de ménagements envers leurs collègues et loyaux dans la concurrence.

2° Les chambres médicales n'exercent presque aucune influence sur le règlement des conditions sanitaires ainsi que sur la répartition des médecins. Ceux-ci ont bien le droit d'envoyer des délégués au conseil de santé provincial, mais ces délégués ne sont appelés que dans certains cas, lorsque le rapporteur dudit conseil le juge opportun.

Les autorités ont le droit, mais non le devoir, de demander l'avis des chambres médicales dans les questions comprises dans la sphère d'action de ces chambres. Or les autorités ne font presque jamais usage de ce droit.

3° Ni les médecins militaires, ni les médecins attachés aux autorités provinciales, tels que les médecins de police et les médecins de district, ne sont astreints, même dans leur pratique privée, ni ne sont soumis aux règlements des chambres médicales.

IV

Les chambres médicales fonctionnent depuis trop peu de temps, pour qu'il soit déjà possible de juger de leur valeur et de leur importance pour l'état médical. Si elles n'ont pu obtenir jusqu'ici que des résultats relativement faibles, c'est à l'imperfection de la loi qu'il faut l'attribuer et aussi à ce que le respect dont la médecine jouissait, tant auprès des autorités que du public en général, va constamment en diminuant.

C'est précisément parce que la considération dont jouissent les médecins tend à s'affaiblir qu'il est nécessaire d'en constituer la représentation et d'armer cette dernière d'une autorité vis-à-vis des autorités gouvernementales, provinciales et communales. Il est certain que les conditions des médecins, sans les chambres médicales, seraient encore plus déplorables à tous les points de vue, qu'elles ne le sont actuellement.

Les chambres médicales sont considérées par le public comme une organisation ayant un caractère officiel ; il n'est pas rare qu'il en respecte les prétentions en question d'honoraires. Grâce à leurs constants efforts, on a réussi à frayer le chemin pour une réforme des taxes médico-légales, vraiment dérisoires, et dont l'élévation n'est plus qu'une affaire de temps. La lutte des chambres médicales contre l'invasion toujours croissante des soi-disant médecins naturalistes et empiriques a fini par vaincre l'indifférence des autorités à leur égard. Dans la lutte contre les caisses de secours en cas de maladie, dans lesquelles jusqu'à présent l'intérêt des médecins n'était nullement pris en considération, ces derniers sont du moins reconnus aujourd'hui comme partie intéressée, avec laquelle la législation et les caisses de secours auront à compter désormais. Quant à des résultats durables et importants, on ne peut en attendre des chambres médicales que dans l'avenir, et cela seulement si les médecins sont unis et bien organisés et qu'ils secondent les chambres dans leurs efforts. La chambre médicale de Vienne a pris l'initiative d'une telle organisation ; espérons que cette organisation se réalisera et qu'elle servira d'exemple aux médecins de tous les pays.

La maxime de La Fontaine : « Aide-toi, le ciel t'aidera », a plus de valeur pour les médecins que pour tout autre corps social.

Les chambres médicales de l'Autriche ont fait un pas important dans la voie de leur propre défense, en créant dans leur sein des établissements de secours. Quelques-uns de ces instituts, entre autres celui de la chambre de Vienne, ont déjà recueilli des sommes considérables, bien qu'ils existent depuis peu de temps.

L'exposé détaillé des institutions médicales de bien public fondées par les chambres se trouve au chapitre : « La médecine et les médecins » de la publication publiée à l'occasion de l'Exposition universelle de Paris en 1900 sur les conditions sanitaires en Autriche[1].

DISCUSSION

M. Schober (à Paris). — Après avoir entendu le rapport si distingué à tous les égards du Dr Adler (de Vienne) sur les Chambres médicales en Autriche, accordez-moi quelques instants pour vous parler des Chambres médicales en Allemagne. Cette tâche n'est pas simple étant donné que l'Allemagne est une Confédération et que chacun de ses États possède sa législation médicale à part.

Les Chambres médicales ont surtout été élaborées en Prusse, aussi leur organisation est-elle plus avancée et plus complète dans ce pays que dans les autres États de l'Allemagne. Elles me serviront de modèle dans ma description. Je serai aussi bref que possible.

1. Ce rapport très court n'a pas été résumé.

Les chambres médicales furent créées en Prusse en 1887, c'est-à-dire quatre ans plus tôt qu'en Autriche. Chacune des douze provinces qui constituent la division de la Prusse constitue une Chambre. Pour cinquante médecins civils dans la province il y a un membre de chambre. Tous les médecins civils sont éligibles et ont le droit de voter pour la chambre, sauf ceux contre lesquels le jugement d'indignité a été rendu par la chambre médicale.

Les élections pour les chambres médicales se font tous les trois ans, comme en Autriche : on vote par écrit, les bulletins sont adressés au président de la chambre sortante. La chambre nouvellement constituée nomme son président et son bureau qui se compose de quatre membres au moins.

Les chambres médicales sont placées sous l'autorité du Ministre de l'instruction publique, qui dirige en Prusse les affaires médicales du pays, par opposition à la France où le Ministre de l'intérieur a les soins de l'assistance et de l'hygiène publiques.

Le but des chambres médicales est le même qu'en Autriche : elles ont à s'occuper et de la santé publique et de tout ce qui concerne l'honneur et l'intérêt de la profession médicale.

Ainsi elles ont non seulement le droit de faire des propositions à l'administration de la province, d'être entendues par le préfet et d'envoyer des représentants aux Conseils d'hygiène départementaux, mais encore elles sont autorisées à constituer une Cour d'honneur, comme tribunal professionnel, auquel tous les médecins civils sont soumis par les lois d'État.

Cette Cour d'honneur se compose du président et de trois membres de la chambre médicale et, de plus, d'un membre d'une chambre juridique.

Les arrêts de la Cour d'honneur peuvent être rendus après une simple délibération et décision des juges. Si la demande d'un procès formel est faite, la Cour ordonnera une séance d'instruction et une séance définitive et elle entendra les témoins et les experts sous la foi du serment.

Les punitions infligées par cette Cour d'honneur sont :

1° Une admonestation ;

2° Un blâme ;

3° Une amende jusqu'à 3000 marks ;

4° La suppression temporaire ou perpétuelle du droit d'être élu ou de voter pour la Chambre médicale.

A côté de cette Cour d'honneur constituée auprès de chaque chambre médicale, il y a encore une Cour suprême d'honneur, une Cour d'appel médicale pour le royaume entier, auprès de laquelle les docteurs condamnés par les Cours d'honneur provinciales peuvent se pourvoir en cassation.

Avant de parler de la composition de cette Cour d'appel, il faut citer qu'une loi de janvier 1896 a créé en Prusse un comité central pour les diverses chambres médicales et qui a son siège à Berlin.

Chaque chambre provinciale y est représentée par un de ses membres. A ce comité central de Berlin incombe la tâche d'être l'intermédiaire d'un côté entre le gouvernement de la Prusse et les chambres médicales du pays et de l'autre côté entre les diverses chambres médicales elles-mêmes.

Or, ce comité fournit quatre juges pour cette Cour médicale d'appel, deux autres docteurs sont nommés par le roi, le septième juge est le directeur de l'assistance et hygiène publiques au Ministère de l'instruction publique ou son remplaçant.

Cette Cour suprême n'inflige pas d'autres punitions que les Cours d'honneur ordinaires, elle ne fait que les approuver, supprimer ou modifier.

Toutes les charges des médecins dans les chambres médicales et et dans les Cours d'honneur sont des charges d'honneur, c'est-à-dire qu'elles ne sont pas rétribuées. Cependant les frais occasionnés par les déplacements, voyages, etc., sont remboursés.

Les chambres médicales ayant le droit de fixer, d'après les besoins de leur budget, une cotisation annuelle à payer par les médecins pourvus du droit de voter pour elles, possèdent ainsi un fonds à faire face à ces dépenses. Les amendes sont également versées dans ce fonds.

Messieurs, ayant terminé la description de l'organisation des chambres médicales en Prusse, vous me demanderez, peut-être, quels sont les résultats pratiques qu'elles donnent. La réponse ne peut être très précise, vu que les dernières lois qui règlent le fonctionnement de ces chambres sont de nouvelle date et que les effets d'une pareille innovation sont très lents à se faire sentir.

Je ne pourrais que dire que, d'une manière générale, le corps médical en Prusse est très content de posséder cette organisation et représentation professionnelles. Pour les détails il y a quelques observations à faire et on y apportera certainement des modifications avec le temps.

Ainsi le moment n'est pas encore venu de porter un jugement définitif sur les résultats des chambres médicales. Dans dix ans ou vingt ans d'ici on aura plus de compétence pour juger cette question.

M. Jaffé (Hambourg) lit un rapport sur les chambres médicales d'Allemagne :

Le but principal des chambres médicales. — Les rapports de M. Adler et de M. Schober vous ont appris l'organisation et les résultats des chambres médicales en Autriche et en Prusse. Je veux ajouter qu'en Allemagne il y a encore en Brunswick, Bavière, Hambourg, Oldenbourg des chambres médicales, tandis qu'en Bade, Saxe, Wurtemberg, Hesse, il y a des institutions analogues, mais sans le nom de chambres médicales. M. Adler dit dans son rapport que les espérances que les cercles médicaux avaient fondées sur l'établissement des chambres ne se sont pas réalisées jusqu'à présent. D'où vient cela? M. Adler cite trois raisons, mais il a oublié, comme il me semble, la raison principale, c'est que les médecins sont allés trop loin dans leurs idées, du but et du pouvoir des chambres. Pour moi, le but principal des chambres est de maintenir et de relever la dignité et l'autorité de la profession des médecins. Mais pour arriver à ce but il leur faut un pouvoir disciplinaire sur tous les médecins de leur district. Je dis sur tous; car pour l'honneur professionnel, il ne faut pas faire une différence, comme en Autriche et en Prusse, entre les médecins praticiens et les médecins militaires ou les médecins qui remplissent des fonctions auprès des autorités publiques. Les chambres en Allemagne ont atteint le but nommé :

1° Par la création d'un règlement professionnel, d'un code de déontologie médicale (Saxe, Hambourg);

2° Par la formation d'une cour d'honneur pour les médecins.

Cette cour peut être composée :

a) Des membres du bureau de la chambre médicale (Autriche, Hambourg).

b) Des membres de la chambre médicale elle-même, avec ou sans un juge ordinaire comme assesseur. La cour d'honneur punit ceux qui se sont rendus coupables d'une conduite indigne d'un médecin, ou, s'il existe un code de déontologie, qui ont manqué à celui-ci.

Les peines de la cour sont :

1° Avertissement ;

2° Reproche;

3° Amende jusqu'à 3000 marks (3750 francs) ;

4° Privation des droits électoraux ;

5° Publication des peines.

L'appel du médecin condamné peut se faire ou à toute la chambre médicale (si le bureau fut la cour disciplinaire) ou à une cour d'honneur supérieure.

Je propose au Congrès les résolutions suivantes :

1° Tous nos efforts doivent s'unir pour nous solidariser et former partout une organisation officielle (chambre médicale), à laquelle seraient soumis tous les médecins sans exception, avec les mêmes droits et les mêmes devoirs.

2° Ces organisations, dont le but principal est de maintenir et de relever la dignité et l'autorité de la profession des médecins, auront des droits de punitions disciplinaires avec des amendes et droit de publication des peines.

3° Il faut créer un code international de déontologie médicale, qui puisse servir comme règlement professionnel à tous les médecins.

La séance est levée à midi.

Secrétaires : MM. Dignat et Paul Guillon.

SEPTIÈME SÉANCE. — SÉANCES DE SECTION

Jeudi 26 juillet 1900

Le soir à 2 heures.

Ire SECTION

Présidence de M. JAMIN, de Paris, vice-président.

Président du Syndicat des médecins de la Seine.

LA MÉDECINE SANITAIRE MARITIME AU POINT DE VUE ÉCONOMIQUE

par M. BOREL

de Marseille,

Président de la Société de médecine sanitaire maritime de France, représenté par M. FAYOL, de Marseille, son vice-président.

Lorsque, au milieu de l'année dernière, fut publié le programme du premier Congrès international de médecine professionnelle et de déontologie médicale, la Société de médecine sanitaire maritime de France s'empressa de donner son adhésion et chargea son président, M. le Dr Borel, de vouloir bien étudier parmi les questions proposées, les trois points suivants qui intéressaient tout particulièrement les confrères de la marine marchande :

a. La médecine sanitaire au point de vue économique;

b. Les rapports des médecins avec l'État;

c. Les rapports des médecins avec les Compagnies de transport.

Le Dr Borel, malgré les dures exigences professionnelles qui l'obligent, même aujourd'hui à son très grand regret, d'être presque continuellement éloigné, a cru devoir, à l'instigation de la majorité des membres de la Société de médecine sanitaire, faire un tout des trois points à étudier et négligeant un peu la question purement économique qui relève plutôt d'un Congrès d'économie politique ou de questions douanières, a étudié en abrégeant et condensant le plus possible les rapports des médecins avec l'État et avec les grandes Compagnies de navigation en France.

Je tiens à dire cependant que ce travail fait spécialement pour la France est applicable en tous ses points, sauf quelques détails presque sans importance, à tous les pays d'Europe, au moins à ceux, et ils sont la presque totalité, ayant adhéré aux conférences sanitaires internationales, qui ont eu lieu à Dresde, Paris et Venise à plusieurs reprises. Dans ces grandes assises de la santé publique où les hygiénistes les plus éminents ont cherché les moyens les plus pratiques à employer pour empêcher l'introduction et la propagation en Europe des maladies pestilentielles qui ravagent d'une façon permanente et endémique principalement les Indes en Asie et le Brésil en Amérique, les idées émises par nos éminents maîtres, plus spécialement compétents en la matière, MM. les professeurs Proust et Brouardel, ont été admises en principe, notamment dans les dernières conférences sanitaires internationales de Venise, et les différents règlements qui par décret ou loi ont été promulgués en France, en Italie, en Allemagne et autres pays depuis cinq ans n'ont été que l'expression de ces idées.

Deux modes de propagation sont possibles pour la peste et le choléra, un seul pour la fièvre jaune, et cela résulte à première vue de la situation des pays d'origine de ces affections : la voie de terre, la voie de mer. La possibilité de propagation par voie de terre, étudiée soigneusement a fait l'objet d'une entente internationale, et les conseils sanitaires internationaux qui fonctionnent en Turquie et en Égypte ont été surtout chargés de parer au danger venant de ce côté. Nous n'avons pas ici à nous en occuper.

Les précautions les plus grandes devaient être prises pour les provenances par voie de mer. La rapidité des communications par mer, l'encombrement à bord de navires plus ou moins mal aménagés, rendent facile l'introduction et la propagation de germes pestilentiels, aussi les différents gouvernements civilisés ont-ils pris tous et presque en même temps des mesures sévères pour protéger leur métropole contre ces dangers d'invasion. Tous les règlements sanitaires dans les différents pays d'Europe sont à peu près similaires quant à leur esprit. Tous font appel pour protéger la santé publique dans la mère patrie au concours du médecin qui navigue à bord des navires de commerce, médecin qui toujours a été, et est encore actuellement dans bien des cas, le véritable prolétaire de la profession médicale.

Par ces règlements les différents États ont imposé des devoirs quelquefois très difficiles à remplir à nos confrères sans leur assurer en quoi que ce soit le moyen de les remplir. Je ne peux ici étudier en détail et pour tous les pays la situation du médecin naviguant au commerce, pompeusement baptisé en France du titre de *médecin sanitaire maritime*, mais le travail qui a été fait pour la France peut s'appliquer à nos confrères de la marine marchande de tous les pays, et les honorables maîtres qui représentent parmi nous les puissances possédant une marine de commerce ne pourront que confirmer ce qui va suivre et certains déclareront que dans leur propre pays la situation des médecins naviguant au commerce est quelquefois plus pénible et plus précaire même qu'en France.

Des médecins sanitaires maritimes en France.

Les médecins sanitaires maritimes ont été créés par le décret du 4 janvier 1896 portant règlement général de police sanitaire maritime.

Le médecin sanitaire maritime a pour devoir, d'après ce règlement (titre III, art. 19), d'user de tous les moyens que la science et l'expérience mettent à sa disposition :

a) Pour préserver le navire des maladies pestilentielles exotiques et des autres maladies contagieuses graves;

b) Pour empêcher ces maladies, lorsqu'elles viennent à faire apparition à bord, de se propager parmi le personnel confié à ses soins et dans les divers ports touchés par le navire.

Il en résulte donc que le médecin sanitaire maritime est en rapport par ses fonctions :

1° Avec l'État;

2° Avec les Compagnies de navigation.

I. — *Rapports du médecin sanitaire maritime avec l'État.*

Ces rapports sont de deux ordres :

a) Rapports avec le Ministère de l'intérieur dont fait partie la direction de l'hygiène et de l'assistance publiques;

b) Rapports avec le Ministère de la marine dont dépendent les navires de commerce et leurs équipages.

A. — *Rapports du médecin maritime sanitaire avec le Ministère de l'intérieur.*

Les rapports du médecin sanitaire maritime avec le Ministère de l'intérieur sont énumérés en entier dans le texte du règlement de police sanitaire maritime au titre III, art. 15 à 27.

Le médecin sanitaire maritime, après avoir subi un examen écrit, oral et pratique, doit pendant sa navigation faire appliquer le règlement de 1896, en signaler les non-applications par les Compagnies de navigation, tenir un livre de bord et fournir au Ministère au moins un rapport annuel sur les faits qu'il a pu observer pendant ses voyages.

Tel est le rôle du médecin sanitaire maritime; nous verrons, en étudiant ses rapports avec les Compagnies, qu'il lui est très difficile sinon impossible de le remplir.

B. *Rapports du médecin sanitaire maritime avec le Ministère de la marine.*

Faisant partie d'un équipage, le médecin sanitaire maritime est soumis aux lois de l'inscription maritime; il dépend donc en ce sens du Ministère de la marine.

Nous demandons à ce Ministère d'étudier les trois points suivants :

1° Participation des médecins aux Invalides de la marine;

2° Régularisation de leur situation militaire;

3° Leur représentation au Conseil supérieur de la marine marchande.

1° Colbert a institué autrefois une caisse de retraite dite des Invalides de la marine, qui assure une retraite à ceux qui ont navigué pendant 25 ans. Jusqu'en 1896 les médecins du commerce étaient admis à bénéficier de ces retraites, au même titre que les autres marins. A cette date le Ministère de la marine leur a retiré ce droit, alléguant que leur navigation n'était pas professionnelle.

Nous demandons que les médecins sanitaires maritimes soient admis à nouveau individuellement et sur leur demande à verser à cette caisse, de façon que ceux qui veulent faire leur carrière dans la navigation marchande soient assurés de cette retraite pour leurs vieux jours. Et même il devrait nous être fait la même faveur dont jouissent nos confrères de la marine nationale, c'est-à-dire défalcation sur le temps de service de quatre années à titre d'études, plus, bien entendu, l'année de service militaire.

2° Les médecins sanitaires maritimes après avoir effectué leur service militaire dans l'armée de terre sont nommés médecins aide-majors de cette armée, et en cette qualité, de par la loi du 19 mai 1834 sur l'état des officiers et les décrets de 1878 et 1880 portant règlement sur la situation des officiers de réserve et de l'armée territoriale deviennent possesseurs de l'état d'officier.

Or le Ministère de la Marine par une loi en date du 2 mai 1899 a créé aux médecins du commerce une situation militaire des plus ambiguës: En temps de paix nous restons à la disposition du ministre de la guerre, mais en temps de guerre nous passons au ministre de la marine qui ne nous incorpore qu'en qualité de médecin auxiliaire.

Étant donné que toutes les conduites et tous les rapatriements de groupe se font maintenant exclusivement par les navires de commerce, étant donné qu'en accordant nos soins pendant les traversées aux troupes convalescentes de la guerre et de la marine nous rendons des services à ces deux ministères, il serait à souhaiter qu'une entente intervînt entre eux deux, et qu'ils nous créent une situation militaire mieux définie que l'actuelle.

5° Il existe au Ministère de la Marine un Conseil dit Conseil supérieur de la marine marchande, composé d'armateurs, d'officiers de la marine de l'État, d'officiers et de mécaniciens de la marine marchande. Ces deux derniers corps ont donc là des représentants qui peuvent au besoin prendre en main leurs intérêts. Or il nous semble qu'actuellement la question de l'hygiène et du service médical à bord est assez importante pour nécessiter la présence d'un médecin dans ce Conseil; dans le même ordre d'idées le comité consultatif d'hygiène comprend parmi ses membres un armateur, qui peut lui au milieu des médecins prendre les intérêts du commerce. Il serait facile et utile de faire entrer dans le Conseil supérieur de la marine marchande un médecin civil ayant navigué au commerce et connaissant ces sortes de questions.

II. — *Rapports des médecins sanitaires maritimes avec les compagnies de navigation.*

Si le médecin est choisi par le Ministère de l'Intérieur et doit effectuer un service pour lui, par contre ce même médecin est soldé par les compagnies et dépend étroitement d'elles, et les intérêts de ces compagnies sont justement opposés au fonctionnement régulier du service sanitaire à bord. Une déclaration sanitaire qui entraîne une quarantaine est un désastre pour une compagnie: aussi la compagnie aura toujours une tendance sinon à remercier tout au moins à tenir en disgrâce son auteur qu'elle considère comme responsable de sa perte.

L'énoncé seul de ce fait permet de comprendre de suite quelle est à bord la situation délicate d'un médecin, qui se voit obligé de faire respecter un règlement qui à chaque instant lèse les intérêts de celui qui le solde.

Nous savons bien que les grandes compagnies en sont venues depuis quelques années à une plus juste appréciation de ces choses; mais il existe nombre de petites compagnies qui sont encore d'une intransigeance rare à ce sujet.

La solution de la question est délicate: malgré toutes les conférences entre l'Administration sanitaire et les armateurs, faites afin de trouver un moyen terme quelconque, seule l'indépendance absolue du médecin sanitaire maritime peut donner au service sanitaire l'assurance du libre fonctionnement du médecin à bord.

Nous ne savons si l'on parviendra à organiser cette indépendance: en tous cas nous croyons que les compagnies s'effraient beaucoup trop du mot et qu'elles auraient tout à gagner à la chose, surtout dans les circonstances présentes: elles y bénéficieraient en argent, en temps et en tranquillité.

La situation pécuniaire des médecins dans la plupart des compagnies est absolument insuffisante: on voit certaines sociétés qui donnent 150 francs par mois à des médecins sanitaires maritimes: aussi il leur est à peu près impossible d'en recruter, et ce sont alors celles qui s'élèvent le plus contre la nouvelle loi. En tous cas on peut dire que dans toutes les compagnies la solde des médecins est notablement inférieure à celle des autres officiers chefs de service.

Or, presque toutes les compagnies étant subventionnées par l'État, il serait possible pour celui-ci d'intervenir auprès d'elles lors du renouvellement de leur cahier des charges, en fixant pour le médecin qu'il impose un minimum de solde.

Si le service sanitaire est difficile à exécuter à bord, le service médical, proprement dit, ne l'est pas moins. En effet la plupart du temps il n'existe pas d'infirmerie à bord; la pharmacie est réglementée par la compagnie qui n'octroie que les médicaments qu'elle veut bien et dans des quantités parfois vraiment dérisoires. Quant au matériel chirurgical il n'existe pas; on ne trouve souvent à bord des navires de commerce français, que d'anciennes boîtes de chirurgie de la marine nationale qui datent au minimum de 1862. Que faire avec de semblables instruments?

Une circulaire du Ministère de la Marine du 6 juillet 1896 a essayé déjà de réglementer la question; mais il suffit de parcourir la nomenclature chirurgicale et pharmaceutique qui l'accompagne pour être frappé de son absolue insuffisance.

Il faudrait que le Ministère de la Marine se décidât à agir et organisât entièrement, sur les données modernes, le service médical à bord. Il serait aussi nécessaire d'ordonner aux commissions médicales des Inscriptions maritimes de veiller avec soin sur la composition des pharmacies et des matériels de chirurgie.

Le nouveau règlement de police sanitaire maritime a donc créé les médecins sanitaires maritimes.

Ceux-ci se sont bientôt réunis en société, juin 1897. Ils ont pu ensuite malgré les difficultés causées par leurs fréquents déplacements prospérer largement, 150 membres, et même créer un périodique médical qui en est à sa seconde année d'existence.

L'utilité de ces médecins est incontestable : ils veillent sur la sécurité des frontières maritimes, et donnent pendant les traversées leurs soins aux milliers de soldats qui chaque année traversent les mers pour se rendre dans nos colonies.

Nous avons donc l'honneur de présenter au nom de la Société de médecine sanitaire maritime de France, au Congrès international de médecine professionnelle et de déontologie médicale les vœux suivants que nous espérons qu'il voudra bien adopter : sur les 7 vœux proposés les 5 premiers s'appliquent aux confrères de tous les pays ; les 2 derniers seuls n'intéressent que les médecins français.

Conclusions.

1° Accorder au service médical à bord des navires de commerce l'indépendance qui seule lui permettra d'effectuer le service sanitaire ;

2° Recruter les directeurs, agents principaux et médecins de la santé dans les ports parmi les médecins sanitaires maritimes ayant navigué un certain nombre d'années et ayant fourni par leurs rapports des preuves de leur compétence ;

3° Représentation des médecins au Conseil supérieur de la marine marchande ;

4° Réglementation des infirmeries, pharmacies et matériel chirurgical des navires de commerce ;

5° Intervention des gouvernements auprès des compagnies de navigation, pour la fixation d'une solde convenable pour le médecin que les dits gouvernements imposent ;

6° Rétablissement de la retraite des invalides de la marine pour ceux des médecins qui désirent y verser ;

7° Régularisation de la situation militaire des médecins sanitaires maritimes français.

DISCUSSION.

M. Paul Thiéry (de Paris). — Permettez-moi d'appuyer auprès de vous la communication de M. Fayol : il est malheureusement trop certain que très souvent les intérêts des armateurs sont contraires au règles de l'hygiène que doit faire observer le médecin du bord : dans la lutte c'est presque toujours lui qui succombe insuffisamment armé qu'il est contre l'autorité du capitaine de qui il dépend.

La communication de M. Fayol émet un double desideratum : élargir les pouvoirs du médecin à bord des navires de commerce et l'intérêt des passagers même réclame qu'il en soit ainsi ; modifier les ressources médicales actuellement existantes à bord des navires de commerce.

Pardonnez-moi d'insister sur ce dernier point puisque ayant eu un frère capitaine au long cours j'ai pu constater *de visu* l'insuffisance de ces ressources : rien n'est plus lamentable que la composition des coffres à médicaments non seulement des navires réservés aux passagers, mais surtout des navires de commerce proprement dits, dépourvus de médecin que le capitaine du bord est censé pouvoir remplacer grâce à des instructions sommaires. Un travail de revision doit être fait pour éliminer des médicaments qui par leur volume encombrant et leur inutilité ne doivent pas occuper dans les coffres une place réservée à d'autres agents indispensables et à cet égard j'engage à consulter la nouvelle composition du coffre des torpilleurs révisée par notre distingué confrère de la marine le docteur Bonnafy.

M. Granjux (de Paris). — Dans ce que viennent de nous dire MM. Borel et Fayol il y a une question de personnes et une question de principes.

La question de personnes est des plus intéressantes : il est scandaleux de voir qu'au fur et à mesure qu'on élève le niveau scientifique d'un corps médical on le dépouille de la retraite et du grade militaire qui sont sa propriété. Mais tout intéressante que soit cette question elle n'est peut être pas affaire d'un conseil international. Il n'en est pas de même de la question de principes. Le médecin sanitaire, obligé de défendre son bâtiment et le pays contre les maladies infectieuses, a besoin de toute son indépendance, et ne peut être, comme cela a lieu à l'heure actuelle, dans la main de l'armateur. Il faut lui donner cette indépendance, et c'est œuvre internationale.

M. Poitou-Duplessy (de Paris). — Les médecins sanitaires de marine doivent ère protégés contre l'arbitraire des compagnies. Nous ne saurions trop insister sur ce point.

MM. Larche, Martelli et plusieurs autres dont nous regrettons de ne pouvoir publier les noms viennent défendre les intérets des confrères de la marine marchande.

M. Fayol (de Marseille). — Il serait aussi à souhaiter que les médecins sanitaires de marine fussent commissionnés par l'État.

M. le Président. — Les vœux et souhaits du Congrès sont renvoyés à l'assemblée générale de clôture de demain; l'ordre du jour prévoit qu'une partie de cette séance sera consacrée à l'examen et au vote des vœux présentés au Congrès.

NOTE SUR UN INCIDENT INTÉRESSANT A UN HAUT DEGRÉ LE SECRET PROFESSIONNEL

par M. ISSA HAMDY PACHA

du Caire,

Ex-directeur des écoles de médecine, de pharmacie et d'accouchement d'Égypte, ex-médecin en chef de la famille Khédiviale.

La violation du secret professionnel faisant l'objet de la présente communication a été commise à la suite du décès, à l'âge de 59 ans, d'un éminent personnage que, pour des raisons de convenance, je me bornerai à qualifier simplement ici M. X....

Ce M. X... avait deux médecins attachés à sa personne. Un de ceux-ci, le docteur Y..., l'était à titre purement honorifique, tandis que l'autre, le docteur Z..., était, en même temps que le confident de M. X..., son véritable médecin traitant ainsi que celui de sa famille.

Vers les premiers jours de 1892, M. X... fut atteint d'influenza, et cette maladie, par suite d'une imprudence commise par le malade, se compliqua de broncho-pneumonie infectieuse double, très étendue à gauche, et d'une néphrite de même nature qui détermina l'urémie, puis la mort.

Bien avant que la maladie prît une tournure aussi fatale, le docteur Z..., prévoyant le danger de cette malheureuse complication, provoqua une consultation des médecins les plus réputés de la ville où résidait le malade.

Parmi les médecins appelés se trouvait le docteur Y... qui, par sa situation même auprès du patient, devait forcément prendre part à la consultation. De son propre chef, il prescrivit à M. X... des médicaments que celui-ci, n'ayant en lui qu'une confiance très limitée, se refusa à prendre, n'acceptant que les remèdes qui lui étaient ordonnés par le docteur Z....

Ainsi que nous l'avons déjà dit, M. X... était un très grand personnage, jouissant de la considération et de l'affection de tous ses concitoyens; aussi, tant à cause de son éminente situation que pour ses précieuses et remarquables qualités personnelles, sa mort causa un deuil général et fut sincèrement déplorée.

C'est pourquoi les premières autorités du pays furent obligées de s'intéresser tout particulièrement à ce triste événement et, par suite, estimèrent opportun de demander aux médecins consultants un rapport détaillé expliquant les causes et la nature de la maladie, son évolution, sa marche, le traitement suivi, ainsi que la terminaison, et, enfin, exposant leurs conclusions.

Les médecins consultants rédigèrent ce rapport et le présentèrent aux autorités susdites, qui le firent publier dans les journaux du pays, ainsi que dans les principaux journaux de l'étranger.

Ensuite, ces mêmes autorités invitèrent le docteur Y..., l'un des deux médecins en titre, à rédiger, d'accord avec son collègue le docteur Z..., un rapport sur les mêmes points.

Seulement, le docteur Y... crut pouvoir faire tout seul et présenter à part son rapport, qui fut publié de la même façon que celui des médecins consultants.

Quant au docteur Z..., qui était alors absorbé par les soins qu'il devait prodiguer à l'une des filles du défunt, ainsi qu'à d'autres membres de sa famille, il n'eut connaissance du rapport de son collègue que lorsqu'il fut invité derechef à présenter, lui aussi, une relation sur le même sujet.

Il chercha tout d'abord à se procurer des exemplaires des journaux où avait été inséré le rapport particulier du docteur Y...; et quelle ne fut pas sa surprise, son chagrin même, en constatant que son collègue, sortant des limites de ses attributions et n'ayant cure des sentiments de bonne confraternité qui s'imposent entre médecins soucieux de la dignité de leur profession, avait rédigé seul un document qui, aux termes mêmes de l'invitation supérieure qui lui avait été adressée de ce chef, aurait dû être élaboré de commun accord par les deux médecins attachés particulièrement à la personne du défunt. Quelle ne fut pas son indignation en constatant, en outre, que le docteur Y..., au lieu de se borner à parler dans son rapport de l'influenza, de ses complications, de son évolution, du traitement prescrit, etc., était entré, violant ainsi impudemment et sans aucune raison plausible le secret professionnel, dans des détails intimes sur les antécédents pathologiques du défunt.

Or, ces antécédents étaient précisément de ceux pour lesquels le secret professionnel s'impose rigoureusement, car leur divulgation ne pouvait manquer de ternir la mémoire du défunt et de porter un grave préjudice moral à sa famille.

Et quelque sévère qu'elle puisse paraître, cette appréciation du procédé peu délicat employé par le docteur Y... est corroborée par un récent arrêt que la Cour d'Appel d'Aix, ainsi que le mentionne le

Répertoire de médecine et de chirurgie, sous la rubrique « Jurisprudence médicale », dans son numéro 5 du mois de mai dernier, a rendu à propos d'une instance civile ayant donné lieu à un débat judiciaire au cours duquel fut produit un certificat médical :

« Attendu — dit cet arrêt — que la loi a fait du secret professionnel une prescription d'ordre public ; qu'il est la propriété exclusive de la personne qui l'a confié ; que *le médecin n'est pas libre d'en disposer à son gré* : que le docteur A..., ayant donné des soins à Mme B..., n'a connu sa maladie qu'à raison de l'exercice de sa profession et que, pour ce motif, *il lui était interdit de la révéler* : que le certificat qu'il a délivré à la date du 5 janvier 1898, sans le consentement de son ancienne cliente, *constitue un manquement aux devoirs de discrétion qui lui étaient imposés par la loi* : qu'il doit donc être écarté des débats.... »

Comme on le voit, les deux cas sont identiquement les mêmes, sauf que, dans celui jugé par la Cour d'Aix, il ne s'agissait que d'un simple certificat, tandis que, dans celui qui nous occupe, il s'agit d'un rapport destiné à la plus grande publicité, ce qui est beaucoup plus grave.

En présence de l'infraction de son collègue à un principe aussi formellement établi, le docteur Z... qui, ainsi que nous l'avons dit, était le seul et véritable confident du défunt, refusa d'obtempérer à l'ordre qu'il avait reçu. Sommé de s'exécuter, il déclara qu'il ne consentirait à faire son rapport que sous la condition expresse que ce document ne serait communiqué, pour examen, que seulement à la commission d'enquête qu'il était question d'instituer à ce propos, et dont les membres devraient être liés par la foi du serment.

Cette restriction était parfaitement motivée, car le docteur Z... prévoyait qu'il se serait, malheureusement et bien malgré lui, trouvé dans la pénible obligation de parler, lui aussi, des antécédents si légèrement divulgués par le docteur Y..., ne fût-ce que pour justifier scientifiquement, en réponse aux allégations perfides de son collègue, que si la maladie avait eu une issue fatale aussi rapide, c'était parce qu'elle était venue se greffer sur une constitution délabrée par les funestes antécédents dont il s'agit, et non pas parce que le traitement institué par lui, docteur Z..., n'avait pas été rationnel, ainsi qu'on avait voulu l'insinuer malignement dans l'opinion publique.

C'est dans cet esprit de conséquence avec ses idées que le docteur Z..., malgré la pression exercée sur lui en haut lieu, refusa péremptoirement de rédiger le rapport demandé, les autorités supérieures du pays n'ayant pas voulu accepter la condition formulée par lui, que le susdit rapport ne devrait jamais être divulgué soit par la commission, soit par n'importe qui.

Maintenant, messieurs et chers confrères, que je vous ai exposé en détail les faits de la présente communication, dont l'importance, au point de vue professionnel, ne vous échappera certainement pas, je vous prie de vouloir bien discuter et juger les points suivants :

1° A. — Le docteur Y... a-t-il bien agi en rédigeant tout seul et en présentant à part son rapport ?

B. — A-t-il bien agi en divulguant, dans ledit rapport, des détails intimes concernant certains antécédents pathologiques du malade ?

C. — A-t-il bien agi en insinuant, dans le susdit rapport, que le traitement institué par le docteur Z... devait avoir été irrationnel ?

2° Et par contre :

Le docteur Z... a-t-il bien fait de chercher à sauvegarder l'honneur de la mémoire du défunt et celui de sa famille, en s'abstenant de publier un rapport dans lequel il aurait dû forcément exposer au public les fâcheux antécédents pathologiques de son client ?

La décision que vous voudrez bien rendre à ce sujet, messieurs et chers confrères, ne manquera pas d'avoir une très haute valeur et une portée universelle au point de vue de la sauvegarde du secret professionnel, qui est un des plus nobles devoirs de notre belle et si utile profession.

Rapport du docteur Y...

Voici, à titre d'information complémentaire, quelques extraits du rapport du docteur Y..., dont il est fait mention dans la note ci-contre :

. . . .

« Le jeudi 7 janvier, à cinq heures du matin, en voyant le malade, je fus stupéfait. L'examen que je fis me montra que M. X... était dans un *état comateux excessif* ; qu'il éprouvait une grande gêne dans la respiration. Il me faisait signe qu'il sentait une douleur au bas du côté gauche.

« A ce moment, j'interrogeai le docteur Z... sur l'état des urines, et il me répondit qu'elles étaient dans un état normal. A l'arrivée des médecins consultants, je leur racontai en résumé l'historique de la maladie et leur dis, devant le docteur Z..., ce que celui-ci m'avait dit sur la médication employée par lui, et les calmants qu'il avait administrés depuis la complication survenue, d'après son dire, à neuf heures du soir de la veille. . . . .

« Vers midi, le malade commença à perdre peu à peu connaissance.

« Vers une heure, nous commençâmes à voir les symptômes de l'urémie : nous nous mîmes alors à faire l'examen avec soin de la vessie et des voies urinaires, et nous constatâmes une rétention d'urine.

« Il a été impossible d'introduire la sonde élastique jusqu'à la vessie, à cause du gonflement de la prostate et du rétrécissement du canal de l'urètre. Nous remplaçâmes la sonde élastique par un cathétère spécial en argent, et l'on fit sortir une certaine quantité d'urine d'une couleur brun foncé.

« C'est à ce moment que je m'aperçus que la *prostate et les voies urinaires avaient été malades depuis une certaine époque* : et, après cette constatation, j'affirme que la maladie des voies urinaires et son traitement, *si traitement il y a eu*, étaient absolument hors de ma connaissance, et que même *on me les a cachés!!!*

« *J'ai immédiatement communiqué ce fait à la connaissance* DE LA FEMME *du malade.*

« Nous examinâmes l'urine pour savoir si elle contenait de l'albumine ou non, et nous finîmes par en trouver. »

Le docteur Y... conclut :

« 1° M. X... était atteint d'influenza.

« 2° La complication a commencé le mercredi 6 janvier, à neuf heures du soir, comme me l'a déclaré le docteur Z...

« 3° D'accord avec le docteur Z..., j'ai diagnostiqué qu'il y avait une infiltration broncho-pneumonique.

« 4° Nous avons constaté qu'il y avait une maladie des voies urinaires, de la prostate et des reins, fait absolument en dehors de ma connaissance, et qui m'a même été complètement caché.

« 5° D'après mon avis, la complication broncho-pneumonique, qui arrive souvent dans l'influenza, a été aggravée par la maladie des voies urinaires. »

Signé : DOCTEUR Y...

M. POITOU-DUPLESSY. — Le secret professionel doit être toujours inviolable. La communication de notre éminent confrère, pleine d'intérêt pour ceux qui sauront lire entre les lignes, sera bien placée dans les publications de ce Congrès. Le docteur Y... ne devait pas rédiger seul son rapport, ne devait pas divulguer les antécédents pathologiques du malade: il ne devait pas insinuer le caractère irrationnel du traitement institué par le docteur Z.... (*Approuvé à l'unanimité.*)

A PROPOS DE QUESTIONS D'ASSISTANCE MÉDICALE GRATUITE ET DE LA GRÈVE DES MÉDECINS EN ILLE-ET-VILAINE

par **M. V. BAUDRY**
de Rennes.
Secrétaire général de la Société de Médecine d'Ille-et-Vilaine.

Lorsque mon ami le docteur Glover, notre si zélé secrétaire général, m'a demandé de vous raconter la grève des médecins d'Ille-et-Vilaine, j'ai longtemps hésité devant la tâche à accomplir et si je me suis décidé c'est que je crois qu'il y a plus d'un enseignement à tirer de cette lutte entre les médecins et l'Administration en vue de l'établissement d'un service public, qui dans une partie de la France encore trop étendue n'existe pas et qui dans plusieurs autres départements est comme dans le nôtre fort loin de satisfaire à l'esprit de bienfaisance et de justice sociale qui a engendré la loi de 1893.

J'ai hésité d'autant que trop près d'événements dont le dénouement n'est pas arrivé je ne pourrai guère garder l'impeccable impartialité de l'historien ; j'ai hésité aussi parce qu'en analysant les faits j'ai vu que j'aurais des reproches un peu vifs peut-être à adresser aux représentants de l'autorité, qu'ils soient les membres élus de l'Assemblée départementale ou les fonctionnaires de préfecture et de sous-préfectures et des critiques non moins sévères à adresser, hélas ! à nos confrères dont l'esprit de solidarité se montre à nos assemblées générales ou à nos banquets de corps, et malheureusement les abandonne au moment de la lutte vis-à vis de ces pouvoirs publics auxquels ils ne savent pas assez résister lorsqu'on leur fait entrevoir telle ou telle petite faveur, si souvent illusoire, en récompense de leur soumission complaisante.

Dans un de ses spirituels Petits Bulletins de la *Médecine Moderne*, le docteur Helme faisait un jour allusion à ces petits rubans de couleurs variées — au modeste ruban violet surtout — avec lesquels on enchaîne tant de libertés médicales. Chez nous comme ailleurs, combien n'avons-nous pas eu de défections cruelles à enregistrer pour ceux qui comme les promoteurs du syndicat ont foi dans leur cause, défections dues au mirage d'un petit bout de faveur?

Mais puisque, malgré mes hésitations et malgré l'ennui de dire quelques mots peu agréables à des confrères, à des amis pour lesquels je professe une sincère estime, je me suis décidé à vous faire l'histoire de l'Assistance publique en Ille-et-Vilaine depuis l'application de la loi de 1895, il est utile de jeter un coup d'œil en arrière :

Avant 1895, et sous l'empire des lois et règlements antérieurs, la Médecine gratuite, comme on dit couramment, c'est-à-dire l'Assistance médicale des indigents à domicile, n'existait que dans un nombre restreint de communes du département. Son budget était composé d'une part communale et d'une part départementale suppléant à l'insuffisance de la première. Le médecin était choisi par le maire et le conseil municipal de la commune intéressée : mais ce département déjà, à cause de sa participation financière, avait fixé un chiffre d'abonnement et dans les communes où ce service existait le médecin recevait un fixe qui s'élevait à 60 centimes par indigent inscrit sur la liste d'assistance. Lorsque le médecin fournissait les médicaments le taux de l'abonnement s'élevait à 80 centimes.

C'est la persistance de ces errements après l'application de la loi de 1895, qui a fait toutes les difficultés entre médecins et administration. Si en effet le médecin avait autrefois une excuse d'accepter ces prix dérisoires c'était celle de dire qu'il contribuait pour sa part à une œuvre de charité et si la charge était pour lui plus forte que pour les autres citoyens, il en prenait gaiement son parti. « Payé ou pas payé, ces pauvres malheureux, disait-il, il faut bien que je les soigne ! »

Aujourd'hui, la situation n'est plus la même. Le citoyen pauvre est devenu le pupille de l'Administration ; l'indigent a droit à un service nettement déterminé dont les ressources sont précises et, je le dis tout de suite parce que c'est la vérité stricte, et qu'on ne comprend pas qu'il soit si difficile de la faire reconnaître, des ressources largement suffisantes pour lui donner ce que la loi a voulu qu'il obtienne : des soins dévoués, une participation aux bienfaits de la médecine actuelle aussi complète que l'exige son état de maladie, l'accident dont il est victime, les nécessités d'un accouchement laborieux ou d'une intervention opératoire, etc.

Le 1er janvier 1895, entre en vigueur le règlement qu'avait élaboré le préfet d'alors, M. Le Roux, pour l'application de la loi de 1895. — Les médecins appelés à donner leurs soins aux indigents étaient rétribués à la visite (0 fr. 60) avec indemnité de déplacement (0 fr. 40 par kilomètre, la distance étant calculée telle qu'elle est en réalité, du domicile du médecin au domicile du malade) ; ces médecins de l'Assistance furent choisis directement par le préfet lui-même qui établit des circonscriptions médicales, la plupart englobant de 4 à 6 communes, quelquefois davantage et d'un rayon allant à 12, 15 et même jusqu'à 20 kilomètres. Les fournitures de médicaments lorsqu'elles étaient faites par le médecin étaient tarifées comme les fournitures faites par les pharmaciens dans les autres communes, les mémoires établis, vérifiés et réglés dans les mêmes conditions.

Ce système n'a fonctionné que six mois.

En créant des circonscriptions, en avantageant certains médecins au détriment des confrères de la même localité ou, ce qui était bien pis, au détriment de confrères bien plus rapprochés, le préfet souleva les protestations de beaucoup de communes et, par suite, arriva à créer à son règlement beaucoup d'opposants au sein du Conseil général[1]. Le choix des titulaires avait bien souvent été dicté seulement par des considérations politiques n'ayant rien à voir avec l'intérêt des malades, ni avec l'intérêt des finances locales et telle grande commune administrée par un maire royaliste et influent possédant deux médecins, devait appeler pour ses pauvres un médecin résidant à 12 kilomètres. Les protestations furent nombreuses, elles affluèrent de toutes parts : conseillers généraux, maires, médecins dépouillés de leur petite clientèle antérieure, tous demandèrent le changement de ce régime. A la session du Conseil général, au mois d'août, les dépenses s'élevaient déjà à un chiffre très supérieur aux prévisions budgétaires et ce fut le prétexte tout trouvé pour désapprouver le règlement préfectoral. Donc, le Conseil général pour réduire les dépenses, rétablit le système de l'abonnement ; mais le préfet conserva ses circonscriptions, ce procédé de concessions mutuelles à nos dépens ramena l'harmonie entre les pouvoirs publics et les médecins, accusés d'avoir dilapidé les finances départementales (tel rapporteur du budget de l'Assistance l'a dit, répété, écrit et imprimé tant de fois que bien des braves gens ont fini par le croire!) les médecins furent ramenés à l'abonnement annuel avec le chiffre de 85 centimes par indigent inscrit et par an, chiffre porté à 1 fr. 15 pour les médecins faisant la pharmacie.

C'est alors que se créa le Syndicat des médecins d'Ille-et-Vilaine. La nécessité de l'entente dans nos revendications était si pressante, que tous les intéressés adhérèrent bientôt à une Société dont l'action pouvait prendre une forme plus précise et la direction une tendance que ne pouvait avoir la Société locale dont le but principal est toujours la bienfaisance et qui cependant ne manqua jamais une occasion d'appuyer et même de provoquer toute démarche vis-à-vis de l'Administration en faveur des médecins des indigents.

1. Le Conseil général d'Ille-et-Vilaine ne compte pas un seul membre appartenant à notre profession, ce qui a singulièrement augmenté les difficultés entre cette Assemblée départementale et les médecins du service qui n'avaient personne pouvant parler en leur nom et prendre en main leurs intérêts.

Association médicale et Syndicat votèrent unanimement le principe du libre choix du médecin par l'indigent et le retour au tarif à la visite avec indemnité kilométrique.

Devant nos vœux répétés et certainement aussi grâce à l'apparence libérale de cette proposition, le Conseil général admet le libre choix du médecin par le malade. Et ce vote vient encore aggraver la situation et compliquer les choses, puisqu'il a la prétention de concilier ces deux choses inconciliables : le règlement de nos honoraires à l'abonnement et la liberté du choix du médecin par l'intéressé; et c'est après que le système à l'abonnement a fonctionné deux ans que nous voyons éclore cette fameuse circulaire du 30 septembre 1898, qui mérite de rester comme document historique. En voici la teneur :

RÉPUBLIQUE FRANÇAISE.

PRÉFECTURE D'ILLE-ET-VILAINE

2e division, assistance médicale gratuite.

Rennes, le 30 septembre 1898.

Monsieur,

Le conseil général d'Ille-et-Vilaine a décidé dans sa séance du 26 août 1898 :

1° *Que les indigents inscrits sur les listes d'assistance médicale gratuite seraient laissés entièrement libres de choisir tel médecin qu'il leur conviendra.*

Une proposition tendant à limiter ce choix en obligeant l'indigent à désigner le médecin qu'il désire consulter au commencement de chaque année ayant été rejetée, il résulte clairement de la proposition adoptée par le conseil général que le malade indigent pourra à toute époque de l'année, s'adresser à tel médecin qu'il lui conviendra de consulter.

2° *Que le prix de l'abonnement qui était fixé à 85 centimes par indigent inscrit pour les soins médicaux et à 1 fr. 15 lorsque le médecin fournissait les médicaments serait porté au prix uniforme de 1 fr. 50, mais que le médecin serait tenu dans tous les cas de fournir les médicaments, soit directement, soit, lorsque le privilège des pharmaciens l'empêchera de les délivrer lui-même, au moyen d'un arrangement que le médecin devra prendre avec un pharmacien.*

Le médecin sera rémunéré suivant le nombre de malades traités dans l'année, au moyen de la répartition entre *tous les médecins qui auront donné leurs soins aux indigents d'une commune*, de la somme produite par le chiffre uniforme de 1 fr. 50 multiplié par le nombre d'indigents inscrits dans chaque commune.

Dans ces conditions, je viens vous demander, Monsieur, si vous êtes disposé à adhérer au système adopté par le conseil général d'Ille-et-Vilaine.

Je vous serais obligé de vouloir bien me faire connaître votre décision à cet égard dans le plus bref délai possible avec les observations que vous croirez devoir présenter.

Le Préfet,
H. Duréault.

Devant cette proposition illégale autant que contraire à nos intérêts, une grande réunion de tous les médecins du département provoquée par le bureau de la Société locale eut lieu le 17 octobre 1898.

Le premier vœu qui fut voté à l'unanimité fut comme dans toutes nos réunions le retour au tarif à la visite et au kilomètre. Puis on fit remarquer que, étant admis le libre choix du médecin par l'indigent, et les inscriptions sur les listes d'assistance en cours d'exercice, les malades qui viendraient ainsi augmenter les charges du service ne pourraient jamais en aucun cas être traités à l'abonnement. Ensuite on faisait remarquer l'illégalité de *l'entente entre médecins et pharmaciens* et la nécessité d'annuler cette décision du Conseil général. Sous ces réserves et *provisoirement* le système à l'abonnement avec le chiffre proposé pouvait être appliqué à l'année qui allait commencer.

Vous voyez, messieurs, combien malgré la légitimité de nos revendications, nous nous montrions modérés dans le fond et dans la forme.

Le Conseil général maintint les décisions prises sauf naturellement en ce qu'elles avaient d'illégal et le budget de 1899 accorda aux médecins 1 franc, et aux médecins pharmaciens 1 fr. 30, puis 1 fr. 50, comme chiffre d'abonnement.

C'est à ce moment que fut décidé ce qu'on a appelé la Grève des médecins d'Ille-et-Vilaine, mot bien gros, car la chose était bien simple et nous ne pouvions guère après tant d'alternatives sans résultat faire autre chose que ce qui fut décidé : *A partir du 1er janvier 1900, refuser d'accepter le* SERVICE PRÉFECTORAL *de la Médecine gratuite à l'abonnement, chacun restant juge de ce qu'il doit accorder aux indigents en cas d'urgence.* En outre, on adressa à tous les maires du département une circulaire les informant de notre décision, leur exposant la légitimité de nos revendications et leur indiquant le tarif que nous avions proposé au Conseil général et sur lequel ils devaient se baser pour établir le service de la Médecine gratuite dans leurs communes.

Nous avons reçu à ce moment de précieux encouragements : l'Union des syndicats notamment soutint avec énergie nos intérêts.

La question aurait pu facilement toucher à son terme, car les éléments en présence étaient et sont encore les suivants :

1° *Les médecins* syndiqués n'acceptant le service de la Médecine gratuite que d'après le tarif que je vais vous communiquer tout à l'heure.

2° *Les maires* des communes intéressées auxquels le préfet a donné l'autorisation d'instituer le service chez eux sauf à recevoir son approbation.

3° *Le Conseil général* n'a plus à intervenir sauf pour la question financière et là il n'est pas possible de trouver de difficultés puisque d'après les chiffres de ce rapporteur qui se montre si dur à l'égard des médecins, on trouve ceci : le nombre des indigents n'a pas sensiblement varié de 1895 à 1899 et la somme inscrite au budget a été accrue de 65000 francs, alors, qu'en 1895 une augmentation de 24000 francs, aurait suffi pour assurer le service dans les conditions du tarif à la visite et au kilomètre.

Pour compléter ces renseignements et vous permettre de juger en toute connaissance de cause, voici le tarif proposé au Conseil général par la Commission du Syndicat :

1. Consultation au cabinet du médecin. 0 50
2. Visite au domicile du malade . . . . 1 »
3. Indemnité de déplacement en dehors de l'agglomération, en comptant à partir du domicile du médecin, par kilomètre . . . 0 50
4. Visite de nuit. Tarif double de la visite de jour et du kilomètre.
5. Vacation pour les consultations au dispensaire . . . . 2 »
6. Opérations (en plus des visites). . . . .
   a) Petite chirurgie : ouverture d'abcès superficiels, sutures de plaie, injections hypodermiques, vaccinations, cautérisations, pointes de feu, cathétérisme répété, ventouses, extraction de dents, examen au spéculum, application de pessaire. 1 »
   b) Saignée, cathétérisme vésical, abcès profonds, anthrax . . 2 »
   c) Phlegmon diffus, taxis, extraction de corps étrangers : nez, oreille, tamponnement nasal ou vaginal, ponction d'hydrocèle, fractures de côtes, injections de sérum. . . . . . . 5 »
   d) Chloroformisation . . . . 6 »
   e) Réduction de luxations sans chloroforme, réduction de fractures et pose du premier appareil . . . . 10 »
   f) Fractures compliquées de plaies, amputations, hernie étranglée, thoracentèse, trachéotomie. . . . . 50 »
   g) Les accouchements seront faits par les sages-femmes. . .
   Dans les localités dépourvues de sages-femmes :
   Accouchement simple . . . . 10 »
   Accouchement difficile (forceps, version, délivrance artificielle). . . . . 25 »

J'arrive à la fin de ce long historique et il doit vous sembler que je n'ai plus qu'une conclusion à tirer : *les propositions des médecins sont aussi modérées que possible, le budget départemental est largement suffisant pour y faire face.* l'intérêt des indigents est en jeu. l'adoption de ces propositions est imminente.

Hélas! messieurs, c'est le contraire que je dois vous annoncer. Nous n'avons rien obtenu et malgré le zèle du bureau du Syndicat, de notre président, le docteur Deschamps, de notre vice-président, le docteur de Villartay, le nombre des communes qui ont institué un service sur les bases indiquées tout à l'heure est dérisoire. A part la ville de Vitré où le confrère de Villartay lui-même a su faire l'union et obtenir l'intégralité de nos revendications, à part quelques fort peu nombreuses communes de son voisinage direct, nous n'avons rien fondé en 1900.

Pourquoi cet échec? Parce que les passions politiques d'une part, le défaut de courage de trop nombreux confrères d'autre part, ont profondément nui à notre œuvre de solidarité. Et au lieu d'entente, nous avons eu même à poursuivre judiciairement un maire qui n'avait pas craint d'annoncer par affiches sur les murs de sa commune le refus de notre confrère Blancard, en l'accompagnant d'épithètes que le tribunal a bien dû reconnaître diffamatoires puisqu'il y a eu une toute récente condamnation.

Les causes de nos insuccès sont donc ce défaut d'entente qui fait que tel ou tel confrère des plus ardents aux réunions, des plus portés à la résistance lorsqu'il ne s'agit que de son vote ou de sa parole, recule et *nous lâche* lorsqu'il faut passer aux actes, il a peur de se faire tort près de tel client influent, il a peur de ne pas voir telle menue faveur dont je parlais au début de ce rapport lui venir quand il croira devoir la solliciter, etc., etc... et finalement il accepte. Ce qui fait que lorsque le bureau du Syndicat se présente à la préfecture ou devant le Conseil général on l'accueille d'un sourire et on lui répond : « Des « médecins pour notre service, à l'abonnement et même à n'importe « quelles dérisoires conditions, nous en avons plus qu'il ne nous en « faut ».

Messieurs, c'est cet état d'esprit qu'il faut combattre toujours et partout et c'est de réunions comme la nôtre qu'il faut attendre beaucoup, qu'il faut espérer beaucoup pour le déraciner.

Ne croyez pas pourtant que toute la faute soit au corps médical. Loin de moi cette pensée, car je crois au contraire que les défections honteuses dont je viens de parler sont encore une exception rare et que dans les paroles de Conseiller général que je citais, il y a la même exagération que dans ce qui se raconte des mémoires fantastiques que certains médecins auraient établis en 1895 voulant se faire des revenus aux dépens du budget des pauvres. Cette insinuation calomnieuse je ne la cite que pour en faire justice.

Non ; la faute principale est l'état de division de notre département. La gauche et la droite du Conseil général sont à peu près numériquement égales ; dans les campagnes, une commune est rouge et une blanche et la division des partis politiques est poussée à l'extrême avec de chaque côté des forces très sensiblement égales, d'où des luttes incessantes, des tiraillements dont je n'ai pas à vous faire l'histoire, mais dont le médecin considéré par chaque parti comme une recrue précieuse à enrôler est souvent la victime. Le procédé est le même quel que soit le parti qui tienne le pouvoir : dernièrement, une commune dont le maire est royaliste n'avait pas un indigent inscrit tant que son médecin fut républicain ; lorsque celui qui s'établit ensuite fut royaliste, il y avait plus de cent inscrits au budget de l'Assistance. Et ce fait est un exemple, ce n'est pas une exception.

De cette division extrême, la politique de l'autorité se ressent : préfet et sous-préfet veulent ménager amis et adversaires, et ils nous ont donné trop de preuves que nous ne pouvions pas compter sur eux.

Ce qui existe à l'heure actuelle pourrait avec un peu de bonne volonté nous mener au dénouement désiré. Supposez que beaucoup de communes établissent avec leurs ressources aidées de la part contributive que leur doit le département, le service d'assistance sur les bases du tarif que je viens de vous communiquer, c'est l'expérience décisive. Elle réussit : après un an ou deux, le Conseil général est obligé de s'incliner devant la démonstration faite et notre cause est définitivement gagnée ! Si au lieu de beaucoup, nous n'avons en six mois qu'un nombre dérisoire de communes qui soient venues à accepter notre tarif, c'est à cause de l'état d'esprit dont je parlais à l'instant : lorsqu'un maire pour se décider, demande un conseil au préfet ou au sous-préfet, il en reçoit un différent de l'avis officiel qu'on lui avait donné au commencement de l'année et cela, non pas par caprice, mais pour ménager certains intérêts électoraux.

C'est là un terrain dangereux, sur lequel je ne veux pas vous entraîner et sur lequel nous ne trouverons, nous médecins, jamais que des mécomptes : aussi, en terminant et pour conclure, je vous dirai : nous n'obtiendrons rien que d'une entente et d'une union invincibles : aussi envoyez vos encouragements au Syndicat des médecins d'Ille-et-Vilaine et à son vaillant bureau : dites leur tous qu'il faut persister jusqu'au bout et de l'union sortira la victoire.

L'union sera d'autant plus utile alors que, grâce à la désorganisa tion actuelle, nous voyons d'anciens adversaires des médecins reprendre toute leur audace et, sous prétexte de charité, l'exercice illégal fleurir de nouveau. Dans les communes où le service officiel institué il y a cinq ans ne fonctionne plus aujourd'hui, nous voyons reparaître la bonne sœur guérisseuse avec ses petites potions et ses grands vésicatoires. Et pour la combattre nous aurons encore besoin de toute l'énergie de notre bureau syndical et de l'appui moral de tous nos confrères de près et de loin, car si le terrain politique dont je parlais tout à l'heure est glissant, combien n'est-il pas plus dangereux encore de s'attaquer à ces puissances? Et il n'est chez nous pas un seul médecin qui oserait ni qui pourrait tenter quelque chose s'il restait isolé. Là encore de l'union résultera ce succès final que j'appelle de tous mes vœux et que j'espère prochain !

DISCUSSION

M. Gairal (de Carignan, Ardennes). — Dans notre département, le même fait s'est produit. Nous avons imposé nos volontés. Nous étions décidés à ne pas assurer le service médical, et à ne pas fournir de médicaments aux indigents, si le tarif kilométrique n'était pas accepté. Nous avons obtenu gain de cause.

M. Baudry (de Rennes, Ille-et-Vilaine). — Chez nous, ce serait impossible, car les religieuses fourniraient les médicaments.

M. Gairal. — Il est vrai que nous n'avons pas à craindre l'intervention des religieuses. Je déclare néanmoins que si, vous autres médecins de l'Ille-et-Vilaine, vous refusez d'assurer le service médical, vous obtiendrez tout ce que vous désirez.

M. Jarnouën de Villartay (de Vitré, Ille-et-Vilaine). — Nous avons essayé de faire comme vous dites, mais nous n'avons pas réussi. Il faudrait critiquer les mauvais confrères de Saint-Malo, qui ne nous ont pas soutenus. Ils auraient dû suivre le tarif du Syndicat et ils ne l'ont pas fait.

M. Gairal. — Si vous osez marcher contre l'Administration qui est dans son tort, vous aboutirez et l'on vous donnera raison.

M. Pottou Duplessy (de Paris). — Les médecins peuvent imposer leurs volontés, pourvu qu'ils se soutiennent.

M. le Président. — Nous ne pouvons qu'adresser nos souhaits aux confrères d'Ille-et-Vilaine.

DES CAUSES DE L'ABSENCE DE MÉDECINS EN CORSE

par M. MASSINI

de Bastia (Corse).

Je voudrais, avec les médecins de tous les pays, m'associer aux vœux d'entente, de progrès et de prospérité universels. Cette pensée de concorde professionnelle me fait espérer avec bonheur que l'harmonie du corps médical pourra consoler la souffrance et le praticien.

Dans une commune de 600 habitants environ (Lento, Corse), il y a eu, durant l'espace d'une année, dans une épidémie de scarlatine et d'angines, plus de 50 décès. Aussi, sentant combien est nuisible l'absence d'un médecin dans une commune, surtout en temps d'épidémie, que ne puis-je essayer d'exposer les causes de cette absence aux très honorés confrères, sensibles à la noble mission de veiller aux intérêts de la médecine.

Le médecin de campagne, pouvant être empêché d'assister au Congrès, où l'on traitera les utiles et belles questions de déontologie médicale, se réjouit au moins d'écrire quelques lignes, en attendant de pouvoir mieux s'exprimer. S'il lui manque le plaisir de prendre part à un si agréable et si important Congrès, il se rassure dans ses bonnes intentions. Jour et nuit, consolant le pauvre père en danger, ainsi que les familles malades et la mère qui veille et qui pleure près du berceau de l'enfant agonisant, il voudrait se répandre en vœux utiles à l'humanité souffrante.

En voyant les causes de la pénurie des médecins, dans plusieurs communes, et les moyens de les diminuer, que ne peut-il se confier dans la bienveillance des confrères pour démontrer et publier ces causes et moyens, condensés dans les considérations suivantes :

1° Méconnaissance des bienfaits de la médecine ;

2° Funestes effets de cette méconnaissance et de la non-appréciation de la science médicale ;

3° Moyens préventifs des longues maladies et accidents ;

4° Des causes de l'absence de médecins dans dix cantons limitrophes de Corse ;

5° Valeur inestimable du dévouement sans borne et des sacrifices édifiants du bon praticien ;

6° Augmentation de la mortalité faute de soins ;

7° Ressources nécessaires au médecin pour s'établir dans un canton ;

8° Conclusions.

I. — Méconnaissance des bienfaits de la médecine.

Dans les campagnes, la santé publique a bien des ennemis. De fausses suppositions et de très mauvais préjugés lui font un tort immense. La science médicale, dit-on, pas plus que toutes les autres sciences, n'empêche les décès. On meurt à Paris, à Londres et dans les villes principales, où l'on a les professeurs les plus distingués. Pourquoi dès lors s'assujettir à l'impôt d'un médecin ?

Désirant rendre plus fructueux les efforts des victimes du devoir, ne pourrait-on répondre à l'ignorance, en donnant une faible idée de la relation qui passe entre la pénurie de médecins et la mortalité dans certains lieux isolés et loin des secours de la médecine ? Laissant de côté les cas de maladie et de décès ordinaires, je m'arrête seulement aux épidémies qui déciment les communes et aux accidents qui rendent des personnes infirmes. Il y a là une preuve frappante de ce que coûte l'absence d'un médecin.

Sans doute la mort a toujours sévi et sévira sans qu'on puisse l'arrêter. Mais le médecin, par ses soins intelligents et assidus, par ses essais, ses travaux physiologiques sur l'anatomie et la pathogénie des maladies, par ses connaissances des anciennes et nouvelles découvertes, rend les plus grands services à l'humanité souffrante.

Par lui, les personnes faisant légion, qui ont à combattre les mauvaises plaies, les divers abcès et toutes affections externes ou internes, du ressort de la médecine et de la chirurgie, se sentent bien revivre. De nouveau en possession de leurs membres, elles reprennent leur santé avec leurs anciens travaux et se trouvent en mesure d'être utiles à elles-mêmes et à la société. Par lui ces époux stériles, à cause de maladies organiques, ont recouvré avec leurs forces l'usage de tous leurs sens et la faculté puissante de la génération.

II. — Funestes effets de cette méconnaissance et de la non-appréciation de la science médicale.

Mais qui peut rassurer le public qu'il n'arrive jamais au praticien de donner un remède nuisible ?

La confiance du client et tous les moyens nécessaires fournis au praticien pour administrer convenablement ses soins sont la sûre garantie de l'efficacité des médicaments et de la main-d'œuvre dans tous les cas où il y a possibilité de guérison.

Ne peut-on attribuer la cause des insuccès et de leur fatale issue au manque d'égards envers le docteur et à la faible croyance dans les paroles de bonnes femmes et de toutes les personnes ignorantes qui causent la mort des malades, en contrariant les prescriptions du médecin, découragé de se voir réduit à l'impuissance de faire le bien?

En son absence, toutes les personnes ordonnent des médicaments. Si le malade guérit, le médecin n'a aucun mérite. S'il meurt, c'est le médecin qui l'a tué.

III. — Moyens préventifs des longues maladies et accidents.

Le travail, l'exercice, la sobriété et une vie tranquille et sans abus font le bonheur des familles.

Paisibles, laborieux, sobres dans nos repas ;
Voici trois qualités qui ne nous nuisent pas.

Mais, en cas d'accident ou de maladie, il faut se méfier des mauvais conseillers et éviter les conséquences funestes de s'adresser au premier venu. En s'adressant au praticien expérimenté et compétent, on est sûr de ne pas s'exposer aux longues maladies et à la mort causées par l'ignare imprudent qui administre toute sorte de remèdes sans une mûre et profonde réflexion.

Dans les cas graves, la surveillance du médecin est nécessaire. Il faut l'appeler au début de l'affection et se soigner en temps opportun, *sero medicina paratur*. Dans les campagnes, où il n'y a pas de médecin, on voit quelquefois le décès à la suite d'une maladie quelconque et même par une dent mal arrachée.

Dans les communes pauvres, les habitants sont exposés assez souvent à assister à la mort de leur patient sans voir un médecin pour faire le premier pansement et donner d'urgence les premiers soins.

IV. — Des causes de l'absence de médecins dans dix cantons limitrophes de la Corse.

Quand un bon praticien peut prouver l'utilité de la médecine et de la chirurgie, les habitants prient le maire de faire une liste d'abonnement. Presque tout le monde signe cette liste. Et le médecin a des abonnés de 5, 6, 8, 10, 15, 20, 25 et 40 francs. Mais à la fin du semestre et de l'année, peu nombreux sont ceux qui payent leur abonnement. Toutefois le médecin a besoin d'être jour et nuit sur pied avec le grand souci de se dévouer pour donner des soins à plusieurs communes, et, s'il le pouvait, même à plusieurs cantons.

Dans cet état de choses, il lui faudrait beaucoup d'argent. Mais si le médecin est pauvre et a besoin de se créer une position, il lui sera difficile d'y parvenir. Voilà la cause toute expliquée du défaut de médecins dans plusieurs communes, dans plusieurs cantons et même dans quatorze cantons limitrophes qui sont : Borgo, Murato, Campitello, Lama (Belgodere), Castifao, Omessa, Morosaglia, Orezza, San-Nicolao, Valle-d'Alessani, Pietra-di-Verde, Moïta, Piedicorte (Pero-Casevecchie). Un médecin de la localité de ce dernier canton était greffier de la justice de paix. En se mariant, il a quitté son emploi. Il pourrait habiter son canton. Sans quoi, il y a quinze cantons limitrophes sans médecin.

V. — Valeur inestimable du dévouement et des sacrifices édifiants du bon praticien.

Malgré son peu d'encouragement, il se dévouera jusqu'à la fin, en temps et lieux, en tâchant de faire tout son possible pour arriver à procurer aux malades tout ce qu'il peut de consolation. Il soulagera les poitrinaires par de bonnes cures. Les mettant à un régime bien approprié pour la campagne, il tâchera peu à peu de les faire parvenir à un bon rétablissement pour qu'ils finissent avec le temps par faire leurs affaires et vivre même assez longtemps.

Dans les épidémies, il prêchera l'hygiène préservatrice et combattra la variole, la fièvre typhoïde et toutes les maladies contagieuses. A force d'études et d'efforts, il tirera avec succès, contre tout espoir, des malades de cas périlleux.

Il soignera de son mieux les pneumonies et toute affection des voies aériennes, du tube digestif et de tout l'organisme. Il démontrera aux habitants les avantages de la vaccination, les préservant de la variole. Il leur prouvera aussi ceux de la chirurgie, en les sauvant en cas d'accident dangereux, ainsi que ceux de la médecine en travaillant constamment de tout son pouvoir pour délivrer au plus tôt des malades. Il tentera la guérison des plus mauvaises plaies et cherchera encore à soigner avec espoir toutes les tumeurs malignes et toute maladie chronique et incurable. Enfin il donnera aux campagnards ses meilleurs conseils sur l'hygiène de la campagne et sur la manière de se conduire pour bien y vivre longuement.

VI. — Augmentation de la mortalité par défaut de soins.

Les excès des vices et les abus de l'alcool et des plaisirs causent bien des maladies, mais les épidémies sont bien plus à craindre, surtout dans les localités très éloignées des médecins.

Comment tant de dévouement et tant de bien peuvent-ils passer inaperçus? Pourra-t-on oublier l'infatigable activité de celui qui souffre pour soulager et pour guérir les autres? Mais le bon praticien, mal habillé, mal nourri lui et sa famille, n'a que la consolation de travailler pour le bonheur des autres. Il est plein de soucis pour ses études médicales, au sujet de ses malades et sans plus de ressources pour donner convenablement ses soins. Ecœuré d'ennuis par l'insulte qu'on lui fait de lui donner peu ou pas d'honoraires, il voit sa santé s'altérer et sa vie menacée d'être de très courte durée.

Je voudrais qu'on vît l'indigence des familles de ces généreux praticiens qui sont morts sur la brèche et dans la pauvreté, victimes du devoir en travaillant pour les malades. Puissent les riches le comprendre et ne plus résister à la bonne action de payer leur médecin!

En l'absence ou durant l'infirmité du praticien, un ou deux ans se passeront sans que ni dans les communes, ni dans les cantons, la quantité des accidents et des décès ne soit trop surprenante. Mais avant la quatrième et la cinquième année, une épidémie peut se déclarer dans tout le village. Les malades sont très nombreux et les décès aussi. La mort travaille sans relâche et l'on ne sait ni quoi faire, ni à quoi s'en tenir. Alors l'on regrette le bon médecin; mais c'est trop tard : le pauvre docteur, ou il est mort, ou il est infirme pour ne pouvoir plus se dévouer comme il le voudrait.

Admettons que tout le monde comprenne l'importance capitale de pourvoir à la nécessité des bienfaits de la médecine. Mais que faudrait-il faire pour atteindre le but de se les procurer et en exécuter tous les bons projets?

VII. — Ressources nécessaires au médecin pour s'établir dans un canton.

Pour que tant de communes et même quatorze cantons limitrophes puissent avoir un médecin établi tout près, ou à un éloignement limité, il faudrait procurer au médecin des moyens non en promesses, mais en réalité. Pas n'est besoin de dire qu'il faut pour cela, non seulement une liste d'abonnement qu'on paiera vers la fin de l'année ou qui sait à quelle date, mais des avances pour le déplacement de ses meubles, pour le loyer et pour son entretien.

Supposons que le médecin trouve du crédit et qu'il se fie à la liste d'abonnement. A la fin de l'année, si on ne le paie pas, quelle sera l'inquiétude du bon ami de la famille, de l'aide de la nature, du conseiller fidèle au devoir et nécessaire à l'existence humaine!

Assigner ses clients qu'il aime comme ses enfants, est-ce de nature à inspirer la confiance de la population qu'il doit soigner? D'ailleurs, dans son pressant besoin, s'il le faut, malgré sa répugnance, il n'en aura ni le temps, ni les moyens. C'est donc aux administrations, aux Sociétés de bienfaisance et aux maires des communes de lui venir en aide.

Dans l'intérêt du soulagement des malades, le docteur pourrait être remplacé devant la justice de paix. Ce n'est qu'à contre-cœur qu'il pourra se décider à prendre cette voie. Mais, s'il ne peut faire autrement, le ministère public devrait pourvoir aux frais pour lui faire payer ses honoraires.

VIII. — Conclusions.

Dans une île méditerranéenne, quatorze cantons limitrophes sont assez loin des soins médicaux. Les absences de médecins dans cette île tendent plutôt à s'accroître qu'à diminuer. Les sacrifices de travail forcé de jour et de nuit, de générosité et d'abnégation du praticien, ne suffisent pas pour faire changer cet état de choses.

Qu'on nous demande même notre vie, mais que la science soit toujours honorée et encouragée. Puissent les hommes de cœur et tous les bienfaiteurs de l'humanité s'intéresser à tant de personnes qui souffrent et meurent sans soulagement.

WIE KANN DIE SOCIALE STELLUNG DES ARZTES DER WICHTIGKEIT DES BERUFES ENTSPRECHEND GEBESSERT WERDEN?

COMMENT AMÉLIORER LA POSITION SOCIALE DU MÉDECIN EN HARMONIE AVEC SON INFLUENCE ET IMPORTANCE?

par **M. J. LIST**
de Retz (Basse-Autriche).
Delegierten der osterreichischen Aerztekammern.

Bei der Kürze der mir zugemessenen Zeit muss ich auf eine erschöpfende Behandlung des Themas verzichten und mich darauf beschränken, einige wichtige Punkte anzudeuten, anderseits aber nur von österreichischen Verhältnissen ausgehend die Frage zu behandeln, obwohl beinahe in allen Staaten sich von Zeit zu Zeit ärztliche Stimmen erheben, welche darthun, dass die sociale Stellung der Aerzte nicht der Wichtigkeit des Berufes entspricht. Es soll ja auch diesmal nur die Anregung gegeben werden, damit diese wichtige Frage weiter erwogen werde und vielleicht einen ständigen Programmspunkt der Congresse für ärztliche Standesinteressen bilde.

Die Aerzte in Oesterreich haben die Erfahrung gemacht, dass tiefbegründete und bescheidene Wünsche ärztlicher Körperschaften seitens der Regierung keine Beachtung finden, in einer Zeit, wo allen Berufsclassen irgend etwas geboten wurde.

Den Aerzten wurde seit Jahrzehnten nichts anderes gewährt als ein Aerztekammergesetz, welches schon bei der Erlassung mit augenscheinlichen Gebrechen behaftet war und daher den Aerzten nicht das bieten konnte, was sie dringend benöthigten und mit Recht erhofften : eine Besserung der socialen Stellung der Aerzte und die Gewährung eines entsprechenden Einflusses auf das öffentliche Leben. Trotz des eifrigsten Strebens der Aerztekammern wurde bis jetzt nicht mehr erreicht, als dass bei allen Aerzten ohne Ausnahme die Erkenntnis zum Durchbruche gelangte, dass der ganze Stand an einem Wendepunkte seiner Existenz angelangt sei und dass, wenn nicht bald durchgreifende Reformen eingeführt werden, der ganze Stand zum Nachtheile des öffentlichen und sanitären Wohles der Verelendung anheimfallen müsse.

Die Regierung hat sich aber um die Aeusserungen der Aerztekammern nicht viel gekümmert, sie hat nach wie vor für den ganzen Stand wichtige Verfügungen getroffen ohne die Aerztekammern um ihre Wohlmeinung zu fragen.

Das von allen Aerztekammern Oesterreichs unterfertigte und dem Ministerpräsidenten im Frühjahre 1899 überreichte *Promemoria*, in welchem die gerechten Wünsche der Aerzte niedergelegt waren und welches zugleich einen statistischen Nachweis über die Nichtbeachtung der verschiedenen ärztlichen Eingaben bringt (es wurden nur beiläufig 5 Prozent der Eingaben im günstigen Sinne erledigt und diese betrafen meist unwesentliche Dinge) wurde nicht weiter beachtet.

Die Aerztekammer für Oberösterreich stellte an den oberösterreichischen Landesausschuss eine bescheidene und gerechte Bitte und wurde von demselben in geradezu beleidigender Weise behandelt.

Die bekannten Erfahrungen, welche die Vorarlberger Aerztekammer machen musste, die Angriffe, welche gegen die niederösterreichische Aerztekammer von verschiedener Seite grundlos gemacht wurden, die directen Schmähungen, welche dem ganzen ärztlichen Stande in den öffentlichen Sitzungen der Vertretungskörper systematisch entgegengeschleudert wurden und noch entgegengeschleudert werden, beweisen, wie gering man den Stand achtet, von dem man anderseits so schwerwiegende Opfer fordert!

Bei der geringen Anzahl der Aerzte gegenüber der anderen Bevölkerung, bei der Eigenthümlichkeit des an die persönliche Ausübung gebundenen ärztlichen Berufes ist bei den heutigen auf Majoritäten basierten Regierungsformen in den meisten Staaten eine Wendung zum Besseren in absehbarer Zeit nicht zu gewärtigen.

Wir müssen uns daher die Erfahrungen anderer Berufsclassen, welche sich durch internationale Vereinigung Geltung und Einfluss errangen, zu Nutze machen und auf demselben Wege zu erreichen trachten, was die Aerzte eines einzelnen Staates allein nicht erreichen konnten: denn die internationale Vereinigung eines so wichtigen Standes bildet eine Macht, welche von jeder Regierung beachtet werden muss!

Für diese Bestrebungen nun muss eine permanente Centralstelle geschaffen werden, welche ich « permanentes internationales ärztliches Bureau » nennen möchte. Ich stelle daher zunächst den am Schlusse sub I. näher ausgeführten Antrag auf Errichtung eines solchen Bureaus.

Haben wir die internationale Vereinigung erreicht, und ist es collegiale Pflicht jedes Arztes, derselben beizutreten, dann können wir zur Lösung weiterer Aufgaben schreiten, welche schon im Programme dieses Congresses angedeutet sind. Dann kann die Vereinigung jeden Arzt zur Einhaltung der Congressbeschlüsse zwingen, jeden Arzt, der durch Einhaltung der Congressbeschlüsse geschädigt wird, schadlos halten, und auch anderseits gegen Aerzte, welche consequent gegen des Standes Interesse handeln, vorgehen.

Forschen wir nach den Ursachen, warum ärztlichen Körperschaften so wenig Beachtung zu Theil wird, so finden wir deren mancherlei.

Zunächst sind es häufig veraltete Vorschriften und gesetzliche Bestimmungen, welche unter ganz anderen Verhältnissen erlassen wurden und auch Aerzte im Auge hatten, welche auf einer geringeren Bildungsstufe standen, als der heutige Arzt, demnach für die heutigen Verhältnisse nicht passen, dennoch aber Giltigkeit haben. In Oesterreich datieren die meisten dieser Vorschriften aus dem letzten Viertel des 18. und aus dem Anfange des 19. Jahrhunderts. Sie haben den sogenannten ärztlichen Berufszwang zur Folge. Kraft dieses Berufszwanges ist der österreichische Arzt unter Androhung schwerer Strafen gehalten, jedermann unter allen Umständen ärztliche Hilfe zu leisten und, falls es dem Patienten beliebt, demselben eventuell eine lange dauernde Behandlung angedeihen zu lassen, ohne dass dem Arzte irgend welche Garantie einer Entschädigung geboten wird. Die Folge davon ist, dass der Arzt sehr missbraucht wird, dass er beinahe die Hälfte seines kargen Honorares verlieren muss, und dass er von der Bevölkerung wie ein öffentliches Gut, welches ohne weiters benützt werden kann, betrachtet wird. Die gesetzlichen Bestimmungen des Berufszwanges nehmen dem österreichischen Arzte sogar die Möglichkeit, in bescheidener Weise eine Aufbesserung der wahrhaft kargen Entlohnungen in der Privatpraxis zu erreichen.

Der Staat überwälzt seine Verpflichtung, für ärztliche Hilfe vorzusorgen, einfach auf die Aerzte, ohne diesen das geringste dafür zu bieten. Der Staat entschädigt die Aerzte für in seinem speciellen Auftrage gemachte Verrichtungen, wie zum Beispiel gerichtsärztliche Verrichtungen, mit einer beschämend niedrigen Entlohnung.

Hier muss auch des in jüngster Zeit erflossenen Erlasses der k. k. Statthalterei in Prag, Z. 65571, Erwähnung gethan werden.

Die Aerzte in Königinhof einigten sich auf einen Tarif, der gewiss als sehr bescheiden bezeichnet werden muss. Die ärztliche Visite wurde mit 50 kr., die ärztliche Hausordination mit 30 kr. festgesetzt. Obiger Statthaltereierlass ordnet dagegen an, « die Aerzte auf die noch geltenden gesetzlichen Bestimmungen der Sanitätsordnung vom 2. Jänner 1770 (?), des Hofkanzleidecretes vom 5. November 1808 (!). Z. 16135, und des Hofkanzleidecretes vom 24. Jänner 1852, Z. 5981, aufmerksam zu machen, da hierauf bei der Abfassung des Tarifes offenbar nicht genügend Rücksicht genommen worden sei, vielmehr infolge der Verbreitung desselben unter das Publicum in einer zu Missverständnissen Anlass bietenden Weise, lediglich die materiellen Ansprüche in den Vordergrund gestellt erscheinen ».

Die Aerzte werden hiemit wiederum einmal an die Humanität erinnert, wenn sie durch die Noth gezwungen endlich einmal daran denken ihre eigenen Interessen zu wahren. Es ist den Aerzten die Möglichkeit benommen, ihre Honorare zeitgemäss zu regeln, ein Recht, welches jedem anderen Stande, auch den Arbeitern zuerkannt wurde.

Der Plenissimarbeschluss des Obersten Gerichtshofes vom 22. Februar 1898, welcher entscheidet, dass eine directe Zahlungsverpflichtung der Bezirkskrankencassen gegenüber dem ein Cassenmitglied bei Gefahr im Verzuge über dessen Veranlassung behandelnden Arzte, welcher nicht Cassenarzt ist, nicht besteht, schädigt ebenfalls die Aerzte sehr, da die Cassenmitglieder mit Recht von der Casse die unentgeltliche Beistellung der ärztlichen Hilfe verlangen, trotzdem aber angewiesen sind, eventuell ärztliche Hilfe selbst zu bezahlen, respective den Arzt heranziehen, ohne ihn zu entschädigen.

Der niederösterreichische Landesausschuss hat in seinem Berichte vom 19. December 1898 unter Berufung auf den Berufszwang einen der ärztlichen Thätigkeit durchaus nicht entsprechenden Tarif (25 kr. für den Besuch, gleichgiltig ob Tag- oder Nachtbesuch und 20 kr. für eine Hausordination, mithin für den Besuch eigentlich nur 5 kr.) vorgeschlagen und sagt, dass für den Fall der Verweigerung der Anerkennung des Tarifes die Aerzte nach dem Tarife vom Jahre 1825 (7 kr. pro Visite) honoriert werden sollen. Das sind nur einige Beispiele aus der jüngsten Zeit, welche eine deutliche Sprache sprechen und den österreichischen Aerzten ihre Rechtlosigkeit klar vor Augen stellen.

Auch die beamteten Aerzte, wie Militärärzte und Staatsärzte stehen weder bezüglich ihrer Dienststellung, noch bezüglich Vorrückung auf derselben Stufe wie der Officier, beziehungsweise der staatsangestellte Jurist.

Eine geradezu traurige Erscheinung bietet der Gemeindearzt dar. Derselbe ist berathendes Organ der Gemeinde in Sanitätsangelegenheiten, hat viele sanitätspolizeiliche Agenden zu verrichten und bezieht dafür eine geradezu lächerliche Entlohnung, welche in der Regel weit unter dem Existenzminimum ist. Er untersteht überdies in einzelnen Kronländern der Aufsicht und Disciplinargewalt des Dorfbürgermeisters und ist überall der Willkür der Gemeindevertretung preisgegeben. Das geringfügige Gehalt von oft weniger als 100 fl. pro Jahr erhält er sehr unregelmässig, hat keinen Anspruch weder auf Alters-, noch auf Witwenversorgung (mit Ausnahme zweier Kronländer), muss beständig dienstbereit sein und wird im Erkrankungsfalle nicht etwa unterstützt, sondern gewöhnlich ohne weiters entlassen. Ueberdies werden ihm seine politischen Rechte vermindert, er wird des passiven Wahlrechtes in der Gemeinde verlustig erklärt. Es ist klar, dass unter solchen Verhältnissen nicht nur das Ansehen des Arztes, sondern auch das Sanitätswesen leiden muss.

Um diesen Uebelständen abzuhelfen, stelle ich den Antrag II.

Ein anderer Umstand, welcher die ärztlichen Standesinteressen, sowie das Sanitätswesen schwer schädigt, ist das Curpfuscherungwesen, welches ebenso alt als verbreitet ist und eine wahre internationale

Plage genannt werden muss. Es ist in Staaten mit Schutzgesetzen, wie zum Beispiel in Oesterreich nicht minder in Uebung als in solchen ohne Schutzgesetze, wie in Deutschland. Nachdem diese Frage einen speciellen Gegenstand des Congressprogrammes bildet, so behalte ich mir vor, an jener Stelle einen diesbezüglichen Antrag zu stellen.

Es darf aber nicht verschwiegen werden, dass es auch im ärztlichen Stande selbst Ursachen gibt, welche die erwähnte Zurücksetzung der Aerzte bedingen. Dahin gehört in erster Linie die durch die Ueberproduction an Aerzten bedingte Concurrenz derselben, dann ein gewisser Mangel nicht so sehr an wissenschaftlicher, sondern an socialer Bildung der jungen Aerzte. Während zum Beispiel in Oesterreich der Jurist, will er nun Richter oder Advocat werden, längere Zeit unter Leitung eines erfahrenen Fachmannes arbeiten muss, bevor er selbständig handeln kann, während der Priester anfangs unter Leitung eines älteren Priesters thätig sein muss, kann der Arzt die verantwortungsvolle ärztliche Praxis sofort nach abgelegten Prüfungen selbständig beginnen. Sein Beruf weisst ihn, der in socialer Beziehung gar keine Erfahrung hat, an, eine führende Stellung in der Gesellschaft einzunehmen, da er vermöge seiner Thätigkeit vielfach Anordnungen treffen muss, welche tief in das öffentliche und Familienleben einschneiden.

Es ist wohl in dieser Richtung in jüngster Zeit insofern ein Fortschritt zu verzeichnen, als ärztliche Corporationen (Kammern und Vereine) den jungen Aerzten in einer Standesordnung eine Richtschnur geben; doch ist bei vielen die Nothwendigkeit, sich den Lebensunterhalt zu verdienen, ein Hindernis zur weiteren besseren Ausgestaltung. Es wäre sehr zweckmässig, wenn jeder Arzt, bevor er selbständig in die Praxis tritt, neben der Spitalausbildung noch einige Zeit unter Leitung und Verantwortung eines älteren Arztes prakticieren müsste.

Dass auch die alten Aerzte schon die Nothwendigkeit solcher Verhaltungsmassregeln für Aerzte anerkannten, beweist noch folgende zu Anfang des 16. Jahrhunderts veröffentlichte Schrift : « Medicus qualis esse debet ». « Perspiciamus autem, qualem oporteat esse medicum : Sit ergo moribus ornatus atque modestus, cum decenti ac debita honestate, nec desit ei sanctitas, nec sit superbus, sed pauperes et divites, servos atque liberos pariter curet. Una enim apud omnes est medicina. Mercedes autem siquidem dentur, accipiantur et non recusentur ; si autem non dentur non exigantur, quia quantum quisque dederit, non potest ulla exæquare mercede beneficia medicinæ. Domos autem quas ingreditur, ita ingrediatur, ut ante oculos habeat curam tantummodo laborantis. Memor etiam sit juramenti Hippocratis, ut ab omni culpa se abstineat, maxime a venereo atque corruptibili actu. Ea quae in domibus aguntur et dicuntur, tamquam mysteria celanda existimet. Sic enim sibi atque arti ampliorem laudem acquiret. Habeat etiam digitorum elegantiam atque subtilitatem, ut suavis omnibus videat, et in tangendo subtilior appareat : haec enim et ipse Hippocrates dixit. Nihilominus autem sit et in fabulis jucundus, atque non sit expers philosophiae. Sit etiam modestus moribus ut utraeque res conveniant, simul sibi cum artis perfectione quantum possibile est atque bonitas morum. »

Um die Ueberproduction an Aerzten auf das richtige Mass zurückzuführen, wäre es sehr zweckmässig, wenn sich der Congress über die meist nicht entsprechenden Existenzbedingungen der Aerzte, sowie über die ferneren ungünstigen Aussichten der Medicin Studierenden äussern würde.

Die angeregten Reformen haben nicht nur die Hebung des ärztlichen Standes zum Zwecke, sondern sie sollen auch zum Wohle der Menschheit dadurch wirken, dass sie den segenbringenden grossen Errungenschaften der medicinischen Wissenschaften einen grösseren Einfluss auf die socialen Einrichtungen verschaffen, als sie bisher hatten.

Solange die Aerzte im öffentlichen Leben nicht grösseren Einfluss haben, solange wird auch die medicinische Wissenschaft nicht den gebürenden Platz einnehmen. Die grosse Menge kann die Person und Sache nicht auseinander halten.

Wir sehen das bei dem Einflusse der Religion auf die staatlichen Verhältnisse. Hier hat die sociale Stellung der Priester fördernd auf den Einfluss der Religion auf das Volksleben gewirkt. Nicht zum geringen Theile verdanken die katholischen Priester ihre hervorragende sociale Stellung ihrer internationalen Vereinigung im Papstthume.

Religion und Medicin standen früher bei den meisten Völkern in inniger Beziehung, allmählich jedoch, bei den grossen Fortschritten der Medicin trennten sie sich. Während die Religion das grösste Gewicht auf die Organisation ihrer Organe, der Priester, legte, hat die Medicin die Organisation ihrer Organe, der Aerzte, vernachlässigt und die ganze Thätigkeit auf den Fortschritt der Wissenschaft gerichtet. Wir Aerzte haben daher bezüglich Organisierung viel nachzuholen. Wenn kleine Sanitätsdistricte, ähnlich wie die Pfarrsprengel geschaffen würden, in welchen je ein Arzt nicht nur den öffentlichen Sanitätsdienst zu versehen hätte, sondern auch die Behandlung der Armen, sowie die erste Hilfeleistung bei plötzlichen Erkrankungen gegen eine entsprechende Entlohnung, welche aber so hoch sein müsste, um dem Arzte eine bescheidene Existenz zu bieten, geschaffen würden, so entspräche dies vielmehr der Wichtigkeit des Berufes als die derzeitigen Verhältnisse. Jetzt wird die ärztliche Praxis vielfach als nichts anderes als ein Gewerbe oder Geschäft betrachtet und es tritt nicht selten der Fall ein, dass um die Entlohnung für eine ärztliche Thätigkeit wie um eine Ware gefeilscht wird. Das ist immer von Uebel! Das Geschäftsmässige soll aus der Medicin schwinden, der Beruf ist viel zu wichtig und kann ebensowenig als ein Gewerbe betrachtet werden, wie der Richterstand.

Sollen die Anregungen verwirklicht werden, so ist es nothwendig, dass den Aerzten eine Vertretung in den gesetzgebenden und Verwaltungskörperschaften gewährt werde, und ich stelle daher den unten verzeichneten Antrag III.

Anträge : I. Der Congress wolle beschliessen : es sei sofort ein permanentes internationales ärztliches Bureau zu errichten, welches sich mit ärztlichen Standesinteressen zu befassen hat; dasselbe soll in ständiger Fühlung mit den ärztlichen Körperschaften der verschiedenen Staaten sein, soll die Congressbeschlüsse sammeln und den Regierungen mittheilen, und soll die Vorarbeiten für den nächsten Congress machen. Die Kosten dieses Bureaus sollen vorläufig aus den Congressbeiträgen bestritten werden. Es ist aber auch nothwendig, dass dieses Bureau einen internationalen ärztlichen Schutzfonds sammle. Es muss als Pflicht jedes Arztes erklärt werden, wenigstens 1 Franc pro Jahr zu den Kosten dieses Bureaus beizutragen, und auf diese Weise seine Zugehörigkeit zur internationalen Vereinigung kundzugeben.

Die Summe, welche aus diesen Beiträgen erübrigt, soll zum Schutzfonds gegeben werden. Dieser hat zum Zweck, die Kosten von Actionen zum Schutze ärztlicher Standesinteressen zu tragen und überdies Aerzte, welche durch Einhaltung der Congressbeschlüsse in eine Nothlage kommen, zu unterstützen. Zum Beispiel eine Vereinigung, Körperschaft oder Commune verlangt von einem Arzte standeswidrige Verrichtungen oder behandelt denselben in einer Weise, so dass er sich genöthigt sieht, im Interesse der Standesehre eventuell seine Stelle aufzugeben. Ein solcher Arzt muss ausgiebig aus diesem Fonds unterstützt werden.

Ein Ausschuss von fünf, vom Congresse gewählten Mitgliedern, welcher sich durch Wahl von weiteren Mitgliedern verstärken kann, werde mit der vorläufigen Organisation dieses Bureaus betraut.

II. Der Congress wolle beschliessen : die Regierungen seien zu ersuchen, die auf die Ausübung der ärztlichen Praxis bezüglichen gesetzlichen Bestimmungen unter Zuziehung von Vertretern des ärztlichen Standes einer Revision und zeitgemässen Reform zu unterziehen.

Was die sogenannten moralischen Verpflichtungen der Aerzte, welche in manchen Staaten sehr schwer auf den Aerzten lasten, und welche ungleich schwieriger als die Pflichten der anderen Staatsbürger sind, anbelangt, so sollen nicht specielle Vorschriften, sondern die ärztlichen Körperschaften darüber entscheiden, ob der Arzt sie zu erfüllen verpflichtet ist oder nicht.

Der Congress möge erklären :

III. Bei der grossen Wichtigkeit der neueren medicinischen Wissenschaften und bei dem grossen Einflusse derselben auf die socialen Verhältnisse ist es für das öffentliche und sanitäre Wohl unbedingt nöthig, dass dem ärztlichen Stande eine entsprechende Vertretung in den gesetzgebenden und Verwaltungskörpern eingeräumt werde (ähnlich wie sie die Priester besitzen).

Conclusions.

I. Le Congrès veuille qu'il soit institué un Comité international médical permanent, qui ne s'occupe que des intérêts des médecins, maintenant des rapports entre les corps médicaux des divers états. Ce comité recueillera les résolutions du Congrès pour en faire part aux gouvernements; en même temps il s'occupera de préparer le congrès prochain.

Il faut aussi absolument que ce comité constitue une caisse de protection en faveur des médecins. Les frais, résultant de la fondation de ce Comité seront payés, en attendant, à l'aide des cotisations du Congrès.

Il doit être considéré comme un devoir de la part de chaque médecin de souscrire un franc par an (au moins) pour les frais que causera ledit comité et de devenir de cette manière membre de l'union internationale. La somme excédente et restante, une fois les frais d'installation de ce comité payés, sera mise de côté; elle servira à la mise en valeur d'actions pour protéger les intérêts des médecins, le paiement des frais advenants, et avant tout pour une donation convenable faite au médecin, qui suivant les déterminations du Congrès se trouve dans la gêne. Par exemple : Une union, une commune, une corporation ou mutualité veut imposer au médecin des actes indignes, qui compromettent l'honneur de toute la corporation et ses collègues; le médecin n'est-il pas forcé de quitter son emploi dans un tel cas extrême? C'est alors qu'il faut le secourir à toute force et c'est toujours la caisse protectrice qui doit servir. Une commission de cinq membres, élue par le Congrès, et qui pourra se compléter par le choix de suppléants, sera chargée de l'organisation provisoire du Comité international.

II. Le Congrès veuille bien agréer que les gouvernements soient priés de réformer les prescriptions ayant trait à l'exercice de la médecine, toujours en admettant l'intervention des représentants des médecins dans les discussions.

Quant aux devoirs moraux du médecin, devoirs non comparables aux devoirs des autres citoyens de l'État, souvent faciles à remplir, c'est au corps médical à décider ce qu'il y a lieu de faire.

III. Le Congrès veuille déclarer : Puisque les nouvelles découvertes de la science médicale par leur grande importance ont une grande influence sur les conditions sociales des individus, il est absolument nécessaire pour le régime sanitaire et le bien public de bien vouloir accorder aux médecins une représentation digne dans les corps législatifs et administratifs.

RAPPORTS DU MÉDECIN AVEC LES COMPAGNIES D'ASSURANCES

par M. BARBANNEAU

de Pouzauges (Vendée)

Vis-à-vis les Compagnies d'assurances, le médecin peut être ou un *médecin examinateur* : c'est le cas pour les assurances sur la vie : ou un *médecin traitant* : c'est le cas pour les assurances en cas d'accidents dus au travail. La première fonction nous intéresse médiocrement, et nous n'en parlerons pas, laissant à chacun le soin de faire comme bon lui semble, dans une question qui affecte fort peu nos intérêts moraux ou matériels. Il n'en est pas de même de la seconde, *médecin traitant des ouvriers blessés pendant leur travail* : c'est une application de notre savoir qui peut devenir quotidienne, et qui, à ce titre, touche profondément nos intérêts, et mérite d'être étudiée avec le plus grand soin. Voyons ce qui se faisait autrefois, voyons ce qui se fait aujourd'hui.

Avant la loi de 1898, il était difficile de connaître au juste nos droits vis-à-vis des patrons, conséquemment vis-à-vis des Compagnies.

Toutes, ou presque toutes, lorsqu'elles proposaient une police d'assurances à un patron, lui disaient que rien ne resterait à sa charge ; qu'elles prenaient l'engagement de se substituer à lui pour toutes les réclamations qui pourraient s'élever, tant au point de vue des soins médicaux qu'au point de vue des indemnités dues à l'ouvrier; et comme conclusions, elles mettaient en évidence la faiblesse des primes exigées pour couvrir tant de risques, et... le patron signait.

En réalité les Compagnies entendaient s'affranchir de ces lourdes responsabilités : elles avaient soin d'introduire dans leurs polices un petit paragraphe dans lequel on disait en substance : dès qu'un accident a lieu, le médecin appelé rédigera un certificat relatant la gravité de la blessure, ses suites, sa durée probable, etc., etc... ; second certificat à la reprise du travail. Les honoraires pour tout accident certifié, soigné et liquidé seront de... (en général 6 fr.) ; un point c'était tout. C'était peu. Vous faisiez des opérations plus ou moins compliquées, des visites plus ou moins nombreuses, qu'importait! Tout accident était invariablement tarifé à 6 francs. Si vous réclamiez des honoraires pour vos soins, la Compagnie vous renvoyait à son petit paragraphe; vous adressiez-vous au patron, il vous répondait : La Compagnie a pris ma place. Quant à l'ouvrier, nous savons tous, trop bien hélas ! que sa bourse est toujours à sec. Il ne restait donc que deux alternatives : attaquer le patron qui appelait la Compagnie en garantie, ou perdre ses honoraires; presque toujours la dernière solution était seule adoptée.

Cette attitude jésuitique des Compagnies affirmant d'une part aux assurés qu'elle les débarrassait de tout recours possible contre eux, et d'autre part ne prenant que l'engagement de payer la première et la dernière visite, n'avait pas été sans soulever de nombreuses protestations de la part des médecins : de tous côtés surgissaient des propositions plus ou moins pratiques, mais toutes dictées par un même sentiment : se soustraire à une honteuse exploitation.

C'est ainsi qu'en octobre 1896, nous voyons, dans la région de Mons, en Belgique, naître le projet du Syndicat borain, en neuf articles; ce projet très étudié, très bien fait, supprimait les médecins spéciaux des Compagnies, fixait le prix des certificats, et prescrivait la tarification des honoraires aux prix en usage dans la région. J'ignore ce qu'il advint de cette tentative, mais elle dénote de la part de ses auteurs un véritable esprit pratique, et un effort honorable entre tous méritant notre approbation.

En 1897, c'est le Syndicat de la Sarthe qui refuse de traiter avec « La Providence » au prix de 5 francs chaque certificat, si l'on n'y ajoute pas le prix du *déplacement possible*; c'est le Syndicat de Reims refusant de subir les conditions de « La Zurich » et exigeant l'application du tarif commun: c'est le docteur Jacob de Montsurs, dans la Mayenne, ne voulant rien rabattre des honoraires qui lui sont dûs par cette même « Zurich » : on lui retire ses fonctions, mais on le paie et on est obligé de prendre un autre médecin plus éloigné, par conséquent plus cher: c'est le docteur Pecker, de Maule, en Seine-et-Oise, qui, ayant produit une note de 120 francs, s'en voit refuser le paiement, en appelle au tribunal et est intégralement soldé.

En 1898 c'est le Syndicat de la Haute-Saône qui, sous l'énergique impulsion de son secrétaire, déclare que les Compagnies, moyennant leurs 6 francs, n'ont droit qu'à la constatation de l'accident et à la constatation de la guérison; tous soins sont refusés s'ils ne sont pas payés au tarif ouvrier; c'est... mais j'en passe, et des meilleurs.

Vous le voyez, la résistance s'étend partout: mais ce sont des efforts isolés et il faut de la part de leurs auteurs une dose considérable d'énergie pour réussir : or c'est en général ce qui manque aux médecins, quand il s'agit de leurs intérêts matériels. L'apathie est le péché mignon de la profession.

Arrive la loi de 1898 sur les accidents du travail. Avec elle la question change complètement. Jusque-là on savait bien que les patrons étaient responsables dans une certaine mesure des accidents dus au travail: mais cette responsabilité, il fallait toujours en appeler aux tribunaux pour l'établir, et souvent, étant donné les circonstances du fait, cette responsabilité devenait sinon nulle, du moins considérablement amoindrie; et comme les soins médicaux n'étaient pas prévus, on nous renvoyait presque toujours à l'ouvrier blessé, manière commode de se débarrasser de nos réclamations: presque toujours aussi nous étions payés... en monnaie de singe. Tout autre est la situation avec la loi de 1898 : les soins médicaux et pharmaceutiques sont prévus et mis à la charge du patron, bien que certain paragraphe soumette ces frais, dans un cas spécial, au tarif de l'Assistance médicale, la loi n'en est pas moins formelle : c'est toujours le patron qui doit, et non l'ouvrier.

Grand émoi parmi les Compagnies. Comment! il va falloir payer les médecins? Comment! ces gens dont nous nous servions gratuitement, osent réclamer des honoraires? Qu'allons-nous devenir? Comment faire face à toutes les exigences de cette loi? Payer des indemnités journalières, parfois même des pensions viagères au blessé, quand ce ne sera pas à la veuve et aux orphelins, et payer les médecins par-dessus le marché, c'est le comble de l'abomination.

Bien entendu, la chose n'alla pas toute seule. Tout d'abord on songea à tirer parti contre nous du fameux paragraphe de l'article 4, relatif au paiement des honoraires médicaux au taux de l'Assistance médicale, quand l'ouvrier a fait lui-même choix de son médecin : et à ce propos laissez-moi vous lire un article instructif, publié en février 1899, je crois, dans le *Bulletin du Syndicat national agricole*.

« La loi impose au chef d'entreprise les frais médicaux et pharmaceutiques. Or nous recevons avis de divers départements, par des inspecteurs d'assurances, que les médecins et pharmaciens se réunissent en syndicat, dans le but d'imposer des honoraires et des prix excessifs aux chefs d'entreprise, c'est-à dire aux Compagnies d'assurances naturellement, puisque tous sont ou seront assurés.

« Cette ligue d'un nouveau genre doit être arrêtée par un règlement net et précis.

« Il est bien dit dans ledit article 4 : « Si la victime a fait choix elle-même de son médecin, le chef d'entreprise ne peut être tenu que jusqu'à concurrence de la somme fixée par le juge de paix du canton, conformément aux tarifs adoptés, dans chaque département, pour l'Assistance médicale gratuite. »

« Cette réserve est suffisante, me déclaraient deux directeurs de Compagnies d'assurances, auxquels je signalais le danger.

« Je ne suis pas de leur avis, car si la victime n'a pas fait choix elle-même de son médecin, l'assuré, donc la Compagnie d'assurances, restera à la merci des prétentions des docteurs et des pharmaciens de l'arrondissement.

« Et ne voyez-vous pas que ce sera le cas le plus fréquent : lesdits agiront même en conséquence, sûrement. Il leur sera facile de persuader la victime que si elle choisit son médecin, celui-ci étant lié par la loi, et réduit aux émolument fixés par l'Assistance médicale, il ne lui sera pas possible de lui donner des soins constants, coûteux. Et le pharmacien défendra la même thèse.

« Vous les entendez d'ici, ils disent au blessé :

« Voilà la situation que nous a faite la loi : vous avez besoin de soins minutieux, d'appareils très coûteux que nous ne pouvons vous donner. Ne vous gênez donc pas ! votre patron vous doit les soins médicaux et pharmaceutiques, laissez-le se débrouiller.

« Et alors arrivera la forte note à payer ; et les assureurs devront demander des primes trop élevées à l'industrie, à l'agriculture, qui n'ont certes pas besoin de cette nouvelle charge.

« Cette loi a été présentée sous couleur philanthropique : disons le mot : c'est un mensonge, un boniment électoral. Eh bien, au nom de cette philanthropie, au nom des intérêts des travailleurs, qu'on prétendait sauvegarder, il importe de fixer le tarif des frais médicaux et pharmaceutiques.

« Sans quoi, si on laisse la Gent médicale imposer sa loi et... ses prix, il arrivera que les primes d'assurances devront être élevées en conséquence : que le patron qui a déjà peine à lutter, devra forcément retrouver compensation à cette nouvelle charge en diminuant ses frais généraux.

« D'autre part les salaires, et finalement l'ouvrier agricole et industriel paiera de son maigre salaire les bienfaits de la nouvelle loi.

« Et dire que c'est toujours ainsi, que nos bons socialistes protègent leurs électeurs!

« Il importe donc aux intéressés, Compagnies d'assurances et chefs d'entreprise, d'arrêter cette tentative de chantage — c'est le mot juste — par tous les moyens, pétitions, adresses, par la voix de leurs représentants, et de ne pas attendre, suivant leur déplorable habitude, que le règlement d'administration publique ait paru, pour gémir. »

Aide-toi, l'État t'aidera... peut-être.

GEORGES MARY.

Cette lettre est claire: les Compagnies cherchent par tous les moyens possibles à obtenir que l'ouvrier *choisisse toujours* son médecin; d'un autre côté elles effraieront les patrons afin de leur imposer les conditions les plus dures, et réduisant ainsi leurs frais, à nos dépens, elles pourront encore donner de beaux dividendes à leurs chers actionnaires.

Mais heureusement les médecins ne s'abandonnent pas!

Ils commencent d'abord par bien faire établir, par le ministre, l'obligation de payer les certificats: on leur contestait ce droit en s'appuyant sur un article un peu ambigu: dans une lettre rendue publique, le ministre affirme que la loi ne vise que la gratuité du timbre et non la gratuité du certificat lui-même. Puis de tous côtés paraissent des tarifs s'appliquant à la loi des accidents.

C'est ainsi que le syndicat de Châtillon-sur-Seine (Côte-d'Or), dans sa séance du 19 septembre 1898, établit un tarif exigeant d'abord une demande écrite du patron, puis fixant le prix des certificats, le prix des visites et celui des grandes opérations. Villefranche, Versailles, Laval, et bien d'autres suivent la même voie. Mais l'effort le plus considérable en ce sens est celui du Concours médical.

Après avoir prêché la lutte à outrance, combattu pendant un an sans trêve ni cesse, il reconnut combien il serait difficile d'amener les

Compagnies à résipiscence, si on ne portait pas la lutte sur un autre point. C'est alors qu'on songea à fonder une Compagnie d'assurances contre les accidents du travail, dont les médecins seraient eux-mêmes les actionnaires, et dans laquelle leurs honoraires seraient fixés à un taux largement rémunérateur; on pourrait l'opposer aux Compagnies comme exemple. L'idée lancée avec toute l'ardeur que met le Concours dans ses entreprises, ne tarda pas à soulever de violentes polémiques pour ou contre; à la fin, le Concours lui même comprit combien la création de cette Compagnie d'assurances devenait difficile, et sous l'impulsion de ses conseils juridiques, il modifia son premier projet et créa ce qu'on appelle la *Financière médicale*. Ce n'est pas une société d'assurances; mais une société qui prête ses fonds aux assurés d'une Compagnie déterminée, la *Participation*. Cette sélection s'explique par ce double fait : d'une part, la Participation accepte le tarif élaboré par le Concours, tarif qui est *toujours* appliqué, que le médecin ait été appelé ou non par le patron; d'autre part le service médical est assuré par les actionnaires seuls de la Financière médicale, représentés par un des leurs dans le conseil d'administration de la *Participation*. Sans vouloir m'arrêter à l'examen des points critiquables de ce projet — réalisé du reste — il faut reconnaître qu'il eut une heureuse influence sur l'avenir réservé aux médecins dans leur lutte; il démontrait péremptoirement que les Compagnies étaient mal fondées à crier misère, puisqu'une société sérieuse, la Participation, acceptait sans hésiter les conditions fixées par les médecins eux-mêmes; que nos exigences n'avaient rien d'exagéré et que nous savions fixer équitablement les chiffres d'un tarif dont la seule possibilité avait fait jeter les hauts cris à nos adversaires.

La démonstration était formelle : les Compagnies, relativement à la loi des accidents, devaient être traitées comme un client ordinaire, rien de plus, rien de moins; nous reconnaissions que le tarif ouvrier devait être le leur, on l'établissait sur cette base; mais nous nous refusions à la confondre avec le tarif d'assistance médicale : c'était justice. L'ouvrier n'est pas un indigent, et cette assimilation que rêvaient les Compagnies ne pouvait être acceptée ni par nous, ni par l'ouvrier lui-même dont la dignité personnelle aurait eu le droit de s'offenser d'une semblable confusion.

Donc tarif ouvrier comme base, voilà l'essentiel; mais au point de vue des interventions chirurgicales, que doit-il être? Forfaitaire, à coup sûr, ainsi que l'a expliqué M. le docteur Lande, de Bordeaux, dans une magistrale étude publiée par l'Association des médecins de la Gironde. Mais entendons-nous bien. Quand je dis : le tarif doit être forfaitaire, le sens que j'attache à cette expression n'est pas tout à fait le même que celui donné par mon honorable confrère de Bordeaux. Le forfait, à mon sens, doit s'appliquer uniquement à l'intervention chirurgicale, c'est-à-dire l'opération rendue nécessaire le jour de l'accident, et tous les pansements et opérations secondaires nécessités dans le cours du traitement. En d'autres termes, une fois une fracture réduite, par exemple, si dans la suite vous êtes obligé d'appliquer des appareils, de réduire à nouveau la fracture dont les fragments se seraient déplacés, toutes les interventions rentrent dans le prix forfaitaire, mais nous n'admettrions pas que les visites ne fussent pas payées et que le forfait englobât opérations, pansements, visites, déplacements. C'est ainsi que dans le tarif établi par le syndicat de la Vendée on a eu soin d'introduire cette phrase : « Toutes les visites seront payées en plus, avec indemnité kilométrique, s'il y a lieu »

Supposons en effet un phlegmon diffus avec drainage : le tarif porte 30 francs, j'admets ce chiffre pour l'intervention chirurgicale : mais si je suis obligé de faire 20 visites à mon malade pour pratiquer des injections détersives, vous reconnaîtrez avec moi que la somme de 30 francs serait dérisoire.

Donc tarif forfaitaire, mais visites en plus et indemnité kilométrique, s'il y a lieu.

Quant aux chiffres fixés par ces tarifs, il serait à souhaiter qu'ils fussent partout les mêmes ; mais en attendant cette unification si désirable et si utile pour arriver à une jurisprudence fixe, nous devons essayer dans chaque département, dans chaque région, d'établir un même tarif : l'unification générale viendra plus tard par surcroît.

Résumé. — Pour nous résumer, nous vous proposons de voter les conclusions suivantes sur les rapports des médecins avec les Compagnies d'assurances, relativement aux accidents du travail :

1° En principe, le patron (ou la Compagnie) est un client comme un autre, ni plus, ni moins. Et même la Compagnie, en réalité, n'est rien aux yeux de la loi : le patron seul est responsable : à lui seul la note d'honoraires doit être remise, sans tenir compte de ses engagements avec une Compagnie que nous ne devons pas connaître ;

2° Dans chaque pays, faire établir, soit par les Syndicats, soit par toute autre association médicale, un tarif d'honoraires suffisamment rémunérateur, pouvant être accepté par tous les médecins et imposé aux patrons, c'est-à-dire aux Compagnies. Ce tarif, visant des ouvriers, ne doit être ni trop exagéré, ni trop amoindri. De plus, dans chaque pays, s'il existe des tarifs différents suivant les contrées, tendre à les unifier : c'est le moyen d'établir une solide base à toute revendication en justice ;

3° Dans ces tarifs, contrairement au système girondin, le prix forfaitaire ne peut pas et ne doit pas s'appliquer aux visites subséquentes : il ne touche que les interventions chirurgicales possibles au début et dans le cours du traitement ;

4° En pratique, éviter autant qu'on peut une nomination spéciale par une Compagnie, nomination entraînant toujours une diminution d'honoraires ; déclarer nettement que tous les médecins de la même région acceptant le même tarif, chaque patron assuré a la liberté du choix de son médecin ;

5° Si, pour des raisons spéciales, on se croit obligé d'accepter le mandat de médecin d'une Compagnie, exiger, avant toute autre condition, l'acceptation écrite du tarif adopté ; ce tarif, dont une copie sera remise à chaque Compagnie, devra toujours être la condition primordiale de toute entente ;

Dans les pays où il n'existe pas de loi particulière sur les accidents du travail, établir les mêmes tarifs que ci-dessus, et déclarer péremptoirement aux patrons et aux Compagnies, qu'on leur refusera tout certificat jusqu'à l'acceptation sans restriction de ces tarifs.

DISCUSSION

M. GAIRAL, de Carignan (Ardennes). Nous avons eu à nous plaindre aussi d'une Compagnie, mais nous l'avons forcée à accepter nos conditions. (*Applaudissements.*)

SUR LES RAPPORTS DES CHIRURGIENS DE POLICE AVEC L'ÉTAT ET AVEC LES MUNICIPALITÉS ANGLAISES

par M. NELSON HARDY

de Londres,

Treasurer United kingdom Police Surgeons Association

J'ai l'honneur de faire remarquer au Congrès comment et sous quelles conditions, on règle les fonctions des « Police Surgeons » en Angleterre.

Je parlerai particulièrement de Londres et de soixante villes anglaises, dont on trouvera les noms, la population, l'aide et la valeur taxable dans un appendice.

Cet appendice indique aussi combien il y a d'officiers de police et de « Police Surgeons » avec leur salaire individuel, si le « Police Surgeon » donne tout son temps aux fonctions de son emploi, s'il est payé comme témoin en affaires de police devant les tribunaux, aux enquêtes, ou aux cours d'assises, s'il donne des cours d'ambulances aux officiers de police et dans le cas où il les donne, s'il reçoit une rémunération pour ce travail.

Premièrement, je devrais expliquer au Congrès que le « Police Surgeon » à Londres et dans les autres villes a pour ainsi dire un double rapport aux officiers de police. Il est leur médecin, il médicamente les malades et les blessés, aussi bien que les prisonniers qui peuvent tomber malades pendant leur détention.

Il examine les candidats pour l'emploi d'officier de police, et il certifie à l'incapacité de ceux qui, mis hors de combat en permanence à cause d'infirmités de toute espèce, ne peuvent plus remplir leurs fonctions.

De plus, c'est lui qui donne des conseils à la police en toute matière médico-légale, telle que, des meurtres suspects, des homicides involontaires, des suicides, des ravissements, des attentats criminels contre femmes ou enfants, et il doit examiner les cadavres d'enfants nouveau-nés mis au jour par les officiers de police. Naturellement cette seconde part de leurs fonctions porte souvent les « Police Surgeons » à rendre témoignage aux tribunaux de police et aux assises, sujet auquel je pense revenir bientôt.

En commençant par la police de Londres, nous verrons que le « Metropolitan Police District » s'étend bien au delà des limites de Londres proprement dit, c'est-à-dire, qu'il comprend un rayon de 15000 de Charing Cross et 5 500 000 habitants.

On emploie à peu près 14 000 officiers de police à maintenir l'ordre dans ce district et 150 « Police Surgeons » environ sont attachés aux différents bureaux de police (Police Stations) et à Scotland Yard à la tête du département médical, il y a un « Chief Surgeon ».

Le « Chief Surgeon » et le Divisional Surgeon » sont nommés par le ministre de l'Intérieur (Home Secretary); leurs fonctions et leurs appointements sont réglés par les ordres de police donnés de Scotland Yard sous la même autorité.

Sous ses ordres, chaque officier de police (policeman) rendu incapable de remplir ses fonctions, soit à cause d'accident, soit par maladie, est confié à la garde du « Divisional Surgeon » attaché à son bureau de police (Police Station); il voit personnellement le malade et il doit certifier qu'il est vraiment incapable avant l'expiration de douze heures de sa déclaration de maladie.

Si les malades peuvent quitter leurs maisons pour aller voir le médecin, un « Police Sergeant » les amène chez lui à une heure fixe, ordinairement neuf heures du matin, aussi souvent qu'il le faut, mais au moins deux fois par semaine. S'ils sont trop malades pour sortir, le « Divisional Surgeon » les voit chez eux autant de fois qu'il sera nécessaire. C'est toujours le « Divisional Surgeon » lui-même ou son « qualified Deputy » qui fera ce devoir.

Les « Divisional Surgeons » fournissent à leur propre dépens toutes les drogues nécessaires, à l'exception des sangsues et de la diarrhée médecine dont on garde toujours une bouteille à chaque bureau de police en cas d'urgence.

On peut toujours envoyer à l'hôpital les officiers malades, quand ce traitement est nécessaire, au jugement du « Chief Surgeon » ou du « Divisional Surgeon ». Cet hôpital peut être choisi selon la maladie à traiter et les malades y seront reçus comme « indoor », ou « outdoor patients »; mais ces derniers, bien qu'ils soient aux soins de l'hôpital, doivent être vus une fois par semaine par le « Divisional Surgeon ».

Le « Divisional Surgeon » doit tenir un livre des malades et y enregistrer les détails de chaque cas de maladie ou d'accident qu'il a traité, notant les jours et les heures de ses visites et le cours de traitement adopté.

Ce livre est pour le renseignement du « Chief Surgeon » et tous les semestres, le « Divisional Surgeon » doit copier sur une forme fournie à cette intention les détails des cas qui se sont présentés pendant ce temps.

Il y aussi des formes à remplir : (forms to be filled up).

1° Quand le « Divisional Surgeon » recommande quelque officier malade pour congé de convalescence ;

2° Quand le malade doit paraître devant le « Chief Surgeon » pour qu'il l'examine, et quand on le rapporte incapable de service.

De plus, ceux qui sont membres de Clubs ou de Sociétés bénéficiaires reçoivent gratuitement un certificat de maladie du « Police Surgeon ».

Pour ces fonctions diverses les chirurgiens sont payés chaque semestre sur le pied de :

10 par an pour chaque « Superintendent » ou « Inspector ».

8 par an pour chaque « Sergeant » ou « Constable », ce qui fait 40 livres par an pour 100 hommes environ. D'autres fonctions du

« Divisional Surgeon » sont payées différemment, comme nous verrons ci-dessous.

Quand on informe la police de quelque maladie soudaine ou d'accidents dans la rue, on fait venir le « Divisional Surgeon », si cela se peut, alors on lui donne un certificat pour ses soins qu'on paye 5 6 par visite le jour et 7 6 par visite la nuit.

On donne aussi au « Divisional Surgeon » un certificat en tous cas d'homicides suspects ou de prisonniers malades ou blessés, qu'on paye de la même manière.

Un jour compte de huit heures du matin à dix heures du soir, une nuit de dix heures du soir à huit heures du matin.

Les interrogatoires médico-légaux dans les cas de ravissements ou d'attentats criminels sont payés de même, mais on peut donner deux certificats ou même plus s'il faut examiner plus d'un individu.

A sa nomination, on donne au « Divisional Surgeon » une copie des ordres de police qui touchent à ses fonctions et à sa position : cela n'est fait que depuis peu d'années, mais ce règlement est bien nécessaire, vu qu'autrefois le « Divisional Surgeon » était tout à fait à la merci d'un « local Inspector » quelconque pour tout ce qu'on pouvait lui demander en fait de services à la police.

Ce règlement et d'autres améliorations dans la position des « Metropolitan Police Surgeons » telles que l'augmentation de leur paye de 6 à 8 par tête par an, sont le résultat de la formation, il y a environ douze ans, d'une Société intitulée « The Metropolitan Police Surgeon's Association », Société qui a réussi après quelques années de travail à obtenir des autorités les améliorations désirées.

Il y a sept ans, les chirurgiens de police provinciaux suivirent cet exemple et s'associèrent sous le nom de la « United Kingdom Police Surgeon's Association ».

Fixons notre attention maintenant sur les soixante villes anglaises non comprises dans le « Metropolitam District ». Dans douze de ces villes, les chirurgiens de police sont payés sur le Club système, c'est-à-dire qu'ils reçoivent de 5 par officier par an jusqu'à 10 et dans une des villes 10 6 par tête par an.

Quand on considère le danger où les officiers de police sont d'éprouver des accidents, d'attraper des maladies en s'exposant, telles que le rhumatisme, 10 par tête par an ne semblera pas une trop libérale rémunération pour leur chirurgien, et quant à 5, cela est ridicule.

Dans les autres villes on paye un salaire annuel remontant de £ 10 ou £ 20, £ 50, etc., par an jusqu'à £ 90 et, dans 9 villes, £ 100 et plus.

A Birmingham et à Manchester £ 125, à Kingston-upon-Hull £ 155, à Bristol et à Leeds on paye £ 150 par an.

Je n'ai pu découvrir aucun rapport entre le nombre d'hommes confiés aux chirurgiens de police et leur salaire; par exemple, on trouve dans Manchester 2 chirurgiens, 1057 officiers de police à leur garde et un salaire de £ 125 par an à chacun des chirurgiens.

A Newport : 78 officiers; salaire du chirurgien, £ 100 par an et à Northampton : 77 officiers; salaire du chirurgien, £ 50 par an, assez peu à mon avis pour les fonctions qu'il doit remplir.

En parlant des fonctions du « Metropolitan Police Surgeon », j'ai fait mention de sa fréquente apparition comme témoin. Les chirurgiens de police de province ont la même responsabilité, entraînant souvent pour eux une grande perte de temps et des dépenses considérables, car afin de rendre témoignage aux assises, le chirurgien est forcé de s'absenter de sa pratique, pendant toute une semaine quelquefois, et de prendre le chemin de fer pour aller à la ville des assises, où il faut qu'il demeure à l'hôtel. Ajoutez à cela qu'il doit employer un locumtenens pendant son absence de chez lui et vous conviendrez que la guinée par jour qu'on lui donne à la fin du procès et qui est la rémunération réglementaire, est une compensation tout à fait insuffisante.

Il y a cinq ans la « Police Surgeon's Association » fit des représentations au « Home Office » à ce sujet. Le « Home Secretary » du jour reconnut qu'on avait démontré l'existence d'un grief réel, et que la récompense des témoins médicaux était tout à fait insuffisante, mais il s'excusa sur l'antiquité du payement fixé par le « Home Secretary » de l'époque, il y a près de cinquante ans. Les « Home Secretaries » successifs eurent peur de se brûler les doigts en modifiant cet état de choses. Selon ce jugement, plus les injustices sont vieilles, plus elles sont difficiles à remédier, à ce qu'il paraît du moins.

Conséquemment, on n'a pu rien faire, et le « Home Secretary » a même refusé absolument de recevoir une députation, ou de la « Police Surgeon's Association », ou de la « British Medical Association », à propos de ce sujet.

J'ai déjà remarqué que parmi les fonctions du chirurgien de police, on le cherche toujours quand un officier a mis au jour un cadavre d'enfant nouveau-né. Or, le système anglais de registration et certification des morts est très imparfait. Il n'y a rien à Londres de semblable au système des médecins vérificateurs de Paris, ainsi donc il faut qu'on rapporte tous ces cas au « Coroner » qui là-dessus appelle un jury de 12 ou 15 hommes, tirés pour la plupart de la classe ouvrière. Ces hommes doivent inspecter le cadavre, écouter la déposition du chirurgien de police et de ceux qui peuvent avoir des dépositions à faire: ces fonctions faites le « Coroner » leur dit : « Eh bien, messieurs, vous avez entendu ce qu'a dit le médecin: quant à la cause de mort, voulez-vous rendre votre verdict conformément à son opinion? » C'est justement ce qu'ils font dans 99 cas sur 100. Dans le centième cas, il peut arriver qu'il n'y a pas d'évidence médicale ou que, s'il y en a, le jury ne soit pas convaincu: alors ces messieurs rendent souvent un verdict ridicule opposé à la fois au sens commun et à la science médicale. Mais si le chirurgien de police était autorisé à faire une autopsie, comme en Écosse, quand cela est nécessaire au jugement de la police, et son rapport accepté au lieu d'un certificat de mort, nous n'aurions pas tant besoin d'un médecin vérificateur et nos ouvriers ne perdraient pas un temps précieux en assistant à des enquêtes inutiles où il n'y a qu'à enregistrer la décision prise par le chirurgien.

J'arrive donc aux conclusions suivantes :

1° Des chirurgiens de police doivent être rémunérés sur le pied d'au moins 10 par officier par an ou de préférence par un salaire fixe de £ 50 par an pour le moins, quand les hommes soignés sont au nombre de 100, ou moins, pour plus de ce nombre, par un salaire proportionnel :

2° On devrait remédier sans retard à l'injustice qui oblige un chirurgien de police à témoigner pour la couronne aux assises pour une rémunération insuffisante, lui infligeant une perte de son temps et de son argent ;

3° On devrait introduire à Londres et dans les villes populeuses de l'Angleterre, la modification du système de médecin vérificateur qui se trouve actuellement en Écosse, à Édimbourg et à Glasgow.

LE MÉDECIN FRANÇAIS ET LA LOI DES ACCIDENTS DU TRAVAIL

par M. RAYMOND FACHATTE

de Paris.

Secrétaire général de la Société médicale du XV arrondissement.

La loi française des accidents du travail, bien loin de porter atteinte aux intérêts professionnels des médecins, est au contraire une occasion précieuse de maintenir bien haut notre prestige et de montrer une fois de plus le grand caractère de notre mission sociale.

Pour la sage application d'une loi sur les accidents, si d'une part il importe que le médecin soit consulté dans tous les cas qui relèvent de sa compétence, il est en retour de toute nécessité que sa personnalité jouisse de la plus grande considération et sa parole de l'autorité la plus incontestable.

Les Sociétés de défense professionnelle ont, depuis un an, uni leurs efforts pour obtenir des honoraires suffisamment rémunérateurs pour les médecins qui donnent leurs soins aux blessés; nous ne reviendrons pas sur ce sujet et nous étudierons seulement le médecin dans son rôle d'appréciateur du dommage causé par l'accident et d'arbitre de sa réparation pécuniaire.

Dans les cas non litigieux, le médecin est le seul appréciateur du dommage causé; il est le juge choisi par une des parties, mais en somme accepté par l'autre qui, dans toute l'indépendance de sa conscience, a seul mission de mettre au point l'accident et ses conséquences.

Lorsque les cas deviennent litigieux, le médecin intervient encore, cette fois, comme auxiliaire de la justice; mais, tandis que le plus souvent un nouveau médecin est désigné par le juge, il nous paraît beaucoup plus conforme à l'affirmation de la dignité de notre caractère professionnel de revendiquer la désignation à titre d'expert du médecin qui, dès l'accident, a été appelé à en connaître, en a suivi la marche dans toutes ses phases et a pu pas à pas en analyser les détails et en prévoir les conséquences.

Là encore, et tout aussi bien que lorsqu'il se prononce seul dans les cas non litigieux, le médecin agit dans la plénitude de son indépendance, ce n'est pas un témoin, mais un expert et un expert qui connaît l'affaire dans tous ses détails, qui n'est à la charge ni à la décharge d'aucune des deux parties et qui n'a pour règle que sa conscience éclairée.

De nombreuses communications au Congrès auront sans doute en vue la défense de nos intérêts matériels, mais nous estimerons avoir fait œuvre de bonne déontologie en ne perdant pas de vue que notre prospérité repose sur le prestige dont nous savons nous entourer et que nous ne devons jamais, en aucune circonstance, négliger de revendiquer.

Puisse notre grand Congrès en être une solennelle affirmation!

La séance est levée à 6 heures.

Secrétaires : MM. POITOU-DUPLESSY et DUCOR.

HUITIÈME SÉANCE. — SÉANCES DE SECTION

Jeudi 26 juillet 1900

Le soir à 2 heures.

IIIe SECTION

Présidence de M. CUYLITS

de Bruxelles,

Ancien président de la Société de médecine de Belgique.
Vice-président du Collège de médecine de Bruxelles.
Secrétaire de la Commission médicale provinciale de Bruxelles.

UN POINT DE DEONTOLOGIE

par M. GALLAND-GLEIZE
(de Vittel Vosges).

J'ai l'honneur de soumettre à l'appréciation de mes confrères du Congrès de déontologie la question suivante, en les priant de vouloir bien lui donner la réponse et la sanction qu'ils jugeront convenable et utile.

Quels sont, dans certaines opérations de gynécologie, telles que l'*hystérectomie abdominale totale ou subtotale*, l'*ablation bilatérale des annexes*, avec ou sans hystérectomie, les droits et les devoirs du chirurgien :

1° Envers la cliente elle-même, quand celle-ci est une femme mariée vivant avec son mari :

2° Envers le mari de la cliente;

J'explique et développe ma pensée :

1° Un chirurgien a-t-il le droit de laisser volontairement ignorer au mari d'une malade qu'il opère d'une des opérations indiquées ci-dessus, la *nature* et la *portée exacte* de l'opération qu'il fait? Peut-il même, au besoin, faire ou laisser faire au mari une déclaration d'opération complètement mensongère, ayant pour but de lui cacher non seulement la gravité immédiate de l'acte opératoire en lui-même, mais plus particulièrement la nature et les conséquences des mutilations inhérentes à cet acte?

2° Pour justifier pareille conduite, le chirurgien peut-il se prévaloir du fait que celle-ci lui a été imposée par sa cliente elle même qui a mis cette condition expresse à son consentement à l'opération? A-t-il le droit de se laisser imposer pareille condition?

3° Si l'on adopte cette dernière manière de voir, le chirurgien ne doit-il pas strictement alors le secret professionnel à son opérée? Et si, après l'opération, interrogé par le mari de l'opérée, il révèle à celui-ci l'opération exacte qu'il a faite, contrairement aux engagements formellement pris par lui envers sa cliente avant de l'opérer, commet-il un acte blâmable, résultant de la violation même du secret professionnel?

DISCUSSION

M. Dignat (de Paris) déclare, après cette lecture, s'associer aux conclusions de l'auteur.

M. Cuylits (de Bruxelles), président, après avoir exposé les usages suivis par les médecins belges dans les cas d'opération césarienne (assentiment de la femme), déclare se rallier à l'opinion de M. Galland-Gleize en ce qui concerne les cas d'hystérectomie totale.

LE SANATORIUM AU POINT DE VUE PROFESSIONNEL

par M. VERHAEREN

d'Alger.

Médecin-directeur du sanatorium d'Alger, Secrétaire général du Syndicat des Médecins du département d'Alger.

I. Le Sanatorium. Objet. Définition.

Les idées nouvelles sur la nature et la curabilité de la tuberculose pulmonaire ont provoqué, depuis quelques années, en Europe, la création d'un certain nombre d'établissements spécialement installés pour le traitement de cette affection, — établissements auxquels fut donnée l'étiquette générique de *Sanatorium*. Le mouvement qui prit naissance en Allemagne, puis s'étendit à la Suisse, paraît destiné à s'emparer de la France, si l'on en juge par les vœux émis journellement et sans relâche, par les très nombreux médecins s'intéressant à la tuberculose, au point de vue hygiénique et prophylactique ou à celui de la clinique et du traitement. Il semble en effet démontré aujourd'hui que, pour parvenir à enrayer l'envahissement du terrible fléau, en soustrayant les prédisposés, les affaiblis, au contact des tuberculeux en évolution, aussi bien que pour mettre ceux-ci dans les conditions les meilleures possibles de guérison, il convient de les placer dans un Sanatorium, où leur seront donnés les principes du traitement rationnel et les habitudes d'antisepsie qu'ils conserveront après leur retour dans leur famille. Ainsi seront évitées ces propagations de la maladie (que les travaux récents nous ont montrées si fréquentes) à toute une famille, à tout un village, à toute une région. « Désormais, a dit le Dr Cezilly, dans une allocution prononcée à l'Association de l'Oise en 1896, il n'est plus permis au médecin de vivre longtemps d'un malade tuberculeux : il doit dans le plus bref délai, après l'établissement du diagnostic, l'envoyer dans un Sanatorium. » Comme établissement de cure d'isolement et d'éducation, le Sanatorium est indispensable aux tuberculeux.

On peut le définir *un établissement exclusivement médical, destiné aux tuberculeux ou aux tuberculisables, dans lequel sont rigoureusement appliqués, par le médecin lui-même, tous les principes appropriés, d'hygiène, de thérapeutique et de prophylaxie.* Qu'il soit à l'altitude ou dans la plaine, qu'il comporte de vastes bâtiments, avec de nombreux lits, à l'instar des *maisons fermées* d'Allemagne, ou qu'il se borne à une installation beaucoup plus modeste suivant le vœu du Dr Legendre et de nombreux phtisiologues français, — tout établissement réalisant les conditions ci-dessus pourra s'intituler Sanatorium. Mais, par contre, nous voudrions que ces conditions lui soient indispensables pour mériter ce titre. Et pour commencer par la transgression certes la plus bénigne parmi toutes celles dont cette règle est actuellement l'objet, je me permettrai tout d'abord d'exprimer ici le regret de voir le nom de Sanatorium sortir souvent de sa signification réelle et être appliqué à des maisons de santé pour maladies nerveuses, pour cas chirurgicaux, pour gynécologie, etc., maisons de santé d'ailleurs médicales, c'est-à-dire tenues par des médecins.

Il nous semble que tout le monde aurait intérêt à ne pas créer de confusion et à laisser au Sanatorium seul sa clientèle de tuberculeux ou de tuberculisables, c'est-à-dire de tous ceux qui doivent être soumis à la trilogie du traitement sanatorial : cure d'air, de repos et de nutrition.

II. Le Sanatorium doit être médical.

Il doit l'être :

1° Par son installation qui sera l'application stricte des règles de la climathérapie, de l'hygiène, de la prophylaxie. Il sera, en un mot, construit par un médecin, celui-ci ayant le rôle prépondérant dans la conception du plan et dans les détails de son exécution, le rôle de celui-là restant celui d'un simple exécuteur.

2° Par sa direction, le médecin ayant la haute main, non seulement sur le traitement proprement dit des malades, mais encore sur leur alimentation, les questions de désinfection, d'organisation intérieure, de tous les détails si complexes et cependant si importants!

Un directeur étranger à la science médicale n'appliquerait que mollement, quand il ne négligerait pas tout à fait, certains détails du traitement dont il ne peut saisir la portée, — quelle que soit son honorabilité, il sera forcément placé, à un certain moment, entre les prescriptions médicales, soit l'intérêt du malade, — et les questions financières, c'est-à-dire l'intérêt de sa caisse.

Or, dans cette lutte où l'un des partis ne sera soutenu par aucune conviction ferme, par aucun esprit scientifique, l'issue ne saurait faire de doute pour personne. Et nous supposons ici le directeur honnête et consciencieux!

Que serait-ce s'il s'agissait, — cas évidemment le plus fréquent, — d'un commerçant, d'un mercantil banal qui ne se donnerait même pas la peine d'avoir des scrupules, et de consulter une autre voix que celle de son porte-monnaie!

Que deviendra le malade entre ses mains vénales? Notre esprit de médecin se refuse à le rechercher!

Nous n'envisageons ici, bien entendu, la question qu'en ce qui concerne uniquement les établissements payants et non les institutions d'assistance. Pour celles-ci, la condition d'intérêt mercantil, que nous admettons, faisant défaut, notre argumentation tombe d'elle-même.

On a proposé d'adjoindre, pour les établissements importants, une direction financière à celle du médecin.

L'expérience a été faite dans un grand Sanatorium étranger et s'est terminée d'une façon presque tragique, mais absolument démonstrative!...

Pour tous ceux qui connaissent quelque peu le fonctionnement de ces établissements où tout doit être fait en vue du malade et à l'encontre de la maladie, il ne paraîtra pas admissible qu'une autre autorité, même secondaire, vienne s'adjoindre à celle du médecin pour quelque cause et sous quelque prétexte que ce soit. De même qu'un commandant de vaisseau, ayant toute la responsabilité, a l'autorité absolue à son bord, de même le médecin de Sanatorium ne doit pas souffrir qu'on empiète sur la sienne. Il peut avoir sous ses ordres des comparses pour le côté économique, pour la partie pécuniaire, etc.; mais ces comparses ne devront être que ses employés, jamais ses associés et à plus forte raison ses maîtres. S'il ne peut être propriétaire de l'établissement, qu'il accepte des fonds en commandite, en restant seul associé responsable, ou qu'il soit directeur d'une Société anonyme par actions.

Une profession accessoire de la médecine nous donne ici un exemple profitable : nous voulons parler de la pharmacie. La loi veut que le pharmacien soit seul maître dans son officine; elle ne tolère pas qu'il ne soit pas titulaire du bail, qu'il soit prête-nom, qu'il ait un associé en nom collectif non pharmacien. Ces sages mesures concernant une profession dont l'exercice normal a tant d'importance pour la santé publique, ne sembleront certes pas déplacées pour l'exploitation d'un Sanatorium, si l'on considère que là, bien plus que dans la pharmacie, le malade est à la merci du directeur du Sanatorium, que souvent il est seul, éloigné de sa famille, affaibli, et que dans ces conditions il serait incapable de lutter contre des manœuvres mercantiles.

III. Rôle du Médecin-Directeur de Sanatorium.

Les devoirs et les droits du médecin de Sanatorium vis-à-vis de ses malades sont à peu près les mêmes que ceux des autres praticiens. Toutefois ici la situation est plus délicate encore que d'habitude, à cause de l'isolement du malade (cas le plus fréquent), de la longueur de la maladie, de la nécessité pour le médecin d'exercer un certain ascendant sur son moral, parfois défaillant. Il faut évidemment que le malade ne dépende que d'un homme, dont la dignité professionnelle, la haute mission ne permettent pas de soupçonner l'intégrité. Il faut qu'il puisse s'abandonner entièrement entre les mains de celui qui a sa confiance, sans jamais craindre qu'un compromis vienne empêcher cet homme à un moment donné de faire tout le nécessaire pour son malade.

Nous savons que certaines insinuations de mercantilisme s'appliquent parfois à ceux qui dirigent une maison de santé et osent monter jusqu'au médecin. Nous répondrons à cela que personne n'est à l'abri d'un soupçon, quels que soient sa situation et son passé et que le malade qui remet sa santé et sa vie entre les mains d'un médecin le place par cela même au-dessus de toute suspicion. Il ne nous est pas possible, au surplus, dans notre profession, d'appliquer le vieil adage : *Il ne faut pas que la femme de César puisse même être soupçonnée.* « Dans la plupart des circonstances de l'exercice médical », pour ne pas dire dans toutes, notre désintéressement pourrait être suspecté et nous n'avons d'autres moyens de ne pas donner prise aux attaques, que de porter bien haut la bannière professionnelle et par notre manière de faire, de forcer le public à la considération et au respect.

Le médecin de Sanatorium est autant et plus que tout autre exposé à ces soupçons : il ne faut pas qu'il y prête le flanc par des compromissions avec des extra-médicaux, dont le but évident et avoué est avant tout de gagner de l'argent.

Une question se pose naturellement ici : Un médecin peut-il accepter de donner des soins à des malades placés dans une maison non médicale, intitulée Sanatorium? Évidemment oui, mais à condition de bien spécifier son rôle et de ne pas laisser faire de son nom et de son titre un usage abusif, de ne pas notamment se laisser qualifier de directeur, alors qu'il ne l'est pas.

Quant aux devoirs du médecin-directeur de Sanatorium vis-à-vis de ses confrères, bien qu'ils nous paraissent tout aussi simples et qu'ils rentrent encore dans les cas généraux si bien étudiés par le professeur Grasset, de Montpellier, nous donnerons ici notre avis sur les deux cas qui peuvent se présenter.

1° Le malade est adressé au Sanatorium par un confrère : le médecin, dans ce cas, se considère comme un spécialiste ordinaire et ne fera rien sans consulter ou prévenir le médecin traitant, et, la cure terminée, lui renverra son malade, avec son avis motivé sur la situation, mais directement et en dehors de l'intermédiaire du malade.

2° Si le malade lui vient directement et qu'il n'apprenne qu'incidemment le nom du médecin antérieur, il peut envisager celui-ci comme ne donnant plus ses soins au client et se considérer comme son successeur; il n'aura d'autre obligation vis-à-vis de lui que celles que lui inspireront les convenances et le souci de la dignité professionnelle dont le premier principe peut se formuler ainsi, selon vous : *Si vous voulez être respecté, faites respecter vos confrères.*

En conséquence de ce qui précède, nous avons l'honneur de déposer sur le bureau du Congrès de médecine professionnelle la proposition de vote suivante :

Le Congrès,

Reconnaissant le danger qui résulte pour les malades de l'usurpation du titre de Sanatorium par des établissements non médicalement dirigés, émet les votes suivants :

1° Un Sanatorium ne sera digne de ce titre que s'il est *exclusivement* dirigé par un médecin, tant au point de vue médical qu'au point de vue administratif.

2° Un médecin donnant ses soins à des malades placés dans un établissement non médical devra bien spécifier son rôle de façon à ne tromper ni les malades, ni les médecins susceptibles d'envoyer leurs clients dans ces maisons de santé.

LES CONCOURS ET LA SOLIDARITÉ PROFESSIONNELLE

par M. F. BOÉ
de Paris.

Je ne crois pas qu'il soit bien nécessaire de développer longuement le bien fondé de cette vérité ; elle éclate aux yeux : on concourt justement pour n'être pas semblable à son prochain, pour n'avoir pas avec lui des intérêts communs.

Les concours ont pour but de créer des inégalités sociales garanties par l'État, des aristocraties estampillées.

« On arrive ainsi, dit Renan, à créer des aristocraties de fonctionnaires ayant la plupart des inconvénients de l'ancienne noblesse sans en offrir les mêmes avantages. »

C'est la fonction qui va illustrer l'homme : « Le fonctionnaire, dit Le Play, traîne toujours après lui la dureté, l'indolence et la corruption. »

Si cela est fâcheux pour toutes les professions, cela l'est plus encore pour la médecine; le public trouvera commode d'estimer la valeur des personnalités suivant le degré qu'elles auront atteint dans la hiérarchie administrative; la médecine perd son caractère de profession libérale.

Au sein du corps médical il se forme ainsi une caste ayant des intérêts particuliers.

Son premier privilège est d'avoir le monopole de l'enseignement des médecins praticiens; son second est de dire qu'ils ne savent rien, à moins qu'ils ne deviennent ses très humbles et serviles courtiers.

Elle distribue des diplômes à foison: tous ces parchemins n'ont aucun prix à ses yeux: le seul titre que le public doit prendre en considération est celui qui lui est propre, celui d'être attaché à l'État.

Avec de tels principes, elle arrive à n'être plus qu'une caste d'argent, éclaboussant de son luxe insolent un paupérisme, un prolétariat médical de plus en plus nombreux et misérable.

Elle paralyse partout où elle le peut le développement du véritable esprit syndicataire; au Syndicat des médecins de la Seine, en particulier, l'expérience est faite depuis longtemps.

Aussi, quelle absurdité de vouloir syndiquer des intérêts opposés! le plus simple bon sens dit qu'il ne faut syndiquer que des intérêts similaires.

Le médecin praticien donnait à tous les titres de concours une valeur qu'ils n'avaient pas, qu'ils ne pouvaient pas avoir; les concours étouffent l'esprit scientifique, bien loin de le développer. J'ai été le premier à appeler l'attention des médecins de France sur ce point capital; j'attachai le grelot en 1895, à la Société de médecine pratique de Paris.

Aujourd'hui, la cause est entendue: le système des concours, ainsi que je l'ai dit d'une façon plus détaillée au Congrès de l'Association pour l'avancement des sciences à Caen en 1894, favorise les esprits superficiels et leur fournit comme soutiens un appui financier et un esprit de corps. Cette thèse est défendue aujourd'hui par une partie de la presse médicale et l'idée se propage de Dunkerque à Bayonne et de Cherbourg à Menton.

« Le concours, dit Balzac, invention moderne essentiellement mauvaise, et mauvaise non seulement dans la science, mais encore partout où elle s'emploie, dans les arts, dans toute élection d'hommes, de projets, de choses. » — « Rien dans l'expérience, dans la nature des choses, ajoute-t-il, *ne peut donner la certitude que les qualités essentielles du jeune homme seront celles de l'homme adulte.* »

Ces faits étant hors de doute, le prolétariat médical a des devoirs à remplir envers lui-même et envers le public.

Il ne doit pas y avoir de caste particulière dans la corporation: il faut que l'esprit de solidarité règne parmi tous les médecins: une aristocratie de médecins ronds-de-cuir n'a pas de raison d'être : il faut la supprimer, il faut supprimer les concours dont elle est née.

Des médecins ne doivent pas perdre leur temps, permettez-moi l'expression, à en fumister d'autres: il faut qu'on puisse lire avec confiance les travaux écrits en français, comme on lit ceux de tous les pays où il n'y a pas de concours.

Le prolétariat médical, qui représente le droit, la justice, la liberté, le nombre, la science mystifiée et bafouée, doit défendre cette doctrine.

« *Il n'y a qu'une chose à faire, dit Renan, pour faire prévaloir sa doctrine, c'est de chercher à être le maître du gouvernement.* »

Que le prolétariat médical commence par se mettre à la tête des professions qui produisent la richesse publique : des agriculteurs, des industriels et des commerçants : qu'il se mette en tête surtout du prolétariat des villes et des campagnes et qu'il le délivre de ses éternels courtisans : les hommes de lettres et les avocats, les hommes d'imagination et les hommes de chicane.

Ensuite, qu'il fasse arriver à l'instruction publique un homme pratique pris dans l'une de ces trois professions usuelles : *celui-là* sera capable de réfléchir, de prendre ainsi une décision ferme et ne se laissera pas berner par les professeurs bureaucrates. « Le grand art des bureaucraties, dit Le Play, est de persuader à un chef confiant qu'en créant de nouveaux fonctionnaires il travaillera au bien public et accroîtra sa propre importance. »

Le ministre ne prendra conseil que du bien public, de l'honneur d'une profession qui revendique hautement l'esprit de solidarité de tous ses membres. Si un médecin a reçu un diplôme et s'il a été, par conséquent, jugé capable de soigner des riches, il a été également jugé capable de soigner des pauvres ; les pauvres ont droit comme les riches à être soignés par des individualités responsables ; aux *syndicats médicaux doit revenir la mission d'assurer le bon fonctionnement des services hospitaliers.* Le seul juge du médecin doit être le malade, le malade pauvre surtout. Le ministre supprimera les concours par voie d'autorité.

DISCUSSION

M. Cuylits (de Bruxelles), président. — Les conclusions de cette communication échappent un peu à notre compétence. Nous laissons son auteur seul juge de ses assertions.

DES RAPPORTS DU MÉDECIN AVEC SES CONFRERES

par M. RATTEL
de Paris.

Nous ne parlerons que des rapports des médecins appartenant à certains établissements *spéciaux* de bienfaisance de l'État, établissements placés comme en dehors de ceux dont l'organisation médicale est assurée par des concours et par un roulement du personnel régulier et anciennement établi. Ces derniers appartiennent à l'Assistance publique *de Paris*. Les précédents dépendent de l'assistance publique *générale*. L'organisation médicale y est moins parfaite, le recrutement du personnel est confié au choix du ministre et les règlements sont surannés.

Ces établissements de bienfaisance dont nous voulons parler sont représentés par l'*Institution nationale des jeunes aveugles*, et surtout par les *Institutions nationales des sourds-muets*. (Paris, Bordeaux, Chambéry).

La question est importante, car ce sont là les plus vieux établissements de bienfaisance de la République et l'effort le plus louable est celui dont le but est d'y faire régner l'ordre et briller le mérite.

Le sujet est difficile. Il semble en effet que depuis l'origine de ces établissements, on n'est point parvenu à éviter les conséquences regrettables d'une réglementation restée imparfaite.

Les rapports des médecins faisant partie d'un même établissement de bienfaisance sont ou doivent être précisés dans des *règlements*.

Ayant étudié avec grand soin et d'après beaucoup de documents la situation médicale à l'Institution médicale des sourds-muets de Paris, nous la prendrons comme type et nous jugerons des autres par celle-là. *Ab uno disce omnes*.

Le hasard, au début de l'Institution — présida au choix qui fut fait du docteur Nard comme médecin. Les rapports qu'il eut avec les médecins qui l'approchèrent successivement furent passagers, officieux, imprécis, sans réglementation. Puis, malgré la marche des temps, on vécut sous le régime de la *concentration* à outrance jusqu'en 1899. Les dispositions qui régissaient les rapports des médecins entre eux datent du 25 novembre 1815. Dans le dernier règlement de juin 1867, l'administration n'a fait que copier ce qui avait été fait sous le premier empire. Le service médical était dans les mains d'un seul. D'après l'article 91, le médecin adjoint ne fait que remplacer le médecin quand il est empêché pour cause de maladie ou de congé. Comme ce médecin ne s'absente guère et que d'après une autre disposition du règlement, des médecins étrangers à l'Institution peuvent être appelés, le médecin adjoint est facilement tenu à l'écart!

Dans ces conditions, les médecins adjoints n'étaient rien! C'est de fait la situation singulièrement réduite qu'ont occupé successivement Foussard (1815), Berjaud (1825), Rounet (1855), Fouriné (1877), Calmettes (1889), etc.!

En 1899, l'administration a tenté un essai de *décentralisation* et elle a séparé le service de médecine générale (infirmerie), du service de médecine spéciale (clinique otologique, examen des enfants à leur entrée, etc.).

Cette tentative louable qui établit pour les médecins des rapports plus dignes d'eux, a produit une répartition plus légitime des services. Mais elle n'a pas été poussée assez loin. Les fonctions de chacun n'ont pas été assez définies, ni assez rendues indépendantes. Le règlement n'a pas été refait ! Il semblerait qu'il s'agit là d'une œuvre provisoire !

L'organisation imparfaite du service médical a de tous temps créé des situations fâcheuses pour les médecins qui en faisaient partie. Deux autres causes sont à signaler : le mode de recrutement du personnel médical et la situation du médecin vis-à-vis de l'administration de l'établissement.

L'historique des « nominations » est très suggestif. Il se résume en deux mots : *choix, faveur.*

D'autre part, la responsabilité du service médical incombe au directeur de l'établissement. Cela est fâcheux pour l'autorité même des médecins, et l'initiative qu'ils devraient avoir. Il est indigne d'eux d'être réduits à l'état de fonctionnaires subalternes. Ce n'est pas dans de pareilles situations qu'ils peuvent rendre le plus de services !

Conclusion : Il y aurait mieux à faire par les dispositions suivantes.

Indépendance du service médical vis-à-vis de l'administration des établissements.

Division du service médical en autant de parties qu'il est nécessaire et nommer pour chaque partie un titulaire responsable (pas de médecins adjoints).

Nominations faites au concours.

Toute modification en ce qui concerne l'hygiène, la santé et l'éducation spéciale des enfants serait décidée par les médecins réunis, puis soumise à l'approbation ministérielle.

Les règlements concernant les rapports des médecins entre eux seraient refaits avec détail dans un esprit de décentralisation marquée, en tenant compte des usages professionnels, de la dignité et du caractère indépendant du médecin, et des fonctions qui lui sont spécialement confiées.

Les fonctions médicales doivent être sérieusement rétribuées et non pas gratuites comme elles le sont pour les médecins-adjoints.

L'ORGANISATION DE L'ASSOCIATION GÉNÉRALE DES MÉDECINS DE LA ROUMANIE

par M. **MANOLESCU**
de Bucarest.
Représenté par M. Staïcovici, de Bucarest.

Dans l'espoir de contribuer au progrès professionnel de la classe des médecins, je vous demanderai la permission de soumettre à votre attention les bases fondamentales de l'Association des médecins de Roumanie et les résultats pratiques qui ont pu être constatés durant trois années depuis que l'Association a été créée.

Le but de l'Association est :

a) La culture des sentiments d'estime, de confraternité et d'appui collégial;

b) La défense des droits des membres de l'Association et des intérêts généraux sanitaires;

c) La constitution d'un Syndicat du corps médical;

d) La création d'une caisse de secours, d'un fonds d'économie et d'une caisse de retraite pour les membres et pour leur famille;

e) L'apparition d'un bulletin de l'Association;

f) La création d'un club médical avec une salle de conférences, une salle de lecture et une bibliothèque;

g) De réunir une fois par an tous ses membres dans un Congrès, pour discuter différentes questions scientifiques et d'intérêts professionnels.

L'Association est dirigée par un comité central dont les délibérations sur les différentes questions qui intéressent l'Association sont publiées dans un bulletin mensuel.

L'Association est personne juridique, elle peut donc recevoir des legs.

Elle a réuni ses membres dans trois congrès, où, en dehors de plusieurs propositions qui y ont été faites, on a rapporté et discuté des questions intéressant directement la population du pays. Parmi celles-ci nous citons : *la fièvre palustre, la pellagre, l'alcoolisme* et les *modifications à faire à la loi sanitaire.*

Durant trois années d'exercice l'Association a pu constater :

a) Son influence favorable en ce qui concerne la collégialité de ses membres;

b) Plus d'égard envers ses membres de la part des autorités;

c) Plus d'attention de la part de l'administration sur les questions sanitaires;

d) Plus de réflexions dans les formules de la loi sanitaire.

ORGANISATION DE L'ASSOCIATION DES MÉDECINS DE LA NORVÈGE

par M. B. HANSSON
de Christiania.
Délégué de l'Association des médecins de la Norvège.

L'Association des médecins de la Norvège a été fondée en 1886.

But de l'Association. — Le but de l'Association est :

1) D'assurer et de développer l'influence des médecins sur les affaires qui les concernent ainsi que sur les questions sociales en général :

2) De défendre leurs intérêts économiques et confraternels;

3) De favoriser des œuvres scientifiques.

Tout médecin norvégien peut être membre de l'Association contre une certaine cotisation annuelle. Il peut être expulsé par décision de la direction, toutefois à majorité de trois quarts. Le membre expulsé peut en référer à une réunion ordinaire, dans laquelle la question est alors traitée à huis-clos. Jusqu'ici aucun membre n'a été expulsé. Cependant quelques membres, qui ont pris une attitude moins loyale vis-à-vis de l'Association, en sont sortis volontairement.

Direction générale. — La direction se compose d'un président, un vice-président, un secrétaire général (toujours un médecin), le rédacteur de la partie scientifique du journal de l'Association, de six représentants des six provinces du pays.

Les trois villes les plus grandes (Christiania, Bergen, Drontheim) ont des représentants spéciaux.

Le président, le vice-président, le secrétaire général et le rédacteur sont élus directement par tous les médecins présents à la grande réunion ordinaire, qui a lieu tous les deux ans dans les villes ci-dessus nommées. Les représentants sont élus par les membres de chaque province.

Directions locales. — En dehors de cette direction générale tout département a sa direction locale, composée de trois membres pour chaque département.

La direction générale et celle des départements dirigent les affaires de l'Association. La vraie direction est cependant en grande partie entre les mains du secrétaire général, qui au besoin consulte la direction ou son comité représentatif (forretningsudvalg directionsausschuss) ou — pour les affaires locales — les comités des départements (amtsudvalg, amtsausschuss). La direction tranche en dernière instance toutes les questions qui lui sont soumises, soit par les membres, soit par les comités locaux, soit par le secrétaire général.

Comité représentatif (forretningsudvalg). — Le comité représentatif de la direction représente la direction dans toutes les affaires exigeant une solution immédiate ou qui entraîneraient *periculum in mora*. Le comité est formé des membres de la direction demeurant à ou près de Christiania.

Associations locales (amtslageforreninger). — Les membres de l'Association de chaque département (amt) qui, en Norvège, sont au nombre de vingt, forment une association locale (amtslageforening, amtsärzteverein), ayant le comité local comme direction. Les associations locales se réunissent au moins une fois par an. Où les distances sont plus courtes, on se réunit généralement deux fois par an. Dans les villes qui, seules, forment un département (Christiania, Bergen, Drontheim) on se réunit régulièrement plusieurs fois par an. Toutes les grandes villes ont naturellement leurs sociétés locales, où des matières scientifiques sont traitées et discutées.

Secrétariat. — Du secrétariat fait partie, en dehors du secrétaire, aussi le rédacteur de la partie scientifique du journal. Le secrétaire général est responsable de la partie du journal qui traite des questions administratives et des questions confraternelles et de déontologie, ainsi que de celle qui s'occupe des postes vacants, spécialement des postes de médecins dans les communes et des caisses de secours en cas de maladie. Il participe aussi à l'élaboration de la partie scientifique, surtout celle qui traite des questions d'hygiène.

La correspondance entre les grandes réunions générales tous les deux ans est faite par le secrétaire général et dans les associations locales par leur directeur.

Bureau. — Il existe en outre un bureau dirigé par le secrétaire, qui indique les remplacements, procure des vicaires ou des aides, et fournit des renseignements sur les questions médicales de l'étranger. Un avocat consultant répond aux questions juridiques concernant les rapports du médecin avec le public et les collectivités. Pour ces services il est payé un honoraire suivant règlement. On s'adresse souvent à ce bureau, même ceux qui ne font pas partie de l'Association. Ces derniers paient toutefois un honoraire plus élevé.

Déontologie médicale. — L'Association a adopté des règles pour les rapports entre les médecins et pour les rapports avec la clientèle (kollegiale beokmmelser, medical ethics, déontologie).

Ces règles ont pour but d'empêcher les pires abus et d'établir de bonnes relations entre les confrères. Des transgressions peuvent être rapportées aux comités locaux (amtsudvalg) et — au besoin — à la direction.

Règles pour les rapports des médecins avec les caisses de secours en cas de maladie. — Il est, en outre, établi des règles pour les rapports des médecins avec les caisses de secours en cas de maladie et pour l'attitude qu'ils doivent prendre vis-à-vis des postes communaux et chaque membre est par son honneur obligé à se soumettre à ces règles. Avec le consentement de la direction ou du comité local ou du secrétariat on peut, dans certains cas, être dispensé d'obéir à ces règlements suivant lesquels personne ne doit accepter un poste dans une commune ou dans une caisse de secours de maladie, sans que les conditions soient approuvées par le comité local, le secrétariat ou — au besoin — la direction.

C'est, en général, les comités locaux ou le secrétariat qui fixent les conditions auxquelles les médecins peuvent occuper les postes mentionnés. Il n'est permis à personne de solliciter des postes qui sont seulement vacants par suite des efforts de la commune ou de la caisse d'en réduire les appointements.

Taux minimum. — On a, en outre, établi un taux *minimum* pour les caisses de secours dans les villes et les villages. Le taux ancien, établi en 1888, fut en 1899 élevé d'environ 75 pour 100. On y distingue les caisses qui ont au-dessous de ou plus de 50 membres, celles qui consistent en pères de famille, veuves ou célibataires, celles qui fournissent et celles qui ne fournissent pas des médicaments. Pour ces dernières les taux sont moins élevés. On a aussi établi un taux minimum pour les caisses de secours dans les chemins de fer.

Dans certains endroits le choix du médecin est libre (fritlagvalg, freur Aerztwald) et il paraît que les caisses de secours commencent à trouver ceci préférable.

Taux normal pour des visites à la campagne. — Il y a quatre ans on a aussi établi un *taux normal* pour des visites et des consultations à la campagne. Celui-ci peut être modifié avec approbation du comité départemental et du secrétaire.

Ce taux a contribué beaucoup à empêcher la réduction des honoraires des médecins à la campagne. Dans les villes les associations locales ont adopté des taux différents auxquels les membres sont obligés d'adhérer.

Règles pour les rapports du médecin avec les œuvres de prévoyance. — Finalement on a pris des résolutions concernant les rapports du médecin avec les sociétés d'assurance pour la vie et contre les accidents.

Assurances en cas de maladie. Secours aux veuves. — L'Association possède une *caisse de secours* en cas de décès, qui distribue 1000 couronnes (environ 1400 francs) à la mort de chaque membre. On a aussi l'intention de former une société d'assurance *en cas de maladie*, dont les membres pourront, contre une certaine cotisation, trouver aide, s'ils sont empêchés de travailler par suite de maladie.

Rapport des médecins entre eux. — L'Association marche très bien et a rencontré beaucoup de soutien parmi les médecins pendant les dernières années. Environ 90 pour 100 des médecins norvégiens en font actuellement partie. Presque tous les médecins commençant à pratiquer se font inscrire après avoir passé leurs examens. Il y a trois ans, on a élargi le terrain d'activité du secrétaire général et on l'a mis à la tête du bureau.

Cette réforme a été très profitable à l'Association, le secrétaire pouvant à présent se dévouer d'une façon active à la défense des intérêts des médecins sous tous les rapports. Les médecins peuvent à présent se faire beaucoup plus valoir qu'avant. Leur métier est bien plus considéré et leur position plus assurée.

Journal de l'Association. — Leur organe *Tidsskriftet*, journal des médecins praticiens norvégiens, forme un centre dans lequel leurs intérêts scientifiques, comme ceux d'ordre purement économique, se trouvent également représentés.

Ce journal contient toujours des articles de science pratique et donne aussi des comptes rendus des plus importantes innovations sur le terrain thérapeutique, et toutes les questions de quelque importance y sont discutées, le traitement de la diphtérie aussi bien que l'organisation de l'état civil des médecins de Norvège.

Je mentionne encore :

1) La question de l'expertise des médecins qui dernièrement a trouvé sa solution provisoire en ce qu'il a été constitué une commission permanente pour tout le pays, résidant à Christiania, qui rend des jugements dans des questions d'ordre de médecine légale.

2) La question du secret professionnel qui n'a pas encore trouvé une solution satisfaisante ;

3) La question de la tuberculose. Le 8 mai de cette année, on a voté

une loi indiquant les mesures à prendre contre les maladies tuberculeuses. La Norvège est un des premiers pays ayant voté une loi en cette matière, comme elle été aussi la première qui ait voté une loi contre la lèpre (loi du 6 juin 1885 sur l'isolement des lépreux et leur admission obligatoire dans les hôpitaux) :

4) Du traitement des aliénés;

5) La position comme médecin d'école. Dans toutes les écoles supérieures et aussi dans la plupart des écoles primaires appartenant à l'État, on a engagé des médecins spéciaux. Ce que l'on a fait aussi dans quelques écoles privées ;

6) L'organisation pharmacienne. Beaucoup de médecins veulent que la profession apothicaire devienne un monopole d'État, tandis qu'elle fait à présent l'objet de privilèges personnels;

7) La réorganisation de l'état médical civil. Une commission travaille depuis un an à l'élaboration d'un nouveau règlement ;

8) Une des tâches les plus importantes du journal est l'examen des conditions hygiéniques du pays par rapport à la fréquence des épidémies, la question de l'eau potable, de la nourriture, de l'hygiène dans les écoles, etc. :

9) Et finalement — last but not best — toutes les questions qui se réfèrent aux intérêts professionnels des médecins et à leurs rapports confraternels.

A l'aide de ce journal, de ces grandes réunions, de sa direction, de ses comités départementaux et de l'activité de son secrétaire, l'Association a atteint un niveau très respectable.

Chambres médicales. — Il n'y a pas en Norvège de chambres médicales reconnues par l'État, il a été cependant proposé que la direction de l'Association devrait assister le directeur du service médical du pays comme un conseil consultateur et délibérer régulièrement avec lui. Ceci se rapprocherait de l'organisation autrichienne et allemande avec quelques modifications. L'adhésion volontaire à l'Association est déjà si grande, que l'on ne pense guère à rendre cette adhésion obligatoire.

Comme un exemple de la bonne discipline qui règne dans l'Association je citerai : qu'il n'est arrivé qu'une fois, pendant les deux dernières années, qu'un médecin a pris un poste que le comité départemental et la direction lui avaient dit de ne pas prendre, et ce médecin ne faisait pas partie de l'Association. Je peux donc dire, en toute vérité, que les membres se sont montrés loyaux vis-à-vis des décisions de la direction. Il est arrivé beaucoup de fois que pas un seul médecin n'a sollicité les postes que la direction a trouvés inacceptables. L'Association des médecins norvégiens est relativement jeune (14 ans à peine), mais elle a bien travaillé pendant cette époque et a déjà obtenu de beaux résultats.

La route est trouvée et la marche est bonne.

PROPOSITION DE LA FONDATION D'UN JOURNAL INTERNATIONAL DE MÉDECINE PROFESSIONNELLE ET DE DÉONTOLOGIE MÉDICALE, PUBLIANT LES COMMUNICATIONS DES DIVERS PAYS

par M. B. HANSSON
de Christiania.
Délégué de l'Association des médecins de la Norvège.

Un représentant d'un petit pays comme la Norvège, — loin des centres de l'Europe, — ne devrait peut-être pas vous soumettre une proposition comme la présente, d'autant plus qu'il ne possède pas assez la langue française. Cependant en ma qualité de secrétaire de l'Association des médecins norvégiens, dont le but principal est de défendre leurs intérêts professionnels et d'assurer leur influence sur les questions sociales, j'ai souvent éprouvé le besoin de connaître à fond l'organisation des médecins dans d'autres pays et surtout dans les grands pays, leurs rapports avec les collectivités, les caisses de secours en cas de maladie, ainsi que la position et les rapports des médecins vis-à-vis des tribunaux, etc.

Il y a déjà quelques années que j'ai conçu l'idée de l'utilité d'un organe international, dans lequel toutes ces questions pourraient être traitées par des médecins de différents pays, et plus j'ai pensé à cette entreprise, plus elle m'a paru pouvoir devenir de la plus grande importance pour le corps médical de l'Europe.

On apprend beaucoup par l'étude de l'organisation des médecins et leur fonctionnement dans les différents pays. Je cite à ce sujet l'excellent organe allemand *Aertzliches Vereinsblatt*, organe des deutschen Aertzevereinsbundes, duquel j'ai puisé beaucoup de renseignements utiles pour mon pays.

Et il y a encore autre chose. Dans la lutte pour l'existence qui devient tous les jours plus vive, dans laquelle tous les médecins de tous les pays sont intéressés au plus haut degré, il est plus nécessaire que jamais de se rappeler que nous avons tous — les médecins de l'Italie et de l'Espagne comme ceux de la Finlande, de la Suède et de la Norvège, — les mêmes intérêts. Le nouvel organe devra faire front, *en dehors* contre ceux qui tâchent de s'opposer à l'influence de la profession médicale, et *en dedans* contre les collègues dont le sentiment d'honneur et de solidarité n'est pas assez développé pour comprendre la nécessité pour les médecins de rester toujours à la hauteur sous tous les rapports.

Une question assez difficile à résoudre sera celle de fixer l'endroit où ce journal sera édité et d'en constituer la direction. En vue de la rivalité et de la jalousie qui malheureusement divisent et séparent les grands États, j'ai pensé qu'il sera peut-être préférable de choisir un des petits pays comme foyer du nouvel organe et mes yeux se sont tournés vers un petit pays qui repose comme un lien sacré entre les grandes nations, *la Suisse*, où les médecins sont très bien organisés et ont su se faire assurer une influence sur les affaires publiques comme nulle part ailleurs, la Suisse, qui a produit l'homme qui plus qu'aucun autre a su adoucir les effets des guerres modernes, le père de la convention de Genève — M. Henry Dunand.

Je crois que le nouveau journal devrait avoir son siège en Suisse. Comme comité de rédaction, on pourrait choisir des médecins des différents pays. Le rédacteur en chef devrait être un Suisse et l'existence économique du journal serait assurée par des contributions des associations dans les différents pays.

J'ai pensé que le programme du journal devrait être formulé à peu près ainsi :

1) Donner des renseignements sur les associations des médecins dans les différents pays, leur organisation, etc., etc. ;

2) Des devoirs et des droits des médecins envers l'État et l'individu, des renseignements sur les nouvelles lois intéressant les médecins dans les différents pays ;

3) Des rapports des médecins avec les grandes Sociétés, les caisses de secours, etc. ;

4) Leurs rapports avec le public en général ;

5) Des devoirs moraux des médecins, déontologie (medical ethics) ;

6) L'exercice illégal de la médecine ; guérisseurs, etc. ;

7) Des organisations des médecins, d'assistance mutuelle, caisses de retraites, secours aux veuves, etc., etc.

Bref, le programme même qui fait l'objet des délibérations de ce congrès initiateur.

Il va sans dire que les colonnes du journal devraient être ouvertes à une discussion sérieuse de toutes ces questions.

Je pourrais nommer bien d'autres choses qui trouveraient leur vrai place dans ce journal, mais je préfère laisser ceci à la discussion qui suivra, si — comme je crois — un pareil journal est encore à faire.

Messieurs, je recommande mon idée à votre attention bienveillante et serai heureux si elle rencontre votre approbation.

DISCUSSION

M. Lardier (de Rambervillers, Vosges), demande en quelle langue serait rédigé ce journal?

M. le Président met aux voix le vœu suivant que la section adopte à l'unanimité :

Création d'un journal international de médecine professionnelle et de déontologie médicale, la commission internationale permanente se réservant le choix de la langue à adopter pour cet organe.

RAPPORTS DÉONTOLOGIQUES ENTRE MÉDECINS DE NATIONALITÉS DIFFÉRENTES, EXERÇANT LÉGALEMENT DANS UN MÊME PAYS

par M. A. ANTONELLI

à Paris.

Mon désir serait, surtout, de connaître l'avis du Congrès sur la situation déontologique des médecins ayant gardé leur nationalité et exerçant, bien entendu, en toute légalité, dans un pays étranger. Ces médecins, reçus par la Faculté du pays où ils exercent, peuvent-ils, *de par le seul fait de leur nationalité différente*, être exclus des syndicats ou de toute autre Société médicale, scientifique ou professionnelle? En d'autres termes, une Société médicale quelconque, scientifique ou d'intérêts professionnels, peut-elle, SANS FAIRE OUTRAGE AUX BONS PRINCIPES DE DÉONTOLOGIE, fermer ses portes à un médecin étranger ayant acquis diplôme de la Faculté locale et ayant gardé sa nationalité?

La question me paraît d'autant plus intéressante à être discutée, que les conclusions devront forcément en être appliquées à tout ce que notre Congrès aura à décider quant aux institutions médicales telles que ligues, ordres ou chambres de médecins.

DISCUSSION

M. Cayla (de Paris) déclare n'avoir pas eu connaissance d'un pareil fait, lequel lui paraît exorbitant.

M. Antonelli. — Oui, il existe une Société médicale de Paris, ayant modifié récemment ses statuts, pour fermer ses portes aux confrères de nationalité étrangère. Or, un médecin étranger reçu en France constitue, pour ses confrères français un concurrent au même titre que tout autre. Demandez-lui d'apporter, dans la concurrence, les armes loyales de savoir et d'honnêteté professionnelle; et ce sera tout ce que vous pourrez exiger, et ce sera conforme aux intérêts mêmes des collectivités médicales, car toute recrue sera liée par la solidarité professionnelle et l'étranger le sera encore davantage vis-à-vis de ses confrères d'adoption.

M. Dignat (de Paris). — Il n'est pas inscrit dans la loi française que seuls peuvent exercer la médecine en France ou sur tout territoire français les médecins français ou naturalisés français. Il est admis au contraire que tout médecin ayant un diplôme français peut exercer dans notre pays la profession médicale, quelle que soit sa nationalité.

Dans ces conditions, je m'explique mal que, du moment qu'on n'a rien à reprocher à un confrère en ce qui concerne sa moralité professionnelle, une Société médicale refuse son admission parmi ses membres, en raison uniquement de sa qualité d'étranger.

J'estime que c'est là une mesure peu libérale, et en tout cas regrettable.

M. Bellencontre (de Paris). — M. Antonelli m'est deux fois sympathique : par sa personnalité d'abord et par sa nationalité ensuite. Confrère distingué et courtois, il appartient à un pays dont chacun de nous a subi la triple séduction des choses qui y sont belles, du ciel qui y est enchanteur, des hommes qui y sont aimables. Nous ne pouvons évidemment que regretter la mesure dont il se plaint, mais qu'il nous permette de lui dire que c'est là seulement une phase de la lutte économique, une protestation d'un groupe de médecins contre la concurrence parfaitement loyale, mais terrible, que leur font nos confrères étrangers à Paris, sur le littoral de la Méditerranée et ailleurs. Sans doute ce sont là des mesures regrettables, mais les lois impuissantes, nos hommes politiques parfaitement indifférents à ces questions, les faveurs succédant aux faveurs, ont amené un mouvement d'opinion qui se manifeste parfois avec trop de rigueur et va frapper celui ou ceux qui le mériteraient le moins.

M. Cuylits (de Bruxelles), président, regrette que, du moment que l'on confère le droit d'exercer dans un pays à des médecins étrangers, ceux-ci ne puissent jouir dès lors de toutes les prérogatives qui s'attachent au titre régulièrement acquis.

LES SOCIÉTÉS MÉDICALES D'ARRONDISSEMENT DE LA SEINE ET LE CONSEIL GÉNÉRAL DE CES SOCIÉTÉS

par MM. CAYLA et DUCOR
de Paris.
Délégués du Conseil général des Sociétés d'arrondissement de Paris.

Historique de ces Sociétés, leur constitution, leur but, leur rôle au point de vue professionnel et scientifique.
Origine du Conseil général, son fonctionnement, son but. Importance de cette création dans la solution des questions d'intérêt général et comme tribunal superarbitral.

Au moment où la profession médicale en est encore à chercher la meilleure formule d'association, il nous a paru intéressant pour tous, pour nos confrères de province, pour les honorables médecins étrangers qui sont venus à ce premier Congrès de médecine professionnelle, de vous exposer comment sont groupés les nombreux praticiens de la capitale.

Il existe à Paris, depuis de longues années, des Sociétés médicales importantes, constituées la plupart sur un arrondissement : formation territoriale dont on comprend la raison sans insister.

Les unes, comme celles du VIIIe et du Ier ont plus de 50 années d'existence, la plupart comptent plus de 20 années, elles sont aujourd'hui au nombre de 15 et comprennent plus d'un millier de médecins. Comment s'y fait le recrutement des membres ? Par un vote en assemblée après une enquête, suivie d'un rapport, scientifique quelquefois, moral toujours, fait sur le candidat déjà présenté par deux parrains.

Ainsi formées, ces Sociétés constituent des réunions de médecins honorables appelés à se fréquenter dans l'exercice journalier de leur profession.

Quelques-unes de ces Sociétés, plus favorisées au point de vue territorial, ont compté comme membres à des titres divers tous les grands noms de la médecine française.

Voilà donc l'élément fondamental, irréductible, de l'organisation médicale de la Seine, la Société médicale d'arrondissement.

Constituées des éléments que nous venons de mentionner, elles ont toujours poursuivi un double but scientifique et professionnel. Au premier de ces points de vue, sans avoir la prétention d'être de petites académies, elles permettent au praticien d'apporter à ses confrères le fruit de son expérience et il trouve là une tribune pour signaler les cas de la pratique digne d'intérêt, les questions d'hygiène locale, d'épidémiologie, etc. Dans quelques Sociétés, ce rôle de Société médicale est considérable, mais il faut reconnaître que c'est surtout sur le terrain professionnel que son utilité devient plus grande et s'affirme de plus en plus. Nous avons parlé du rôle moral de la Société d'arrondissement, mais les intérêts matériels, les conflits entre confrères, ou avec l'administration, les tarifs d'honoraires, la poursuite d'exercice illégal, etc., tout cela est de son ressort et depuis ces dix dernières années leur importance s'est singulièrement accrue à ce point de vue.

Mais, messieurs, si la Société d'arrondissement, telle que nous venons de la décrire, était capable de rendre sur son territoire des services importants aux divers points de vue que nous avons signalés, son action restait limitée. Les Sociétés restaient autonomes, isolées, s'ignorant les unes les autres, en tous cas incapables d'une action commune.

C'est à cet état de choses qu'est venue porter remède la création du *Conseil général des Sociétés médicales d'arrondissement*. Qu'est-ce, en un mot? une façon de conseil supérieur, composé des bureaux des Sociétés médicales, appelé à connaître des questions d'intérêt général, à concentrer les questions traitées dans les diverses Sociétés et à formuler un avis conforme aux vœux de la majorité. Il vous suffira, messieurs, de jeter les yeux sur les statuts que nous faisons distribuer pour comprendre de quelle indépendance, de quelle compétence, et de quelle autorité morale peut jouir une assemblée recrutée dans de semblables conditions. Le conseil constitue une sorte de juridiction supérieure, une espèce de cour de cassation dont les membres sujets tous les ans à des renouvellements partiels sont des médecins indépendants rompus à toutes les difficultés et connaissant tous les besoins de la pratique médicale.

Voilà, mes chers confrères, dans toute sa simplicité le mécanisme de l'association médicale à Paris : nous vous le présentons comme le plus durable, le plus propre à assurer à une Société tout ce qu'un médecin a le droit d'y trouver, un appui matériel dans un milieu parfaitement honorable.

Il laisse à chaque Société son autonomie et fait faisceau des efforts de toutes, lorsqu'il y a lieu d'engager une action commune.

C'est là pour nous la forme d'association idéale, et j'entendais à une de nos premières séances de ce Congrès une communication de notre honorable confrère le docteur Jendrassik, de Budapest, qui m'a singulièrement frappé.

Dans son rapport, notre honorable confrère nous exposait l'organisation de l'association des médecins de Hongrie, et en relisant son rapport vous serez frappé comme moi de la ressemblance avec notre régime parisien.

L'association est libre, les associations filiales qui la composent ont au-dessus d'elles un conseil présidentiel constituant un lien entre ces associations.

J'ajoute, messieurs, pour pousser la comparaison plus loin, que ces associations de Hongrie ont fondé un journal mensuel et que, chez nous, grâce aux efforts de deux de nos honorables confrères, les docteurs Verchère et Genesteix, nous avons pu réaliser ce desideratum envoyé gratuitement à tous les confrères.

Relisez ces quelques pages et vous serez frappés de la similitude avec nos associations médicales parisiennes, et si j'insiste, c'est parce qu'il me parait instructif de voir une association jeune, cherchant à se constituer, retourner à l'ancienne formule qui laisse au médecin pleine et entière liberté de l'adhésion, repoussant les divers modes de contrainte que les divers autres modes de groupement nous offrent comme un mal nécessaire.

Mais, messieurs, après cette parenthèse, laissez-moi revenir sur notre organisation parisienne; qu'a fait ce conseil général, trait d'union de toutes nos Sociétés médicales, depuis douze ans qu'il fonctionne? Pour nous qui avons été mêlé intimement à sa vie nous pourrions étaler nos procès-verbaux et dresser une longue liste de ses travaux, il nous suffira de citer les plus importants. Nous notons la première condamnation importante pour fait d'exercice illégal de la médecine, les projets de loi sur l'exercice de la médecine, sur la santé publique, l'assistance médicale, la création d'un laboratoire officiel d'examens bactériologiques, la loi sur l'exercice de la médecine, l'exercice de la pharmacie, la loi des patentes, la création d'un ordre de médecins, la rédaction d'un code de déontologie, la revision de procès intenté à un médecin, la réforme des expertises médico-légales, qui a été l'objet d'un important rapport de l'un de nous[1], un travail de M. le docteur

1. Ducor, *Rapport sur la réforme des expertises médico-légales*, Imp. Daix frères, 5, place Saint-André, Paris.

Poiton-Duplessy, ancien président du conseil, sur l'alcoolisme, qui a marqué un des premiers actes de la campagne anti-alcoolique.

Je m'arrête, messieurs, ne voulant signaler que les questions d'ordre général. Vous pouvez voir que l'activité du conseil s'est affirmée dans toutes les branches de notre profession et que les questions qui lui sont soumises sont de plus en plus nombreuses et importantes.

Messieurs, je crois avoir démontré que l'association médicale de la Seine que je viens de vous décrire avec la Société médicale comme premier échelon et le conseil général de ces Sociétés, au sommet, représente la forme idéale de l'association, car j'estime pour ma part que toute autre association, de quelque nom qu'elle se décore, ne saurait avoir la prétention de voir se développer et vivre et fonctionner un groupement comprenant les 2500 médecins de Paris.

DISCUSSION

M. Smith (de Londres) pose la question suivante : La tendance, l'esprit de ces Sociétés médicales françaises, sont-ils d'encourager les syndicats ? Les unes et les autres de ces associations se proposent-elles un but identique ? Les Sociétés médicales anglaises organisent des syndicats, et ces syndicats ont surtout pour but de discipliner les mauvais confrères et de les rappeler au sentiment du devoir.

M. Cayla (de Paris). — En France, on se désintéresse pour les associations des confrères indifférents.

M. Clement (de Bucarest). — En Roumanie, l'association générale des médecins cumule pour ainsi dire toutes les questions qui intéressent le corps médical roumain. Tous les médecins sont reçus comme membres à la suite d'une simple demande; seulement si le confrère est connu comme une personne à laquelle on a à reprocher quelque chose, ce confrère n'est pas admis par le comité de l'association. Voilà pour la question soulevée par M. Smith de Londres.

Je veux aussi exprimer un vœu, c'est que le comité d'organisation du prochain Congrès veuille inscrire dans le programme que toutes les associations des pays étrangers fassent un rapport circonstancié sur les questions les plus importantes traitées par chaque association.

M. Cuylits (de Bruxelles) s'associe à ce vœu et désire que chacun apporte au prochain Congrès des documents susceptibles de compléter l'éducation professionnelle des médecins.

M. Ducor (de Paris). — Les Sociétés médicales d'arrondissement de Paris, dont quelques-unes datent de longues années, sont non pas seulement des Sociétés utilitaires, mais des Sociétés confraternelles, qui exercent une action morale des plus puissantes sur leurs membres. Les réunions sont fréquentes, tous les membres peuvent prendre part aux délibérations et s'instruire sur les difficultés de la vie professionnelle et les devoirs du médecin. Ce groupement, analogue aux Sociétés locales de différents pays, peut être considéré comme une véritable école de déontologie pratique.

M. Smith (de Londres). — Y-a-il lutte ou entente entre le syndicat de la Seine et ce Conseil ?

M. Ducor. — J'appartiens à l'administration de ces deux associations, mais je ne puis rechercher ici si l'entente est plus ou moins complète entre les deux. Dans tous les cas, ce sont deux groupements qui utilisent chacun de son côté des forces qui, isolées, resteraient perdues pour le corps médical.

M. Bellencontre (de Paris). — La dualité des Sociétés d'intérêts professionnels représentée par les Sociétés d'arrondissement, d'une part, et le syndicat de la Seine, de l'autre, loin d'être pour moi un fait fâcheux, est au contraire excellente.

Le syndicat des médecins de la Seine, comme tous les syndicats, représente nos intérêts matériels, c'est l'arme légale dont nous disposons sur le terrain économique. Je voudrais, c'est là une opinion personnelle, voir ouvrir toutes grandes aux confrères les portes de tous les syndicats ; point de parrains, point de formalités. Tout médecin muni de son diplôme fait partie de droit des syndicats dont l'action ne peut peut être efficace et prépondérante que par le nombre, le grand nombre.

Les Sociétés d'arrondissement, au contraire, avec leurs statuts respectifs opèrent une sélection parmi nous, elles représentent, le plus simplement du monde, avec une action suffisante, cet ordre chimérique des médecins dont l'immense majorité ne veut pas.

ORGANISATION DES UNIONS MÉDICALES DANS LA GRANDE-BRETAGNE SITUATION ÉCONOMIQUE ACTUELLE DU CORPS MÉDICAL

par M. Adolphe SMITH
de Londres.

Pendant longtemps la profession médicale a cru échapper aux effets de l'évolution économique qui s'est produite surtout pendant la seconde moitié du dix-neuvième siècle. La grande industrie organisant la subdivision du travail, les grands capitaux écrasant les petites entreprises ont modifié de fond en comble les conditions du travail. De son côté, le travailleur a dû chercher dans l'organisation, c'est-à-dire dans la formation de chambres syndicales et de caisses de résistance les moyens de défendre ses intérêts. Seul, il ne pouvait plus lutter.

Les membres de la profession médicale, hommes d'élite, ayant fait les frais d'une éducation difficile, appartenant à une classe plus élevée de la société, possédant souvent eux-mêmes quelques capitaux, et par leur famille et leurs relations sociales se trouvant du côté des classes possédantes plutôt que du côté du prolétariat, n'ont pu comprendre de prime abord que leur position, en tant que médecins exerçants, était la même que celle des autres travailleurs et devait subir les mêmes effets des forces économiques.

Certes, leur position est parfois complexe. Comme possesseurs de propriétés mobilières ou immobilières, ce ne sont pas des travailleurs dépendant de leur travail pour leur existence; mais, au point de vue économique, il n'y a pas de différence entre un médecin donnant une consultation et recevant des honoraires et n'importe quel autre travailleur se faisant payer pour son travail. Dans la pratique cependant, cette similitude économique entre le médecin et l'ouvrier se trouve déguisée par le fait que d'habitude le médecin gagne beaucoup plus et occupe une meilleure position sociale; ce qui explique la difficulté que l'on éprouve à lui faire comprendre sa véritable position économique. Vu l'étendue de ses connaissances scientifiques, il est toujours exposé à la tentation de se considérer comme une personne tout à fait supérieure et, grâce à cette supériorité, il se berce de l'illusion qu'il est à l'abri du flux et du reflux des forces économiques. Aussi il y a des médecins qui font fortune rapidement, et leurs confrères peuvent croire qu'ils en feraient autant, s'ils avaient le même mérite, les mêmes capacités. Cela cependant est une profonde erreur. Ce ne sont pas le talent, le savoir, le tact, le génie, qui en eux-mêmes commandent la fortune. Le fer ou l'acier nous est bien plus utile que l'or. On pourrait facilement substituer à l'or un autre véhicule d'échange; mais sans fer toute l'industrie moderne serait condamnée à disparaître. Le fer, le charbon, le bois, le blé, si vous voulez, et d'autres innombrables objets, qui sont plus utiles et indispensables que l'or, coûtent beaucoup moins cher. Ce phénomène économique provient tout simplement du fait qu'il y a beaucoup plus de charbon, fer et bois, qu'il n'y a d'or. Si cela peut satisfaire son amour-propre, le médecin est digne de se comparer à l'or; mais alors il doit reconnaître que l'or est bien meilleur marché aujourd'hui qu'autrefois, quoiqu'il n'ait rien perdu de ses qualités. Le médecin, lui, aurait plutôt augmenté les siennes; son savoir et ses capacités ont suivi les progrès de la science, et cependant, plus élevé en valeur individuelle, il est en baisse au point de vue économique. L'or est devenu meilleur marché, parce qu'il y en a beaucoup plus. De même le médecin est devenu meilleur marché, parce qu'il y a aujourd'hui beaucoup plus de médecins.

Il y a une autre raison subsidiaire qui a fait baisser le prix de l'or. Ce ne sont plus quelques individus qui, pour en trouver, remuent la terre avec de simples pelles; ce sont de vastes et formidables compagnies financières qui organisent, subdivisent ce travail et obtiennent à moins de frais un rendement beaucoup plus considérable. Et n'avons-nous pas aussi une grande augmentation des hôpitaux et des Sociétés de mutualité qui par l'organisation et la subdivision du travail médical arrivent à obtenir pour des millions de malades les soins dont ils ont besoin, et cela en échange d'une dépense bien moins considérable. Eh bien, si d'une part vous avez une augmentation dans le nombre des médecins, et d'autre part si par l'organisation vous arrivez à faire accomplir par un médecin autant qu'autrefois par deux ou trois, le résultat inévitable est la baisse dans la valeur économique du travail et des soins médicaux. Voilà la loi économique dont le médecin n'est pas à l'abri plus qu'un autre membre de la communauté. Tout ce que l'on peut dire, c'est que le médecin est parmi les derniers et non parmi les premiers à souffrir de cette loi économique. Aussi est-il parmi les derniers poussé par la nécessité à organiser des mesures de défense. Cette nécessité commence à se faire jour; ce Congrès et la formation des syndicats médicaux dans plusieurs pays en sont la preuve.

Il n'y a que deux moyens d'éviter l'action de la « loi d'airain » qui gouverne le salaire. L'une est d'acquérir une capacité utile, mais rare. Ce n'est pas le mérite intrinsèque de cette capacité qui détermine son prix de vente mais sa rareté. Un bon ténor est payé fort cher, non parce qu'il est un habile musicien, mais uniquement parce qu'il y a peu de personnes possédant une aussi belle voix. Il est plus facile d'être cuisinière que gouvernante ou institutrice, mais il y trop de ces dernières, de sorte que la cuisinière est mieux payée et trouve plus facilement un emploi. A mesure que le nombre des médecins augmente, leur rémunération doit diminuer. C'est le résultat inévitable de la concurrence qu'ils se font entre eux. Avec la libre concurrence et la libre production, le surplus des services offerts doit amener la réduction du prix payé pour ces services. Cela est dans la nature des choses; et pour modifier l'effet d'un courant naturel, il faut construire une digue. Il faut des digues artificielles pour la profession médicale, si elle ne veut pas être débordée par le flot toujours montant de l'évolution économique. C'est ce que quelques médecins anglais ont compris. Il est vrai que la plupart ont agi par intuition plutôt que par connaissance des lois économiques. Tout de même nous avons des résultats.

Ce sont quelques-uns de ces résultats que je désire maintenant vous soumettre. Pendant cinq ans j'ai voyagé de ville en ville pour étudier sur place ce que l'on avait fait. Ce que j'ai écrit comme résultat de ces enquêtes remplirait plusieurs volumes, et pour les détails je dois vous référer aux colonnes du *Lancet* à partir de septembre 1895. Ma première enquête publiée a été intitulée : la *Bataille des clubs*. Elle a été reproduite et forme un petit volume dont il reste encore quelques exemplaires. J'ai commencé par la ville de Portsmouth, où se trouvent plusieurs clubs et Sociétés de secours mutuels. Les *Old Fellows* ont 961 500 membres adhérents et la branche de cette association d'assistance mutuelle établie à Portsmouth compte environ 5 000 membres. A Portsmouth, les *Foresters* ont aussi 4 000 membres, les Druids 1 200, sans compter d'autres Sociétés moins importantes.

Les membres de ces mutualités, pour la plupart pères de famille, payent 5 francs par an à leur médecin. Cela rapportait à un médecin de Portsmouth, qui avait la plus grande clientèle, environ 25 francs par jour ou 40 centimes par consultation, de laquelle somme il faut déduire 25 à 50 pour 100 comme coût des médicaments qu'il doit fournir à ses malades. Si le gagne-pain ou chef de famille est malade, le médecin est content de le soigner pour cette modique somme : mais il s'attend à être payé au tarif ordinaire, 2 à 5 francs la consultation, médecine comprise, quand le chef de famille est à son travail et que le médecin est appelé pour les membres de sa famille. Ce genre de pratique est du reste le moyen le plus usuel pour le jeune médecin de se faire une clientèle. Par les mutualités qu'il sert, il se fait connaître et obtient une clientèle privée. Mais voilà que maintenant ces mutualités veulent englober dans leurs rangs les femmes et les enfants. Il ne resterait donc plus rien pour la clientèle privée, la seule qui rapporte au point de vue financier. Nous avons donc ici un exemple de la tendance économique vers l'organisation collective ayant pour objet la réduction du prix de production, ce qui est excellent pour le consommateur, mais parfois désastreuse pour le producteur. Sur les 961 500 membres du *Manchester Unity* des *Old Fellows*, il y en a déjà 112 757 qui sont des enfants ou jeunes personnes. Heureusement il n'y avait au premier janvier dernier que 1227 femmes; car c'est contre l'admission des femmes, et des jeunes personnes ayant moins de 21 ans que la profession médicale a déclaré la guerre. Quand la famille se trouve gênée parce que son chef est malade et ne peut pas gagner son salaire, alors le médecin veut bien le soigner au tarif minimum des mutualités. Mais quand il se porte bien et gagne son salaire, alors il doit payer pour les soins donnés aux autres membres de la famille. En un mot, le médecin veut bien donner consultation et médecine, même pour un prix dérisoire, quand il y a une véritable détresse, mais non pas quand les malades ont les moyens de payer la somme modique et minimum du tarif ordinaire fait à la petite bourgeoisie et aux ouvriers.

A ceci les mutualités répondent qu'ils sont si nombreux que leurs dix centimes par semaine représentent de gros revenus. Si nous prenons Portsmousth comme exemple, le médecin lui-même reconnaît qu'il reçoit environ 25 francs par jour des mutualités. S'il refuse d'accepter comme membres les femmes et les enfants, on peut mettre une annonce dans les journaux et il ne manquera pas d'autres médecins qui seront bien heureux de s'établir à Portsmouth, s'ils ont une promesse d'environ £565, soit 8125 francs par an.

A ces considérations les médecins en opposent d'autres — et ici le cas est réel. Le médecin de Portsmouth en question m'explique que sa position est exceptionnelle; les autres médecins au service des mutualités ne gagnent pas autant. Puis pour la moyenne de 25 francs par jour il a tant de visites à faire qu'il est obligé d'avoir une voiture; ce qui coûte 12 fr. 50 par jour. Aussi ses malades, membres des mutualités, lui prennent cinq heures par jour, de sorte qu'il ne reçoit que 5 francs par heure; et en déduisant des honoraires le coût de la médecine qu'il leur donne, il ne reste guère que 3 fr. 50 de bénéfice net par heure. Il ne vaut pas la peine d'être le médecin le plus populaire d'une grande ville pour ne gagner que 3 fr. 50 par heure de travail assidu. S'il n'avait pas eu, outre les mutualités, une large clientèle privée, il ne pourrait pas exister; et, de clientèle privée, avec l'esprit d'organisation qui prédomine aujourd'hui, il n'y en aura bientôt plus.

A part les mutualités, il y a de larges compagnies d'assurances qui offrent comme attrait le service médical à leurs assurés. Ces compagnies financières, ces entreprises purement spéculatives et commerciales payent leurs médecins dix centimes par semaine par membres inscrits. Ils n'ont aucun scrupule, font de la réclame, des annonces, et foulent aux pieds toutes les règles de l'étiquette médicale. Cependant il y a tant de médecins sans clientèle et à bout de ressources que ces compagnies trouvent assez facilement des candidats, quand ils garantissent un certain nombre de souscripteurs à dix centimes par semaine. Il y a encore pis que cela.

Il y a même des cabaretiers qui font de la mutualité pour mieux vendre leurs liqueurs frelatées. Ils recueillent de leurs clients une somme fixe par semaine, soit six pence. Sur ces six pence, un penny va au médecin, quelquefois moins. Quand un des membres est malade, il est soigné par ce médecin et reçoit du cabaretier qui tient la caisse peut-être dix francs par semaine. A la Noël, l'argent qui reste en caisse est partagé entre tous les membres, ou plutôt le cabaretier leur donne l'équivalent en wiskey et autres liqueurs fortes pour fêter la nouvelle année. De la sorte les services du médecin ont servi à faire vendre la bière et le gin du cabaretier; car, lorsque les membres viennent payer la cotisation au cabaretier, ils ne manquent pas l'occasion de boire un coup. Ainsi le médecin sert à allécher les clients du cabaretier. On met son nom en avant, tout comme le restaurateur met de grosses asperges dans sa vitrine pour exciter l'appétit des passants. Voilà à quel bas-fonds sont tombés quelques membres d'une noble profession! C'est surtout à Grimbsy et à Nottingham que j'ai trouvé cette alliance du médecin et du cabaretier, et à Walsall, il y a un cabaretier qui a la spécialité pour femmes qu'il grise d'abord et leur fournit des soins médicaux après.

Pour mettre fin aux disputes avec les médecins, les Sociétés de secours mutuels dans un grand nombre de villes se sont fédérées et ont fait caisse commune en tout cas pour ce qui concerne leur service médical. Ils ont loué une grande maison. La partie inférieure est disposée en bureaux de comptabilité, en salles d'attente, de consultation et en dispensaires. La partie supérieure sert de domicile pour le médecin, que l'on a ainsi toujours sous la main. Ce malheureux médecin est payé un salaire fixe. Il est l'esclave des mutualistes. Il lui est absolument interdit de voir aucun malade, sauf les membres de la fédération mutualiste: et nuit et jour, son temps et sa science sont à leur disposition. Il est en outre victime de ce qu'en Angleterre on appelle le *sweating*, en France le *marchandage*, et contre lequel en France on a fait des lois qui malheureusement n'ont jamais été appliquées. Prenons la fédération mutualiste de Walsall comme exemple. Elle a, en 1895, payé à son médecin le salaire de £ 168 avec interdiction de voir des clients privés. Pendant cette année le médecin donna 13025 consultations au local de la fédération et rendit 6115 visites aux malades, à leurs domiciles : total : 19140 consultations. 9168 égalent 40520 *penny* ou 405200 centimes: et si nous divisons cette somme par les 19140 consultations, nous voyons que ce médecin a reçu en moyenne 21 centimes par consultation. D'autre part, les membres de cette mutualité payent 5 sh. 6 d. par an pour le service médical, et si l'on divise le total de ces recettes par le salaire payé au médecin, on voit qu'il ne reçoit que 1 sh. 1 d. par an par membre. Deux tiers des recettes vont à la fédération: et là-dessus elle n'a à payer que pour les drogues et l'entretien du local, de sorte qu'ils font un bénéfice sur le dos du médecin. C'est là le système du *marchandage*, de l'intermédiaire entre le consommateur et le travailleur: c'est le sweating système de *faire suer* (sweat) le travailleur pour produire le bénéfice qu'il ne touche pas, mais que le marchandeur empoche.

Vous voyez bien que le médecin, tout comme les autres travailleurs, a dû subir la *loi d'airain* qui gouverne le salaire. Vu la concurrence, il y a des médecins qui sont obligés d'accepter des situations comme celles que je viens de vous décrire. D'autre part, comme il est démontré que par l'organisation on peut obtenir les services médicaux des médecins sortant des meilleures écoles à quelques centimes la consultation, vous pouvez être tout à fait sûrs que des organisations qui donnent de si beaux résultats économiques vont augmenter de plus en plus et ces forces économiques finiront par dégrader complètement une noble profession. Il n'y a qu'un espoir, c'est celui d'opposer à l'évolution économique naturelle un barrage artificiel, c'est de lutter contre les organisations en créant soi-même d'autres organisations (c'est ce que l'on a fait en Angleterre): et je terminerai en vous donnant une liste des organisations de cette nature qui ne sera pas complète, mais c'est une liste de Sociétés que je connais personnellement. Naturellement je parle des chambres syndicales de médecins. Leurs programmes diffèrent selon les exigences de la lutte; mais ils se ressemblent dans leurs principes fondamentaux.

Le premier article, la première de toutes les questions pratiques, c'est la guerre aux « sarrasins ». Quel que soit le débat, dès qu'un médecin a donné sa démission avec l'approbation de son syndicat, il ne faut pas qu'un autre médecin vienne prendre sa place. C'est surtout par l'exemple donné lors de la grande grève médicale à Bruxelles, que les Anglais ont appris comment l'on doit traiter les médecins *sarrasins*. C'est du reste la plus grosse difficulté. Comment faire pour empêcher que, soit par misère, soit par manque de solidarité, par égoïsme, un seul individu, un *sarrasin* vienne à lui tout seul détruire l'œuvre de toute une communauté. La plupart des grèves qui ont éclaté ont eu pour but d'empêcher des gens riches ou aisés d'appartenir aux mutualités. Les médecins approuvent les mutualités à condition que le service médical ne soit accordé qu'aux pauvres. Ils demandent avec insistance la fixation d'une limite sur les salaires et ceux qui dépasseront cette limite ne doivent pas bénéficier du service médical. Comme les mutualités et autres Sociétés analogues n'ont jamais voulu accepter cette limitation, les syndicats médicaux dans certaines villes ont pensé que la solution la plus pratique était de fonder eux-mêmes des mutualités : le projet a été réalisé avec beaucoup de succès à Eastbourne et à Coventry, où les chambres syndicales ont organisé des services publics médicaux. Là naturellement il n'y a pas d'intermédiaires. Les cotisations ne sont reçues que des personnes qui sont réellement pauvres et toute l'administration est entre les mains des médecins.

Mais, quel que soit le mode d'action, le principal objet, l'avantage du syndicat est de mettre fin à la concurrence du médecin contre le médecin. Les anciennes rivalités, les disputes et jalousies personnelles, tout cela disparaît, est noyé dans l'intérêt supérieur du syndicat. Au nom du syndicat, les vieux ennemis qui ne se sont pas salués pendant des années deviennent de bons amis. On ne craint plus de s'absenter, de peur qu'un autre médecin ne vous vole votre clientèle : car c'est un principe du syndicat de s'aider les uns les autres, de ne point se nuire. A-t-on jamais vu de si bonnes et franches fraternités que celles qui règnent maintenant dans les quelques villes où les médecins ont le bonheur d'avoir établi de forts syndicats ?

En voici la liste :

N° 1. *The medical defense Union.* — Secrétaire. Dr Alfred George Bateman, 4, Trafalgar square, Londres, W. C. 4500 membres adhérents.

N° 2. *The hôpital Reform Association.* — Secrétaire. M. Thomas Garret Horder, 52, Windsor place, Cardiff, Wales.

N° 3. *The Eastbourne Provident Medical Association.* — Secrétaire, Dr A. Harper, 7, Chiswich place, Eastbourne. Cette association, sauf une exception, comprend tous les médecins pratiquants d'Eastbourne et a 50 membres.

Nº 4. *The East Suburban Medical protection and Medical Ethical Society, limited.* — Secrétaire, M. Murtaugh Houghton, York-road, Ilford, Essex. A ses bureaux et son centre au *West Ham Hospital* et a 120 membres.

Nº 5. *The Lincoln medical Society.* — Secrétaire, Dr W. A. Carline Lincoln. 40 membres.

Nº 6. *The Brighton Hospital Reform Association.* 25 membres.

Les Sociétés ci-dessous constituent une partie du comité britannique de patronage du Congrès international de Déontologie médicale et c'est pour cette raison que je donne leurs noms, car ils ne sont pas tous de véritables syndicats. La première ne s'occupe que de la défense des médecins en cas de procès ; la seconde et la sixième de l'abus des hôpitaux par les malades qui ont les moyens de se faire soigner chez eux. Les trois autres Sociétés sont de véritables syndicats professionnels dans toute l'acception du terme. Pour continuer la liste nous avons aussi :

Nº 7. *The Manchester medical Guild.* — Secrétaire, Dr A. Stewart, 12 Eccles Old Road, Pendleton, Manchester. 200 membres.

Nº 8. *The Wigan medical Guild.* — Secrétaire, M. Luther Cooke, Ashfield, Aspall near Wigan. 75 membres ; et, sauf deux exceptions, cette association comprend tous les pratiquants du district.

Nº 9. *The Colliery Surgeon's Association.* — Secrétaire, M. J. H. Marsh, Little Hulton, près Bolton. Cette association a une centaine de membres et renferme tous les chirurgiens des mines des bassins houillers du district de Bolton sauf un seul que fit venir la Société d'assurance contre les accidents, contre laquelle une grève a été organisée.

Nº 10. *The Stockport Medical Society and the Stockport Provident Medical Guild.* — Secrétaire, M. B. W. Housman, the Elms, Edgeley, Stockport. 40 membres. Il y a un seul docteur pratiquant de la localité qui n'est pas enrôlé.

Nº 11. *The Ashton-under-Lyne and District Medical Society.* — Secrétaire, Dr S. Crawshaw, Trafalgar square, Ashton près Manchester. 40 membres comprenant tous les médecins pratiquants de la localité.

Nº 12 *The Nottingham and District Medical Union.* — Secrétaire, le Dr A. W. Peskett, College-street, Nottingham. Les deux tiers des pratiquants du district sont en union et ils sont en tout 120 membres.

Nº 13. *The Coventry Public Medical service.* — Secrétaire, le Dr W. Richardson Rice, Gosford-green, Coventry. Suscitée en opposition avec le Coventry Provident dispensaire qui a établi un comité employant six médecins. Il a 120 membres.

N° 14. *The Weston super Mare Provident Medical Association.* — Secrétaire, le Dr C. P. Crouch, Sea Front, Royal-terrace, Weston super Mare, 20 membres comprenant presque tous les praticiens de la localité.

N° 15. *The County of Durham Medical Union.* — Président, le Dr Edward Jepson, 42, Old Elvet, Durham.

N° 16. *The Small Heath Medical Provident Club.* — Secrétaire, le Dr W. J. Notley, Small Heath, Birmingham. Les détails manquent.

N° 17. *The Manchester and Salfort Provident Dispensaries Medical Officer's Association.* 50 membres.

N° 18. *The London and Counties Medical Protection Society Limited.* — Secrétaire général, le Dr Hugh Woods, Bureau 12 New Court, Lincoln's Inn, W. C. 1520 membres.

N° 19. *The United Kingdom Police Surgeon's Association.* — Secrétaire, M. Fred. W. Lowndes, 40 Knight street, Rodney street, Liverpool.

N° 20. *The Cork Medical Profession Association.* — Secrétaire, M. Philip. G. Lee, 25 Patricks hill, Cork. La profession médicale est complètement organisée en un seul corps et comprend 49 membres actifs.

N° 21. *The Poor-law Medical officer's Association.* — Secrétaire, M. H. Greenwood, Prince's Chambers, 9 Copthall-avenue, London-Wall, Londres E. C. 200 membres.

N° 22. *The Gateshead Medical Association.* — Secrétaire, Dr Alfred Cox, Cofield house, Gateshead, 45 membres. Cette association renferme tous les médecins, moins un exerçant dans la localité.

N° 23. *The Newcaske-on-Tyne Medical new Society.* — Secrétaire, Dr S. M. Cracken, 47 Westmorland Road, Newcastle on Tyne. 95 membres.

N° 24. *The South Shields Medical Practitioners Association.* — Secrétaire, Dr J. H. Hunter, South Shields. 55 membres.

N° 25. *The Midlesborough and District Medical Society.* — Président, M. S. Walker, secrétaire, Dr Howell, 55 membres sur 55 médecins.

N° 26. *The Battersea and Clapham Medical Association.* — Secrétaire, Dr W. Carey, Gloucester House, 41, Bolingbroke grove, Wandsworth common, S. W. Le conseil comprend 15 médecins exerçants.

N° 27. *The Eastern Valley Medical Association.* — Secrétaire, M. A. B. Avarne, Crossfield House, Blaenavon, Montmouthsire. Membres, 15 chirurgiens des mines houillères.

N° 28. *The Incorporated Medical Practitioners' Association of Great Yarmouth.* — Comprend chaque médecin exerçant dans le bourg, excepté les officiers médecins de la fédération des mutualités. En tout 16 membres.

N° 29. *Beckenham and Penge Medical Society.* — Secrétaire, M. C. S. Wood, Ashburton House, Penge. S. E. De 30 à 40 membres.

N° 30. *The South West London Medical Society.* — Président, M. W. G. Dickenson, Elm Bank, West-hill, Putney-heath, S. W. Des réformes médicales et morales ont une place prédominante dans le programme de cette société.

N° 31. *The Hull Medical Society.* — Alfred Parquis, président, 24. Albion street, Hull. 72 adhérents sur 100 médecins exerçant à Hull et dans le voisinage.

N° 32. *The Bradford and West Riding Medical Union.* — Président, Dr W. Hime. Dr Mackensie, vice-président; Dr Michell, Park Lane, Bradfort secrétaire. Environ 70 adhérents.

N° 33. *The London and Counties Medical Protection Society.* — Président, Jonathan Hatchinson L. L. D.; F. R. C. S.; 7 R. S. Secrétaires, Dr Hugh Woods and M. A. G. R. Foulerton. Bureaux, 12, New Court, Lincoln's Inn, Londres W. C., 1520 adhérents.

N° 34. *The Incorporated Society of Medical officer's of Health.* Président, Dr A. Lewsholme; secrétaires, Dr F.-J. Allen et M. Herbert Manley M. B. Bureaux, 197 Bigh Holborn, Londres, W. C. De 750 à 500 adhérents.

N° 35. *The Portsmouth medical Union.* — Secrétaires, Dr W. Carling, Highland Road, Southsea. 65 membres actifs du syndicat sur 75 médecins exerçant dans la localité.

LA SOCIÉTÉ MÉDICALE DE KIOTO

par M. SENYA SAITO
de Kioto (Japon).

Bei Gelegenheit der soeben in Paris stattfindenden Weltausstellung findet daselbst auch ein internationaler Congress von Angehörigen des ärztlichen Berufes statt, an dem sich berühmte Gelehrte aus allen Weltteilen beteiligen werden.

Es erfüllt mich mit Freude und Stolz, so viele grosse Gelehrte und würdige Vertreter der Medicin hier versammelt zu sehen.

Schreiber dieses, Senya Saito aus der alten japanischen Kaiserstadt. Kioto Vorsitzender der dortigen medicinischen Gesellschaft, glaubt, dass es für die hier versammelten Collegen nicht ohne Interesse sein wird, etwas über die dortige medicinische Gesellschaft und ihre Thätigkeit zu hören und erlaubt sich daher im folgenden einige Daten über dieselbe mitzuteilen.

Kyto war bis vor 55 Jahren viele Jahrhunderte lang die Hauptstadt des Reiches und die Residenz des Mikado, und jeder, der Japan einmal besucht oder sich mit der Geschichte des Landes befasst hat. kennt diese Stadt und ihre Ueberreste aus der alten Zeit. Die jetzige Einwohnerzahl von Kyto beträgt ungefähr 340000. Die medicinische Gesellschaft wurde vor nun elf Jahren gegründet und zählt zur Zeit 291 Aerzte als Mitglieder, d. h. mit alleiniger Ausnahme von etwa 20 alter, nicht mehr practicierender Aerzte der Stadt. so dass demnach auf je 1172 Einwohner ein Arzt fällt.

Die Gesellschaft setzt sich wie folgt zusammen :

1. Der Vorstand.
   a) Der Vorsitzende.
   b) Der stellvertretende Vorsitzende.
   c) 4 Schriftführer.
   d) Ein Ausschuss von 50 Mitgliedern, wovon je 5 aus den 10 Stadtbezirken, in die Kyto zerfällt, gewählt werden.

Ihre Thätigkeit besteht darin, dass sie erstens die in den Plenarsitzungen zu besprechenden Angelegenheiten gemeinschaftlich vorbereiten, und zweitens in ihrem Bezirk als Mittelspersonen zwischen der Gesellschaft und den Aerzten des Bezirks dienen.

Selbstverständlich sind dies alles unbesoldete Ehrenämter.

Der Zweck der Gesellschaft ist einerseits die Förderung des ärztlichen Berufes, die Hebung des ärztlichen Ansehens und die Wahrung der Interessen der Mitglieder, anderseits die Unterstützung der Regierung und städtischen Behörden in ihren Massnahmen auf ärztlichem und hygienischem Standpunkte. Zur näheren Erläuterung erlaube ich mir einige Beispiele anzuführen.

Im Winter dieses Jahres brach in dem ungefähr 15 Meilen von Kyvto entfernten Vsaka die Pest aus. Dank der sogleich getroffenen und strengstens durchgeführten Massregeln blieb Kyvto gänzlich von dieser Seuche verschont.

Vor ungefähr 10 Jahren hatte ein Teil Japans unter einem starken Erdbeben zu leiden, vielleicht dem grössten, das je Japan heimgesucht hat. Die Gesellschaft schickte sofort eine Anzahl ihrer Mitglieder dorthin und beteiligte sich eifrig bei den Rettungsarbeiten und der Behandlung der Verunglückten.

Am Ende eines jeden Monats hält die Gesellschaft eine Versammlung ab zu dem Zwecke, die Mitglieder mit den Neuheiten der Medicin bekannt zu machen. Auch giebt sie eine Monatsschrift heraus, worin sie Rechenschaft über ihre Thätigkeit während des letzten Monats und wissenschaftliche Aufsätze veröffentlicht. Für ihre Versammlungen besitzt die Gesellschaft ein eigenes Haus mit einer reichhaltigen Bibliothek medicinischer Werke.

Die Gesellschaft ist ferner bestrebt, durch Belehrung und Ratschläge nach Kräften an der Hebung der öffentlichen Sittlichkeit mitzuarbeiten.

Eine weitere Thätigkeit der Gesellschaft bedarf einiger erklärender Worte. Ausser den regelrecht ihre Studien an den zwei Universitäten, den fünf medicinischen Schulen machenden Medicinern, giebt es in Japan noch eine von der Regierung zugelassene Art des Studiums der Medicin, indem einzelne praktische Aerzte Schüler annehmen und zu Ärzten ausbilden. Um diesen letztgenannten Medicinstudierenden mehr Gelegenheit zu wissenschaftlichen Durchbildung zu geben, veranstaltet die Gesellschaft Kurse, in denen Vorträge gehalten und praktische Uebungen in allen medicinischen Hilfswissenschaften abgehalten werden.

Die Gesellschaft versammelt sich ausserdem zweimal monatlich, um gemeinsam mit den medicinischen Docenten der Universität ärztliche Fragen zu besprechen.

En résumé, il existe à Kioto. (Japon), ancienne résidence du Mikado et important centre médical du Japon, une association médicale occupant déjà 291 médecins. Cette société médicale s'occupe de questions professionnelles. Il existe aussi des associations filiales, agrégées à la première disséminées dans l'empire. Ces associations ont des rapports très immédiats avec les municipalités et l'État, pour l'élaboration des questions touchant l'exercice de la profession.

La séance est levée à 5 heures.

Secrétaires : MM. DIGNAT et Paul GUILLON.

Le soir, banquet par souscription au Palais d'Orsay, dans un des grands salons du premier étage, magnifiquement décoré de guirlandes électriques, de panneaux joliment peints et encadrés de dorures.

M. Lereboullet préside, assisté de M. Brouardel, doyen de la Faculté de Médecine ; de M. Gariel, professeur à la Faculté, délégué principal des Congrès de 1900 et de nombreux délégués étrangers.

Au champagne, plusieurs discours sont prononcés par M. Gariel qui, en sa qualité de délégué officiel du gouvernement, a porté un toast à la santé du Président de la République ; par MM Lereboullet et Brouardel qui remercient les délégués étrangers du précieux concours qu'ils ont apporté à l'œuvre si intéressante de l'union des médecins et de la sauvegarde de leurs intérêts professionnels.

Les délégués étrangers, MM. Petersen, de Saint-Pétersbourg ; E. Sciamanna, de Rome ; Vandam, de Bruxelles ; Benedikt, de Vienne ; Bertil Buhre, de Stockholm ; A. Smith, de Londres ; puis MM. Lasalle, de Lormont (Gironde), Ozenne, Poitou-Duplessy et Noir, de Paris, etc., ont répondu à ces confraternelles paroles par des discours justement applaudis, remerciant, à leur tour, le président du Congrès, M. Lereboullet et son secrétaire général, M. Glover, du dévouement qu'ils ont apporté à la cause commune et de l'amabilité de leur accueil.

NEUVIÈME SÉANCE. — QUATRIÈME ASSEMBLÉE GÉNÉRALE

Vendredi 27 juillet 1900

Le matin à 9 heures.

Présidence d'honneur de M. VANDAM

de Bruxelles.

Vice-président de la Fédération médicale belge.
Délégué officiel du gouvernement de Belgique.

Présidence de M. L. LEREBOULLET, président.

RAPPORT

SUR LES ŒUVRES D'ASSISTANCE ET DE PRÉVOYANCE MÉDICALE

par M. LANDE

de Bordeaux.

Président de l'Union des Syndicats médicaux de France.

L'étudiant en médecine mis en droit d'exercer la profession médicale par l'obtention du diplôme de docteur, représente, au seuil même de la carrière, un capital considérable. Je prends ici le mot capital dans son sens le plus étendu.

Quelle que soit la nation à laquelle il appartienne, le nouveau praticien a fait de longues études et est arrivé à un âge qui dépasse de beaucoup celui où, dans la plupart des professions, l'homme est en mesure de gagner son existence.

La vie matérielle seule jusqu'à l'âge de 25 à 28 ans, — pour ne pas parler de ceux qui placés dans des conditions exceptionnelles et espérant arriver par les concours prolongent parfois bien au delà de cette époque le cours de leurs études complémentaires, — la vie matérielle seule, dis-je, représente déjà une somme considérable. Il faut y ajouter les frais d'études et, pour estimer la véritable valeur sociale du jeune médecin, tenir compte en outre de sa capacité intellectuelle et professionnelle.

Le capital qu'il représente, au moment du début de sa carrière médicale, est donc constitué : 1° par la somme des débours que représente la vie matérielle d'un homme arrivé déjà au delà de la moitié de la vie moyenne; 2° par les dépenses spéciales que nécessitent des études longues et onéreuses; 3° par sa valeur intrinsèque résultant de ses capacités intellectuelles et scientifiques ou, en d'autres termes, la valeur propre de son travail accumulé.

Le capital social que représente le jeune médecin est donc constitué par un double élément, l'un pécuniaire, l'autre intellectuel, dont la valeur totale correspond à un chiffre supérieur à celui que représente un homme à ses débuts dans toute autre profession.

Par l'exercice de sa profession, le jeune médecin doit normalement et équitablement toucher les intérêts du capital qu'il représente et pendant la durée de sa vie professionnelle amortir ce capital. Sinon, il y a perte pour la société, et il y a perte pour le médecin lui-même.

Après avoir fait des frais considérables sans encaisser aucun bénéfice, après avoir travaillé une vingtaine d'années, dont quelques-unes particulièrement difficiles et laborieuses, le médecin arrive bien rarement à gagner la somme qui constitue l'intérêt normal de cette double avance et, fort souvent, il succombe à la tâche avant d'avoir amorti la moindre parcelle du capital engagé au premier jour de sa vie professionnelle.

S'il est seul, lui disparaissant, la perte est purement sociale. Mais il peut avoir encore des parents qui, après s'être imposé de longs et pénibles sacrifices, avaient le droit de compter sur la juste rémunération de son travail pour garantir leur vieillesse contre toutes les nécessités de la vie et pour trouver ainsi une compensation aux privations et aux soucis dont ils ont généralement payé l'éducation de leur fils et son entrée dans une carrière dite libérale. De plus, c'est presque une nécessité professionnelle que le jeune médecin ne demeure pas seul : pour voir ouvrir devant lui bien des portes, il faut qu'il présente certaines garanties de stabilité et de moralité qui sont considérées comme intimement liées à l'état de mariage.

Le médecin marié, bientôt père de famille, voit ses charges matérielles augmenter. Tant qu'il est valide, il peut faire face aux nouveaux besoins qu'il a pris la responsabilité de satisfaire; mais, ici encore, lui disparaissant, il subsiste des nécessités auxquelles rien ne pourra parer, le capital social étant anéanti par la mort du chef de famille.

Je parle, bien entendu, non pas des quelques heureux de la profession que ses durs devoirs et ses pénibles débuts n'ont pas effrayés, grâce à l'assurance que leur a donnée un patrimoine suffisant, ou bien, de ceux, plus nombreux à notre époque, qu'une alliance heureuse a fait riches avant tout travail personnel.

Cette constatation n'implique ni une critique, ni une envie contre ceux auxquels je viens de faire allusion, car nous sommes habitués à voir ces heureux de la profession se préoccuper sans cesse des confrères auxquels la fortune n'a pas souri dans le berceau ou dans le mariage.

Nous devons avoir ici en vue la grande masse des médecins qui, dans tous les pays, est composée d'hommes fils de leurs œuvres et dont la plupart, même parmi les plus illustres, ne doivent leur situation qu'à un long et pénible labeur que nulle privation n'a rebuté.

Il n'est pas possible d'établir mathématiquement la valeur du capital que représente le médecin à ses débuts. Il varie beaucoup, on le comprend, suivant les pays et suivant les individus, mais, proportionnellement, elle est toujours considérable.

Dans une autre profession, quand un homme se lance dans la vie avec un capital de même importance, il prend ses précautions pour garantir ce capital contre tous les risques qui peuvent, malgré ses précautions individuelles, malgré son travail de chaque jour, le compromettre et le détruire. L'usinier assure ses bâtiments, ses machines, ses approvisionnements, ses ouvriers envers lesquels il encourt certaines responsabilités ; le négociant assure de même ses marchandises ; l'armateur ses navires ; le propriétaire sa maison, ses bestiaux et ses récoltes.

Comment se fait-il que le médecin qui, à lui seul, représente tant par les débours accumulés que par sa valeur intellectuelle et scientifique un gros capital, ne songe que peu ou pas à garantir ce capital contre les aléas de la vie ? Cette incurie que nous sommes obligés d'avouer déjà peu compréhensible si le médecin est seul, devient impardonnable et il la jugerait telle lui-même chez les autres, quand on réfléchit qu'à la mise en valeur permanente, qu'à l'exploitation continue, qu'à la récupération de ce capital fatalement destiné à disparaître, sont liés l'existence et le bonheur de sa famille tout entière.

Il semble que parce que ce capital est virtuel il échappe à toutes les mauvaises chances de la vie, on ne comprend pas qu'il est représenté par la personne même du médecin et que ses seules garanties sont la santé et la vie de ce dernier.

Toute atteinte à la santé, tout chômage pour quelque cause que ce soit, aboutit à une perte plus ou moins considérable dans la perception du revenu du capital que représente le médecin, et la mort de celui-ci entraîne la disparition immédiate, à peu près complète, du capital lui-même, dans son intégralité.

Malgré l'usage de la cession de clientèle moyennant un prix débattu, la mort anéantit la valeur que représente un médecin. Je n'ai pas d'indications précises sur la légalité et le taux de ces cessions dans les autres pays, mais en France elles représentent à peine, dans les conditions les plus favorables, un semestre des gains professionnels du médecin décédé.

Il semblerait donc naturel que, dès les premiers jours de sa carrière, le jeune médecin se prémunît contre toutes les causes qui peuvent porter atteinte à la fortune qu'il représente et qu'il doit faire fructifier par son activité, de façon, on ne saurait trop le repéter, à obtenir ce résultat si légitime de toucher les intérêts de cette fortune, et, d'autre part, de la reconstituer progressivement, de l'amortir, suivant le terme consacré, pendant la période de son activité professionnelle.

Et cependant, même dans les nations où les idées de prévoyance sont le plus répandues, c'est à peine si, depuis quelques années seulement, il s'est produit dans le Corps médical un mouvement en faveur des œuvres d'assurances. Ajoutons, chose triste à dire, alors que les citoyens s'adonnant à une profession manuelle comprennent la nécessité de ces œuvres, s'imposent des sacrifices relativement considérables pour s'en assurer les bénéfices, les professions libérales en général, et la profession médicale en particulier, paraissent, presque partout, absolument réfractaires à ces idées, qui cependant, par leur adoption générale, constitueraient une véritable sécurité.

Serait-ce parce que, dans toutes les professions, le premier but visé par les prévoyants et les mutualistes a été la garantie, l'assurance contre l'interruption de travail causée par la maladie?

Le chômage dû à la maladie est, on le comprend, le plus onéreux pour le travailleur, car la privation du gain habituel se complique des dépenses supplémentaires, parfois fort onéreuses, que nécessite le traitement de la maladie, et l'on comprend fort bien que tous ceux dont l'unique ressource est le salaire quotidien aient eu particulièrement en vue de se préserver à la fois contre cette double cause d'appauvrissement et de misère.

L'assurance contre la maladie implique par elle-même la recherche de tous les moyens capables de diminuer dans la plus large mesure les sacrifices qu'impose le chômage, et il est tout naturel que l'on ait pensé à restreindre le plus possible les dépenses afférentes à la maladie, c'est-à-dire l'honoraire du médecin et le prix des préparations pharmaceutiques. De telle sorte que l'entente mutualiste a eu pour effet immédiat la diminution des ressources professionnelles du médecin.

Car, si l'on peut dire que dans les Sociétés mutualistes figurent bon nombre de gens qui, le cas échéant, auraient été incapables de rémunérer convenablement les soins du médecin, dans l'ensemble cependant, et grâce à des abus qui ont trop longtemps duré, mais auxquels certaines dispositions légales tendent actuellement à mettre un terme, beaucoup de Sociétés ne donnent qu'une partie parfois bien restreinte de l'honoraire que le médecin gagnerait s'il ne faisait à la collectivité des rabais considérables.

Encore, faut-il ajouter que souvent, grâce à une entente contre laquelle le praticien isolé demeure impuissant, ces rabais tombent à des proportions ridicules.

Une semblable situation explique la méfiance que professent les médecins contre les œuvres dont le principal objet est l'assurance contre la maladie, et l'on comprend que cette méfiance ait pu, pendant longtemps, détourner son esprit de tout projet tendant à faire de lui un participant de l'assurance contre la maladie dont il a tant à se plaindre dans l'exercice de sa profession.

Il faut bien le reconnaître, cette méfiance repose sur une fausse interprétation des faits, et si le médecin réfléchissait un peu, il s'apercevrait vite que la prévoyance dont il a à souffrir, par suite des bénéfices trop considérables que sa clientèle y trouve à ses dépens, lui serait tout aussi profitable s'il en faisait une application analogue pour lui-même et pour ses confrères.

Ce que je viens de dire sur l'assurance contre la maladie s'applique également aux autres risques de la vie. Mais il ne convient pas d'insister sur les causes qui ont retardé le développement des œuvres de prévoyance et de mutualité dans le corps médical. Il convient plutôt, dans les circonstances actuelles, de rechercher si dans le passé il n'a pas été fait des tentatives généreuses dans cet ordre d'idées, d'indiquer quelle est la situation présente des œuvres déjà créées et d'esquisser, dans ses grandes lignes, un projet simple mais complet de l'organisation des œuvres que les médecins de tous les pays devraient fonder pour s'assurer contre tous les risques professionnels, pour garantir la récupération du capital qu'ils représentent et mettre leur famille et la société elle-même à l'abri de la perte pouvant résulter, soit de leur inaction momentanée, causée par l'âge ou la maladie, soit de leur disparition dans la mort.

Examinons maintenant les causes multiples qui peuvent empêcher le médecin de continuer utilement l'exercice de sa profession.

Ces causes peuvent avoir une influence passagère ou définitive. Dans la première catégorie se trouve la maladie, ce mot étant pris dans son sens le plus étendu, et comprenant les maladies spontanées, les maladies acquises (contagion, épidémie, etc.) et les accidents de tout ordre, professionnels ou non.

Dans la deuxième catégorie sont les maladies chroniques ou infirmités constituant une incapacité permanente, la sénilité, qui n'est qu'une forme atténuée de la maladie chronique, et enfin la mort.

Ces causes d'arrêt dans l'exercice de la profession peuvent se ranger sous trois titres : maladie aiguë, maladie chronique ou infirmité comprenant la sénilité et enfin la mort.

Donc, il importe que le médecin prévoie ces trois causes d'interruption dans l'exercice de sa profession et, les ayant prévues, qu'il se prémunisse contre leurs conséquences, en d'autres termes, qu'il s'assure contre chacun de ces trois risques. A défaut de cette sage précaution, dans les trois cas c'est la misère, tantôt définitive, tantôt temporaire, mais cette dernière pouvant avoir des conséquences extrêmement prolongées par suite de la perte ou de l'aliénation, pendant la durée même de l'incapacité de travail, des instruments et des moyens absolument indispensables pour reprendre l'exercice de la profession.

Si l'on ne considère pas seulement le médecin isolé, c'est-à-dire célibataire et sans ascendants, mais le médecin ayant à sa charge ascendants, parents, femme et enfants, la misère n'est pas seulement pour lui ; elle est encore pour tous ceux dont l'existence n'est garantie que par les bénéfices légitimes de son travail.

Les deux premiers risques sont incertains, et bien que chacun doive payer tôt ou tard son tribut à la maladie, quelques-uns échappent à l'infirmité et à la sénilité, mais la mort demeure inéluctable, et c'est elle en somme qui, survenant plus ou moins hâtivement, supprime les deux autres causes d'incapacité professionnelle définitive, la maladie chronique et la vieillesse.

En prévoyant la maladie aiguë ou chronique, le médecin ne se défend pas seulement lui-même contre ces mauvaises chances de l'existence, il met du même coup à l'abri tous ceux qui, à juste titre, vivent sur son travail. En prévoyant sa mort qui, par suite des difficultés mêmes de l'exercice de la profession médicale, des fatigues considérables qu'elle impose, des dangers de toute sorte auxquels elle l'expose chaque jour, en prévoyant sa mort, dis-je, le médecin fait œuvre, non pas de souci personnel plus ou moins égoïste, mais bien œuvre de sollicitude altruiste pour ceux auxquels l'attachent les liens de famille ou d'affection.

Le jeune praticien, au début même de sa carrière, serait donc prudent et avisé de se garantir contre ces trois risques, comme il trouve tout naturel de le faire, en ayant l'exemple sous les yeux de tous temps et dans toutes les classes de la société, contre d'autres risques, tels que l'incendie. Mais cette sage prévoyance, si commune en tout ce qui touche aux biens matériels proprement dits, n'est pas suffisamment entrée dans les mœurs, et tel qui songe à l'incendie qui peut dévorer sa modeste maison, ne pense pas à son existence même, beaucoup plus précieuse, même au point de vue strictement pécuniaire.

Si les médecins organisaient d'une façon complète leurs œuvres de prévoyance, celles-ci devraient être rangées sous trois chapitres différents : assurance contre la maladie aiguë, assurance contre la maladie chronique ou l'infirmité, comprenant sous ce titre la vieillesse, et enfin assurance contre la mort, autrement dit assurance sur la vie.

Alors que dans tous les milieux sociaux on se préoccupe de réaliser ces œuvres et que par la coopération, par la mutualité, des groupements plus ou moins considérables s'efforcent, sous des titres divers, d'offrir à leurs membres adhérents cette triple garantie, cette triple assurance, comment se fait-il que les médecins soient, dans la plupart des pays, fort en retard par rapport à des citoyens beaucoup moins instruits et dont l'esprit doit être, par cela même, moins ouvert à toutes les idées générales?

Si l'on cherche la solution de cette question, on trouve deux motifs à cet état d'infériorité du Corps médical. Le premier, c'est l'esprit d'indépendance du médecin, se pliant difficilement à une discipline dont il ne voit pas les bénéfices immédiats, indépendance favorisée par une ignorance à peu près absolue des conditions mathématiques des œuvres de prévoyance.

Le second motif réside, à mon sens, dans la grandiose générosité qui anime la plupart des membres de la profession médicale. Il n'est personne qui fasse la charité d'une façon aussi continue, aussi large et aussi désintéressée que les médecins. Combien de praticiens arrêtés par l'infirmité, la vieillesse ou la mort, auraient une existence aisée ou laisseraient après eux une véritable fortune si, au moment où ils succombent à la maladie ou à la mort, se reconstituait pour eux ou leur famille la valeur matérielle représentative de tous les soins gratuits qu'ils ont prodigués pendant leur existence !

Ces sentiments de générosité qui animent les médecins depuis le prince de la science dont les bénéfices annuels constitueraient pour bien des gens une véritable fortune, jusqu'au modeste praticien de campagne qui gagne tout juste de quoi vivre sur le même pied que les paysans qui l'exploitent chaque jour, ces sentiments se sont manifestés au bénéfice même des membres de la profession. Les heureux ont pensé à ceux qu'ils ont vu peiner à côté d'eux honorablement mais en définitive misérablement. Avec une fortune parfois transmise par hérédité, le plus souvent acquise par le travail, la science et le talent, ils ont créé des caisses d'assistance pour les déshérités de la profession. On en voit la preuve dans les fondations existant dans un grand nombre de pays (Allemagne, Autriche, Suisse, etc.) et dont l'Association générale des médecins de France est un remarquable exemple.

Ces œuvres d'assistance ont eu pour base la charité. Elles ont rempli et elles remplissent dignement leur but, mais dans bien des cas, on peut dire qu'elles ont arrêté l'éclosion et l'essor des idées de prévoyance qui seules peuvent réaliser des œuvres capables de parer utilement et complètement aux nécessités que nous étudions.

Ne s'arrêtant pas à la pensée des risques professionnels, ayant confiance dans l'intervention des Sociétés d'assistance, le médecin, avec l'insouciance de l'homme occupé à des considérations plus hautes que les besoins vulgaires de la vie, s'est détourné de l'étude, s'est refusé, dirai-je même, à la compréhension des œuvres de prévoyance proprement dites.

Il en résulte que, dans presque toutes les nations, le Corps médical, dont l'activité est en très grande partie absorbée par le fonctionnement des œuvres de prévoyance, demeure lui-même à peu près dépourvu de tous les moyens de défense que peuvent procurer ces œuvres.

Ce que je dis là doit être pris dans un sens général, car si l'on arrive à l'étude particulière de la condition du médecin dans chaque nation, on voit que sa situation varie du tout au tout suivant le pays auquel il appartient; mais ce n'est pas là une question d'organisation professionnelle, c'est une question de mœurs nationales. Aux deux limites extrêmes on trouve telle corporation médicale dont les membres demeurent absolument isolés les uns des autres, condamnés à végéter de par la situation des nationaux qui constituent leur clientèle; tandis qu'à l'autre extrémité, le médecin riche, tout au moins gagnant très largement sa vie, rémunéré au jour le jour de ses peines et soins, certain de toucher chaque fois le prix du service rendu, s'adresse, dès les premiers jours de sa carrière, aux nombreuses Sociétés qui l'assurent contre tous les risques de cette carrière.

Entre ces deux extrêmes, il existe dans la plupart des nations des œuvres plus ou moins parfaites de solidarité basées à la fois sur l'assistance et la prévoyance, et garantissant les médecins, soit individuellement, soit collectivement, contre l'un ou l'autre de ces risques : maladie, infirmité, mort.

J'ai cherché à me procurer des documents sur les œuvres d'assistance et de prévoyance médicales dans tous les pays. Je remercie sincèrement les agents consulaires, les confrères et spécialement les adhérents au Congrès de médecine professionnelle et de déontologie, qui ont bien voulu me prêter leur concours dans cette tâche. Malgré leur bon vouloir et malgré mon zèle, je ne puis apporter ici toutes les indications nécessaires. Cependant, les renseignements que je résume ci-dessous permettront à mes lecteurs de contrôler les appréciations que j'ai formulées.

Il m'a été impossible d'obtenir des renseignements complets et précis, ou bien il n'existe par d'œuvre d'assistance et de prévoyance médicale pour : le *Canada*, la *Suède* et la *Norvège*, la *Russie*, etc.

Turquie. — Il n'existe aucune œuvre de solidarité professionnelle, cependant la Société médicale de Constantinople donne, dans des circonstances exceptionnelles, un secours extraordinaire aux familles des médecins dépourvues de ressources.

Grèce. — Une tentative généreuse qui remonte à 1855 avait été faite par deux professeurs de l'Université d'Athènes, Anagnostaki et Aphendouli, qui avaient réussi à réunir l'adhésion d'une cinquantaine de confrères. Avec une cotisation de 12 drachmes (12 francs), la Société accordait des secours à ses membres tombés dans la misère, ainsi qu'aux veuves et aux orphelins. Cette Société ne compte plus que 15 membres, bien qu'elle possède un capital de 55 000 drachmes (55 000 francs).

États-Unis d'Amérique. — Il n'existe aux États-Unis aucune œuvre de prévoyance ou d'assistance intéressant uniquement les médecins. Bien que, dans ce pays comme partout ailleurs, le médecin ne possède pas originellement une grosse fortune, sa position est rapidement assurée : il gagne facilement sa vie et subvient aisément aux besoins de sa famille. Mais, au point de vue spécial qui nous occupe, si les médecins ne se sont pas groupés, c'est que les Compagnies d'assurances à l'égard de tous les risques possibles sont si nombreuses, si bien organisées, si riches et si puissantes, qu'aucune corporation ne peut espérer offrir des avantages plus considérables que ces Compagnies. Du reste, l'assurance est si bien comprise par tous aux États-Unis, que tout citoyen croirait manquer au plus important des devoirs sociaux et au plus élémentaire bon sens en ne s'assurant pas, dès qu'il a les plus faibles ressources, contre toutes les causes de perte ou de diminution de chacun des éléments de sa fortune.

Italie. — Dans plusieurs contrées d'Italie, les médecins et les chirurgiens attachés au service des communes pouvaient, en abandonnant 3 pour 100 de leurs appointements, s'assurer, au même titre que tous les autres employés de l'État, une pension pour leur vieillesse et des secours pour les veuves et les orphelins. Cette œuvre existe encore pour ceux qui, depuis la constitution du nouveau royaume, ont continué à effectuer leurs versements.

D'un autre côté, l'Association des médecins communaux a fondé, en 1874, une Caisse de pensions pour les membres de l'Association, mais les pensions n'étaient acquises qu'à l'âge de soixante-dix ans. Leur taux était de 1 000 francs et les contributions annuelles des adhérents étaient de 35 francs. La Caisse a cessé de fonctionner en 1884 par insuffisance de ressources.

La loi nouvelle du 14 juillet 1898 a établi le droit à la pension de retraite pour tout médecin appointé par les communes, par les œuvres charitables, par les provinces ou par l'État. Le principe fondamental de cette caisse de retraite est la mutualité. Moyennant une somme de 60 francs par an versée par le participant et une somme égale versée par la collectivité à laquelle il assure ses services, tout médecin acquiert le droit à une pension, après vingt-cinq versements au moins. La pension est accordée de droit si l'invalidité permanente du médecin, survenue avant l'âge de la retraite, est causée par une maladie contractée dans l'accomplissement de ses devoirs.

La quotité de la pension varie suivant la durée de services et d'après l'âge de l'intéressé. En augmentant ses cotisations d'un tiers, de deux tiers, ou du double, le médecin peut s'assurer une retraite supérieure de un tiers, des deux tiers ou du double à la retraite type. Il peut également augmenter de sa retraite en versant sa cotisation au delà de la période minima de vingt-cinq ans. Les pensions varient d'après les barèmes, de 570 à 1 940 francs.

Espagne. — Le Collège des médecins de la province de *Gerona* a dans son programme de donner des secours aux médecins infirmes ou malheureux, aux veuves et aux orphelins, mais ces secours, prélevés sur le budget de la Société et augmentés de souscriptions personnelles, n'ont permis jusqu'ici que de très rares interventions.

La Société médico-pharmaceutique, qui a succédé à la Société de secours du Collège médico-pharmaceutique de Vasco-Navarra, dont le siège est à Pampelune, donne des secours à ses adhérents en cas d'impossibilité de travail, et, en cas de mort, secourt les veuves et les orphelins.

Cette Société admet les médecins et les pharmaciens et a pour ressources un droit d'entrée (100 pesetas) et des cotisations annuelles (50 pesetas) divisibles par dixièmes, donnant droit à des bénéfices proportionnels dans les œuvres de la Société. Ces ressources sont considérablement augmentées par l'exploitation de certaines spécialités pharmaceutiques. Cette association date de 1895; elle compte 570 membres et possède une fortune de 57 000 pesetas. En 1898, elle a distribué 7 640 pesetas; enfin elle est régie par la loi commune sur les associations.

République Argentine. — Il existe à Buénos-Ayres une Socité dite « Association médicale de protection mutuelle de la République Argentine ». Cette Société a été fondée en 1898. C'est en réalité une Société d'assurances sur la vie. La cotisation annuelle est de 100 piastres (valeur nominale 500 francs, valeur réelle variable, en moyenne 250 francs).

En cas de mort d'un sociétaire, sa famille touche une somme représentant de dix à trente-cinq fois la totalité des cotisations versées par le décédé d'après le nombre des participants, déduction faite d'une retenue variant de 10 à 35 pour 100 suivant l'importance de cette somme.

Dans le cas où un sociétaire devient infirme et se trouve dans l'impossibilité de travailler, il peut toucher un secours une fois donné ou une mensualité. Le secours une fois donné ne peut pas dépasser le chiffre de la somme à laquelle aurait droit la famille par suite du décès du sociétaire, et les mensualités ne sont versées que jusqu'à concurrence de cette même somme. Il y a là des avantages trop considérables pour que la caisse puisse faire longtemps face à ses obligations.

Suisse. — La Suisse compte un assez grand nombre d'associations professionnelles charitables.

I. La Caisse de secours pour les médecins suisses, dont le siège est à Bâle, fondée en 1871, alimentée par des contributions volontaires de tous les membres.

II. La Société Suisse des médecins possède une fortune d'environ 100 000 francs et donne des secours aux confrères malheureux, aux veuves et aux orphelins.

III. La société Suisse d'assurance en cas de maladie, récemment fondée à Zurich, assure, moyennant un droit d'entrée variable avec l'âge et une cotisation mensuelle de 10 francs, une indemnité en cas de maladie.

IV. La Caisse de secours de la Société médico-chirurgicale de Berne, fondée en 1858 et entretenue par les contributions volontaires de ses membres, possède une fortune de 18 000 francs et accorde des secours aux confrères malheureux, aux veuves et aux orphelins.

V. La Caisse de secours des médecins de Bâle pour les veuves, les orphelins et les invalides, fondée en 1897, distribue des indemnités en cas de maladie, des secours aux veuves et aux orphelins, et, enfin, des retraites. La cotisation est de 20 francs par an.

VI. La Caisse de secours des médecins de Schaffhouse pour les veuves et les orphelins, fondée en 1866 et alimentée par une cotisation annuelle de 10 francs, distribue des secours aux veuves et aux orphelins de ses adhérents.

Belgique. — I. L'Association médicale de prévoyance de Gand, fondée en 1865, alimentée par une cotisation annuelle de 20 francs, accorde aux sociétaires une indemnité de 100 francs par mois pendant le premier trimestre, une indemnité journalière variable au delà de ce délai et aussi une indemnité temporaire et extraordinaire aux veuves, aux orphelins et aux ascendants sans ressources.

II. La Caisse de pensions et de secours de la province d'Anvers, moyennant un droit d'entrée de 50 francs et une cotisation de 25 francs, accorde une pension de droit aux participants au bout de 30 ans, et des secours aux veuves et aux orphelins. Les quatre cinquièmes des recettes ordinaires de l'exercice précédent sont répartis par quotités égales entre les ayants droit et le cinquième des recettes est porté au capital social.

Il y a eu 56 pensions en 1899. La pension a varié de 260 francs en 1852 à 110 francs en 1897 et 1898 avec un minimum de 65 francs en 1870-1871.

III. La Caisse de prévoyance et de secours du corps médical belge (ancienne Caisse des pensions), établie à Bruxelles, a servi de modèle pour la fondation de la Caisse des pensions de retraite du corps médical français. Elle a été fondée en 1870; elle comprend des médecins, des pharmaciens et des vétérinaires; elle a pour objet de payer une allocation annuelle aux participants, à leurs veuves, à leurs enfants mineurs, des secours extraordinaires et temporaires aux participants, aux veuves, descendants ou ascendants de membres décédés.

Le nombre des membres est d'environ 450; la Caisse possède près de 850 000 francs et elle donne des allocations représentées par douze parts proportionnelles. L'allocation est de 12 parts pour un participant jouissant de la plénitude de ses droits, de 10 parts pour les veuves, de 3 parts pour les orphelins de père et de mère et de 2 parts pour un orphelin de père.

L'allocation normale est attribuée aux participants âgés de 64 ans révolus cotisant depuis au moins 10 ans.

Les participants dans l'impossibilité absolue et permanente de continuer l'exercice de la profession et ayant payé dix annuités touchent la même allocation. Les veuves et les orphelins laissés par les participants décédés dans ces conditions touchent également leur pension normale.

A défaut de l'une ou l'autre de ces conditions, l'allocation n'est plus proportionnelle suivant une règle déterminée.

La cotisation est de 50 francs par an jusqu'à 40 ans et de 100 francs par an au-dessus de 40 ans. Les 5/6 des recettes annuelles sont consacrés au paiement des allocations. Ces allocations varient par conséquent beaucoup d'une année à l'autre : actuellement, elles sont servies à 85 médecins, 125 veuves et plus de 100 orphelins mineurs.

Il eût été nécessaire de prendre des mesures spéciales pour assurer une certaine fixité aux taux de ces allocations qui ont varié dans des proportions telles que la solidité de l'œuvre s'en est trouvée plusieurs fois compromise.

Danemark. — I. Il existe en Danemark une Union secourable des médecins danois analogue à l'Association générale des médecins de France. Elle accorde des pensions et des secours à ses membres ; elle possède un capital de 228 000 francs.

II. — Il existe aussi une Caisse d'assurances et de secours pour les médecins, leurs veuves et leurs orphelins au-dessous de 18 ans, fondée en 1855 ; elle compte environ 500 membres, possède une fortune de 650 000 francs et donne des pensions, des secours annuels de 280 francs. La cotisation varie suivant l'âge d'entrée.

III. — A côté de ces deux grandes institutions, on trouve deux Caisses moins importantes : une Caisse de secours en cas de maladie et une Association entre médecins assurés à une Compagnie suisse d'assurance contre les accidents. Cette dernière Société distribue six subsides annuels de 140 francs aux médecins nécessiteux ou à leurs survivants.

IV. — Une fondation pieuse assure en outre des secours aux veuves indigentes et aux orphelins. Cette œuvre comporte une marson de retraite gratuite pour les veuves des médecins. L'œuvre, dans son ensemble, compte 600 adhérents et la maison de retraite peut abriter cinq veuves.

Autriche-Hongrie. — Les œuvres d'assistance et de prévoyance médicale sont très nombreuses en Autriche-Hongrie. Quelques-unes sont dues à des libéralités, comme les diverses fondations du jubilé de l'empereur François-Joseph, la Caisse du Duché de Salzbourg, celle du Duché de Styrie, du Duché de Carinthie, du Duché de Goritz, la fondation du docteur Loschner dans le Duché de Carniole, la fondation des médecins de Silésie et celle des médecins de Moravie.

Les autres ont pour objet l'assurance contre la maladie, l'infirmité ou la mort.

I. — Société d'assistance des médecins de Vienne pour les médecins malades, fondée en 1895. Moyennant un droit d'entrée de 20 couronnes (la couronne = 1 fr. 40 environ) et une cotisation annuelle de 60 couronnes, cette Société assure à ses membres une subvention journalière de 8 couronnes en cas de maladie et contribue pour une somme de 500 couronnes aux frais des funérailles.

II. — Institut de secours du corps des docteurs en médecine de Vienne. — Accorde en cas de maladie ou d'accidents une subvention temporaire ou permanente pouvant aller à 800 couronnes par an, moyennant un droit d'entrée de 60 couronnes et une cotisation annuelle de 12 couronnes.

III. — Institut d'assistance des médecins de la basse Autriche. Assurance contre la maladie : 4 couronnes par jour pendant soixante jours au maximum. Cotisation : 2 couronnes par mois.

IV. — Institut des pensions du sorps des docteurs en médecine de Vienne. Contre paiement d'une prime unique ou de primes échelonnées, cet institut garantit à ses membres âgés de plus de soixante ans une pension viagère de 400 à 1200 couronnes.

V. — Institut de secours en cas de mort de la Chambre des médecins de la haute Autriche. Fondé sur le principe des Sociétés de « Old Fellows », cet institut paye à la veuve du participant décédé ou à ses ayants droit une somme établie à raison de 6 couronnes par membre de la Société au moment du décès survenu.

VI. — Société des veuves et orphelins du corps des docteurs médecins de Vienne. Cette Société très puissante possède plus de 5 millions de couronnes. Contre paiement d'un capital et d'une cotisation calculée d'après l'âge des deux époux, elle garantit aux veuves et aux orphelins de ses membres une pension de 1400 couronnes divisible par dixièmes et rendue ainsi accessible à tous.

VII. — L'Institut des veuves et orphelins de l'Union des médecins autrichiens et la Société de secours aux veuves et orphelins du corps des docteurs en médecine de Vienne ont aussi pour but de venir en aide aux veuves et aux orphelins.

VIII. — Il existe en outre en Autriche de nombreuses Sociétés plus ou moins riches ayant chacune une affectation spéciale. Je citerai : la Chambre des médecins de la basse Autriche (ceux de Vienne exceptés), la Chambre des médecins de Galicie (secours aux confrères malheureux).

Société de secours de Rainbrungger à Gratz (Styrie). Chambre des médecins de Carinthie. Chambre des médecins du Duché de Dukowina (secours aux sociétaires, aux veuves et aux orphelins).

Caisse de secours pour les malades de la Société des médecins allemands de Moravie. Chambre des médecins de Cracovie (secours aux sociétaires et aux veuves).

IX. — L'Association du corps des docteurs en médecine de Prague est très puissante. Elle compte près de 600 membres et possède une fortune de près de 400 000 couronnes. Elle distribue des secours aux médecins nécessiteux ainsi qu'à leurs veuves et à leurs orphelins.

X. — La Société des veuves et orphelins du corps des docteurs en médecine de Prague est également riche et bien organisée. Elle possède plus de 600 000 couronnes et compte plus de 150 pensionnés.

XI. — Chambre des médecins du Royaume de Bohême, divisée en deux sections, allemande et tchèque : secours en cas de maladie.

XII. — La Société de secours de Buda-Pesth distribue à ses sociétaires malheureux, aux veuves et aux orphelins, des secours variant de 40 à 520 couronnes.

XIII. — A Buda-Pesth se trouve aussi le centre de la Société des médecins d'Autriche-Hongrie, fondée en 1897, qui a pour but d'accorder des pensions aux membres de la Société devenus incapables d'exercer la profession, aux veuves et aux orphelins.

XIV. — Je citerai également la Société des médecins de Zemplin, celle de Torontal et celle de Zips, qui, ayant pour principal objet les secours aux veuves et aux orphelins, accordent cependant des subventions exceptionnelles aux participants nécessiteux.

Allemagne. — Les Sociétés de prévoyance entre médecins sont aussi fort nombreuses en Allemagne. Il résulte des renseignements qu'a bien voulu me fournir l'honorable professeur Lent, qu'en Allemagne, et particulièrement en Prusse, une nouvelle législation applicable depuis le 1er avril 1900 va permettre aux médecins de fonder une œuvre plus puissante que les Sociétés actuelles.

Grâce à cette œuvre, les praticiens pourront s'assurer par des cotisations spéciales des secours en cas de maladie ou d'infirmité, des secours pour les veuves et pour les orphelins et enfin une retraite pour ceux qui arriveront à un âge avancé.

Parmi les Sociétés qui existent actuellement en Allemagne, les unes sont dues à des fondations particulières (Schleswig-Holstein), Fondation de Mass et Buch dans la province du Rhin, fondation Radius à Leipzig, fondation Frisoni, Ludwig, fondation Laiblin, fondation Picot à Bade, fondation Seitz à Esse, fondation de Brême, etc.

Quelques autres œuvres ont été créées par des médecins réunis en Sociétés ou cercles où l'admission est obligatoire, comme la Caisse de secours de Louisen-Stadt de Berlin, la Caisse de secours de Stralsund en Poméranie, celle de Breslau, les Caisses de secours de Silésie, la Caisse de secours des médecins de Magdebourg en Saxe, la Caisse de secours des médecins de Dusseldorf, celle des médecins de Axern, celle de Bayern, celle de Bade, celle du Mecklembourg, celle de Lubeck.

Quelques autres ont spécialement en vue les risques de mort, par exemple le Cercle des médecins de la Prusse Orientale, organisé dans le mode des associations dites de « Old-Fellows », ou bien encore, en Westphalie, la Caisse spéciale d'assurance sur la vie (New-York Germania), la Caisse spéciale de Hesse et Nassau, la Caisse spéciale de Bayern, enfin celle d'Alsace-Lorraine, en cas de mort.

Une autre catégorie s'adresse spécialement soit aux médecins (Caisses de Berlin, de Francfort, de Hanovre, de Wiesbaden, de Hesse et Nassau, de Coblentz, de Cologne, de Trèves, de Bayern, de Wurtemberg, de Hesse, de Thuringe, d'Oldenburg, de Brunswick et d'Alsace), soit aux veuves (Poméranie, Hesse et Nassau, Bade et Brême), mais les plus puissantes sont celles qui ont en vue de secourir à la fois les médecins malades, malheureux ou invalides, leurs veuves et leurs orphelins.

I. — Au premier rang est la Fondation rurale de Prusse pour les médecins et leurs veuves.

Cette Société, qui possède une fortune de plusieurs centaines de mille francs, a été fondée en 1850. Elle compte plus de 2 500 membres. La cotisation annuelle minima est de 5 marks (5 fr. 75); les secours accordés sont de 400 marks (500 francs) pour les médecins, de 255 marks (300 francs environ) pour les veuves.

II. — La Caisse centrale de secours pour les médecins d'Allemagne est également riche et a spécialement en vue une retraite variant avec les cotisations de 500 à 1 500 marks par an. Les cotisations elles-mêmes s'élèvent de 15 à 188 marks (18 fr. 75 à 235 francs), après le paiement d'une entrée qui varie de 20 à 50 marks (25 à 31 fr. 50).

III. — La Caisse de Hanovre est aussi puissante. Fondée en 1856, elle compte plus de 400 membres et distribue des pensions variant de 100 à 180 marks (125 à 225 francs) pour les médecins, de 60 à 100 marks (75 à 125 francs) pour les veuves.

IV. — La Caisse de Saxe, qui comprend dans ses rangs des médecins, des chirurgiens, des vétérinaires et des pharmaciens de Saxe et des principautés annexées, a été fondée en 1850; elle distribue des retraites ou des pensions aux médecins, à leurs veuves ou à leurs orphelins. Les pensions et les retraites varient suivant le nombre des parts souscrites et sont acquises pour les adhérents moyennant un droit d'entrée de 12 marks (16 francs) par part et une cotisation de 15 marks (18 fr. 75) par part donnant droit pour les médecins à une pension de 100 à 150 marks (125 à 187 fr. 50), pour les veuves de 75 marks (95 fr. 75), pour les enfants de 10 à 75 marks (95 fr. 50) par part souscrite.

Angleterre. — En Angleterre, le succès de l'assurance sous toutes ses formes est presque aussi général qu'en Amérique. Cependant les médecins ont créé en 1885, sous le titre de : « Medical Sickness annuity and life assurance Society » (Société médicale de maladie, de pensions et d'assurance sur la vie), une Société dont les progrès ont été considérables. Depuis sa fondation, elle n'a pas payé moins de 50000 livres sterling (750000 francs) à ses sociétaires, et ses réserves s'élèvent à plus de 150 000 livres.

L'assurance en cas de maladie varie de 2 à 4 guinées (55 à 106 francs) par semaine et peut même s'élever jusqu'à 6 guinées (159 francs) pour les membres qui comptent plus de cinq ans d'affiliation. L'indemnité est payée entièrement pendant vingt-six semaines (6 mois), pour être réduite de moitié pendant toute la durée de la maladie, quelque longue qu'elle soit, jusqu'à l'âge de 65 ans.

La cotisation varie avec le taux de l'assurance et avec l'âge du sujet. L'admission cesse à l'âge de 50 ans et, ainsi qu'il est indiqué plus haut, l'indemnité de maladie cesse à son tour à l'âge de 65 ans.

Pour une indemnité de 2 livres 18 sh. 8 p. (75 francs) par semaine, la cotisation varie de 2 livres 18 sh. 11 p. (74 fr. 25) à 21 ans, à 5 livres 19 sh. 1 p. (127 fr. 25) à 50 ans. On peut souscrire des multiples.

Les membres de l'Association participant à la caisse indemnité-maladie peuvent s'assurer des rentes différées ou un capital payable au décès (assurance sur la vie) en s'adressant, par l'intermédiaire de la Société, à la Compagnie d'assurance « Rock-Life ». Un rabais de

5 pour 100 est accordé par la Compagnie sur toutes les primes payées par l'intermédiaire de l'agence de la Société.

Les rentes différées ou pensions viagères sont servies à partir de l'âge de 66 ans, époque à laquelle cesse le paiement des cotisations.

Pour obtenir une rente de 50 livres sterling (750 francs), la cotisation annuelle varie de 3 livres 15 sh. 10 p. (77 francs environ) à 21 ans jusqu'à 21 livres 1 sh. 6 p. (530 francs environ) à 49 ans.

Si l'assuré meurt avant 65 ans et après 5 années de cotisations, la Compagnie rend aux ayants droit du décédé 50 pour 100 du total des cotisations versées, et après 10 ans de participation elle rend 75 pour 100 de cette somme.

Pour les assurances sur la vie on a fixé également à 65 ans la limite extrême du paiement des cotisations. La somme assurée est payable à la mort. La cotisation varie, pour une somme assurée de 100 livres sterling (2500 francs), de 1 livre 16 sh. (45 fr. 55) à 21 ans à 5 livres 9 sh. 10 p. (158 fr. 50) à 49 ans.

Les cotisations pour l'indemnité-maladie s'élèvent actuellement à plus de 12000 livres sterling. Le nombre des participants est de près de 2000.

Les assurés sur la vie sont au nombre de 250 environ : leurs cotisations dépassent 1000 livres sterling et les assurances s'élèvent à près de 40000 livres.

Plus de 500 membres se sont assuré des rentes payables après l'accomplissement de la 65e année.

La branche la plus active est, on le voit, la branche assurance-maladie. Malgré le peu de durée de son existence, elle possède un capital considérable, garantit une très forte indemnité à ses participants, dont le nombre dépasse de beaucoup celui que comptent les Sociétés secondaires.

En France, le mouvement d'association qui a groupé les médecins en des œuvres de solidarité professionnelle date du grand Congrès de 1845.

Peu d'années après, sur l'initiative de quelques médecins de la Gironde, a été créée l'Association générale des médecins de France. Cette Société est constituée par le groupement, par la fédération de 94 Sociétés locales, la plupart départementales, quelques-unes seulement n'intéressant qu'un arrondissement.

Le but de cette Association a été de venir en aide aux médecins que l'âge, la maladie, l'infirmité ou des malheurs immérités mettraient dans le besoin, et aussi d'accorder des secours aux veuves et aux orphelins.

Chaque Société locale s'administre et gère ses fonds au mieux des intérêts des adhérents. En outre, elle verse quelques redevances statutaires, et les plus riches y ajoutent une cotisation volontaire, plus ou moins considérable, pour alimenter une caisse centrale chargée du service des pensions dites pensions viagères d'assistance.

Ces pensions, dont le chiffre avait été tout d'abord fixé à 500 francs, se sont élevées successivement à 600 francs, puis à 800 francs, et le désir du Conseil général qui gère la fédération est d'atteindre prochainement le chiffre de 1200 francs. Malheureusement, l'infime cotisation de 12 francs imposée aux membres de l'Association n'a pas permis jusqu'ici de donner à cette œuvre qui compte plus de 8500 membres tout le développement que comporte l'expansion généreuse qui l'a fait éclore.

En outre, fondée à une époque où la fédération de Sociétés similaires était absolument repoussée par le gouvernement et ne devant sa constitution qu'à une faveur insigne, l'Association générale des médecins de France, sans cesse menacée dans son existence, n'a pas pu élargir le cadre de son action et elle a dû, par suite des mesures restrictives qui lui étaient imposées, accumuler sa fortune dans les caisses de l'État (Caisse de la vieillesse, Caisse des dépôts et consignations) pour ne jouir que de la libre disposition des intérêts des sommes ainsi accumulées. De là le mécontentement de ceux qui, n'ayant pas connu ou ne voulant pas qu'on leur rappelle les difficultés du début et la restriction imposée à l'œuvre, s'étonnent et s'indignent qu'avec un capital de plus de 5 millions l'Association ne distribue que 60 000 à 70 000 francs de retraites.

Indépendamment des pensions de retraite dont le service incombe à la Caisse centrale, les Sociétés locales accordent des secours aux confrères malheureux, aux veuves et aux orphelins; mais ces secours ont un caractère absolument précaire, et c'est seulement en cas d'infirmité bien constatée, alors que l'adhérent n'a pas encore atteint l'âge de la retraite légale ou ne remplit pas les conditions d'ancienneté dans l'Association nécessaires pour obtenir cette retraite, que la Société locale peut accorder à l'un de ses membres, sous la forme de secours renouvelables, une subvention dont le chiffre ne peut être très élevé, en raison de la modique fortune de la plupart de ces Sociétés locales. Quelques-unes seulement sont assez puissantes pour pouvoir en outre donner de modiques pensions à quelques veuves laissées dans le dénuement par le décès de leur mari ou prendre la tutelle de quelques orphelins.

Il est donc regrettable, pour ne pas dire plus, que, dans ces dernières années, quelques Sociétés locales se soient crues assez riches et assez fortes pour proclamer leur autonomie et se séparer de l'Association générale.

Les règles sévères qui ont empêché jusqu'ici l'Association générale des médecins de France de faire un usage plus libéral de ses ressources l'ont également mise dans l'impossibilité d'étendre son action par la création, en dehors du secours charitable et de la modique pension de retraite accessible aux seuls confrères à la fois impotents et malheureux, d'autres œuvres de prévoyance et de solidarité professionnelles. Cependant, ces créations étaient depuis si longtemps dans l'esprit de tous, que, il y a une vingtaine d'années, une Société civile, fondée sous le nom de « Concours médical » grâce à l'initiative du docteur Cezilly et de quelques confrères, a fondé successivement les œuvres professionnelles suivantes :

Une Caisse de pension de retraite dite « Caisse des pensions de retraite du corps médical français », établie sur le modèle de la Caisse belge, mais en profitant de l'expérience et des indications de nos confrères. Cette Caisse, aujourd'hui en pleine prospérité, possède plus de 800 000 francs de fortune, elle sert déjà un certain nombre de pensions dont le chiffre type est de 1200 francs par an à partir de 60 ans, moyennant une cotisation variable avec l'âge d'entrée.

Un peu plus tard, le docteur Laguoguey fondait une Caisse indemnité-maladie, mais pour les seuls médecins du département de la Seine. Cette caisse garantit à ses adhérents une indemnité de 10 francs par jour pour toute la durée de leur maladie aiguë ou chronique.

Le « Concours » a créé, à son tour, sous le nom d' « Association amicale des médecins français », une caisse indemnité-maladie qui, moyennant une cotisation annuelle, variable avec l'âge et aussi avec les conditions de cotisation, jusques et au delà de 65 ans, assure une indemnité de 10 francs par jour pendant 2 mois et, après 2 mois, une indemnité de 100 francs par mois pendant toute la durée de la maladie, quelque longue que soit cette dernière.

Toutes les tentatives faites en France pour organiser une entente en vue d'une assurance sur la vie n'ont pas pu aboutir. Le « Concours » a encore réussi à grouper les médecins désireux de s'assurer sur la vie et a obtenu d'une Compagnie d'assurance un léger rabais sur le tarif ordinaire pour les confrères présentés par son intermédiaire.

Signalons enfin l'œuvre dite du « Sou médical », qui, moyennant un versement de 18 francs par an, garantit aux adhérents de la Société un remboursement de tous les frais de procédure dans le cas de litiges afférents à l'exercice même de la profession et pouvant intéresser l'ensemble du corps médical.

En réalité, le versement de cette somme de 18 francs par an constitue une sorte d'assurance contre les risques judiciaires de l'exercice de la médecine.

En terminant, nous ne devons pas oublier de signaler que, sous l'empire de la loi récente de 1898, il semble que les Associations professionnelles de mutualité puissent prendre en France une expansion nouvelle et jouir d'une plus grande liberté d'action.

L'Association générale des médecins de France est disposée à profiter des facilités de cette loi, mais jusqu'à ce jour, en l'absence d'une réglementation qui n'est pas encore publiée, elle doit se contenter de faire des projets. Au nombre de ceux qui sont appelés à réussir, sont une Caisse indemnité-maladie et une Caisse de retraites. Il me paraît désirable que l'Association générale des médecins de France établisse à ce sujet une entente avec les Caisses similaires déjà existantes.

Je signalerai encore la Caisse de retraites fondée par le Dr Gélineau, (Société des Eaux minérales françaises), alimentée par les bénéfices réalisés sur la vente d'eaux minérales et de produits pharmaceutiques appartenant à la Société. Les résultats acquis ont été aussi rapides que brillants et le taux des retraites s'élève chaque année.

Nous avons à nous excuser auprès de nos lecteurs de l'aridité des détails qui précèdent et surtout du peu de précision de la statistique incomplète que nous lui présentons. Mais, quelque diligence que nous ayons mise, il nous a été impossible de nous procurer des renseignements plus complets. Nous doutons, du reste, que ceux qui nous manquent aient pu nous fournir des indications nouvelles au sujet des œuvres de prévoyance et d'assistance médicales.

Après avoir jeté un coup d'œil d'ensemble sur les renseignements que nous avons pu recueillir, on voit que, dans la plupart des pays, les membres du corps médical, soutenant une lutte fort rude contre les difficultés de la vie, ont cherché à se rapprocher et à s'entendre. Mais la plupart de leurs œuvres, inspirées surtout par un sentiment de commisération à l'égard des confrères tombés dans l'indigence, par suite de maladie, d'infirmité ou de vieillesse, ne constituent qu'une entente charitable.

Quelque noble que soit le mobile, quelque magnifique que soit le résultat, l'œuvre accomplie ne nous paraît pas suffisante : c'est dans les idées d'association, de prévoyance et de mutualité que nous devons chercher les éléments d'un nouveau groupement.

La longue énumération des œuvres que nous avons citées témoigne, comme nous l'avons indiqué au commencement de ce travail, qu'une association professionnelle répondant à tous les desiderata d'une prévoyance complète devrait réaliser les œuvres suivantes :

Charité ;

Assurance en cas de maladie ;

Assurance en cas d'infirmité permanente ;

Assurance en cas de survie prolongée (pensions de retraite, rentes différées) ;

Assurance en cas de mort (Assurance sur la vie).

Si chacun prévoyait les risques qui peuvent l'empêcher de continuer l'exercice de sa profession, on pourrait supprimer la part faite à la charité ou, tout au moins, la réduire dans de grandes proportions, puisqu'elle n'aurait plus à satisfaire qu'aux besoins des plus misérables et de quelques confrères assez dénués de bon sens pour ne pas réfléchir un seul instant aux mauvaises chances de la vie.

En l'état actuel, au contraire, nous l'avons vu, c'est la charité seule qui, dans l'immense majorité des cas, fait face aux divers besoins des sociétaires groupés dans nos associations professionnelles.

Il serait à désirer que le Congrès de 1900 donnât, comme cela a eu lieu en France pour le Congrès de 1845, un nouvel essor aux associations de prévoyance, et provoquât partout, sous un même titre et d'après une même méthode, la création d'associations comprenant des œuvres d'assurances contre les risques qui peuvent réduire le praticien à l'inaction et à la misère.

Ces œuvres existent déjà dans la plupart des pays, c'est vrai, mais leur éparpillement et leur nombre même constituent leur faiblesse.

Dans toutes les affaires financières, le succès appartient aux gros capitaux et, loin de se laisser aller à une rivalité dangereuse, les médecins de chaque pays devraient se grouper en une seule et puissante association, subdivisée en plusieurs fondations ayant chacune pour objet de prémunir le praticien contre un des risques professionnels.

Déjà l'expérience a prouvé qu'on pouvait créer utilement des Caisses indemnité-maladie contre les risques de la maladie aiguë comme contre les risques de l'infirmité permanente, et l'expérience en est déjà assez longue pour qu'on puisse établir des tarifs avec certitude que, quoi qu'il advienne, l'avenir de la Caisse ne sera pas compromis.

L'exemple donné par les nombreuses Compagnies d'assurance sur la vie qui pour la plupart ont une branche de pensions de retraite ou de rentes différées, l'expérience même des Caisses de retraite constituées uniquement entre les médecins (Belgique, France), prouvent que ces œuvres peuvent réussir, pourvu qu'elles ne tombent pas dans l'erreur de la Caisse de retraites du corps médical belge qui, se laissant emporter par des sentiments trop généreux, a imprudemment étendu son action bienfaisante sur les veuves et sur les orphelins.

La Caisse d'assurance contre la mort ou assurance sur la vie doit faire face aux besoins de la veuve et des orphelins du médecin. Le magnifique résultat obtenu en tous pays par les Compagnies d'assurance sur la vie doit être un encouragement aux médecins à ne pas négliger cette forme de prévoyance qui est la plus importante. On a pu penser en considérant les bénéfices considérables réalisés par les Compagnies d'assurance sur la vie, qu'il serait possible de créer une Caisse n'admettant que des médecins, mais les tables de mortalité calculées et publiées jusqu'à ce jour ne donnent pas d'indications assez précises pour qu'on puisse établir des tarifs spéciaux pour des hommes appartenant à une seule profession. Les heureux résultats obtenus par les Compagnies d'assurances sur la vie nécessitent un nombre d'adhérents plus grand que ne peut le fournir une seule corporation.

Pour les médecins, il est préférable de suivre les exemples de la Société anglaise ou du « Concours médical » en faisant bénéficier les membres de la Société d'une réduction consentie par une Compagnie d'assurance déterminée.

Jusqu'ici la réduction ainsi obtenue a été rétrocédée aux adhérents. S'il s'agissait non pas seulement de favoriser la prévoyance, mais encore de grouper tous ceux qui comprennent l'utilité des assurances sur la vie et de créer un lien de solidarité entre eux, il serait préférable de réunir dans une Caisse commune les sommes ainsi obtenues par les Compagnies en réduction de leurs primes ordinaires. Dans la réserve ainsi constituée, les assurés pourraient, en cas de détresse momentanée, emprunter les sommes nécessaires au paiement de leurs primes. Les avances consenties dans ces conditions seraient toujours remboursées dès le versement des premières annuités de pension, elles permettraient aux associés de ne plus être exposés à perdre tout le bénéfice d'un contrat et à ne pas voir réduire dans des proportions importantes, par rapport aux versements effectués, les quotités de la retraite annuelle ou du capital assuré.

Conclusions.

Les œuvres d'assistance ou de prévoyance médicale considérées dans les diverses nations sont encore incomplètes.

Ces œuvres doivent avoir pour but de prémunir les médecins contre les risques suivants :

Maladie aiguë ou chronique (infirmité) ;

Sénilité ;

Mort.

A chacun de ces risques doit correspondre une cotisation et par suite une caisse spéciale :

Caisse d'assurance contre la maladie aiguë ou chronique (infirmité) ;

Caisse d'assurance contre la vieillesse (retraites, rentes différées) ;

Caisse d'assurance contre la mort (assurance sur la vie).

L'organisation de ces diverses caisses est rendue plus facile par l'adoption d'un âge déterminé comme terme moyen de la vie professionnelle du médecin (65 ans dans l'association anglaise).

La fixation de l'âge du repos normal permet de limiter la durée des versements des cotisations afférentes aux assurances contre la maladie et la mort au moment même où s'ouvre le droit à la retraite.

Le médecin arrivé à cet âge, devenu libre de toute charge, touchant la rente réservée pour ses vieux jours, pourrait ainsi jouir en paix d'un repos honorable avec la certitude de laisser encore après lui le capital garanti par l'assurance souscrite sur sa vie.

Enfin, un lien commun devrait réunir tous les participants de ces diverses œuvres : ce serait le versement d'une somme minime, de 10 francs par an par exemple, avec laquelle on constituerait une Caisse de secours destinée à venir en aide aux imprudents, aux malheureux, aux veuves et aux orphelins de ceux auxquels la fortune n'aurait jamais souri.

Le médecin demeurerait ainsi pour les membres de la famille médicale ce qu'il a toujours été pour tous et en tous lieux, l'apôtre de la charité.

Conclusione.

Le opere d'assistenza o di previdenza medica considerate nelle diverse nazioni sono ancora incomplete.

Queste opere debbono avere per iscopo di premunire i medici contro i seguenti casi :

Malattia acuta o infermità cronica ;

Vecchiaia ;

Morte.

Per ciascuno di questi casi deve corrispondere una quota e conseguentemente una cassa speciale :

Cassa d'assicurazione contro la malattia acuta o cronica ;

Cassa d'assicurazione contro la vecchiaia (giubilazioni, rendite differite) ;

Cassa d'assicurazione contro la morte (Assicurazione sulla vita).

L'organizzazione di queste diverse casse è resta più facile con l'adottare un'età determinata come termine medio della vita professionale del medico (65 anni nell' associazione inglese).

Il limite dell' età del riposo normale permette di determinare la durata dei versamenti delle differenti quote per le assicurazioni contro la malattia e la morte al momento stesso in cui si apre il diritto alla giubilazione.

Il medico giunto a tale età, esente da ogni incarico e avente diritto alla rendita riservata per la sua vecchiezza, potrebbe godere in pace un giusto riposo con la certezza di lasciare dopo di sè il capitale garantito dall' assicurazione firmata in vita.

Finalmente un comune legame dovrebbe riunire tutti coloro che partecipano a queste diverse opere : ciò sarebbe col versamento di una somma minima di 10 lire per esempio con la quale si costituirebbe una cassa di soccorsi destinata a venire in aiuto degli imprudenti, degli sventurati, delle vedove e degli orfani, di coloro ai quali la fortuna non avrebbe mai arriso.

Il medico rimarrebbe così per i membri della famiglia medica ciò che è sempre stata per tutti ed in ogni luogo, l'apostolo della carità.

Schlussfolgerungen.

Die ärztlichen Hilfs- und Versorgungskassen der verschiedenen Nationen sind noch unvollständige Einrichtungen.

Dieselben müssen das Ziel erstreben die Aerzte gegen folgende Gefahren zu versichern :

Acute oder chronische Krankheit (Invalidität) ;

Alter ;

Tod.

Hinsichtlich einer jeden dieser Gefahren ist ein besonderer Beitrag zu entrichten und es müssen folglich gesonderte Kassen bestehen :

Versicherung gegen acute und chronische Krankheiten (Invalidität) ;

Versicherung gegen Alter (Pensionen, Renten) ;

Versicherung gegen Tod (Lebensversicherung).

Die Organisation dieser verschiedenen Kassen wird dadurch vereinfacht dass man eine bestimmte mittlere professionelle Altersgrenze annimmt (65 Jahre in der englischen Association).

Die Festlegung der Altersgrenze für die normale Ruhe gestattet es, die Dauer der Beitragzahlungen für die Versicherungen gegen Krankheit und Tod auf den Zeitpunkt zu begrenzen, in welchem das Recht auf Alterspension eintritt.

Der an dieser Altersgrenze angelegte Arzt ist frei von jedem Beitrag; er bezieht die ihm zustehende Altersrente, er kann so friedlich seine ehrenhaft verdiente Ruhe geniessen und hat die Gewissheit, noch das durch die Lebensversicherung garantirte Kapital hinter sich stehen zu haben.

Schliesslich dürfte noch ein gemeinsames Band die Teilnehmer dieser verschiedenen Kassen zusammenhalten : es wäre dies die Entrichtung einer ganz kleinen Summe, etwa 10 Franken jährlich, mit welchem Gelde man eine Unterstützungskasse für unverschuldeter oder unvorsichtiger Weise ins Unglück gerathene Kollegen und für bedrängte Wittwen und Waisen von Aerzten errichten würde.

Der Arzt würde so auch für die eigenen Mitglieder des ärztlichen

Standes das werden, was er immer und überall gewesen ist, der Apostel der Mildthätigkeit.

Resolutions.

The organizations for the relief and ind of medical men which have been investigated in the different countries are as yet incomplete.

These organizations should have for their object to safeguard medical men against the following risks.

Acute and chronic illness:

Senility;

Death.

Each of these risks should be met by a special subscription and a special fund.

An insurance fund against acute or chronic illness. An insurance fund against old age (pension, defered annual allordance).

An insurance against death (lipe insurance).

The organizations of these of different funds is rendered more easy by adopting a determined average age as that of the life of a medical man (65 years is the period fixed by English assurances).

By fixing the normal age for retiring from practice it is easy to limit the number of payments that should be made for the insurances against sickness, death and old age pensions.

When the medical man has reached the age prescribed he is free from any further liability, he receives his old age pension and enjoys a peaceful and honourable rest with the knowe age that he will leave behind him the sum garranted by the insurance on his life.

Finally, a common link should unite those who participate in these various organizations: this would be secured by the payment of a minimum sum of for instance ten francs per annum, to form a relief fund destined to aid the imprudent, the unfortunate, the widows and the orphans of those who have not been successful in the medical carreer.

The medical man would thus be towards his fellow medical men what he has been in all time and in places, namely the apostle of charity.

M. Lande (de Bordeaux) a la parole pour développer son rapport sur les œuvres d'assistance et de prévoyance médicales.

Avant d'entrer dans le sujet, M. Lande avait rectifié une erreur qui avait été commise dans son rapport relativement à l'association Lagoguey.

Cette caisse, a-t-il été écrit, garantit à ses adhérents une indemnité de 10 francs par jour pendant trois mois et 5 francs par jour pendant six mois. C'est une indemnité de 10 francs par jour pendant tout le temps que dure l'incapacité de travail, pendant toute la vie même qu'il faut lire.

M. Lande développe le rapport que l'on vient de lire, il fixe d'abord quelle peut être la valeur sociale du médecin, il établit qu'à vingt-cinq ou vingt-sept ans, il représente un capital de 100 000 francs

Un négociant qui aurait engagé cette somme dans une entreprise s'empresserait de l'assurer. Il n'en est pas toujours ainsi pour le médecin. Il doit s'assurer contre les risques évitables, la maladie, ou inéluctables comme la sénilité et la mort. A titre individuel, il doit aussi se préoccuper de la reconstitution de ce capital, il le doit encore plus s'il a une famille.

Le rapporteur étudie ensuite les divers systèmes d'assurance dans les divers pays.

M. Lande signale, en dernier lieu, le danger de la mainmise de l'État.

DISCUSSION

Avant de passer au vote des conclusions du rapport de M. Lande, M. le Président Lereboullet saisit l'Assemblée de la question de la pérennité de Congrès de déontologie.

M. Sciamanna (de Rome) demande qu'il soit sursis au vote sur ce sujet jusqu'à la séance du soir, parce qu'il a une proposition à faire.

M. Doléris (de Paris) demande que le Congrès coïncide avec les congrès médicaux.

M. Granjux (de Paris). — Notre Congrès est un nouveau-né. Il ne faut pas l'abandonner pour trois ans, c'est un laps de temps trop long. Nous n'avons pas à prendre une décision de principe, mais simplement à décider la date de notre prochaine réunion qui pourrait être l'année prochaine.

M. Lereboullet, résumant les avis qui se sont produits, propose qu'il y ait tous les ans un Congrès national et que le Congrès international n'ait lieu que tous les trois ans. La question du lieu où se tiendra le prochain Congrès international est réservée pour la séance de clôture.

M. Descoust (de Paris), président de l'Association médicale mutuelle du département de la Seine (Association Gallet-Lagoguey), après avoir remercié M. Lande de la rectification au sujet de la Société Lagoguey, en expose le mécanisme. Vous venez d'entendre le rapport de M. Lande sur les œuvres d'assistance et de prévoyance médicales.

Après vous avoir parlé du capital social, représenté par le médecin au début de sa carrière, il vous a montré la nécessité pour celui-ci de se garantir contre les trois risques qui le menacent : la maladie aiguë ou chronique; la sénilité;

Il vous a dit que si les médecins organisaient d'une façon complète leurs œuvres de prévoyance, celles-ci devraient être rangées sous trois chapitres différents : assurance contre la maladie aiguë; assurance contre la maladie chronique ou l'infirmité, comprenant sous ce titre la vieillesse; enfin, assurance contre la mort, autrement dit assurance sur la vie.

M. Lande se demande comment il se fait que les médecins n'aient pas encore compris la nécessité de cette triple garantie ou assurance contre les éventualités de l'existence.

Il pense que cette indifférence doit être attribuée à l'esprit d'indépendance des médecins, entretenue par une ignorance à peu près générale et absolue des conditions mathématiques des œuvres de prévoyance.

Après ces considérations d'ordre général, votre rapporteur dit qu'il a cherché à se procurer des documents sur les œuvres médicales d'assistance et de prévoyance dans tous les pays d'Europe.

Il faut croire que M. Lande a mal cherché puisque beaucoup des renseignements qu'il donne sont inexacts. Il a été beaucoup mieux renseigné sur les œuvres fondées à l'étranger que sur celles existant en France.

Quant aux œuvres françaises, il constate, en passant, l'insuffisance de l'Association générale des médecins de France et son impuissance à élargir le cadre de son action.

Après avoir énuméré la Caisse des pensions de retraite du corps médical français, la Caisse de retraites du Dr Gélineau, l'Œuvre du sou médical et l'Association amicale des médecins français, il dit :

« Un peu plus tard, le Dr Lagoguey fondait une caisse indemnité-maladie, mais pour les seuls médecins du département de la Seine; cette caisse garantit à ses adhérents une indemnité de 10 francs par jours pendant 3 mois et une indemnité de 5 francs par jour pendant 6 mois ».

M. Lande a commis, en disant cela, une grosse erreur dont nous le remercions de s'être excusé verbalement il y a un instant.

Mais il nous semble utile, dans un Congrès comme celui-ci, d'exposer le mécanisme si simple et si robuste de l'Association médicale mutuelle des médecins de la Seine, fondée, en 1886, par le Dr Lagoguey.

Cette association garantit à ses adhérents une indemnité *de 10 francs par jour pendant toute la durée de la maladie sans aucune restriction de temps*. C'est donc une assurance contre la maladie aiguë ou la maladie chronique dans la plus large acception du mot.

Elle n'assure pas contre la vieillesse, mais elle garantit ses adhérents contre les maladies qui peuvent se montrer dans le cours de celle-ci.

Toute maladie dûment constatée donne droit à 10 francs par jour.

On peut donc considérer le médecin adhérent à l'Association médicale mutuelle comme absolument garanti contre le chômage résultant de la maladie aiguë ou chronique et contre les maladies ou infirmités de la vieillesse.

Il peut être malade pendant 20 ans, 30 ans, il est certain pendant ce temps de toucher 10 francs par jour ou 3650 francs par an.

Voilà donc les deux premières parties du programme, formulé par M. Lande, réalisées par l'œuvre de Lagoguey.

Il s'en faut de bien peu que la troisième « assurance contre la mort » ait été également résolue.

En effet, Lagoguey, justement préoccupé du sort de la veuve ou des enfants du médecin surpris par la mort avant d'avoir eu le temps d'assurer leur avenir, a créé, à côté de l'indemnité maladie, l'indemnité décès (art. 26 des statuts).

Jusqu'à présent cette indemnité décès n'a pas été très élevée; mais elle ira régulièrement en augmentant et atteindra certainement avant 15 à 20 ans plusieurs milliers de francs. Elle est actuellement mathématiquement de 858 fr. 64.

L'Association Lagoguey arrive donc à protéger le médecin dès maintenant d'une façon très efficace contre les risques de la maladie chronique ou aiguë, et contre les infirmités de la vieillesse.

Avant peu, par suite de son développement régulier, elle fournira à la veuve ou aux enfants du médecin une indemnité de plusieurs milliers de francs.

C'est donc de toutes les œuvres médicales de prévoyance, existant tant en France qu'à l'étranger, celle qui répond actuellement le mieux au triple but proposé par M. Lande dans les conclusions de son rapport.

L'Association médicale mutuelle des médecins de la Seine est une mutualité pure laissant à ses adhérents leur indépendance complète et ne les obligeant pas à des compromissions pharmaceutiques et commerciales destinées à alimenter la caisse sociale.

Il est facile de se rendre compte, par les résultats acquis depuis sa fondation, de la puissance que doit acquérir dans un avenir prochain cette remarquable œuvre d'assistance et de prévoyance. Elle n'est grevée d'aucune charge autre que celle de servir à ses adhérents malades une indemnité quotidienne de 10 francs par jour, quelle que soit la durée de la maladie. Son but est précis; son mécanisme est simple et par suite son fonctionnement est des plus réguliers. Avant 20 ans elle sera millionnaire et la plus puissante en même temps que la plus utile de toutes les associations médicales françaises. Sa prospérité financière augmente chaque année avec une régularité mathématique.

En effet, chaque sociétaire paie annuellement une cotisation de 120 francs; or, depuis sa fondation, l'indemnité maladie par tête de sociétaire n'a jamais dépassé 6.5 de cette somme, c'est-à-dire 65 francs; il en résulte chaque année une économie de 5.5, c'est-à-dire de 55 francs par sociétaire.

Si nous multiplions cette somme de 55 francs par le nombre actuel des sociétaires (470), nous arrivons à une augmentation annuelle du capital de 25 850 francs à laquelle il convient d'ajouter les intérêts à 3 pour 100 de la réserve déjà constituée (320 000 francs), c'est-à-dire 9600 francs.

Il résulte de ce simple calcul que la Société Lagoguey, tout en payant largement ses adhérents malades, économise annuellement de 30 à 35 000 francs.

Depuis sa fondation (1886) elle a payé 164 840 francs de journées de maladie et n'a dépensé, comme frais généraux de gestion, que la somme de 22 103 fr. 82.

Malgré la diminution du taux d'intérêt de l'argent, on peut affirmer que, dans 10 ans, les revenus du capital économisé suffiront pour payer toutes les journées de maladie.

L'augmentation annuelle du capital sera produite alors par la totalité des cotisations.

L'œuvre de Lagoguey est évidemment un magnifique exemple de la puissance de la mutualité bien comprise et bien organisée.

Malgré cette prospérité et malgré le bulletin mensuel chargé de la faire connaître au monde médical, notre recrutement annuel n'est que de 30 à 40 en moyenne.

Il faut dire que notre recrutement est limité au corps médical de la Seine et qu'il faut avoir moins de 40 ans. Il est, de plus, nécessaire d'être docteur en médecine, Français ou naturalisé, et de subir un examen médical semblable à celui exigé pour contracter une assurance sur la vie. Sans cette dernière formalité, qui élimine environ 25 pour 100 des candidats, il y aurait longtemps que nous aurions dépassé le nombre de 500 adhérents que nous ne pouvons pas actuellement franchir sans autorisation du ministre de l'intérieur; hâtons-nous de dire qu'il suffira d'en faire la demande pour obtenir d'être plus nombreux.

Je crois faire œuvre utile en déposant sur le bureau du Congrès, à la demande de notre secrétaire général, M. Glover, les statuts de la Société et en demandant de les voir figurer dans les comptes rendus officiels.

ASSOCIATION MÉDICALE MUTUELLE DU DÉPARTEMENT DE LA SEINE

Approuvée par arrêté ministériel du 7 décembre 1886

Fondée le 1er janvier 1886

par M. le Docteur GALLET LAGOGUEY

STATUTS REVISÉS EN 1895

ET APPROUVÉS LE 28 OCTOBRE 1895.

Formation et but de l'Association.

Article premier. — Il est formé entre les Docteurs en Médecine Français, reçus dans une Faculté de France et exerçant exclusivement la profession médicale dans le département de la Seine, une Société mutuelle qui prend le nom d'*Association médicale mutuelle du département de la Seine*.

Art. 2. — Elle a pour but d'allouer une *indemnité pécuniaire* aux Membres de l'Association placés par la maladie dans l'impossibilité absolue d'exercer leur profession, soit temporairement, soit d'une façon permanente.

Art. 3. — Le Siège de l'Association est à Paris, au *domicile du Président*.

Art. 4. — L'Association s'interdit expressément toutes discussions *politiques* ou *religieuses* et tous *actes étrangers à son but*.

Art. 5. — L'Association Médicale se compose de Membres participants et de Membres honoraires.

Art. 6. — Les Membres participants sont ceux qui ont souscrit l'engagement formel de se conformer aux présents statuts et d'en assurer au besoin l'exécution.

Au moment de leur adhésion à l'Association et conformément au questionnaire qui leur est soumis, ils doivent déclarer par écrit et sans réticences, toutes les *maladies ou infirmités* dont ils ont pu être atteints depuis leur naissance, ainsi que l'état de *santé ou les causes de la mort de leurs père et mère et de leurs frères et sœurs*.

Ils subissent ensuite l'examen du Conseil de Santé à la suite duquel le Conseil d'Administration se prononce sur leur admission provisoire ou leur ajournement.

Le nombre des Membres participants ne pourra excéder 500, à moins d'une autorisation spéciale du Ministre de l'Intérieur; ils doivent être domiciliés dans le département de la Seine au moment de leur admission.

Les Membres honoraires doivent être agréés par le Conseil d'Administration: *ils sont admis sans conditions d'âge, ni de domicile.* Leur nombre est illimité.

Art. 7. — La limite d'âge pour l'admission des Membres participants est fixée à *quarante ans.*

Art. 8. — Dans l'intervalle des Assemblées générales, le Conseil d'Administration prononce l'admission provisoire des nouveaux adhérents. — Cette admission ne devient définitive qu'après ratification par l'Assemblée générale au bulletin secret et à la majorité des voix.

Art. 9. — Tout associé est libre de se retirer sur simple déclaration écrite adressée au Président par *lettre recommandée.*

Art. 10. — Cessent de droit de faire partie de l'Association les Membres qui auront négligé de payer leur *cotisation pendant 3 mois.*

La radiation est prononcée par le Conseil d'Administration après une simple mise en demeure, adressée au retardataire par lettre recommandée.

Dans le cas où l'associé ne répond pas dans le délai de huit jours à cette mise en demeure, il lui est fait application, sans appel, du présent article.

Toutefois, si l'associé en retard pour le paiement de sa cotisation prouve que ce retard est dû à des circonstances indépendantes de sa volonté, il pourra être sursis à sa radiation par le Conseil.

Ce sursis ne pourra jamais excéder un délai maximum de six mois.

Art. 11. — Tout Membre participant en retard dans le paiement de sa cotisation ou des amendes statutaires sera privé, après l'expiration du délai de la mise en demeure prévu par l'Article 10, du droit à l'indemnité en cas de maladie, lequel droit n'est de nouveau acquis qu'un mois après que l'associé s'est libéré envers l'Association.

Art. 12. — Pourra en outre être privé de tous ses droits, *tout associé qui aura causé volontairement un préjudice grave aux intérêts de l'Association.*

Dans ce cas, la décision du Conseil d'Administration n'est que suspensive du droit de l'associé à la participation : pour devenir exécutive, elle doit être soumise à la ratification de l'Assemblée générale.

Mais toute participation est suspendue jusqu'à la réunion de cette Assemblée.

Art. 13. — L'Association n'alloue aucune indemnité pour les suites *d'un duel ou d'une tentative de suicide.*

Art. 14. — Les associés qui cessent d'exercer dans le département de la Seine peuvent rester Membres participants. — Toutefois, l'Association, dans un but de contrôle, se réserve le droit de faire constater la maladie de ses membres, *malades hors Paris,* par des confrères de son choix, et même, dans certains cas, par des Administrateurs spécialement délégués pour ce service.

Les frais quelconques occasionnés par la constatation des maladies, par les envois d'argent, etc., seront à la charge des malades et prélevés avant le paiement de toute indemnité.

Tout associé qui quitte la France perd ses droits à l'indemnité pendant son absence. *La Corse et l'Algérie font partie de la France.*

Art. 15. — Les associés démissionnaires ou exclus n'ont, dans aucun cas, droit au remboursement des sommes versées par eux à l'Association.

Toutefois, les candidats refusés par l'Assemblée générale seront remboursés des sommes qu'ils auront versées ; par contre, ces mêmes candidats devront rendre à l'Association le montant des indemnités qu'ils auront pu toucher.

Droit d'entrée.

Art. 16. — Les nouveaux adhérents devront payer un droit d'entrée proportionnel à leur âge. — Le taux de ce droit d'entrée sera déterminé pour l'année courante par l'Assemblée générale. — *Il ne pourra jamais être inférieur à un franc par année d'âge du candidat.*

Obligations des Associés envers l'Association.

Art. 17. — En cas de maladie, une déclaration d'incapacité professionnelle devra être adressée par l'associé au Président de l'Association, dès le début de la maladie. — En cas de déclaration tardive, l'indemnité ne pourra courir qu'à partir du troisième jour qui précédera la date de la déclaration et celle du certificat médical qui doit l'accompagner.

En cas de déclaration reconnue frauduleuse, l'associé sera passible de l'Art. 12.

Art. 18. — Lorsque l'associé cesse d'être malade et reprend ses occupations, il est tenu d'en prévenir le Président : faute par lui de le faire, *il sera passible d'une amende de 20 francs*.

En cas de déclaration reconnue volontairement inexacte, l'associé sera passible de l'application de l'Art. 12.

Art. 19. — *Une cotisation fixée à 10 francs par mois*, payable d'avance, est due à partir du mois qui suit l'admission et doit être acquittée dans les dix premiers jours qui commencent le mois, le trimestre, le semestre ou l'année.

La maladie ne peut en aucun cas interrompre le paiement de la cotisation.

Les associés ont le droit d'anticiper le paiement de leurs cotisations chez le Trésorier; de payer par mois, trimestre, semestre ou année.

Tout associé peut perpétuer sa cotisation par le versement unique d'un capital assurant annuellement cent vingt francs de rente française.

Il devient alors Membre participant perpétuel de l'Association et acquiert le titre de Bienfaiteur.

Le capital qui a été ainsi versé est définitivement acquis à l'actif social au même titre que les dons et legs : l'intérêt de ce capital fait partie des fonds de participation.

Le recouvrement des cotisations peut se faire à domicile, par l'intermédiaire d'une Société financière agréée par le Conseil d'Administration.

Art. 20. — *Il est dû une amende de deux francs* pour toute cotisation payée après l'époque fixée par le participant pour son paiement.

Art. 21. — Les sommes versées à un titre quelconque restent définitivement acquises à l'Association, sauf l'exception prévue par l'Art. 15.

Art. 22. — *Le minimum de la cotisation annuelle des Membres honoraires est fixé à vingt francs*; toutefois on peut devenir Membre honoraire en opérant un versement unique de cent francs.

Obligations de l'Association envers ses membres.

Art. 23. — L'Association alloue à ses Membres participants une indemnité de *dix francs par jour* pour toute maladie dûment constatée par un Administrateur ou un Délégué, excédant une durée de huit jours et entraînant *l'incapacité absolue d'exercer la profession médicale*.

Cette indemnité, déduction faite des frais de correspondance, de constatation de maladie et d'envoi d'argent, sera payée aussi longtemps que dureront l'incapacité absolue et les ressources financières de l'Association.

Art. 24. — *Les nouveaux adhérents n'ont droit à l'indemnité qu'après six mois révolus de présence sur les contrôles de l'Association.*

Tout état morbide, se manifestant pendant ce stage de six mois, devra être déclaré par l'associé et entraînera de droit un nouvel examen médical avec toutes les suites qu'il pourra comporter.

En cas de non-déclaration, l'associé sera passible de l'Art. 12.

Art. 25. — Jamais il ne pourra être dérogé au but que l'Association se propose. (Art. 2.)

Art. 26. — La veuve, ou à son défaut les enfants, d'un associé qui décéderait après avoir versé *dix années de cotisations* pourront avoir droit à une indemnité spéciale appelée *indemnité décès.*

Toutefois devront-ils en faire la réclamation dans les six mois qui suivront le décès.

Cette indemnité ne peut être acquise et par conséquent versée à la famille de tout associé participant qui, de son vivant, aurait touché des indemnités de maladie égales ou supérieures à la somme représentant cette indemnité dernière.

Si l'associé, *décédé après dix ans de participation personnelle*, n'a de son vivant touché qu'une somme d'indemnité *maladie* inférieure à la somme de l'indemnité *décès*, la famille ne pourra prétendre toucher que la différence entre ces deux sommes.

Le taux de l'indemnité *décès* sera fixé chaque année par l'Assemblée générale et proportionné à la valeur du capital de participation.

Ce taux ainsi fixé restera le même d'une Assemblée générale à la suivante.

Art. 27. — Le fonds social est divisé en deux portions :

La première — ou Capital de Participation — comprend les sommes provenant : 1° *Des Cotisations versées par les Membres participants existants ;* — 2° *Des Intérêts produits par les cotisations libérées par un versement unique* (Art. 19) *déduction faite d'une façon générale des indemnités payées et des frais divers de l'Association.*

Ce capital seul servira à régler l'indemnité *décès.*

La seconde portion — ou Capital de Réserve — comprend le produit de toutes les autres perceptions. *Droit d'entrée — Cotisations des Membres honoraires, amendes — Fonds placés et intérêts échus à l'exception des intérêts produits par les cotisations libérées par un versement unique — Dons et legs après acceptation approuvée par l'autorité compétente — Recettes diverses — Subventions accordées par l'État, le Département ou la Commune.*

Ce capital est destiné à garantir le paiement de l'indemnité maladie, si les cotisations régulières des Membres participants devenaient insuffisantes.

Art. 28. — Les fonds disponibles ne doivent jamais excéder la somme nécessaire pour subvenir aux dépenses courantes de l'Association.

L'excédent est placé en compte courant à la Caisse des Dépôts et Consignations.

Administration.

Art. 29. — L'Association est administrée par un Conseil composé de dix-huit membres et pris parmi les associés participants ou honoraires :

Un Président ;
Deux Vice-Présidents ;
Un Secrétaire général ;
Deux Secrétaires-Adjoints ;
Un Trésorier ;
Un Trésorier-adjoint ;
Dix Administrateurs.

Nul ne peut être élu Membre du Conseil, s'il n'est Français, majeur, et s'il ne jouit de ses droits civils et civiques.

Art. 30. — *Toutes les fonctions sont gratuites.* Il sera alloué des indemnités de déplacement pour les constatations nécessitées par la maladie des associés résidant hors Paris.

Élections.

Art. 31. — Le Président est élu pour *cinq ans*, les Vice-Présidents pour *deux ans*; les autres Membres du Conseil pour *un an. Les Élections ont lieu au bulletin secret, à la majorité absolue au premier et à la majorité relative au second tour.*

Le Président, les Vice-Présidents, les Secrétaires et les Trésoriers sont élus séparément. Le procès-verbal de l'élection est transmis immédiatement au Ministre de l'Intérieur.

Art. 32. — Les dix Administrateurs sont pris à tour de rôle, en suivant l'inscription par ordre numérique sur les contrôles de l'Association.

La liste des Administrateurs sera complétée au fur et à mesure des vides qui pourraient se produire. Nul ne peut se refuser de remplir cette fonction, sans excuse valable, *à peine d'une amende de quarante francs*.

Fonctions du Président.

Art. 53. — Le Président surveille et assure l'exécution des statuts.

Il adresse chaque année au Ministre de l'Intérieur le compte rendu prescrit par l'article 26 du décret du 26 mars 1852, et lui fait connaître au fur et à mesure les changements qui se produisent dans la composition du Conseil d'Administration.

Il est chargé de la police des Assemblées, il signe tous les actes, arrêtés ou délibérations ; il représente l'Association dans tous les cas où elle peut être appelée à figurer.

Il convoque le Conseil et les Assemblées.

Les Vice-Présidents secondent le Président dans toutes ses fonctions et sont appelés à le remplacer en cas d'empêchement.

Fonctions des Secrétaires.

Art. 54. — Les Secrétaires sont chargés de la rédaction des procès-verbaux, de la correspondance, des convocations, de la conservation des archives. Ils tiennent le registre matricule des associés.

Fonctions du Trésorier.

Art. 55. — Le Trésorier fait les recettes et les paiements et les inscrit sur un livre de caisse coté et paraphé par le Président. Il paie les dépenses sur mandats visés par le Président et timbrés du cachet de l'Association.

Chaque mois, il fournit au Conseil un bordereau constatant la situation financière de l'Association et rend compte de sa gestion, en fin d'exercice, à l'Assemblée générale.

Le Trésorier ne peut être responsable, dans les termes du droit commun, que des sommes dont il est détenteur. Un comptable salarié et nommé par le Conseil d'Administration lui est adjoint.

Fonctions des Administrateurs.

Art. 56. — Les Administrateurs sont chargés, à tour de rôle, suivant un roulement déterminé par le Président, de vérifier, chaque mois, la caisse du Trésorier d'après un état de recettes et de dépenses. Le procès-verbal de cette vérification est communiqué au Conseil.

Ils ont aussi dans leurs attributions la visite et le contrôle des malades, le Conseil de santé, etc.

Art. 37. — Le Conseil se réunit chaque fois qu'il est convoqué par le Président, mais au moins une fois par mois à jour fixe.

Les procès-verbaux de cette réunion sont signés par le Président, le Secrétaire et deux Administrateurs au moins.

Assemblées générales.

Art. 38. — Les associés se réunissent en Assemblée générale une fois par an, dans le premier trimestre, sur convocation envoyée par le Président quinze jours au moins avant l'époque fixée pour entendre le rapport du Président sur la situation de l'Association et statuer sur les actes du Conseil d'Administration, sur les comptes et sur les propositions diverses.

Art. 39. — L'Assemblée générale peut, en outre, être convoquée extraordinairement sur la demande du Conseil ou du cinquième des Associés.

Art. 40. — *La présence aux Assemblées générales ordinaires et extraordinaires est obligatoire pour tous les Associés participants*, à moins d'excuse valable, *sous peine d'une amende de cinq francs.*

Cette présence est constatée par la signature de l'associé sur une feuille déposée dans le lieu de l'Assemblée.

Modifications aux statuts.

Art. 41. — Les présents Statuts ne seront pas modifiés avant cinq ans.

Art. 42. — Après ces cinq années, toute proposition tendant à modifier les Statuts devra être signée par trente associés au moins et adressée au Président un mois au plus tard avant l'Assemblée générale annuelle.

Art. 43. — Les propositions tendant à modifier les Statuts seront soumises à deux délibérations. Aucune modification ne sera adoptée si elle ne réunit les trois quarts des suffrages exprimés et représentant le dixième au moins des Membres participants.

Art. 44. — Les modifications ne pourront avoir d'effet et être mises en vigueur qu'après avoir été approuvées par l'autorité supérieure, conformément au décret du 26 mars 1852.

Dissolution.

Art. 45. — L'Association ne peut se dissoudre d'elle-même qu'en cas d'insuffisance de ses ressources.

Art. 46. — La dissolution ne peut être prononcée qu'en Assemblée générale, spécialement convoquée à cet effet sur la demande et à la majorité des trois quarts des Membres inscrits.

Cette dissolution ne sera valable qu'après l'approbation de l'autorité compétente.

Art. 47. — En cas de dissolution, la liquidation s'opérera conformément aux prescriptions des articles 6 et 17 du décret du 14 juin 1851 et 15 du décret du 26 mars 1852[1].

M. Lereboullet remercie M. Descouts et met aux voix les conclusions du rapport de M. Lande qui sont adoptées à l'unanimité.

La parole est ensuite donnée à M. Salomon (de Savigné-l'Évêque, Sarthe) pour développer son rapport sur les œuvres de défense professionnelle.

M. Salomon lit les conclusions de son rapport.

RAPPORT

SUR LES ŒUVRES DE DÉFENSE PROFESSIONNELLE

par M. SALOMON

de Savigné-l'Évêque (Sarthe),

Membre du Conseil d'Administration de l'Union des Syndicats médicaux de France.

Messieurs,

Je n'essaierai pas de faire remonter l'histoire des œuvres de défense professionnelle à une époque bien reculée, d'abord parce que le cadre de ce travail est trop restreint pour me permettre de grands développements, mais surtout, parce que cette histoire est encore à faire, que les documents écrits sont rares et remontent à peine à cinquante ans. Le médecin semble avoir traversé les siècles, sans bruit et sans fracas, peut-être absorbé par l'exercice de son art dont il était si fier, dans tous les cas, menant une vie facile, simple et sans

1. Nous avons désiré présenter ces statuts et nous en avons provoqué le dépôt sur le bureau du Congrès de la part du dévoué successeur du fondateur de cette association, parce que nous estimons que l'Association médicale mutuelle Gallet-Lagoguey est de toutes les sociétés ou associations médicales existantes à l'heure actuelle, celle qui a su atteindre le but et réaliser le programme le plus réellement utilitaire.

Nous attirons tout particulièrement l'attention de nos confrères français et étrangers sur cette Association qui est, ainsi qu'on le verra sans peine, le type précis « d'une mutualité pure, laissant à ses adhérents leur indépendance complète et ne les obligeant pas à des compromissions pharmaceutiques et commerciales, destinées à alimenter la caisse sociale. » (Note du secrétaire général).

visées ambitieuses. Restant étranger à toutes les révolutions, à toutes les secousses sociales, il vivait seul, tranquille, en famille, au milieu des sociétés les plus tourmentées, sans s'inquiéter ni s'effrayer de cet isolement, semblant même s'y complaire. Mes devanciers étaient loin de songer aux revendications qui nous amènent ici; elles n'avaient pour eux ni sens, ni raison d'être. Pourquoi se seraient-ils préoccupés des œuvres de défense professionnelle, n'ayant pas à se défendre?

Malgré les plaisanteries de Molière, dont il riait lui-même, le médecin marchait dans le monde avec cette dignité mystérieuse que lui donnait le respect de tous. Réputé le plus savant, il était le plus écouté. Ses arrêts étaient au-dessus de toute discussion et sans appel. Les rois eux-mêmes s'inclinaient devant sa volonté. Enfin, il trouvait dans l'exercice de sa profession le profit en même temps que l'honneur et la considération. Rien ne venait troubler son existence, en dehors des querelles d'école, qui ne franchissaient pas l'enceinte de la Faculté.

Le médecin s'est endormi dans cette belle confiance en lui-même, inspirée par la tradition et la confiance des autres. Il était alors un des maîtres de l'humanité. Il se réveille aujourd'hui l'esclave de tous.

Il ne s'est pas aperçu que tout se transformait autour de lui, et que lui-même n'allait plus être ce qu'il était autrefois. Seul, il demeurait indifférent aux nouvelles conditions de la vie sociale, alors que ses voisins, plus avisés, avaient depuis longtemps jeté le cri d'alarme, s'armaient pour la lutte, se groupaient, fondaient des associations, ayant pour prétexte des œuvres de bienfaisance, mais leur but réel était l'union et la protection mutuelle.

Écartant tout pour mieux vivre, ceux qui nous entouraient n'ont rien respecté, le médecin moins que tout autre, parce qu'il était isolé et sans défense. Nous nous sommes bientôt trouvés cernés par nos ennemis, et quand nous nous en sommes aperçus, il était déjà bien tard.

La vulgarisation à outrance des choses de la médecine avait appris à tous le moyen de discuter le médecin et de le tenir à l'écart. Son ancien complice, la seconde partie de lui-même, le pharmacien, comprenant mieux et plus vite son siècle, l'avait abandonné pour suivre les idées modernes, et débitant à bon marché les remèdes infaillibles pour toutes les maladies, rendait l'ordonnance de plus en plus rare, ne la considérant plus comme un moyen d'existence, mais comme un accident dans sa vie commerciale.

Les Sociétés de secours mutuels, sous un prétexte charitable, vinrent bientôt honorer le médecin de leur confiance au rabais. Les Compagnies d'assurances, profitant de son isolement et de « l'*incuria* légendaire », l'exploitèrent sans vergogne. Enfin, nos législateurs, sentant le moment propice de faire de la popularité à nos dépens, eurent l'idée sublime de nous imposer presque gratuitement la médecine des pauvres, nous traitant avec la dernière brutalité, nous dépouillant en même temps de l'honneur et du profit de cette grande œuvre humanitaire. Victime de tous ces attentats à notre monopole et des nouvelles exigences de la vie matérielle, notre existence est devenue de plus en plus difficile.

Sans autre organisation que quelques sociétés peu nombreuses et peu ouvertes, destinées plutôt à exciter les rivalités et à pontifier quelques-uns, qu'à travailler au bien-être de la corporation, nous avions entre nous des rapports individuels assez rares, nous nous traitions avec méfiance, quelquefois avec haine, presque toujours avec moins de franchise et de cordialité qu'il aurait fallu.

Saisissant mal la cause de la crise que nous allions traverser, nous en croyant les seules victimes, n'ayant pu échanger des idées avec des confrères, que, dans notre ignorance, nous accusions même de travailler à notre ruine, nous nous sommes attardés à lutter isolément.

Dans notre impuissance à repousser les attaques de nos victorieux ennemis, nous avons eu quelquefois la faiblesse de déclarer à nos confrères, aussi maltraités et malheureux que nous, faisant ainsi les affaires de nos vrais adversaires, une guerre impie. Nous en sommes sortis diminués et meurtris, en attendant d'être complètement vaincus.

La lutte aussi mal engagée, le plus grand nombre d'entre nous aurait capitulé, si quelques esprits plus généreux, plus braves et plus clairvoyants, prêchant d'exemple, ne nous avaient indiqué la route et promis le salut en préconisant l'unique remède capable de nous faire reprendre le rang que nous devons occuper dans la société, l'union et la solidarité, seules bases durables des œuvres de défense professionnelle.

Les organisateurs du Congrès de médecine professionnelle ont pensé qu'une place devait être réservée à ces œuvres de défense professionnelle, et ce rapport n'a qu'un but, vous présenter un tableau, aussi complet que possible, des œuvres déjà instituées et des ressources que la loi et les institutions modernes mettent entre nos mains pour conserver à notre profession sa respectabilité, sa prospérité et son indépendance.

Les éléments de ce rapport ont été fournis en grande partie par M. le Dr Porson, de Nantes, vice-président de l'Union des Syndicats, et le Dr Millon, de Paris, secrétaire général adjoint de cette association. Permettez-moi donc, messieurs, en vous faisant cette déclaration à haute voix, de la compléter par un hommage à leur talent, à leur dévouement à la cause professionnelle, et par mes regrets de tenir une place qui leur appartenait et leur aurait permis de mettre au point, bien mieux que je ne saurais le faire, sans aucun doute, une question si intéressante pour le corps médical.

Ce travail comprendra trois parties :

1° L'étude des causes de la crise professionnelle :

2° L'exposé des moyens employés pour conjurer cette crise, et comprenant les œuvres de défense professionnelle :

3° Ce qui a été accompli par les œuvres de défense et ce qui leur reste à faire :

Enfin des conclusions, des vœux indiquant ce que nous devons faire pour nous organiser victorieusement pour la défense.

PREMIÈRE PARTIE

Des causes de la crise professionnelle.

Les causes de la crise professionnelle peuvent être réparties en deux groupes :

1) L'un comprenant toutes les causes inhérentes à la profession même :

2) L'autre comprenant les causes qui résultent du milieu dans lequel vit le médecin.

Causes inhérentes à la profession médicale.

Dans le premier groupe, nous trouvons l'encombrement et les rapports confraternels.

1° *Encombrement médical.* — L'encombrement a été invoqué depuis quelques années comme cause principale du malaise professionnel, mais bientôt une question s'est posée. Cet encombrement, dont on parle tant, existe-t-il, réellement ? Nous savions bien que les médecins étaient trois fois plus nombreux depuis vingt ans, mais ce que nous ignorions, et ce que M. le Dr de Lavarenne est venu nous apprendre, c'est que, d'après une statistique qu'il affirme être rigoureuse, et nous n'avons pas le droit d'en douter, le nombre des médecins en France était en 1847, pour 35 millions d'habitants, de 17 590, et qu'en 1896 il n'était plus que de 15 025. Aujourd'hui il faudrait ajouter 2000 médecins à ce dernier chiffre. Le nombre des médecins aurait donc plutôt diminué. La vérité est que, de 1847 à 1869, le nombre des médecins aurait diminué rapidement, le nombre des diplômes, 400 à 500 par an, ne suffisant plus pour combler les vides faits par la mort ou la retraite. Mais il se serait aussi rapidement accru, pour redevenir en 1900 égal à celui de 1847, le nombre des diplômes excédant bientôt celui des vides faits dans le corps médical. D'après le même auteur, une répartition nouvelle des médecins sur le territoire serait une cause d'erreur et d'encombrement apparent. Les villes seraient envahies au détriment des campagnes, qui seraient dépourvues des praticiens nécessaires pour assurer le service de la santé publique. Que le confrère se rassure : ce qui se passe dans les grands centres se passera bientôt dans les plus petits. Les écoles de médecine nous inondent de nouveaux confrères. Ce n'est plus 400 à 500 diplômes qu'elles délivrent par an, comme de 1859 à 1869, ni même 600, puis 1000, comme de 1869 à 1895, mais après 1199 en 1897, nous arrivons à 1250 cette année. Cette marche ascendante se fait avec une rapidité effrayante, et dans quelques années, si rien ne vient l'entraver, nous n'aurons plus besoin de lutter, submergés par cette marée montante. Dans certains départements : Seine, Seine-et-Oise, Rhône, Nord, Bouches-du-Rhône et Seine-Inférieure, en dix ans le nombre des médecins a été doublé.

Ce qui ne prouve pas qu'il y ait pénurie de médecins ailleurs, et en particulier à la campagne, et que les malades manquent de soins. L'âpreté de la lutte entre confrères, dans les pays où la population médicale est la moins dense, prouve le contraire.

Si le nombre des médecins s'accroît, le nombre des malades diminue. Les affections qui faisaient vivre le médecin disparaissent : l'hygiène, la prophylaxie et une thérapeutique plus rationnelle font le vide autour de nous.

Vous pouvez admettre que la population médicale des campagnes reste stationnaire, ce qui sous peu ne sera plus exact. Il y a encore pléthore, et par suite encombrement. Il ne faut donc pas songer à déverser le trop plein des villes à la campagne. Il faut enrayer le mouvement lui-même, avant l'entrée à l'école, en luttant contre cette véritable monomanie des études médicales.

Quelles sont les causes de l'encombrement ?

1) Comme le dit fort bien le docteur Hervé, de la Motte-Beuvron : « La transformation sociale qui s'est opérée dans toutes les classes de la société sous l'influence de notre régime démocratique, et qui a mis à la portée d'un plus grand nombre de jeunes gens les études secondaires.... »

Tout le monde peut devenir bachelier.

2) La création de nombreuses Facultés, et la transformation des études dans les écoles secondaires.

Autrefois, Paris et Montpellier conféraient seules le grade de docteur, il fallait s'éloigner pour longtemps du domicile paternel. Seuls, les fortunés ou les courageux, qui ne craignaient pas d'exercer un autre métier pour vivre, pouvaient aller jusqu'au bout, mais ces derniers étaient bien rares.

Aujourd'hui, ces grands sacrifices qui nous ont donné quelques maîtres illustres, Peter entre autres, sont devenus presque inutiles. Chaque père de famille trouve une École de médecine ou une Faculté à sa porte, son fils peut faire ses études sur place, sans grands frais. Les bourses créées, depuis quelques années, viennent encore à son aide, sans compter la création de nombreux internats de province et leur multiplication à Paris et dans les départements. Ce sont autant de portes ouvertes aux fils de prolétaires. Personne ici, j'en suis sûr, ne regrette qu'il soit permis à tous les Français, sans distinction de classes, d'arriver au même but, mais on aurait pu laisser aux jeunes gens un peu plus le souci de leur avenir, afin de ne voir arriver que l'élite, et laisser en chemin les autres, s'orientant vers l'industrie et le commerce, où leurs aptitudes auraient pu leur marquer une place honorable.

3) La loi militaire. — Je dirai peu de chose de la loi militaire, qui accorde aux étudiants en médecine le bénéfice de n'accomplir qu'une année de service, et dans des conditions particulières. Cette faveur est certainement une cause d'encombrement. Chaque père de famille, pour soustraire son fils aux obligations pénibles du service militaire, le pousse vers les études médicales, qui dans notre organisation nouvelle lui rendent le même service que le remplacement d'autrefois. Il payait cette dispense de son argent. Aujourd'hui son fils l'obtient par son travail.

Je crois que nous mettrions à notre service de fort mauvais sentiments, en protestant trop haut contre la seule loi d'exception, qui ait été promulguée en notre faveur. Je ne demanderai pas, comme on l'a fait, le retour au volontariat, ni au régime commun pour les étudiants en médecine. Nous le savons par expérience, nous, les anciens, quel coup terrible l'ancien régime militaire portait à nos études, lorsqu'il venait brutalement nous interrompre, au moment où nous avions le plus besoin de recueillement et de travail pour devenir de bons praticiens ou de futurs maîtres. Combien n'ont pas eu le courage de reprendre leurs études ou ont perdu pour toujours l'espoir d'arriver au premier rang, qu'ils auraient pu occuper sans ce coup de foudre :

« être soldat » ! J'estime que le législateur a fait preuve d'une grande sagesse, en nous préservant d'un séjour à la caserne, aussi préjudiciable pour nos chères études, qu'inutile pour la défense de la patrie. Il est facile de neutraliser cette cause d'encombrement, en étendant cette faveur à toutes les professions libérales, et alors un grand nombre d'étudiants se disperseront aux quatre coins des Écoles, ou en promulguant plus démocratiquement le service égal pour tous, l'étudiant en médecine écoulant son temps d'activité comme auxiliaire du service de santé à l'hôpital militaire.

4) Les médecins étrangers. — La statistique nous apprend que 2000 médecins étrangers, dont 600 à Paris, exercent la médecine en France. Ils forment donc un huitième de la population médicale. Cette proportion n'est atteinte dans aucun pays, et ne l'est en France que par suite d'une mesure mauvaise, adoptée par la Faculté : la facilité avec laquelle étaient accordées les équivalences, qui permettaient à certains jeunes gens, dépourvus de toute garantie d'instruction première, d'obtenir le diplôme de docteur. Grâce à la faiblesse des examinateurs et à la complicité de la Faculté, nous sommes fiers de voir affluer vers nos centres d'enseignement les jeunes étrangers de tous les points du globe, et ils peuvent être assurés que nous ne mentirons pas à nos vieilles traditions d'hospitalité, qui ont fait de la France une seconde patrie pour beaucoup, mais nous ne voulons pas que les étrangers soient plus favorisés que nous-mêmes dans les études médicales. Sur ce dernier point, nous venons d'obtenir satisfaction ; nous aurions donc mauvaise grâce à insister, heureux de voir nos méthodes se vulgariser au delà de nos frontières, en même temps que notre langue et nos mœurs. Cette cause d'encombrement va bientôt diminuer, l'accroissement du nombre des médecins étrangers étant dû : 1° aux équivalences ; 2° à la possibilité d'utiliser en France même un diplôme qui n'aura plus qu'une valeur scientifique.

Nous accueillerons comme nous devons le faire les médecins étrangers qui auront fait les mêmes études que nous, n'établissant vis-à-vis d'eux qu'une réserve : qu'il ne soit accordé de service public qu'aux étrangers naturalisés, et ayant accompli effectivement les obligations du service militaire. Nous ne croyons pas manquer aux lois de l'hospitalité, en exigeant d'eux ce que dans tous les pays on exige de nous.

5) Médecins de frontières. — Je ne dirai qu'un mot sur l'exercice de la médecine par les médecins des frontières. En vertu d'une convention internationale, certains avantages qui leur sont faits causent un grand préjudice à nos confrères de l'Est. Nous devons protester, lors-

qu'il n'y a pas réciprocité dans les pays qui nous envoient leurs médecins. Nous ne comprenons cet exercice de la médecine sur nos frontières qu'avec certaines règles. Des deux côtés, les droits doivent être les mêmes, le même code déontologique doit être adopté. Ces deux points établis, cette cause d'encombrement disparaîtra.

6) Médecins militaires. — On a reproché dans ces derniers temps aux médecins militaires de faire dans les villes de la clientèle civile, quelquefois d'une façon intensive: le plus souvent c'est une spécialité fort lucrative, l'oculistique, par exemple, qu'ils exercent au détriment des spécialistes civils. Quelquefois ils font de la pratique courante, usant, dans les petits centres, du prestige que l'uniforme a toujours en France; ils ne songent pas qu'ils portent un grave préjudice à leurs malheureux confrères, avec lesquels ils engagent une lutte inégale et injuste, n'ayant pas les mêmes charges à supporter. Nous n'insisterons pas, persuadé que nos confrères militaires n'hésiteront pas à se renfermer dans l'exercice des fonctions qu'ils occupent officiellement, surtout lorsqu'ils sauront qu'ils commettent une mauvaise action, sans grand profit pour eux. La circulaire ministérielle motivée suffira, j'en suis certain, pour arrêter cet empiétement.

Afin d'en finir avec l'encombrement, je dois signaler à votre attention une cause apparente d'encombrement, dont personne n'a eu l'air de s'apercevoir. Cette cause résulte de la nouvelle loi sur l'exercice de la médecine. Lorsque vous saurez que l'officiat de santé supprimé, les titulaires de ce diplôme, au nombre de plusieurs mille, autorisés à passer des examens pour devenir docteurs, se sont presque tous empressés de le faire, vous serez moins surpris de savoir qu'au lieu de 825 inscriptions en 1890-91, et 560 en 1896, il y en a eu 1600 en 1893-94, époque de la promulgation de la loi. Je crois que notre éminent Doyen se trompe, lorsqu'il attribue uniquement à la nouvelle réglementation des études la décroissance des inscriptions et des diplômes de docteur: la vérité est que cette diminution doit être attribuée, autant au passage des officiers de santé à l'école, où ils sont venus en foule pour régulariser leur situation, qu'à la réglementation invoquée par M. Brouardel.

2° *Rapports entre confrères.* — Une autre cause du malaise que nous ressentons résulte des rapports que nous avons entre nous. Il faut bien l'avouer, nous sommes victimes de nous-mêmes. Je ne ferai qu'effleurer cette question délicate, renvoyant à la fin de ce travail, où nous parlerons plus longuement de cette déontologie qui a été foulée aux pieds. Je me contenterai de regretter que la pléthore médicale ait poussé les jeunes et quelquefois les vieux à violer les règles les plus élémentaires de la bonne confraternité, comme si, à mesure que notre nombre s'accroissait, notre niveau moral s'abaissait. La jeune génération, ayant surtout en vue la lutte pour l'existence, semble ignorer ses devoirs déontologiques ou en faire peu de cas. Aussi, à côté des praticiens toujours soucieux de leur dignité et de la réserve professionnelle, d'autres, sans doute inconscients, mal conseillés, ou poussés par les nécessités de la vie, se lancent dans la carrière sans scrupule, sans souci de la bonne confraternité et de leur dignité. Par des moyens douteux, ils s'emparent de l'attention publique, ne reculant ni devant une savante réclame, ni devant un marchandage honteux. Ils offrent et prodiguent leurs soins à bon marché sans s'apercevoir, peut-être, qu'ils portent le plus grand préjudice à notre chère profession. Ils affaiblissent le respect du public pour le médecin, et font disparaître en même temps que le profit moral, le profit matériel que nous avons le droit d'en retirer.

5° *Ordre des médecins.* — M. le Dr Lasalle, de Lormont (Gironde), avec son dévouement bien connu à la cause professionnelle, a fait une campagne très active en faveur de la création d'un Ordre des médecins. Cette institution, analogue à l'Ordre des avocats, devait être une panacée infaillible contre la mauvaise confraternité et l'indignité professionnelles. Malgré le talent, la ténacité et la conviction profonde de son apôtre, après quelques hésitations, le corps médical l'a écartée comme un moyen dangereux, et capable de nous faire perdre ce qui nous reste de liberté. M. Lasalle pose à nouveau cette question devant le Congrès, consulté à ce sujet.

Causes provenant du milieu dans lequel vit le médecin.

Le développement et l'organisation de la société nouvelle ont engendré ces causes.

Comme nous l'indiquions rapidement au début, nous souffrons de notre inertie et de notre indifférence, au milieu d'une société qui, voulant se perfectionner, rendre plus facile et plus certaine l'existence de ses membres, a mis en pratique les idées d'assistance, de secours mutuels, d'assurance, dont le médecin est devenu le rouage principal. Tous sans hésitation, ayant éprouvé le dévouement, le désintéressement légendaires du médecin, ont voulu les escompter, et profiter en outre de ses faiblesses pour les exploiter. Et le médecin s'est laissé faire, peut-être parce qu'il était fier du rôle important que lui attribuait l'État et de puissantes collectivités, mais surtout parce qu'il était bon et humain de le faire, parce qu'il ne voyait au fond de toutes ces réformes que le malade, devant lequel par instinct professionnel il désarme toujours, se faisant volontiers le complice de tout ce qui peut conduire au soulagement de l'humanité.

1) *L'assistance médicale gratuite.* — Cette question de l'assistance médicale gratuite, tout le monde la connaît dans ses moindres détails, il n'y a pas lieu de la développer de nouveau. Nous nous contenterons de rappeler que le législateur a tout prévu dans cette admirable loi, qui sera l'honneur du siècle qui disparaît, tout, excepté l'intérêt du médecin, qui est complètement sacrifié.

« Jusqu'ici, le médecin avait fait seul, il est vrai, tous les frais de l'assistance; il avait toujours mis à la disposition des humbles, sans compter, sans se plaindre, sa science, son temps et son argent. Il s'est prodigué, sans autre profit que la satisfaction de l'acte accompli. Tout cela, il le faisait silencieusement, et avec une discrétion telle, que presque tout le monde l'ignore encore. L'État est venu rompre cette harmonie, a voulu servir d'intermédiaire entre le pauvre et le médecin, se faisant le protecteur de l'un et le maître de l'autre. L'État n'a plus le droit de se dérober, il doit payer, et payer suffisamment le service qu'il a la prétention de diriger. On nous a retiré l'honneur, qu'on nous rende le profit. »

L'avilissement des honoraires du médecin pour l'assistance médicale gratuite a eu pour conséquence immédiate l'augmentation du nombre d'indigents inscrits. A côté des vrais pauvres se sont installés sournoisement les faux nécessiteux, plus exigeants que les autres, l'aristocratie de la mendicité qui prive le médecin de ses honoraires, parce qu'elle ne veut pas payer. Tels sont les préjudices causés par cette loi au corps médical.

Malades payants dans les hôpitaux et consultations gratuites. — L'hospitalisation et la consultation gratuite à l'hôpital admet dans les grandes villes, indifféremment, tous les clients. Avec les pauvres, on trouve des gens aisés, même riches, quelquefois très riches. Il est fâcheux que l'administration n'ait pas prévu cet abus, en exigeant un certificat d'indigence de tous ceux qui se présentent à la porte de nos hôpitaux, ou en faisant une enquête sur eux. C'est au détriment des vrais pauvres, forcés d'attendre qu'un lit occupé par de faux malheureux devienne libre, c'est au détriment du corps médical tout entier, aussi bien du médecin d'hôpital, qui n'est pas payé davantage, que du médecin de ville, qui perd des honoraires nécessaires à son bien-être, qu'existe cet état de choses. Nous sommes tous les jours témoins de ces faits scandaleux, sur lesquels nous ne nous arrêterons pas davantage, indiquant plus loin dans nos conclusions ce que l'on peut faire pour y remédier.

2) *Sociétés de secours mutuels.* — La statistique nous apprend qu'il y a trois millions de mutualistes en France, c'est-à-dire plus du quart des électeurs inscrits.

Le développement des sociétés de secours mutuels nous apporte une inquiétude parfaitement justifiée, parce qu'il offre pour le médecin un danger réel. Tous, nous approuvons l'idée philanthropique qui a présidé à la formation de ces sociétés. Nous sommes tous disposés à venir en aide aux mutualistes, mais nous voulons être pécuniairement mieux traités, en raison directe des services rendus, et proportionner nos sacrifices aux ressources de ces sociétés.

Nous ne devons pas tolérer qu'elles sortent de leur but charitable : assurer à l'ouvrier des soins qu'il ne pourrait pas se procurer avec ses faibles ressources. Elles ne doivent pas se transformer en assurance contre la maladie. Ce serait la ruine du corps médical.

En bon citoyen, le médecin s'intéresse à la formation de l'armée des prévoyants et désire même l'encourager, mais il ne veut pas être la dupe de ces institutions, et être seul à contribuer dans une trop large mesure à leur trop grande prospérité. Il veut aider les pauvres, et saura toujours s'acquitter de cette tâche avec le même dévouement, mais ne veut pas être, pour les gens aisés, l'occasion d'une économie scandaleuse, faite au détriment de son bien-être et de celui de sa famille. Nous ne voulons pas en finir avec cette question des sociétés de secours mutuels sans rendre hommage à un ministre courageux, qui n'a pas craint, contrairement au procédé douteux employé par un de ses prédécesseurs, d'inviter les Sociétés de secours mutuels, par circulaire aux préfets, à restreindre le nombre de ses sociétaires par l'élimination de tous ceux qui ont des ressources suffisantes pour négliger les avantages offerts par les mutualistes.

3) *Compagnie d'assurance contre les accidents.* — Pour les Compagnies d'assurance contre les accidents, la crise est à l'état aigu. La promulgation de la nouvelle loi a créé pour les patrons des responsabilités terribles, qui se traduisent par des obligations vis-à-vis de leurs ouvriers sinistrés. C'était la ruine pour eux, sans l'assurance capable de les couvrir contre les risques qu'ils pouvaient avoir à supporter. C'est alors qu'on voit intervenir des compagnies puissantes, sans scrupule, n'ayant qu'un but, s'enrichir, et enrichir leurs actionnaires le plus rapidement possible. Elles ont compris de bonne heure tout le profit qu'elles pouvaient tirer de cet événement, qui les plaçait entre le médecin et l'assuré, son client. Elles se sont

empressées d'exploiter cette crainte, qui hante le médecin isolé et peu fortuné, de voir un voisin s'emparer de sa clientèle, et lui ont imposé, le prenant individuellement, des tarifs dérisoires, sous peine de se voir refuser l'investiture de médecin de la Compagnie. Il sera ainsi frustré, peut-être, d'un maigre bénéfice pour le présent, mais sa clientèle pourrait être compromise dans l'avenir. Espérons que les syndicats sauront se montrer à la hauteur de leur mission. Les Compagnies d'assurance contre les accidents sont pour nous l'ennemi le plus redoutable; nous n'avons aucune concession à faire à des sociétés très riches, qui n'ont qu'un but : s'enrichir davantage. Si nous voulons, nous pouvons imposer notre volonté et réserver à celles qui s'attarderaient dans la certitude de nous réduire, le sort de « la Fraternelle médicale », écrasée dans l'œuf, et repoussée du pied par le corps médical.

4) *Exercice illégal de la médecine.* — Fléau de notre profession, l'exercice illégal nous cause un grand préjudice. Le diplôme, si chèrement acquis, est loin de nous en préserver; non seulement le public est son complice, mais les tribunaux se montrent pour les coupables d'une mansuétude scandaleuse. Les pratiques illicites se perdent dans la nuit des temps, elles sont arrivées jusqu'à nous, protégées par l'ignorance du peuple, peut-être, mais surtout par la superstition. On aime tout ce qui se fait dans le mystère et exhale un parfum de surnaturel. N'a-t-on pas vu dernièrement un médecin diplômé trouver une existence facile, en remplaçant son titre de docteur par celui de simple guérisseur clandestin?

Cependant, nous devons réagir, et vigoureusement, parce que la tolérance de ces pratiques mènerait fatalement à la suppression de notre monopole, remplacé par le libre exercice de la médecine. Elle a été déjà réclamée par quelques-uns, comme l'a révélé la discussion à la Chambre de la loi sur l'exercice de la médecine. Nous devons déclarer une guerre sans merci à l'armée des guérisseurs, rebouteurs, magnétiseurs, masseurs et autres charlatans, ou auxiliaires du médecin, qui devant l'impunité, poussent l'audace jusqu'à se servir de la presse pour étaler leurs réclames et leurs appels à la crédulité publique.

C'est avec regret que nous sommes forcés d'accorder au pharmacien une place entre le masseur et le marchand d'orviétan. Ce praticien, qui pouvait tenir un rang plus honorable à côté de nous, a souvent préféré se faire boutiquier, avilir ses prix, et, pour compenser les pertes qu'il éprouvait de ce chef et vendre davantage, se mettre à donner des consultations à notre détriment, sans grossir le profit qu'il aurait eu s'il avait voulu demeurer ce qu'il était. Nous attendons avec confiance la loi qui doit régler l'exercice de sa profession, espérant qu'elle nous débarrassera d'une concurrence aussi nuisible que déloyale.

5) *Diminution du nombre des malades.* — Enfin l'hygiène est venue contribuer au développement de la crise professionnelle. Il n'y a plus de malades. Tel a été dans ces dernières années le cri général. Nous constatons que ce fait est tout à l'honneur du corps médical, qui a dirigé tous ses efforts vers un but si contraire à ses intérêts. C'est la seule cause de notre malaise que nous ne devons pas combattre, mais au développement de laquelle nous devons continuer à travailler sans relâche, ayant devant nous un intérêt supérieur au nôtre, celui de l'humanité tout entière.

DEUXIÈME PARTIE

Des œuvres de défense professionnelle.

C'est à Orfila que revient l'honneur d'avoir fondé, en 1833, la première association médicale française, « L'Association des médecins de la Seine », œuvre de bienfaisance, dont le but unique étant de venir en aide aux malheureux de la profession, ne doit pas compter parmi les œuvres de défense.

Ce n'est qu'en 1859, que l'on voit apparaître une société médicale, ayant souci des intérêts professionnels : « L'Association générale des médecins de France », constituée par l'agrégation des sociétés locales de province et de Paris, jusque-là sans but bien déterminé. Son sous-titre d'Association de prévoyance et de secours mutuels indique ses principales préoccupations : secourir les infortunés, sans s'inquiéter autrement de leurs causes communes et premières.

Nous devons reconnaître cependant que les sociétés locales ainsi que l'Association générale, pressentant que leur vrai rôle était de protéger le corps médical, se sont toujours intéressées aux questions professionnelles. Le médecin a pu trouver en elles un appui moral, des conseils précieux, et même l'argent nécessaire dans les moments difficiles. C'était moins qu'un syndicat, mais plus qu'une mutualité. Leur influence a été grande, elles ont su se faire écouter des assemblées délibérantes, à chaque fois qu'on leur a soumis quelque question intéressant la profession. Mais il faut bien l'avouer, le prestige moral et la situation personnelle des représentants de l'association ont plus fait que l'institution elle-même. Elle n'avait, du reste, aucun caractère officiel pour prendre la défense des intérêts généraux de la profession.

Pendant plus de trente ans, cette association, ayant à sa tête les maîtres les plus vénérés de la profession, a semblé suffire aux besoins du corps médical, et nous ne voyons apparaître les premiers syndicats qu'en 1880. Le premier fondé en France fut celui de Montaigu (Vendée), sous l'impulsion du docteur Mignen. Qu'il nous soit permis de rendre hommage à sa courageuse initiative. Je dois à la vérité de dire qu'il avait été devancé. En 1879, il s'était fondé une société civile sous le nom de Concours médical, avec un programme, se proposant d'étudier les conditions dans lesquelles doit s'exercer et se développer la profession médicale.

C'est avec un sentiment de profonde reconnaissance que nous devons saluer la création de cette société, car c'est à elle en grande partie, et à son fondateur le Dr Cézilly, que nous devons le mouvement, devenu irrésistible, vers les études des questions d'existence de notre profession ; c'est à son inspiration et à la consultation qu'il a su faire auprès du corps médical, que nous devons d'avoir vu mettre à point nos moyens de protection et de défense.

Avec son zèle infatigable, et sa haute compétence, notre confrère a su grouper autour de lui des collaborateurs de mérite, dont les noms, bien connus du corps médical, sont, j'en suis certain, sur toutes les lèvres, et qui ont donné un singulier relief à l'œuvre qu'il dirige encore aujourd'hui. Son journal a étudié tout ce qui peut intéresser la profession, et forme maintenant une encyclopédie de toutes les questions professionnelles, que nous consultons tous avec intérêt et profit.

Le Dr Cezilly a créé un courant que nos ennemis ne pourront jamais remonter. Le Concours médical a un autre titre à la reconnaissance des médecins, c'est la création d'œuvres de prévoyance et de mutualité : « les caisses des pensions de retraite », à l'organisation desquelles le Dr Lande, de Bordeaux, a contribué pour une large part, « l'Association amicale pour l'indemnité de maladie », « la Société de protection des victimes du devoir médical », et enfin « le Sou médical », œuvres admirables de défense professionnelle. Le Dr Cezilly ne s'est pas contenté d'une tâche qui, cependant, aurait suffi à bien remplir sa vie. C'est encore lui qui, voyant nos premiers syndicats dispersés, dans un isolement complet, et ne se rattachant par aucun lien, eut l'idée de les grouper sous forme de fédération : « l'Union des syndicats » qui marchera, j'en suis certain, la main dans la main avec son frère aîné, « le Concours », pour monter à l'assaut des abus de la société moderne, et assurer, dans un avenir prochain, le triomphe de nos revendications.

Le premier président de l'Union des syndicats fut le regretté Dr Gibert, du Havre, qui, avec l'aide prêtée par le Dr Cezilly dans son journal, put guider les premiers pas du nouveau-né. Mais, dès que l'Union put marcher seule, ceux qui avaient décidé sa formation, comprenant que la tutelle du Concours n'était pas de nature à favoriser son développement et à lui donner l'influence et le prestige qui doivent appartenir à un groupement fédératif de cette importance, songèrent à la séparer de son grand frère et à lui donner une existence parallèle, mais complètement indépendante de la sienne. La séparation ne se fit pas sans quelques ennuis, sans quelques regrets, c'est le propre de toutes les séparations, mais l'Union était réellement fondée, et, grâce au dévouement sans borne des membres qui la dirigeaient, elle est sortie victorieuse de ses dix ans d'épreuves.

Appartenant à l'Union, nous devons être modeste, et il nous est permis d'être discret aussi passons-nous rapidement sur son histoire et sur celle de la formation des syndicats affiliés, renvoyant ceux qui s'intéressent à cette question au remarquable exposé de l'Annuaire de l'Union des syndicats de 1899.

Il nous suffira de rappeler encore une fois qu'en 1885, quarante syndicats s'étaient fait représenter à l'assemblée générale provoquée par le Concours, et que la majorité réclama et vota la séparation des deux sociétés. L'Union des syndicats s'était trouvée ainsi définitivement constituée. Un temps d'arrêt se fit dans le développement des syndicats, il faillit même leur être fatal. Il eut pour cause un procès devant le tribunal de Domfront. Là, le droit au bénéfice de la loi du 21 mars 1884 fut contesté aux médecins, et un arrêt dans ce sens fut rendu. Le jugement de Domfront fut confirmé par la Cour d'appel de Caen, et maintenu par la Cour de cassation. Ce fut un coup de foudre. Cent vingt syndicats médicaux existaient alors; un grand nombre d'entre eux, découragés par cet arrêt, qui les privait d'un moyen puissant de défense, se désagrégèrent pour ne plus se reformer. La loi du 30 novembre 1892, sur l'exercice de la médecine, en rectifiant ce qu'avait d'arbitraire la mise à l'écart d'une corporation aussi respectable que celle des médecins, donna un nouvel essor à la formation des syndicats, qui avaient désormais qualité pour défendre les intérêts professionnels avec cette restriction cependant introduite dans la loi, que les syndicats médicaux ne pourraient défendre les intérêts de la profession, qu'à l'égard « de toute autre personne que l'État, les départements et les communes ». La loi sur l'assistance médicale gratuite fut la cause de cette restriction. On avait craint en haut lieu qu'une coalition ne rendît impossible l'application de cette loi boiteuse. Ainsi, ce qui est accordé à des corporations turbulentes, dont les grèves vont même jusqu'à compromettre la sécurité sociale, a été refusé à un corps d'élite, composé d'hommes instruits et modérés.

Nous pensons que, lorsque la loi sur les syndicats sera remaniée, le paragraphe qui limite nos droits sera suppprimé, le législateur comprenant tout l'odieux de cette restriction. C'est à l'assemblée générale du 19 novembre 1895, que les délégués des syndicats décidèrent que l'Union aurait une vie propre, indépendante de celle du Concours médical, avec son Bulletin, organe officiel de la Société. Ses statuts furent profondément modifiés. Le président, élu jusque-là pour une année, le fut pour deux années, avec mandat renouvelable une fois.

Le Dr Cezilly fut nommé président d'honneur, en reconnaissance des services rendus à la fédération. M. Porson, de Nantes, fut nommé président, assisté de MM. Juliot, de Marseille, Pouliot, de Poitiers, Cellier, de Laval, Leblond, de Paris, comme vice-présidents.

Six commissions furent instituées, afin d'étudier les questions importantes. Les rapports devaient être soumis à l'approbation de l'assemblée générale. Les commissions s'occupaient des questions suivantes :

1° Sociétés de secours mutuels.
2° Assistance et hygiène publiques.
3° Intérêts militaires.
4° Exercice de la médecine en général.
5° Exercice illégal de la médecine.
6° Déontologie.

Pour aider le bureau, et au besoin, pour remplacer ceux de ses membres qui habiteraient la province, il fut institué une commission permanente, composée des présidents et des secrétaires des commissions qui habitaient tous Paris et devaient se réunir tous les mois.
L'Union fut en butte pendant plusieurs années aux critiques et aux attaques des partisans de l'ancien état de choses, au grand détriment de sa prospérité et des intérêts importants qu'elle avait à défendre. L'entente admirable qui s'établit au sein du bureau de l'Union et de ses commissions, l'activité et l'esprit de suite dont firent preuve ses membres, surmontèrent toutes les difficultés. Ils surent par leur sagesse, leur modération, aussi bien que par leur fermeté, prendre,

auprès des administrations et des collectivités, l'autorité suffisante pour faire accepter et respecter leurs décisions.

En 1897, l'assemblée générale nomma président d'honneur M. Porson, qui fut remplacé par M. Comby, médecin des hôpitaux, qui lui-même céda sa place à M. Lande, de Bordeaux, l'année suivante. Ce choix d'un des membres les plus actifs du Concours et du Conseil général de l'Association des médecins de France indique assez les bonnes relations qui se sont établies entre les trois associations.

Nous regrettons de ne pouvoir rendre hommage au dévouement de tous les collaborateurs du président de l'Union, pendant les six dernières années ; cette tâche nous serait fort agréable, mais nous est interdite par le peu d'étendue de ce travail. Nous ne pouvons cependant nous empêcher de citer le Dr Ozenne, le zélé secrétaire des deux premières années, et le Dr Noir, qui exerce la fonction de secrétaire général depuis quatre ans, avec une activité, un dévouement et une distinction au-dessus de tout éloge.

Nous ne pouvons faire ici l'histoire du Syndicat des médecins de la Seine et des syndicats de province, quelque intéressante qu'elle puisse être, cette histoire serait trop longue, nous nous contenterons de dire que les syndicats ne se sont pas formés sans rencontrer de la part de certains confrères une grande opposition. Ils nous reprochaient d'imiter les ouvriers, sans s'apercevoir que les nécessités de la vie professionnelle nous placent plus près des ouvriers que des patrons. Comme le disait notre confrère le Dr Chautemps : « Nous sommes des ouvriers, des ouvriers d'élite, je le veux bien, mais comme l'ouvrier, nous accomplissons tout seuls notre tâche, sans le secours d'aucun salarié ». Cette opposition explique les nombreuses abstentions du corps médical. Au Syndicat de la Seine, par exemple, sur 3000 médecins, nous comptons à peine un millier d'adhérents, non parce que ce syndicat, comme les autres, n'a pas su se rendre sympathique, mais parce que le plus grand nombre des confrères obéissent à leurs sentiments d'égoïsme, qui les poussent à ne s'occuper que de leurs propres affaires, sans jamais s'arrêter aux intérêts généraux, ni s'inquiéter des rapports confraternels et de l'avenir de la profession.

De plus, il faut reconnaître que les syndicats ont des ennemis de principes, des opposants systématiques et irréductibles. Ces ennemis sont de deux ordres : on les trouve en haut et en bas de l'échelle confraternelle. En haut, ce sont les heureux de la profession, qui n'ont rien à redouter de la crise professionnelle, qui n'en comprennent même pas toujours le danger pour leurs confrères. En bas, ce sont les besogneux, les sans scrupule, les malheureux de toute sorte, qui forcés de vivre d'expédients, s'éloignent de nous pour nous empêcher d'avoir l'œil sur eux.

Malgré tout, l'idée syndicale a fait son chemin, et rien maintenant ne pourra empêcher les groupements qui constituent l'œuvre de défense professionnelle la plus parfaite. Mais la création de syndicats ne suffit pas, il faut les organiser, et cette organisation doit obéir à certaines règles, qu'il serait trop long de développer ici. Nous ne ferons que les énumérer :

1° Le syndicat doit être unique dans chaque région.

2° Il doit s'étendre autant que possible sur tout le département.

3° Avoir un bureau capable d'imprimer au groupe l'impulsion jugée la meilleure.

4° Choisir comme président, non seulement un homme dévoué, mais au courant des questions corporatives et d'une impartialité parfaite. Il doit être choisi ni trop haut, ni trop bas, parmi les praticiens. Ce doit être un homme du milieu, également estimé et respecté de tous ses confrères.

5° Les syndicats doivent être riches pour être forts, avoir la confiance du plus grand nombre, et être un organe véritable de défense professionnelle.

6° Enfin, des relations doivent s'établir entre les différents syndicats, afin de pouvoir adopter sur tout le territoire une même et seule mesure à propos de la même question.

Les moyens de défense professionnelle placés en dehors des associations et des syndicats sont :

1° L'influence du médecin, qui dans les petits centres surtout s'accroît tous les jours : nous comptons beaucoup de confrères à la Chambre et dans les conseils généraux ; enfin, à la campagne, le médecin est presque toujours conseiller municipal, quand il n'est pas maire. Son influence est donc grande sur la direction des affaires de l'État, du département et de la commune. Souvent délégué cantonal, il prête son concours à l'instruction primaire, il devient l'ami et le bienfaiteur du petit corps enseignant. Il est temps que nous mettions à profit notre influence de grands électeurs, pour n'accorder notre confiance, dans les collèges électoraux, qu'aux candidats disposés à écouter nos justes revendications et à nous prêter leur concours pour les défendre.

2° La presse. — Les intérêts professionnels n'ont pas, dans la presse médicale, la place qu'ils devraient occuper, excepté dans quelques organes spéciaux, comme *le Concours médical*, le *Bulletin officiel de l'Union des Syndicats* et *le Syndicat de la Seine*. Le reste de la presse médicale néglige complètement nos intérêts et la déontologie. Il serait à souhaiter que cette lacune fût comblée, et que tous les journaux de médecine voulussent bien accorder une place honorable à tout ce qui intéresse l'exercice de la profession. Cette publicité serait autrement utile que celle de la grande presse, qui s'empare des questions scientifiques, qu'elle traite, j'en conviens, avec talent, mais qui est plus nuisible qu'utile pour le corps médical et pour le public.

5° L'enseignement de la déontologie serait aussi un puissant moyen de défense à opposer à cette cause de malaise qui provient des rapports entre confrères, avec ou sans chaires spéciales, pour apprendre aux médecins comment ils doivent se conduire d'une façon irréprochable vis-à-vis de leurs confrères et de la société. Chacun de nos maîtres devrait profiter de son contact journalier avec les étudiants, dans les services hospitaliers, pour leur rappeler et leur apprendre qu'en sortant de l'école, il ne suffira pas de faire de la médecine plus ou moins savante, pour se rendre dignes du titre de docteur qu'ils porteront, mais qu'ils auront aussi, pour exercer leur profession avec correction et dignité, des devoirs à remplir à l'égard de leurs confrères et de la société, et qu'ils ne conserveront leur honorabilité qu'à ce prix.

TROISIÈME PARTIE

Résultats obtenus par les œuvres de défense : ce qui reste à faire.

Il nous reste à examiner ce qui a été fait par les associations professionnelles et, après avoir révélé les efforts tentés par elles, et en particulier au sein des syndicats et de leur Union, nous compléterons cette étude en essayant d'établir ce qui nous reste à faire. Nous serons très bref, et pour être clair, nous suivrons une classification analogue à celle que nous avons adoptée dans l'étude des causes.

Nous parlerons d'abord de l'encombrement de la profession. Elle a été de bonne heure l'objet des préoccupations de toutes les associations et de la presse médicale ; en signalant ces dangers, elles n'ont pas cessé d'attirer sur ces graves inconvénients l'attention du corps médical et des pouvoirs publics. En 1897, l'Union des syndicats fit une démarche auprès du Ministre de l'Instruction publique pour lui remettre un mémoire, que notre éminent Doyen voulut bien appuyer de son autorité. Dans ce mémoire, on s'élevait avec force contre la *création de nouvelles facultés*, démontrant la nécessité de *renforcer l'enseignement médical et d'augmenter la difficulté des épreuves*. Les moyens indiqués étaient les suivants : *rémunération plus élevée du corps enseignant*, soit par l'État, soit par les élèves, soit par les deux, afin de permettre aux professeurs de se consacrer davantage à leur enseignement : la séparation *du corps des examinateurs du corps enseignant*, *l'immatriculation obligatoire de l'étudiant*, pendant un certain temps, dans une *Université d'origine*, assurant ainsi la prospérité des écoles de province, où les études premières seraient plus soignées, et diminuant l'encombrement dans les grands centres d'enseignement. Ce mémoire, œuvre en grande partie du Dr Girerd, d'Ivry, signale les graves inconvénients de l'admission des *bacheliers de l'enseignement moderne* dans les écoles de médecine, admissions qui devraient être réservées au baccalauréat de l'enseignement secondaire classique, dont le maintien est nécessaire à la préparation des études médicales. Le diplôme des sciences physiques et naturelles était une salutaire et heureuse transition pour conduire aux études plus élevées de la médecine.

L'Union provoqua une réunion du groupe parlementaire des médecins, et, le 12 juillet 1899, MM. Noir et Gourichon ont entretenu de nos doléances les médecins législateurs, leur montrant, à côté du danger de l'encombrement, les remèdes à employer pour le combattre.

Contre certaines causes d'encombrement il n'a rien été fait, parce qu'il y avait peu de chose à faire. Contre la loi militaire par exemple, qui n'a jamais été modifiée en faveur des étudiants que sur les vives instances de l'Union. Cette association n'avait considéré que l'intérêt des étudiants, sans songer au résultat que cette faveur allait produire. Je l'ai déjà dit plus haut, le seul remède à cette cause d'encombrement est de faire étendre la faveur dont nous jouissons à toutes les professions libérales ou en promulguant le service égal pour tous.

Les médecins étrangers. — Le Syndicat de la Seine, d'autres syndicats de province et l'Union des syndicats, s'étant émus de la situation faite aux médecins étrangers, un mémoire fut rédigé par le Dr Gourichon en 1896, et formula des vœux qui furent entendus. M. le professeur Lannelongue, à la Chambre des députés, se fit l'écho de nos justes réclamations, et, le 9 juin 1896, la Chambre invita le Ministre à présenter une loi modifiant la situation des médecins étrangers. Par une circulaire de 1896, M. Rambaud établit pour les étrangers de nouvelles conditions de scolarité, et détermina la valeur du diplôme.

suivant la nature des études faites, créant ainsi deux diplômes : l'un correspondant au diplôme d'état des Allemands, et permettant le libre exercice de la médecine en France, mais contraignant l'étudiant étranger à faire les mêmes études que les Français; l'autre « ad honorem », admettant les équivalences, mais ne donnant aucun droit à l'exercice de la médecine en France.

Médecins de frontières. — Le *Concours médical* prit en main le premier la défense de nos confrères de l'Est, lésés par les conventions qui accordent aux médecins étrangers des frontières des avantages que nous refusent leurs pays d'origine. L'Union des syndicats fit alors une démarche auprès des ministres, et obtint que le Comité consultatif d'hygiène fût saisi de la question, qu'un rapport confié à M. Gilbert-Ballet éclairât les pouvoirs publics sur le préjudice causé aux médecins de l'Est par des conventions établies sans réciprocité. Les préfets furent invités par circulaire ministérielle à traiter le plus favorablement possible nos compatriotes. C'est tout ce que l'on put obtenir. L'Union, dans un but de conciliation, invita les associations étrangères, en particulier la Fédération belge, à faire une enquête sur le même sujet, afin d'arriver à une entente et à porter les mêmes doléances auprès de chaque gouvernement.

C'est au Congrès actuel qu'il appartient de formuler un vœu qui serait le point de départ de nouvelles négociations entre médecins français et médecins étrangers et permettant peut-être d'assurer un résultat satisfaisant les deux parties.

Médecins militaires. — C'est l'Union des syndicats qui, appuyée par MM. les sénateurs Cornil et Trarieux, fit des démarches auprès de M. Dujardin-Beaumetz, directeur du service de santé militaire, pour protester contre l'abus d'exercice de la médecine civile par nos confrères militaires. Pour la première fois, nos doléances furent accueillies avec empressement, et, le 30 janvier 1895, le général Loizillon, après avoir informé l'Union qu'il faisait droit à nos réclamations, invita par circulaire les médecins militaires « à ne jamais faire aux médecins civils une concurrence indigne de la qualité d'officier et nuisible aux intérêts de la médecine d'armée ».

Cette circulaire du général Loizillon a produit le plus heureux effet, et nous n'avons qu'à demander sa stricte observation.

Loi sur l'exercice de la médecine. — Nous devons parler en passant des travaux de nos associations au sujet de la loi sur l'exercice de la médecine du 30 novembre 1894. C'est à l'heureuse intervention du *Concours médical* et de l'Union des Syndicats que nous devons l'adoption de l'article 13 de la loi, qui donne au corps médical le droit de se syndiquer. C'est un grand succès, malgré les restrictions de l'article. Attendons patiemment la revision de la loi sur les syndicats professionnels, et espérons que la poussée que pourront faire nos associations de défense suffira pour faire supprimer ces restrictions injustes et vexatoires.

Loi sur l'exercice de la pharmacie. — La loi sur l'exercice de la pharmacie a vivement préoccupé l'Union des syndicats, le Syndicat de la Seine, et le plus grand nombre des syndicats de province. Le Concours, là comme toujours, a vaillamment fait son devoir : mais les démarches, les rapports et les travaux ont été jusqu'ici sans résultat, et le projet de loi, voté au Sénat en première lecture, est loin de nous donner satisfaction. La partie ne nous semble pas complètement perdue, le projet revenu à la Chambre est resté depuis cette époque entre les mains d'une commission, qui, jusqu'ici, n'a pas jugé à propos de le soumettre à la Chambre. Nous devons faire un dernier effort, tandis qu'il est encore temps, et faire appel à nos amis du groupe parlementaire, dont le dévouement nous est complètement acquis.

Les Sociétés de secours mutuels. — De bonne heure, le corps médical s'aperçut qu'il était exploité par les sociétés de secours mutuels. Le Concours Médical, dès sa création, publia de nombreuses plaintes des médecins à ce sujet.

A la suite d'un conflit entre médecins et mutualistes de Saint-Quentin, le Dr Sumay, de Ham, fit adopter, par la société locale, un vœu qui conseillait aux médecins de considérer les mutualistes comme des clients ordinaires : mais l'assemblée générale de l'association n'accepta pas cette manière de voir. Pour la première fois, en 1894, les mutualistes, réunis en congrès, eurent à s'occuper de leurs rapports avec le médecin. Le Dr Le Baron, président du Syndicat de la Seine, délégué pour le représenter, dut courageusement tenir tête aux congressistes, peu disposés à entendre les revendications des médecins, et surtout à en tenir compte. Le Syndicat de la Seine demandait le paiement à la visite, repoussant le forfait et l'abonnement.

Il réclamait, en outre, la liberté pour les sociétaires de choisir leur médecin, enfin il protestait contre l'admission de gens riches dans les sociétés. Ces justes prétentions du corps médical soulevèrent des tempêtes au sein du Congrès, et aucune résolution ne fut prise au sujet du service médical des sociétés. Les mutualistes, émus de nos revendications, obtinrent du Ministre de l'Intérieur, M. Dupuy, au mois de novembre 1895, qu'il signalât dans son rapport annuel sur les sociétés de secours mutuels les syndicats médicaux comme un péril pour les mutualistes, les menaçant du retrait de l'article 15 leur accordant existence légale. En présence de l'état d'âme des mutualistes, il fallait ou préconiser la lutte à outrance et les grèves, ou entrer en relation avec les mutualistes, afin d'établir une base d'entente, les amenant par la persuasion et l'exemple à se rendre un compte plus exact de la situation des médecins. Ce dernier parti fut adopté par l'Union des syndicats, pensant avec raison que pour lutter avec succès l'heure n'était pas venue. Il fallait d'abord faire l'union entre tous les médecins et supprimer les défections.

Le président de l'Union, M. Porson, et le président du Syndicat de la Seine, M. Le Baron, se mirent en rapport avec M. Lourties et M. Arlous, président et secrétaire de la Ligue nationale de la prévoyance et de la mutualité, et obtinrent d'eux et du comité central de la Ligue qu'un comité mixte de médecins et de mutualistes serait constitué, et qu'il aurait mission d'établir l'entente si désirée. Deux importants rapports : l'un rédigé au point de vue médical, l'autre au point de vue de la mutualité, furent le point de départ des études ultérieures auxquelles se livrèrent les membres du comité, avec un véritable désir d'aboutir. Il fut reconnu que les médecins étaient insuffisamment honorés, que les secours médicaux et pharmaceutiques étaient mal organisés, que les dépenses étaient mal ordonnées, et qu'enfin bon nombre de mutualistes aisés abusaient des médecins et ne devaient avoir droit dans les sociétés qu'au titre de membres honoraires. Enfin, dernièrement, le Dr Séailles, du Syndicat de la Seine, a réuni, dans un travail d'ensemble remarquable, toutes les études antérieures, fixant les divers systèmes adoptés par le comité médical, pour le service médical des sociétés de secours mutuels, et le tarif qu'ils comportent.

Déjà un certain nombre de sociétés de Paris et de province se sont inspirées des idées émises par la Ligue pour régler leurs rapports avec les médecins.

Il appartient aux syndicats de compléter une œuvre aussi bien commencée, et le meilleur moyen d'arriver à ce but semble résulter de la création de commissions mixtes, comme celle de la Ligue, avec un représentant du corps médical au conseil d'administration de chaque société de secours mutuels.

Nous avons enfin obtenu du parlement une place pour les syndicats médicaux au Conseil supérieur de la mutualité. C'est le Dr Pouliot, de Poitiers, qui a été choisi par ses confrères pour les représenter.

Les Compagnies d'assurance contre les accidents. — Nous avons déjà exposé plus haut la situation des Compagnies d'assurance vis-à-vis du médecin et de l'assuré. Nous avons vu quelle était leur attitude mauvaise, cherchant à nous exploiter par l'intimidation et le chantage

L'Union des syndicats avait pressenti cette façon d'agir, et, sur la proposition du Dr Pouliot, avait essayé de se mettre en rapport avec le directeur des grandes Compagnies d'assurance pour obtenir des honoraires plus équitables pour les médecins. Les Compagnies refusèrent nos propositions, sans les examiner, ni les discuter. La question fut reprise à l'assemblée générale de l'Union en 1898, où fut adoptée une proposition de M. Blaizot, conseillant au médecin appelé à soigner un blessé du travail, d'exiger soit un engagement écrit du patron de payer suivant le tarif de la région, soit un appel direct de ce patron engageant ainsi sa responsabilité vis-à-vis du médecin. Il devenait ainsi impossible aux patrons et aux Compagnies de réclamer l'application du tarif de l'assistance médicale gratuite, et d'invoquer la liberté du choix du médecin par le blessé. Cette ligne de conduite n'ayant pas reçu l'approbation de tout le corps médical, l'Union fit une démarche auprès du Ministre du Commerce, le 29 avril 1899, pour demander des éclaircissements sur les conditions d'application en ce qui concerne le médecin.

Les démarches du Dr Noir réussirent à fixer deux points litigieux soumis au ministre. Dans sa réponse du 12 juillet 1899, le ministre déclare qu'après avoir pris l'avis du Comité consultatif des assurances contre les accidents du travail, « les dispositions générales de l'art. 29 (gratuité des certificats) ne paraissent pas applicables au médecin appelé à délivrer les certificats ». Le point douteux, l'application aux blessés du travail du tarif des indigents, était renvoyé à l'examen du Ministre de l'Intérieur.

La grande préoccupation des associations et des syndicats a été d'élaborer des tarifs et d'en proposer l'adoption aux Compagnies d'assurance. La Société locale des médecins de la Gironde, sous l'énergique impulsion de notre éminent et dévoué confrère le Dr Lande, presque en même temps que le Concours médical, établit un tarif, différant peu du second, des mieux conçus, et des plus complets. Il a été adopté par un grand nombre de syndicats de province. Le Syndicat de la Seine, de son côté, a réussi à faire préciser plusieurs détails de l'application de la loi. M. le Ministre de l'Intérieur a répondu en effet à son zélé président, le Dr Jamin, le 21 février dernier : 1° que le médecin d'hôpital avait seul qualité pour délivrer un certificat à un blessé admis dans son service, lorsqu'il y était entré sans certificat ; 2° qu'en principe, il était dû des honoraires aux médecins des hôpitaux pour la délivrance de ces certificats ; 3° qu'il inclinait à penser que l'administration de l'Assistance publique pourrait admettre, au profit du médecin traitant à domicile, une rémunération recouvrable sur les chefs d'entreprise responsables.

Jamais encore le rôle utile des syndicats médicaux n'était apparu si clairement. Ils ont pu seuls obliger les pouvoirs publics à préciser tous les points obscurs de cette loi. Ils doivent continuer et s'engager plus à fond dans cette voie, s'efforçant en même temps d'obtenir la revision des articles de la loi qui portent atteinte à nos intérêts.

Les délégués de l'Union et du Syndicat de la Seine, M. Noir, M. Gourichon et M. Richard, n'ont pas failli à cette tâche auprès du groupe médical parlementaire réuni, le 15 mai 1899, pour entendre les réclamations du corps médical. Le Dr Chopin, membre de la Commission d'assurance et de prévoyance sociale à la Chambre, a pris l'engagement de demander la suppression du 2e paragraphe de l'article 4, imposant le tarif de l'assistance médicale gratuite, pour y substituer le tarif ouvrier de la région.

Le jour où nous aurons contraint les Compagnies à faire l'application d'un tarif unique pour toute la France, nous aurons remporté une grande victoire, et conjuré le chantage dont nous sommes aujourd'hui victimes. Mais nous aurons encore à régler d'autres questions, aussi intéressantes pour quelques-uns d'entre nous : les assurances agricoles par exemple, qui englobent tous les clients des médecins de campagne, et que les Compagnies ont la prétention de faire soigner par un médecin à leur dévotion. Nous résisterons à ce remaniement de nos clientèles, comme l'a fait vaillamment le Syndicat de la Sarthe, en donnant son ultimatum aux Compagnies s'occupant d'assurances agricoles et en particulier à une succursale de « La Providence », le Syndicat des agriculteurs de la Sarthe : son bureau a déclaré à son directeur et au directeur des autres Compagnies que le syndicat exigeait la liberté du choix du médecin et l'application de son tarif. Ces Compagnies, au début, refusaient d'entendre nos réclamations, et nous menaçaient d'opposer syndicat à syndicat. Elles sont plus conciliantes et plus sages aujourd'hui ; elles demandent à s'entendre avec nous, leur syndicat, d'après l'aveu d'un inspecteur, n'ayant pas vécu plus de dix jours.

Exercice illégal de la médecine. — Sans nous inquiéter des chroniques médicales que tout journal qui se respecte se croit obligé de servir à ses lecteurs, sans regarder de trop près les réclames, plus ou moins charlatanesques, de la quatrième page, et qui sont du reste pour le publiciste la source d'un grand profit, nous devons nous préoccuper des industriels, ou des amateurs qui, sans diplôme, pratiquent la médecine avec ou sans profit, font une concurrence déloyale au médecin diplômé ou lui causent un préjudice.

La législature, en nous accordant le droit de nous syndiquer, semble avoir eu pour principale préoccupation de nous armer contre ce genre de concurrence, pensant avec raison qu'elle était de nature à nuire à la société, plus encore qu'au Corps médical lui-même. Et cependant ce fut à l'occasion d'un procès intenté par le Syndicat de Domfront à un rebouteur, que nous nous sommes vu contester le droit de bénéficier de la loi sur les syndicats.

Faut-il voir là, comme l'ont pensé bon nombre de médecins, la preuve d'une hostilité systématique de certains magistrats pour le corps médical? L'issue de deux procès, l'un intenté par le Syndicat des médecins de la Sarthe contre une femme Blin, qui guérissait par l'eau magnétisée et les passes magnétiques tous les maux, l'autre par le Syndicat d'Angers contre un masseur magnétiseur, sont de nature à nous entretenir dans cette manière de voir. Dans ces deux cas, le tribunal de 1re instance et la Cour d'appel ont donné raison aux magnétiseurs. Le procès est encore en suspens devant la Cour de cassation : il faut espérer que le jugement, qui est un odieux contresens, ne sera pas maintenu par la cour suprême. Notons cependant, en passant, un procès récent, intenté par le Syndicat de la Seine contre un fameux charlatan dont on ne comptait plus les victimes, mais dont le zèle a été singulièrement refroidi par une condamnation sévère.

Les syndicats médicaux ont fait preuve contre les charlatans d'une vigilance et d'une activité que les plus sceptiques ne peuvent plus mettre en doute. Nous pensons cependant que ce zèle n'est pas assez répandu, il n'existe que dans certains syndicats, qu'on pourrait dire privilégiés, parce qu'ils sont mieux dirigés que les autres. Qu'ils servent d'exemple à ceux qui restent inertes, découragés et impuissants, dédaigneux ou plutôt craignant d'entreprendre certaines poursuites parfaitement légitimées, et négligeant même de porter les faits d'exercice illégal à la connaissance des parquets, en conservant l'anonymat et sans se porter partie civile.

Des caisses de défense professionnelle. — C'est à l'occasion d'un procès intenté à un de nos confrères, le Dr Laporte, procès dont il sortit victorieux, grâce à une remarquable entente de toutes nos sociétés professionnelles, que l'Union des syndicats eut l'idée de créer une caisse de défense professionnelle. En quelques mois, elle pouvait mettre à la disposition des syndicats officiels plus de 5000 francs. Après le Dr Laporte, c'est le Syndicat d'Angers qui put profiter de cette institution. De son côté, le Concours Médical avait créé une caisse analogue, à laquelle il donna le nom de « Sou médical », plus particulièrement destinée à venir en aide aux médecins aux prises avec des difficultés personnelles dans l'exercice de leur profession.

Honoraires médico-légaux et expertises. — Nous serons très brefs sur cette question, qui n'intéresse qu'accidentellement tout le corps médical. L'ancien décret du 18 juin 1811 donnait lieu à d'incessantes réclamations, justifiées par les prix dérisoires de certains articles du tarif. Un décret de 1893, dont nous devons les meilleures dispositions à notre éminent doyen M. le professeur Brouardel, a sérieusement modifié ce règlement de nos honoraires médico-légaux. Cependant, ce nouveau tarif est loin de donner satisfaction complète aux médecins, et son application a été l'objet de nombreuses plaintes. Nous devons à notre distingué confrère le Dr Lande, président de l'Union, un mémoire traitant magistralement la question. Avec son expérience consommée en matière de médecine légale, il a su guider le médecin dans le dédale de ce décret, de manière à l'éclairer complètement. Ce mémoire contient en outre les indications nécessaires pour améliorer les décrets qui réglementent la matière, tant au point de vue du recrutement des médecins légistes, qu'à celui des expertises.

A l'instigation des médecins de la Seine, M. le député Cruppi a déposé un projet de loi où nous trouvons les mêmes préoccupations.

Il faut espérer que l'ensemble de ces efforts nous conduira à une réglementation meilleure de la médecine légale. Elle offrira sans doute plus de sécurité pour le public, par une pratique plus facile, mieux réglée et plus savante des médecins légistes.

Groupe médical parlementaire. — L'idée de fonder un groupe parlementaire des médecins entrés au Sénat et à la Chambre revient en particulier au Concours médical, qui fit de nombreuses démarches auprès de ceux qui pouvaient faire partie de ce groupe.

Le Syndicat des médecins de la Seine a repris cette idée au mois de mars 1895 en invitant nos confrères députés et sénateurs à un banquet, où furent exposées de part et d'autre des considérations de nature à faire espérer des résultats prochains.

Grâce à la louable activité du Dr Pedebidou, alors député, depuis sénateur, le groupe de médecins s'est réuni à deux reprises, le 14 mars et le 14 décembre 1899. Il s'est constitué définitivement en groupe officiel, avec M. le professeur Cornil comme président, et MM. Pedebidou et Lachau députés, comme secrétaires.

Dans ces deux réunions, plusieurs représentants de l'Union et du Syndicat de la Seine furent entendus : MM. le Dr Jamin, le distingué président du Syndicat des médecins de la Seine, le Dr Noir, toujours sur la brèche lorsqu'il s'agit de présenter nos revendications et de les défendre, le Dr Gourichon et le Dr Pierre Richard, leurs zélés collaborateurs.

C'est aux membres des syndicats de médecine de compléter cette action par une démarche parallèle auprès de leurs représentants dans chaque département. Comme le déclare le Dr Noir dans le compte rendu de la dernière séance, et suivant le conseil donné par M. Pedebidou : « Si chaque syndicat, chaque syndiqué, chaque confrère, tente la moindre démarche auprès des députés de sa région, il n'est pas douteux que le succès couronnera nos efforts collectifs. Les membres de nos syndicats doivent s'attacher davantage qu'ils ne l'ont fait jusqu'ici aux questions d'intérêt général, et saisir toutes les occasions d'intervenir auprès de nos représentants. Ils seraient très coupables à notre avis et comme frappés d'impuissance bien méritée d'opposer des raisons d'ordre politique ou même personnelles pour négliger de les entretenir de la défense de nos intérêts. »

Nous avons essayé de résumer ce que nos œuvres de défense professionnelle ont accompli, nous ne pouvons pas nous attarder davantage, à notre grand regret, ayant hâte d'arriver à nos conclusions : nous voulons cependant dire deux mots des services rendus par l'Union et le Concours au moment de l'application de la loi sur l'assistance publique.

Cette loi du 15 juillet 1893 serait non seulement une des plus utiles, mais une des plus parfaites, si à son unité de but : « assurer des soins et des remèdes aux malades pauvres », le législateur avait su joindre l'unité dans l'application. C'est, en effet, à la liberté accordée aux départements et même à certaines communes (art. 35) de choisir les moyens d'application, que l'on doit les systèmes les plus variés, et quelquefois les plus étranges. Cette diversité a ouvert la porte à tous les abus, et, si elle a présenté l'avantage de faire connaître les défauts de chaque système, elle a eu l'inconvénient de discréditer complètement la loi. Celle-ci est devenue l'objet des plus amères critiques et des plus vives protestations des trois intéressés : l'indigent, le médecin et l'administration. Tous ont quelques raisons de se plaindre : l'indigent, parce que cette loi a été faite pour lui et ne semble pas lui donner tout ce qu'elle a promis ; le médecin, parce qu'il ne l'a pas demandée et qu'il trouve alors étrange que, sans le consulter, on ait osé lui imposer des obligations nouvelles, c'est pour lui une véritable charge, sans compensation suffisante, lui enlevant même le seul profit qu'il avait jadis, le droit à la reconnaissance du pauvre; enfin l'administration, ou plutôt les conseils généraux, parce qu'ils ne peuvent appliquer cette loi sans se rendre coupables d'un vote de crédits, qui grèvera le budget départemental déjà si lourd. Ils ne peuvent s'habituer à l'idée de cet impôt nouveau, qu'il va falloir faire accepter aux contribuables. Ils craignent, avec apparence de raison, de se mettre en mauvaise posture devant leurs concitoyens et de les mécontenter. Aussi croient-ils faire leur devoir en refusant les fonds nécessaires, sans s'apercevoir qu'ils commettent une suprême injustice à l'égard du corps médical, et qu'ils sacrifient du même coup les pauvres eux-mêmes.

C'est du reste par crainte des contribuables que le législateur n'a pas voulu attribuer à l'État le soin de régler la dépense; il a jugé plus adroit et plus prudent de laisser chaque département libre de faire ce qu'il voudrait et comme il le pourrait. Il s'est ainsi déchargé de la responsabilité d'un nouvel impôt.

Et pourtant, il n'y avait qu'un moyen de résoudre la question, c'était d'éviter le choc des intérêts contraires des trois intéressés, de aire un règlement unique pour toute la France, une loi égale pour tous. Placés plus haut et plus loin, ceux qui auraient élaboré le règlement se seraient débarrassés facilement de toutes préoccupations mesquines, et, s'inspirant de l'intérêt réel et non apparent de chacun, auraient pu établir un système satisfaisant le plus grand nombre.

L'omission des intérêts du corps médical a provoqué dans plusieurs départements des conflits dont deux sont encore à l'état aigu. Dans l'Ille-et-Vilaine, où le Conseil général s'est vu refuser le service, sur l'offre de 1 franc par tête d'indigent, et dans le Morbihan, où rien n'a été offert.

Le Conseil supérieur de l'Assistance publique s'est ému de cette situation, et semble s'être fait le défenseur du corps médical, en prenant son parti auprès des pouvoirs publics.

L'Union a voulu soutenir moralement nos confrères, ne pouvant le faire effectivement, la loi s'y opposant. Le 7 janvier 1900, le Bureau et le Conseil d'administration de l'Union réunis décidèrent qu'une circulaire, sous la signature de notre dévoué secrétaire général adjoint, M. le Dr Millon, serait envoyée à tous les médecins d'Ille-et-Vilaine pour approuver leur résistance au règlement préfectoral de leur département.

Nous avons hâte de terminer, renvoyant ceux qui désirent étudier plus complètement la question au remarquable rapport que le docteur Millon a présenté à l'assemblée générale du 21 décembre 1899 de l'Union des syndicats.

En voici du reste la conclusion :

« L'Union des syndicats médicaux de France, réunie en assemblée générale le 21 novembre 1899, est d'avis :

« 1° Que le système à la visite avec indemnité kilométrique doit rester le système de choix ;

« 2° Qu'aucune réduction proportionnelle ne doit être faite sur les honoraires médicaux ;

« 3° Que si le système à l'abonnement ne peut être évité, les praticiens feront bien de s'assurer que la proportion du mérite oscille autour d'une proportion raisonnable, facile à déterminer d'après le chiffre de la population ;

« 4° Que dans toute la France les médecins, au lieu d'agir isolément, au détriment souvent de leurs intérêts particuliers, et presque toujours aussi des intérêts généraux de la profession, devront s'en remettre au soin des syndicats légalement constitués, pour établir et discuter le système de rémunération et le tarif des indemnités. »

Après délibération, les conclusions du rapport du Dr Millon ont été adoptées à l'unanimité.

Pour accorder satisfaction aux démarches faites par l'Union, une circulaire du Ministre du Commerce intéressant l'assistance et la loi sur les accidents a été adressée à tous les préfets pour les inviter à prendre l'avis du corps médical pour élaborer un tarif chirurgical pour l'assistance médicale gratuite, et à le présenter à la session d'avril au Conseil général. Bien que certains préfets n'aient pas cru devoir tenir compte de cette circulaire, nous augurons bien d'une mesure qui est une première satisfaction accordée au corps médical.

Il nous reste beaucoup à faire, mais notre suprême effort doit être dirigé vers l'État et l'administration, pour obtenir un traitement plus en rapport avec les services rendus et la dignité professionnelle.

Conclusions générales.

Messieurs,

Nous venons de vous faire un tableau rapide des travaux de nos associations et des résultats déjà obtenus par nos œuvres professionnelles de défense. Nous avons établi d'une façon irréfutable l'utilité de leur existence et leur vitalité. C'est en elles que nous trouverons le salut. Comme nous le disions au début, si nous voulons paralyser les efforts de nos ennemis, il faut nous montrer forts et résolus. Cette force et cette confiance en nous-mêmes ne peuvent être puisées que dans l'union et dans la solidarité ; il faut donc que nos associations en soient l'expression la plus pure. Il ne suffit pas de cesser d'être isolés et de nous grouper à l'aventure, sans programme déterminé, fondant des sociétés bâtardes, se débattant dans l'impuissance la plus absolue, parce qu'elles ne savent ni ce qu'elles veulent, ni où elles vont. Il faut d'abord nous montrer meilleurs les uns pour les autres, moins égoïstes, plus soucieux de notre dignité et des intérêts généraux de la corporation. Nous devons être aussi indulgents pour les individus, pour les malades, qu'implacables pour ces collectivités puissantes, qui ne nous feraient pas grâce, si nous étions trop faibles, trop généreux à leur égard, ou si elles nous trouvaient désarmés. Nous ne venons pas vous prêcher une guerre injuste et vous exciter contre la société tout entière, comme quelques esprits chagrins, ou malintentionnés, ont eu souci de le dire et de le répandre.

Dans nos rapports avec tous ceux qui nous entourent, nous apporterons toujours cette modération et cet esprit de conciliation qui font l'honneur du corps médical et qui nous permettront d'atteindre peu à peu, sans secousses et sans violences, le but que nous poursuivons.

Mais nous ferons respecter nos droits et opposerons aux nombreux empiétements des collectivités qui nous menacent des associations bien organisées, prospères, unies entre elles, et puisant leur force dans la confiance du corps médical.

Nous diviserons nos conclusions en deux groupes : le premier réglant l'organisation générale de nos moyens de défense ; l'autre, comprenant les vœux à émettre, pour lutter victorieusement avec nos ennemis. Nous les énoncerons sans les discuter, réservant cette tâche au Congrès devant lequel nous avons l'honneur de parler :

1) Dans un but de préservation et de défense professionnelle, tous les membres du corps médical doivent s'unir et se solidariser.

2) Cette union et cette solidarité s'établiront par l'organisation de sociétés, qui pourraient être, en même temps, des chambres de discipline et des associations de défense professionnelle.

3) L'œuvre de défense professionnelle par excellence sera le syndicat qui, seul, a qualité pour lutter contre les attentats de la société à notre monopole.

4) Il n'y aura qu'un syndicat par département, afin que tous les syndiqués soient soumis aux mêmes règlements administratifs.

5) Les syndicats devront être unis et solidaires, comme leurs syn-

diqués entre eux. Ils formeront ainsi une Union syndicale ou Union des syndicats.

6) L'Union des syndicats formera en France une fédération unique pour tout le territoire, elle sera l'agent de centralisation et de décentralisation, et devra être investie officiellement du pouvoir d'aller en justice, au lieu et place de n'importe quel syndicat affilié.

7) Les syndicats ayant un but unique : préserver le corps médical de tout ce qui peut l'attaquer ou l'atteindre dans sa vie matérielle ou morale, à ce but doit correspondre un vœu unique : la suppression des restrictions de l'article 13 de la loi sur les syndicats.

La deuxième partie de nos conclusions comprendra l'énumération rapide de vœux que nous devons formuler pour conjurer la crise actuelle

Contre l'encombrement.

1) Le maintien du baccalauréat classique, seul exigible pour l'admission à l'École de médecine.

2) Une nouvelle réglementation des écoles secondaires et des facultés nouvelles, allant jusqu'à la suppression de celles dont le recrutement des élèves est insuffisant pour assurer et justifier leur existence.

3) L'établissement d'un concours devant un Jury de Faculté pour l'intérieur des hôpitaux de province.

4) L'extension de la faveur accordée par la loi militaire aux étudiants en médecine, à toutes les professions libérales.

5) L'obligation, pour les étudiants étrangers, d'accomplir sans équivalence toutes les obligations de scolarité imposées aux étudiants français. La nécessité de la naturalisation pour occuper des fonctions publiques; une plus grande circonspection et sévérité dans l'admission des étrangers à la naturalisation.

L'obligation pour tous les naturalisés de remplir, d'une façon effective, les obligations du service militaire imposées aux étudiants français.

6) La stricte observation, pour les médecins militaires, de la circulaire du général Loizillon, leur interdisant l'exercice de la médecine civile.

Rapports entre confrères.

1) Création de chaires de déontologie dans toutes les Facultés.

2) Rédaction d'un code de déontologie unique pour tout le territoire, réglant les rapports des médecins entre eux, et avec la société, avec obligation, pour tous les médecins, de l'observer.

3) L'obligation, pour tous les médecins, de faire partie du syndicat de la région.

4) Accorder aux syndicats le droit et le devoir de veiller à l'observation du code de déontologie par leurs membres, avec sanction à l'appui.

5) Accorder aux syndiqués le droit de faire appel à l'Union des syndicats, jugeant en dernier ressort.

Assistance médicale, hospitalisation.

Les hôpitaux seront exclusivement réservés aux personnes privées de ressources; dans le cas où une maison de santé, recevant des malades payants, serait annexée à l'hôpital, les médecins faisant le service auront le droit et le devoir de se faire payer des malades pour les consultations, les visites et les opérations faites dans l'établissement.

Assistance à domicile.

1) Liberté absolue pour l'indigent de choisir son médecin. Liberté pour le médecin d'accepter ou de refuser d'être le médecin de l'indigent.

2) Suppression des circonscriptions dans le pays où elles existent, avec une réglementation du libre choix du médecin, d'après la distance de son domicile à celui de l'indigent.

3) Établissement des honoraires du médecin à la visite, suivant un tarif unique, adopté pour toute la France.

4) Exclusion des listes d'indigents de tous ceux qui peuvent honorer le médecin.

5) Les médecins du service pourront occuper des fonctions électives.

Sociétés de secours mutuels.

1) Établissement des honoraires du médecin à la visite, et suivant le tarif ouvrier de la région.

2) L'exclusion des sociétés de secours mutuels, comme membres actifs, des membres aisés de la corporation.

3) Libre choix du médecin par le mutualiste.

4) Représentation du médecin au conseil d'administration de la société.

5) Création dans les grands centres de population de commissions mixtes, composées de médecins et de mutualistes, pour régler les rapports entre eux, et servir de commission d'arbitrage.

Compagnies d'assurance contre les accidents.

1) Suivant une ligne de conduite unique, adopter des mesures uniformes dans toute la France pour combattre les exigences des Compagnies d'assurance contre les accidents.

2) Séparer les honoraires dus au médecin pour le certificat d'origine de blessure et les honoraires pour soins donnés au blessé.

3) Établissement des honoraires d'après un tarif uniforme, aussi détaillés que possible (tarif de la Gironde ou du Concours médical). Adopter un des deux.

4) Faire adopter le même tarif par l'administration de l'Assistance publique.

Exercice illégal de la médecine.

1) Réclamer du Parlement : de compléter la loi sur l'exercice de la médecine, par l'addition d'articles visant la répression de l'exercice illégal, établissant une jurisprudence certaine et sans ambiguïté et constante, qui comprendrait, comme fait d'exercice illégal, la pratique des magnétiseurs et somnambules, le massage sans ordonnance et enfin les agissements de tous les guérisseurs non diplômés, avec ou sans emploi de médicaments et d'instruments de chirurgie.

2) Demander la réglementation de la vente des produits pharmaceutiques : en particulier faire introduire dans la loi sur l'exercice de la pharmacie l'article suivant : le pharmacien ne pourra rien vendre sans ordonnance, néanmoins une liste de substances inertes, qu'il pourra livrer directement au public, sera dressée.

3) La vente des spécialités sans ordonnance est expressément prohibée.

Conclusions.

Des œuvres de défense professionnelle.

Les œuvres de défense professionnelle sont d'institution récente. Crise professionnelle. Groupement des médecins dans le but de se défendre. Utilité de ce rapport. Sa division.

PREMIÈRE PARTIE : Étude des causes de la crise professionnelle. Énumération de ces causes. 1° L'encombrement déterminé par la méthode de l'instruction secondaire. La création de nouvelle facultés. La loi militaire. L'invasion des médecins étrangers. L'exercice par les médecins militaires.

2° Les rapports entre confrères. Nécessité d'un code de déontologie. L'ordre des médecins.

3° L'assistance médicale gratuite donnerait l'hospitalisation et les consultations gratuites.

4° Les sociétés de secours mutuels.

5° Les Compagnies d'assurance contre les accidents.

6° L'exercice illégal de la médecine : par les rebouteurs, masseurs, magnétiseurs et pharmaciens.

7° Diminution des malades par l'hygiène et la prophylaxie.

Deuxième partie. — 1° Des œuvres de défense professionnelle. Association de la Seine 1852. Association générale des médecins de France, 1859. Les syndicats, 1880. Le Syndicat de Montaigu. Le Concours médical, 1879. L'exercice des syndicats, 1885. Le procès de Domfront. La loi du 30 novembre 1892. Les restrictions de l'article 13. Constitution de l'Union des syndicats par 45 syndicats de province. Les présidents. Les commissions. Le Syndicat des médecins de la Seine et les syndicats de province. Les ennemis des syndicats. Organisation des syndicats.

2° De l'influence des médecins comme moyen de défense.

3° De l'enseignement de la déontologie.

Troisième partie. — Résultats obtenus par les œuvres de défense que l'Union et le Concours médical ont constituées pour la défense des intérêts généraux :

1° Contre l'encombrement. Réunion du groupe parlementaire; à propos de la loi militaire.

2° Des médecins étrangers. Nouvelle réglementation de leurs études. Diplôme d'état et diplôme universitaire.

3° Médecins des frontières. Appel aux sociétés étrangères; à la fédération belge.

4° Médecins militaires. Circulaire du général Loizillon.

5° Loi sur l'exercice de la médecine.

6° Loi sur l'exercice de la pharmacie. Action de l'Union et du Concours.

7° Sociétés de secours mutuels. Congrès des mutualistes. Le délégué du Syndicat de la Seine. Délégué-médecin au Conseil supérieur de la mutualité.

8° Compagnies d'assurance. Démarches du Dr Noir au Ministère du Commerce. Le tarif. Tarif Girondin. Tarif du Concours médical.

9° Exercice illégal de la médecine. Procès des magnétiseurs. Des œuvres de défense professionnelle. Groupe parlementaire de médecins députés et sénateurs. Assistance médicale gratuite.

Conclusions.

Organisation des syndicats. Vœux destinés à combattre victorieusement les causes de la crise professionnelle.

Beschluesse.

Organization von Syndikaten. Desiderata betreffend die erfolgreicht Bekeinpfung der professionellen Krisis.

Résolution.

Organization of medical Unions to defend the ethical and economic interests of the profession.

Conclusione.

Organizzazione dei sindacati. Voti destinati a combattere vittoriosamen le cause della crisi professionale.

DISCUSSION

M. Poitou-Duplessy fait des réserves au sujet des conclusions du rapport de M. Salomon. Cette obligation d'entrer dans les syndicats, cet enrégimentement lui paraissent funestes. Avec le syndicat obligatoire unique, on supprime les petites sociétés locales où chacun se connaît et se sent les coudes. Le syndicat obligatoire unique rendra des arrêts qui seront comme les arrêts des chambres disciplinaires, sujets à appel devant les tribunaux de droit commun, ce qu'il ne peut admettre. Nous devons engager nos confrères à se réunir en sociétés locales qui pourront s'associer et devenir départementales.

M. Jeanne, au nom de M. Cézilly, remercie les divers rapporteurs des allusions élogieuses qu'ils ont faites en parlant du *Concours médical*.

M. Gairal (de Carignan, Ardennes) reproche à M. Poitou-Duplessy d'avoir confondu la question de l'ordre des médecins et celle des syndicats. Les syndicats d'arrondissement n'ont pas une importance suffisante, étant trop restreints. Le syndicat général départemental seul peut lutter en groupant un nombre considérable de médecins qui représentent même le corps médical tout entier.

M. Levraud (de Saumur) estime que le syndicat doit être obligatoire. Il doit être départemental ou régional, ce qui lui permet de s'affranchir des petites questions locales qui désorganisent les syndicats d'arrondissement.

M. Noir. — Je tenais à relever quelques contradictions dans le discours de M. Poitou-Duplessy. Il nous a parlé de la liberté pour laquelle il a un culte fervent. D'autre part, il nous a dit que la vérité d'aujourd'hui n'était pas celle de demain. Eh bien! je lui répondrai que la liberté d'aujourd'hui n'est plus celle d'il y a trente ans, que les médecins isolés qui se défendaient seuls, librement contre les unités, doivent s'unir pour faire face aux collectivités, qu'il est quelquefois nécessaire de sacrifier la liberté à la fraternité et à la solidarité professionnelles. Je suis très partisan des syndicats départementaux parce qu'il y règne plus d'indépendance, qu'il y a moins d'influence de camaraderie et moins de haines locales.

M. Smith (Londres). — On a exposé beaucoup de doléances, mais après avoir diagnostiqué la maladie, il faudrait ordonner quelques pilules pour la traiter. On a parlé de contrainte morale, mais aurait-elle une action efficace, une seule défection peut tout détruire. Il faut la bataille ou rien du tout, on n'arrive à rien avec des phrases polies seulement. La société ne peut pas lutter contre le corps médical s'il est uni, car si l'on peut remplacer dans les vingt-quatre heures les employés d'une administration, on ne peut remplacer les médecins d'un pays. C'est dans le corps médical même que le médecin trouve son ennemi. Il faudrait faire connaître au public l'indignité des mauvais confrères et mettre à l'index les confrères indélicats.

M. Lereboullet propose de voter sur les conclusions du rapport de M. Salomon qui sont adoptées.

La séance est levée à midi.

Secrétaires : MM. Cayla et Piot.

DIXIÈME SÉANCE. — SÉANCES DE SECTION

Vendredi 27 juillet 1900

Le soir à 2 heures.

III SECTION

Présidence de M. LE BARON, de Paris. vice-président.
Président d'honneur, fondateur du Syndicat des Médecins de la Seine.

L'ASSOCIATION DES MÉDECINS PORTUGAIS

par M. J. DE MELLO VIANNA
de Lisbonne.
Membre de l'Académie royale des Sciences de Lisbonne

L'idée de réunir les médecins dans une ligue, afin de défendre les intérêts communs de la corporation et de resserrer les liens de confraternité, n'avait pas trouvé en Portugal, jusqu'en ces dernières années. beaucoup de partisans. Quelques tentatives faites en ce sens avaient échoué, paraît-il, faute d'une sérieuse entente et, en présence de l'indifférence des uns et du mauvais vouloir des autres, les initiateurs avaient dû renoncer à leur projet.

Cependant le nombre de plus en plus croissant des médecins, l'importance actuelle de notre rôle social, la création de nouveaux services médicaux, le développement enfin de la vie professionnelle imposaient pour ainsi dire à tous le devoir de travailler ensemble, dans l'intérêt de la collectivité et pour le prestige de la corporation. Imbus de ces nobles idées, un groupe de médecins portugais élaborait, il y a trois ans, les règlements d'une association de classe et parvenait heureusement à vaincre les résistances les plus irréductibles.

Dans son intéressant rapport sur l'organisation de l'Association générale des médecins de la Hongrie, M. le Dr Ernest Jendrassik (de Budapest) nous a fait connaître les motifs qui ont déterminé nos confrères hongrois à organiser une association de ce genre.

« En Hongrie, comme partout ailleurs, mais dans une mesure bien plus grande, écrit notre savant confrère, la situation des médecins a empiré dans les derniers temps. On ne pouvait invoquer comme cause, ni l'aggravation de l'état matériel de la population, ni un surcroît exagéré du nombre des médecins, vu qu'il y a bien des arrondissements sanitaires qui ne sont même pas pourvus d'un seul médecin. Au contraire, il n'est pas difficile de prouver que le mal tient à deux causes principales : 1°, à un abaissement des honoraires en général ; 2° à la constitution d'innombrables caisses de secours mutuels, collectivités privées de différents titres, etc. Nous n'hésitons pas à mettre la première cause en relation directe avec la deuxième : ces sociétés multiples ont établi un terrain très favorable à une dépréciation et à une rivalité dangereuses de la part des médecins, d'où résulterait naturellement une décadence morale et scientifique. »

Ces deux causes pourraient être également invoquées en Portugal pour justifier la création d'une association professionnelle destinée à défendre les droits des médecins et à améliorer leur situation. Je crois même pouvoir y ajouter une troisième cause non moins importante : les progrès incessants du charlatanisme et l'exercice illégal de la médecine, ce fléau qui sévit chez nous, comme dans bien d'autres pays, envahissant les villes, les campagnes, menaçant de plus en plus l'existence des praticiens honorables, qui ne sauraient lui résister qu'en serrant leurs rangs, afin de poursuivre le mal et le combattre sans trêve.

L'Association des médecins portugais, dont le siège est à Lisbonne et dont les statuts ont été approuvés par un décret du gouvernement royal du 30 juin 1898, a été créée dans le but de :

1° Étudier les moyens d'améliorer la situation morale, scientifique et économique de la classe médicale en Portugal ;

2° Défendre le prestige et la dignité de la profession ;

3° Soutenir les intérêts moraux et matériels des membres ;

4° Chercher à établir entre les membres des liens d'étroite solidarité et demander au dévouement confraternel de secourir ceux qui se trouvent dans l'infortune ;

5° Réprimer, avec l'appui de la loi, l'exercice illégal de la médecine ;

6° Organiser avec le concours des membres et dans les termes autorisés par la loi, une caisse de secours et une société coopérative.

Fonctionnement de l'Association. — Trois commissions permanentes sont chargées, d'après le règlement, de l'étude des différentes questions.

La commission économique, qui se compose de cinq membres,

s'occupe de toutes les questions touchant à la partie financière : elle doit proposer les réformes susceptibles d'augmenter la prospérité de l'Association, étudier les moyens de rendre plus équitables et moins lourds les impôts payés par les médecins, contrôler les comptes du trésorier, etc.

La commission des questions générales étudie toutes les propositions en rapport avec le but de l'Association et pouvant être le point de départ d'une réforme utile au pays ou à la classe médicale, telles que l'organisation des sociétés de secours mutuels et de bienfaisance publique, l'assistance médicale urbaine et rurale, payée ou gratuite, la déontologie, dont on fixera les principes fondamentaux, les lois et les règlements relatifs à l'exercice de la médecine, etc.

Enfin à la commission des intérêts professionnels incombe le devoir de veiller au prestige de la profession et de défendre les intérêts des membres, en conformité avec les lois et les règlements en vigueur et les usages du pays. Elle devra, en outre, intervenir, s'il y a lieu, dans les contrats des médecins avec les associations de secours mutuels, suivant un règlement élaboré par la Commission et approuvé par l'Assemblée générale, appuyer auprès des pouvoirs publics, des municipalités, des institutions, etc., les réclamations justes des membres de l'Association, chercher à trouver un terrain de conciliation au cas où un conflit se produirait dans le sein de l'Association, intervention qui pourra être spontanée ou sollicitée par une des parties, protéger en toute circonstance les intérêts des membres et défendre ceux-ci contre toute accusation ou suspicion qui ne serait pas justifiée, régler avec la plus grande impartialité les affaires où l'honneur professionnel est en cause, ne perdant jamais de vue la dignité de la corporation, etc.

Les commissions sont élues par l'Assemblée générale et se composent d'un président, d'un vice-president, d'un secrétaire, d'un vice-secrétaire et de deux membres.

Indépendamment des commissions permanentes, la direction ou l'Assemblée générale peuvent nommer des commissions spéciales pour l'étude des questions qui ne seraient pas du ressort des commissions existantes ou pour la représentation éventuelle de la Société dans les actes publics, les solennités, etc.

Quoique bien jeune encore, l'Association des médecins portugais, qui est une association libre, a déjà rendu à la classe médicale de mon pays des services très importants. Huit mois après sa fondation, le 15 décembre 1898, l'Assemblée générale se réunissait pour entendre la lecture du premier rapport de la direction par M. Hygino de Sousa, notre dévoué secrétaire, rapport où l'Association (qui était déjà dans ses meubles et comptait alors 269 membres) affirmait sa volonté de vivre et sa confiance inébranlable dans l'avenir, malgré l'indifférence ou l'égoïsme de quelques sceptiques. En ces quelques mois d'existence, notre Association avait déjà obtenu à Lisbonne pour ses membres des cartes d'abonnement à l'année avec une réduction de 25 pour 100 sur toutes les lignes de tramways de la ville. Nous obtenions ensuite en faveur des médecins des communes, et dans le but d'améliorer leur situation morale et matérielle certaines modifications très importantes du Code administratif. La Commission des intérêts économiques étudie depuis l'année dernière, avec la plus grande attention, les moyens d'arriver à une répartition plus équitable des contributions et des impôts que les médecins payent à l'État. Enfin l'Association a créé pour ses membres une caisse de prévoyance et de secours mutuel et a fondé un journal[1], afin de pouvoir tenir le corps médical au courant de ses résolutions et des travaux proposés par les différentes commissions. Ce journal, qui est envoyé gratuitement à tous les membres, publie les comptes rendus des séances de l'Association, les rapports des commissions sur les affaires professionnelles, tout ce qui peut avoir trait à la partie administrative et financière, etc.

C'est aujourd'hui une véritable revue de médecine professionnelle où les plus intéressantes questions de déontologie sont traitées avec compétence : je citerai entre autres le très éloquent rapport de la commission des intérêts généraux sur la pratique si répandue chez nous des consultations chez les pharmaciens praticiens[2], pratique contraire à la dignité de la profession et qui est devenue en Portugal, dans ces dernières années, une source d'abus intolérables et une des causes ayant le plus contribué au progrès de l'exercice illégal de la médecine. L'Association a d'ailleurs, et à plusieurs reprises, réclamé des pouvoirs publics l'application de la loi en ce qui concerne les agissements éhontés des charlatans, des guérisseurs, des médicastres batteurs de réclame, dont le nombre augmente tous les jours et dont l'audace ne connaît plus de bornes.

DISCUSSION

M. Vandam (de Bruxelles) demande la création d'une commission internationale de médecine professionnelle et de déontologie, aidée

1. *Balletin da Associacão dos Medicos portuguezes* (Associacão de classe).

2. Ce rapport a provoqué dans la presse politique une série d'articles où la question des consultations médicales chez les pharmaciens a été discutée à fond. Différents arrangements furent proposés, mais l'opinion générale condamna en somme, au nom de la moralité et de la dignité professionnelles, une pratique à laquelle les médecins ne sauraient prêter leur concours.

d'un comité consultatif de juristes, pour régler toutes questions touchant à la médecine professionnelle.

M. Le Baron (de Paris), président. — La section ne pourra se prononcer sur cette communication qu'après discussion des projets suivants ayant trait au même sujet.

M. Paul Guillon (de Paris) fait remarquer que l'Assemblée actuelle est celle de la section de déontologie et qu'il croit nécessaire de passer à l'ordre du jour, laissant à l'Assemblée générale, dans la séance de clôture, le soin de régler la question.

DE L'UTILITÉ D'UN ORDRE DE MÉDECINS CONSIDÉRÉ : 1° DANS LES RAPPORTS DES MÉDECINS ENTRE EUX ; 2° DANS LES RAPPORTS DES MÉDECINS ET DE LA SOCIÉTÉ ; 3° DANS LES RAPPORTS DES MÉDECINS ET DE LA JUSTICE

par M. A. COUVREUR
de Paris.

En ouvrant les journaux de samedi dernier, la rubrique indifférente des faits divers me révéla deux choses. Elle m'apprit d'abord qu'un de nos confrères à bout de vieillesse et de misère, après avoir acheté du charbon avec les quelques sous qui constituaient toute sa fortune, s'était calfeutré dans la chambre du sixième étage qu'il habitait, et là, s'était asphyxié. Elle m'apprit ensuite qu'un rebouteux, exerçant la médecine depuis trente-sept ans dans un des quartiers les plus populeux de Paris, déjà condamné cinq ou six fois pour exercice illégal de la médecine, et toujours recommençant sa petite industrie sous l'œil complaisant de la police et sous l'indifférence du corps médical, elle m'apprit, dis-je, que ce rebouteux venait à nouveau d'être déféré à la justice, parce qu'une de « ses dupes » avait succombé à ses pratiques.

Ces deux faits divers, d'une tragique banalité, montrant l'un des nôtres, le légal, succombant à l'infortune, tandis que l'autre, l'illégal, prospérait, ces deux faits que beaucoup d'entre vous ont sans doute lu comme moi, tombent trop providentiellement au milieu de notre semaine de Congrès, pour que je ne les ramasse pas, afin de les approprier à ma communication. Ils appuyeront avec la force de l'exemple l'idée d'un ordre des médecins, déjà soutenue, pendant le concile de 1845 par les plus grandes intelligences de l'époque, reprise depuis par de vigilants esprits, et si largement exposée dans le projet de M. Jamin au syndicat des médecins de la Seine et dans le rapport présenté par M. Lasalle de Lormont devant les conseils judiciaires et les commissions de l'Union des syndicats médicaux de France en 1897. Je ne veux donc pas donner une répétition des projets déjà élaborés, et à mon sens fort explicites. Je veux seulement envisager avec vous quelle énorme force morale et quelle puissance effective par devant les médecins, par devant la Société, et aussi par devant la justice, aurait cette cohésion du corps médical entier, avec ses chambres, avec son conseil, dont les membres seraient nommés à l'élection par leurs confrères et seraient choisis dans toute l'échelle médicale, favorisés d'une distinction purement honorifique, à laquelle par conséquent ne s'offriraient et ne seraient acceptés que ceux-là mêmes jouissant de l'estime générale. Cette dernière considération nous permet de suite de répondre par un sourire à la crainte de ceux qui supposèrent que cet ordre, dont le but était encore inconnu, dont le recrutement était ignoré, ne parvînt à mettre une sorte de frein sur l'autorité qu'ils devaient à leur travail et à leur talent. C'est mal connaître l'esprit libéral des promoteurs de cette idée, que de penser un seul instant que le fonctionnement de l'ordre sera contraire à l'indépendance de chacun. C'est ainsi que l'on n'aura pas à censurer les doctrines médicales qu'il plaira aux novateurs d'instituer. En effet, le souvenir est encore assez vif des protestations qui accueillirent le système de Brandt; et cependant, nous constatons journellement les merveilleux services que ce système rend dans la pratique. La nouvelle institution ne supputera pas plus la religion des uns, que la politique des autres. Elle sera une sorte de conseil familial qui, tout en jouissant d'un pouvoir disciplinaire propre à chasser du noble troupeau les brebis galeuses, emploiera son autorité à l'aplanissement des dissensions qui éclosent forcément entre confrères remués par les mêmes intérêts. Elle fera de chacun de nous, au lieu d'un solitaire livré à ses seules ressources pour l'accomplissement de sa redoutable carrière, un individu profitant de la force des autres, et trouvant auprès de ses semblables l'appui moral et, s'il le faut, l'appui matériel nécessaires pour parcourir plus aisément le rude chemin. En même temps, prévoyant en l'avenir, songeant que dans dix ans le nombre des médecins français, d'après M. Brouardel, dépassera 20 000, et que la profession s'étouffe déjà de cette pléthore, l'ordre réclamera plus de difficultés pour l'obtention du diplôme, et en exigeant des cotisations annuelles, en sollicitant les dons des heureux du métier, s'organisera rapidement comme cela se passe chez les avocats, comme cela se passe aussi à la Société des gens de lettres où la participation financière n'est cependant que de 20 francs par an pour chaque membre, s'organisera, dis-je, pour gratifier les déshérités d'une retraite à soixante ans.

Ce sera, en somme, en même temps qu'un tribunal de famille, une grande mutualité, dans le genre de l'Association des médecins de France, mais autrement puissante que cette dernière, parce qu'elle aura pour elle la force du nombre.

Dans ses rapports avec la Société, l'ordre n'aura pas moins d'efficacité. Les syndicats jusqu'alors mal organisés n'agissent, malgré leurs efforts, que faiblement : les lois votées contre le charlatanisme ne sont pas appliquées ou le sont défectueusement.

L'Ordre inspirera le Parlement et réclamera de sa sagacité d'autres lois. Il fera souvenir aux médecins qui siègent à la Chambre, et qui ont trop de tendance à l'oublier, qu'avant d'être des députés, ils étaient nos confrères. Sa force même d'association l'imposera comme un conseiller dont on réclamera l'avis pour les questions d'hygiène générale et de prophylaxie. Il réprouvera et punira les associations entre médecins et pharmaciens : mais il établira sciemment et publiquement, entre le chirurgien et le médecin traitant, le partage proportionnel d'un bloc d'honoraires pour les opérations, rémunération jusqu'alors si partiale, qu'elle gratifie d'une modeste somme la longue peine du second, tandis qu'elle dore de quelques billets de mille le bistouri rapide du premier ; ce qui a conduit quelques-uns de nos confrères aux mœurs également injustes et par-dessus le marché, avilissantes, de la dichotomie : en sorte que le public, maintenant très averti, soupçonne même les plus désintéressés d'un honteux partage. En un mot, en défendant ceux qui la constitueront, la mutualité future étendra aussi la main pour protéger la société.

J'arrive maintenant aux rapports de l'Ordre avec la justice. Les services rendus ne seront pas moins appréciables. La modeste défense organisée par les syndicats contre les pratiquants de la médecine illégale aura des effets décuplés. Ceux d'entre nous qui, par indifférence ou par crainte ne veulent pas faire réprimer les nombreux délits dont nous pâtissons, n'auront qu'à livrer le soin de la répression à la mutualité, qui agira anonymement. Le mauvais vouloir du parquet, son ignorance et son arbitraire s'atténueront des conseils qu'il réclamera de la grande association ou que celle-ci lui imposera ; et nous verrons l'audace des charlatans sinon fauchée, car la sottise humaine est inlassable, du moins fortement menacée. Enfin, messieurs, aux heures cruelles où un malheureux confrère, victime d'accusations fausses, comme cela s'est vu à plusieurs reprises dans ces derniers temps, sera traduit devant la justice du pays, l'Ordre, fidèle à ses principes de solidarité, saura intervenir en faveur de la vérité, convaincre une instruction, souvent malveillante, de l'impossibilité dans laquelle se trouvait le médecin compromis d'agir autrement qu'il le fit, et éviter ainsi des scandales toujours nuisibles au bon renom de la profession.

Votez donc la nécessité d'un Ordre des médecins. Chacun d'entre vous est persuadé de son utilité; chacun d'entre vous, pris à part, individuellement, avoue que seule cette institution est capable de relever notre état à son véritable niveau d'humanité et de pitié. Mais lorsqu'il s'agit de faire un mouvement en faveur de ses convictions, il faut bien l'avouer, chacun aussi se dérobe. Que ce soit l'honneur du premier congrès de déontologie d'avoir indiqué le chemin à suivre pour le triomphe de cette grande idée. Et réfléchissez qu'il est temps de se hâter; que si les médecins ne prennent pas les devants, l'opinion publique finira par leur faire imposer une réglementation sans doute plus draconienne que celle qu'ils pourraient se donner à eux-mêmes.

DE LA CRÉATION D'UN ORDRE DE MÉDECINS

par M. BRUNON

de Rouen,

Directeur de l'École de Médecine.

La création d'un Ordre de médecins ne serait pas une panacée apportant le remède des maux dont souffre et va souffrir encore davantage notre profession.

Il ne faut pas demander à une institution quelconque plus qu'elle ne peut donner et s'imaginer que celle-là donnera des clients à un médecin qui n'en aurait pas!

Mais, d'autre part, nous savons tous que le médecin n'a pas seulement à lutter professionnellement contre la maladie. Il doit, de plus, être personnellement en état de défense permanente contre le public qui l'exploite, contre la magistrature qui n'a jamais été tendre pour lui et contre les confrères lutteurs pour la vie.

Il n'en a pas toujours été ainsi. C'est de nos jours que la vie est devenue plus âpre et elle le deviendra encore davantage.

Isolé, le médecin sera écrasé — associé, il devient fort.

Les associations actuelles sont insuffisantes parce que les participants sont peu nombreux, D'ailleurs, ce sont toujours les mêmes qui s'associent et ce sont justement les inoffensifs et les généreux.

Je ne veux pas dire que les solitaires soient de mauvais confrères, mais je dis que les mauvais confrères sont solitaires. C'est ceux-là qu'il faut englober pour les empêcher de nuire.

Comment arriver à ce but sans *l'obligation* de l'Association?

La création d'un Ordre de médecins répond à ce *desideratum*.

Je ne vois pas d'objections très graves à cette réaction, et j'y vois de grands avantages.

Certes, le moment n'est pas encore venu où la majorité des médecins accepterait la *discipline* qui seule peut donner la force à leur union: mais ce moment viendra si on en juge par les progrès constants que font les syndicats actuels.

Dans l'état présent des choses, je rappelle à mes confrères que, demain, l'un de nous peut être sous le coup d'une arrestation. Deux faits récents le prouvent.

Si le confrère est un citadin, il sera défendu immédiatement par les Associations existantes. S'il est loin des grands centres et s'il a commis l'imprudence et l'erreur de rester isolé, il à des chances de n'être secouru par personne, la chose s'est vue il y a trois ans.

S'il existait un Ordre de médecins, la plus grande sécurité serait acquise au plus modeste d'entre les praticiens et la corporation tout entière bénéficierait de l'union des forces individuelles.

PROJET D'INSTITUTION DES CHAMBRES MÉDICALES

par M. LASALLE
de Lormont (Gironde).

Le rapport de notre éminent confrère autrichien Adler de Vienne, l'éloquent plaidoyer que vient de nous faire entendre notre distingué collègue André Couvreur ont déjà dû faire la conviction dans vos esprits: j'attendais pour prendre la parole qu'un adversaire de nos idées fût venu occuper la tribune; puisqu'il n'apparait pas, je vais essayer à mon tour de démontrer la nécessité d'un Ordre de médecins en m'attachant plus particulièrement à réfuter les objections qui ont été formulées hors de cette enceinte contre nos projets.

Messieurs,

Ce magnifique Congrès va finir. Pendant cinq laborieuses journées vous avez abordé tous les problèmes touchant à notre vie professionnelle ; vous vous êtes efforcés de rechercher et d'adopter toutes les mesures, tous les moyens capables d'améliorer les conditions morales et matérielles de la profession médicale, en un mot vous avez travaillé avec ardeur à remédier au malaise professionnel, malaise bien international celui-là, car il sévit avec une égale intensité sur tous les points du globe. Eh bien, mes chers collègues, j'ai la conviction profonde que tout ce travail, que tous ces efforts n'aboutiront à rien si vous ne couronnez votre œuvre par la création d'un Ordre de médecins, c'est-à-dire une organisation professionnelle qui au regard de la société soit une garantie d'honorabilité et de moralité aussi nécessaire que le savoir lui-même, et au regard de la profession une sauvegarde efficace de ses intérêts moraux et matériels. Et je ne puis m'empêcher de rappeler ici les paroles de notre illustre devancier le docteur Cerise qui terminait ainsi son rapport général au Congrès de 1845 : « Si vous ne présentez pas des conclusions favorables aux conseils de discipline et si le Congrès ne sanctionne pas ces conclusions le but le plus important à atteindre aura été manqué. »

Et en effet, messieurs, voyez combien votre œuvre resterait incomplète : vous avez dénoncé une fois de plus les méfaits toujours plus audacieux de l'exercice illégal, vous avez forgé de nouvelles armes pour le combattre, c'est fort bien ; mais contre l'exercice légal et malhonnête, contre le charlatanisme médical qu'avez vous proposé, qu'avez-vous adopté? Rien, absolument rien !

Et cependant, messieurs, ce charlatanisme médical que vous avez oublié est, vous ne pouvez l'ignorer, le pire de tous.

Le premier ne nuit qu'à nos intérêts matériels ; le second nuit tout autant, sinon plus que l'autre à ces intérêts matériels, mais il porte en outre une grave atteinte à nos intérêts moraux. Il compromet, que dis-je? il tend à détruire complètement le prestige, la considération, l'honneur de la profession médicale.

Toute corporation a ses indignes, je le sais, et les membres honorables ne doivent pas être rendus responsables de l'immoralité des autres ; d'accord, mais à une condition pourtant, c'est qu'ils se seront efforcés de les répudier officiellement, publiquement. Voilà, messieurs, ce que font toutes les autres professions libérales ; voilà ce que la nôtre n'a pas encore fait.

Et veuillez remarquer, mes chers collègues, que dans ce qui touche aux intérêts du corps médical, tout s'enchaîne, tout se lie étroitement. Si nous voulons un système efficace de répression au dehors, sachons vouloir un système efficace de moralisation au dedans; ne nous exposons pas à être accusés de ne poursuivre le charlatanisme illégal que pour faire au charlatanisme légal la part plus grande et plus forte. Nous nous plaignons très légitimement de l'inertie, du mauvais vouloir des parquets et des juges dans la poursuite de l'exercice illégal. Eh bien, voulez-vous me permettre d'expliquer, non point de justifier l'état d'âme auquel ils obéissent peut-être. « Pourquoi, se disent-ils, serions nous tenus de faire respecter les droits d'une corporation qui ne respecte plus ses devoirs? »

Oh! vous vous êtes préoccupés, je ne l'oublie point, de nos devoirs professionnels. Notre éminent collègue Grasset a écrit sur ce sujet un rapport qui est un petit chef-d'œuvre d'érudition, d'esprit et de bon sens. Vous avez décidé la confection d'un nouveau Code déontologique. Ce sera le quatrième ou le cinquième à ma connaissance.

Mais quels résultats en espérez-vous?

Comme le dit très judicieusement le professeur Grasset à la première page de son travail : Les médecins déjà pénétrés de l'importance de leurs devoirs et les connaissant à fond n'auront que faire de lire ce code. Les autres qui n'en comprennent pas *a priori* l'importance et sont décidés à ne pas les remplir, ne le liront pas ou bien, vous me permettrez d'ajouter, ils s'en moqueront comme un Chinois de la Bible.

Et puis comme je le disais hier à l'éminent rapporteur :

Qu'est-ce qu'un Code dépourvu de sanction?

Un être sans forces. Que penseriez-vous de législateurs faisant de cette sorte une loi contre le vol :

Art. 1er. — Le vol est interdit.

Art. 2. — Il ne sera pas poursuivi.

Vous douteriez de leur bon sens. Voilà pourtant exactement l'œuvre que vous feriez vous-mêmes, si vous n'ajoutiez pas de sanctions disciplinaires à votre Code déontologique.

On pourra disserter, discuter, ergoter tant qu'on voudra, on sera toujours forcé de s'incliner devant cette vérité inéluctable : c'est que pour empêcher l'homme de faillir ou l'arrêter dans la voie du mal il n'y a que deux freins : la conscience ou la loi; qui est doué de conscience n'a pas besoin de loi; qui n'a pas de conscience doit tomber sous le coup de la loi. Devant des abus intolérables et toujours grandissants, il est indispensable, il est urgent que la loi régulatrice intervienne.

Cette loi, disent nos adversaires, aurait plus d'inconvénients que d'avantages réels: elle rencontrerait pour sa création et surtout son application des difficultés insurmontables.

Je vais démontrer dans un instant le mal fondé de ces assertions. Pour le moment il me convient simplement de rappeler que notre éminent rapporteur qui est muet aujourd'hui sur l'utilité des Chambres médicales a écrit il y a cinq ans en tête de la 2e édition de son très intéressant volume *Les consultations médicales*, cette phrase dépourvue de toute ambiguïté :

« Il est regrettable que notre corporation ne possède pas un Ordre des médecins. »

Dans un autre ordre d'idées vous avez, mes chers collègues, étudié et adopté des mesures protectrices ou défensives contre les diverses exploitations dont nous sommes victimes depuis trop longtemps. Vous avez consacré plusieurs séances à nos rapports vis-à-vis des mutualités, compagnies d'assurances et autres services publics.

Vous avez voté des résolutions destinées à sauvegarder nos intérêts et notre dignité ! Mais, chers collègues, vous paraissez oublier que toutes ces mesures, toutes ces résolutions ne peuvent avoir d'efficacité qu'autant que *tous* les confrères d'une même région les adopteront et surtout les respecteront. Or je vous ai déjà démontré hier qu'il suffit d'un seul dissident pour annihiler les efforts d'un groupe, d'un syndicat tout entier. Les exemples abondent. J'en ai cité plusieurs tout récents. Et il n'est aucun d'entre vous qui n'ait été à même de constater ce défaut, cette insuffisance de notre organisation actuelle.

Et maintenant, si nous envisageons les questions de responsabilité médicale, combien cette insuffisance apparaît plus déplorable encore !

Dans son beau discours d'ouverture notre Président, M. Lereboullet, nous en a fourni la preuve éloquente; je voudrais pouvoir citer ce discours tout entier tant j'y trouve d'arguments en faveur de ma thèse; mais permettez-moi de vous lire ce passage : Après avoir prouvé que l'État ne nous défend pas contre l'exercice illégal il ajoute : « Par contre lorsque, par étourderie dans la rédaction d'une formule ou erreur involontaire de diagnostic, un médecin peut être accusé d'une imprudence — je ne dis pas d'une faute — son diplôme ne le garantit pas contre des réclamations injustifiées, parfois contre des poursuites judiciaires.

« Nombreux sont les faits que je pourrais citer où des médecins consciencieux et honnêtes ont été condamnés à des dommages et intérêts alors qu'ils auraient dû être couverts par leur titre de docteur. »

Souvenez-vous aussi, chers collègues de France auxquels je m'adresse plus particulièrement en ce moment, souvenez-vous des tristes affaires Laporte de Paris et Rémond de l'Oise, ces deux infortunés confrères qui durent subir une longue incarcération préventive sous la simple présomption de délits discutables! Eh bien, j'affirme, après avoir consulté nos conseils judiciaires et des hommes publics considérables, j'affirme que jamais en face d'un Ordre de médecins la magistrature n'eût osé commettre pareils abus de pouvoir!

Ayons donc le courage ou la bonne foi de le reconnaître, mes chers collègues, notre organisation professionnelle présente est radicalement impuissante à nous protéger même contre les pires catastrophes. Nous sommes riches en sociétés de défense: notre ami Salomon vous les a énumérées dans un excellent rapport; mais aucune d'elles, la preuve en est faite depuis longtemps, aucune d'elles n'a pu suffire à sa tâche de moralisation et de protection. L'Association générale des médecins de France a été fondée il y a plus de quarante ans, le Concours médical a plus de vingt ans d'existence, les syndicats médicaux fonctionnent depuis dix-sept ans et le malaise médical persiste en s'aggravant. Contre une vérité aussi éclatante les plus éloquents sophismes ne sauraient prévaloir!

Qu'attendrons-nous, messieurs, pour chercher et adopter une organisation plus adéquate au caractère et aux besoins de notre corporation? Cette organisation que j'ai définie plus haut on lui a donné différents noms: Ordre des médecins, Chambres médicales, Chambres disciplinaires, Collèges médicaux; mais quelle que soit sa dénomination, il ne peut s'agir que d'une grande et puissante association comprenant tous les membres honorables de notre corporation, association représentée par des conseils puisant le respect qu'ils inspirent dans leur autonomie, et leur pouvoir dans une consécration légale.

Je vais maintenant répondre aux diverses objections formulées contre nos projets. Pressé par le temps je serai aussi bref que possible.

Tout d'abord on nous dit: « Votre projet d'institution d'un Ordre de médecins est une conception assurément fort belle, mais absolument chimérique; c'est une franche utopie; jamais les pouvoirs publics ne nous concéderont cette autonomie que vous demandez ». Utopie! c'est un grand mot dont on use souvent; c'est un argument fort commode qu'on peut opposer à toute réforme proposée. Mais l'histoire est là pour nous montrer que les utopies de la veille deviennent souvent les vérités du lendemain; et comme ce philosophe qui démontrait le mouvement en marchant, je pourrais pour toute réponse me borner à constater que les Chambres médicales taxées de chimères par nos contradicteurs, fonctionnent déjà en Autriche et en Prusse au grand avantage du corps médical, ainsi que nous l'ont affirmé les représen tants de ces nations: en Belgique un projet d'Ordre des médecins a déjà reçu l'approbation du Gouvernement et n'attend pour être appliqué que le vote du Parlement vote assuré nous disent mes éminents amis Vandam et Cuylitz de Bruxelles. Mais je ne bornerai pas là ma réfutation et je dirai à nos adversaires nationaux qu'ils ignorent sans doute que les Chambres médicales sont préconisées depuis plus d'un demi-siècle non seulement par un grand nombre de médecins, mais aussi par des hommes publics considérables.

Le Congrès médical de 1845, ce grand Concile, ainsi qu'on l'a nommé, Congrès qui réunit plus de 2000 confrères venus de tous les points de la France et à la tête duquel nous voyons les maîtres les plus illustres de l'époque : Bouillaud, Serres, Velpeau, Malgaigne, Trousseau, Cerise, Henry Roger, etc., etc., ce Congrès, dis-je, sans exemple dans l'histoire de notre art, adopta à la presque unanimité l'institution de Chambres médicales.

Cette institution figurait dans le projet de loi sur l'exercice de la médecine préparé par un grand ministre de l'Instruction publique, M. de Salvandy, et le projet adopté à une grande majorité par la Chambre des Pairs en 1847 allait être voté par la Chambre des députés quand éclata la révolution de février 1848.

Depuis cette époque ce projet d'un Ordre de médecins a été repris par beaucoup de confrères: j'ai à peine le temps de citer quelques noms: Surmay de Ham, Mougeot de l'Aube, Sénac, Dignat de Paris, etc., qui en d'intéressantes brochures ont démontré la nécessité et la possibilité des Chambres médicales. Mais outre les membres de notre corporation des hommes publics considérables ont préconisé cette institution.

Il y a peu d'années un éminent magistrat M. Bruno-Lacombe, ancien directeur au Ministère de la Justice et procureur général à Caen, terminait par les conclusions suivantes un remarquable discours sur le secret médical :

« L'institution d'un Ordre des médecins serait digne du Gouvernement de la République qui doit mettre son principal honneur à instruire tous les citoyens de leurs devoirs et de leurs droits et partout assurer le règne de la loi. »

Nos contradicteurs ignorent-ils donc qu'en 1892 au Sénat, au cours de la discussion du projet de loi sur l'exercice de la médecine, il se produisit spontanément une importante manifestation en faveur de la création d'un Ordre de médecins.

A la séance du 31 mars, alors qu'on discutait l'article 14 accordant aux médecins le bénéfice de la loi de 1884 sur les syndicats professionnels, deux sénateurs, MM. Buffet et Halgan, demandèrent avec insistance qu'on introduisît dans la loi organique en discussion l'institution d'un Ordre semblable à celui des avocats. Je ne puis reproduire ici tous les arguments qui furent développés à cette occasion à la tribune du Luxembourg; mais vous me permettrez de citer quelques lignes très concluantes du discours de M. Buffet[1] : « Je suis convaincu, dit l'éminent sénateur, qu'une organisation professionnelle semblable à celle des avocats conviendrait beaucoup mieux au Corps médical que des associations syndicales. Les avocats ont un conseil de discipline qui sait défendre énergiquement les droits de la profession toutes les fois qu'ils seront méconnus, mais qui protégera avec un soin aussi jaloux l'intérêt des clients et réprimera sévèrement tout acte d'indélicatesse commis par un membre du barreau. Ce conseil est investi, en vertu de notre législation, de pouvoirs disciplinaires suffisants pour rendre son action très efficace.

« Pourquoi des pouvoirs semblables ne seraient-ils pas conférés à un conseil départemental de l'Ordre des médecins? Cette organisation donnerait à la fois satisfaction au Corps médical et au public de sérieuses garanties. » (1892, *Journal Officiel*, page 565.)

Enfin il y a deux ans, au cours d'une audience que le Bureau de l'Union des syndicats médicaux avait demandée à M. le Ministre de l'Intérieur qui était alors l'honorable M. Barthou, celui-ci, répondant à diverses requêtes que nous lui présentions, s'écria spontanément : « Ah! messieurs, combien plus autorisées paraîtraient vos sollicitations, si elles étaient formulées au nom d'un Ordre des médecins! Car j'estime que cette organisation professionnelle est la seule qui convienne à une corporation comme la vôtre. »

Et à une réflexion présentée par l'un de nous il ajouta : « Non, je ne puis prendre l'initiative de cette réforme; mais vous pouvez être assurés que ministre ou député je la soutiendrai énergiquement quand elle sera soumise au Parlement. »

Je pourrais multiplier ces citations; mais n'ai-je pas le droit de conclure, messieurs, qu'en présence de pareils faits, après de telles démonstrations nos adversaires sont mal venus à prétendre que l'institution d'un Ordre des médecins est un projet utopique, irréalisable, irrecevable par les pouvoirs publics?

Et après tout de quel droit, en vertu de quel principe les pouvoirs publics pourraient-ils repousser une réforme qui satisfait plus encore l'intérêt social que l'intérêt professionnel? L'honorabilité et la mora-

1. Ancien président de la Chambre des députés et ancien président du Conseil des ministres.

lité des médecins n'importent-elles pas autant à la sécurité publique que la moralité des avocats, des avoués ou des notaires? Qui oserait prétendre le contraire?

Mais il est temps que je passe à la réfutation des autres objections qu'on nous oppose.

L'une des plus courantes est la crainte que des Chambres médicales ne portent une grave atteinte à cette indépendance, à cette liberté dont nous sommes si justement fiers.

Et vous avez entendu ce matin notre distingué collègue M. Poitou-Duplessy, devançant l'heure de cette discussion, célébrer avec des accents lyriques les bienfaits de l'indépendance professionnelle et de la liberté individuelle. Ah! chers confrères, j'apprécie l'indépendance autant que vous, j'aime la liberté, autant que personne au monde, je l'ai prouvé bien des fois; mais je ne suis pas de ceux qui se laissent griser par la magie de certains mots; je suis de ceux qui n'oublient pas que la vraie liberté, que la liberté saine et féconde ne saurait exister sans frein régulateur et que dans le domaine professionnel comme sur le terrain social la liberté illimitée, la tolérance abusive ne profitent qu'aux audacieux sans scrupules, aux indignes ou aux fripons! Nous ne connaissons et ne voulons connaître qu'une liberté, celle qu'a définie Cicéron : *Libertas bene agendi*. Et puis en vérité, messieurs, quelle liberté un praticien honorable risque-t-il d'aliéner en souscrivant à la création d'un Ordre? Aujourd'hui, grâce à l'impuissance de nos associations, grâce à l'éparpillement de nos forces, au manque d'entente et de solidarité n'est-il pas vrai de dire que nous sommes soumis à une réelle servitude par le public, l'État, la justice, les collectivités, les administrations, etc.?

Pourquoi craindre d'ailleurs que nos Chambres médicales deviennent tyranniques et oppressives?

Leurs membres ne seraient-ils pas les élus de nos libres suffrages? C'est faire, avouez-le, une injure gratuite à un collège médical que le supposer assez stupide pour choisir son conseil parmi des confrères qui n'auraient ni sa confiance, ni son estime. Les Chambres médicales, mes chers collègues, feraient simplement ce que font actuellement les bureaux de nos sociétés locales ou de nos syndicats, quand ils sont appelés à juger un conflit ou un manquement à la dignité ou à la solidarité professionnelle; avec cette différence pourtant qu'on ne verrait pas leurs sentences les plus équitables accueillies comme aujourd'hui par une démission bruyante ou des injures; heureux encore quand ces mêmes bureaux ne sont pas attaqués et condamnés comme diffamateurs pour avoir fait connaître à un confrère que sa conduite n'était pas irréprochable. Le syndicat de la Seine en sait quelque chose.

On a dit encore qu'accepter une sorte de tutelle c'est amoindrir notre dignité personnelle. Cet argument n'est pas davantage sérieux. Est-ce que les avocats et les membres des autres corporations libérales se sentent diminués par leurs chambres disciplinaires ?

Est-ce que nos confrères de l'armée et de la marine ont cru abdiquer leur dignité personnelle en acceptant une discipline pourtant autrement rigoureuse que celle que nous imposeraient des Chambres médicales ?

Ah ! mes chers confrères, il est peut-être fort beau de se draper dans une indépendance et une dignité ombrageuses : mais pendant que nos contradicteurs se livrent à ce beau geste, pendant qu'ils chantent leurs hymnes à la liberté, le malaise médical s'aggrave, nos difficultés augmentent et notre profession marche à grands pas vers une décadence irrémédiable !

Notre Président me fait observer une fois de plus que j'ai dépassé de beaucoup le temps qui m'était imparti pour mon discours : et pourtant il me resterait encore bien des choses à dire. En terminant je vous remercie, chers confrères, des applaudissements que vous m'avez prodigués et je vous dis une dernière fois : soyez bien convaincus que seul un Ordre des médecins pourra remédier au malaise professionnel dont vous vous plaignez tous : soyez bien convaincus que cette réforme, quoiqu'imparfaite comme toute institution humaine, n'entraînerait point avec elle d'inconvénients sérieux : soyez enfin bien assurés qu'elle ne rencontrerait pas auprès des pouvoirs publics ces invincibles résistances dont on nous menace.

Comme je le disais dans mon rapport de 1897, le seul ou du moins le principal obstacle à cette réforme nécessaire n'est jusqu'ici venu et ne viendra que de nous-mêmes, de notre indifférence, de notre inertie, de notre égoïsme, de notre *invidia* traditionnelle et aussi de notre veulerie, ce mal contemporain qui trouble tant de consciences.

Donc la victoire sur nous-mêmes, chers confrères, voilà la première, la plus urgente victoire qu'il nous faut remporter. Les autres nous viendront par surcroît.

Un homme d'État a dit quelque part : Le péril social, c'est la lâcheté publique.

Puisse-t-on ne pas dire un jour : La ruine médicale, c'est notre lâcheté qui l'a causée !

PROJET DE LOI SUR L'INSTITUTION DE CHAMBRES MÉDICALES

par M. LASALLE

Avant-projet de la Commission.

ARTICLE PREMIER. — Il est institué dans chaque département (ou arrondissement) un *Collège médical*.

ART. 2. — Tout médecin qui aura régulièrement sollicité et obtenu son inscription au tableau de son Collège aura seul qualité pour concourir à l'enseignement des Écoles et des Facultés de l'État, pour exercer des missions judiciaires et des fonctions médicales conférées par l'État, les départements, les communes, les établissements publics ou d'utilité publique, les Sociétés de bienfaisance ou de secours mutuels, etc., etc. (A compléter s'il y a lieu.)

ART. 3. — Chaque *Collège* élira une *Chambre médicale* composée de.... (nombre, composition et mode d'élection à déterminer par un règlement).

ART. 4. — Il sera dressé tous les ans, par les soins de la Chambre médicale, un tableau des membres composant chaque Collège. Ce tableau devra être déposé à la préfecture dans la dernière quinzaine de décembre. Il sera, dans le mois de son dépôt, publié par les soins de l'Administration.

ART. 5. — Les attributions de la Chambre médicale sont :

1° De prononcer sur les demandes d'inscription au tableau du Collège et sur les difficultés qui y sont relatives ;

2° De veiller à la conservation de l'honneur des médecins, de maintenir les principes de probité et de délicatesse qui font la base de leur profession et d'assurer la protection de leurs intérêts, sans que jamais aucune ingérence soit permise dans les doctrines médicales honorablement pratiquées ;

3° De prévenir et concilier tous différends entre médecins ;

4° De prévenir et concilier toutes plaintes et réclamations de la part de tiers contre les médecins à raison de l'exercice de leur profession ;

5° D'émettre son opinion sur les poursuites ou responsabilités auxquelles ils pourraient être exposés ;

6° De donner son avis sur les difficultés concernant le règlement des honoraires et sur tous différends soumis à cet égard aux tribunaux ;

7° De représenter, même en justice, tous les médecins du Collège collectivement, sous le rapport de leurs droits et intérêts communs;

8° De prononcer ou provoquer, suivant les cas, l'application de toutes les sanctions disciplinaires.

Art. 6. — Les peines disciplinaires sont... (par exemple : l'avertissement, le blâme, le blâme avec affichage aux lieux de réunion du Collège, l'interdiction temporaire de paraître aux lieux de réunion du Collège, l'interdiction du vote, l'inéligibilité, l'amende, la suspension, la radiation).

Art. 7. — Aucune peine de discipline ne peut être prononcée sans que le médecin inculpé ait été entendu ou appelé, avec délai de huitaine franche; dans le cas où le médecin dûment convoqué n'aurait pas comparu, la décision de la Chambre médicale ne pourra être rendue que par défaut.

Art. 8. — Les décisions par défaut seront susceptibles d'opposition dans la huitaine de leur notification.

Les notifications et oppositions seront faites par lettres recommandées.

Art. 9. — Au cas de décision contradictoire prononçant une peine supérieure à.... le médecin frappé pourra se pourvoir par la voie de l'appel.

La même faculté est réservée, dans les mêmes limites, au médecin frappé par défaut qui n'aura pas fait opposition en temps utile.

L'appel devra être interjeté dans le mois de la notification de la décision. Notification et appel seront également faits par lettres recommandées.

Art. 10. — Les appels seront portés devant un Conseil médical supérieur, désigné sous le nom de *Conseil d'appel* (élection, organisation et fonctionnement à déterminer).

Art. 11. — La Chambre médicale de chaque Collège déterminera la cotisation qui devra être acquittée annuellement par chacun de ses membres pour faire face aux dépenses d'intérêt commun.

ORDRE DES MÉDECINS ET CHAMBRES MÉDICALES

par M. DIGNAT

de Paris.

Je me serais dispensé, Messieurs, après les éloquents discours que nous venons d'applaudir, de prendre à mon tour la parole, si je n'avais cru peut-être utile de vous soumettre quelques idées, à mon avis d'une importance décisive, et qui me sont inspirées par ce qu'il m'a été donné d'entendre au cours des diverses séances de ce Congrès.

Bien qu'ayant l'intention d'être bref, je sollicite néanmoins votre bienveillante attention, et j'ose espérer que vous ne me la refuserez pas si je vous rappelle que, depuis bientôt dix ans, je réclame énergiquement la création en France d'un Ordre des médecins et que (personne ne me contredira) c'est au projet que je soumis, dès 1892, à la Société de médecine pratique de Paris[1], projet édifié, comme le disait le regretté membre de l'Académie de médecine Cadet de Gassicourt, « sur des bases toutes nouvelles, avec des considérants n'ayant été présentés par personne autre[2] », que l'on doit ce mouvement qui, dans le corps médical français, s'est si fortement accentué depuis en faveur d'une institution considérée jusqu'alors comme irréalisable.

Je n'insiste pas. Je craindrais qu'on vît surtout dans mes paroles une revendication de priorité, alors que là n'est pas la question aujourd'hui, qu'en réalité je pourrais me montrer plutôt satisfait de retrouver, dans tout ce qu'ont écrit ou ce qu'ont dit soit ailleurs, soit ici, ceux de nos confrères qui combattent comme moi en faveur de l'institution en France d'un Ordre des médecins, mes propres arguments[3], et que, d'autre part enfin, j'estime que, lorsqu'il s'agit de l'intérêt général, l'intérêt particulier doit toujours s'effacer.

Tous les confrères, tant étrangers que français, que nous avons entendus dans les diverses sections de ce premier Congrès international de médecine professionnelle et de déontologie médicale, s'accordent à reconnaître que, presque partout, la profession traverse une crise grave à laquelle il importe de remédier au plus tôt, aussi bien dans l'intérêt du public que dans celui des médecins.

Or, Messieurs, que nous propose-t-on d'opposer au mal ? En réalité, trois moyens.

D'abord, sur la proposition de l'éminent professeur Grasset, de Montpellier, la rédaction d'un Code de déontologie médicale. Vous avez décidé hier qu'il serait procédé sans retard à cette rédaction. Certes, je me réjouis de cette décision dont la portée est considérable.

1. Dr P. Dignat. De la nécessité de créer en France un Ordre des Médecins communication faite à la *Société de médecine pratique de Paris*, séance du 25 février 1892. *Bull. de la Soc. de méd. prat. de Paris*, année 1892, p. 196 et suivantes, etc. Brochure tirée à part. Imp. Daix frères, à Clermont (Oise).

2. *Bull. et mém. de la Soc. de méd. prat. de Paris*, p. 221.

3. Dr P. Dignat. A propos de la création de l'Ordre des médecins. (*Journal de médecine de Paris*, n° du 31 janvier 1897. — Voir aussi : *Bull. et mém. de la Soc. de médecine et de chirurgie pratiques de Paris*, séance du 4 mars 1897, p. 90 et suiv.) *Sur la même question*, communications à diverses sociétés médicales d'arrondissement de Paris, etc.

Je rappellerai cependant qu'avant même que votre Assemblée générale ne votât cette résolution, je faisais observer que M. Grasset reconnaissait, tout le premier, dans son remarquable rapport, qu'il faudrait une juridiction, une autorité chargée d'interpréter ce code et de l'appliquer le cas échéant[1]. Donc, comme le disait aussi l'un de nous à cette même Assemblée[2], ce premier moyen, pour si excellent qu'il soit, est insuffisant à lui seul, et a besoin d'être complété par autre chose.

Dans ce but, on vous a proposé, soit de donner aux syndicats médicaux, en même temps qu'un plus ample développement, des pouvoirs suffisamment étendus et qu'ils ne possèdent pas, en France du moins (2e moyen), soit d'organiser, partout où cette institution fait défaut, des Chambres médicales, c'est-à-dire l'Ordre des médecins (3e moyen).

Je ne veux pas recommencer une argumentation que, depuis longtemps, j'ai maintes et maintes fois soutenue. Je ne puis m'empêcher cependant de déclarer qu'aujourd'hui plus que jamais je considère les syndicats comme absolument impropres à sauvegarder de façon efficace les intérêts multiples qu'il s'agit de défendre.

D'abord je redirai une fois de plus que le mot « syndicat » est mauvais, en ce sens que le public non médical, naturellement ignorant des questions déontologiques de notre profession, lui attribue une signification en partie inexacte quand il s'agit de « syndicats médicaux », et qu'à tort il considère ces derniers comme les analogues de tous autres syndicats (syndicats ouvriers, syndicats de patrons, etc.), lesquels ont surtout pour objet la défense d'intérêts exclusivement matériels.

Eh bien, ne pensez-vous pas qu'il soit fâcheux de laisser pénétrer dans l'esprit du public des idées aussi erronées sur une profession où, comme le disait le dévoué président du Congrès, l'honorable docteur Lereboullet, dans son magnifique discours d'inauguration[3], « les mœurs doivent garder ce que les traditions professionnelles leur ont imposé de franchise vis-à-vis du client, de dignité dans la tenue, d'abnégation et de charité », en un mot, une profession avec laquelle ne peuvent se concilier « des habitudes commerciales, acceptables et

1. Dr Grasset. Principes fondamentaux de la Déontologie médicale. Rapport du 1er Congrès international de médecine professionnelle et de Déontologie. (26 juillet 1900. Discussion du Rapport de M. Grasset.)

2. Voir Comptes rendus de la 5e Assemblée générale du Congrès international de médecine professionnelle et de déontologie médicale.

3. Dr Lereboullet. Discours prononcé à la séance d'ouverture du 1er Congrès international de médecine professionnelle et de déontologie médicale (Paris, 23 juillet 1900).

même logiques dans les professions où le but légitime et avoué n'est que de gagner de l'argent »?

D'autre part, je ne cesserai de répéter qu'en France du moins, les syndicats, du fait même de certains dispositifs de la loi de 1884 sur les associations professionnelles et les syndicats, et de certaines restrictions contenues dans la loi de 1892 sur l'exercice de la médecine (interdiction aux médecins syndiqués d'intervenir en cas de conflit avec l'État, la commune ou toute administration relevant de l'État ou de la commune), ne pourront acquérir ni l'autorité, ni les pouvoirs nécessaires à de certains moments.

Il nous faut donc recourir au troisième moyen proposé : à l'institution des Ordres des médecins.

On a soulevé, je le sais, de nombreuses objections. Mais elles ont été, et par moi et par d'autres, suffisamment combattues pour que je puisse me dispenser de les discuter à nouveau.

Quant à ceux qui, encore aujourd'hui, redoutent que l'Ordre des médecins ne devienne un moyen d'oppression (ce qui peut être évité, ainsi que je l'ai fait voir jadis), je me contenterai de leur dire de prendre garde eux-mêmes qu'à force de vouloir rester par trop indépendants ils ne tombent un jour dans l'asservissement.

Et puis, dois-je rappeler tout le bien que nous ont dit des Chambres médicales, déjà existantes en certains pays, ceux de nos confrères étrangers qui avec MM. Adler, Chyzer, Schober, Jaffé, et d'autres encore, ont bien voulu nous renseigner sur leur fonctionnement?

Certaines Sociétés médicales de Paris, parmi lesquelles la Société de médecine et de chirurgie pratiques[1], ont, depuis plusieurs années déjà, voté le principe de l'institution en France d'un Ordre des médecins. D'autres Sociétés dont je vois ici de nombreux représentants ont hésité à se prononcer; d'autres enfin ont émis des avis absolument défavorables.

Je crois, Messieurs, que les diverses communications faites à ce Congrès ont dû modifier le sentiment de beaucoup d'entre vous.

C'est donc plein de confiance en votre décision que je dépose les conclusions suivantes :

Le Congrès international de médecine professionnelle et de déontologie médicale de 1900 émet le vœu que, dans tous les pays où il n'en existe pas, il soit institué des Chambres médicales ou Ordres de médecins.

C'est uniquement sur ce principe général que je demande à ce Congrès international de se prononcer, le corps médical devant réserver

1. *Loc. cit.*, séance du 4 mars 1897.

l'étude, dans chaque pays, des moyens pratiques et en conformité avec les lois existantes de réaliser ce projet.

Messieurs, en décidant hier la rédaction d'un Code de déontologie devant servir de base à l'organisation de la défense de la moralité professionnelle, notre Congrès a bien mérité de tous. Il s'honorera aujourd'hui en votant le principe de l'institution des Ordres médicaux.

A titre de documents, je dépose les deux monographies suivantes :

1° De la nécessité de créer en France un Ordre des médecins[1]. — Il suffit de jeter un coup d'œil sur l'histoire de la profession médicale pour voir que si, dès la plus haute antiquité, le médecin a eu conscience de l'importance et de la grandeur de sa mission, dès la plus haute antiquité également, il a su de lui-même s'imposer les devoirs les plus lourds. C'est là un fait généralement indéniable, et qui, jusqu'en ces derniers temps du moins, a été particulièrement exact touchant l'histoire de la profession dans notre pays. Aussi, alors même que nos aînés étaient l'objet de satires et d'épigrammes, assez mordants parfois, mais ne portant, en somme, aucune atteinte à la moralité de la profession, celle-ci continuait-elle à jouir de l'estime et de la considération de tous.

En est-il absolument de même à l'époque actuelle? Il y a lieu d'en douter. Si, en effet, la majorité des médecins d'aujourd'hui tient à cœur de conserver intactes les traditions d'honneur professionnel qui, depuis l'époque à laquelle vivait l'auteur du « Serment », comptent vingt-quatre siècles d'existence, il en est, dont le nombre grandit chaque jour davantage, qui paraissent avoir oublié que le médecin n'a pas seulement besoin de nombreuses qualités scientifiques, mais qu'il doit aussi se montrer des plus scrupuleux en ce qui concerne la moralité professionnelle. De là les nombreux manquements aux règles déontologiques que l'on constate à chaque instant ; de là l'impudence arrogante des charlatans diplômés pour lesquels aucun genre de réclame, même la plus éhontée, n'a de secret : de là, enfin, le changement de ton de nos railleurs contemporains qui, non contents de viser, à l'exemple des censeurs d'autrefois, certains travers des doctrines médicales ayant cours, ont cru pouvoir créer, à côté des deux types du *Dr Tant-pis* et du *Dr Tant-mieux* du bon Lafontaine, un troisième type de médecin beaucoup plus moderne, mais qui malheureusement existe ailleurs que dans l'imagination des auteurs.

1. Communication à la Société de médecine pratique de Paris (*Séance du 25 février* 1892).

Or, dans l'état actuel des choses, les médecins encore soucieux du bon renom de la profession disposent-ils des moyens pratiques pour réagir efficacement contre ces tendances nouvelles? Je ne le crois pas.

A vrai dire, il existe de nombreuses Sociétés médicales, qui, dans le recrutement de leurs membres, se montrent presque toujours sévères en ce qui concerne la moralité professionnelle. Sans doute aussi, il est permis d'espérer que, sur ce point, les Syndicats médicaux qu'il est question d'organiser d'une manière définitive, useront de la même vigueur. Mais, en réalité, qu'importe à la catégorie des médecins que je vise ici de se voir refuser l'accès de telle ou telle Société médicale ou d'un Syndicat! D'autre part, ceux de nos confrères qui s'imaginent avoir trouvé dans les Syndicats un moyen sûr pour combattre, sans exception, les diverses formes du charlatanisme ne s'abusent-ils pas?

Ne devraient-ils pas redouter, au contraire, et je crois du reste m'être suffisamment expliqué ici à ce sujet[1], qu'en raison du caractère même des Syndicats professionnels, lesquels, aux yeux du public, ne paraissent avoir d'autre objectif que la défense des intérêts matériels d'une corporation, le nouveau remède qu'ils croient tenir ne soit pire que le mal?

Et puis, d'ailleurs, par suite du manque absolu de caractère officiel de ces intitutions le public ne reste-t-il pas forcément ignorant des décisions qui peuvent être prises dans les sociétés dont je viens de parler? Ne reste-t-il donc pas tout de même exposé aux manœuvres déloyales et aux duperies de ceux qui auront été jugés indignes par leurs confrères? Et pourtant, si le malade a le droit d'exiger du médecin auquel il lui arrive de se confier, des connaissances suffisantes dans l'art; si, pour lui donner cette garantie, le législateur a cru devoir par conséquent réglementer en France, d'une manière formelle, l'exercice de la médecine, j'estime que le malade a le droit de demander aussi des garanties morales.

Peut-être quelques-uns de nos confrères penseront-ils que ma sollicitude pour le public est tant soit peu exagérée, une grande partie de ce même public ayant une tendance naturelle à s'adresser plutôt à des empiriques de tout genre qu'à des médecins vraiment dignes de ce nom. Il se peut donc qu'on me fasse observer que si le public est ainsi trompé, c'est tant pis pour lui.... Eh! oui, répondrai-je : c'est tant pis pour lui, si celui à qui il se sera

1. Voyez Séance du 10 décembre 1891 de la Société de médecine pratique.

adressé est rebouteur, somnambule, etc.... Mais, si le charlatan est diplômé, je dirai plutôt : tant pis pour la profession ! Car, c'est précisément parce que le public peut trop aisément confondre le médecin qui exerce avec honnêteté et dignité et le médecin qui, pour parvenir, ne recule devant aucun des moyens justement condamnés par les règles de la déontologie médicale, règles absolument ignorées de la foule, que la profession est menacée, à bref délai, du plus grand discrédit.

Considérant donc que, d'une part, le nombre des médecins oublieux de leurs devoirs professionnels envers eux-mêmes, envers leurs confrères et envers la société, augmente de jour en jour, et que, d'autre part, les diverses associations médicales existant actuellement n'ont ni sanction ni pouvoirs suffisants pour remédier au mal qui menace l'honneur de la profession, je suis amené à remettre en question une idée qui bien qu'elle ait été à différentes occasions soulevée en France, ne semble pas avoir encore atteint chez nous le degré de maturité qu'elle a pu acquérir en certains pays étrangers. Je veux parler de la création d'un *Ordre des médecins*.

J'ai dit que cette idée n'a pas avancé chez nous comme elle l'a fait à l'étranger. A l'appui de cette assertion, je citerai tout d'abord la nouvelle loi qui, à la fin de l'année dernière, a été votée en troisième lecture par le Parlement d'*Autriche-Hongrie*, et laquelle consacre définitivement l'organisation dans ce pays d'un Ordre des médecins. Voici d'ailleurs, telles que je les trouve reproduites dans un journal médical de Paris[1], les dispositions essentielles de cette loi :

« Tout médecin autorisé à exercer son art, à l'exception des médecins militaires et des médecins fonctionnaires, à moins qu'il n'ait formellement renoncé à cet exercice, doit, en vertu de la présente loi, informer la Chambre médicale dans le ressort de laquelle il s'établit : il doit lui faire connaître le changement de domicile dans un délai de quatorze jours, et répondre aux questions que la Chambre aurait à lui poser.

« Les médecins qui, pour pratiquer la médecine, font un séjour de quelque durée en dehors du ressort de leur Chambre (médecins d'eau, etc.), doivent en informer leur Chambre et celle de laquelle dépend la localité où ils se rendent.

« Les Chambres médicales seront appelées à discuter et à former des conclusions sur toutes les affaires qui touchent les intérêts géné-

1. *Bulletin médical*, n° 88 (4 novembre 1891).

raux de la profession médicale, ses devoirs, son but, la dignité et la considération du corps médical, le développement de l'hygiène et les règlements sanitaires; à entrer en relations avec les médecins de la circonscription et avec les autres Chambres médicales; à adresser des mémoires aux représentants de l'autorité et à faire au gouvernement império-royal les propositions que lui auront adressées les pouvoirs politiques régionaux.

« Les Chambres médicales donneront leur avis aux autorités sur les questions qui sont de leur compétence; elles les aideront dans les réglementations des questions sanitaires, particulièrement lorsqu'il s'agira d'y faire participer le corps médical.

« D'autre part, les autorités devront donner aux Chambres médicales l'occasion d'exprimer leur avis sur toutes les affaires qui rentreraient dans le cercle de leurs attributions....

« Chaque Chambre comprendra au moins neuf membres nommés par les médecins du ressort. Un suppléant est nommé par chaque membre.... Est électeur et éligible tout médecin qui exerce.... Dans cette circonstance le corps médical jouit d'ailleurs d'une autonomie complète, les pouvoirs publics n'intervenant que pour assurer la régularité matérielle de l'élection.

« Sont déchus du droit de vote et d'éligibilité: tous les médecins qui, d'après les lois existantes, sont privés de leurs droits électoraux politiques, et ceux que la Chambre médicale déclarera privés d'être électeurs ou élus, ou qui seront soumis par elle à une enquête au point de vue de l'honneur.

« Le mandat ne devra pas être refusé sans motifs valables, et il durera trois années; au bout de ce temps, les mandataires devront expédier les affaires jusqu'à la nomination de leurs successeurs.

« Les mandataires sortants sont rééligibles, mais ils ne sont pas tenus d'accepter le mandat lorsqu'ils sont nommés une seconde fois. Les médecins âgés de plus de 60 ans peuvent aussi refuser le mandat....

« ... Le bureau de la Chambre médicale, nommé par elle et comme elle pour trois ans, comprend un président, un vice-président, et de trois à sept membres. Il ne peut valablement prendre une décision que lorsque plus de la moitié de ses membres sont présents à la séance.

« Le président est chargé de représenter la Chambre, de faire les convocations et de présider les séances.

« Le bureau expédie les affaire courantes, veille à l'inscription des médecins praticiens, entretient des relations avec les autorités et les autres Chambres; il doit rendre compte de son mandat chaque année. La fonction de membre du bureau est purement honorifique. La moitié au moins de ses membres doivent résider au siège de la Chambre médicale ou à son voisinage.

« Le bureau est constitué en tribunal d'honneur dans les contestations et les différends qui s'élèvent entre médecins, toutes les fois qu'un autre tribunal n'est pas particulièrement compétent. Lorsque le bureau fait fonctions de tribunal d'honneur, la présence des trois quarts des membres et une majorité des deux tiers des membres présents sont nécessaires.

« Lorsqu'un médecin faisant partie de la Chambre médicale se sera conduit d'une façon indigne de la profession, lorsqu'il aura manqué aux devoirs qui lui incombent comme membre de cette Chambre, le tribunal d'honneur, après constatation du fait par une information régulière, peut prononcer les peines de l'avertissement, et, en cas de récidive, du blâme. Dans les cas graves, il peut condamner à une amende allant jusqu'à 200 florins, et enfin il peut suspendre temporairement ou retirer définitivement les droits électoraux pour la Chambre médicale.

« Le prévenu, avant le prononcé de la sentence, a le droit de se disculper et il peut, en cas de condamnation, en appeler auprès des pouvoirs politiques régionaux....

« La présente loi n'est pas applicable aux médecins militaires en activité de service, ni à ceux qui sont fonctionnaires politiques.... »

En *Angleterre*, l'exercice de la médecine, on le sait, est entièrement libre. Cependant, ne peuvent être attachés aux hôpitaux ou établissements de bienfaisance publics ou privés, être médecins de sociétés ou d'administrations quelconques, faire partie de commissions d'hygiène, être appelés comme experts devant les tribunaux, enfin, réclamer d'honoraires devant la justice que ceux qui ont été inscrits sur un registre tenu par un Conseil Général désigné sous le nom de « *General Council of medical education and registration of united Kingdom* ».

Or, ce Conseil, institué dès 1858, par une loi spéciale, le « *medical act* », et qui, après avoir été composé d'abord de vingt-quatre membres tous directement nommés par la Couronne, en comprend aujourd'hui (depuis 1886) vingt-neuf, dont cinq sont élus par les médecins, dix-neuf étant désignés par les Universités et les Facultés, et la Couronne n'en nommant plus directement que cinq, n'a pas seulement mission de surveiller l'enseignement et la pratique de la médecine dans le Royaume-Uni. Le « General Council », en effet, tout en laissant à chacun la liberté la plus complète touchant les doctrines médicales qu'il professe, exerce encore une surveillance très active sur la moralité professionnelle. A ce titre, il a le droit de rayer du registre dont la garde lui est confiée, tout médecin convaincu d'indignité (*felony*) dans l'exercice de sa profession, et par suite de priver celui-ci de tous les privilèges que lui confère son inscription sur ce registre. « En laissant au malade la liberté de se faire soigner comme il lui convient, écrit M. le docteur Surmay, à qui j'emprunte ces derniers détails, nos voisins ont voulu que la loi ne reconnût comme médecin que celui-là seul qui a fourni les preuves d'honorabilité et de savoir. »

D'autre part, en 1886 et en 1889, l'*État prussien* et l'*Association des médecins allemands* ont, chacun de son côté, fait des tentatives très sérieuses pour la constitution d'un *Ordre des médecins*, et d'un Conseil Général investi des pouvoirs disciplinaires. Mais, jusqu'à présent, ces tentatives ont échoué, en raison des exigences et de la résistance du Chancelier de l'Empire. Cependant, la question reste toujours à l'étude, et rien n'indique qu'elle ne sera pas reprise avant peu, et avec plus de succès.

Messieurs, si j'ai fait cette rapide incursion dans les pays étrangers que je viens de citer, c'est plutôt dans le but de présenter un état à peu près complet de la question, qu'avec l'arrière-pensée d'invoquer, à l'appui de la thèse que je défends aujourd'hui à mon tour, l'exemple que peuvent fournir quelques voisins. Je sais, en effet, et, ici encore, du reste, j'ai déjà eu l'occasion de faire connaître à cet égard toute ma pensée, je sais qu'avant d'introduire dans n'importe quels pays des mesures d'ordre public existant, même utilement, d'ailleurs, il importe de tenir compte des différences qui séparent toujours les caractères des peuples.

Laissant donc de côté ce qui se fait en dehors de chez nous, je vais passer successivement en revue, en résumant les critiques dont ils ont été l'objet, et tout en les critiquant moi-même à l'occasion, les divers projets qui ont visé l'institution en France d'un Ordre des médecins. Cet examen achevé, j'essaierai, à mon tour, de développer et de soumettre à l'appréciation de mes collègues l'esquisse d'un projet nouveau qui, bien que différant sous beaucoup de rapports de ceux qui ont précédé, pourrait, je crois, et sans porter aucune atteinte sérieuse à la liberté de chacun, remédier assez efficacement à la situation actuelle.

C'est au *Congrès médical de France de* 1845, organisé, on le sait, sous les auspices de M. de Salvandy, alors ministre de l'Instruction publique, dans le but de fournir au législateur des éléments nécessaires pour réorganiser l'enseignement de la médecine et en réglementer l'exercice, que fut agitée, pour la première fois en France, la question de la création sinon, d'un « Ordre des médecins », du moins de « Conseils disciplinaires » ayant pour mission de veiller à la dignité professionnelle.

Voici, du reste, comment la question était posée : *Conseils de discipline. Quels seraient les avantages, quels seraient les inconvénients des conseils de discipline?*

Quelle organisation, quelles attributions leur donner?

Quelles modifications leur imposer, selon l'exercice de la médecine dans les villes ou dans les campagnes?.

La Commission chargée d'examiner ces différents points, et composée de 29 membres, nomma deux rapporteurs, les docteurs Cerise et Forget[1], qui, se faisant les interprètes de leurs collègues, conclurent l'un et l'autre à la nécessité de créer ces conseils de discipline, seuls capables, d'après eux, de sauvegarder, en même temps que les intérêts du corps médical, la dignité professionnelle, et de lutter contre les différentes formes du charlatanisme et particulièrement contre ce que le docteur Cerise appelait le « charlatanisme illégal. »

« Le charlatanisme légal, écrivait en effet le docteur Cerise dans le rapport auquel nous faisons allusion, n'a rien à redouter. Plus heureux que le charlatanisme illégal, il ne s'expose pas à être poursuivi pour usurpation de titre et de fonctions : il est en pleine possession de tous les hommages, de ceux dont l'exercice illégal est trop généralement l'objet, et de ceux qui sont dus au titre universitaire dont il est revêtu; et, tandis que le médecin honnête, consciencieux, zélé, se voit exposé à un délaissement général, lui, le charlatan légal, heureux, content, entouré d'amis, de joyeux convives, promène insolemment ses regards sur une foule qui l'enrichit et qu'il méprise. Voulez-vous troubler la joie de cet homme si fier, si satisfait, et qui ne cesse de vous craindre que parce que vous êtes impuissant contre lui? Annoncez-lui la création de Conseils médicaux légalement et fortement organisés... »

A l'exception de quelques rares membres du Congrès, tels que le docteur Petit (de Corbeil), le docteur Bernard et le docteur Huneau qui, dans la discussion qui suivit la lecture des rapports de Cerise et de Forget, s'élevèrent contre la création des Conseils de discipline qu'il jugeaient contraires aux règles de la confraternité et dangereux pour la liberté du médecin[2], les conclusions générales de ces rap-

1. Actes du Congrès médical de France; session de 1845. (Paris, imprimerie de Hennuyer, 1846.)

2. « Le docteur Camille BERNARD veut de la moralisation, mais sans servitude; il repousse les Conseils de discipline comme attentatoires à l'indépendance du

ports furent adoptées à une très grande majorité et la proposition suivante fut votée :

Proposition adoptée par le Congrès médical de 1845.

« Un Collège médical sera créé dans chaque arrondissement et comprendra tous les médecins domiciliés dans l'arrondissement.

« Chaque Collège médical d'arrondissement élira tous les ans, à la majorité absolue des suffrages, un Conseil médical.

« Le Conseil aura pour mission, d'une part de soutenir les droits du corps médical et de ses membres, d'autre part de maintenir la dignité professionnelle.

« Le Conseil aura le pouvoir de prononcer, suivant les circonstances qu'il appréciera, cinq ordres de peines disciplinaires : 1° l'admonition ; 2° la réprimande ; 3° la censure ; 4° la radiation temporaire du tableau du Collège ; 5° la radiation absolue qui sera également déterminée par les peines afflictives et infamantes pour les délits autres que les délits politiques.

« Les Collèges médicaux seront chargés de signaler aux procureurs du roi les individus qui exercent illégalement la médecine et d'en presser la poursuite.

« Les Conseils médicaux devront adresser aux autorités administratives judiciaires les demandes et réclamations qui intéressent le corps médical ou l'un de ses membres.

« Tout appel d'une décision disciplinaire rendue par le Conseil médical d'un arrondissement ne pourra être porté que devant le Conseil médical du chef-lieu du département.

« Tout appel d'une décision disciplinaire rendue par le conseil médical du département sera porté devant le Conseil de l'arrondissement le plus éloigné. »

Nul doute, que sans la révolution de février, cette institution des Conseils de discipline ainsi réclamée par le Congrès, et qui du reste figurait dans le projet de loi voté par la Chambre des pairs, en 1847, et déposé dans les premiers jours de janvier 1848 sur le bureau de la Chambre des députés, eût été définitivement introduite, mais avec quelques modifications dans la réglementation de la profession. Mais, à la suite des événements politiques qui survinrent, le projet en question disparut, et bien des années s'écoulèrent depuis sans qu'aucune tentative dans le même sens ne fût faite.

corps et comme pouvant porter atteinte à l'union qui doit régner entre ses membres. (Voir *Compte rendu des séances du Congrès, loc. cit.*)

Il nous faut arriver, en effet, jusqu'aux années 1884 et 1885, pour voir la question être reprise d'une façon très sérieuse et sous une forme assez différente de celle qu'elle avait revêtue primitivement.

Vers cette époque, un de nos honorables confrères, M. le docteur Surmay, de Ham, aujourd'hui membre correspondant de l'Académie de médecine, et que je tiens à remercier ici de l'obligeance avec laquelle il m'a communiqué les nombreux documents qu'il possède touchant cette question, publia dans l'*Union médicale*[1] et dans le bulletin de l'Association des médecins de Saint-Quentin[2] un travail fort complet intitulé : *De l'institution d'un Ordre des médecins*, dans lequel, après avoir retracé l'historique de la question et avoir mis en relief les diverses raisons militant en faveur de l'idée qu'il défendait, il soumettait à l'appréciation du corps médical un véritable projet de loi relatif à l'organisation d'un « Ordre » analogue, sous certains points, à « l'Ordre des avocats ». Je dis analogue sous certains points à l'Ordre des avocats, car notre honorable confrère, ainsi qu'on le verra plus loin, voulait aussi, par son projet, créer en même temps, et en faveur des médecins, quelque chose d'analogue aux Tribunaux de commerce, ou aux Conseils des prud'hommes.

Voici, du reste, dans ses grandes lignes, et tel qu'il le résume luimême, le projet proposé par M. Surmay :

Projet du docteur Surmay.

« L'*Ordre des médecins* aurait la garde de l'honorabilité et de tous les intérêts professionnels du corps médical. A l'État appartiendrait l'investiture scientifique ; à l'*Ordre des médecins*, l'investiture morale.

« Il y aurait, dans chaque arrondissement, une *Chambre médicale* élue, et au-dessus des *Chambres médicales*, un *Conseil général de l'Ordre* siégeant à Paris, dont les membres seraient en partie désignés par la loi et en partie élus.

« Les Chambres et le Conseil général seraient des Chambres professionnelles et des Tribunaux spéciaux.

« Les Chambres d'arrondissement dresseraient la liste des médecins ayant le droit d'exercer, et nul ne pourrait exercer s'il n'était admis par la Chambre et inscrit sur la liste. Nul ne pourrait être inquiété à raison de ses doctrines médicales.

1. *Union médicale*, n° du 15 mars 1884 et suivants.
2. *Bulletin de l'Association des médecins de l'arrondissement de Saint-Quentin.* (Assemblée générale du 6 octobre 1884.) Saint-Quentin, Imprimerie de la Société anonyme.

« Les Chambres médicales auraient, sur les médecins de leur ressort le droit d'avertissement, de réprimande, de censure, d'amende, de suspension et d'interdiction. Pour la suspension et l'interdiction, il y aurait appel facultatif devant le Conseil général qui jugerait en dernier ressort. Elles jugeraient en dernier ressort les différends entre les médecins, et, dans les limites déterminées par la loi, les différends entre médecins et clients.

» Le Conseil général serait la plus haute représentation et l'autorité suprême de l'Ordre. En outre de ses attributs juridiques, il dresserait, chaque année, la liste officielle des médecins ayant le droit d'exercer en France et centraliserait les actes et les travaux des Chambres médicales. Par ses soins serait rédigé et publié un *Bulletin officiel de l'Ordre des médecins* contenant les actes et les travaux des Chambres et du Conseil général, et tous autres documents qu'il importerait de porter à la connaissance des membres de l'Ordre. Il donnerait communication à qui de droit des actes de l'Ordre dont la publication importerait à la bonne exécution de la loi sur l'exercice de la médecine. »

Ce projet, présenté, ainsi qu'il est dit plus haut, à l'Association des médecins de l'arrondissement de Saint-Quentin, reçut l'entière approbation de cette Société, et son auteur fut chargé par celle-ci de porter la question devant l'Assemblée générale des médecins de France.

Un vœu analogue était émis en même temps par la Société des médecins de l'Aube, devant laquelle M. le docteur Mougeot, son président, avait développé un projet à peu près semblable, quant au fond, à celui de M. le docteur Surmay, mais en différant un peu, quant à certains détails. On peut du reste s'en rendre compte en lisant l'exposé ci-dessous qui est extrait de l'annuaire de l'Association générale [1].

Projet du docteur Mougeot.

« Toute infraction, selon sa gravité ou la fréquence de ses récidives, pourra être punie d'un avertissement, d'une réprimande, d'une amende (recouvrable par le percepteur), d'une suspension d'exercice, enfin d'une privation définitive.

« La connaissance des faits répréhensibles et leur jugement appartiendraient à une Chambre médicale à laquelle tous les médecins domiciliés dans le département seraient *tenus* de s'inscrire. Cette chambre départementale nommerait ses dignitaires, et ceux-ci, transformés

1. *Annuaire de l'Assoc. génér.*, etc., déjà cité p. 188 et 189.

en Conseil de discipline, pourraient prononcer sans appel les peines des trois premiers degrés, en renvoyant à un tribunal supérieur le soin de prononcer les deux autres. Ce tribunal supérieur serait composé, par voie de tirage au sort, de quatre présidents de chambres départementales, et d'un président pris également au sort parmi les doyens de l'une des Facultés de médecine, lesquels auraient le droit de se faire remplacer par un professeur de leur Faculté.

« Le médecin inculpé aurait toujours le droit de se défendre ou se faire défendre ; de même ceux qui l'accuseraient pourraient soutenir ou faire soutenir leurs dires, mais il n'y aurait pas de ministère public, et ne seraient admis dans l'enceinte que ceux qui font partie de la profession.

« Les trois premières peines seraient tenues secrètes. Les deux dernières recevraient, au contraire, la publicité, et leur exécution serait remise aux mains de l'autorité....

« ... L'ordre des médecins, ainsi constitué, n'aurait pas toujours cette mission désagréable d'être le justicier de ses propres membres ; il aurait aussi pour mission d'empêcher les empiétements du dehors, et de poursuivre l'exercice illégal. Il réglerait encore, et de haut, nos rapports avec la justice et l'administration. Il serait enfin chargé de nos revendications professionnelles et de poursuivre les modifications à rapporter aux lois ou règlements qui nous régissent. »

Ainsi saisie de ce double vœu, l'Association des médecins de France décida, dans son Assemblée générale de 1884, de consulter à ce sujet toutes les Sociétés locales. Une commission, chargée de dépouiller les diverses propositions qui lui parviendraient, fut nommée, et, dans l'Assemblée générale de l'année suivante, M. le docteur de Ranse, au nom de cette commission [1], vint rendre compte des résultats de l'enquête à laquelle quarante-trois Sociétés locales s'étaient prêtées. Sur ce nombre, quatorze seulement avaient exprimé un avis favorable à l'institution demandée. M. de Ranse s'éleva du reste avec une très grande énergie contre les deux propositions Surmay et Mougeot, et les conclusions de son rapport, absolument défavorables à ces projets, furent votées à une forte majorité.

J'aurai à revenir, dans un instant, sur certains points du rapport du docteur de Ranse, comme aussi sur certains détails des diverses propositions que je viens de rappeler ici.

1. Cette commission se composait de MM. Bucquoy, Dufay, Gallard, Vannesson et de Ranse. (Pour plus de détails consulter d'ailleurs l'*Annuaire de l'Association générale des médecins de France*, exercice 1885, pages 85 et suivantes. (Rapport de M. de Ranse), et p. 159 et suivantes. (Discussion de ce rapport.)

Auparavant, je crois devoir faire remarquer que si les projets Surmay et Mongeot trouvèrent aussi peu d'écho dans le Corps médical, c'est parce que ces projets contenaient d'une part des dispositions qu'aucun Gouvernement n'aurait jamais acceptées, et d'autre part des dispositions par trop rigoureuses, s'accordant mal avec les idées que l'on se fait généralement aujourd'hui des droits et de la liberté de chacun et par conséquent inacceptables par les médecins eux mêmes.

Une surtout, commune aux deux projets en question, et qu'on retrouve dans la proposition adoptée par le Congrès de 1845, devait, à mon avis, faire échouer ces tentatives en faveur de l'institution d'un Ordre des médecins : je veux parler ici de cette disposition en vertu de laquelle on voit l'exercice de la profession être absolument interdit soit d'une manière définitive, soit temporairement, à tout médecin qui, bien que régulièrement reçu par une Faculté, se verrait refuser son inscription sur la liste d'une Chambre médicale ou verrait son nom rayé de cette liste.

Il est de fait qu'un médecin, de par la nature toute spéciale des études qu'il a dû poursuivre, et de par la durée même de ces études, est tout à fait incapable, en dehors de sa profession, de gagner sa vie. Or, quelles que soient les fautes qu'un homme ait pu commettre, est-il admissible, alors surtout qu'il ne s'agit que de fautes entachant la dignité professionnelle, mais ne tombant sous l'application d'aucun article du droit commun, est-il admissible qu'on puisse lui enlever les moyens d'existence qu'il attend d'un diplôme durement conquis ?

Assurément non ; et sur ce point, j'en suis sûr, tous mes confrères seront unanimes.

Evidemment, cette sévérité que je reproche, après beaucoup d'autres, aux auteurs des projets auxquels je fais allusion, provient de ce qu'ils ont voulu établir un rapprochement trop intime entre la profession de médecin et la profession d'avocat.

Sans doute, les articles fondamentaux qui régissent l'Ordre des avocats interdisent de plaider devant aucune Cour d'appel ou aucun Tribunal de première instance à quiconque n'est pas inscrit sur un tableau de l'Ordre.

Mais, pour si préjudiciable que puisse être une telle mesure à l'avocat qui en est l'objet, les conséquences qui en résultent sont bien loin d'avoir pour lui le caractère désastreux que pourrait avoir pour un médecin sa radiation des listes d'un Ordre établi sur les bases semblables à celles que je combats ici : car, grâce aux connaissances acquises dans l'étude du droit, l'avocat aura toujours chance de trouver, en dehors du Barreau, une occupation rémunératrice.

Du reste. M. Mougeot comprit si bien la chose que, si je m'en réfère aux termes mêmes du rapport de M. de Ranse [1], il introduisit ultérieurement dans son projet une modification par laquelle la radiation de l'Ordre ne devait pas entraîner l'interdiction d'exercer la médecine. Je dois dire, en passant, que cette dernière sanction étant à peu près la seule sérieuse que contînt son projet, il ne devait presque plus rien rester de celui-ci, après cette modification.

Et puis, d'autre part, en admettant qu'on puisse faire table rase des considérations d'ordre purement moral invoquées plus haut, est-ce que le diplôme n'est pas et ne reste pas toujours, quoi qu'il arrive, la propriété de celui à qui il a été conféré ? [2]

Mais je crois inutile, Messieurs, d'insister plus longuement sur ce côté de la question qui, je le répète, me paraît définitivement tranché. C'est à dessein, cependant, que je l'ai abordé à cette place et avant tout autre point. Voulant éviter, en effet, d'ores et déjà toute équivoque dans votre esprit, j'avais hâte de déclarer que si, à mon tour, je viens défendre la cause de l'Ordre des médecins, c'est parce que j'ai la conviction absolue qu'une pareille institution peut être réalisée sans qu'il soit besoin de recourir à aucune sanction aussi draconienne.

Cela établi, je vous demanderai la permission d'examiner quelques autres détails des projets Cerise, Surmay et Mougeot.

On remarquera d'abord qu'en outre de la disposition disciplinaire dont je viens de parler, ces trois projets présentent quelques autres dispositions fondamentales qui leur sont communes. Ce sont : l'inscription d'office sur les listes des Chambres médicales de tout médecin pouvant légalement exercer ; le droit pour quiconque serait frappé de certaines mesures disciplinaires, de faire appel de la première décision prise contre lui ; enfin le mode de nomination par voie d'élection des membres appelés à composer chaque Conseil médical régional.

Mais à part ces analogies, les trois projets présentent sur tous les autres points des différences parfois fort importantes.

Ici, en effet, l'institution consiste exclusivement en la création soit dans chaque arrondissement, soit seulement dans chaque département, de Chambres indépendantes les unes des autres et ayant chacune à leur tête un Conseil muni de tous pouvoirs sur les médecins du ressort. Tels sont les projets Cerise et Mougeot.

1. Voir Rapport de M. de Ranse, *loc. cit.*, p. 97.
2. M. Mougeot, dans son projet primitif, voulait que le diplôme ne fût désormais délivré que « doublé d'un engagement contractuel » de celui à qui il serait octroyé à rester fidèle aux règles de la moralité professionnelle.

Là, au contraire, l'institution proposée, transforme suivant l'expression de M. de Ranse, le corps médical tout entier « en une vaste corporation », ayant sa hiérarchie propre et comprenant au sommet de celle-ci : un Conseil général investi de l'autorité suprême ; en seconde ligne, les Chambres médicales d'arrondissement et enfin les membres de l'Ordre. C'est le projet Surmay dont j'ai exposé plus haut en respectant le texte même de l'auteur, les grandes lignes, mais dont quelques points particuliers méritent pourtant d'être discutés.

Le premier de ces points est relatif à certaines attributions spéciales que notre confrère de Ham voudrait voir accorder aux Chambres médicales d'arrondissement et en vertu desquelles ces Chambres pourraient connaître non seulement des différends entre médecins, mais encore, dans de certaines limites de compétence, des différends entre médecins et clients.

Voici, du reste, comment est conçu dans ce projet l'article auquel je fais allusion :

Art. 5. — Les Chambres médicales jugeront en dernier ressort les conflits entre médecins. Elles jugeront, en dernier ressort, les conflits entre médecins et clients, jusqu'à concurrence de la somme de 200 fr., qu'il s'agisse d'honoraires ou d'indemnités réclamées par les uns ou par les autres ; au delà, il y aura appel facultatif devant la Cour d'appel dans le ressort de laquelle se trouvera la Chambre. Pour ces jugements, la Chambre devra aussi compter au moins les deux tiers de ses membres [1].

Certes, c'est là une idée dont la réalisation ne pourrait que sourire à tous nos confrères qui, sans aucun doute, aimeraient mieux soumettre ainsi leurs différends avec les clients à l'appréciation d'un tribunal composé de médecins comme eux, qu'à l'appréciation de juges de paix, qui trop souvent manquent des éléments nécessaires pour juger en toute connaissance de cause.... Cependant, notre confrère ne se montre-t-il pas bien exigeant ? Cette mesure qu'il réclame ne s'éloigne-t-elle pas du reste du but qu'il poursuit et qui, avant tout, doit être la sauvegarde de la moralité professionnelle ? Oublie-t-il enfin que nul ne peut être à la fois juge et partie ? M. Surmay invoque, il est vrai, l'exemple des Tribunaux de commerce et des Conseils de prud'hommes. Mais, comme l'a fait remarquer justement la Société des médecins du Vaucluse [2], pour que cette assimilation des Chambres médicales avec les Conseils de prud'hommes fût légitimée par l'Etat.

1. Voyez le *Projet du docteur Surmay*; titre III du projet : art. 5 (*loc. cit.*).
2. Voyez Rapport de M. de Ranse.

il faudrait que ces Chambres médicales, lorsqu'elles auraient à juger des différends entre médecins et clients, fussent composées de médecins et de clients comme les Conseils de prud'hommes sont composés de patrons et d'ouvriers.

Dans le même projet il est encore une autre disposition sur laquelle je désire particulièrement m'expliquer. Il s'agit de la composition du Conseil général de l'Ordre et du mode de nomination de ses membres. Ces deux points sont réglés de la manière suivante :

Art. 2. — Le Conseil général sera composé de tous les doyens des Facultés de médecine, y compris les Facultés libres autorisées par l'Etat, du président et de trois membres de l'Académie de médecine nommés à l'élection par l'Académie, de quatre membres du corps médical et chirurgical des hôpitaux de Paris, également élus par leurs collègues des hôpitaux.

Les membres élus seront nommés pour un an, et indéfiniment rééligibles [1].

D'après cet article, on voit que le Conseil général de l'Ordre, tel que le conçoit M. le docteur Surmay, doit être issu d'un suffrage des plus restreint. On voit également que le droit de vote et d'éligibilité qui, à la rigueur, pourrait être limité à certains membres des Chambres médicales, à raison des fonctions particulières auxquelles ils auraient été élevés une première fois par les suffrages de leurs confrères, est exclusivement réservé à quelques médecins occupant certaines situations officielles qui, en réalité, ne rendent pas ceux qui les occupent plus aptes que d'autres à juger des questions d'ordre purement moral.

L'auteur du projet explique qu'il lui a paru nécessaire, en raison de l'importance de la mission qui incomberait au Conseil général de l'Ordre, de ne la confier qu'à des hommes déjà éprouvés. Mais quelle est donc cette si importante mission ? Serait-ce, comme le veut le projet Surmay, la centralisation des actes et des travaux des Chambres médicales, la publication d'un Bulletin officiel de l'Ordre des médecins ? M. Surmay ne le pense pas lui-même. Evidemment la mission importante du Conseil général de l'Ordre serait d'avoir à juger en dernier ressort des affaires disciplinaires dont il pourrait être fait appel devant lui. Or, il ne s'agit là, il me semble, que de questions de moralité professionnelle auxquelles la science n'a rien à voir ou à peu près. Pourquoi alors, dans une institution qui, comme l'Ordre des médecins, a surtout pour objectif de veiller à l'honneur de la pro-

1. *Projet Surmay* : titre IV, art. 2.

fession, accorder certains privilèges à des confrères dont le mérite scientifique peut être assurément très grand, mais qui, au point de vue de l'honorabilité professionnelle, ne possèdent pas plus de titres que beaucoup d'autres médecins moins connus ?

Je fais du reste la même question à M. le docteur Mougeot qui, dans son projet, voudrait, lui aussi, faire présider par un doyen des Facultés de médecine, désigné par le sort, le Conseil supérieur chargé d'expédier les affaires d'appel.

Messieurs, si les membres de l'Académie de Médecine, si les professeurs des diverses Facultés de médecine, si les médecins et chirurgiens des hôpitaux de Paris peuvent être considérés comme les représentants les plus autorisés de la science médicale de notre pays, j'estime qu'ils ne sont pas les gardiens exclusifs de l'honneur et de la moralité de notre profession. Je pense, au contraire, qu'à ce titre, le praticien le plus obscur et le plus ignoré peut avoir le droit de revendiquer une aussi large place aux côtés de l'académicien le plus éminent.

Si je ne craignais de prolonger outre mesure cette discussion, je voudrais encore mettre en relief plusieurs points de ce même projet sur lesquels la critique peut aisément s'exercer. Tel est l'art. 2[1] du titre II en vertu duquel tout médecin demandant son inscription sur la liste d'une Chambre médicale devrait être soumis à une enquête portant non seulement sur ses antécédents personnels, mais encore[1], sur sa famille (?)... et... sur ses relations (!).... Tel est aussi l'article 8 du titre IV, d'après lequel le Conseil général de l'Ordre devrait (ce qui me paraît excessif) se réunir au moins quatre fois par an et toutes les fois que la commission permanente le jugerait nécessaire ; tels sont enfin tous les articles du même projet concernant les jugements de suspension ou d'interdiction d'exercice, articles sur lesquels je ne crois pas devoir insister, m'étant déjà expliqué plus haut au sujet de ces dernières mesures disciplinaires. En revanche, je devrais faire ressortir quelques côtés du même projet qu'il me paraît bon de retenir, bien qu'ils aient été l'objet de critiques assez vives. Tel est, par exemple, l'établissement, dans chaque ressort, de listes officielles des médecins faisant partie de l'Ordre, leur affichage dans les mairies, dans les officines de pharmaciens, etc., etc. Mais comme on retrouvera plus loin ces mêmes dispositions dans le projet que je veux déve-

1. Art. 2. — Tout médecin qui sollicitera son inscription sur la liste d'une Chambre médicale sera soumis à une enquête sur ses mœurs, ses antécédents, sa famille, ses relations, etc., en général sur tout ce qui pourra renseigner sur son honorabilité.

lopper à mon tour, je ne vois pas la nécessité de m'en occuper ici d'une façon spéciale.

Et maintenant dois-je m'arrêter sur certains points du rapport lu par M. le docteur de Ranse, à l'Assemblée générale de l'Association des médecins de France et par lesquels cet honorable confrère, combattant le principe même de l'institution d'un Ordre des médecins, essaie de prouver qu'il n'y a pas lieu d'établir un Ordre pareil? Je n'en vois pas l'utilité, car les deux principaux arguments qu'il invoque à l'appui de sa thèse, et qui sont renfermés dans cette double affirmation qu'il n'est pas démontré que la situation morale de la profession médicale soit inférieure à ce qu'elle était autrefois, et que l'association libre, sous toutes ses formes, suffit à remplir le but moralisateur qu'on cherche à atteindre, me paraissent suffisamment réfutés par l'exposé des motifs de la communication que j'ai l'honneur de vous faire.

Il est temps, du reste, ce me semble, d'expliquer à mon tour comment je conçois l'organisation d'un Ordre des médecins. Aussi vais-je vous soumettre, sans tarder davantage, le projet suivant dont un simple examen suffira, je l'espère, à vous montrer les côtés vraiment particuliers, me réservant d'ailleurs d'en commenter ensuite, s'il y a lieu, les parties les plus importantes.

Projet d'institution d'un Ordre des médecins.

Art. 1er. — Il sera institué dans chaque arrondissement un Ordre des médecins auquel sera confiée la garde de l'honorabilité et des intérêts moraux de la profession, et qui comprendra d'office les médecins domiciliés dans l'arrondissement et pouvant exercer légalement en France la médecine civile.

Art. 2. — Nul médecin ne pourra, à ce titre, prétendre à aucune fonction, soit dans les administrations publiques ou établissements reconnus d'utilité publique, soit dans les sociétés de bienfaisance ou les sociétés de secours mutuels, s'il n'est régulièrement inscrit sur une liste de l'Ordre.

Art. 3. — Tous les ans, dans chaque ressort, les médecins faisant partie de l'Ordre éliront, à la majorité absolue des suffrages, une Chambre médicale qui se composera de... membres, et nommera un bureau comprenant un président, un vice-président, un secrétaire et deux assesseurs, et lequel sera chargé d'expédier les affaires courantes.

Art. 4. — Il est interdit aux médecins faisant partie de l'Ordre, sous peine de s'exposer à des mesures disciplinaires sévères, de livrer leur nom aux annonces et réclames, sous quelles formes qu'elles soient, visant soit leur propre personne, soit l'exploitation d'établissements ou objets servant au traitement des malades.

Art. 5. — Chaque Chambre aura pour mission de veiller aux intérêts de l'Ordre et de maintenir la dignité professionnelle. Elle dressera chaque année la liste officielle des médecins dont elle aura admis l'inscription et jugera les différends pouvant s'élever entre eux. Lorsqu'un des médecins faisant partie de l'Ordre se sera conduit d'une façon indigne de la profession ou aura manqué aux devoirs qui lui incombent comme membre de l'Ordre, la Chambre pourra, après information et enquête régulière et après débats contradictoires avec le prévenu, prononcer contre lui et en dernier ressort une des peines disciplinaires suivantes : l'avertissement et le blâme. En cas d'infraction trop grave aux devoirs professionnels, ou en cas de récidive, elle pourra prononcer, mais en premier ressort seulement, la suspension temporaire du droit de vote et d'éligibilité dans les Chambres médicales, l'amende et la radiation du tableau de l'Ordre.

Art. 6. — En cas de différend entre un médecin faisant partie de l'Ordre et un client, aucun jugement ne sera rendu par la juridiction compétente ordinaire avant qu'elle n'ait pris l'avis du bureau de la Chambre médicale de l'arrondissement où exerce le médecin.

Art. 7. — Chaque Chambre se réunira une fois par mois.

Art. 8. — Tout médecin qui, faisant partie de l'Ordre, changera de résidence, devra s'il veut conserver ses privilèges de membre de l'Ordre, se faire inscrire à la Chambre médicale de sa nouvelle résidence.

Art. 9. — Tous les jugements entraînant la suspension des droits de vote ou d'éligibilité dans les Chambres médicales, l'amende et la radiation, seront susceptibles d'appel.

En ce qui concerne la première de ces mesures disciplinaires, laquelle, ainsi du reste que l'avertissement et le blâme, relève uniquement d'une juridiction disciplinaire familiale, l'appel devra être porté devant un Conseil supérieur convoqué à cet effet... fois par an, et composé de... membres appartenant à des Chambres médicales différentes annuellement désignées par le sort, chacun de ces membres étant lui-même pris au sort dans sa Chambre. — Quant aux jugements des Chambres médicales entraînant soit l'amende, soit la radiation, il ne pourra en être appelé que devant la Cour d'Appel du ressort, qui, le cas échéant, fera exécuter par tous les moyens réguliers les décisions prises. — D'autre part, l'appel de toutes les décisions prises par les Chambres médicales pourra être porté par le Gouvernement devant la Cour du ressort. — Si, dans un délai de... à partir du jour où une Chambre médicale a pris une décision, il n'est interjeté aucun appel de cette décision, celle-ci devient définitivement exécutoire, et les agents de l'autorité doivent se prêter à cet effet.

Art. 10. — Tous les ans, au mois de janvier, chaque Chambre médicale adressera aux autorités le tableau de l'Ordre des médecins tel qu'il aura été dressé par elle. Ce tableau sera, par les soins des fonctionnaires de l'État compétents, affiché dans toutes les mairies et dans toutes les pharmacies. Le même tableau sera adressé en même temps au ministre de l'intérieur.

Art. 11. — Les membres de l'Ordre devront s'interdire toute relation professionnelle avec les médecins non inscrits à une Chambre médicale. Sur les listes générales des médecins qui, conformément à l'art. 15 de la nouvelle loi sur l'exercice de la médecine, doivent être établies tous les ans dans chaque département par les soins des préfets et de l'autorité judiciaire et être affichées dans toutes les communes, les médecins faisant partie de l'Ordre devront figurer à part. D'un autre côté, les éditeurs d'annuaires devront publier à part la liste desdits médecins.

Art. 12. — Chaque Chambre médicale aura le droit de poursuivre, en se portant partie civile, tout individu exerçant illégalement la médecine.

Art. 13. — Les Chambres médicales pourront être consultées par les autorités sur tout ce qui concerne l'enseignement et l'exercice de la médecine et la police sanitaire.

Art. 14. — Toutes les fonctions, soit dans les Chambres médicales, soit dans le Conseil supérieur, sont obligatoires et gratuites. Les mandats sont renouvelables pour les Chambres médicales.

Je n'ai pas besoin, Messieurs, de vous faire observer combien ce projet dont je viens d'esquisser ici les principaux traits, et dont certains détails pourraient du reste subir toutes les modifications qui seraient jugées nécessaires, diffère des divers projets dont je vous avais entretenus jusqu'à présent.

Ici, il n'est plus question de suspendre définitivement ou même temporairement le droit à l'exercice de la profession. La peine disciplinaire la plus forte se réduit à la radiation du tableau de l'Ordre.

Il n'est plus question davantage d'attribuer aux Chambres médicales une compétence quelconque à juger les conflits entre médecins et clients. A ce sujet, je ne réclame qu'une chose (et je ne crains pas qu'on me reproche mon exigence), c'est que, dans le cas où un différend viendrait à s'élever entre un médecin faisant parti de l'Ordre et un client, aucun jugement ne soit rendu par la juridiction ordinaire avant qu'elle n'ait pris l'avis du Bureau de la Chambre médicale de l'arrondissement où exerce le médecin.

D'autre part, y a-t-il ici, comme dans l'organisation proposée par le docteur Surmay, quoi que ce soit qui puisse inspirer aux médecins l'ombre d'une crainte pour leur indépendance, et à l'État lui-même la moindre méfiance? Voit-on ici le corps médical français, entièrement hiérarchisé, être placé sous la dépendance d'un Conseil général permanent, muni de pouvoirs absolus, presque discrétionnaires, s'étendant sur tout le territoire? Retrouve-t-on ici cette organisation centralisatrice, susceptible, d'après M. le docteur de Ranse, de devenir à un moment donné, tant au point de vue politique qu'au point de vue social, une source de préoccupation pour le gouvernement?

Nullement. Dans le projet que je vous soumets et qui, à ce point de vue particulier, présente certaines analogies avec la proposition adoptée par le Congrès de 1845, avec le projet du docteur Mougeot, et surtout avec l'organisation votée récemment par le parlement d'Autriche-Hongrie, il n'y a aucun pouvoir centralisateur permanent. Tout consiste, en somme, en la création des chambres régionales ayant entre elles la même indépendance que, dans l'ordre des avocats, les divers Barreaux.

Quant au Conseil supérieur que j'introduis dans ce même projet, il n'a qu'une existence absolument éphémère. Il dure tout juste le temps nécessaire pour régler certaines affaires d'appel; chaque session une fois clôturée, ledit Conseil qui, suivant mon projet, peut siéger en n'importe quelle ville, et dont les attributions, du reste, sont très restreintes, n'existe plus. Entre cette organisation et celle proposée par le docteur Surmay, il y a, on le voit, un abîme.

Du mode de nomination, par voie d'élection, des membres de l'Ordre devant constituer chaque Chambre médicale, je ne dirai rien. Ce système qui, d'ailleurs, se retrouve dans les autres projets, ne peut que recevoir, je crois, l'approbation de tous.

En revanche, je m'arrêterai sur cette partie de ma proposition relative au mode de nomination de ce que j'appelle le « Conseil supérieur », et aux attributions de celui-ci. C'est à ce dernier point de vue surtout que mon projet diffère essentiellement de tous les autres.

Tous ceux de nos confrères qui, avant moi, se sont occupés de la question, se sont tous accordés à reconnaître la nécessité qu'il y a de fournir à quiconque serait frappé par une Chambre d'une mesure disciplinaire grave les moyens d'en appeler de ce premier jugement devant une autre juridiction. Aussi trouvons-nous dans tous les projets que nous venons d'étudier des dispositions à ce sujet. Dans le projet Surmay, on le sait, c'est le Conseil général de l'Ordre qui a le soin de juger les affaires d'appel. Suivant la proposition adoptée par le Congrès de 1845, l'appel d'une décision disciplinaire rendue par le Conseil médical d'un arrondissement devait être porté devant le Conseil médical du chef-lieu du département, et dans le cas où la première aurait été prise par celui-ci, devant le Conseil médical de l'arrondissement le plus éloigné. D'après le projet Mougeot, l'appel devait être porté devant un tribunal spécial composé de quatre présidents de Chambres départementales désignées par le sort, et d'un président pris également au sort parmi les doyens de l'une des Facultés de médecine.

Si ces deux systèmes présentent l'un et l'autre, je le reconnais, des côtés séduisants, ils ne laissent pas cependant que d'offrir quelques prises à la critique. Dans le premier, la Chambre devant laquelle l'appel devrait être porté me paraît être beaucoup trop rapprochée de celle qui aurait rendu la première décision ; je craindrais, par conséquent, que les relations de voisinage entre les membres de l'une et l'autre Chambre, surtout en province, où les questions de clocher sont si vives, n'eussent quelque influence sur le second jugement.

Le projet Mougeot, sauf cette particularité contre laquelle je me suis déjà élevé, et qui consiste à faire présider par un doyen de Faculté le tribunal d'appel, me paraît bien préférable. J'estime pourtant que le nombre des membres devant constituer ce tribunal est trop restreint pour que celui qui aurait à se soumettre à ses décisions y puisse trouver toutes les garanties suffisantes.

C'est pourquoi, tout en me ralliant à l'idée du docteur Mougeot d'une Chambre d'appel extraordinaire dont tous les membres, choisis exclusivement dans les Chambres médicales, seraient désignés par le sort, et tout en faisant des réserves sur la compétence qu'il y a lieu d'accorder à cette Chambre, je désirerais voir augmenter dans une très large mesure le nombre des membres devant en faire partie.

Mais, tandis que les auteurs de tous les autres projets étendaient à ce Conseil supérieur les attributions les plus larges, leur conférant le droit de prononcer en dernier ressort *sur toutes les décisions* quelle qu'en soit la gravité et quelles qu'en puissent être les conséquences, j'ai cru devoir au contraire en restreindre considérablement les pouvoirs.

A cela j'ai été conduit par deux raisons : la première, c'est qu'il me paraît impossible d'admettre que jamais un Gouvernement consente à accorder à aucun Conseil médical, quelle qu'en soit du reste l'origine, le droit de prendre seul et définitivement des décisions pouvant empêcher un médecin de prétendre à une fonction médicale quelconque soit dans les administrations publiques, soit dans les établissements placés sous la surveillance de l'État; la seconde raison est qu'il me paraît aussi inadmissible qu'un Gouvernement confère audit Conseil médical les pouvoirs nécessaires pour rendre certaines décisions *exécutoires*, ces décisions fussent-elles moins graves que la radiation, et n'impliquassent-elles que l'amende seule. La loi, en effet est une pour tous; et seuls, certains magistrats ont les pouvoirs nécessaires pour mander aux agents de l'autorité ou de la force publique de faire exécuter les jugements.

Aussi ai-je estimé qu'on ne peut attribuer aux Chambres médicales que le droit de prononcer en dernier ressort les mesures disciplinaires relevant exclusivement d'*une juridiction familiale* et pouvant être exécutées par conséquent en dehors de toute intervention légale : avertissement, blâme, suspension du droit de vote et d'éligibilité dans les Chambres médicales. Quant aux autres peines, telles que l'amende et la radiation, il m'a semblé légitime et conforme à tous les principes du droit commun qu'il n'en dût être appelé que devant la juridiction ordinaire, c'est-à-dire devant la Cour d'appel du ressort de la Chambre médicale qui se serait prononcée en premier lieu.

Comme, d'un autre côté, le Gouvernement pourrait être intéressé lui-même dans les personnes de certains fonctionnaires médecins frappés par des décisions d'une Chambre médicale, je crois bon également de laisser audit Gouvernement, et en retour de l'engagement contracté par lui de réserver aux seuls membres de l'Ordre certaines fonctions, le droit d'en appeler lui-même de ces décisions devant la Cour d'appel.

Il va sans dire que dans le cas où, passé certain délai, aucun appel d'une décision prise par une Chambre médicale ne serait interjeté par l'intéressé, cette décision deviendrait définitivement exécutoire[1].

Messieurs, je crois m'être suffisamment expliqué sur ces derniers points dont l'importance n'échappera à personne.

Je passerai sur quelques autres détails de moindre valeur et que du reste vous retrouverez dans les différents articles du projet que je vous soumets. Cependant, avant de terminer cet exposé déjà trop long,

1. Je rappellerai ici, mais pour mémoire seulement, que d'après la nouvelle loi votée par le parlement d'Autriche-Hongrie, tout médecin condamné par une Chambre médicale ne peut en appeler qu'auprès des pouvoirs politiques régionaux.

j'examinerai, si vous le voulez bien, deux points particuliers sur lesquels j'appelle toute votre attention.

L'un de ces points vise la disposition figurant en tête de mon projet et entraînant l'*inscription d'office* à la Chambre médicale de l'arrondissement où ils sont domiciliés de tous les médecins exerçant la médecine civile.

Il est facile, en effet, de se rendre compte que si l'on n'obligeait pas tous les médecins à demander leur inscription sur un des tableaux de l'Ordre, il pourrait arriver que beaucoup d'entre eux, soit par esprit d'opposition, soit par indifférence, soit aussi par la crainte de se voir refuser leur inscription, négligeassent cette formalité. Dans ces conditions l'Ordre n'aurait pas lieu d'exister; en tout cas, son but serait complètement manqué. Je ferai remarquer, d'ailleurs, qu'on trouve cette disposition dans la loi votée par le parlement d'Autriche-Hongrie.

L'autre point est relatif à la sanction même du projet.

Un des principaux arguments contre l'institution de l'Ordre des médecins consiste dans la prétendue impossibilité qu'il y a de trouver, en dehors de la suspension temporaire ou définitive du droit d'exercer, une sanction suffisante et sans laquelle toutes les décisions prises par les Chambres médicales seraient purement illusoires.

Eh bien, je trouve que cet argument n'a pas toute la valeur que lui attribuent ceux qui s'en servent. La proposition que je soumets à votre examen me paraît, en effet, malgré l'absence des mesures disciplinaires en question, enfermer avec elle une sanction très suffisante.

Cette sanction se trouve dans l'article 2 de ce projet. En vertu de cet article nul médecin ne pourra, à ce titre, prétendre à aucune fonction publique, s'il n'est inscrit sur une liste de l'Ordre. La même sanction se trouve aussi contenue dans l'article 11, lequel interdit à tout membre de l'Ordre d'avoir aucune relation professionnelle avec les médecins non inscrits à une Chambre médicale, et aussi dans quelques autres dispositions du même article relatives à la publication à part, soit sur les affiches émanant de l'autorité publique, soit dans les différents annuaires, des listes des médecins n'en faisant pas partie. Or, cela ne suffit-il pas?

A ceux du reste qui conserveraient encore quelques doutes à cet égard je ferai observer que la loi qui règle en Autriche-Hongrie l'institution des Chambres médicales, et que je vous invite à méditer à votre tour, ne contient même pas la plupart des dispositions qui figurent dans mon projet. D'après cette loi, en effet, toutes les mesures disciplinaires se réduisent à l'avertissement, au blâme, à l'amende et enfin à la privation des droits électoraux dans la Chambre.

Non seulement il n'y est pas fait mention de l'interdiction du droit d'exercer, mais encore il n'y est pas question de la radiation!

Sans doute, avec la proposition que je défends, le médecin qui, pour un motif grave, se verrait refuser son inscription sur un des tableaux de l'Ordre pourrait continuer d'exercer légalement; mais tout pour lui s'arrêterait là.

D'autre part, le public qui, quoi qu'en dise M. de Ranse, apprendrait bien vite à connaître et à apprécier le but de l'Ordre, ne s'adresserait à un médecin non inscrit au tableau qu'en toute connaissance de cause. Et comme, d'ailleurs, tout lien de solidarité professionnelle serait rompu entre celui-ci et les membres de l'Ordre, les fautes qu'il pourrait commettre ne rejailliraient pas sur la profession tout entière.

Par là même, le médecin honnête et toujours soucieux du bon renom de la profession ne risquerait plus de se voir confondu par la foule, ainsi que cela arrive chaque jour, avec celui qui, sous le couvert du diplôme, ne craint pas de se livrer au charlatanisme le plus éhonté; de son côté, le public aurait tous les moyens de s'assurer si le médecin auquel il s'adresse mérite ou non sa confiance.

Comme les membres de l'Ordre des avocats, les membres de l'Ordre des médecins seraient alors « placés par une discipline rigoureuse au-dessus de tous les soupçons... »; mais comme eux cependant, ils seraient « affranchis de toute subordination hiérarchique, indépendants du Pouvoir, et protégés contre tout arbitraire par le vœu de la Loi et par la solidarité... »[1].

En outre de ces premiers résultats heureux, l'institution de l'Ordre aurait encore une autre influence essentiellement moralisatrice; par la crainte des mesures disciplinaires et des conséquences que celles-ci pourraient entraîner, elle retiendrait, en effet, plus d'un confrère trop enclin à s'écarter du devoir.

Telle est, Messieurs, l'idée que je tenais à développer devant vous, et à laquelle je vous demande de vouloir bien accorder toute votre attention.

La tâche que j'entreprends est difficile, je le sais. Des confrères plus autorisés que moi ont échoué dans la même tentative. Je crois, il est vrai, en avoir indiqué les motifs, surtout dus, à mon avis, à la trop grande sévérité des différents projets soutenus par eux.

1. Voyez *Discours prononcé par M. Du Buit, bâtonnier de l'Ordre des avocats du Barreau de Paris, à l'ouverture de la Conférence, le 28 novembre 1891.* (Paris, Alcan-Lévy, 1891.)

Mais j'ai mis à profit l'expérience de mes devanciers ; c'est pourquoi, alors même qu'elle pourrait être l'objet de sérieuses critiques, je ne crains pas que ma proposition puisse encourir les mêmes reproches que ceux qui ont été adressés aux projets précédents.

Messieurs, je serais heureux que la Société de médecine pratique de Paris consentît à inscrire la question que je viens de soulever au nombre de celles dont elle s'est imposé l'étude.

Je serais bien plus heureux encore si elle parvenait à fixer définitivement sur ce sujet l'attention de tous nos confrères, et surtout l'attention des pouvoirs publics.

Je crois pouvoir déclarer que si la Société de médecine pratique parvenait à un tel résultat, elle aurait bien mérité à la fois et de la profession et du public !

2° A propos de la création de l'ordre des médecins[1]. — La question de l'institution en France d'un Ordre des médecins dont le corps médical s'était pour ainsi dire totalement désintéressé jusqu'à ce jour, en dépit de quelques tentatives remontant à une époque déjà lointaine, et en dépit aussi du projet spécial que je développai en 1892, devant la Société de médecine pratique de Paris, vient, en moins de deux mois, de gagner un terrain considérable.

Par suite d'un concours de circonstances que je ne crois pas devoir rappeler, il s'est formé, en effet, dans ces derniers temps, un mouvement d'opinion qui a entraîné un grand nombre de Sociétés médicales, y compris divers syndicats, à étudier sérieusement cette question, et l'on ne compte plus à l'heure actuelle les articles qui ont été publiés sur ce sujet, aussi bien dans la presse médicale que dans les journaux politiques, pas plus qu'on ne compte les discussions ouvertes, à ce même propos, un peu partout.

Faut-il déduire de tout cela que l'accord soit près d'être fait ? Les promoteurs et les partisans de la création de l'Ordre des médecins doivent-ils se réjouir d'ores et déjà, et peuvent-ils considérer comme prochaine la réalisation de leur rêve ? Sur ce point, la plus grande réserve s'impose. Si l'idée a fait des progrès, si beaucoup de bons esprits se sont accordés à reconnaître tous les avantages qu'offre une institution de ce genre, on rencontre encore une opposition considérable.

Sans doute beaucoup, parmi les opposants, ne manifestent leur hostilité que parce qu'ils connaissent insuffisamment la question ;

1. *Journal de médecine de Paris* (n° du 31 janvier 1897).

ceux-là seront les premiers à venir grossir les rangs de ceux dont aujourd'hui ils combattent l'opinion, du moment que leur religion aura été mieux éclairée. Mais ceux-là ne sont pas seuls. Sans parler de ceux qui, en bien petit nombre, du reste, ont intérêt à ce qu'aucun projet analogue à celui qu'on discute actuellement n'aboutisse, par la raison bien simple qu'ils ont tout à redouter d'une pareille institution, il est un certain nombre de confrères, fort honorables assurément, et tout à fait sincères du reste, qui se rangent dans le camp opposé uniquement parce que l'institution projetée leur paraît être incompatible avec certains principes et certaines idées modernes que nul pourtant ne veut méconnaître.

Faire une revue rapide des objections plus ou moins sérieuses qui ont été avancées jusqu'à ce jour, essayer de les réfuter une à une aussi brièvement que possible, montrer enfin que malgré tout ce qu'on a pu dire et écrire dans les derniers temps, un Ordre des médecins tel que je le conçois est une institution parfaitement réalisable et qui peut s'accorder avec les principes de la liberté individuelle aussi bien qu'avec les différents principes du droit commun, tel est le but que je me propose dans cet article.

Les divers arguments qu'on oppose aux partisans de la création d'un Ordre des médecins sont les suivants :

1° L'institution de l'Ordre des médecins serait une institution antidémocratique ;

2° Elle aurait pour effet de créer une hiérarchie de plus dans le corps médical ;

3° Les décisions de l'Ordre n'atteindraient que les faibles ;

4° Une telle institution serait attentatoire à la liberté individuelle du médecin et à son indépendance professionnelle ;

5° Elle n'aurait aucune utilité, parce que les décisions prises par l'Ordre ne pourraient avoir aucune sanction légale ;

6° Loin de resserrer les liens entre confrères, l'Ordre serait une cause permanente de dissentiments et une source de querelles intestines ;

7° Enfin, créer pour les médecins une institution analogue à l'Ordre des avocats au moment où cette institution est considérée comme surannée et comme ayant fait son temps et par le public et par les avocats eux-mêmes, serait un véritable non-sens dans lequel on doit se garder de tomber.

1° *L'institution de l'Ordre des médecins serait-elle vraiment une institution antidémocratique?*

Je n'ai pu m'empêcher d'éprouver une certaine surprise en entendant soulever un argument de ce genre à propos d'une question intéressant avant tout une profession dont les membres passent à juste titre pour des esprits éclairés.

Si cette objection n'avait trouvé d'écho que dans les journaux politiques, je ne chercherais même pas à y répondre.

Mais, je dois le reconnaître, certains confrères appartenant à la presse médicale ont cru devoir jeter eux-mêmes le cri d'alarme, et avertir qu'avec un projet, même aussi libéral que le mien, la démocratie risquerait d'être mise en péril!

Eh bien, je le demande, en quoi la création d'un Ordre médical pourrait-elle être antidémocratique?

Serait-ce parce que dans chaque région (arrondissement ou département, peu importe), où aurait été dressé un tableau de l'Ordre, on aurait à nommer chaque année une Chambre médicale, et parce que ceux qui auraient été appelés à faire partie, pour un temps limité, de cette Chambre, détiendraient momentanément des pouvoirs que n'auraient pas les autres membres de l'Ordre? Je ne le suppose pas. Je n'ai pas l'idée, en effet, d'attribuer à quelques privilégiés seulement le droit de siéger dans les Chambres médicales. D'après mon projet (et c'est là un des points sur lesquels, ainsi que j'en ai fait la remarque, il diffère totalement des projets antérieurs), tout médecin inscrit sur la liste de l'Ordre de la région dans laquelle il exerce, pourrait, au même titre que n'importe lequel de ses confrères, être appelé à faire partie de sa Chambre, puisque celle-ci ne serait constituée que par mode d'élection; que tous les membres de l'Ordre participeraient au vote, et qu'enfin les suffrages de chacun auraient une valeur égale. Tel est, d'ailleurs, l'esprit de l'art. 5 de mon projet, article ainsi conçu :

Art. 5. — Tous les ans, dans chaque ressort, les médecins faisant partie de l'Ordre éliront, à la majorité absolue des suffrages, une Chambre médicale qui se composera de... membres, et nommera un bureau comprenant un président, un vice-président, un secrétaire et deux assesseurs, et lequel sera chargé d'expédier les affaires courantes.

Il me semble qu'il n'y aurait là qu'un fonctionnement en tous points analogue à ce qui se passe, dans l'ordre politique par exemple, dans tout gouvernement démocratique.

Ne serait-ce pas plutôt cet autre article de mon projet qui serait incriminé :

Art. 2. — Nul médecin ne pourra, à ce titre, prétendre à aucune fonction, soit dans les administrations publiques ou établissements reconnus d'utilité publique, soit dans les sociétés de bienfaisance ou les sociétés de secours mutuels, s'il n'est régulièrement inscrit sur une liste de l'Ordre.

Ne me reprocherait-on pas, en effet, de réserver aux seuls membres de l'Ordre le droit d'occuper des fonctions médicales ayant le caractère d'un service public, et cela bien que je laisse aux autres le droit d'exercer la profession? Je ne le pense pas non plus, car autant vaudrait dire alors que le fait de l'État d'exiger un diplôme de ceux qui veulent faire de la médecine est antidémocratique!

2° *L'institution de l'Ordre créerait-elle une hiérarchie de plus dans le corps médical?*

Cette objection semble, au premier abord, plus sérieuse que la précédente. Avec une apparence de raison, on a fait remarquer, en effet, que le corps médical se trouve déjà trop divisé en catégories, pour qu'on n'en crée pas une de plus, et pour qu'on évite de laisser s'établir, à côté des corps académiques, du corps enseignant, du corps des médecins ou chirurgiens des hôpitaux, etc., etc., des groupes de médecins pouvant tirer de leur situation plus ou moins prépondérante dans les Conseils de l'Ordre des avantages particuliers au détriment des autres confrères.

A cela, je répondrai qu'on ne peut comparer la situation particulière que procurent à quelques-uns leurs titres scientifiques et certaines positions officielles, au fait de siéger dans une Chambre médicale.

Les membres de celle-ci ne seraient que les mandataires de ceux qui les auraient nommés dans un but bien précis, nettement déterminé; ce mandat n'aurait d'autre part qu'une durée éphémère. Et puis, pour si honorable qu'il fût d'être désigné pour de telles fonctions, n'ayant que fort peu à voir avec les questions scientifiques spéciales, j'ai peine à m'imaginer que le fait d'être membre d'une Chambre médicale puisse donner, aux yeux du public et par suite du client, un relief analogue à celui que donnent des titres tels que ceux de membre de l'Académie de médecine, professeur, médecin ou chirurgien des hôpitaux, etc.

Loin de créer une hiérarchie de plus dans le corps médical, j'estime que l'institution de l'Ordre établirait entre certains membres de la profession aujourd'hui séparés un rapprochement dont nul n'aurait à se plaindre.

Ceci m'amène naturellement d'ailleurs à m'occuper de la troisième objection.

3° *L'Ordre des médecins ne ferait-il peser son action que sur les faibles ?*

Cette objection, tous les adversaires du projet ont été unanimes à la formuler. Est-elle mieux fondée que les précédentes? Pas davantage, je crois pouvoir le déclarer.

Pour que les décisions d'une Chambre médicale fussent « dures aux faibles » et « clémentes pour les puissants » (j'emploie ici les expressions que j'ai entendues dans la bouche de plusieurs de mes confrères), il faudrait supposer, *avant tout*, que la majorité des membres composant les chambres médicales fût constituée par des médecins dits « officiels ». De telles craintes auraient été fondées assurément, si l'on avait donné suite à certains projets, contre lesquels je me suis élevé moi-même, leurs auteurs ayant voulu réserver les fonctions les plus importantes dans les conseils de l'Ordre à certains confrères désignés par les situations officielles qu'ils auraient occupées.

Mais, dans le projet que j'ai exposé depuis, il n'en devait plus être ainsi. On me permettra de rappeler, en effet, que j'ai tout particulièrement insisté sur ce point que nul médecin, quel qu'il fût, quelle que fût aussi la place tenue par lui dans la hiérarchie médicale, ne pourrait être admis *de droit* en aucun conseil de l'Ordre, ses titres ne suffisant pas, dans le cas particulier, pour le distinguer de n'importe quel autre membre, celui-ci fût-il le plus modeste et le plus humble médecin de campagne et les suffrages de leurs collègues devenant aussi indispensables à l'un qu'à l'autre pour lui assurer un siège dans une Chambre médicale. Dans ces conditions, on peut s'imaginer toutes les difficultés qu'auraient les médecins ainsi visés à « mettre la main » sur l'Ordre.

Cependant, beaucoup de mes confrères trouvent encore insuffisante cette solution. Avec une certaine raison, ils objectent qu'en raison des influences dont disposent ceux qui occupent de grandes situations officielles, aussi bien dans l'enseignement que dans le corps académique, ceux-ci pourraient assez facilement faire dévier à leur profit les suffrages des électeurs, et absorber ainsi, à un moment donné, dans les Chambres médicales, un nombre de sièges trop considérable.

Quoique moins pessimiste à cet égard que mes contradicteurs, je reconnais cependant que cet argument n'est pas dépourvu de valeur. Je suis donc tout disposé à leur faire concession; c'est pourquoi je propose d'introduire dans mon projet une clause additionnelle en vertu de laquelle le nombre des sièges pouvant être occupés, dans une Chambre, le cas échéant, par des membres du corps médical officiel, serait d'ores et déjà formellement limité.

Il suffirait, par exemple, d'ajouter à l'article 2 de mon projet cette phrase :

« En aucun cas, et quels que soient les résultats du vote, un nombre supérieur à   sièges ne pourra être attribué à des médecins appartenant à une des catégories suivantes : professeurs, agrégés ou chefs de clinique en exercice d'une Faculté de médecine, professeurs ou professeurs suppléants d'une école préparatoire, membres de l'Académie de médecine, médecins ou chirurgiens des hôpitaux. »

Voilà, ce me semble, une disposition de nature à rassurer les esprits les plus méfiants et devant laquelle doit tomber cette crainte de voir l'Ordre des médecins ne faire sentir son action que sur les faibles.

Que si l'on m'objectait, d'un autre côté, qu'il est injuste de créer, ainsi que je le propose dans la modification que j'apporte à mon projet primitif, des exceptions ayant pour but d'empêcher, en une certaine mesure, l'accès dans les conseils de l'Ordre de certains groupes de confrères, je ferais remarquer que ces derniers ne constituant qu'une très faible minorité dans le corps médical, leur groupe sera toujours suffisamment représenté dans ces conseils, quelque limité que soit le nombre des sièges auxquels ils pourraient prétendre.

4° *L'institution de l'Ordre des médecins serait-elle une atteinte à la liberté individuelle du médecin et à son indépendance professionnelle?*

Dans mon projet, je le répète, il n'est plus question d'interdire, sous quel prétexte que ce soit, l'exercice de la profession à ceux qui, ayant été pourvus d'un diplôme régulier, seraient jugés indignes de faire partie de l'Ordre.

La conséquence la plus grave qu'entraînerait pour un confrère la radiation de son nom des listes de l'Ordre serait, en vertu de l'article 2 rappelé plus haut, sa déchéance du droit d'occuper aucune fonction médicale ayant le caractère d'un service public. On pourrait même y ajouter la déchéance du droit de délivrer des certificats médicaux.

Certes, la situation ainsi faite à ceux qui seraient l'objet de semblable rigueur ne laisserait pas que d'être, en une certaine mesure, désastreuse. Mais, d'autre part, le droit à l'existence qu'avec leur diplôme auraient conquis ces malheureux confrères ne leur serait point retiré puisqu'il leur serait toujours possible d'exercer la médecine comme bon leur semblerait, et sans qu'ils aient à s'inquiéter à l'avenir d'autre chose que de l'observation des lois communes.

A côté de cette mesure disciplinaire les Chambres médicales pourraient être appelées à appliquer des peines moindres.

Mais il ne faut pas oublier que, quelle que soit la peine à appliquer, qu'il s'agisse de prononcer la radiation d'un membre ou qu'il s'agisse seulement d'une mesure bien moins grave, jamais aucune décision ne pourra être prise sans qu'il y ait eu enquête préalable, sans que le prévenu ait été entendu, en un mot, sans qu'on ait fait la preuve de la chose incriminée.

On n'a qu'à consulter, pour se rendre compte ce que j'avance, l'article 5 de mon projet[1].

Il ne faut pas oublier, d'autre part, que celui qui aurait été l'objet d'une de ces mesures pourrait toujours en appeler du moment qu'il s'agirait d'autre chose que de l'avertissement et du blâme, et que, sauf les cas où la mesure susceptible d'appel relèverait d'un cas disciplinaire familial, seule, la juridiction ordinaire compétente, la juridiction commune, c'est-à-dire la Cour d'appel du ressort, aurait qualité pour prononcer définitivement[2].

1. Cet article est ainsi conçu :

Art. 5. Chaque Chambre aura pour mission de veiller aux intérêts de l'Ordre et de maintenir la dignité professionnelle. Elle dressera chaque année la liste officielle des médecins dont elle aura admis l'inscription et jugera les différends pouvant s'élever entre eux. Lorsqu'un des médecins faisant partie de l'Ordre se sera conduit d'une façon indigne de la profession, ou aura manqué aux devoirs qui lui incombent comme membre de l'Ordre, la Chambre pourra, après information et enquête régulières et après débats contradictoires avec le prévenu, prononcer contre lui et en dernier ressort une des peines disciplinaires suivantes : l'avertissement et le blâme. En cas d'infraction trop grave aux devoirs professionnels, ou en cas de récidive, elle pourra prononcer, mais en premier ressort seulement, la suspension temporaire du droit de vote et d'éligibilité dans les Chambres médicales, l'amende et la radiation du tableau de l'Ordre. »

2. Voici comment est conçu l'article contenant ces dispositions :

« Art. 9. Tous les jugements entrainant la suspension des droits de vote ou d'éligibilité dans les Chambres médicales, l'amende et la radiation seront susceptibles d'appel.

« En ce qui concerne la première de ces mesures disciplinaires, laquelle, ainsi du reste, que l'avertissement et le blâme, relève uniquement d'une juridiction disciplinaire familiale, l'appel devra être porté devant un Conseil supérieur convoqué à cet effet   fois par an, et composé de   membres appartenant à des Chambres médicales différentes, annuellement désignées par le sort, chacun de ces membres étant lui-même pris au sort dans sa Chambre. — Quant aux jugements des Chambres médicales entrainant soit l'amende, soit la radiation, il ne pourra en être appelé que devant la Cour d'appel du ressort, qui, le cas échéant, fera exécuter par tous les moyens réguliers les décisions prises. — D'autre part, l'appel de toutes les décisions prises par les Chambres médicales

Y a-t-il dans ces dispositions quelque chose capable d'inspirer la moindre crainte pour la liberté individuelle?

Franchement, je n'en vois aucune.

Y a-t-il lieu maintenant de s'inquiéter de la seconde partie de l'objection consistant à dire que l'institution de l'Ordre serait une atteinte à l'indépendance professionnelle? Je ne le crois pas davantage, car, gardien vigilant de l'honorabilité et des intérêts moraux de la profession, ayant surtout pour mission de veiller avec un soin jaloux à ce qu'aucun de ses membres, quel qu'il soit, et quelque haute que soit sa situation médicale, ne compromette, par sa conduite, le bon renom de la corporation, l'Ordre ne pourrait gêner en rien ceux à qui leur conscience ne ferait aucun reproche.

Quant aux questions doctrinales proprement dites, il n'aurait pas à s'en occuper, chacun conservant toute liberté de pensée à ce sujet.

3° Les décisions de l'Ordre resteraient-elles, ainsi qu'on l'a prétendu, dépourvues de sanction?

Ceux de nos confrères qui ont soulevé cet argument, ne l'eussent pas fait certainement s'ils s'étaient rappelé l'article 1er de mon projet, lequel, par ses dispositions, entraîne l'*inscription d'office* sur les listes de l'Ordre de tous les médecins exerçant la médecine civile, et s'ils avaient bien voulu réfléchir aussi que j'ai toujours considéré qu'une loi spéciale ou tout au moins une addition à la loi sur l'exercice de la médecine, était absolument indispensable pour créer l'Ordre des médecins[1]. Cela est si vrai que, dans mon mémoire de 1892, j'insiste sur la nécessité d'attirer sur la question, en même temps que l'attention du corps médical, « l'attention des pouvoirs publics ».

Dans un article récent[2], M. Lutaud réfutant la même objection, indique même une solution beaucoup plus simple et beaucoup plus pratique, en ce sens qu'il suffirait de la bonne volonté d'un ministre pour trancher immédiatement la question.

D'après mon confrère, en effet, « un arrêté ministériel » suffirait pour que l'institution de l'Ordre des médecins fût un fait accompli, et que ses décisions eussent les sanctions légales voulues.

pourra être porté par le Gouvernement devant la cour du ressort. — Si, dans un délai de à partir du jour où une Chambre médicale a pris une décision, il n'est interjeté aucun appel de cette décision, celle-ci devient définitivement exécutoire, et les agents de l'autorité doivent se prêter à cet effet. »

1. « Art. 1er. Il sera institué dans chaque arrondissement un Ordre des médecins auquel sera confiée la garde de l'honorabilité et des intérêts moraux de la profession, et qui comprendra d'office les médecins domiciliés dans l'arrondissement et pouvant exercer légalement en France la médecine civile.

2. *Journal de médecine de Paris* (10 janvier 1897).

6° L'Ordre des médecins serait-il une cause de dissentiments et une source de querelles?

On a dit bien des fois, et fort judicieusement du reste, que c'est surtout par la fréquentation réciproque qu'on arrive à s'apprécier et à s'estimer.

Parmi tous les autres avantages qu'elles peuvent offrir, les diverses sociétés médicales actuellement existantes ont précisément celui de resserrer les liens confraternels de ceux qui en font partie. Parfois, sans doute, surgissent quelques malentendus sans importance, qui viennent troubler quelque peu la sérénité de ces réunions; mais d'ordinaire ce ne sont là que nuages légers et bien vite dissipés.

Pourquoi donc dans un Ordre des médecins, dont tous les membres seraient, par le fait seul de leur inscription sur les listes, à l'abri de tout soupçon, observerait-on des effets différents? Pourquoi y verrait-on les relations confraternelles être plus troublées qu'ailleurs?

Serait-ce parce que ceux qui le composeraient *seraient tous au même niveau*; parce que tous, l'*académicien comme le dernier venu, auraient les mêmes devoirs et les mêmes droits*; parce que tous seraient soumis à une discipline égale et aussi rigoureuse? Cette thèse ne peut se défendre, et j'imagine que c'est plutôt le contraire qu'il faut soutenir.

Je suis convaincu, en effet, que l'Ordre des médecins, à qui serait tout spécialement confiée la garde de l'honneur et de la dignité de la corporation, pourrait, mieux que toute autre association confraternelle, trancher un désaccord entre ses membres, étant le meilleur juge de l'honneur et de la dignité de chacun d'eux.

7° Est-ce un non-sens de réclamer pour les médecins une organisation rappelant celle des avocats, et est-il bien vrai que ceux-ci considèrent généralement leur Ordre comme une institution surannée?

A maintes reprises, on m'a fait un reproche de ce que je réclamais pour les médecins une organisation trop identique à celle des avocats, et l'on m'a objecté en même temps que non seulement les deux professions ne pouvaient être comparées, mais encore qu'une proposition comme la mienne avait le tort d'être formulée au moment où l'institution de l'Ordre des avocats venait de tomber dans la défaveur la plus absolue, tant auprès du public que des avocats eux-mêmes.

La place dont je dispose dans ce journal ne me permet pas de réfuter, avec tous les détails qui conviendraient, de tels arguments.

Je me bornerai donc à présenter de courtes observations. Je ferai remarquer d'abord que je n'ai jamais eu l'idée de copier ce qui existe chez les avocats ; eussé je voulu le faire, je ne l'aurais pu, du reste, car tout le premier, je reconnais qu'il n'en est pas absolument de même dans notre profession et dans celle des avocats.

Je ferai observer, cependant, que le but que je poursuis, étant le même que celui qui est atteint, quoi qu'on dise, par l'Ordre des avocats, il m'a paru naturel d'emprunter à celui-ci ce qui, dans son organisation, me paraissait bon à prendre, tout en conciliant ce choix avec les caractères propres de notre profession et les principes du droit commun.

Je ferai observer ensuite que si un certain nombre d'avocats et si une certaine portion du public réclament la suppression de l'Ordre tel qu'il existe, la plupart des intéressés est bien loin de partager cette opinion.

Je déclare enfin que si l'expression « Ordre des médecins » déplaît à la majorité de mes confrères, je suis prêt à en faire le sacrifice. Que m'importe le mot, pourvu qu'on crée la chose!

J'espère que les explications qui précèdent feront modifier la façon de voir de certains confrères.

Je livre donc ces lignes à leurs méditations, et je prie tout particulièrement ceux d'entre eux qui font partie des commissions chargées d'étudier la question, au nom des diverses Sociétés médicales, de vouloir bien réfléchir au but qu'il importe d'atteindre avant de se prononcer. A l'heure actuelle, tous les médecins sont d'accord pour déclarer qu'il « faut faire quelque chose ». Qu'on se hâte donc de le faire, mais aussi qu'on fasse attention à ce qu'on fera, et qu'on n'oublie pas que seul un Ordre tel que je le conçois est capable de ramener sur la corporation la considération générale, dont, à juste titre, elle avait joui jusqu'à présent, et que seul également il est capable de permettre aux médecins praticiens, c'est-à-dire à la majorité professionnelle de constituer un corps véritable ayant ses devoirs, mais assez fort aussi pour savoir se faire entendre à l'occasion, sans être obligé de charger de ce soin des membres du corps officiel enseignant, les seuls à qui l'on reconnaît aujourd'hui quelque autorité. Si les grands corps médicaux officiels représentent en effet l'élite de la science médicale française, il faut reconnaître, d'un autre côté, qu'ils sont bien peu aptes à représenter ceux qui réellement exercent la profession, c'est-à-dire les vrais médecins, dont ils ne partagent pas la vie, dont ils ne connaissent ni les devoirs, ni les responsabilités professionnelles, ni les charges, ni les besoins, pas plus qu'ils ne connaissent les difficultés contre lesquelles le modeste praticien se heurte chaque jour.

DISCUSSION

M. LEBLOND (Albert) (de Paris). — Nous sommes tous d'accord pour admettre, en principe, la création d'un ordre de médecins; mais c'est au moment où il s'agira d'organiser le mécanisme, le fonctionnement de cet ordre des médecins que les difficultés surgiront. La *Revue du Praticien*, du 15 février 1898, a publié sur ce sujet, il y a deux ans déjà, un article dont je crois devoir extraire le passage suivant :

« Supposons que la création d'un ordre soit établie en principe, il ne peut s'agir de constituer un seul ordre des médecins pour toute la France. Il faudra des divisions en cercles ou collèges, par département, par exemple. Quels liens relieront ces subdivisions? Vous parlez des ordres d'avocats, mais les ordres existants sont absolument indépendants les uns des autres; où sera l'action générale que vous ambitionnez?

Allons encore plus loin : les sections sont organisées; le législateur a déterminé leurs pouvoirs, les sanctions disciplinaires sont établies. Par quels procédés les conseils de chacune des sections arriveront-ils à exercer leur pouvoir? Comment feront-ils les enquêtes sur toutes questions qui leur seront soumises? Comment forceront ils les témoins à se déplacer pour venir déposer? Que feront-ils en face du secret professionnel, derrière lequel se retranchera souvent le confrère qui sera déféré à leur tribunal? Quels moyens de contrainte auront-ils?

« Puis, quelles peines disciplinaires pourront-ils infliger? L'avertissement, le blâme, l'amende, l'exclusion? Quel mode d'exécution y aurait-il? Si l'on admet l'amende, qui la percevra, au profit de qui sera-t-elle versée? L'exclusion : mais alors, nous le répétons, il faudra modifier l'article 1er de la loi de 1892, qui est fondamentale, et sur ce point vous rencontrerez certainement une opposition de la part des pouvoirs publics, n'en doutez pas.

« Les décisions rendues ne sont pas en dernier ressort, au moins pour les pénalités importantes. Quelle sera la juridiction de recours? Les cours d'appel! Impossible, car alors il faudrait admettre l'immixtion de la justice dans les questions d'ordre déontologique, et c'est précisément ce contre quoi le corps médical tout entier proteste et s'élève avec la plus grande énergie, et ce que, depuis 1855, la jurisprudence paraît avoir admis. Il faudrait créer un conseil général supérieur, sorte de cour de cassation médicale ayant autorité sur tout le corps médical français. Quelles conséquences? »

M. Benedikt (de Vienne) demande à l'assemblée de se prononcer sur le vœu suivant :

« Le Congrès prononce le vœu : Que les chambres médicales aient le droit de demander officiellement la poursuite des infractions contre le salut public, contre la morale médicale et contre les intérêts légitimes des médecins et que, dans ces derniers cas, elles puissent demander une indemnité au profit de leurs caisses de bienfaisance. »

M. le Président fait observer qu'il est préférable d'attendre que la discussion soit épuisée avant de se prononcer sur le vœu de M. Benedikt.

DE LA CONSTITUTION DES ORDRES DES MÉDECINS EN ITALIE ET DE L'OPPORTUNITÉ DE CONSTITUER UNE ASSOCIATION PROFESSIONNELLE INTERNATIONALE.

par M. SCIAMANNA
de Rome.
Délégué du Conseil fédéral des Ordres de médecins d'Italie.

C'est la première fois qu'à l'occasion du Congrès international de médecine on a songé à réunir les médecins à un congrès spécial pour y traiter des questions d'ordre professionnel. Naturellement, ceux qui ont eu cette heureuse idée, ont jugé qu'il était opportun que les médecins des diverses nations s'accordassent sur le choix des moyens pour la protection de leur dignité professionnelle et de leurs intérêts moraux et matériels.

Ce but sera certainement atteint. Mais c'est des diverses nations que doit commencer le mouvement d'une telle organisation.

C'est pour cela que les médecins d'Italie, qui ont fait déjà quelque chose en ce sens, ont bien voulu me charger, au moyen de la Fédération des ordres des provinces, de vous exposer les efforts faits en Italie pour former une vaste association médicale, et de vous dire combien ils sont désireux que leur organisation ait une étendue au delà même de leur pays.

Ce fut en 1894 que commença à se former en Italie une agitation parmi les médecins, ayant pour but la formation des conseils d'ordre. La plupart des associations médicales alors existantes étaient de secours mutuels, ou scientifiques. Ces sociétés avaient leur but bien déterminé et refusaient toute question qui ne touchait pas à ce qui était admis, d'une manière exclusive, dans leurs règlements. Malgré cela, il arrivait fréquemment que, ou des questions de dignité professionnelle, ou d'autres regardant les lois sur l'exercice de la médecine, ou bien les rapports entre les praticiens et leurs clients, étaient posées devant ces associations dans le double but qu'elles fussent étudiées et résolues.

De là la nécessité d'un pouvoir, d'une juridiction, d'un corps médical dont la fonction eût été de se charger de tout ce qui a rapport aux intérêts de la classe et à la dignité professionnelle.

Des ordres de médecins existaient avant 1894 à Naples, à Vérone et à Milan ; mais leur vie n'était pas complète à cause de leur isolement et de leur état primitif.

En 1894, la *Società Lancisiana* des hôpitaux de Rome, société uniquement scientifique, faisant une exception à ses traditions et à son règlement, s'occupa avec beaucoup d'intérêt de la nécessité de former l'ordre des médecins de la ville et de la province de Rome.

L'idée fut accueillie avec enthousiasme par la classe médicale romaine, et on nomma bientôt un comité, qui fut chargé de l'exécution de cette idée. Ce comité, dont j'eus l'honneur de faire partie, s'occupa des statuts et du règlement de la nouvelle association ; et comme ceux-ci furent formés, l'organisation de notre ordre fut bien facile, et il commença son fonctionnement.

Dès lors, toute l'activité de la nouvelle association s'appliqua à former l'opinion de la classe médicale italienne sur la nécessité de la constitution des ordres dans tous les chefs-lieux de nos provinces. On commença un travail de propagande et, de sept ou huit ordres qui existaient à la fin de 1895, on arriva à vingt en 1896 ; à trente en 1897, et ainsi de suite, jusqu'à présent, où l'on compte cinquante-trois ordres constitués en Italie. De plus, d'autres encore vont se former ; et nous sommes persuadés que, dans peu de temps, chaque province d'Italie aura dans son chef-lieu son ordre de sanitaires constitué.

Toute cette organisation avait été déjà conçue auparavant. Les statuts de l'ordre de Rome, dont j'eus aussi l'honneur d'être le rapporteur, comprenait déjà, dans l'esprit de ses articles principaux, l'idée d'une vaste association médicale, ayant pour points de départ les chefs-lieux de nos provinces et sa centralisation à Rome.

Suivant cette idée, en 1897, on réunit à Rome les représentants des ordres jusqu'alors formés, et on décida d'instituer une Fédération d'ordres ayant ses statuts, dont la base était le respect de l'autonomie de chaque association confédérée.

La première idée, ce fut de former le Conseil fédéral, avec autant de représentants que les diverses *Provinces* du royaume ; mais on jugea bientôt que ses membres auraient été trop nombreux, puisqu'il y a 69 provinces italiennes. Alors on passa à l'idée d'une représentation par région. Mais on fut obligé de considérer des difficultés d'ordre pratique et essentiel, puisque chaque région aurait dû former un collège électoral uninominal, composé des ordres de sanitaires existant dans les diverses provinces de la région, ce qui aurait produit peut-être des rivalités dangereuses et compromettantes. C'est pour cela qu'on préféra instituer le Conseil fédéral par des élections au scrutin de liste entre tous les ordres confédérés, et pour simplifier la chose, on établit de faire les élections au deuxième degré, par des représentants élus par chaque ordre.

Sachant que les assemblées trop nombreuses ne sont pas préférables, on résolut de limiter le nombre des membres du conseil fédéral à 17, dont 5, formant le bureau de présidence, résidant à Rome ; les autres choisis librement, comme on a déjà dit, parmi les associés aux divers ordres confédérés. De cette manière, le conseil fédéral perdait tout caractère de représentation des diverses provinces, et prenait celui de représentation nationale des médecins d'Italie.

De plus, on institua un Congrès annuel, formé de représentants de la Fédération, élus par chaque ordre séparément. Dans ce congrès, qui a lieu à Rome, on fait les élections du conseil fédéral, et on y traite des questions d'intérêt général de la corporation, en remettant naturellement l'exécution des délibérations aux soins du conseil fédéral.

En 1898, on fit à Rome un second congrès. Dans celui-ci, on approuva les statuts de la Fédération, et, en 1899, notre fédération fut proclamée.

Actuellement, elle fonctionne par son bureau de présidence, composé de 5 membres du conseil, tous élus parmi les médecins demeurant à Rome et par le conseil fédéral, qui est formé des 5 membres de la présidence et de 12 conseillers, qui se réunissent tous les trois mois à Rome. Sa fonction est d'étudier et de résoudre les questions d'intérêt général de la corporation médicale, et de prêter l'appui de son autorité à la solution même des questions d'intérêt personnel des sanitaires confédérés.

Quant aux querelles entre les médecins de village et les communes, les questions des rapports des médecins avec leurs confrères, etc., elles sont traitées par le conseil d'ordre de chaque province, lequel les envoie au conseil fédéral, si leur caractère particulier ou l'opportunité l'exige.

Notre organisation est à peine naissante. Néanmoins, nous avons déjà des victoires assurées, des conquêtes faites. Ce n'est pas seulement une influence morale que nos ordres et notre fédération possèdent auprès des autorités et des organismes dépendant de l'État, mais il y a aussi dans le succès de notre organisation la conquête toujours croissante de l'opinion publique.

Notre magistrature accepte généralement les décisions de nos conseils d'ordre sur les honoraires dus par les clients au médecin. Des projets de lois intéressant la corporation médicale ont été portés, grâce à notre organisation et à notre activité, au Parlement national.

Actuellement, beaucoup de questions sont l'objet de nos études. Citons la réforme de la loi sur les expertises judiciaires et la loi sur l'exercice de la médecine en Italie par les étrangers.

La première a pour but la modification de la loi actuelle, qui permet la discussion en contradictoire des rapports des experts devant les tribunaux, sans beaucoup de profit pour la justice et avec dommage pour la dignité de la science. A cette réforme on voudrait ajouter la nécessité de l'élévation des honoraires dus aux experts judiciaires.

L'autre étude a rapport à nos lois, qui sont excessivement libérales à l'égard de l'exercice de la médecine en Italie par les médecins étrangers.

Nos intentions ne seraient pas exclusives sur ce point. En effet, nous n'exigeons que la réciprocité de l'exercice pour nos nationaux à l'étranger, ou une loi pour les étrangers, qui soit correspondante aux exigences des lois existantes ailleurs. Notre dignité professionnelle et le respect de notre école médicale nationale l'imposent, indépendamment même de la garantie que nos lois doivent prêter aux nombreux étrangers qui visitent, l'hiver surtout, notre pays.

Vous voyez, messieurs, quelle importance peut avoir chez nous notre institution, au point de vue des intérêts de la corporation médicale en général, et des intérêts individuels des praticiens. Vous savez que d'autres nations ont fait quelque chose de semblable, et je crois que tous ces confrères ici réunis sont d'avis que la même chose doit se faire là où manque toute sorte d'organisation du corps médical. Ce Congrès en est la preuve. La France, qui se trouve toujours à l'avant-garde de toute civilisation, a institué ce Congrès, qui est l'expression de ce besoin. Et puisque nous sommes ici réunis, je vous propose l'institution d'un corps médical international, ayant pour but la défense des intérêts médicaux au point de vue international. Cette institution pourrait être la preuve des sentiments de sincère confraternité qui doivent lier des hommes de la même classe, de mêmes aspirations, de mêmes études, dont la vie est vouée au même but, et qui se trouvent par là dans une situation qui leur permet de sentir toute leur supériorité, au-dessus des difficultés diplomatiques, des querelles des gouvernements, autant que des partis et opinions politiques de leurs pays, grâce à la haute et libre activité de leur profession éminemment cosmopolite et humanitaire.

Je propose la constitution des ordres, dans les nations où ils manquent, et ensuite une *fédération internationale* entre les divers conseils fédéraux qui, naturellement, devraient se former ensuite dans chaque nation.

L'élection du Conseil fédéral international pourrait se faire tous les trois ans, par les représentants des divers conseils fédéraux. Ce Conseil international devrait se réunir chaque année au siège du dernier congrès international de médecine. Là devrait être fixé le siège, le bureau de présidence du Conseil fédéral international, lequel changerait ainsi de siège tous les trois ans.

Le premier Conseil devrait former le statut et le règlement de la fédération internationale pour les discuter au Congrès suivant.

Si la plupart des nations qui sont ici représentées avaient une organisation analogue à celle qui existe en Italie, je crois que ma proposition pourrait avoir son application immédiate.

Je sais bien que nous sommes loin de cette condition.

Mais comme je suis persuadé que tous les adhérents à ce Congrès seraient heureux de voir réalisée cette preuve de fraternité professionnelle entre les médecins de tous les pays, je crois aussi que mon projet ne tardera pas à se réaliser et que ma proposition pourra être prise en considération et discutée au Congrès prochain.

PROJET DE LOI PORTANT CRÉATION DE CHAMBRES MÉDICALES

par M. CHYSER

de Budapest.

Délégué officiel du gouvernement de Hongrie.

CHAPITRE Ier

CHAMBRES MÉDICALES

Art. Ier. — Des chambres médicales sont créées dans l'intérêt du perfectionnement du service de l'hygiène publique et pour représenter les intérêts du corps médical.

Art. 2. — Le ministre de l'intérieur fixera par arrêt leur nombre, leur division territoriale et leurs sièges.

Art. 3. — Font partie des Chambres médicales, les médecins, docteurs en médecine et chirurgiens, qui ont domicile et pratiquent dans la circonscription des Chambres, ou sont fonctionnaires du service sanitaire, à l'exception des médecins militaires en service actif de l'armée commune et de l'armée territoriale des honvéds.

CHAPITRE II

COMPÉTENCE

Art. 4. — Les Chambres médicales ont la tâche de prêter leur concours à l'administration sanitaire et aux autorités dans la sauvegarde des intérêts de l'hygiène publique.

Pour ce but, elles discutent sur les questions d'intérêt local ou d'intérêt national se rattachant à l'hygiène publique et soumettent au ministre de l'intérieur ainsi qu'aux autorités de leur circonscription, sur invitation ou spontanément, des avis consultatifs ou des propositions.

Elles ont de plus la tâche de représenter les intérêts communs du corps médical et de favoriser tout ce qui tend à sauvegarder le prestige de la profession médicale et les intérêts légitimes des médecins.

Enfin, elles exercent sur leurs membres des pouvoirs disciplinaires conformément aux dispositions de la présente loi.

CHAPITRE III

ORGANISATION

Art. 5. — Les affaires relevant de la compétence des Chambres médicales seront expédiées par l'Assemblée générale, le Comité, le Conseil disciplinaire, les membres délégués dans le Comité central et par le président, et cela conformément aux Statuts (code éthique des médecins), que le Comité central formé des délégués de toutes les Chambres médicales aura arrêté avec l'approbation du ministre de l'Intérieur et conformément au règlement intérieur de la Chambre.

A. ASSEMBLÉE GÉNÉRALE

Art. 6. — L'Assemblée générale de chaque Chambre médicale aura lieu au moins une fois par an et cela autant que possible au mois d'octobre; les membres y seront convoqués par le Bureau par lettre envoyée au moins quatorze jours avant et contenant l'ordre du jour.

L'Assemblée générale est en nombre, si un cinquième des membres de la Chambre est présent.

Sur la demande de deux cinquièmes des membres, le président convoque une Assemblée générale extraordinaire, conformément aux dispositions du présent article.

Art. 7. — Fonctions de l'Assemblée générale :

1° Fixation du règlement intérieur;

2° Nomination du Comité et des fonctionnaires de la Chambre, formation du Conseil disciplinaire, désignation du délégué au Comité central;

3° Approbation du budget de la Chambre;

4° Revision des comptes de l'exercice;

5° Décision sur les recours contre les dispositions du Comité;

6° Décision sur les propositions présentées par le Comité et intéressant l'ensemble des membres.

Art. 8. — L'Assemblée générale décide sur les affaires de sa compétence par majorité des voix.

B. LE COMITÉ.

Art. 9. — Le Comité de la Chambre est formé selon le nombre des membres, de manière qu'un membre du Comité est compté pour dix membres de la Chambre.

Le Comité n'aura toutefois pas moins de 12 et pas plus de 24 membres. Le Comité est élu à l'Assemblée générale au scrutin secret.

Les absents pourront envoyer leur vote, accompagné de leur feuille électorale, au président de la Chambre; au cours de l'Assemblée générale, la Commission du scrutin joindra les votes envoyés de cette manière aux votes que les assistants auront remis personnellement.

Sont élus ceux qui obtiennent la majorité relative.

Art. 10. — Le mandat du Comité a une durée de trois ans.

Art. 11. — Le président de la Chambre est le président du Comité; les procès-verbaux sont rédigés par le secrétaire, mais celui-ci n'y a droit de vote que s'il figure parmi les membres élus dans le Comité.

Art. 12. — Les séances du Comité sont publiques pour les membres de la Chambre.

Le nombre, la date des séances et le mode de convocation seront fixés par le règlement intérieur. La présence d'un tiers des membres est requise pour la délibération. Les membres absents sont tenus de justifier leur absence chez le président.

Art. 13. — Le comité :

1° Exécute les décisions de l'Assemblée générale ;

2° Il décide sur les demandes que les autorités adressent à la Chambre ou il en fait son rapport à l'Assemblée générale ;

3° Il gère les finances de la Chambre ;

4° Il examine le budget et les comptes avant de les soumettre à l'Assemblée générale ;

5° Il dresse le registre des médecins pratiquants ou employés dans le service sanitaire qui ont domicile dans la circonscription de la Chambre ;

6° Il accomplit les fonctions qui lui seront assignées dans le règlement.

Art. 14. — Le Comité présente à l'Assemblée générale des rapports annuels qui, accompagnés par la liste des membres, seront communiqués par l'Assemblée générale à la municipalité respective et, directement, au ministère de l'Intérieur.

C. LE BUREAU.

Art. 15. — Le bureau est formé par le président, le vice-président, le secrétaire et le trésorier, qui sont élus dans l'Assemblée générale, au scrutin secret, à la majorité des voix pour trois ans.

Les fonctions du président et du vice-président sont honorifiques ; quant au secrétaire et au trésorier, l'Assemblée générale pourra leur allouer une rémunération. L'effectif et les fonctions des autres employés dont on pourra avoir besoin seront fixés par le règlement intérieur.

Art. 16. — Le président de la Chambre dirige les affaires de la Chambre conformément aux dispositions de la loi et du règlement : il convoque l'Assemblée générale, le Comité et le Conseil disciplinaire et il y préside ; il est membre du Comité central, veille sur l'exécution des décisions de la Chambre et représente la Chambre envers les tierces personnes.

En cas d'empêchement, il est remplacé par le vice-président.

Le secrétaire fonctionne comme rapporteur et rédacteur des procès-verbaux dans les séances de l'Assemblée générale, du Comité et du Conseil disciplinaire et il assiste le président dans l'expédition des affaires de la Chambre. Ses fonctions sont précisées dans le règlement.

Le trésorier gère les fonds de la Chambre conformément au règlement.

D. CONSEIL DISCIPLINAIRE.

Art. 17. — Ce Conseil se compose du président de la Chambre qui y préside et qui se fait remplacer, en cas d'empêchement, par le vice-président et de quatre membres, dont deux élus par l'Assemblée générale et deux délégués du Comité.

Les membres devront être convoqués tous pour les réunions; le Conseil ne peut prendre de décisions que si deux membres au moins sont présents, en dehors du président.

Le secrétaire dresse les procès-verbaux, mais ne vote pas; en cas d'égalité des voix c'est celle du président qui est décisive.

Art. 18. — Les membres du Conseil disciplinaire sont élus chaque année, par scrutin secret, à la majorité des voix, tant par l'Assemblée générale que par le Comité.

Art. 19. — Le Conseil disciplinaire coopère, selon les dispositions des statuts, à aplanir les questions qui peuvent surgir entre les membres de la Chambre.

Il reconnaît et juge dans tous les cas, lorsqu'un membre de la Chambre :

a Manque à ses devoirs professionnels, en tant qu'il ne s'agit pas de manquements plus graves visés par d'autres dispositions légales;

b Se conduit envers ses collègues d'une manière incompatible avec les convenances publiques et s'il commet des actes préjudiciables pour la bonne réputation du corps médical.

Les officiers de santé ne relèvent pas dans leurs fonctions officielles du Conseil disciplinaire de la Chambre.

Art. 20. — Le Conseil disciplinaire sur l'invitation faite par des individus ou des autorités et seulement à la suite de plainte dûment déposée.

Il ordonne une enquête préalable dont il charge un de ses membres; il invite le prévenu à se justifier, ce qui doit être fait dans les délais fixés, sous peine d'une amende de 100 couronnes.

En cas de dépassement du délai l'amende pourra être infligée plusieurs fois.

Conformément au résultat de l'enquête, le Conseil disciplinaire arrangera l'affaire à l'amiable ou bien il exercera la poursuite disciplinaire.

Art. 21. — Au cours de la poursuite pleine occasion sera fournie au prévenu pour se défendre.

Selon les résultats de la procédure, le Conseil prononcera :

1 L'admonestation;

semblée ait entendu et approuvé toutes les raisons d'ordre professionnel et moral qui plaident en faveur des conseils de discipline.

Quand vous discutiez hier les conclusions de M. Grasset, je m'étonnais seulement que certains membres attachassent une si grande importance à la rédaction d'un code de déontologie.

Le code que le conseil de discipline appliquera ne sera jamais écrit et il sera plus important. Ce code de délicatesse qui ne s'écrit pas, est d'ordre supérieur.

On ne le contestera pas.

Ce qui semble particulièrement en discussion, c'est la possibilité d'organiser législativement les conseils de discipline pour médecins. Cela ressort des paroles de M. Leblond s'appuyant sur l'avis d'un avocat distingué Me Rocher. Je ne saurais me rallier à cet avis.

Ce que nous devons vouloir, ce que personne ne saurait nous refuser, c'est que les pouvoirs législatifs nous accordent l'existence de l'ordre des médecins, non pas pour nous permettre d'appliquer des pénalités, mais pour qu'on ne puisse pas contester l'autorité de nos délégués en ces conseils. Il nous le faut. Les avocats vivent sous le régime de conseils de discipline qui ne sont pas même régulièrement reconnus par la loi!

Nos délégués n'appliqueront jamais que des regrets, des blâmes ou des avertissements.

Ceux qui craignent à tort pour leur indépendance ne redouteront pas ces mesures qui ne seront jamais restrictives d'aucune saine liberté.

J'invite le Congrès à émettre le vœu « que dans tous les pays, les pouvoirs législatifs reconnaissent l'existence de conseils de discipline pour les médecins. »

Me Georges Rocher, *Membre du conseil de l'Ordre des avocats à la Cour d'appel de Paris.* — On ne peut assimiler le corps des médecins au corps des avocats. Ceux-ci sont constitués en autant de barreaux qu'il y a d'arrondissements. Chacune de ces chambres a son indépendance, son existence propre; et on ne peut songer à créer, en France du moins, des chambres disciplinaires semblables pour les médecins. Leurs sanctions particulières ne trouveraient pas, en effet, auprès de l'ordre supérieur des médecins, l'appui légal que trouvent auprès des tribunaux les sanctions appliquées par les barreaux. Si d'ailleurs on voulait créer une chambre de discipline unique dont les arrêts aient une efficacité réelle, il faudrait modifier complètement toutes les dispositions de la loi concernant l'exercice légal de la médecine.

Ce n'est pas par la création d'un ordre des médecins, que je crois impossible du reste, que vous arriverez, messieurs, au but que vous voulez atteindre.

En l'état actuel, avec la possibilité de constituer des associations syndicales, cela suffit amplement : à la condition, comme le disait en si bons termes M. le docteur Descouts à une de vos précédentes séances, d'affirmer leur existence et leur vitalité non seulement en pourchassant sans trêve ni merci ceux qui exercent illégalement la médecine, mais aussi en apprenant aux médecins à se mieux connaître et à s'apprécier davantage, en relevant le niveau moral de votre profession par la confraternité et la solidarité, en même temps qu'en sauvegardant vos intérêts généraux et en inspirant une crainte salutaire à tous.

Formez des syndicats partout où vous serez en nombre, et là où il en existe déjà, qu'aucun de vous ne manque de s'y affilier.

Voyez même si, comme dans certains pays vous ne pourrez pas arriver à contraindre tous les membres du corps médical à faire partie d'un syndicat, soit par un amendement à l'article premier de la loi de 1892, soit, peut-être, par l'attribution aux médecins syndiqués de certains avantages particuliers.

Tel est le vœu que votre Congrès pourrait peut-être formuler d'une façon précise et dont la réalisation équivaudrait, à la création des ordres que vous voudriez constituer, et qui vous forceraient, ne l'oubliez pas, à l'abdication d'une partie de votre indépendance.

M. Jaffé (de Hambourg) dépose les conclusions suivantes :

1° Nous devons réunir tous nos efforts pour nous solidariser et former partout une organisation officielle (Chambre de médecins), à laquelle soient soumis tous les médecins sans exception, avec les mêmes droits et les mêmes devoirs.

2° Ces organisations, dont le but principal serait de maintenir et de relever la dignité et l'autorité de la profession des médecins, auront les droits de punition disciplinaire avec des amendes et droit de publication des peines.

3° Il faut créer un code international de déontologie médicale, qui puisse servir à tous les médecins comme règlement professionnel. »

M. Lasalle. — Messieurs, le réquisitoire que vient de prononcer Mᵉ Rocher contre l'ordre des médecins m'a démontré trois choses : 1° que mon honorable contradicteur n'a pas suivi la discussion en cours ; 2° qu'il n'a pas bien lu mon projet ; 3° qu'il interprète autrement que nous la loi de 1892 sur l'exercice de la médecine.

Si Mᵉ Rocher eût assisté à la séance, il eût entendu la réfutation de la plupart des critiques qu'il nous a faites.

S'il eût lu mon projet, il eût vu que l'interdiction professionnelle, dont il a fait son principal argument, n'y figure pas.

Enfin, s'il connaissait mieux la loi de 1892, il saurait que l'article 25 de cette loi a prévu cette interdiction, qu'il n'est donc plus permis de taxer d'utopique et d'irréalisable.

Je ne recommencerai pas mon plaidoyer de tout à l'heure, mais je ne puis m'empêcher de réfuter encore les objections que vous venez d'entendre.

Mᵉ Rocher tire parti contre l'ordre des médecins des dissemblances qui séparent la profession d'avocat de la nôtre. Ces dissemblances nous les connaissons; mais nous prétendons qu'elles sont plutôt en faveur de notre revendication.

Peut-on contester, en effet, que l'avocat n'a point avec les familles le contact intime, fréquent, presque permanent du médecin?

Peut-on nier qu'au point de vue des services publics les avocats sont infiniment moins que nous mis à contribution? Donc si la moralité de l'avocat importe à la société, combien celle du médecin lui est plus nécessaire encore! D'autre part on ne peut raisonnablement pas soutenir qu'il est plus difficile de juger l'indélicatesse ou l'indignité d'un praticien que celle d'un membre du barreau. Mᵉ Rocher s'est complu à faire ressortir l'impossibilité d'empêcher un médecin exclu de l'ordre de continuer l'exercice de son art et il a ajouté que jamais une loi n'oserait prononcer cette interdiction, attendu que le diplôme est une propriété et qu'une fois donné, il ne peut plus être retiré.

Mon projet ne comportant pas l'interdiction professionnelle, je le répète, je pourrai passer outre à cette objection, mais il me plaît de prouver à Mᵉ Rocher qu'il a émis une assertion contestable. La loi de 1892 dit en effet, textuellement, à l'article 25. « La suspension temporaire ou l'incapacité absolue de l'exercice de leur profession peuvent être prononcées, accessoirement à la peine principale, contre tout médecin ou officier de santé condamné :

1° A une peine afflictive et infamante;

2° A une peine correctionnelle, etc., etc.

Voilà donc la question de droit nettement établie, tranchée. — M'objectera-t-on que la déchéance temporaire ou définitive du diplôme n'est prévue ici que pour les délits ou crimes de droit commun?

Je n'en suis nullement embarrassé. Qu'a voulu le législateur? Créer la possibilité d'enlever à un homme convaincu d'indignité l'exercice d'une profession qui, plus qu'aucune autre, exige des garanties de probité et de moralité. Or, peut-on soutenir que les indignes que nous visons, offrent ces garanties?

Les charlatans diplômés qui, par des annonces mensongères, des réclames immondes, spéculent sur l'ignorance et la crédulité publiques ; les membres de ces faux instituts, de ces officines d'exploitation de la souffrance humaine qui, à des centaines de lieues, dirigent le traitement de malades qu'ils n'ont jamais vus, ni examinés, tous ces escrocs, tous ces industriels malhonnêtes ne sont-ils pas plus dangereux pour la santé et la sécurité publiques que le malheureux médecin qui, dans un moment de défaillance, aura été entraîné à un abus de confiance ou à un crime passionnel?

Oh ! je sais bien que tous les malandrins cités plus haut jouissent en ce moment de l'impunité des lois, mais je suis de ceux qui croient que la justice et le bon sens finissent toujours par triompher.

Et j'espère qu'un jour, plus prochain peut-être que nous ne pensons, les pouvoirs publics s'apercevront que pour sauvegarder la santé publique il y a mieux à faire qu'à interdire et à poursuivre les vins plâtrés ou l'adultération du beurre par l'inoffensive margarine et qu'ils reconnaîtront que tous ceux qui se livrent à l'exploitation de la souffrance humaine sont les pires malfaiteurs!

Enfin, Me Rochet nous a dit une fois de plus que nos projets étaient utopiques et que jamais l'État ne nous concéderait la réforme que nous préconisons.

Me Rocher est bien sévère pour ses confrères du barreau, car le projet que j'ai fait distribuer a été précisément rédigé par des avocats dont il ne contestera certainement pas le talent, ni la science juridique : Mes Roy de Clotte, Duthil et O'Zoux de Bordeaux et Me Liouville (de Paris), l'éminent conseil judiciaire de l'Association générale des médecins de France : à ces noms déjà suffisants je puis ajouter ceux de MM. Trarieux et Bréjon, anciens bâtonniers. Enfin je n'aurai garde de ne pas rappeler que MM. Buffet et Barthou ont préconisé l'ordre des médecins et Me Rocher ne m'en voudra pas si j'estime que ces deux personnalités : l'une, ancien président du conseil et de la Chambre législative; l'autre, deux fois ministre et l'un des membres les plus en vue du Parlement, ont, sur les questions d'ordre politique et social, autant d'autorité et de compétence que n'importe qui.

Pardonnez-moi, chers confrères, d'avoir retenu aussi longtemps votre bienveillante attention et laissez-moi vous dire en terminant qu'alors même que les difficultés ou les résistances qu'on nous fait entrevoir seraient réelles, alors même que nos efforts dussent rester vains, nous n'en devons pas moins persister à réclamer des chambres médicales, car en poursuivant cette réforme, en poursuivant cette œuvre de moralisation professionnelle et d'intérêt social, nous aurons prouvé que si nous sommes justement soucieux de notre indépendance et de nos intérêts matériels, nous ne sommes pas moins soucieux de la dignité, du prestige et de l'honneur de notre corporation!

M. Dignat (de Paris) rappelle que, d'après les conclusions mêmes qu'il vient de présenter, la question de principe seule est de nature à intéresser un Congrès international.

Quant à la question de l'établissement particulier de ces ordres ou conseils disciplinaires, il appartiendra à chaque nation d'en discuter, tout en tenant compte, pour cette institution, des mœurs propres à chaque pays ainsi que des lois en vigueur.

Il fait remarquer à Me Rocher que, contrairement à ce que ce dernier semble croire, il n'a jamais été question dans le projet qu'il a présenté en 1892, de l'organisation d'un conseil supérieur de l'ordre des médecins. Dès cette époque, il s'est efforcé, au contraire, de démontrer qu'une pareille organisation, proposée par d'autres que par lui, était absolument irréalisable, et que jamais les pouvoirs publics ne l'autoriseraient.

Me Rocher est très heureux d'avoir vu cette importante question venir en discussion à ce Congrès international. Il est fier d'y prendre la parole, et il s'y croit du reste très autorisé, habitué qu'il est, depuis de nombreuses années, à assister de ses conseils juridiques les diverses associations médicales professionnelles qui ont bien voulu faire appel à sa collaboration.

M. Vandam (de Bruxelles) fournit quelques explications sur l'exercice de la médecine envisagé au point de vue de la législation belge.

M. le Président Lereboullet. — Comme Me Rocher, dont l'autorité est si grande en pareille matière, je suis absolument convaincu de l'inutilité de s'adresser au pouvoir législatif pour réclamer une sanction quelconque aux manquements déontologiques. Je l'ai dit maintes fois et je l'ai redit dans mon discours inaugural. Toutefois, un Congrès international doit émettre des vœux. Il doit exprimer publiquement ce que désire la majorité de ses membres et provoquer les mesures qui lui paraissent répondre le mieux aux intérêts communs de la corporation.

Je vous propose donc d'appuyer le vœu suivant qui, par sa forme, me paraît devoir résumer, tout en les conciliant, les diverses opinions émises par les orateurs que nous avons entendus dans cette section :

« Le Congrès émet le vœu qu'il soit procédé à la rédaction d'un code de déontologie médicale international ; puis, pour sanctionner cette mesure, à la création de chambres médicales ou d'ordres de médecins dans toute agglomération médicale. »

MM. Cuylits (de Bruxelles), Benedikt (de Vienne) et Dignat (de Paris) déclarent se rallier à cette rédaction et retirent les vœux qu'ils ont proposés.

L'assemblée, consultée, adopte à l'unanimité le vœu mis aux voix.

La séance est levée à 4 h. 45.

Secrétaires : MM. Dignat et Paul Guillon.

ONZIÈME SÉANCE. — SÉANCES DE SECTION

Vendredi 27 juillet

Le soir à 2 heures et demie.

IVe SECTION

Présidence de M. PORSON, vice-président.

Membre du Conseil supérieur de l'Assistance Publique.
Président d'honneur de l'Union des Syndicats médicaux de France.

LES SOCIÉTÉS D'ASSURANCE CONTRE LA MALADIE

par M. G. LEMIÈRE
de Lille.

Nous vivons dans un siècle où la lutte pour la vie est particulièrement âpre; et on cherche partout à remplacer l'action individuelle par une action collective anonyme. Les grandes industries ne sont plus la propriété d'un homme ou d'une famille, ou même d'un groupe d'hommes. Mais elles deviennent propriété collective, elles sont administrées par un conseil d'administration impersonnel, représentant des actionnaires anonymes dont le nom ne sera jamais prononcé. Partout les actionnaires entrent en ligne, et ils cherchent partout à prélever un bénéfice sur la moindre opération industrielle.

Une seconde caractéristique de notre époque, c'est que l'assurance s'empare de tout: on cherche à s'assurer contre tous les risques, et on trouve des hommes, ou plutôt des compagnies pour assurer toutes les responsabilités.

Voilà qu'aujourd'hui, on veut mettre en actions et en obligations les soins à donner aux malades, et des actionnaires d'un nouveau genre viennent prélever leur dîme sur la souffrance, la maladie et la mort.

Cela semblerait odieux, si ce n'était grotesque.

Nous ne ferons aujourd'hui aucune personnalité, nous nous bornerons à examiner froidement la situation au point de vue des principes : et nous voulons profiter de la réunion du Congrès international de médecine professionnelle pour mettre tous nos confrères en garde contre les dangers de ces assurances, et pour les prémunir contre le rôle de dupés et de dupeurs que l'on veut à la fois leur faire jouer.

Il s'est fondé depuis quelque temps des assurances mutuelles contre la maladie. Pour un prix fixe, moyennant le payement d'une prime annuelle, chacun a droit à tous soins médicaux et à tous médicaments durant l'année. Faisons d'abord remarquer que, quelle que soit la combinaison, tout le monde est dupé : malade, médecin et pharmacien. Je me trompe, il y a les actionnaires qui peuvent avoir chance de toucher quelque chose et les directeurs, employés et autres rouages, tous aussi inutiles les uns que les autres, qui ont grande chance ou même quasi-certitude de toucher des appointements, et même de gros bénéfices, quand ils travaillent eux-mêmes et quand ils ont le talent de se faire accorder un gros tant pour cent sur toutes les opérations qu'ils pratiquent, c'est le mot dont ils se servent.

Tous les autres sont dupés, c'est là un fait qui a à peine besoin d'être démontré. En effet, ces assurances d'un nouveau genre ont la folle prétention de ne pas faire payer trop cher au malade qui est leur assuré, de bien payer le pharmacien et d'honorer grassement le médecin : ils osent parfois même faire miroiter aux yeux des médecins le chiffre de 6 fr. la visite.

Tout cela ce sont des mots, et rien que des mots destinés à tromper tous ceux à qui l'on s'adresse.

En effet, ou bien l'assuré paye trop cher, ou bien le pharmacien et le médecin sont exploités; et, comme le pharmacien est payé sur mémoire, il s'ensuit que c'est le médecin qui doit être trompé.

En effet, tous ces directeurs et employés sont payés, ils ne le nient pas : c'est d'ailleurs tout naturel : toute peine mérite salaire : en plus de cela, il est évident que les actionnaires espèrent bien aussi toucher quelque dividende, car il n'est pas d'usage d'engager son argent pour qu'il ne rapporte rien, et surtout on ne donne pas un nom ronflant accompagné de beaux titres sans espoir d'être récompensé.

Cela ne suffit pas encore, semble-t-il, et les bénéfices doivent encore être plus considérables, puisque l'on parle parfois d'établir des œuvres de bienfaisance, d'installer des sanatoriums avec l'excédent. Je sais bien que la première pierre de ces établissements n'est pas encore retirée de sa carrière : mais c'est précisément ce qui me paraît particulièrement odieux, de pouvoir ainsi tromper les gens auxquels on s'adresse.

Car si les pharmaciens sont bien payés, si les médecins sont justement honorés, chacun suivant la somme de travail ou suivant les produits qu'il aura fournis, et si cependant il reste de quoi payer les employés et les actionnaires, de quoi même établir des réserves, c'est que les assurés payent trop cher. Il ne convient pas d'insister, on sait bien que l'adjonction d'un intermédiaire entre le producteur et le consommateur n'a jamais diminué le prix d'un objet ; il en est de même quand le producteur est un pharmacien ou un médecin et le consommateur un malade, car cette loi économique ne peut souffrir d'exception. Ni le malade, ni le médecin, ni le pharmacien n'ont donc intérêt à favoriser des combinaisons de ce genre, qui ont toujours le tort de donner naissance à des exploitations. Quand, comme dans le cas présent, l'intermédiaire est absolument inutile, il joue le rôle d'un parasite et il se nourrit aux dépens de l'organisme qui lui donne abri.

Faut-il vous dire que, dans la pensée de la plupart des auteurs de ces savantes combinaisons, c'est le médecin qui sera le bouc émissaire, et que c'est sur son dos que l'on cherchera à réaliser les plus grands bénéfices, quelques-uns diraient les plus petites économies.

Aussi ira-t-on d'un bout de la France à l'autre offrir de payer les médecins à l'abonnement et à tant par an et par tête d'assuré, malade ou non. Ce tant par tête variera suivant les régions : ici on offrira 80 centimes par assuré et par an, le docteur Salomon pourrait vous le dire : là 1 fr., et ailleurs, chez les privilégiés, 2 et même 5 fr. ; et parfois même, quand on verra qu'on ne réussit pas, on offrira des forfaits de 2 et 5000 fr., avec l'intention bien arrêtée de vous faire accomplir pour 6 ou 8000 fr. de besogne.

On vous dira même : « Nous vous offrons 5 fr. par an, par assuré malade ou non : or, les calculs des tables de morbidité démontrent que, sur 20 individus, il n'y en a qu'un en moyenne qui soit malade dans l'année, et son indisposition ne dure en moyenne que 10 jours, vous toucherez donc 60 fr. pour dix visites, soit 6 fr. par visite. » Je sais bien que l'on ajoute que les consultations dans le cabinet ne comptent pas, car elles ne vous coûtent rien : puisque vous êtes tenus d'être là à heure fixe, que vous importe la présence d'un client de plus ou de moins dans votre salle d'attente? On ira même jusqu'à vous dire que cela vous sera utile, que vous aurez les apparences d'une nombreuse clientèle et que les malades vont de préférence là où va la foule. Comme ces gens-là connaissent bien le puffisme à fond ! et ne nous étonnons pas trop si demain ils venaient nous demander de les payer pour nous envoyer de ces mannequins à l'heure de la consultation : ils sont inconscients. Le directeur de telles entreprises ne compte ni votre science, ni votre fatigue : il lui suffit de votre présence, et il ne doit vous payer que comme il paye son cocher de fiacre, au kilomètre : dès lors il ne vous doit rien pour les consultations données dans le cabinet, puisqu'il ne vous force pas à vous déplacer.

Ces beaux raisonnements, d'ailleurs, ne tiennent pas debout. Si l'on peut calculer la moyenne de morbidité réelle, cela est difficile, mais je concède ce postulatum : si l'on peut tabler sur une moyenne pour calculer le nombre de visites probables que fera un médecin dans une année à des clients qui le paient pour chaque visite, il est impossible d'établir une moyenne basée sur le caprice du client, et c'est au gré de son caprice qu'il vous demandera d'aller le voir : puisque pour lui c'est toujours le même prix, il ne lui coûtera rien de déranger le médecin. Au contraire, s'il va lui-même demander à son pharmacien un gramme d'antipyrine ou une limonade purgative, il devra le payer en bonne monnaie : le même médicament usuel ne lui coûtera plus rien s'il prend la peine de vous déranger pour vous demander une ordonnance. Bien naïf serait dès lors celui qui croira que l'on regardera à vous déranger, et ce n'est plus 10 visites par 20 assurés que vous serez appelés à faire, mais ce sera 10 et même 15 visites par chaque assuré et par an.

D'ailleurs, pour nous, médecins lillois, l'expérience n'est plus à tenter, elle est faite depuis longtemps. Nous avons les sociétés de secours mutuels qui nous paient à l'abonnement et qui nous offrent 1 fr. 25 par sociétaire et par an ; or, dans ce cas, un calcul bien simple nous a démontré que la visite rapporte 15 à 20 centimes au grand maximum. Si donc une assurance mutuelle nous paye deux fois et demie plus, au grand maximum, elle nous offre de faire les visites à un prix variant de 35 à 45 centimes, et cela non plus à de malheureux mutualistes, pour lesquels nous devons encore ressentir les sentiments de charité fraternelle, mais bien pour des gens de toute condition sociale, pour des gens souvent plus riches que nous.

J'ai entendu dire, et je dois examiner la question, bien que je n'y veuille pas croire pour ma part, que quelques-uns de nos confrères auraient accepté dans la pensée de prendre pour eux des clients appartenant à d'autres confrères. Grande est leur illusion.

Sans doute cela pourrait être, s'il s'agissait ici de malheureux qui, le plus souvent, ne recherchent pas le docteur X... ou le docteur Y..., mais simplement le médecin. Mais ce n'est pas à cette classe que doit s'adresser le genre d'agences dont nous parlons, car pour cette catégorie de clients, la prime serait déjà trop élevée : nous y reviendrons d'ailleurs dans un instant. Mais pour les clients d'une catégorie plus élevée : pour les bons clients, pour ceux qui honorent suffisamment leur médecin, pour ceux-là il n'y a rien à espérer, et ce n'est qu'à lui-même que le médecin d'assurances peut et doit faire tort. En effet, dans cette catégorie de clients, on tient en général à son médecin. Par suite, quand l'assureur se présentera dans une de ces maisons, le premier soin sera de regarder la liste des médecins auxquels on peut s'adresser. Si le médecin de la famille ne figure pas sur la liste, on refusera de se faire inscrire, car on ne voudra pas changer le médecin pour une si petite économie. Mais si, au contraire, le médecin de la famille figure sur la liste, on dira alors : Il vaut mieux s'abonner, puisque, pour une prime fixe, en apparence assez faible, nous aurons notre médecin ordinaire comme par le passé et, pour le même prix, nous l'aurons aussi souvent que nous pourrons le désirer. Et ce client qui payait bien, qui parfois avait une note d'honoraires de 50 ou de 60 fr. chaque année, voilà le médecin, qui s'est follement engagé vis-à-vis de la société d'assurances, qui sera obligé d'aller le voir comme par le passé, plus souvent même que par le passé ; et de plus, à la fin de l'année, au lieu des 50 ou 60 fr., il devra se contenter de toucher les 2 ou 3 fr., que lui octroie la compagnie d'assurances. Le médecin ne se fera donc tort qu'à lui-même, les bons clients des confrères leur resteront fidèles et seuls ses propres clients lui joueront le mauvais tour de s'assurer.

Si un seul médecin pouvait tenir ce raisonnement anticonfraternel, je dirais volontiers que ce sera sa punition ; en tout cas, il ne serait nullement à plaindre.

Donc le but poursuivi par ces promoteurs d'assurances contre la maladie ce n'est pas un but philanthropique, ce n'est pas le sentiment de la fraternité qui les anime, mais c'est une pensée de lucre et c'est en exploitant à la fois médecins et malades, qu'ils espèrent faire leur fortune. Les médecins ont déjà été trop souvent les victimes des exploiteurs, il importe qu'ils ne se laissent plus prendre à l'avenir.

Puis si ces sociétés pouvaient exister, que deviendrait la dignité du médecin? Nous avons l'habitude d'être considérés par nos clients, nous sommes les dépositaires des secrets les plus importants de la famille, nous avons en main la réputation et l'honneur de nos clients, on a en nous la confiance que l'on accorde à un homme que l'on a librement choisi. Au contraire, si demain nous nous laissons enrégimenter dans ces vastes entreprises, dans ces agences, nous aurons abdiqué notre liberté tout entière, nous serons devenus ces médecins fonctionnaires se rendant non plus à l'appel d'un malade, mais obéissant simplement à un ordre parti d'un bureau. Nos malades ne nous respecteront guère et, si nous avons le malheur de les priver de nos soins quand ils nous auront gravement manqué de respect, comme cela se voit parfois, alors ils se plaindront à la compagnie, à son agent général et nous devrons retourner par ordre auprès de ce malade. Vous avez peine à croire peut-être que cette tyrannie puisse exister, c'est cependant la prétention de certaines compagnies de nous l'imposer. Elles ont présenté un contrat à signer à des médecins par lequel ceux-ci s'engagent, pour un certain nombre d'années, à donner avec diligence leurs meilleurs soins à tous les assurés de la compagnie qu'ils ne connaissent pas. Quelques médecins ont eu le malheur de se laisser prendre à ce piège et aujourd'hui ils le regrettent tous vivement. Peuvent-ils se dégager? Nous aimons à le croire et nous osons le soutenir mais la compagnie n'est nullement de cet avis et non seulement elle refuse leur démission, mais elle exige qu'ils remplissent leurs engagements sous peine de gros dommages et intérêts. La justice dira sous peu si les prétentions de cette compagnie sont fondées. Mais, en tout cas, vous voyez les étranges prétentions de nos assureurs de la dernière mode, ils estiment que votre contrat vous lie sans aucune merci et dès lors ils peuvent vous forcer à continuer vos soins à des gens qui vous traiteront non seulement sans égards, mais encore comme des salariés à qui toute velléité d'indépendance est rigoureusement interdite, sous peine d'être traînés devant les tribunaux. Le règne de ces assurances, ce serait la destruction de la liberté et de la dignité du médecin, ce serait le médecin descendu non pas même au rang d'un fonctionnaire, mais bien à la condition d'un esclave.

Heureusement, nous n'en sommes pas encore là et je dis bien haut que je crois que le fonctionnement d'une telle société est d'après moi matériellement impossible.

En général, en effet, ces sociétés demandent environ 15 francs par tête et par an pour garantir les frais médicaux et pharmaceutiques, elles exceptent les opérations chirurgicales et les accouchements.

A qui va s'adresser une société de ce genre?

Aux pauvres, ce serait peine inutile, ils sont soignés gratuitement dans les hôpitaux, les bureaux de bienfaisance, les dispensaires, les polycliniques et fussent-ils désireux d'entrer dans cette société qu'ils ne le pourraient pas, ils n'ont pas 15 francs à donner par tête d'un seul coup.

Aux ouvriers non indigents? Ici encore ce serait folie de croire que l'on va réussir. L'homme le moins au courant de la question sait très bien à quel point le mouvement mutualiste est répandu partout et surtout chez nous, dans le Nord : tous les ouvriers, qui peuvent distraire quelques sous de leur salaire hebdomadaire, tous les petits employés sont affiliés à des sociétés de secours mutuels. Or toutes ces sociétés ne demandent en général à leurs affiliés qu'une cotisation maxima de 15 francs par an, payable en de multiples échéances. De plus non seulement elles garantissent les soins médicaux, les frais pharmaceutiques, mais, par surcroît, elles accordent une indemnité journalière en cas de maladie. Ces gens n'iront donc pas s'assurer pour payer plus cher et obtenir moins, puisque ces assurances ne donnent aucune indemnité de journée.

Ces sociétés iront-elles recruter leurs adhérents parmi les personnes riches? Elles l'espèrent sans aucun doute, mais elles connaissent mal les malades, je parle surtout en ce moment des Lillois et des gens du Nord. Sans doute les riches ne demandent pas mieux, en règle générale, de payer leur médecin le moins cher possible; ce sentiment est trop humain pour que, à quelques exceptions près, il ne prenne pas naissance dans tous les esprits.

Mais nous avons dit leur médecin et c'est bien le terme, car dans la classe aisée on tient avant tout au libre choix du médecin. Donc si on disait à ces personnes : « Pour 15 francs par an, vous aurez droit au médecin de votre choix, vous pourrez le faire appeler autant que cela vous plaira; vous aurez droit en outre à faire exécuter gratuitement toutes ses ordonnances chez votre pharmacien », ce jour-là, ce ne serait pas la grande majorité des clients, mais bien l'unanimité qui s'assurerait, ce serait l'âge d'or pour les malades. Mais on leur dira : « Ce n'est pas tout à fait cela, vous aurez droit aux soins médicaux, mais il faudra appeler M. X... qui demeure à 2 kilomètres de chez vous, que vous ne connaissez pas, peut-être même qui ne vous plaît pas comme médecin; de plus ce monsieur, très occupé par ses clients et par ceux de la société, ne pourra peut-être venir vous voir que bien des heures après que vous l'aurez fait appeler, parfois même le lendemain; puis son ordonnance, vous irez la faire exécuter, non pas chez votre pharmacien, en qui vous avez également confiance, mais par un de ceux que nous vous désignerons et parfois encore il vous faudra courir à un quart d'heure de chez vous. » Alors ces personnes répondront : « Ah! mais non pas de ça. Nous ne voulons pas qu'on nous impose un médecin, nous ne voulons pas dépenser 4 francs de voiture pour courir le chercher quand un de nos enfants aura le croup ou même le faux-croup, et cela, pour économiser une visite de 5 francs. » Donc une société de ce genre ne saurait prendre dans cette classe de clientèle, que le jour où tous ou au moins presque tous les médecins de la ville auraient accepté d'en faire partie. Or ce jour n'est pas venu et j'espère bien qu'il ne viendra jamais.

Il ne reste plus qu'une classe de clients auxquels une société de ce genre peut s'adresser, ce sont les petits rentiers, les modestes commerçants.

Mais ici encore elle n'a guère chance de réussir, car le tarif est trop élevé pour eux.

Supposons une famille moyenne de ce genre : le père, la mère et trois enfants, soit cinq personnes. Pour assurer la famille, il faudrait débourser dès le début de l'année, 75 francs. Or il y a bien des familles, presque toutes même, lorsqu'elles n'ont pas besoin de chirurgien, ni de l'accoucheur, qui ne payent pas en moyenne 75 francs de médecin et de médicaments par année.

D'ailleurs j'ajoute qu'une société de ce genre est du domaine de l'utopie et que du jour où elle aurait des adhérents, si elle est honnête, elle se ruinerait, et elle se ruinerait d'autant plus vite qu'elle aurait plus d'adhérents, ce qui semble bizarre, ce qui est contraire à la conception de toute société commerciale, mais ce qui est exact.

Tous les médecins des grandes villes reconnaitront que je n'ai rien exagéré en disant avec quelle facilité on appelle son médecin pour le moindre bobo, quand on sait que cela ne coûte rien et que même on a droit au médecin, de sorte qu'on ne lui doit même pas la reconnaissance officielle des sociétés de secours mutuels. Or quand vous irez faire une visite, vous ne pourrez pas ne pas prescrire et par suite quel déluge d'ordonnances. De plus à un mutualiste on peut encore dire qu'une œuvre de bienfaisance ne peut pas payer tous les médicaments; mais, comment répondre à un client qui paye à une assurance une prime qui lui donne droit à tous les médicaments? Soyez certains que le client vous demandera toujours ce qu'il y a de meilleur et de plus cher. Il ne voudra plus de pilules, mais de bons loochs blancs, savoureux et très coûteux. Puis, puisque c'est toujours le même prix, on vous demandera du sirop d'iodure de fer pour les enfants, du quinquina au malaga pour Monsieur ou des glycérophosphates ou des kolas pour Madame. Comment ferez-vous pour résister à ces besoins qui sont réels? Il y a aujourd'hui tant d'enfants rachitiques et scrofuleux, il y a tant de gens qui manquent d'appétit et surtout il y a tant de neurasthéniques. Pourrez-vous refuser ces médicaments que l'on donne chaque jour gratuitement dans nos bureaux de bienfaisance et dans nos dispensaires?

Non pas et puis pour ce que cela vous coûte. A moins que la Compagnie n'intervienne et ne vous dicte une thérapeutique spéciale et à bon compte, mais alors elle ne serait pas honnête et les clients se déclareraient vite dupés.

Le calcul est d'ailleurs facile à faire. Nous avons dit qu'à Lille certaines sociétés de secours mutuels payaient leur médecin à l'abonnement au prix de 1 fr. 25 par an et que la visite médicale revenait souvent à 12 centimes d'après les calculs très exacts de quelques-uns de nos confrères. Cela veut donc dire que chaque sociétaire exige en moyenne 10 visites par an. Lorsque nous aurons affaire à des clients d'un ordre plus élevé, cela sera bien pire encore au point de vue des exigences et dès lors, c'est 10 à 15 visites en moyenne que chaque assuré exigera de son médecin. Nous avons dit que chaque fois nous devrions laisser une ordonnance, puisque le client qui a droit aux médicaments gratuits sera le premier à l'exiger et nous avons démontré que le client ne se contenterait pas des médicaments à bon marché; il préférera toujours les bons sirops aux pilules et le vin de quinquina au malaga à la modeste infusion de quassia amara, puisque pour lui c'est le même prix. Dès lors est-il exagéré, je vous le demande, de dire que, en moyenne, nous serons appelés chaque fois à prescrire pour 1 franc ou 1 fr. 50. Dès lors le prix des médicaments dépassera déjà le montant de la prime annuelle. Il faudra en outre payer 2 ou 3 francs au médecin. il s'ensuit donc que la société sera en déficit chaque année de quelques francs par assuré même sans compter les frais généraux et les frais de gestion. Les actionnaires ont-ils le désir de payer le supplément? Je ne crois pas les calomnier en disant que telle n'est pas leur intention. Mais dès lors, nous dira-t-on, si une telle société ne doit pas et ne peut pas réussir pourquoi nous émouvoir ainsi et partir en campagne contre des moulins à vent?

J'estime que notre corporation doit d'autant plus s'émouvoir que ces brasseurs d'utopie font plus de propagande et, pour ma part, je crois que le péril est néanmoins très grand pour nous.

C'est que à côté de la prospérité matérielle, il y a la dignité professionnelle; à côté de la question de gros sous, il y a péril pour l'honneur du corps médical.

Pour moi le danger qui nous menace est surtout le suivant.

Je crois que ceux qui entreprennent de telles campagnes ne sont pas tous des utopistes et des illusionnés et il y en a qui mènent ces affaires tambour battant, tout en sachant bien eux-mêmes qu'ils ne réussiront pas. Tous les moyens leur sont bons et ils ne craignent pas d'employer les manœuvres dolosives et contre le médecin et le pharmacien et aussi contre le client.

Ils déconsidèrent le corps médical en attirant à eux des malheureux qui ne viennent que parce qu'ils sont attirés dans cette combinaison par le nom des médecins adhérents. Ces noms jouent sur le client le rôle du miroir dans la chasse à l'alouette.

Que quelques unes de ces compagnies soient certaines de ne pas réussir, cela semble ressortir de la légèreté extrême avec laquelle elles se constituent et elles manœuvrent.

Dans telle grande ville, un agent va trouver un médecin et lui fait signer un contrat disant expressément qu'il touchera chaque année 2 francs par assuré malade ou non que la compagnie possédera dans cette ville. Il se rend ensuite chez 5 autres confrères et il leur fait signer un contrat identique.

D'un autre côté cet agent déclare ne demander aux assurés que 15 francs par an pour les garantir contre les frais médicaux et pharmaceutiques. Eh bien, supposons que la société trouve des adhérents dans cette ville, supposons qu'elle en trouve 1000. Chacun de ces 6 médecins aux termes de son contrat pourrait exiger 2000 francs d'appointements par an. La société qui aurait touché 15000 francs devrait donc en payer 12000 rien qu'à ses médecins et pour 3000 francs, elle devrait couvrir les frais pharmaceutiques, les frais d'administration et payer les appointements et les primes dus à ses agents. Il suffit d'y réfléchir un instant pour comprendre que cela est impossible et qu'aucun homme raisonnable ne peut rêver une pareille combinaison. Vous voyez donc que deux hypothèse seules peuvent se présenter : ou la compagnie n'exécutera pas son contrat, ou elle est disposée à ne pas fonctionner.

Du côté des pharmaciens l'opération ne se présente pas mieux pour eux. On leur promet de les payer à un taux acceptable, mais on exige qu'ils prennent et qu'ils payent une action de la société avant de les inscrire comme fournisseurs.

Enfin les pharmaciens sont payés sur mémoire pour chaque ordonnance fournie.

Il faut donc admettre dès lors que les mémoires seront longs et fastidieux. Cependant avant de les payer, il faudra vérifier ces mémoires. Un pharmacien en faisait la remarque à un des propagandistes de ces assurances. Il lui demandait qui vérifierait ces mémoires et comment il serait payé de sa peine. Le directeur répondait que cela ne coûterait rien à la compagnie, le vérificateur aurait le bénéfice des erreurs relevées par lui. Mais s'il n'y a pas d'erreurs, comment sera-t-il payé de cette vérification qui demandera chaque année plusieurs semaines de travail? Le directeur fut muet, on n'était pas préparé à cette objection. Je ne parlerai que pour mémoire des engagements arrachés à des médecins et à des pharmaciens par des manœuvres condamnables: on en a déjà assez parlé et ce serait entrer dans les particularités, ce que je ne veux pas faire aujourd'hui.

Ce contre quoi je voudrais mettre aujourd'hui en garde les médecins de tous pays pour éviter à l'avenir le retour de pareille aventure, c'est la déconsidération qui peut être causée à ceux qui donnent leur nom à la légère.

Ou bien cette société sera une exploitation pour tous ou bien elle ne peut pas espérer fonctionner.

Dès lors quel but peut-on poursuivre en demandant votre signature?

Il est à craindre que ce ne soit le suivant : ayant obtenu des noms de médecins, on se présentera chez les clients. Ceux-ci n'accepteraient jamais de s'assurer à une telle compagnie, si elle ne pouvait leur fournir une liste de médecins connus. Cette liste établie, il y aura quelques étourdis ou quelques naïfs qui, dans chaque ville, se laisseront prendre et verseront leurs 10, 15 ou 20 francs pour être assurés.

Puis, comme la société ne fonctionnera pas, au bout de quelque temps ils se fâcheront et ils considéreront les médecins dont ils ont vu les noms comme complices de la mauvaise farce qui leur aura été jouée.

De plus, la plupart de ces sociétés se constituent en mutuelles et dès lors chacun des adhérents est responsable de la marche financière de l'entreprise. Si, après quelques mois, les frais généraux ont mangé tout l'avoir et au delà, on pourra faire un appel de fonds et on exigera un nouveau versement des adhérents. Si par hasard, il se trouve un ou deux de vos bons clients parmi les dupes, quelle opinion auront-ils de vous. Quel sentiment nourriront-ils à votre égard? Eux qui n'ont signé que parce que votre nom figurait sur la liste des médecins et parce qu'ils considéraient que vous ne pouviez faire partie que d'une affaire bien étudiée, ils se retourneront contre vous.

Je crois donc qu'une conclusion s'impose : le corps médical peut être exploité par des entreprises de ce genre, mais surtout la dignité de ceux qui donnent leur nom et par suite l'honorabilité de la profession ne peuvent qu'en être diminuées.

Je demande donc au Congrès d'émettre le vœu : Que tous les médecins doivent à l'avenir repousser en bloc toutes les avances de ces assurances contre la maladie.

LA PRÉVOYANCE MÉDICALE

par M. PHILIPPEAU
de Paris,
Secrétaire général de la Société « La Prévoyance médicale ».

La Société française des eaux minérales, appelée encore la « Prévoyance médicale » a été fondée, il y a vingt et un ans, par un groupe de modestes praticiens aux prises avec les difficultés de la vie. Émus des infortunes sans cesse grandissantes des membres de la famille médicale, ils ont mis en pratique la maxime : Associons-nous, aidons-nous les uns les autres, et, par leur persévérance et leur sagacité, ils ont réussi à fonder une œuvre philanthropique qui assure le repos aux médecins âgés et à leurs compagnes.

Ils ont pensé que les eaux minérales devaient faire partie du patrimoine médical et que des médecins réunis en un groupe confraternel pouvaient y trouver des ressources suffisantes pour fonder :

1° Une caisse de retraite;

2° Une caisse de secours;

3° Une maison de retraite;

4° Une caisse de secours immédiats en cas de décès.

Aujourd'hui, le succès a couronné leurs efforts, la Société française des Eaux minérales possède, à elle appartenant, des sources et établissements qui représentent trois ou quatre fois son capital social. Sa réserve légale, 72500 francs, est complète et déposée à la Banque de France en valeurs de tout repos. L'argent versé par les participants pour l'achat des sources reçoit un intérêt de 5 % et les bénéfices sont consacrés aux diverses œuvres de prévoyance.

La caisse de retraite possède plus de 150000 francs de capital inaliénable, et la part des bénéfices annuels qui lui est attribuée, a permis cette année de donner une pension de 600 francs à 81 médecins âgés de plus de 60 ans, et de 200 francs à 15 veuves de sociétaires.

La caisse de secours possède plus de 17000 francs, destinés à être distribués aux confrères non retraités, dans la misère ou infirmes, ou à leurs veuves et orphelins. De plus, cette caisse verse, immédiatement après le décès, une somme de 150 francs à la veuve qui en fait la demande, indépendamment du secours qui pourra lui être accordé ultérieurement.

Enfin il existe à Bondonneau une maison de retraite où, moyennant un prix relativement minime, sont admis nos sociétaires âgés, leurs veuves et leurs filles.

Tout médecin qualifié pour exercer en France et à l'Étranger peut faire partie de la Société.

Pour en faire partie il suffit d'être possesseur d'une action nominative ou d'une part de jouissance dont le prix actuel (60 francs) est accessible au médecin le plus pauvre. Ces titres portent intérêt, ils restent pendant trois ans la propriété de la veuve ou de ses enfants et sont rachetés par la Société au cours moyen des six derniers mois.

La retraite est de droit à soixante ans, après quinze ans de participation, et payable par semestre les 16 août et 16 février de chaque année.

Années, 1er avril.	Bénéfice annuel.	Nombre de pensionnaires.	Nombre de veuves.	Taux de la pension.	Somme totale distribuée aux pensionnaires.
1894 .	42.000	54	»	168	5.712
1895. .	58.000	52	»	169	8.788
1896. .	62.000	60	»	220	15.200
1897. .	79.000	69	»	260	18.115
1898. .	92.000	75	2	365	27.985
1899. .	106.000	79	8	450	36.750
1900. .	175.000	81	15	600	51.200

Conclusions.

Une fois le titre payé, il ne peut être fait aucun appel de fonds.

La « Prévoyance médicale » n'en constitue pas moins une assurance multiple, sans exiger de versement de primes annuelles: assurance de rente viagère pour le médecin et sa compagne, assurance en cas de décès, assurance en cas de maladie ou d'infortune avant l'âge de la retraite.

De toutes les œuvres confraternelles fondées pour venir en aide au corps médical, aucune n'a encore distribué des sommes aussi considérables, et étant donné son essor rapide, l'heure n'est pas éloignée où, pour une somme une fois déboursée, variant de 60 à 190 francs, elle donnera une rente annuelle de 1200 francs, ce qui assurera une existence tranquille à tous les médecins.

Notre œuvre n'est l'ennemie d'aucune autre œuvre d'assistance ou de retraite médicale fondée depuis sa création. Loin de là, elle ne cesse d'en vanter à ses membres les mérites et l'utilité, afin que le médecin s'assure des ressources suffisantes pour n'avoir à souffrir ni de la maladie, ni de la vieillesse, problème longtemps cherché en vain et qui lui attirera, nous l'espérons, toute votre bienveillante sollicitude.

DISCUSSION

M. Piot (Paris). — Je trouve très remarquables et très intéressants les résultats obtenus par la « Prévoyance médicale », mais ces résultats sont donnés par une entreprise purement commerciale, dont le médecin devrait, à mon avis, se désintéresser. Lorsque le malade vient demander une consultation, il attend du médecin qui a sa confiance un avis motivé uniquement par son intérêt à lui malade, et il ne faut pas que le médecin puisse être soupçonné de s'être laissé guider dans son choix par l'augmentation de dividende que peut amener la prescription d'une eau minérale, dont il est propriétaire. Son autorité et la confiance qu'il inspire courent le risque de sombrer s'il donne prise à de pareils soupçons.

Écoutons l'avis que nous donne le professeur Grasset dans son remarquable rapport sur les principes de la déontologie médicale : « Ces pratiques ne sont pas illégales, mais elles sont contraires à la morale professionnelle médicale et l'on n'excuse pas les dividendes en employant le surplus des bénéfices à secourir des confrères malades ou vieux. »

M. Levraud (de Saumur) regrette que la Société ait adjoint aux eaux thermales toute une série de spécialités pharmaceutiques, mais il plaide en faveur du but tout confraternel de l'œuvre.

M. Porson (de Nantes), président. — Ces pratiques ne paraissent pas à l'heure actuelle avoir l'assentiment de la grande majorité du corps médical et je crois que le Congrès de médecine professionnelle ne doit pas les encourager. Les œuvres commerciales, comme l'œuvre que recommande le Dr Philippeau, sont de celles dont le médecin, ainsi que vient de le dire M. Piot, devrait se désintéresser. Le Congrès de déontologie ne peut donc, nous en sommes presque tous d'avis, que laisser à leurs promoteurs la responsabilité de leurs actes.

LA MUTUELLE MÉDICALE FRANÇAISE DE RETRAITES

par M. C. LEVRAUD
de Saumur,
Secrétaire général de la Mutuelle médicale française de retraites.

Vous avez entendu aujourd'hui même le remarquable rapport de mon ancien maître le docteur Lande : vous avez parcouru avec lui la liste déjà longue des œuvres de prévoyance médicale des différents pays et vous avez approuvé ses desiderata en souhaitant la création d'œuvres complémentaires, ayant pour but de prémunir les médecins contre les risques connus : la maladie, la sénilité et la mort.

Dans l'examen si complet qui vous a été présenté, une société n'est pas nommée : le motif est qu'elle n'était pas encore née au moment où notre distingué rapporteur a déposé ses conclusions. Vous me permettrez de vous la présenter, car elle me paraît correspondre aux désirs exprimés par lui.

La « Mutuelle médicale française de retraites », fondée tout dernièrement sous les auspices du syndicat de Saumur et dont j'ai l'honneur d'être ici le représentant, est une société purement philanthropique, aux fonctions gratuites, dont le but est d'assurer la vieillesse des médecins et celle de leurs femmes, de les secourir en cas de maladie chronique et de venir en aide à leurs veuves.

Vous voyez déjà, par ce court résumé, que nous essayons de répondre aux principaux risques indiqués par le docteur Lande : la maladie chronique, la sénilité et la mort, avec le complément que nous offrons aux femmes les mêmes avantages qu'aux maris. Nous ne nous occupons pas de la maladie aiguë : vous connaissez tous l'association amicale du Concours et la société Lagoguey, auxquelles aucune critique ne peut être faite.

Voici quel est notre fonctionnement : Nous acceptons tous les médecins exerçant légalement en France, ainsi que leurs femmes, et il n'y a aucune limite d'âge pour l'admission. Chaque sociétaire est soumis à une cotisation de 5 francs par mois, soit 60 francs par an, payable en deux fois s'il le désire. Après 20 ans de participation et après 50 ans d'âge, il aura droit à une retraite *que nous ne pouvons pas fixer*, mais qui ne doit pas être supérieure à 1500 francs par an.

On nous a déjà reproché ce manque de certitude, et l'absence de travaux d'actuaires; en cela on n'a pas compris l'esprit de notre société qui n'est pas une assurance proprement dite, mais plutôt un complément des grandes mutuelles populaires dont le succès est maintenant certain en dépit des sombres pronostics du début. Puis nous avons dans nos règlements deux conditions qui ne nous rendent pas du tout semblables aux associations médicales actuelles : d'abord, pour avoir droit à la retraite, il est nécessaire que le titulaire n'exerce plus la médecine, ensuite la somme versée annuellement à chaque retraité ne sera pas seulement produite par l'intérêt de l'argent précédemment acquis, mais encore par le plus large partage possible des cotisations de l'année.

Je m'explique : nous n'avons pas cru nécessaire de thésauriser continuellement et de constituer un gros capital inaliénable, mais de réduire au contraire celui-ci au minimum possible, en permettant la distribution des 9/10 des sommes encaissées.

Un exemple vous fera mieux comprendre : supposons-nous 1000 dans 40 ans : cette année-là les ayants droit à la retraite auront non seulement à se partager (comme dans les « Prévoyants » et autres sociétés similaires) les intérêts composés du capital inaliénable, si petit soit-il, mais environ les 9/10 des cotisations qui seront 60000 francs cette année-là, soit 54000 francs.

Or vous savez tous comme moi combien peu de médecins prennent leur retraite réelle avant de mourir, et le nombre de nos retraités sera sans doute assez restreint, d'autant plus que dans notre esprit le maximum de 500 francs a été fixé, pour éloigner les spéculateurs.

De plus, le chiffre de la retraite peut être doublé par la participation de la femme à laquelle nous demandons les mêmes devoirs et accordons les mêmes droits qu'au mari, mais son sort est lié à celui de ce dernier, car il ne peut être retraité sans qu'elle le soit elle-même.

Enfin nous avons essayé de nous rapprocher plus encore de la pension rêvée du fonctionnaire ou de l'officier en créant la retraite proportionnelle qui est un nouveau degré vers le mieux.

Nous avons pensé qu'il serait particulièrement injuste de voir son bénéfice perdu par un sociétaire atteint d'une maladie chronique l'empêchant de continuer son travail professionnel et peut-être de verser ses cotisations ; aussi avons-nous décidé que si pareil malheur arrivait à l'un de nos membres, il pourrait, si toutefois il avait cinq ans au moins de sociétariat, demander la liquidation de sa pension qui serait alors proportionnelle. De même pour la femme et pour la veuve, avec ce complément qu'elle peut continuer, si elle le veut, à verser annuellement sa cotisation pour arriver après 20 ans à une retraite entière.

Voilà ce que j'étais chargé de vous dire. Pour me résumer, voici ce que j'ajouterai : nous sommes, non une société financière, mais plutôt une vaste *tirelire* médicale dans laquelle chacun de nous verse chaque jour quelques sous que nous plaçons et faisons profiter le mieux possible sous le contrôle de la loi. Au bout de 20 ans, chaque année le contenu fructifié sera presque entièrement distribué à ceux de nous qui, fatigués, croiront qu'un juste repos est la récompense d'une vie active. Mais d'ici là, si l'un de nous, terrassé par la maladie chronique, est forcé de prendre un repos prématuré, ou bien meurt en laissant une veuve, alors nous ferons une brèche par laquelle nous sortirons la retraite proportionnelle qui est un droit et non une charité.

Nous tenions à profiter de la compétente assemblée qui m'écoute pour vulgariser notre œuvre : jusqu'ici aucune réunion importante n'avait été saisie de notre fonctionnement : nos statuts élaborés et soumis à l'approbation gouvernementale pour augmenter notre crédit, nous nous étions bornés à les faire connaître à la presse médicale et à quelques milliers de médecins français. Je remercie la première de son précieux concours et je prie les seconds de continuer à nous faire parvenir leurs adhésions, car depuis un mois à peine que nos règlements sont distribués, près de 50 confrères, ainsi que beaucoup de leurs femmes ont demandé à faire partie de notre association. C'est là pour les fondateurs une juste récompense, et nous avons tout lieu de croire, étant donnés nos débuts, que le succès définitif couronnera nos efforts.

Messieurs, j'ai terminé, et je vous demande de vouloir bien, à la fin de votre Congrès, émettre un vœu favorable à notre société naissante.

DISCUSSION

M. Porson, président, remercie M. Levraud de son intéressante communication : L'œuvre qui nous est présentée est évidemment très méritoire, mais je n'oserais pas approuver absolument le fonctionnement financier de la société qui ne peut rien promettre pour l'avenir, les retraites distribuées étant prises sur le capital versé chaque année. Il faudrait une étude approfondie, chiffres en mains, pour savoir si cette œuvre est viable.

M. Treille (de Lavaveix-les-Mines, Creuse) regrette de voir les forces mutualistes se disperser ainsi en une multitude d'œuvres, qui ne peuvent que se faire du tort, plutôt que de s'unir en un seul faisceau puissant.

DES AVANTAGES DE L'OBLIGATION D'OPTER ENTRE LE DROIT A LA PRATIQUE MÉDICALE ET LE DROIT A LA RETRAITE

par M. COUTAND
de Saumur.

Les médecins riches s'assurent volontiers de nos jours : la prévoyance leur est facile. Les autres prévoient bien les misères prochaines ou futures ; mais ils ne peuvent se décider à prendre sur leur maigre budget la forte prime demandée.

Et pourtant plus que personne, ils ont besoin d'être rassurés et assurés contre les inconnus d'un avenir menaçant.

Faut-il les laisser à leurs inquiétudes impuissantes et aux mutuelles populaires du sou quotidien, des prévoyants de l'avenir ou de la dotation de la jeunesse?

Nous ne le pensons pas.

Nous avons cherché non à fléchir des chiffres de nature inflexibles, mais à mieux employer les ressources qu'ils nous promettent, en canalisant celles-ci autant que possible au profit des adhérents qui en auront le plus pressant besoin.

Nous avons cherché le moyen de leur assurer, le cas échéant, une pension de retraite suffisante avec une prime aussi minime que possible : 60 francs par exemple par an pendant 20 années consécutives

Cette prime a l'avantage d'être acceptable par tous les médecins aussi bien par les confrères qui s'imaginent n'avoir jamais rien à craindre que par ceux qui ont tout à craindre. L'assistance et la prévoyance confraternelles se confondent ainsi pour se placer au plus haut degré de la perfection.

Ce moyen dont nous avons emprunté le principe aux caisses de retraite de l'État et des grandes administrations, est l'obligation d'opter entre le droit à la pratique professionnelle et le droit à la pension de retraite. Il réduit beaucoup le nombre des mutualistes qui auront chaque année à se partager les ressources sociales, multipliant d'autant celles-ci.

Rien de plus juste cependant, ni de plus libéralement humanitaire.

Convaincus de sa valeur, nous avons fondé sur ce principe la Mutuelle médicale française de retraite approuvée par arrêté ministériel du 10 mai 1900. Nous ne doutons pas du succès de la jeune société : mais nous espérons l'assurer pleinement autant qu'il en sera besoin, par les bénéfices de la réclame exceptionnellement avantageuse que le bulletin de la Mutuelle mettra à la disposition de MM. les spécialistes pharmaciens.

Comme nos adhérents, ces industriels voudront faire à la fois une bonne action et une bonne affaire.

Conclusions.

1° Toutes autres obligations remplies, celle d'opter entre le droit à la pratique médicale et le droit à la retraite, permet de rapprocher le plus possible l'âge où l'adhérent, désireux de la faire, pourra jouir de la pension de retraite en diminuant la prime le plus possible.

S'il est impossible de déterminer d'avance le nombre de ceux qui préféreront les bénéfices de la pratique professionnelle à une très modeste pension de retraite, nombre qui variera nécessairement chaque année, il est permis d'admettre qu'il sera très considérable toujours, atteignant peut-être les trois quarts des ayants droit.

2° Si, escomptant trop le nombre de ces favoris de la clientèle, on abaissait trop la prime, rapprochant trop l'âge de la retraite, l'obligation d'opter entre le droit à la pratique médicale et le droit à la retraite viendrait encore heureusement sélectionner et secourir les vrais besoins alors en cause.

Une insuffisante pension de retraite détournerait naturellement vers la pratique médicale tous les mutualistes capables d'en attendre encore quelque chose. Seuls les impotents et les désespérés se décideront à prendre la pension quelle qu'elle soit, laquelle se trouvera augmentée, proportionnellement à la défection des premiers, se rapprochant sans doute très près du maximum prévu.

3° Une association fondée sur l'obligation d'opter entre le droit à la pratique professionnelle et le droit à la pension de retraite, sans cesser d'être une association de prévoyance au premier chef, comme celles fondées sur les calculs ordinaires des actuaires, devient encore et surtout une association d'assistance mutuelle confraternelle devant atteindre le maximum désirable de la meilleure philanthropie. Telle est la Mutuelle médicale française de retraite. Telle est l'œuvre que ses fondateurs ont voulu faire.

Nous regrettons en terminant que les lois de notre pays ne nous aient pas permis de faire la Mutuelle médicale internationale.

Le corps médical semblait désigné pour essayer heureusement ce premier pas dans l'internationalisme.

La séance est levée à 4 h. 1/2.

Secrétaires : MM. CAYLA et PIOT.

DERNIÈRE ASSEMBLÉE GÉNÉRALE. — SÉANCE DE CLOTURE

Grand amphithéâtre de la Faculté de Médecine

A 4 heures 3/4.

Présidence de M. LEREBOULLET, président.

La séance de clôture porte à son ordre du jour : 1° l'élaboration de deux questions ayant trait à la continuation du mouvement professionnel suscité par ce premier Congrès et à la pérennité du Congrès ; 2° l'adoption d'un certain nombre de vœux présentés au cours des séances du Congrès.

1re QUESTION

M. le Président propose de fixer la date du prochain Congrès international et de décider en quel pays il se réunira, toutes réserves étant faites au sujet de la création et de la réunion des Congrès nationaux.

DISCUSSION

M. Sciammana (de Rome) demande que ce Congrès soit tenu en même temps, et dans le même pays que le XIVe Congrès international de médecine.

M. Cuylits (de Bruxelles) estime qu'il est inopportun de fixer actuellement cette date. Il vaudrait mieux remettre au Comité international qu'on va nommer le soin de réunir ce Congrès.

M. Gairal (de Carignan, Ardennes). — Le prochain Congrès international devrait être tenu en Belgique. D'autre part, il me paraît suffisant qu'il y en ait un tous les trois ans seulement.

M. Dorison (de Paris) demande que le Congrès ait lieu au même endroit et à la même époque que les autres Congrès médicaux.

M. Fiévet (de Liège) propose de réunir le Congrès à Liège, lors de l'Exposition qui doit avoir lieu en cette ville dans trois ans.

M. le Président demande de quelle nature sera cette Exposition.

M. Fiévet. — L'entreprise privée, elle sera industrielle et universelle.

M. Issa-Pacha-Hamdy (du Caire) demande que le Congrès international de médecine professionnelle suive le Congrès de médecine.

M. le Président demande que l'Assemblée se prononce d'abord sur la date du prochain Congrès.

VOTE

L'Assemblée générale décide que le prochain Congrès aura lieu dans trois ans.

REPRISE DE LA DISCUSSION

M. Benedikt (de Vienne) estime qu'il faut rester indépendant du Congrès de médecine. Le Congrès de déontologie devrait se réunir dans le pays qui a manifesté la plus grande activité pour la défense des intérêts professionnels. La Belgique lui semble tout indiquée.

M. Sciamanna (de Rome) demande que le soin de désigner le lieu de réunion du prochain Congrès, ainsi que l'époque de l'année à laquelle il devra se tenir, soit laissé à une commission internationale nommée à cet effet.

M. le Président insiste pour qu'on choisisse la Belgique.

M. Fiévet, au nom de la ville de Liège, fait une invitation officielle.

M. Petersen (de Saint-Pétersbourg). — Après avoir eu l'honneur d'assister à ce Congrès si intéressant et si instructif pour les questions médicales professionnelles, en qualité de délégué de la Société médicale de secours mutuels de Saint-Pétersbourg, je viens vous dire, confrères, que je remporte à la maison le sentiment que c'était une idée très heureuse et généreuse, de nous unir pour ce 1er Congrès professionnel médical international à Paris et qu'il faut répéter ces Congrès périodiquement. On nous a invité en Belgique pour le 2e Congrès ; j'espère qu'en Belgique, vous nous permettrez de vous inviter pour le 3e Congrès, à Saint-Pétersbourg ! Vous trouverez en Russie les mêmes entraves à l'exercice de la profession médicale, mais vous y trouverez aussi des confrères à cœurs chauds, qui seront heureux de recevoir des confrères de tous les côtés du monde. Je ne vous dis pas adieu, je vous dis *au revoir*, au 2e Congrès professionnel médical !

Monsieur le Président et Monsieur le Secrétaire général, recevez encore une fois, de tout cœur, nos remerciements sincères pour votre grand travail à nous unir.

VOTE

M. LE PRÉSIDENT met aux voix la proposition suivante : « Le 2e Congrès international de médecine professionnelle et de déontologie médicale se tiendra en 1905 en Belgique. »

L'Assemblée adopte.

2e QUESTION

M. LE PRÉSIDENT propose ensuite de procéder à la nomination d'une Commission internationale pour la préparation du prochain Congrès, et à la nomination d'un Comité national pour préparer un code déontologique et discuter toutes les questions professionnelles qui ont été soulevées au Congrès, en leur donnant la sanction nécessaire.

Sur le premier point, l'Assemblée décide que cette Commission internationale d'accord avec le bureau actuel du Congrès se constituera ultérieurement.

Sur le second point, l'Assemblée désigne par acclamation le bureau du Congrès actuel.

M. GRASSET dépose le projet de résolutions ci-dessous :

« Le premier Congrès international de médecine professionnelle et de déontologie,

Considérant qu'en dehors de la Commission internationale constituée d'autre part, il y a lieu de constituer, en France, un Comité national permanent, chargé :

1o De préparer la partie nationale du prochain Congrès international ;

2o De rédiger un projet de code de déontologie, qui sera soumis ensuite à l'examen et à la discussion de tous nos confrères ;

3o De préparer la constitution et le mode de nomination du Conseil supérieur de la médecine professionnelle, dont la création a été décidée dans la séance du 26 juillet ;

4o De remplir, entre le premier et le deuxième Congrès international, toutes les fonctions de ce Conseil supérieur, jusqu'à ce que celui-ci soit constitué ;

5o De provoquer, s'il y a lieu, des congrès nationaux :

Considérant qu'il y a lieu de désigner, dès aujourd'hui, ce Comité national, l'ajournement de la désignation devant équivaloir à sa non-exécution :

Décide, dans son assemblée générale de clôture du 27 juillet 1900 :

Que ce Comité sera, dès à présent et jusqu'au prochain Congrès, constitué par le bureau du premier Congrès de médecine professionnelle et de déontologie, le bureau de l'Union des Syndicats médicaux de France, le bureau de l'Association générale des médecins de France, le bureau du Syndicats des médecins de la Seine et le bureau du Conseil général des Sociétés médicales des arrondissements de Paris : les bureaux étant composés, pour chacune de ces associations, du président, des vice-présidents, du secrétaire général et du trésorier.

Ce Comité pourra du reste toujours s'adjoindre ceux de nos confrères, représentants des collectivités médicales, ou indépendants de ces collectivités et dont il jugera la collaboration utile pour la réussite de l'œuvre générale.

VOTE

M. LE PRÉSIDENT met aux voix la proposition de M. Grasset.

L'Assemblée adopte.

VŒUX SOUMIS AU CONGRÈS

M. LE PRÉSIDENT consulte le Congrès sur différents vœux soumis aux sections et renvoyés à l'Assemblée générale de clôture.

Vœu Berthod (de Paris).

« Le Congrès de médecine professionnelle émet le vœu que les maladies vénériennes ne soient pas soumises à un régime d'exception par les mutualités, mais traitées au même titre que toutes les autres maladies. »

(*Adopté à l'unanimité.*)

Vœu Borel, Fayol et Larche (de Marseille).

« Considérant que le médecin naviguant au commerce, appelé en France médecin sanitaire maritime, a pour mission, outre la surveillance médicale de son navire, d'assurer la protection des ports où le navire fait escale contre l'invasion des affections pestilentielles, mission que sa situation de salarié, dépendant absolument de l'armateur, rend à peu près impossible à remplir, le premier Congrès international de médecine professionnelle et de déontologie médicale émet le vœu que les pouvoirs publics rendent indépendants des armateurs, les médecins sanitaires maritimes et les fassent relever seulement de l'administration sanitaire. »

(*Adopté à l'unanimité.*)

Vœu Le Baron (de Paris).

Je vous prie d'émettre un vœu pour que les Sociétés de secours mutuels n'exigent plus de nous le diagnostic des maladies de ceux que nous soignons. Agir autrement serait renoncer à une de nos prérogatives les plus précieuses, prérogative qui est la garantie des malades.

Nous avons l'obligation morale de taire ce que nous voyons. Cette obligation est d'ailleurs confirmée pour les médecins français par l'article 378 du Code Civil. En violant le secret professionnel, nous nous exposerions à des poursuites qui aboutiraient certainement à notre condamnation.

Nous avons, il est vrai, la ressource d'un diagnostic banal, comme celui de « fièvre ». Mais c'est là un faux-fuyant indigne de nous.

Les Sociétés allèguent qu'elles ont besoin de nos diagnostics dans un intérêt statistique.

L'utilité de ces statistiques ne nous est pas démontrée. D'ailleurs le serait-elle que cette raison nous paraîtrait encore insuffisante pour nous autoriser à contrevenir à un de nos devoirs professionnels les plus stricts « et à violer la loi ». (*Adopté à l'unanimité*).

Vœu Verhaeren (d'Alger).

« Le Congrès, reconnaissant le danger qui résulte pour les malades de l'usurpation du titre de sanatorium par des établissements non médicalement dirigés, émet les vœux suivants :

1° Un sanatorium ne sera digne de ce titre que s'il est exclusivement dirigé par un médecin, tant au point de vue médical qu'au point de vue administratif.

2° Un médecin donnant ses soins à des malades placés dans un établissement non médical devra bien spécifier son rôle de façon à ne tromper ni les malades, ni les médecins susceptibles d'envoyer leurs clients dans ces établissements. »

(*Adopté*.)

Vœu Paul Thiéry (de Paris).

1° Une entente doit avoir lieu entre les médecins de la ville, le corps des hôpitaux, l'administration de l'Assistance publique, et les pouvoirs publics pour empêcher les malades aisés d'abuser des consultations gratuites et de l'hospitalisation.

2° Au besoin, l'Assemblée législative doit être saisie d'un projet ayant pour but de réglementer l'Assistance gratuite, conformément aux lois du 9 mars 1795, du 24 vendémiaire an II, et du 2 floréal an II (Convention Nationale).

3° Considérant. que c'est à l'Administration qu'il appartient de prendre à sa charge les mesures destinées à réprimer les abus. et qu'un résultat effectif ne peut être obtenu qu'en multipliant les difficultés pour le malade aisé de se présenter à l'hôpital. nous vous proposons de soumettre à l'approbation des pouvoirs publics les moyens suivants :

A. Affichage extérieur et intérieur de l'avis qui réserve les consultations et l'hospitalisation aux malades indigents et nécessiteux et des formalités nécessaires pour obtenir l'un et l'autre.

B. Conservation des circonscriptions hospitalières avec application intégrale du règlement en ce qui les concerne.

C. Création de commissaires enquêteurs de quartier et de bons pour consulter, valables pour une année, délivrés aux indigents et nécessiteux, établissant leur situation après enquête de ces commissaires. Nécessité de présenter ces bons pour être admis soit à la consultation gratuite, soit à l'hospitalisation proprement dite et de répondre à un formulaire mentionnant l'état civil et la situation pécuniaire du malade.

D. Engagement écrit par le malade de rembourser à l'hôpital la valeur de la consultation ou des soins et frais de séjour, si l'enquête démontre une fraude dans ses déclarations. En cas de récidive, le malade commet une contravention qui serait punie d'amende et même de prison. (Au cas où la fraude proviendrait de fausses déclarations du propriétaire ou du concierge, responsabilité pénale de ces derniers.)

E. Suppression des lits payants en dehors des cas où le malade pourrait justifier soit d'un cas d'urgence, soit d'insuffisance ou de modicité extrême de ses ressources. Suppression de la Maison municipale de Santé.

G. Application stricte des règlements actuellement existants et adoption des vœux du Conseil supérieur de l'Assistance publique en ce qui concerne l'hospitalisation des malades de province.

(*Adopté à l'unanimité*).

Vœu Petit (de Paris).

« Les pharmaciens, violant les lois existantes, vendent sans ordonnance des produits toxiques, spécialisés ou non.

« Cette manière de faire expose le public à des dangers sans nombre et blesse gravement les intérêts du corps médical tout entier.

« Les médecins, réunis au Congrès de 1900, demandent aux pouvoirs publics le respect des lois qui ont été faites dans l'intérêt de tous. »

(*Adopté.*)

Vœu Dignat (de Paris).

« Tout médecin qui emploie comme aides dans les opérations chirurgicales, soit pour donner le chloroforme, soit pour telle autre assistance de nature médicale, des individus non médecins, ou qui délivre des diplômes visant la capacité de ces mêmes individus à exercer une branche quelconque de la thérapeutique (massage, par exemple), commet une infraction grave à la loi, en même temps qu'un manque d'égards envers le corps médical. Le Congrès exprime donc le vœu que, notamment pour le chloroforme, la personne qui l'administre ait le diplôme de docteur. »

(*Adopté.*)

Vœu Gandil (de Paris).

(*Au nom de la Société d'électrothérapie.*)

« Considérant que l'électricité est un agent thérapeutique puissant, etc.

« Émet le vœu que tout individu non possesseur du diplôme de docteur en médecine, appliquant l'électricité sur autrui d'une façon habituelle, dans un but thérapeutique, soit considéré et poursuivi comme exerçant illégalement la profession médicale. »

(*Adopté.*)

Vœu Le Baron (de Paris).

Création de chaires de massage scientifique dans les Facultés de médecine.

(*N'est pas adopté.*)

Vœu P. Dignat (de Paris).

« Le Congrès international de déontologie émet le vœu que dans les pays qui n'en sont pas pourvus, on institue des chambres médicales qui auront pour but de veiller à la dignité et à la moralité professionnelles. »

(*Adopté à l'unanimité.*)

Vœu Dromain (de Paris).

« 1) Le Congrès exprime le vœu que les diverses administrations de l'État et en particulier le Ministère de la Guerre, la Faculté de médecine de Paris et l'Assistance publique, tiennent pour bon, valable et légitime, tout certificat de vaccination ou de revaccination délivré par un médecin diplômé, sans que ce médecin ait besoin de remplir une fonction administrative ou autre de l'État.

« 2) Le soussigné exprime le vœu que lorsque le Gouvernement prescrira par mesure d'hygiène les vaccinations ou revaccinations obligatoires dans les lycées, écoles, classes ou administrations de l'État, il soit toujours permis aux intéressés, par respect de la liberté individuelle, de se faire vacciner ou revacciner par un médecin de leur choix et que le certificat de vaccine délivré par celui-ci soit tenu et considéré comme valable et suffisant. »

(*Renvoyé au futur Congrès national.*)

Vœu Queirel (de Marseille).

« Émet le vœu que l'exercice de la médecine et de la pharmacie soient disjoints et que la même personne ne puisse exercer à la fois la médecine et la pharmacie. »

(*Renvoyé au futur Congrès national.*)

Allocution de M. Lereboullet, président.

Mes chers confrères,

Avant de déclarer close cette première session du Congrès de médecine professionnelle et de déontologie médicale, je tiens à vous adresser une fois encore, au nom du bureau tout entier, l'expression d'une vive gratitude.

Malgré les attractions multiples qui vous conviaient loin de cet amphithéâtre, malgré les chaleurs torrides qui en rendaient le séjour si pénible, vous êtes venus, plus nombreux, plus zélés, à chacune de nos séances, prendre une part active à nos travaux.

Les discussions souvent animées, toujours courtoises qui ont eu lieu dans cette enceinte auront, au dehors, un salutaire retentissement. Elles hâteront, j'en ai l'espoir, la solution de plusieurs des questions qui, depuis si longtemps, préoccupent le corps médical.

Bientôt, notre dévoué secrétaire général, auquel revient une si grande part dans la préparation et dans le succès de ce Congrès, vous enverra un volume qui pourra être considéré comme le recueil de nos doléances professionnelles et qui ne le cédera en rien, ni comme intérêt, ni comme utilité, aux documents scientifiques publiés par les autres Congrès médicaux.

Quant à moi, mes chers confrères, je vous remercie tout personnellement : car ce sera le plus grand honneur de ma vie d'avoir été appelé à présider vos débats.... (*A ce moment des applaudissements répétés couvrent la voix de l'orateur*).

M. VANDAM. — Messieurs, vos applaudissements et vos acclamations iront au cœur de notre cher président. Mais les applaudissements passent et je propose que nous donnions à M. le Dr Lereboullet une marque durable de notre gratitude. Je vous demande de le proclamer par acclamation Président d'honneur du futur Congrès de médecine professionnelle et de déontologie médicale.

(*Acclamations unanimes.*)

M. LE BARON. — Je m'associe, messieurs, de tout cœur aux félicitations si méritées que M. Vandam vient d'adresser à notre président, mais laissez-moi réparer un oubli. Je suis sûr, en cela, d'avoir l'approbation de M. Lereboullet. Mieux que personne, il a pu apprécier ses collaborateurs.

Je serai, messieurs, votre interprète en exprimant, au nom du Congrès, tous nos remerciements à celui qui en a conçu le projet et en a été la cheville ouvrière. J'ai nommé notre secrétaire général, M. le Dr Glover. (*Applaudissements répétés*).

La séance est levée à six heures et demie.

Secrétaires : MM. DIGNAT et PAUL GUILLON.

APPENDICE

APPENDICE

AU

COMPTE RENDU DE LA PREMIÈRE SESSION

DU

CONGRÈS INTERNATIONAL

DE

MÉDECINE PROFESSIONNELLE

ET DE

DÉONTOLOGIE MÉDICALE

DOCUMENTS OFFICIELS ET DIVERS

ARRÊTÉ MINISTÉRIEL DU 11 JUIN 1898

RÈGLEMENT

POUR

LES CONGRÈS A L'EXPOSITION DE 1900

Article premier. — Est instituée à Paris, pendant la durée de l'Exposition universelle de 1900, une série de congrès internationaux dont l'organisation et le fonctionnement sont soumis aux dispositions du présent règlement.

Art. 2. — Les congrès internationaux de l'Exposition de 1900 sont divisés en douze sections, conformément au tableau ci-dessous :

Section I. Éducation et enseignement.
— II. Beaux-Arts : arts décoratifs ; belles-lettres ; art dramatique ; histoire ; archéologie.
— III. Sciences mathématiques (mathématiques, mécanique, astronomie, géodésie).

Section IV. Sciences physiques et chimiques et leurs applications (physique, chimie, météorologie, industries physiques et chimiques).

— V. Sciences naturelles (géologie, minéralogie, botanique, zoologie, anatomie, physiologie, anthropologie).

— VI. *Sciences médicales* et pharmaceutiques.

— VII. Mécanique appliquée, génie civil et maritime, moyens de transport.

— VIII. Sciences agricoles (agronomie, agriculture, viticulture, industries agricoles, horticulture, sylviculture, chasse, pêche).

— IX. Économie politique, législation, statistique.

— X. Sciences sociales (économie sociale, hygiène, assistance).

— XI. Colonisation et sciences géographiques (géographie, géographie physique, explorations).

— XII. Industrie et commerce en général.

ART. 3. — Les congrès internationaux de l'Exposition de 1900 sont placés sous le patronage du Gouvernement français. Ce patronage ne peut en aucune façon engager l'administration quant aux opinions émises ou aux résolutions formulées. Les sujets religieux et politiques sont formellement interdits.

ART. 4. — La surveillance générale des salles de congrès appartient à l'administration de l'Exposition.

ART. 5. — Toutes les communications relatives aux congrès de l'Exposition de 1900 doivent être adressées au commissaire général (direction générale de l'Exposition. — Congrès).

ART. 6. — Les questions relatives aux demandes et à l'organisation des congrès internationaux sont étudiées par les soins de douze comités spéciaux correspondant à chacune des sections énumérées à l'article 2 et dont les membres sont nommés par le Ministre du commerce, de l'industrie, des postes et des télégraphes, sur la proposition du commissaire général. Chacun de ces comités élit un président, un vice-président et un secrétaire pris parmi ses membres.

ART. 7. — Une commission supérieure est chargée, conjointement avec le directeur général de l'Exploitation, de l'organisation et de la direction des congrès ainsi que de l'examen des propositions des comités. Elle comprend :

1° Un président et trois vice-présidents nommés par le Ministre du commerce, de l'industrie, des postes et télégraphes, sur la proposition du commissaire général, en dehors des membres des comités institués par l'article précédent ;

2° Les présidents et vice-présidents de ces comités ;

3° Le délégué principal à l'organisation des congrès ;

4° Un rapporteur et un secrétaire désignés par le commissaire général.

ART. 8. — La commission supérieure est chargée de rédiger les instructions destinées à assurer l'application du présent règlement.

ART. 9. — Tout incident non prévu par le présent règlement est soumis à la commission supérieure qui statue.

ART. 10. — Les membres de la commission supérieure ont leurs libres entrées à tous les congrès. Ils ne peuvent prendre part aux délibérations d'un congrès qu'en qualité d'adhérents.

ART. 11. — Toute demande d'inscription d'un congrès doit indiquer le programme général de ce congrès et le but qu'il se propose d'atteindre.

Elle doit faire connaître les noms des promoteurs du congrès et spécifier s'il fait suite plus ou moins directement à des congrès antérieurs.

ART. 12. — Les comités spéciaux sont saisis par l'administration des demandes et programmes des congrès; après instruction par les comités, ces demandes et programmes sont soumis à l'examen de la commission supérieure, qui en propose l'admission ou le rejet à l'approbation du commissaire général.

ART. 13. — Les comités dressent, chacun en ce qui le concerne, une nomenclature des congrès qu'il leur paraît utile de provoquer: cette nomenclature est soumise par le commissaire général à l'examen de la commission supérieure.

ART. 14. — Les congrès internationaux s'organisent et s'administrent eux-mêmes, en se conformant aux conditions d'ordre général déterminées par le présent règlement. A cet effet, il est institué pour chaque congrès une commission d'organisation qui a la charge d'en préparer les travaux et qui le représente auprès de l'administration.

ART. 15. — Les commissions d'organisation sont nommées par le commissaire général, sur la proposition des comités spéciaux, après avis de la commission supérieure.

Il est réservé dans la commission d'organisation une part aux promoteurs du congrès.

ART. 16. — Les congrès qui sont la suite de congrès antérieurs peuvent être autorisés à faire partie de la série des congrès internationaux de l'Exposition de 1900, en conservant intégralement l'organisation qu'ils possèdent. Ils sont représentés auprès de l'administration par une commission d'organisation agréée par le commissaire général.

ART. 17. — Les commissions d'organisation doivent soumettre à l'administration, au plus tard le 1er octobre 1899, le programme général des délibérations des congrès, l'indication des sujets qui doivent faire l'objet de rapports préparés à l'avance et les noms des rapporteurs désignés, l'indication du nombre présumé des séances, de l'époque proposée pour la tenue du congrès et des locaux demandés pour les réunions.

Art. 18. — Les adhérents à un congrès, les délégués des administrations publiques françaises et les délégués des gouvernements étrangers peuvent seuls présenter des travaux en séance et prendre part aux discussions et délibérations. Ils reçoivent une carte personnelle qui leur est délivrée par le directeur général de l'Exploitation, sur la proposition des comités spéciaux.

Art. 19. — La commission supérieure assure et surveille la publication des procès-verbaux sommaires des congrès. Cette publication est faite aux frais de l'administration.

Art. 20. — En vue de la publication de ces procès-verbaux sommaires, chaque commission d'organisation aura à remettre à la commission supérieure, dans un délai qui sera spécifié :

1° Les procès-verbaux sommaires des séances;

2° La liste des membres ayant pris part aux congrès;

3° L'indication du nombre d'exemplaires dont elle demandera la délivrance, soit gratuitement, soit à titre onéreux.

Art. 21. — Chaque commission d'organisation recevra, sur sa demande, des exemplaires des procès-verbaux relatifs au congrès qu'elle représente; le nombre qui pourra lui être attribué gratuitement sera, au plus, supérieur de 50 au nombre des membres adhérents. Elle pourra d'ailleurs obtenir en plus autant d'exemplaires qu'il lui sera nécessaire à un prix qui sera déterminé.

Art. 22. — Chaque commission d'organisation devra remettre à l'administration 50 exemplaires des comptes rendus détaillés et des rapports qu'elle publiera à l'occasion du congrès organisé par elle.

RÈGLEMENT

DU

Ier CONGRÈS INTERNATIONAL

DE MÉDECINE PROFESSIONNELLE ET DE DÉONTOLOGIE MÉDICALE

(*Paris. — Du lundi 23 juillet au samedi 28 juillet 1900*).

Article premier. — Conformément à l'arrêté ministériel en date du 11 juin 1898, il est institué à Paris, au cours de l'Exposition universelle de 1900, un Congrès international de médecine professionnelle et de déontologie médicale.

Art. 2. — Ce Congrès s'ouvrira le lundi 23 juillet 1900 au palais des Congrès de l'Exposition. Il se continuera à la Faculté de médecine.

Sa durée sera de huit jours.

Art. 3. — Seront *membres titulaires* du Congrès, les médecins qui auront adressé leur adhésion au trésorier avant l'ouverture de la session, ou qui se feront inscrire pendant la durée de celle-ci et qui auront acquitté la cotisation, dont le montant est fixé à *quinze francs*. Seront admis aussi comme membres titulaires et aux mêmes conditions (cotisation de quinze francs) les conseils judiciaires des syndicats médicaux et des sociétés de médecine.

Les *membres titulaires* du Congrès auront seuls droit de prendre part aux discussions.

Outre les membres titulaires, pourront faire partie du Congrès à titre de *membres participants*, les femmes de congressistes et les étudiants en médecine.

Ces membres participants payeront une cotisation de *dix francs*.

Les membres du Congrès ont seuls le droit d'assister aux séances, qui ne sont pas publiques. Les membres de la Presse recevront sur leur demande une carte d'entrée personnelle.

Art. 4. — Les membres du Congrès recevront une carte (carte de membre titulaire ou carte de membre participant) qui leur sera délivrée par les soins de la commission d'organisation.

Ces cartes sont strictement personnelles.

Toute carte prêtée sera immédiatement retirée.

Outre leur carte, les adhérents au Congrès recevront un exemplaire du règlement du Congrès. Un programme définitif sera distribué aux congressistes avant l'ouverture des travaux.

Les cartes d'adhérent au Congrès donnent droit à un exemplaire des rapports imprimés d'avance et qui seront distribués avant l'ouverture des travaux, à un exemplaire des comptes rendus du Congrès, ainsi qu'à certains avantages matériels, dont une réduction de 50 pour 100 sur les chemins de fer français.

Art. 5. — La commission d'organisation procédera à la nomination du bureau du Congrès, qui aura la direction des travaux de la session.

Art. 6. — Le bureau du congrès fixe l'ordre du jour de chaque séance.

Art. 7. — Le Congrès comprend :

1° Des séances générales;

2° Des séances de sections;

3° Des conférences.

Art. 8. — A l'ouverture du Congrès, ou pendant le Congrès, selon l'importance, l'abondance et la durée probable des travaux annoncés, le bureau du Congrès se réservera le droit, dans le but d'épuiser le programme, de renvoyer une partie de ce programme à l'étude de sections.

Dans ce cas, il y aurait quatre sections, répondant aux quatre rubriques suivantes dans lesquelles seraient classés les sujets annoncés :

I. — Section I ou d'étude des rapports du médecin avec les collectivités (État ou collectivités autres que l'État).

I. *Rapports avec l'État et les organismes dépendant directement de l'État.*

1° Des lois réglementant l'exercice de la médecine;

2° Les médecins de l'Assistance publique (hôpitaux, bureaux de bienfaisance, dispensaires, etc.);

3° La médecine sanitaire au point de vue économique;

4° Les rapports des médecins avec l'autorité judiciaire, expertises, etc. Secret médical, etc.

II. *Rapports avec les collectivités autres que l'État.*

1° Grandes compagnies : *a*) Compagies d'assurances; *b*) Compagnies industrielles; Chemins de fer et transports maritimes: Sociétés d'exploitations industrielles (mines, usines, etc.);

2° Sociétés de prévoyance et de secours mutuels;

3° Œuvres de bienfaisance privées, etc.

II. — Section II ou d'étude des rapports du médecin avec les individualités (clients, pharmaciens, guérisseurs: exercice illégal de la médecine).

1° Clients (honoraires, privilèges du médecin, etc.);

2° Auxiliaires du médecin : gardes-malades et infirmiers, bandagistes, fabricants d'appareils, radiographes non médecins.

3° Guérisseurs. — Répression de l'exercice illégal de la médecine, etc.

III. — Section III ou d'étude des rapports du médecin avec ses confrères. Déontologie médicale :

Consultations. — Cliniques et institutions médicales. — Remplacements. — Cessions de clientèle. — Rapports entre les médecins de nationalités différentes. — Sociétés médicales professionnelles. — Ordres et chambres de médecins, etc.

IV. — Section IV ou d'étude des œuvres professionnelles de prévoyance de défense ou d'assistance médicales mutuelles.

Assurances en cas de maladie ou d'infirmités.

Caisse de retraites ;

Secours aux veuves et aux orphelins, etc.

Syndicats.

Art. 9. — Les travaux présentés au congrès sont de deux ordres : des *rapports* imprimés et distribués à l'avance et des *communications*. Les rapports seront imprimés en français, ils se termineront par un résumé en français, anglais, allemand et italien ; les communications pourront être faites en français, en allemand, en anglais et en italien, elles devront toujours se terminer par un résumé en français.

Art. 10. — Aucun travail ne peut être présenté en séance, ni servir de point de départ à une discussion si l'auteur n'a communiqué d'avance à la Commission d'organisation le manuscrit des rapports avant le 1er janvier 1900, et le résumé ou les conclusions des communications, avant le 1er juillet 1900. Les adhérents au Congrès sont priés d'observer ces délais, afin de laisser à la commission le temps d'imprimer les rapports et celui d'examiner et de classer les communications. Passé ces délais, l'insertion des communications au programme définitif risquerait de ne pas être faite à temps ; l'exposé et la discussion de ces communications pourraient ne pas avoir lieu.

Art. 11. — Les orateurs ne pourront occuper la tribune pendant plus de quinze minutes, ni parler plus de deux fois dans la même séance sur le même sujet, à moins que l'assemblée consultée n'en décide autrement.

Art. 12. — Les membres du Congrès qui auront pris incidemment la parole dans une séance, devront remettre au secrétaire, au cours de la séance, ou immédiatement après celle-ci, un résumé de ce qu'ils auront dit pour la rédaction des procès-verbaux. Dans le cas où ce résumé n'aurait pas été remis, le texte rédigé par le secrétaire en tiendra lieu.

ART. 13. — La commission d'organisation, après accord avec la commission supérieure des congrès et conférences, pourra demander des réductions aux auteurs des résumés; elle pourra effectuer ces réductions ou décider que le titre seul sera inséré, si l'auteur n'a pas remis de résumé modifié en temps utile.

ART. 14. — Les procès-verbaux seront imprimés et distribués aux membres du Congrès le plus tôt possible après la session.

ART. 15. — Un compte rendu détaillé des travaux du Congrès sera publié par les soins de la commission d'organisation. Celle-ci se réserve de fixer l'étendue des mémoires ou communications livrés à l'impression.

ART. 16. — Le bureau du Congrès statue en dernier ressort sur tout incident non prévu au règlement.

PROGRAMME OFFICIEL DU CONGRÈS

Lundi, 23 juillet, à 3 heures.

SÉANCE D'INAUGURATION DU CONGRÈS.

Palais des Congrès et de l'Économie sociale, place de l'Alma.

Présidence d'honneur de M. Théophile Roussel,

Membre de l'Institut et de l'Académie de Médecine, sénateur.

Allocution de M. le Président d'honneur de la séance d'inauguration du Congrès.

Allocution de M. le Président du Congrès.

Proclamation des présidents et vice-présidents d'honneur.

Rapport du secrétaire général du Congrès.

Avis. — 1° Pour pénétrer dans les salles des séances du Congrès, les congressistes sont priés de se munir de leurs cartes d'adhérents, qui seront strictement réclamées.

2° Les congressistes sont avertis qu'il n'y a pas de sténographes dans les salles ou amphithéâtres de la Faculté de médecine. Ils doivent faire eux-mêmes, séance tenante, *un court résumé en langue française* de leur communication, sur des *feuilles de rédaction du procès-verbal des séances*, qui sont tenues à leur disposition par les secrétaires.

Ce résumé sert de texte officiel pour la rédaction des comptes rendus et les communications immédiates à la Presse. Il doit être immédiatement remis aux secrétaires de section. En l'absence de ce résumé, celui du secrétaire sera adopté.

Mardi, 24 juillet.

Le matin, à 9 heures précises.

1re ASSEMBLÉE GÉNÉRALE.

FACULTÉ DE MÉDECINE, GRAND AMPHITHÉATRE,
RUE DE L'ÉCOLE-DE-MÉDECINE, 12.

ORDRE DU JOUR.

RAPPORT.

M. CUYLITS, *Bruxelles*.

Relations des médecins avec les mutualités.

Discussion de ce rapport. — Vœux et votes du Congrès.

Nota. — A 11 heures, réunion des congressistes dans la cour de la Faculté de médecine pour les photographies en groupes des membres du Congrès.

Le soir, à 2 heures précises.

SÉANCE DE SECTION.

1re SECTION.

FACULTÉ DE MÉDECINE, GRAND AMPHITHÉATRE

ORDRE DU JOUR.

MM. SCHWALBE[2], *Berlin*; et SHOBER, *Paris*.

1. Des conditions de l'exercice de la médecine dans les différents pays.

M. GROS, *Apt (Vaucluse)*.

2. Modification de l'article 15 de la loi du 30 novembre 1892 sur l'exercice de la médecine.

M. GREENWOOD, delegate of Brussels medical graduates association of England, *Londres*.

1. Les membres dont les noms ne sont suivis d'aucune indication sont de Paris.

2. Un certain nombre de communications déposées sur le bureau en cours de séance et ne figurant pas au programme, ont été intercalées à leur place dans les comptes rendus.

3. On the international recognition of medical Degrees. — Toutes les distinctions et tous les titres accordés par les Universités légitimes devraient être cosmopolites et toutes nations civilisées devraient leur accorder une égale considération.

M. G. Variot, médecin de l'hôpital des Enfants Malades, *Paris*.

4. De l'abus des consultations gratuites dans les hôpitaux de l'Assistance publique.

M. Thiéry, chirurgien des hôpitaux de Paris, professeur agrégé de la Faculté de médecine, délégué du Syndicat des médecins de la Seine, *Paris*.

5. Abus de l'hospitalisation et des consultations gratuites dans les hôpitaux de Paris.

M. Montefiore, *Londres*.

6. The abuse of medical Charity.

Mercredi, 25 juillet.

Le matin, à 9 heures précises.

2e ASSEMBLÉE GÉNÉRALE.

Faculté de médecine, Grand Amphithéâtre.

ORDRE DU JOUR.

RAPPORTS.

M. Descouts, *Paris*.

De l'exercice illégal de la médecine.

Discussion de ce rapport : MM. Thiéry, *Paris*; et J. Litz, *Retz* (*Autriche*). — Vœux et votes du Congrès.

M. Jendrassik, *Budapest*.

Organisation de la Ligue des médecins de la Hongrie.

Le soir, à 2 heures précises.

SÉANCES DE SECTION.

1re SECTION.

Faculté de médecine, Grand Amphithéâtre.

ORDRE DU JOUR.

M. E. ROLLAND, délégué du Syndicat des médecins de la Haute-Garonne, *Toulouse*.

7. La question des malades aisés et riches dans les hôpitaux.

M. DOBISON, délégué de la Société médicale des bureaux de bienfaisance de Paris, *Paris*.

8. Des rapports du service de l'assistance à domicile avec les services hospitaliers.

M. L. VINAVER, *Limay* (*Seine-et-Oise*).

9. Les médecins et l'Assistance publique.

M. BOUSQUET, directeur de l'École de médecine, président délégué du syndicat du Puy-de-Dôme, *Clermont*.

10. L'assistance médicale gratuite dans le département du Puy-de-Dôme.

M. DALLEST, *Marseille*.

11. Assistance médicale gratuite.

M. ISSAURAT, délégué de la Société médicale du IXe arrondissement de Paris, *Paris*.

12. Rapports des médecins des compagnies d'assurances avec les services hospitaliers.

M. A. DE LACROUSILLE, délégué de la Société de prévoyance et de secours mutuels des médecins de la Dordogne, *Périgueux*.

13. Des rapports des médecins entre eux, au point de vue de l'attitude à prendre par le corps médical vis-à-vis des sociétés de secours mutuels.

M. G. LEMIÈRE, délégué du Syndicat médical de Lille, *Lille*.

14. Sur le mode de rétribution des médecins par les sociétés de secours mutuels.

Le soir, à 2 heures précises.

2e SECTION.

FACULTÉ DE MÉDECINE, PETIT AMPHITHÉATRE.

ORDRE DU JOUR.

M. GIORGO D'URSO, *Naples*.

1. De l'exercice illégal de la médecine.

M. OTTOLENGHI, *Sienne* (*Italie*).

2. Hypnotiseurs, magnétiseurs, liseurs de pensées, guérisseurs en rapport du droit civil et pénal de la médecine légale.

M. DAGRON, *Paris*.

3. Le massage et la massothérapie. Les frictions aux masseurs. La massothérapie aux médecins.

M. Belugou, *Saint-Andiol (Bouches-du-Rhône).*

4. Guérisseurs. Répression de l'exercice illégal de la médecine.

M. Cl. Petit, délégué de la Société médicale du IVe arrondissement de Paris. *Paris.*

5. Vente des médicaments sans ordonnance : une des causes du malaise du corps médical, exiger des pouvoirs publics l'observation des lois existantes.

M. Manolescu, *Bucarest.*

6. Les suites de la réclame dans les journaux politiques en faveur des spécialités pharmaceutiques.

M. Lop, *Marseille.*

7. De l'exercice illégal de la médecine par un étranger dans les eaux françaises, mais sous pavillons étrangers (à bord de steamers anglais mouillés dans le port de Marseille).

M. Richard-Lesay, *Lille.*

8. Sur la réclame médico-pharmaceutique.

M. Dromain, *Paris.* Président du Conseil général des Sociétés médicales d'arrondissements de Paris et de la Seine.

9. De la valeur du certificat de vaccine. — Vaccinations officielles obligatoires.

Jeudi. 28 juillet.

Le matin, à 9 heures précises.

3e ASSEMBLÉE GÉNÉRALE.

Faculté de médecine. Grand Amphithéâtre.

ORDRE DU JOUR.

RAPPORTS.

M. Grasset, *Montpellier.*

Des principes fondamentaux de la déontologie médicale.

Discussion de ce rapport. — Vœux et votes du Congrès.

M. H. Adler, *Vienne.*

Les chambres médicales en Autriche.

Discussion de ce rapport. — Vœux et votes du Congrès

Le soir, à 2 heures précises.

SÉANCES DE SECTION.

1re SECTION.

Faculté de médecine. Grand Amphithéâtre.

ORDRE DU JOUR.

M. Borel, médecin sanitaire maritime, délégué de la Société de médecine sanitaire maritime, *Marseille*.

15. La médecine sanitaire maritime au point de vue économique.

M. Morgan-Dockrel, *Londres*.

16. Rapports du médecin avec l'autorité judiciaire.

M. A. Girone, *Caserte* (*Italie*).

17. Rapport financier sur les médecins experts et les tarifs judiciaires.

M. Issa Pacha Hamdy, *le Caire*.

18. Notes sur un incident intéressant à un haut degré le secret professionnel.

M. Baudry, *Rennes*.

19. A propos de questions d'assistance gratuite.

20. De la grève des médecins d'Ille-et-Vilaine.

M. Massini, *Bastia* (*Corse*).

21. Des causes de l'absence de médecins dans dix cantons limitrophes de la Corse.

M. J. Listz, *Retz* (*Autriche*).

22. Comment améliorer la position sociale du médecin en harmonie avec son importance et influence.

M. Barbonneau, *Pouzanges* (*Vendée*).

23. Rapports du médecin avec les compagnies d'assurances.

M. H. Nelson Hardy, *Londres*.

24. Sur les rapports des chirurgiens de Police (*Police Surgeons*) avec l'État et les municipalités anglaises.

M. R. Fachatte, *Paris*. Délégué de la société médicale du XVe arrondissement.

25. Le médecin français et la loi des accidents du travail.

Le soir, à 2 heures précises.

5e SECTION.

FACULTÉ DE MÉDECINE, PETIT AMPHITHÉATRE.

ORDRE DU JOUR.

M. GALLAND-GLEIZE.

1. Un point de déontologie.

M. VERHOEBEN, médecin-directeur du sanatorium d'Alger, *Alger*.

2. Des sanatorium pour tuberculeux : ils doivent être exclusivement médicaux. Rôle des médecins de sanatorium : leurs devoirs envers les malades et leurs confrères.

M. F. BOÉ, *Paris*.

3. De l'incompatibilité des concours et de l'esprit de solidarité professionnelle.

M. RATTEL, *Paris*.

4. Des rapports du médecin avec ses confrères.

M. N. MANOLESCU, *Bucarest*.

5. L'organisation de l'association générale des médecins de la Roumanie.

M. R. HANSSON, délégué de l'Association des médecins de la Norvège, *Christiania*.

6. Organisation de la Ligue des médecins de la Norvège.

7. Proposition de la fondation d'un journal international de médecine professionnelle et de déontologie médicale, publiant les communications des divers pays.

M. LOP, *Marseille*.

8. Rapports du chirurgien ayant une maison de santé avec le médecin traitant.

M. ANTONELLI, *Paris*.

9. Rapports déontologiques entre médecins de nationalités différentes exerçant légalement dans un même pays.

MM. CAYLA et DUCOR, *Paris*. Délégués du Conseil général des Sociétés médicales d'arrondissements de Paris.

10. Les Sociétés médicales d'arrondissements de la Seine et le Conseil général de ces Sociétés.

M. A. SMITH, *Londres*.

11. Organisation des Unions médicales dans la Grande-Bretagne. Situation économique actuelle du Corps médical.

M. S. SAÏTO, *Kioto* (*Japon*).

12. La Société médicale de Kioto (Japon).

Vendredi, 27 juillet.

Le matin, à 9 heures précises.

4e ASSEMBLÉE GÉNÉRALE.

FACULTÉ DE MÉDECINE. GRAND AMPHITHÉATRE.

ORDRE DU JOUR.

RAPPORTS.

M. LANDE, *Bordeaux*.

Des œuvres d'assistance et de prévoyance médicale.

Discussion de ce rapport. — Vœux et votes du Congrès.

M. SALOMON, *Savigné-l'Évêque (Sarthe)*.

Des œuvres de défense professionnelle.

Discussion de ce rapport. — Vœux et votes du Congrès.

Le soir, à 2 heures précises.

SÉANCES DE SECTION.

3e SECTION.

FACULTÉ DE MÉDECINE. GRAND AMPHITHÉATRE.

ORDRE DU JOUR.

M. LASALE, *Lormont (Gironde)*.

13. Projet d'institution des chambres médicales.

M. E. SCIAMANNA, délégué du Conseil fédéral des ordres des médecins d'Italie, *Rome*.

14. De la constitution des ordres de médecins en Italie et de l'opportunité de constituer une association professionnelle internationale.

M. A. COUVREUR, *Paris*.

15. De l'utilité d'un ordre de médecins, considéré :

1° Dans les rapports des médecins entre eux;

2° Dans les rapports des médecins et de la société;

3° Dans les rapports des médecins et de la justice.

M. B. Brunon, *Rouen*.

16. De la création d'un ordre de médecins. Son utilité comme moyen de protection des intérêts moraux et matériels du médecin.

M. L.-P. Belugou, *Saint-Andiol (Bouches-du-Rhône)*.

17. Ordres et chambres de médecins.

M. Vandam, *Bruxelles*.

18. Établissement d'une commission permanente internationale pour l'étude des questions relatives à la médecine professionnelle et à la déontologie médicale dans les différents pays et la création d'un code international sur les points qui puissent être proclamés comme principes internationaux.

M. Poitou-Duplessy, *Paris*.

19. De la conduite à tenir pendant la durée d'un conflit entre des médecins et une administration.

Le soir, à 2 heures précises.

4e SECTION.

Faculté de médecine. Petit Amphithéâtre.

ORDRE DU JOUR.

M. G. Lemière, *Lille*.

1. Les sociétés d'assurances contre la maladie.

M. Philippeau, *Paris*.

2. La prévoyance médicale.

M. C. Levraud, *Saumur (Maine-et-Loire)*.

3. La mutuelle médicale française de retraites.

M. Coutand, *Saumur (Maine-et-Loire)*.

4. Des avantages de l'obligation d'opter entre le droit à la pratique médicale et le droit à la retraite.

LISTE DES DONATEURS

Mme veuve BOUCHUT, au nom du regretté docteur Bouchut, médecin de l'hôpital des Enfants Malades, à Paris (don remis par M. le Dr TAPIE).

LE SYNDICAT DES MÉDECINS DE LA SEINE.

LE SYNDICAT DES MÉDECINS DE VERSAILLES.

M. L. LEREBOULLET, membre de l'Académie de médecine de Paris.

M. PIERRE MASSON, libraire de l'Académie de médecine, à Paris.

M. JULES GLOVER, secrétaire général du Congrès, à Paris.

LA VILLE DE PARIS.

L'EXPOSITION UNIVERSELLE DE 1900.

DÉLÉGATIONS OFFICIELLES

LISTE DES DÉLEGUES OFFICIELS DES GOUVERNEMENTS

MM. Gariel, délégué principal pour les Congrès de 1900.

M. Chauvel, médecin inspecteur, directeur du Service de santé du gouvernement militaire de Paris.

M. Cunéo, inspecteur général du Service de santé de la marine, président du Conseil supérieur de santé.

Laugier, médecin de 1re classe, secrétaire du Conseil supérieur de santé de la marine.

L. Vincent, médecin en chef de la marine, membre du Conseil supérieur de santé, membre correspondant de l'Académie de médecine.

BELGIQUE

M. Vandam, vice-président de la Fédération médicale belge, président du Comité national de Belgique, à Bruxelles.

PORTUGAL

M. Joua Ferreira, médecin de la légation du Portugal, à *Paris*.

RUSSIE

MM. Petersen, secrétaire général de la Société de secours mutuels des médecins russes, à *Saint-Pétersbourg* : Chapiroff, à *Saint-Pétersbourg*.

RÉPUBLIQUE DE L'ÉQUATEUR

MM. Julian Coronel ; Luis Vivanio ; Rafael Rodriguez Rivera ; Rafael Rodriguez Zambrano.

JAPON

M. Yamané, médecin en chef de la préfecture de police à *Tokio*.

ROUMANIE

MM. Thomas Jonesco, professeur de clinique chirurgicale à la faculté de médecine de *Bucarest* : Obrégia, professeur de l'Université, représentant officiel du ministère de l'Intérieur de Roumanie.

AUTRICHE

M. Joseph LIST, délégué officiel des chambres médicales en Autriche, à *Retz* (Basse-Autriche).

HONGRIE

M. Corneille CHYZER, conseiller ministériel, chef de la section sanitaire au ministère de l'Intérieur de Hongrie, à *Budapest*.

ÉTATS-UNIS

MM. BITTLE C. KEISTER, *south Boston*; Alfred OSTHEIMER, à *Philadelphie*; A.-J. MAGNIN, à *Paris*; H.-H. BUDLER *Baltimore*; A.-B. RICHARDSON, directeur de l'hôpital des aliénés de *Washington*.

ITALIE

MM. Francesco DURANTE, président du Conseil fédéral des ordres des médecins d'Italie, président du Comité national d'Italie, à *Rome*; E. SCIAMANNA, secrétaire général du Conseil fédéral des ordres des médecins d'Italie, secrétaire du Comité national d'Italie, à *Rome*; F. SANTINI, deputato al parlamento, presidente del consiglio dell Ordine dei medici, *Roma*.

EMPIRE OTTOMAN

MM. le général de division DJÉMIL PACHA, professeur de clinique externe à l'École Impériale de médecine; le lieutenant-colonel TEWFÖK VADGID BEY, professeur de matière médicale à l'École Impériale de médecine.

NORVÈGE

MM. FRELLSEN, à *Christiania*; R. HANSSON, secrétaire général de l'Association des médecins de la Norvège, à *Christiania*.

SUÈDE

MM. Carl. BERTIL BUHRE, secrétaire du comité national Suédois, attaché au Conseil supérieur de santé de la Suède, à *Stockholm*, membre de l'administration royale médicale.

VÉNÉZUÉLA

MM. José IGNACIO CARDENAS, consulat du *Vénézuéla*; RISQUEZ.

DÉLÉGATIONS PARTICULIÈRES

LISTE DES SOCIÉTÉS OU ASSOCIATIONS MEDICALES

qui se sont fait représenter
au Ier Congrès international de médecine professionnelle[1].

Association générale des médecins de France, représentée par M. L. LEREBOULLET (*Paris*).

Union des Syndicats médicaux de France, représentée par MM. BLAIZOT (*Loire-Inférieure*), CODET (*Côtes-du-Nord*), COUSIN (*Morbihan*), GIRERD (*Seine*), JEANNE (*Seine-et-Oise*), H. GOURICHON (*Seine*) LADEVÈZE (*Cher*), SALOMON (*Sarthe*), DE GRISSAC (*Seine-et-Oise*), JARNOÜEN DE VILLARTAY (*Ille-et-Vilaine*), MIGNEN (*Vendée*).

Concours médical, représenté par MM. CEZILLY (*Paris*), JEANNE *Meulan* (*Seine-et-Oise*).

Syndicat des médecins de la Seine représenté par MM. Paul RICHARD, SÉAILLES, PHILIPPEAU, BELLENCONTRE, Louis GOURICHON, MOUTIER, ROTILLON, SOULIGOUX, MILLÉE, BARTHÉLEMY, THOUMAS, HELME, MALBEC, DE BEURMANN, THIÉRY (Paul), TOLÉDANO, ROCHER, avocat, *Paris*, Armand BONNECAZE, à *Colombes* (Seine), GIRERD, à *Ivry-sur-Seine*, LEFILLIATRE, à *Villejuif* (Seine).

Conseil général des Sociétés médicales d'arrondissement de Paris : MM. CAYLA, *Neuilly* (Seine) et DROMAIN, *Paris*.

Association médicale mutuelle du département de la Seine, représentée par M. DESCOUTS (*Paris*).

Société médicale du IXe arrondissement de Paris, représentée par MM. BOISSARD, BÉLIÈRES, OZENNE, DUVAN, DUBOYS DE LAVIGERIE, DELEFOSSE, LUTAUD, GUIARD et ISSAURAT (*Paris*).

Société médicale des Bureaux de bienfaisance de Paris, représentée par MM. BARBILLON et DORISON (*Paris*).

Société médicale du VIe arrondissement de Paris, représentée par MM. BOISSIER, PETIT, CLÉMENT, DAUCHEZ et DEPASSE (*Paris*).

Société médicale du XVIIe arrondissement de Paris, représentée par M. Ed. AUDREY (*Paris*).

1. En raison de la diversité et de la multiplicité de ces Sociétés ou Associations, nous n'avons pu adopter pour les présenter un ordre précis.

Société médicale du VIIe arrondissement de Paris, représentée par M. DU CASTEL (*Paris*).

Société médicale du IIIe arrondissement de Paris, représentée par M. MAGNANT (*Paris*).

Société médicale du XIe arrondissement de Paris, représentée par M. GIBERT, à *Sèvres*.

Société médicale du XVe arrondissement de Paris, représentée par MM. FACHATTE et Eug. DE PRADEL (*Paris*).

Société médicale du XVIe arrondissement de Paris, représentée par MM. MEURIOT et DUFOURNIER (*Paris*).

Société médicale du XVIIe arrondissement de Paris, représentée par M. ANDREY (*Paris*).

Syndicat médical de l'arrondissement de Versailles (Seine-et-Oise), représenté par M. JEANNE (*Meulan*).

Société de médecine sanitaire maritime de Marseille, représentée par MM. BOREL, président honoraire de la Société de médecine sanitaire maritime de France; FAYOL, médecin sanitaire maritime, vice-président fondateur de la Société de médecine sanitaire maritime de France, délégué; MM. BUYCK, LARCHE, MARTELLI, ROSSI, de *Marseille* et M. GIRAUD, du *Havre*, médecins sanitaires maritimes, membres de la Société de médecine sanitaire maritime, délégués.

Société médico-psychologique de Paris, représentée par MM. ROUBINOVITCH et TOULOUSE (*Paris*).

Association des médecins du département d'Alger, représentée par M. BATTAREL (*Alger*).

Syndicat médical de l'arrondissement d'Angers, représenté par M. CHARIER, *Angers* (Maine-et-Loire).

Association des médecins de la Somme, représentée par M. LESENNE, *Saint-Riquier* (Somme).

Syndicat des médecins de la Vendée, représenté par M. BARBANNEAU *Pouzauges* (Vendée).

Syndicat des médecins de la Haute-Garonne, représenté par M. BACH, (*Toulouse*).

Union des médecins de l'Yonne, représentée par M. Ch. CHAVANCE, *Appoigny* (Yonne).

Syndicat des médecins du Jura, représenté par M. CHEVROT, *Bletterans* (Jura).

Syndicat médical de la Haute-Vienne, représenté par M. J. de FONTRÉAUX, *Saint-Junien* (Haute-Vienne).

Association médicale des Ardennes, représentée par M. HAMAIDE, *Fumay* (Ardennes).

Association syndicale des médecins des Vosges, représentée par M. P. Lardier, *Rambervilliers* (Vosges).

Association mutuelle médicale de retraites, représentée par M. C. Levraud, de *Saumur* (Maine-et-Loire).

Société des médecins des Pyénées-Orientales, représentée par M. Alb. Donnezan, *Perpignan*.

Société médicale du Finistère et syndicat des médecins du Sud-Finistère, représentée par M. L.-Ch.-A. Dubuisson, son président, *Châteauneuf-du-Faou* (Finistère).

Société des médecins de l'Allier, représentée par M. Fabre, *Commentry* (Allier).

Société des médecins du Pas-de-Calais, représentée par M. Alf. Lestocquoy, *Arras*.

Syndicat médical de l'Ariège, représenté par M. Dunac, son président, *Foix* (Ariège).

Syndicat médical du Calvados, représenté par M. Prevost, *Pont-l'Evêque* (Calvados).

Associacao dos medicos Portuguezes, représentée par M. Metlo Vianna, *Lisbonne*.

Association of Brussels medical graduates of England, représentée par M. Greenwood, *Londres*.

Section Tchèque de la Chambre des médecins du royaume de la Bohême, représentée par M. Duchoslav, *Pangrek* (Prague).

Société de secours mutuels des médecins russes, représentée par MM. Ebermann, son président et Petersen, son secrétaire général, *Saint-Pétersbourg*.

Association des médecins du canton de Genève, représentée par M. Mégeraud (*Genève*).

Collège des médecins de Gerona, Espagne, représenté par MM. Jose Pascual y Prats, son président et Jose Fuster Segui, son secrétaire, *Gerona*.

Syndicat médical de l'arrondissement de Roulers, Flandre occidentale (Belgique), représenté par M. Vandewalle, *Iseghem*.

Union médicale de Gand (Belgique), représentée par M. Boën, *Gand*.

Collège des médecins de Bruxelles, représenté par M. Cuylits, *Bruxelles*.

Caisse générale d'épargne et de retraite de Bruxelles, représentée par M. Mahillon, *Bruxelles*.

Syndicat médical Borain, représenté par M. Tonneau, *Dour*, *Hainaut* (Belgique).

Fédération des Syndicats médicaux du Hainaut, représentée par M. TONNEAU, *Dour, Hainaut* (Belgique).

Conseil de la Fédération des Ordres des médecins d'Italie, représenté par MM. FRANCESCO DURANTE et EZIO SCIAMANNA (*Rome*).

Ordre des médecins de la province de Rome, représenté par M. FELIX SANTINI (*Rome*).

Ordre des médecins de la Province d'Aquila, Italie, représenté par M. ANTONELLI (à *Paris*).

Association des médecins de la Norvège, représentée par M. R. HANSSON (*Christiania*).

Société Impériale de médecine de Constantinople, représentée par M. G. AKOSTERIDES, *Constantinople*.

Association des médecins portugais, représentée par M. MELLO VIANNA (*Lisbonne*).

Société médicale de Kioto, représentée par M. SENYA SAÏTO, de *Kioto* (Japon).

Etc.

LISTE DES MEMBRES DU CONGRES[1]

MM.

Abadie (Jean), à Sainte-Croix-de-Volvestre (Ariège)
Ackinson (Charles), Casilla 554, à Valparaiso (Chili)
Agostini (J.-Baptiste), à Bastia (Corse).
Akosteridès (G.), à Constantinople (Turquie d'Europe).
Mme Akosteridès, à Constantinople (Turquie d'Europe).
Alison (Amédée), à Baccarat (Meurthe-et-Moselle).
Allard (Félix), rue de Châteaudun, 46, Paris.
Ancelot (Gabriel), rue de Rennes, 104, Paris.
André (Grégoire), à Toulouse (Haute-Garonne).
Andrey (Ed.), rue de Clichy, 46, Paris.
Angelesco, à Bucarest (Roumanie).
Angelvin, avenue d'Eylau, 56, Paris.
Antonelli, rue Saint-Lazare, 68, à Paris.
Abantès (Joaquim), à Porto (Portugal).
Archambault (J.), à Fort Kent (Maine, États-Unis d'Amérique)
Armand (Jules), à Albertville (Savoie).
Arrizabalaya (G.), à Montevideo (Uruguay).
Mlle Asselberghs, à Bruxelles (Belgique).
Association des Médecins du canton de Genève (Suisse).
D'Astros, à Marseille.
Athanasesco (J.), à Craiova (Roumanie).
Audeoud (H.), à Genève (Suisse).
Mme Audeoud, à Genève (Suisse).
Audiguier, à Toulouse (Haute-Garonne).
Auphan, à Alais (Gard).
Aussilloux, à Narbonne (Aude).
Bach, à Toulouse (Haute-Garonne).
Banères Melcior (Joaquin), à Lérida (Espagne).
Bannwarth, à Baden (Allemagne).
Baradat, à Cannes (Alpes-Maritimes).
Mme Barbanneau, à Pouzauges (Vendée).
Barbillon, 24, Avenue de l'Observatoire (Paris).
Bardescu (N.), à Bucharest (Roumanie).

1. Chacun des adhérents figurant sur cette liste a versé une cotisation (Art. 5 du règlement du Congrès).

Barette, à Caen (Calvados).
Baréty (A.), à Nice. (Alpes-Maritimes).
Bargioni (G.), à Firenze (Italie).
Barone Marcello, à Campobasso (Italie).
Barrier (L.), à Meyzieu (Isère).
Barrios, à Lima (Pérou).
Barrois (Léon), à Frambois, par Lunéville (Meurthe-et-Moselle).
Barthélemy, 21, rue de Paradis, Paris.
Baschet (G.), 5, rue Le-Chatelier, Paris.
Bascou (P.), à Bouisse (Aude).
Mme Bascou, à Bouisse (Aude).
Costa de Bastelica, à Ajaccio (Corse).
Batsère, à Tarbes.
Battarel, à Alger (Algérie).
Baudry (V.), à Rennes (Ille-et-Vilaine).
Bécour, à Fives-Lille (Nord).
Béhague, à Arras (Pas-de-Calais).
Bélières, 52, rue Caumartin, Paris.
Bellencontre, 5, rue Scribe, Paris.
Belugou, à Saint-Andiol (Bouches-du-Rhône).
Bénédikt (M.), à Vienne (Autriche).
Mme Vve Beraud, 76, avenue de Villiers, Paris.
Berger (E.), à Coutras (Gironde).
Bergeron, 157, boulevard Haussmann, Paris.
Berthelni, à Flogny (Yonne).
Berthod, 25, rue Drouot, Paris.
Bertonnier (F.), à Blanzy-les-Mines (Saône-et-Loire).
Bertrand, à St-Parrès-les-Vaudes (Aube).
Bertrand, à Grenoble (Isère).
Beurmann (de), 40 *bis*, faubourg Poissonnière, Paris.
Bézard, à Tours.
Billon, 19, rue Miroménil, Paris.
Biscarrat (S.), à Mondragon (Vaucluse).
Blache, 5, rue de Surène, Paris.
Blaizot (F.), à Doulon (Loire-Inférieure).
Elliot Blake (H.), à Londres S. W.
Blanquinque, à Laon (Aisne).
Blumenthal, à Berlin (Allemagne).
Boé, 55, rue de Grenelle, Paris.
Bogdan (G.), à Jassy (Roumanie).
Boissard, 47, rue de Berlin, Paris.

Boissier, 20, rue du Vieux-Colombier, Paris.
Bonmariage, à Bruxelles (Belgique).
Mme Bonmariage, à Bruxelles (Belgique).
Bonnal, à Nice.
Mme Bonnal, à Nice.
Bonnecaze, à Colombes (Seine).
Bonnemaison, 5, rue de la Cossonnerie, Paris.
Borel, à Marseille.
Bosche, à Brive (Corrèze).
Bostetter (A.), à Brumath (Alsace).
Bostetter (Félix) fils, à Brumath (Alsace).
Botkine (E.), à St-Pétersbourg (Russie).
Bounel, La Sauvetat-de-Savère, par Larroque-Timbaut (Lot-et-Garonne).
Mme Bounel.
Mlle Bounel.
Bourgeois (A.), à Jarnac (Charente).
Bourgeois, à Reims.
Bourretère, à Dax (Landes).
Bousquet (J.), à Clermont-Ferrand.
Boussavit, à Amiens (Somme).
Brard, La Rochelle.
Braun, Reicherstshofen près Ingolstadt (Bavière).
Brengues, à Marguerittes (Gard).
Brenner, à Passy (Paris-Passy).
Britto, à Bahia (Brésil).
Mme Britto, à Bahia (Brésil).
Brodeur, à Montréal (Canada).
Brouardel (Paul), Doyen de la Faculté de Médecine de Paris.
Bruce (A.), à Edinburgh (Écosse).
Bruno (Luigi), à Aquila (Italie).
Brunon (Raoul), à Rouen.
Buhre (Bertil), à Stockholm (Suède).
Buyck, à Marseille.
Cacaud, à Vibraye (Sarthe).
Cadéot, à Marseille.
Cadet (H.), à Pondichéry (Inde).
Caire (C.), à Nanterre (Seine).
Canac (Ch.), à Cassagnes-Bégouhin (Aveyron).
Canton, à St-Mihiel (Meuse).
Canuto, à Turin (Italie).

Mme Canuto, à Turin (Italie).
Capart (Paul), à Montbrehain (Aisne).
Carbou, à Carcassonne (Aude).
Mme Carbou, à Carcassonne (Aude).
Cardamatis (J.), à Athènes (Grèce).
Cardenas (J.), Caracas (Vénézuela).
Cardelus y Giralt (José), à San-Geloni, près Barcelone (Espagne).
Carling (W.), à Southsea (England).
Carre, à Avignon (Vaucluse).
Carre (Prosper), à Avignon (Vaucluse).
Casati (Luigi), à Forli (Italie).
Cassante, à Marseille (Bouches-du-Rhône).
Castinel, 7, rue Marie-Stuart, Paris.
Cavalié (Jean), à Béziers (Hérault).
Mme Cavalié, à Béziers (Hérault).
Cayla (A.), 51, avenue de Neuilly, Paris.
Cellier, à Laval (Mayenne).
Cerné, à Rouen (Seine-Inférieure).
Cézilly, 25, rue de Dunkerque, Paris.
Chabert, à Divonne (Ain).
Ahmed Bey Chafee, au Caire (Egypte).
Chalvet, à Valence (Drôme).
Champeimer, Le Châtelet-en-Berry (Cher).
Champetier de Ribes, 28, rue de l'Université, Paris.
Dhancel, à Oisseau-le-Petit (Sarthe).
Chapoy, à Besançon (Doubs).
Charier, à Angers.
Charon, à Mostaganem (Algérie).
Mme Charon, à Mostaganem (Algérie).
Chauffard, 21, rue St-Guillaume, Paris.
Chavance, à Appoigny (Yonne).
Chesnay (J.), à St-Aubin-du-Cormier (Ille-et-Vilaine).
Mme Chesnay, à St-Aubin-du-Cormier (Ille-et-Vilaine).
Chevreau (P.), à Tamatave (Madagascar).
Chevrot, à Bletterans (Jura).
Chipier, 11, rue de Londres, Paris.
Chuquet, à Aubrives (Ardennes).
Corneille Chyzer, à Budapest (Hongrie).
Civel (Victor), à Brest (Finistère).
Clément, à Bucarest (Roumanie).
Cnaep (de), à Echeren, province d'Anvers (Belgique).

Mme DE CNAEP, à Echeren, province d'Anvers (Belgique).
CODET, à Lamballe (Côtes-du-Nord).
COHN (Max), à Berlin.
Mme COHN, à Berlin.
COLEGIO DE MEDICOS DE Gerone (Espagne).
COLIEZ (M.), à Longwy-Bas (Meurthe-et-Moselle).
CAMANOS-PACHA (Antoine), Le Caire (Egypte).
COMBE, à Lauzanne (Suisse).
COMBEMALE, à Lille (Nord).
COMBY, 24, rue Godot-de-Mauroy, Paris.
COMPAIN, à Attichy (Oise).
CONDINGUY (Manuel de), à Pondichéry.
CONVERS, à St-Etienne (Loire).
COOKE (Lasker), à Ashfield-Wigan (Grande-Bretagne).
CORNIL, 19, rue St-Guillaume, Paris.
CORRADO (G.), à Naples (Italie).
COUDRAY, 55, rue des Mathurins, Paris.
COULET, à St-Pargoire (Hérault).
COUPEY, à la Ferté-Bernard (Sarthe).
COUSIN, à Marseille.
Mme Cousin, à Marseille.
COUTAND, à Saumur (Maine-et-Loire).
COUVREUR, 10, rue de la Pompe, Paris.
COX, Gateshead-Durham (Grande-Bretagne).
CRISTOFARO (de), à Catania (Italie).
Mme DE CRISTOFARO, à Catania (Italie).
CUYLITS, 44, boulevard de Waterloo, à Bruxelles.
DAGRON, 6, square de l'Opéra, Paris.
DALLEST, à Marseille.
DANSAN, à Montaut, par Auch (Gers).
Mme DANSAN, à Montaut, par Auch (Gers).
DANTIN, à Ablon (Seine-et-Oise).
DARIEX, 6, rue de Bellay, Paris.
DARNÉ, à Tournecoupe (Gers).
DASSIEU, à Pau (Basses-Pyrénées).
DAUCHEZ, 6, rue de Mézières, Paris.
DEANHA, à Stuttgart.
Mme DEAHNA, à Stuttgart.
DEFAUX, à Lille (Nord).
DEFONTAINE, au Creuzot (Saône-et-Loire).
DELANGLADE, à Marseille.

DELEFOSSE, 22, place St-Georges, Paris.
DELMAS SAINT-HILAIRE, à Bordeaux.
DELVAILLE, à Bayonne (Basses-Pyrénées).
DEPASSE, 74, rue de Rennes, Paris.
DERIENCOURT, à Agny (Pas-de-Calais).
DEROME, à Pontoise (Seine-et-Oise).
DERVILLÉ, à Roubaix (Nord).
DESCOUTS (P.), 57, rue Etienne-Marcel, Paris.
DESFORGES, 79, avenue d'Orléans, Paris.
DESMARÈS, à Menin (Belgique).
Mme DESMARÈS, à Menin (Belgique).
DESNOS, 51, rue de Rome, Paris.
DESPLANTES, à Nogent-le-Rotrou (Eure-et-Loir).
DESPRÈS, à St-Quentin (Aisne).
DEVAUCHELLE, à l'Étoile, par Flixécourt (Somme).
DIESTRO (José), Aviv Garayoa, Navarre (Espagne).
DIGNAT, 14, avenue Carnot, Paris.
DINAN, à Vigny (Seine-et-Oise).
DJEMIL-PACHA, à Constantinople.
DOCKRELL (Morgan), à Londres W.
DONNEZAN, à Perpignan.
Mme DONNEZAN, à Perpignan.
DORE, à Toulouse.
DORISON, 58, rue St-Placide, Paris.
DOURY, 1, rue de Staël, Paris.
DRANDT (Carl), à Darmstadt.
DREYER DUFER, 58, chaussée d'Antin, Paris.
DROMAIN, 45, rue Bonaparte, Paris.
DUBAR, à Lille (Nord).
DUBOIS HAVENITH, à Bruxelles.
DUBOYS DE LAVIGERIE, à Paris.
DUBUISSON, à Châteauneuf-du-Faou (Finistère).
DUCHOSLAV, à Prague (Autriche).
DUCOR, 87, avenue de Villiers, Paris.
Mme DUCOR, 87, avenue de Villiers, Paris.
DUFOURINER, 102, rue de la Tour, Paris.
DUHOT, à Bruxelles (Belgique).
DULAC, à Bagnères-de-Luchon.
DUNAC, à Foix (Ariège).
Mme DUNAC, à Foix (Ariège).
DUPOUY, à Larroque-sur-Losse, par Condom (Gers).

DURANTE (F.), à Rome (Italie).
DUVAU, 45, chaussée d'Antin, Paris.
EBERMANN (A.), à St-Pétersbourg (Russie).
ELIASCHOW (M.), à Berlin (Allemagne).
ESCAT, à Marseille.
ESTACHY, à Marseille.
ETIENNE, à Nancy (Meurthe-et-Moselle.
FABRE, à Commentry (Allier).
FACHATTE (R.), 120, rue Lecourbe, Paris.
FAIDHERBE, à Roubaix.
FARNARIER, 14, rue Flatters, Paris.
FASSIMA, 40, rue de l'Université, Paris.
FAUCON, à Lille (Nord).
FAVREL, 2, rue Davy, Paris.
FAYOL, à Marseille.
Fédération des Syndicats médicaux du Hainaut, à Dour, Hainaut (Belgique).
FEIJAO (d'Oliveira), à Lisbonne (Portugal).
FERRAN (E.), à Marseille.
FERREIRA DE CASTRO, à Porto (Portugal).
FERREIRA, 14, rue Joubert, Paris.
FIEVEZ-RUVRET, à Blagny-Trembleur (Belgique).
DE FONT-RÉAULX (J.), à St-Junien (Haute-Vienne).
FORMOSA-RIERA (Miguel), à Gerone (Espagne).
FOUQUET, Le Caire (Egypte).
FOURRIER, à Briey (Meurthe-et-Moselle).
FOUSTANOS (Jean), à Syra (Grèce).
FRAGNE (Ch.), à Châlons-sur-Marne.
FRANÇOIS (A.), à Château-Salins (Lorraine).
Mme FRANÇOIS, à Château-Salins (Lorraine.
FRANK (Hans), à Meran (Tyrol).
Mme FRANK, à Meran (Tyrol).
FRANQUESE Y BARCELÒ (Joaquim), à Gerone (Espagne).
FULLER (Horace S.), à Hartford (Angleterre).
FUMOUZE (Victor), 152, rue Lafayette, Paris.
FUMOUZE (Armand), 20, rue St-Pétersbourg, Paris.
FUMOUZE (Paul), 152, rue Lafayette, Paris.
FUNARS (G.), à Tunis.
FUSTER SEGUI (José), à Gerone (Espagne).
GAIRAL, à Carignan (Ardennes).
GALLAND-GLEIZE, à Vittel (Vosges).

GANDIL, à Neuilly-sur-Seine.
GASNIER (A.), à Montsurvent, par St-Malo-de-la-Lande (Manche).
Mme GASNIER, à Montsurvent, par St-Malo-de-la-Lande (Manche).
GASTOU, 47, rue de Rome, Paris.
GEMIN (J.), à Châteaubriant (Loire-Inférieure).
GENESTEIX, 15, rue de Condé, Paris.
GENNES (P. de), 151, rue de Rennes, Paris.
GEORGESCO, à Bucarest (Roumanie).
GIBERT, à Sèvres (Seine-et-Oise).
GILLOT, à Autun (Saône-et-Loire).
GILSON, à Angoulême (Charente).
Mme GILSON, à Angoulême (Charente).
GIRAUD, à St-Yon, par Sotteville-les-Rouen (Seine-Inférieure).
GIRERD, à Ivry (Seine).
GLORGET, à Gray (Haute-Saône).
GLOVER (J.), 25, rue de la Bienfaisance, Paris.
Mme GLOVER, 25, rue de la Bienfaisance, Paris.
GOLFERICHS Y COMA, à Barcelone (Espagne).
GOURICHON (L.), 2, rue des Tournelles, Paris.
GOURRIER, à St-Loup, Marseille.
GOUVEA, 52, avenue Kléber, Paris.
GRANJUX, 5 *bis*, rue St-Paul, Paris.
GRABINSKI, à Neuville-sur-Saône (Rhône).
GRANDJEAN, à La Seyne (Var).
GRASSET, à Montpellier.
GRASSET fils, à Montpellier.
GRAVIÈRE (V.), à Marseille.
Mme GRAVIÈRE, à Marseille.
GREENWOOD, à Londres.
Mme GREENWOOD, à Londres.
GRIPAT (H.), à Angers (Maine-et-Loire).
DE GRISSAC, à Argenteuil.
GROS, à Apt (Vaucluse).
GROSS (F.), à Nancy (Meurthe-et-Moselle).
GROSS (Ch.) à Diemeringen (Alsace).
GRUNBERG, 5, boulevard de Clichy, Paris.
GUELTON (Louis), à Ixelles-Bruxelles.
Mme GUELTON, à Ixelles-Bruxelles.
GUÉRIN, à Bordeaux.
Mme GUÉRIN, à Bordeaux.
GUIARD, 90, rue de la Victoire, Paris.

Guichard, à Marseille.
Guillemin, à Clermont-Ferrand (Puy-de-Dôme).
Mme Guillemin, à Clermont-Ferrand (Puy-de-Dôme).
Guillié (E.), à Villeneuve-la-Guyard (Yonne).
Guillon, 69, boulevard Malesherbes, Paris.
Guinard, 20, rue Godot-de-Mauroi, Paris.
Guisy, à Athènes (Grèce).
Mme Guisy, à Athènes (Grèce).
Hamaide, à Fumay (Ardennes).
Hamdy-Pacha (Issa), Le Caire (Egypte).
Hansson, à Christiania (Norvège).
Helme, 10, rue de St-Pétersbourg, Paris.
Hénop, à Altona (Allemagne).
Henrot, à Reims (Marne).
Herrenschneider, à Colmar (Alsace).
Mme Herrenschneider, à Colmar (Alsace).
Hobart, à Londres.
Honnen (J.), à Beyrouth (Syrie).
Imre (J.), à Hod-Mezo-Vasarhely (Hongrie).
Isaac (A.), à Bèze (Côte-d'Or).
Mme Isaac, à Bèze (Côte-d'Or).
Issaurat, 27, rue Drouot, Paris.
Ivanichevitch (Lucas), à Nice (Alpes-Maritimes).
Jablonski, à Poitiers (Vienne).
Jaffé (Karl), à Hambourg (Allemagne).
Mme Jaffé, à Hambourg (Allemagne).
Jamin, 52, rue Taitbout, Paris.
Mme Jamin, 52, rue Taitbout, Paris.
Jannet, à Cognac (Charente).
Japiot, à Dortan (Ain).
Jarnoucen de Villartay, à Vitré (Ille-et-Vilaine).
Jeanne, à Meulan (Seine-et-Oise).
Jendrassik, à Budapest (Hongrie).
Journiac, 7 ter, rue Duperré, Paris.
Jousset (Max), 241, boulevard St-Germain, Paris.
Junès bey Walter, Le Caire (Egypte).
Kartchgine, Saint-Pétersbourg.
Katz, à Pontoise (Seine-et-Oise).
Kenkead, à Galway (England).
de Kétly (Ch.), à Budapest (Hongrie).
Key Aberg, Stockholm.

Kyriaco, à Rocquigny (Ardennes).
Lacassagne, à Lyon (Rhône).
Persillier Lachapelle, à Montréal (Canada).
de Lacrousille, à Périgueux (Dordogne).
Ladame, à Genève (Suisse).
Lafon, à Lavardac (Lot-et-Garonne).
Dal-Lago, à Vicenza (Italie).
Laguens, à Castillon-sur-Dordogne (Gironde).
Lalesque, à Arcachon (Gironde).
Lambin, à Lille.
Lambotte, à Bruxelles, Belgique.
Lamouroux, à Toulon (Var).
Lande, à Bordeaux.
Lannelongue, 3, rue François Ier, Paris.
Larche, à Marseille.
Lardier, à Rambervillers (Vosges).
Larroux, à Castelnaudary (Aude).
Mme Larroux, à Castelnaudary (Aude).
Lasalle, à Lormont (Gironde).
Lascroux, à Saramon (Gers).
Mme Lascroux, à Saramon (Gers).
Lasne, à Aix-en-Othe (Aube).
Laumet, à Troyes (Aube).
Laurent (H.), à Marseille.
Mme Laurent, à Marseille.
de Lautshure (J.), à Bruxelles.
Le Baron, 34, rue de Lille, Paris.
Le Blond, 28, place Saint-Georges, Paris.
Le Clercq, à Lacken (Belgique).
Lee (Georges), à Cork (Ireland).
Lefer, à Coulommiers.
Lefilliatre, à Villejuif (Seine).
Le Gendre, 25, rue de Châteaudun, Paris.
Legendre, à La Haye-Malherbe (Eure).
Leichtenstein (Otto), à Cologne (Allemagne).
Lejeune, à Meursault (Côte-d'Or).
Lemière, à Lille (Nord).
Lenoir, à Saint-Nazaire (Loire-Inférieure).
Léonté (A.), à Bucarest (Roumanie).
Lepage, 28, rue du Rocher, à Paris.
Lepage, à Angers (Maine-et-Loire).

Lépine, à Belleville-sur-Saône (Rhône).
Leplat, à Liège (Belgique).
Lereboullet (L.). 44, rue de Lille, Paris.
Mme Lereboullet, 44, rue de Lille, Paris.
Leriche, à Chartrettes (Seine-et-Marne).
Leroy, à Constantine (Algérie).
Richard-Lesay, à Lille (Nord)
Lesenne, à St-Riquier (Somme).
Lestocquoy (A.), à Arras (Pas-de-Calais).
Leturc, à Saint-Lô (Manche).
Leviez, à Arras (Pas-de-Calais).
Levraud, à Saumur (Maine-et-Loir).
Lewkowitsch (Hugo), à Londres.
Licéaga (Eduardo), à Mexico (Mexique).
Ludwig Lichtheim, à Kœnigsberg (Prusse).
Lisnard, Golfe Juan (Alpes-Maritimes).
Mme Lisnard, Golfe Juan (Alpes-Maritime).
List, à Retz (Basse-Autriche).
Liszt, à Petétlen (Hongrie).
Livierato, à Genova (Italie).
Longe, à Marseille.
Looten, à Lille.
Lop, à Marseille.
Loppé, Saint-Mards-en-Othe (Aube).
Lorber, à Beaucourt (territoire de Belfort).
Lorthioir, à Bruxelles (Belgique).
Luneau, à Nantes.
Lust, à Bruxelles (Belgique).
Lutaud, 47, boulevard Haussmann, Paris.
Machado, à Caracas (Vénézuéla).
Maffei (Battista), à Pinerolo (Province de Turin, Italie).
Magnant, 57, rue Turbigo, Paris.
Magnin, 41, boulevard Malesherbes, Paris.
Mahillon, à Schaerbeek (Bruxelles).
Maillard, à Pagny-sur-Moselle (Meurthe-et-Moselle).
Mme Maillard, à Pagny-sur-Moselle (Meurthe-et-Moselle).
Malbec, 14, rue de Rivoli, Paris.
Malherbe, à Nantes.
de Mangell, à Chateau-la-Vallière (Indre-et-Loire).
Manolesco, à Bucarest (Roumanie).
Marconi, à Firenze (Italie).

MARSON, à Rosnes, par Condé-en-Barrois (Meuse).
NONCE MARTELLI, à Marseille.
MARTIN (Isidor), à Namur (Belgique).
MARTIN (J.), 5, rue Gay-Lussac, Paris.
MARTIN (Paul), à Charolles (Saône-et-Loire).
MARTY (A.), à Carcassonne (Aude).
Mme H. MARTY, à Carcassonne (Aude).
MASSINI (V.), à Bastia (Corse).
DE MATSKÉVITSCH (Basile), à St-Pétersbourg.
MATTON, 6, rue Gay-Lussac, Paris.
MAUNOURY (G.), à Chartres.
DE MAURANS, 18, rue de l'Abbé-de-l'Épée, Paris.
MAURIN, à Nice.
MELCHIOR (E.), à Thionville (Lorraine).
Mme MELCHIOR, à Thionville (Lorraine).
MERTENS, à Sempst, Brabant (Belgique).
MERVEILLE, à Chénée (Belgique).
MESGUEN, à Lesneven (Finistère).
MESNAGE, Trelly, par Quettreville (Manche).
MEUNIER, à Pontoise.
MEURIOT, 17, rue Berton, Paris.
MEUSNIER, à Blois.
MEYNARD, à Bourg-sur-Gironde (Gironde).
Mme MEYNARD, à Bourg-sur-Gironde (Gironde).
MICHEL, à Ancenis (Loire-Inférieure).
MICHEL, à Donchery (Ardennes).
Mme MICHEL, à Donchery (Ardennes).
MIGNEN, à Montaigu (Vendée).
MIGNON, à Amouchas, arrondissement de Bougie (Département de Constantine).
MILLÉE, 8, rue de Milan, Paris.
MIREUR, Marseille.
MIYATRE (H.), à Tokio (Japon).
MOELLER, à Bruxelles.
MOLINIÉ, à Marseille.
MONCORVO, Rio-de-Janeiro (Brésil).
MORESCO, à Pinerolo (Italie).
MORESTIN, à Saint-Pierre (Martinique).
MORIN (Fritz), à Feydey-Leysin (Suisse).
MORISON, Le Caire (Egypte).
MORITZ, à St-Pétersbourg (Russie).

Motet, 161, rue de Charonne, Paris.
Mougeot (P.), à Chaumont.
Moussaud, 67, rue de Passy, Paris.
Moutier (A.), 11, rue Miromesnil, Paris.
Mugnier, 272, faubourg St-Honoré, Paris.
Myddelton-Gavey (Edward), à Tunbridge-Wells (Grande-Bretagne).
Rimbau (Enrique), à Geroña (Espagne).
Nelson-Hardy, à Londres.
Nieden, à Bochum (Westphalie).
Nissen (Christian), à Alger.
Noir (Julien), 45, rue Monge, Paris.
Noquet, à Lille.
Noury, à Rouen.
Ochoa (Emilio), à Caracas (Vénézuela).
Oddo, à Marseille.
Oppen, à Koneps (Norvège).
Mme Oppen, à Koneps (Norvège).
Orfanoff (P.), à Tver (Russie).
Oriot (E.), à La-Ferrière-aux-Etangs (Orne).
Ortiz (Acosta), à Caracas (Vénézuela).
Ott, à Lillebonne (Seine-Inférieure).
Ottolenghi (Salvatore), à Sièna (Italie).
Oudart (Ed.), à Marseille.
Ozenne, 110, boulevard Haussmann, Paris.
Paillotte (R.), à Nogent-sur-Marne.
Painetvin, à Fresnoy-le-Grand (Aisne).
Palombi, Penna S. Giovanni, Macerata (Italie).
de Paoli (E.), à Perugia (Italie).
Parisot (P.), à Nancy.
Parmentier, à Tilff, près de Liège (Belgique).
Pascal (E.), à Béziers.
Pascual y Prats (José), à Géroña (Espagne).
Pech (E.), à Echiré-Niort (Deux-Sèvres).
Pellissier, à Toulon.
Pacifico Pereira, à Bahia (Brésil).
Perrin, à Marseille.
Petit (E.), à Pont-sur-Yonne (Yonne).
Petit (Clément), à Paris.
Petitjean, à Decize (Nièvre).
Peypers, à Amsterdam (Hollande).
Pfeiffer, à Darmstadt (Grand-Duché-de-Hesse).

Philippeau (A. F.), 8 bis, rue de Châteaudun, Paris.
Picqué (L.), 81, rue St-Lazare, Paris.
Pinto de Miranda (F.), pour l'Université de Coimbra (Portugal).
Piot, 66 bis, rue St-Didier, Paris.
Platon, à Marseille.
Pluyette, à Marseille.
Poitou-Duplessy, 46, rue Jouffroy, Paris.
Poix (G.), le Mans (Sarthe).
Pons (Louis), à Nérac (Lot-et-Garonne).
Pons (Louis), Château de Belbouys, par Soturac (Lot).
Porson, à Nantes.
Mme Porson (Louis), à Nantes.
Pouillot (Henri), à Brienon-sur-Armençon (Yonne).
Pouliot, à Poitiers.
de Pradel (E.), 54, rue Fondary, Paris.
Proust (Louis), à Blois.
Pujol, à Marseille.
Pujos, à Auch (Gers).
Queirel, à Marseille.
Quenouille, à Sens (Yonne).
Quentin, à Leuze-les-Tournay (Belgique).
Raicher, à Kieff (Russie).
Rajmondo (Pierre), à Bagnolo-Piémonte (Piémont).
Ramond (Octave), à Ponthierry (Seine-et-Marne).
Ramos (Alvaro), à Rio-de-Janeiro (Brésil).
de Ranse, 6, rue de Monceau, Paris.
Ravon (E.), à Chazelles-sur-Lyon (Loire).
Raymond, à Poitiers (Vienne).
Renou, à Saumur.
Reverdin, à Genève (Suisse).
Reynier (Paul), 12 bis, place Delaborde, Paris.
de Rezende (Virgilio), à Itapetininga (Brésil).
Richard (Paul), 120, rue de Rivoli, Paris.
Risquez, à Caracas (Vénézuela).
de Rivero (F.), à Caracas (Vénézuela).
Rivière, 25, rue de Mathurins, Paris.
Robin-Massé, à Béville-le-Comte (Eure-et-Loir).
Robin, à Beaugency (Loiret).
Rocher, avocat, 80, rue Taitbout, Paris.
Rocher (H.), à Gabarret (Landes).
Mme Rocher, à Gabarret (Landes).

Romano (Clemente), à Naples (Italie).
Rondeau, 5, rue Legoff, Paris.
de Rop (Edouard), à Anvers.
Roreck, à Perjamas (Hongrie).
Rösen, à Copenhague (Danemark).
Rosenberger, à Wurzbourg (Bavière).
Rosenwald, 45, rue de Maubeuge (Paris).
Mme Rosenwald, à Paris.
Rossi (J.-B.), à Marseille.
Rotillon, 8, boulevard Montmartre, Paris.
Rottenberg, à Szepes-Olaszi (Hongrie).
Mme Rottenberg, à Szepes-Olaszi (Hongrie).
Rousseau Saint-Philippe, à Bordeaux.
Rousseau, à Confland-Ste-Honorine (Seine-et-Oise).
Rousseau (Eugène), à Bruxelles.
Rovini (Vittorio), à Firenze (Italie).
Mme Rovini, à Firenze (Italie).
Sabadini, à Alger (Algérie).
Sagarra-Lascurain, à Valladolid (Espagne).
Saint-Yves Ménard, 8, rue Ballu, Paris.
Saito, à Kioto (Japon).
Salmon, 54, boulevard de Reuilly, Paris.
Salomon (Louis), à Savigné-l'Evêque (Sarthe).
Mme Salomon, à Savigné-l'Evêque (Sarthe).
Santini (Felice), à Rome (Italie).
Santos Fernandez, à Cuba.
Sauvez (E.), à Paris.
Scategui (Vincenze), à Taviano (Italie).
Schadé, à Phalsbourg (Lorraine).
Schneider (Justus), à Fulda (Prusse).
Mlle Schneider, à Fulda (Prusse).
Schneider-Romain, à Liffol-le-Grand (Vosges).
Schober (Paul), 49, rue de Trévise, Paris.
Schwalbe, à Berlin.
Sciamanna (Ezio), à Roma (Italie).
Séailles, 79, rue de Rome, Paris.
Secheyron, à Toulouse.
Seguel, 68, boulevard Malesherbes, Paris.
Sempé, à Tarbes.
Sevestre, 55, rue de Châteaudun, Paris.
Sifflet, 11, rue de Rambuteau, Paris.

SIGUAN, à Port St-Louis-du-Rhône (Bouches-du-Rhône).
SIMON, à Bruxelles.
Mme SIMON, à Bruxelles.
SIMONNEAU, à Nantes.
SIMMONDS, à Sacramento (Californie).
SMITH, à Londres.
SHINGLETON SMITH, à Clifton-Bristol (England).
Sociedad medico-farmaceutica de los Santos Cosme y Damiân, à Barcelona (Espagne).
Société française des Eaux minérales, à Paris.
Society London Medical, à Londres.
SOSNOWSKA (Hélène), 15, rue Clément-Marot, Paris.
SOULIGOUX (Ch.), à Paris.
DE SOUZA (Joao-Albino Rodrigues), à Sant'Anna (Ile de Madère).
SPAZIANI (Tullio), à Rome (Italie).
STARTZ, à Stettin (Prusse).
STEWART, à Manchester.
STOEBER, à Nancy.
SIR STOTHES (William), à Dublin (Irlande).
STRASSMANN, à Berlin.
SUAREZ DE MENDOZA, 22, avenue de Friedland, Paris.
SURMONT, à Lille.
Syndicat des Médecins de la Vendée, à Pouzauges (Vendée).
Syndicat médical de l'arrondissement de Roulers (Flandre Occidentale (Belgique).
Syndicat médical Borain, à Dour, Hainant (Belgique).
Syndicat médical de Pont-l'Evêque (Calvados).
Syndicat médical de l'arrondissement de Versailles (Seine-et-Oise).
Syndicat des médecins de la Haute-Garonne, à Toulouse.
DE SZABÓ (Denis), à Kolozsvar (Hongrie).
SZEZYPIORSKI, à Mont-St-Martin (Meurthe-et-Moselle).
TAPIE (Jean), 5, rue Maublanc, Paris.
TÉDENAT, à Monpellier.
TEIXIDOR SUNOL (Joaquin), à Barcelone.
Mme TEIXIDOR, à Barcelone.
TEIXIDOR (Lorenzo), à Barcelone.
TESSIER (G.), à Cheveroche (Allier).
THADÉE, à St-Paul-Damiate (Tarn).
THIERY (Paul), 6, rue de Seine, Paris.
THIROLOIX, 75, avenue d'Antin, Paris.
THOMAS (A.), à Roquebrune (Var).

THONION, à Annecy (Haute-Savoie).
THOUMAS, 188, rue de Belleville, Paris.
TOLEDANO, 24, rue de Bourgogne, Paris.
TONNEAU, à Dour (Belgique).
TÖROK (L.), à Budapest.
TREILLE (P.), à Lavavaix-les-Mines (Creuse).
DE TRINCHERIA Y GUITO (Luis), à Hostalvich (Espagne).
TROTESSKI (Victor), à Massay (Cher).
TURBURE (E.), à Bucarest (Roumanie).
Union Médicale de Gand, à Gand (Belgique).
VAILLANT, à Paris.
VANDAM (Alfred), 7, rue du Commerce, à Bruxelles.
Mme VANDAM, à Bruxelles.
VAN (Hassel), à Pâturages, Hainaut (Belgique).
VAUCAIRE, 52, rue de la Boëtie, Paris.
VECCHI (Ezio), Pennas Giovanni, province de Macerata (Italie).
VERCHÈRE, à Paris.
VERHAEREN, à Alger.
VIANNA (de Mello), à Paris.
VICENTE (Celestino), à Rio-de-Janeiro.
VIDAILLET (Jacques), à Fort-de-l'Eau (Département d'Alger).
Mme VIDAILLET (Rose-Marie), à Fort-de-l'Eau (Département d'Alger).
VIDAL (A.), à Grasse.
VIGEN (Ch.), à Montlieu (Charente-Inférieure).
VILLARD, à Marseille.
VILLENEUVE, à Marseille.
VINAVER (L.), à Limay (Seine-et-Oise).
DE VINCENTI (J.), à Cervione (Corse).
VISMARD (Pierre), à Nîmes.
VIVIEN, à Castelnau-le-Lez, près Montpellier.
WAKLEY père (Thomas), à Londres.
WAKLEY fils (Thomas), à Londres.
WALLICHS (Julius), à Altona (Prusse).
WALLICHS (Mme), à Altona (Prusse).
WALMÉ, à Chauny (Aisne).
WATHELET, à Bruxelles.
WEIL, 8, rue de Passy, Paris.
WILHELM, à Pompey (Meurthe-et-Moselle).
WINSTEL (E.), à Nancy.
WINSTEL (Mme), à Nancy.

WOODS (Hugh.), à Londres.

WYLLYS (William), à Great Yarmouth (Grande-Bretagne).

ZIÉLINSKI (J.), 50, place de la Nation, Paris.

ZILLES, à Monte-Carlo.

ZILLES (Mme Antoinette), à Monte-Carlo[1].

1. Des erreurs, des oublis peut-être, se sont inévitablement glissés dans ce volume. Le lecteur, tenant compte de l'énorme travail de mise au point de ce compte rendu, paraissant cinq mois seulement après le Congrès, voudra bien excuser. (Note du Secrétaire général.)

TABLE DES MATIÈRES

PREMIÈRE PARTIE.

Comptes rendus du Congrès.

Séance d'inauguration du Congrès 1

Discours de M. Théophile Roussel 2
Discours de M. le Dr L. Lereboullet 3
Discours de M. le Pr Sciamanna, de Rome 9
Rapport général de M. le Dr Jules Glover 10

Première séance. — Première Assemblée générale 30

Rapport sur les Rapports des Médecins avec les Mutualités, par M. le Dr Cuylits, de Bruxelles 30

I. L'organisation sociale moderne 30
II. But, organisation et esprit des Sociétés mutualistes 31
III. Importance du mouvement mutualiste 32
IV. Les moyens 34
V. Conclusions 37

Résolutions 39
Discussion du Rapport de M. Cuylits : MM. Lereboullet (Paris), Gairal (Carignan, Ardennes), Smith (Londres), List (Retz, Basse-Autriche), Vandam (Bruxelles), Berthod (Paris), Lasalle (Lormont, Gironde), Le Baron (Paris), Jablonski (Poitiers, Vienne), Dignat (Paris), Lemière (Lille) et Lande (Bordeaux) . 44

Deuxième séance. Séance de Section : Ire Section 51

Des conditions de l'exercice de la Médecine dans les différents pays, par M. J. Schwalbe (de Berlin) 51
Discussion de la communication de M. J. Schwalbe : MM. Stoeber (Nancy), Gairal (Carignan, Ardennes), Vandam (Bruxelles), Lereboullet (Paris) 56
Projet de loi sur l'exercice de la Médecine, communiqué par M. Vandam (Bruxelles) 58
Modification de l'article 15 de la loi du 30 nov. 1892 sur l'exercice de la Médecine, par M. Gros (d'Apt, Vaucluse) 108
On the international Recognition of Medical degrees, par M. Greenwood (Londres) 110
Sur les abus des consultations hospitalières gratuites à Paris, par M. G. Variot (Paris) 114

Sur les abus de l'hospitalisation et des consultations gratuites à Paris, par M. Paul Thiéry (Paris) 115
Conclusions 165
Discussion de la communication de M. Paul Thiéry : MM. Fachatte (Paris), Noir (Paris), Dorison (Paris), Vandam (Bruxelles), Smith (Londres), Benedikt (Vienne), G. Weil (Paris), Ducor (Paris), Lande (Bordeaux) 168
L'abus de la charité médicale, par M. E. Montefiore (Londres). . . 178

Troisième séance. — Deuxième Assemblée générale 181

Rapport sur l'exercice illégal de la Médecine, par M. le Dr Descouts (Paris) 181
Conclusions 186
Discussion du Rapport de M. Descouts : MM. Gandil (Nice), Porson (Nantes), Paul Thiéry (Paris), Queirel (Marseille) et Fachatte (Paris) 188
Rapport sur l'organisation de l'Association générale des Médecins de la Hongrie, par M. le Dr Ernest Jendrassik, de Budapest. . 194
I. Historique 194
II. Organisation actuelle de l'Association. 196
III. Fonctionnement de l'Association. 198
Conclusions 200
Discussion du Rapport de M. E. Jendrassik : M. Chyzer (Budapest) 201

Quatrième séance. — Séance de Section : Ire Section 202

L'assistance médicale gratuite dans le département du Puy-de-Dôme ; ses desiderata et ses lacunes, par M. Bousquet (Clermont-Ferrand). 202
Discussion sur la Communication de M. H. Bousquet : MM. Poitou-Duplessy (Paris), Malbec (Paris), Salomon (Savigné-l'Évêque, Sarthe), Dallest (Marseille) 207
Rapports du service de l'assistance à domicile avec les services hospitaliers, par M. Dorison (Paris) 208
Conclusions 217
Discussion de la Communication de M. Dorison : MM. Thiéry (Paris), Malbec (Paris), Fachatte (Paris), Poitou-Duplessy (Paris), Ducor (Paris), Desforges (Paris), Noir (Paris) et Lereboullet (Paris) 218
Assistance médicale gratuite, par M. Dallest (Marseille). 225
Rapports des médecins des Compagnies d'assurances avec les services hospitaliers, par M. Issaurat (Paris). 228
Discussion de la Communication de M. Issaurat : MM. Poitou-Duplessy (Paris), Lande (Bordeaux), Gairal (Carignan, Ardennes), Sabadini (Alger), Jamin (Paris), Ducor (Paris) et Le Filliatre (Paris) 234

Des rapports des médecins entre eux, au point de vue de l'attitude à prendre par le corps médical vis-à-vis des Sociétés de secours mutuels, par M. de Lacrousille (Périgueux). 235
Discussion de la Communication de M. de Lacrousille : MM. Gairal (Carignan, Ardennes) et Poitou-Duplessy (Paris). 242
Sur le mode de rétribution des Médecins par les Sociétés de secours mutuels, par M. G. Lemière (Lille). 242
Discussion sur la Communication de M. G. Lemière : M. Gairal (Carignan, Ardennes). 250
Médecins de colonisation en Algérie, par M. Sabadini (Alger). . . 250
Les Médecins communaux en Algérie, par M. Verhaeren (Alger). 252
La question des malades aisés et riches dans les hôpitaux, par M. E. Rolland (Toulouse). 255

Cinquième séance. — Séance de Section : IIe Section 257

Exercice illégal de la Médecine, par M. Dignat (Paris). 257
Discussion de la Communication de M. Dignat : MM. Salomon (Savigné-l'Évêque, Sarthe), Depasse (Paris), Gillot (Autun, Saône-et-Loire), Le Baron (Paris), Vandam (Bruxelles), Benedikt (Vienne), Smith (Londres), Ottolenghi (Sienne, Italie), Seguel (Paris), Bertil-Buhre (Stockholm) et Gandil (Nice). . . 259
Hypnotiseurs, magnétiseurs, liseurs de pensée, guérisseurs vis-à-vis du droit civil et pénal et de la médecine légale, par M. S. Ottolenghi (de Sienne, Italie). 262
Le massage et la massothérapie : les frictions aux masseurs, la massothérapie aux médecins, par M. Dagron (de Paris). 264
Discussion sur la Communication de M. Dagron : MM. Richard-Lesay (Lille) et Benedikt (Vienne). 276
Vente des médicaments sans ordonnance. — Une des causes du malaise médical. — Exiger des pouvoirs publics le respect pur et simple des lois existantes, par M. Cl. Petit (de Paris). 276
Les suites de la réclame dans les journaux politiques en faveur des spécialités pharmaceutiques, par M. Manolesco (de Bucarest). . 281
Discussion sur la Communication de M. Manolesco : MM. Le Baron (Paris), Noir (Paris), Smith (Londres), Gillot (Autun, Saône-et-Loire) 282
Les Médecins doivent-ils encourager l'emploi des médicaments secrets ou demi-secrets, par M. Bittle C. Keister (de Roanoke, E. U. A.). 285
De l'abus de la réclame médico-pharmaceutique, par M. Richard Lesay (de Lille).. 288
De la valeur du certificat de vaccine. Vaccinations officielles obligatoires, par M. Dromain (de Paris). 290
Discussion sur la Communication de M. Dromain : MM. Tolédano (Paris), Jamin (Paris), Petit (Paris), Tapie (Paris), Ducor (Paris) et Poitou-Duplessy (Paris). 291

Sixième séance. — Troisième Assemblée générale 295

Rapport sur les principes fondamentaux de la déontologie médicale, par M. le Dr Grasset (de Montpellier). 295

I. Préliminaires, définition, limites, importance et divisions du sujet. 296
II. Principes qui doivent présider aux rapports mutuels des médecins en général. 299
III. Principes qui doivent présider aux rapports mutuels des médecins traitants. 316
IV. Principes qui doivent présider aux rapports avec leurs confrères des médecins consultants. 327
V. Principes qui doivent présider aux rapports avec leurs confrères des médecins consultants dans leur cabinet . . 338
VI. Principes généraux qui doivent présider aux rapports des médecins d'eaux et spécialistes avec leurs confrères . . . 347
VII. Des moyens proposés ou à proposer pour fixer et répandre les principes généraux de la Déontologie médicale. . . . 351
Conclusions. 357
Discussion du Rapport de M. Grasset : MM. H. de Gouvêa (Rio-de Janeiro, Brésil), Le Gendre (Paris), Antonelli (Paris), Lasalle (Lormont, Gironde), Zambaco-Pacha (Constantinople), P. Thiéry (Paris), Dignat (Paris), Malbec (Paris), Vandam (Bruxelles), O. de Petersen (Saint-Pétersbourg) et Jeanne (Meulan, Seine-et-Marne). 365
Rapport sur les Chambres médicales en Autriche, par M. le Dr H. Adler (de Vienne). 372
Discussion du Rapport de M. Adler : MM. Schober (Paris) et Jaffé (Hambourg). 376

Septième séance. – Séance de Section : Ire Section 381

La Médecine sanitaire maritime au point de vue économique, par MM. Borel et Fayol (Marseille) 381
Discussion de la Communication de MM. Borel et Fayol : MM. P. Thiéry (Paris), Granjux (Paris), Poitou-Duplessy (Paris), Larche, Martelli et Fayol (Marseille) 387
Note sur un incident intéressant à un haut degré le secret professionnel, par M. Issa Hamdy Pacha (Le Caire). 389
A propos de questions d'assistance médicale gratuite et de la grève des Médecins en Ille-et-Vilaine, par M. V. Baudry (de Rennes). . 394
Discussion sur la Communication de M. Baudry : MM. Gairal (Carignan, Ardennes), Jarnouën de Villartay (Vitré, Ille-et-Vilaine), Poitou-Duplessy (Paris). 402
Des causes de l'absence de médecins en Corse, par M. Massini (de Bastia (Corse) 405
Comment améliorer la situation sociale du médecin en harmonie avec son influence et son importance, par M. J. List (de Retz, Basse-Autriche). 408
Rapports du médecin avec les Compagnies d'assurances, par M. Barbanneau (de Pouzauges, Vendée). 417
Discussion sur la Communication de M. Barbanneau : M. Gairal (Carignan, Ardennes). 424

Sur les rapports des chirurgiens de police avec l'État et avec les municipalités anglaises, par M. Nelson Hardy (de Londres). . . 424
Le Médecin français et la loi des accidents du travail, par M. Raymond Fachatte (de Paris). 429

Huitième séance. — Séance de Section : IIIe Section. 431

Un point de Déontologie, par M. Galland-Gleize (de Vittel, Vosges) 431
Discussion sur la Communication de M. Galland-Gleize : MM. Dignat (Paris) et Cuylits (Bruxelles). 432
Le Sanatorium au point de vue professionnel, par M. Verhaeren (d'Alger) 432
Les Concours et la solidarité professionnelle, par M. F. Boé (de Paris) 437
Des rapports du médecin avec ses confrères, par M. Battel (de Paris) 439
L'organisation de l'Association générale des médecins de la Roumanie, par M. Manolescu (de Bucarest). 442
Organisation des Médecins de la Norvège, par M. Hansson (de Christiania). 445
Proposition de la fondation d'un journal international de médecine professionnelle et de déontologie médicale, publiant les communications des divers pays, par M. B. Hansson (de Christiania) . . 448
Discussion sur la Communication de M. Hansson : M. Lardier (Rambervilliers, Vosges). 450
Rapports déontologiques entre médecins de nationalités différentes, exerçant légalement dans un autre pays, par M. Antonelli (à Paris) 450
Discussion sur la Communication de M. Antonelli : MM. Cayla (Paris), Dignat (Paris), Bellencontre (Paris) et Cuylits (Bruxelles). 451
Les Sociétés médicales d'arrondissement de la Seine et le Conseil général de ces Sociétés, par MM. Cayla et Ducor (de Paris). . . 452
Discussion de la Communication de MM. Cayla et Ducor : MM. Smith (Londres), Clément (Bucarest), Cuylits (Bruxelles) et Bellencontre (Paris). 455
Organisation des unions médicales dans la Grande-Bretagne. — Situation économique actuelle du corps médical, par M. Ad. Smith (de Londres). 457
La Société médicale de Kioto, par M. Senya Saïto (de Kioto, Japon). 467

Neuvième séance. — Quatrième Assemblée générale. 470

Rapport sur les œuvres d'assistance et de prévoyance médicale, par M. Lande (de Bordeaux). 470
Conclusions. 495
Discussion du Rapport de M. Lande : MM. Sciamanna (Rome),

Dorison (Paris), Granjux (Paris), Lereboullet (Paris) et Descouts (Paris). 496
Statuts de l'Association médicale mutuelle du département de la Seine. 500
Rapport sur les œuvres de défense professionnelle, par M. Salomon (de Savigné). 508
1re Partie. — Des causes de la crise professionnelle. 511
I. Causes inhérentes à la profession médicale. 511
II. Causes provenant du milieu dans lequel vit le médecin. . 516
2e Partie. — Des œuvres de défense professionnelle. 520
3e Partie. — Résultats obtenus par les œuvres de défense : ce qui reste à faire. 526
Conclusions. 537
Discussion du Rapport de M. Salomon : MM. Poiton-Duplessy (Paris), Jeanne (Meulan), Gairal (Carignan, Ardennes), Levraud (Saumur), Noir (Paris) et Smith (Londres). 543

Dixième séance. — Séance de Section : IIIe Section. 545

L'Association des Médecins portugais, par M. J. de Mello Vianna (de Lisbonne). 545
Discussion de la Communication de M. de Mello Vianna : MM. Vandam (Bruxelles), Le Baron (Paris) et P. Guillon (Paris). 548
De l'utilité d'un Ordre de Médecins, considéré : 1° dans les rapports des médecins entre eux; 2° dans les rapports des médecins et de la société; 3° dans les rapports des médecins et de la justice, par M. A. Couvreur (de Paris). 549
De la création d'un Ordre de Médecins, par M. Brunon (de Rouen). 552
Projet d'institution des Chambres médicales, par M. Lasalle (de Lormont, Gironde). 553
Projet de loi sur l'institution des Chambres médicales, par M. Lasalle. 562
Ordre des Médecins et Chambres médicales, par M. Dignat (de Paris). 565
Discussion de la Communication de M. Dignat : MM. Alb. Leblond (Paris) et Benedikt (Vienne). 601
De la constitution des Ordres des Médecins en Italie et de l'opportunité de constituer une Association professionnelle internationale, par M. Sciamanna (de Rome). 602
Projet de loi portant création de Chambres médicales, par M. Chyzer (de Budapest). 606
Discussion de la communication de M. Chyzer : MM. Lereboullet (Paris), Lasalle (Lormont, Gironde), Dignat (Paris), Cuylits (Bruxelles), G. Rocher (Paris), Jaffé (Hambourg) et Vandam (Bruxelles). 612

Onzième séance. — Séance de Section : IVe Section. 619

Les Sociétés d'assurances contre la maladie, par M. G. Lemière (de Lille). 619

La Prévoyance médicale, par M. Philippeau (de Paris). 630
La Mutuelle médicale française de retraites, par M. C. Levraud (de Saumur). 632
Discussion sur la Communication de M. Levraud : MM. Porson (Nantes) et Treille (Lavaveix-les-Mines, Creuse). 633
Des avantages de l'obligation d'opter entre le droit à la pratique médicale et le droit à la retraite, par M. Coutand, de Saumur. . . 635

Dernière Assemblée générale. — Séance de clôture. 638

Discussion sur la pérennité du Congrès et sur la continuation du mouvement professionnel suscité par ce premier Congrès. 638
Vote sur la date et le lieu de réunion du prochain Congrès. . . 639
Vote sur le projet de résolutions déposé par M. Grasset (de Montpellier). 641
Vote sur les vœux émis au Congrès 641
Allocutions de MM. Lereboullet (Paris), Vandam (Bruxelles) et Le Baron (Paris). 645

DEUXIÈME PARTIE.

Appendice.

Documents officiels et divers.

Arrêté ministériel du 11 juin 1897.. 649
Règlement du Ier Congrès international de Médecine professionnelle et de déontologie médicale. 653
Programme officiel du Congrès. 657
Liste des Donateurs. 666
Délégations officielles 667
Délégations particulières. Sociétés et Associations qui se sont fait représenter au Congrès.. 669
Liste des Membres du Congrès. 675

14 088. — PARIS. IMPRIMERIE GÉNÉRALE LAHURE
9, rue de Fleurus, 9.

Masson et Cie, Éditeurs

Libraires de l'Académie de Médecine

120, Boulevard Saint-Germain, Paris (VIe)

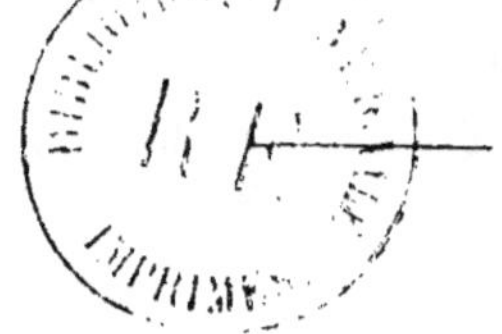

EXTRAIT

DU

CATALOGUE MÉDICAL

Décembre 1900

La librairie Masson et Cie envoie gratuitement et franco de port les catalogues suivants à toutes les personnes qui lui en font la demande.

— **Catalogue général** *contenant, classés par subdivisions, tous les ouvrages publiés à la librairie ainsi que la liste de ses différents journaux et revues.*

— **Catalogues de l'Encyclopédie scientifique des Aide-Mémoire**

I. Section de l'ingénieur.

II. Section du biologiste.

— **Catalogue des ouvrages d'enseignement.**

Des prospectus spéciaux des différents grands Traités publiés par la librairie sont également adressés sur demande.

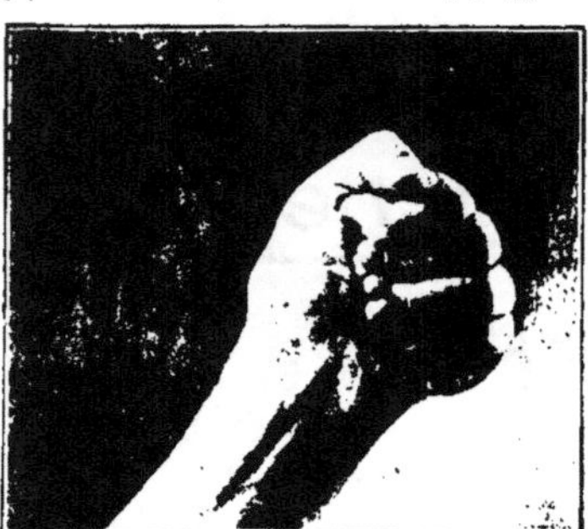

Tome V. Fig. 174. — Déformation de la main par contraction excessive dans un cas de maladie de Parkinson.

DIVISION DE L'OUVRAGE

TOME Ier. — *1 vol. grand in-8° de 1018 pages avec figures dans le texte :* **18** *fr.*

Introduction à l'étude de la pathologie générale, par G.-H. Roger, professeur agrégé à la Faculté de médecine, médecin de l'Hôpital de la porte d'Aubervilliers. — Pathologie comparée de l'homme et des animaux, par G.-H. Roger et P.-J. Cadiot. — Considérations générales sur les maladies des végétaux, par P. Vuillemin, chargé de cours à la Faculté de médecine de Nancy. — Pathogénie générale de l'embryon. Tératogénie, par Mathias Duval, professeur à la Faculté de médecine de Paris. — L'hérédité et la pathologie générale, par Le Gendre, médecin des hôpitaux. — Prédisposition et immunité, par Bourcy, médecin des hôpitaux. — La fatigue et le surmenage, par Marfan, professeur agrégé à la Faculté de médecine de Paris, médecin des hôpitaux. — Les Agents mécaniques, par Lejars, professeur agrégé à la Faculté de médecine de Paris, chirurgien des hôpitaux. — Les Agents physiques. Chaleur. Froid. Lumière. Pression atmosphérique. Son, par Le Noir. — Les Agents physiques. L'énergie électrique et la matière vivante, par d'Arsonval, membre de l'Institut, professeur au Collège de France. — Les Agents chimiques. Les caustiques, par Le Noir. — Les intoxications, par G.-H. Roger.

TOME II. — *1 vol. grand in-8° de 970 pages avec figures dans le texte :* **18** *fr.*

L'Infection, par Charrin, professeur agrégé à la Faculté de médecine de Paris, médecin des hôpitaux. — Notions générales de morphologie bactériologique, par Guignard, membre de l'Institut, professeur à l'École de pharmacie. — Notions de chimie bactériologique, par Hugounenq, professeur à la Faculté de médecine de Lyon. — Les microbes pathogènes, par Roux, professeur agrégé à la Faculté de médecine de Lyon. — Le sol, l'eau et l'air agents des maladies infectieuses, par Chantemesse, professeur à la Faculté de médecine de Paris, médecin des hôpitaux. — Des maladies épidémiques, par Laveran, membre de l'Académie de médecine. — Sur les parasites des tumeurs épithéliales malignes, par Ruffer. — Les parasites, par L. Blanchard, professeur à la Faculté de médecine de Paris, membre de l'Académie de médecine.

TOME III. — *1 vol. in-8° de plus de 1400 pages avec fig. dans le texte, publié en deux fascicules :* **28** *fr.*

Fasc. I. — Notions générales sur la nutrition à l'état normal, par E. Lambling, professeur à l'Université de Lille. — Les troubles préalables de la nutrition, par Ch. Bouchard, professeur à la Faculté de médecine, membre de l'Institut. — Les réactions nerveuses, par Ch. Bouchard et G.-H. Roger, professeur agrégé à la Faculté de médecine de Paris, médecin de l'Hôpital de la porte d'Aubervilliers. — Les processus pathogéniques de deuxième ordre, par G.-H. Roger.

Fasc. II. — Considérations préliminaires sur la physiologie et l'anatomie pathologiques, par G.-H. Roger. — De la fièvre, par Louis Guinon, médecin des hôpitaux de Paris. — L'hypothermie, par J.-F. Guyon. — Mécanisme physiologique des troubles vasculaires, par E. Gley, professeur agrégé à la Faculté de médecine de Paris. — Les désordres de la circulation dans les maladies, par A. Charrin, professeur agrégé à la Faculté de médecine de Paris, professeur remplaçant au Collège de France, médecin des hôpitaux. — Thrombose et embolie, par A. Mayor, professeur à la Faculté de médecine de Genève. — De l'inflammation, par J. Courmont, professeur agrégé à la Faculté de médecine de Lyon, médecin des hôpitaux. — Anatomie pathologique générale des lésions inflammatoires, par M. Letulle, pro-

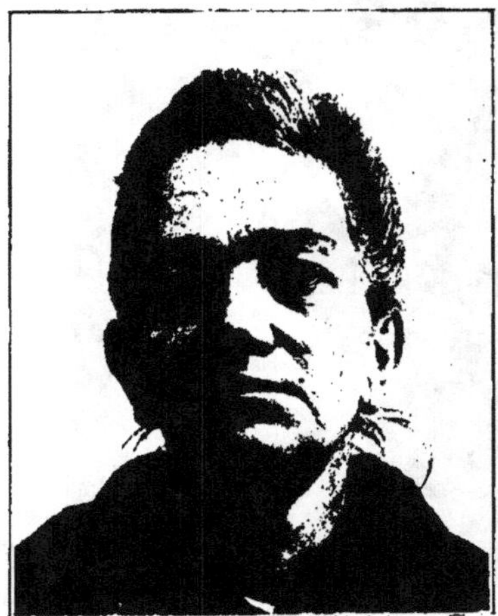

Tome V. Fig. 17. Paralysie bulbaire par névrite périphérique, avec participation du facial supérieur.

fesseur agrégé à la Faculté de médecine de Paris, médecin de l'hôpital Boucicaut. — Les altérations anatomiques non inflammatoires, par P. Le Noir, médecin des hôpitaux. — Les tumeurs, par P. Ménetrier, professeur agrégé, médecin de l'hôpital Tenon.

TOME IV. — 1 *vol. in-8° de 719 pages avec figures dans le texte :* **16** *fr.*

Évolution des maladies, par Ducamp, professeur à la Faculté de médecine de Montpellier. — Sémiologie du sang, par A. Gilbert, professeur agrégé, médecin de l'hôpital Broussais. — Spectroscopie du sang. Sémiologie, par A. Hénocque, directeur-adjoint du Laboratoire de physique biologique du Collège de France. — Sémiologie du cœur et des vaisseaux, par R. Tripier, professeur à la Faculté de médecine de Lyon et Devic, agrégé à la Faculté de Lyon, médecin des hôpitaux. — Sémiologie du nez et du pharynx nasal, par M. Lermoyez, médecin de l'hôpital Saint Antoine, et M. Boulay, ancien interne des hôpitaux. — Sémiologie du larynx, par M. Lermoyez et M. Boulay. — Sémiologie des voies respiratoires, par M. Lebreton, médecin des hôpitaux. — Sémiologie générale du tube digestif, par P. Le Gendre, médecin de l'hôpital Tenon.

TOME V. 1 *vol. in-8° de 1180 pages avec nombreuses figures dans le texte :* **28** *fr.*

A. Chauffard, professeur agrégé à la Faculté de médecine de Paris, médecin des hôpitaux : Pathologie générale et Sémiologie du foie. — X. Arnozan, professeur à la Faculté de médecine de Bordeaux : Pancréas. — C. Chabrié, sous-directeur du

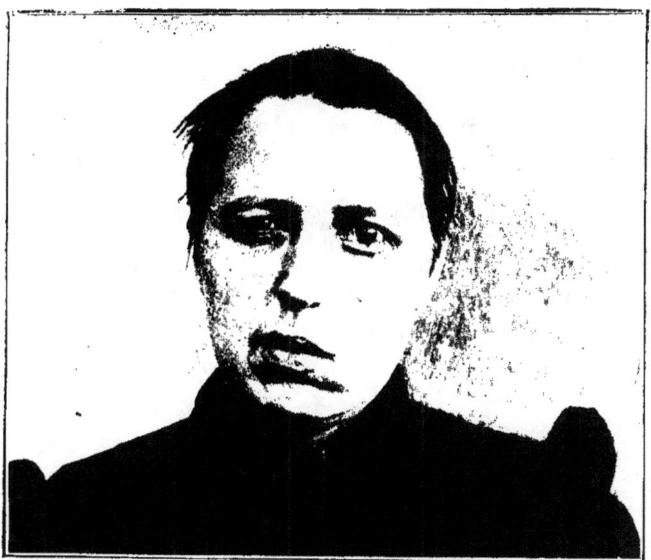

Tome V. Fig. 148. — Paralysie faciale gauche par lésion du rocher.

Laboratoire de Chimie appliquée à la Faculté des Sciences de Paris : Analyse chimique des urines. — Noël Hallé : Analyse microscopique des urines (histo-bactériologique). — A. Charrin, professeur remplaçant au Collège de France : Le rein, l'urine et l'organisme. — Pierre Delbet, professeur agrégé à la Faculté de médecine de Paris, chirurgien des hôpitaux : Sémiologie des organes génitaux. — J. Dejerine, professeur agrégé à la Faculté de médecine de Paris, médecin des hôpitaux : Sémiologie du système nerveux. Cet article comprend plus de 800 pages et est illustré de très nombreuses photographies, schémas et dessins.)

CONDITIONS DE LA PUBLICATION (Décembre 1900)

Le Traité de Pathologie générale est publié en six volumes. Chaque volume est vendu séparément, et le prix en est fixé suivant l'étendue des matières.

Les tomes I et II sont vendus chacun. **18** fr.	Le tome IV est vendu. . . . . . . **16** fr.
Le tome III formé 2 part. et est vendu. **28** fr.	Le tome V est vendu . . . . **28** fr

Il est accepté des **souscriptions** au **Traité de Pathologie générale** à un *prix à forfait*, quels que soient l'étendue et le prix de l'ouvrage complet.

Ce prix à partir de ce jour a été élevé de **112 francs** à **120 francs**. *et restera tel, dans tous les cas, jusqu'à la publication du tome VI.*

CHARCOT BOUCHARD — BRISSAUD

BABINSKI BALLET P. BLOCQ BOIX BRAULT CHANTEMESSE CHARRIN CHAUFFARD COURTOIS-SUFFIT DUTIL GILBERT GUIGNARD L. GUINON GEORGES GUINON HALLION LAMY LE GENDRE MARFAN MARIE MATHIEU NETTER — ŒTTINGER ANDRÉ PETIT RICHARDIÈRE — ROGER RUAULT — SOUQUES THOINOT THIBIERGE FERNAND WIDAL

TRAITÉ DE MÉDECINE

DEUXIÈME ÉDITION

(Entièrement refondue.)

PUBLIÉE SOUS LA DIRECTION DE MM.

BOUCHARD	**BRISSAUD**
Professeur à la Faculté de médecine de Paris. Membre de l'Institut	Professeur à la Faculté de médecine de Paris. Médecin de l'hôpital St-Antoine.

10 volumes grand in-8°, avec figures dans le texte

En Souscription. . . . . **150** francs

La deuxième édition du TRAITÉ DE MÉDECINE a été entièrement revisée et augmentée dans de notables proportions. En outre, et pour la commodité des lecteurs, les matières sont réparties en dix volumes qui paraissent successivement.

Chaque volume est vendu séparément.

Jusqu'à ce jour le prix de l'ouvrage reste fixé pour les souscripteurs à 150 francs.

DÉCEMBRE 1900.

Le succès de la première édition du **Traité de Médecine** de MM. Charcot, Bouchard et Brissaud, a rendu nécessaire une seconde édition, et loin de se borner à une réimpression les auteurs ont voulu présenter au public un ouvrage nouveau, gardant le plan et les idées qui avaient assuré le succès sans précédent du traité, lors de son apparition, mais complétant et remaniant la plupart de ses parties et corrigeant les quelques imperfections qui s'étaient glissées dans la première édition. Comprenant désormais 10 volumes, dont 6 déjà ont été publiés, le **Traité de Médecine** reste le plus complet, le plus documenté des livres de ce genre et l'autorité croissante qui s'attache aux noms de ceux qui y collaborent en confirme et en assure le succès persistant.

TOME Ier

1 vol. grand in-8° de [illegible] pages, avec figures dans le texte : **16** fr.

Les Bactéries, par L. GUIGNARD, membre de l'Institut et de l'Académie de médecine, professeur à l'École de Pharmacie de Paris. — *Pathologie générale infectieuse*, par A. CHARRIN, professeur remplaçant au Collège de France, directeur du Laboratoire de médecine expérimentale (Hautes-Études), médecin des hôpitaux. — *Troubles et maladies de la nutrition*, par PAUL LEGENDRE, médecin de l'hôpital Tenon. — *Maladies infectieuses communes à l'homme et aux animaux*, par G.-H. ROGER, professeur agrégé, médecin de l'hôpital de la Porte d'Aubervilliers.

TOME II

1 vol. grand in-8° de 896 pages, avec figures dans le texte : **16** fr.

Fièvre typhoïde, par A. Chantemesse, professeur à la Faculté de médecine, médecin des hôpitaux de Paris. — *Maladies infectieuses*, par F. Widal, professeur agrégé, médecin des hôpitaux de Paris. — *Typhus exanthématique*, par L.-H. Thoinot, professeur agrégé, médecin des hôpitaux de Paris. — *Fièvres éruptives*, par L. Guinon, médecin des hôpitaux de Paris. — *Erysipèle*, par E. Boix, chef de laboratoire à la Faculté. — *Diphtérie*, par A. Ruault. — *Rhumatisme articulaire aigu*, par Œttinger, médecin des hôpitaux de Paris. — *Scorbut*, par Tollemer, chef de laboratoire à la Faculté.

TOME III

1 vol. grand in-8° de 702 pages, avec figures dans le texte : **16** fr.

Maladies cutanées, par G. Thibierge, médecin de l'hôpital de la Pitié. — *Maladies vénériennes*, par G. Thibierge, médecin de l'hôpital de la Pitié. — *Maladies du sang*, par A. Gilbert, professeur agrégé, médecin des hôpitaux de Paris. — *Intoxications*, par H. Richardière, médecin des hôpitaux de Paris.

TOME IV

1 vol. grand in-8° de 680 pages, avec figures dans le texte : **16** fr.

Maladies de l'estomac, par A. Mathieu, médecin de l'hôpital Andral. — *Maladies du pancréas*, par A. Mathieu, médecin de l'hôpital Andral. — *Maladies de l'intestin*, par Courtois-Suffit, médecin des hôpitaux de Paris. — *Maladies du péritoine*, par Courtois-Suffit, médecin des hôpitaux de Paris. — *Maladies de la bouche et du pharynx*, par A. Ruault, médecin honoraire de la Clinique laryngologique de l'Institution nationale des Sourds-Muets.

TOME VI

1 vol. grand in-8° de 612 pages, avec figures dans le texte : **14** fr.

Maladies du nez et du larynx, par A. Ruault, médecin honoraire de la Clinique laryngologique de l'Institution nationale des Sourds-Muets. — *Asthme*, par E. Brissaud, professeur à la Faculté de médecine de Paris, médecin de l'hôpital Saint-Antoine. — *Coqueluche*, par P. Le Gendre, médecin des hôpitaux. — *Maladies des bronches*, par A.-B. Marfan, professeur agrégé à la Faculté de médecine de Paris, médecin des hôpitaux. — *Troubles de la circulation pulmonaire*, par A.-B. Marfan, professeur agrégé à la Faculté de médecine de Paris, médecin des hôpitaux. — *Maladies aiguës du poumon*, par Netter, professeur agrégé à la Faculté de médecine de Paris, médecin des hôpitaux.

TOME VII

1 vol. grand in-8° de 550 pages, avec figures dans le texte : **14** fr.

Maladies chroniques du poumon par A.-B. Marfan, professeur agrégé à la Faculté de médecine de Paris, médecin des hôpitaux. — *Phtisie pulmonaire*, par A.-B. Marfan, professeur agrégé à la Faculté de médecine de Paris, médecin des hôpitaux. — *Maladies de la plèvre*, par Netter, professeur agrégé à la Faculté de médecine de Paris, médecin des hôpitaux. — *Maladies du médiastin*, par A.-B. Marfan, professeur agrégé à la Faculté de médecine de Paris, médecin des hôpitaux.

Le TOME V sera publié ultérieurement

Traité de Chirurgie

Publié sous la direction

DE MM.

Simon DUPLAY	**Paul RECLUS**
Professeur de clinique chirurgicale à la Faculté de médecine de Paris Chirurgien de l'Hôtel-Dieu Membre de l'Académie de médecine	Professeur agrégé à la Faculté de médecine de Paris Secrétaire général de la Société de chirurgie Chirurgien des hôpitaux Membre de l'Académie de médecine

PAR MM.

BERGER. — BROCA. — Pierre DELBET. — DELENS. — DEMOULIN
J.-L. FAURE. — FORGUE. — GÉRARD-MARCHANT
HARTMANN. — HEYDENREICH. — JALAGUIER. — KIRMISSON. — LAGRANGE
LEJARS. — MICHAUX. — NÉLATON
PEYROT. — PONCET. — QUÉNU. — RICARD. — RIEFFEL. — SEGOND
TUFFIER. — WALTHER

DEUXIÈME ÉDITION, ENTIÈREMENT REFONDUE

8 forts volumes grand in-8° avec nombreuses figures dans le texte. . . **150** fr.

Plus de neuf ans se sont écoulés depuis le jour où fut arrêté le programme du *Traité de Chirurgie*, et, des vingt-quatre collaborateurs du début, aucun, par un rare bonheur, ne manque encore à l'entreprise. Les portes de l'Hôpital et de l'Agrégation se sont ouvertes devant les plus jeunes, le Professorat et l'Académie de médecine en ont élu de plus âgés; tous ont vu s'étendre leur sphère d'activité professionnelle. Aussi pouvons-nous affirmer que ce nouvel ouvrage porte la marque d'une expérience plus mûre et d'une plus grande autorité.

TOME PREMIER. 1 fort vol. de 912 pages avec 218 figures. . . **18** fr.

Reclus. Inflammations. — Traumatismes. — Maladies virulentes.
Quénu. Des Tumeurs.
Broca. Peau et tissu cellulaire sous-cutané.
Lejars. Lymphatiques, muscles, synoviales tendineuses et bourses séreuses.

TOME II. 1 fort vol. de 996 pages avec 361 figures. . . . . . . **18** fr.

Lejars. Nerfs.
Michaux. Artères.
Quénu. Maladies des veines.
Ricard et Demoulin. Lésions traumatiques des os.
Poncet. Affections non traumatiques des os.

TOME III. 1 fort vol. de 940 pages avec 285 figures . . . . . . **18** fr.

Nélaton. Traumatismes, entorses, luxations, plaies articulaires.
Lagrange. Arthrites infectieuses et inflammatoires.
Quénu. Arthropathies. Arthrites sèches. Corps étrangers articulaires.
Gérard Marchant. Maladies du crâne.
Kirmisson. Maladies du rachis.
Simon Duplay. Oreilles et Annexes.

TOME IV. 1 fort vol. de 896 pages avec 354 figures. . . . . . . **18** fr.

Delens. Œil et annexes.
Gérard-Marchant. Nez, fosses nasales, pharynx nasal et sinus.
Heydenreich. Mâchoires.

TOME V. 1 fort vol. de 948 pages avec 187 figures. . . . . . . **20** fr.

Broca. Vices de développement de la face et du cou. Face, lèvres, cavité buccale, gencives, langue, palais et pharynx.
Hartmann. Plancher buccal, glandes salivaires, œsophage et larynx.
Broca. Corps thyroïde.
Walther. Maladies du cou.
Peyrot. Poitrine.
Delbet. Mamelle.

TOME VI. 1 fort vol. de 1127 pages avec 218 figures. . . . . . **20** fr.

Michaux. Parois de l'abdomen.
Berger. Hernies.
Jalaguier. Contusions et plaies de l'abdomen. Lésions traumatiques et corps étrangers de l'estomac et de l'intestin.
Hartmann. Estomac.
Jalaguier. Occlusion intestinale. Péritonites. Appendicite.
Faure et Rieffel. Rectum et Anus.
Quénu. Mésentère. Rate. Pancréas.
Segond. Foie.

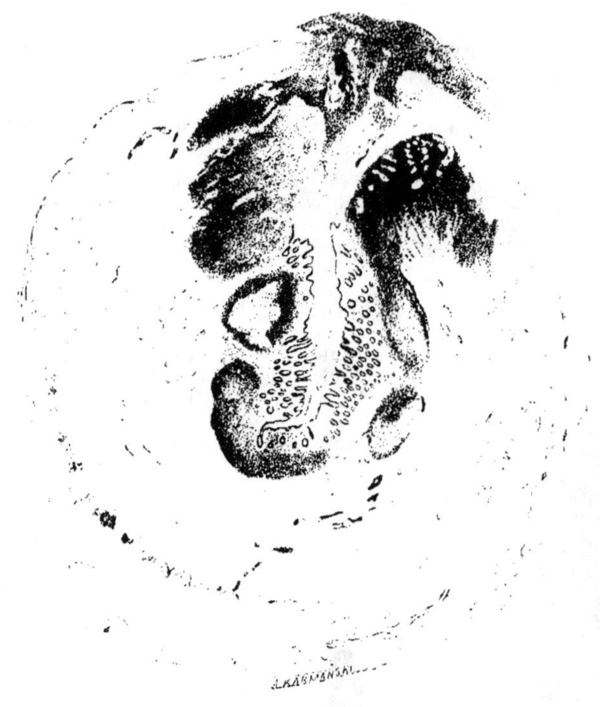

Tome VI. Fig. 116. Appendicite folliculaire perforante.

TOME VII. 1 fort vol. de 1272 pages avec 297 figures dans le texte. **25** fr.

Walther. Bassin.
Rieffel. Affections congénitales de la région sacro-coccygienne.
Tuffier. Rein. Vessie. Uretères. Capsules surrénales.
Forgue. Urèthre et prostate.
Reclus. Organes génitaux de l'homme.

TOME VIII. 1 fort vol. de 971 pages avec 163 figures dans le texte. **20** fr.

Michaux. Vulve et Vagin.
Pierre Delbet. Maladies de l'utérus.
Segond. Annexes de l'utérus, ovaires, trompes, ligaments larges, péritoine pelvien.
Kirmisson. Maladies des membres.

TABLE ALPHABÉTIQUE des 8 volumes du *Traité de Chirurgie*.

La Pratique Dermatologique

Traité de Dermatologie appliquée

PUBLIÉ SOUS LA DIRECTION DE MM.

ERNEST BESNIER, L. BROCQ, L. JACQUET

PAR MM.

AUDRY, BALZER, BARBE, BAROZZI, BARTHÉLEMY, BÉNARD, ERNEST BESNIER, BODIN, BROCQ, DE BRUN, DU CASTEL, J. DARIER, DEHU, DOMINICI, W. DUBREUILH, HUDELO, L. JACQUET, J.-B. LAFFITTE, LENGLET, LEREDDE, MERKLEN, PERRIN, RAYNAUD, RIST, SABOURAUD, MARCEL SÉE, GEORGES THIBIERGE, VEYRIÈRES.

4 volumes richement cartonnés toile formant ensemble environ 3600 pages, très largement illustrés de figures en noir et de planches en couleurs. En souscription jusqu'à la publication du Tome II. . . . . **140** *fr.*

Chaque volume sera vendu séparément.

EXTRAIT DE LA PRÉFACE

..... A tous les titres, il y a intérêt majeur à résumer l'état présent de la dermatologie à la fin de ce siècle scientifique si fécond et si brillant, et à l'aube de celui qui le suit, quelque grand qu'il doive être!

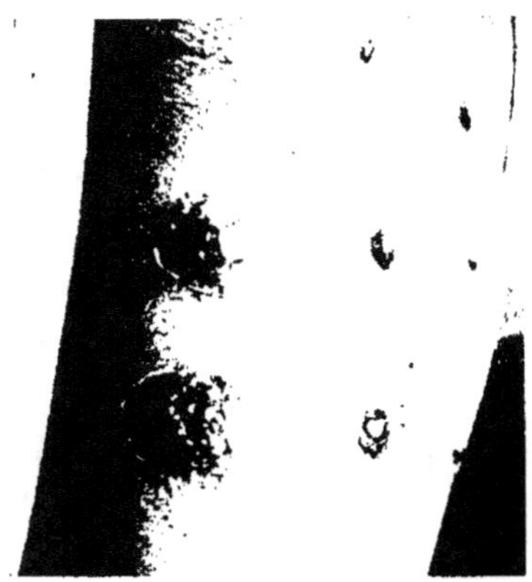

Fig. 225. — Ecthyma.

Notre but le plus essentiel est, avant tout, de faire œuvre de clinique et de thérapeutique.

Nous voulons fixer les types morbides par des descriptions sobres et précises, appuyées sur des représentations graphiques aussi nombreuses et aussi parfaites que possible, et réaliser ainsi une œuvre de toute utilité, destinée à la grande masse des praticiens.

La thérapeutique des maladies de la peau sera exposée avec une ampleur au moins égale : nous nous sommes attachés à donner place, dans la *Pratique dermatologique*, à tout ce qui peut être utile au médecin praticien pour le traitement de chaque maladie en particulier.

Que l'on ne se méprenne pas cependant. La *Pratique dermatologique* ne sera pas un simple manuel illustré renfermant seulement, à propos de chaque dermatose, un abrégé symptomatologique suivi de formules banales et non contrôlées; notre but est beaucoup plus élevé. A l'exposé de chaque question, le médecin dermatologiste trouvera toujours les indications scientifiques principales sur la matière. L'histologie, la bactériologie, l'histochimie et l'hématologie seront traitées dans la mesure indiquée par l'état actuel de ces connaissances et par leur importance relative aux dermatoses en particulier. Les plus grands développements seront réservés à la description clinique basée sur l'observation précise et minutieuse des faits, assurés que nous serons, en cela, de faire œuvre durable.

Afin de mieux fixer les types dermatologiques, et pour permettre aux

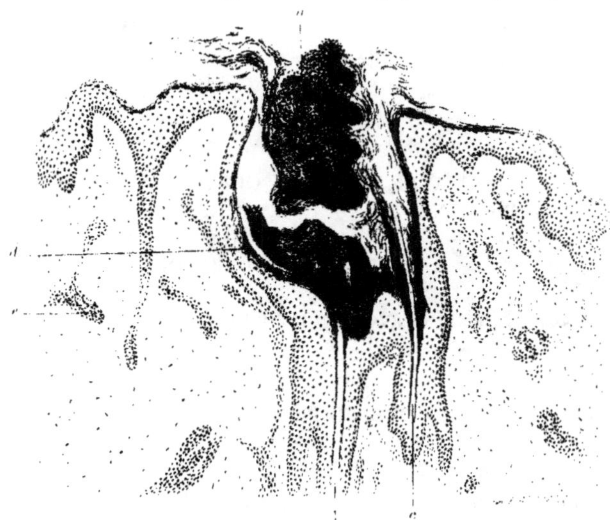

Fig. 25. — Coupe d'acné pustuleuse passant par le comédon.

praticiens de médecine générale de les connaître à coup sûr, nous annexerons au texte, en grand nombre, des planches coloriées et des dessins en noir, aussi exacts que l'on peut actuellement les réaliser.

Et, à titre complémentaire, nous indiquerons, toutes les fois où cela pourra être utile, les numéros correspondants des magnifiques reproductions *ad naturam* accumulées dans le merveilleux musée de l'hôpital Saint-Louis, et dues au talent de Baretta.

TOME PREMIER

1 fort vol. in-8° avec 230 figures en noir et 24 planches en couleurs.
Richement cartonné toile. **36** fr.

Anatomie et Physiologie de la Peau. — Pathologie générale de la Peau. — Symptomatologie générale des Dermatoses. — Acanthosis nigricans. — Acnés. — Actinomycose. — Adénomes. — Alopécies. — Anesthésie locale. — Balanites. — Bouton d'Orient. — Brûlures. — Charbon. — Classifications dermatologiques. — Dermatites polymorphes douloureuses. — Dermatophytes. — Dermatozoaires. — Dermites infantiles simples. — Ecthyma.

SOUS PRESSE : Tome II contenant les articles : *Eczéma*, par Ernest Besnier. — *Electricité*, par Brocq. — *Electrolyse*, par Brocq. — *Eléphantiasis*, par Dominici. *Eosinophilie*, par Leredde. — *Epithélioma*, par Darier. — *Eruptions artificielles*, par Thibierge. — *Erythème*, par Bodin. — *Erythrodermie*, par Brocq. — *Favus*, par Bodin. — *Folliculites*, par Hudelo. — *Furonculose*, par Barozzi. — *Gale*, par Dubreuilh. — *Greffe*, par Barozzi. — *Herpès*, par du Castel. — *Icthyose*, par Thibierge. — *Impetigo*, par Sabouraud. — *Kératodermie*, par Dubreuilh. — *Kératose piliaire*, par Veyrières. — *Langue*, par Bénard. — *Lèpre*, par Marcel Sée. — *Leucokératose*, par Bénard. — *Lichens*, par Brocq.

Traité d'Anatomie Humaine

PUBLIÉ SOUS LA DIRECTION DE

P. POIRIER et **A. CHARPY**

Professeur agrégé à la Faculté de médecine de Paris Chirurgien des hôpitaux

Professeur d'anatomie à la Faculté de médecine de Toulouse

AVEC LA COLLABORATION DE

O. AMOEDO — A. BRANCA — B. CUNÉO — P. FREDET
P. JACQUES — TH. JONNESCO — E. LAGUESSE — L. MANOUVRIER
A. NICOLAS M. PICOU
A. PRENANT — H. RIEFFEL — CH. SIMON — A. SOULIÉ

5 vol. grand in-8° avec figures noires et en couleurs

ÉTAT DE LA PUBLICATION (Décembre 1900)

TOME I. — (*Deuxième édition, revue et augmentée.*) — **Embryologie**. Notions d'embryologie. **Ostéologie**. Considérations générales. Des membres. Squelette du tronc. Squelette de la tête. **Arthrologie**. Développement des articulations. Structure. Articulations des membres. Articulations du tronc. Articulations de la tête. *Un volume grand in-8°, avec 807 figures* . . . . **20 fr.**

TOME II. — 1er Fascicule : **Myologie**. Embryologie. Histologie. Peauciers et aponévroses. *Deuxième édition revue et augmentée. Un volume grand in-8°, avec 331 figures* . . . . **12 fr.**

2e Fascicule : **Angéiologie** (Cœur et Artères). Histologie. *Un volume grand in-8°, avec 145 figures* . . . . **8 fr.**

3e Fascicule : **Angéiologie** (Capillaires, Veines). *Un volume grand in-8°, avec 75 figures* . . . . **6 fr.**

TOME III. — 1er Fascicule : **Système nerveux**. Méninges. Moelle. Encéphale. Embryologie. Histologie. *Un volume grand in-8°, avec 201 figures* . . **10 fr.**

2e Fascicule : **Système nerveux**. Encéphale. *Un volume grand in-8°, avec 206 figures* . . . . **12 fr.**

3e Fascicule : **Système nerveux**. Les Nerfs. Nerfs crâniens. Nerfs rachidiens. *Un volume grand in-8°, avec 205 figures* . . . . **12 fr.**

TOME IV. — 1er Fascicule : **Tube digestif**. Développement. Bouche. Pharynx. Œsophage. Estomac Intestins. *Deuxième édition, revue et augmentée. Un volume grand in-8°, avec 201 figures* . . . . **12 fr.**

2e Fascicule : **Appareil respiratoire**. Larynx. Trachée. Poumons. Plèvre. Thyroïde. Thymus. *Un volume grand in-8°, avec 121 figures* . . . . **6 fr.**

3e Fascicule : **Annexes du tube digestif**. Dents. Glandes salivaires. Foie. Voies biliaires. Pancréas. Rate. **Péritoine**. *Un volume grand in-8°, avec 361 figures* . . . . **16 fr.**

IL RESTE A PUBLIER

Les Lymphatiques qui termineront le tome II.

Les organes génitaux-urinaires et les **organes des sens** qui formeront le tome V.

Le prolongement caudé du lobule de Spigel dans le lobe droit du foie adulte (colliculus caudatus de Haller) obture en partie la fente de Winslow.

Récemment Klaatsch a donné une interprétation tout à fait spéciale de l'hiatus de Winslow. (Voy. *Bibliographie*, p. 1005; ou le premier travail de Brachet (cf. p. 945) et le *Traité d'em-*

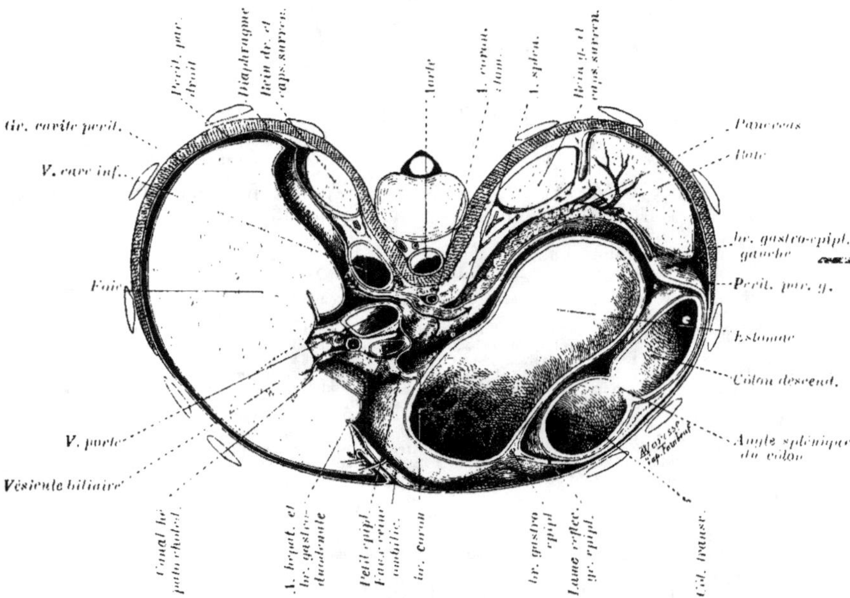

FIG. 577. — Coupe transversale de l'abdomen, au-dessus du seuil de l'hiatus de Winslow, et vue perspective des organes sous-jacents. Reproduction d'un dessin inédit, d'après nature, du Prof. L.-H. Farabeuf. La disposition de l'estomac relativement au côlon est expliquée par le schéma 577 *bis*.

La flèche qui traverse l'hiatus de Winslow, entre la veine cave et la veine porte, franchit l'arc de l'hépatique. Elle peut pénétrer, en arrière de l'estomac, à gauche de la faux de la coronaire (poche rétro-stomacale) ou descendre dans le sac épiploïque.

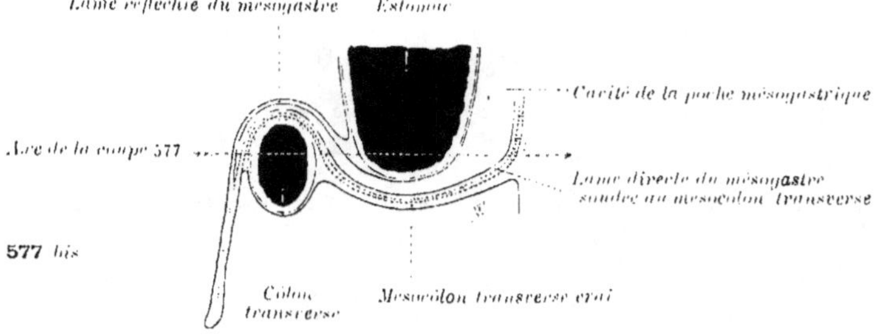

bryologie de Prenant (liv. II, p. 780-781 et 784-785). — Ses théories ont été réfutées par Toldt (*l. c.*, 1893, p. 63), et par Brachet et Swaen.

Pour pénétrer dans l'hiatus de Winslow, il suffit de reconnaître la vésicule biliaire et de suivre son bord droit. On est conduit au niveau du plafond de l'hiatus et on y pénètre aisément, en arrière du ligament hépato-duodénal. On

[FREDET.]

Traité

DES

Maladies de l'Enfance

PUBLIÉ SOUS LA DIRECTION DE MM.

J. GRANCHER

PROFESSEUR A LA FACULTÉ DE MÉDECINE DE PARIS
MEMBRE DE L'ACADÉMIE DE MÉDECINE, MÉDECIN DE L'HÔPITAL DES ENFANTS MALADES

J. COMBY
MÉDECIN DE L'HÔPITAL DES ENFANTS MALADES

A.-B. MARFAN
AGRÉGÉ, MÉDECIN DES HÔPITAUX

5 forts volumes grand in-8°, avec figures dans le texte. . . . . . . **90 francs**

Ce *Traité des Maladies de l'Enfance* comble une lacune, et les médecins attendaient avec impatience l'apparition de cet ouvrage. Il existait déjà en effet, traitant des maladies de l'Enfance, plusieurs manuels dont quelques-uns sont fort appréciés, mais nous n'avions pas de traité complet dans lequel les questions de pédiatrie fussent étudiées d'une façon complète. Cet ouvrage parait en cinq beaux volumes, et la notoriété qui s'attache aux noms des directeurs de cette publication et à ceux des collaborateurs suffit pour lui assurer un plein succès. Les maladies qui y sont traitées ont été confiées, en effet, aux pédiatres qui les ont étudiées d'une façon spéciale. Cette œuvre est pour ainsi dire une œuvre internationale, et parmi les noms des collaborateurs nous trouvons ceux des pédiatres les plus renommés de tous les pays, qui nous font ainsi profiter de l'expérience qu'ils peuvent avoir d'affections qu'ils rencontrent plus que d'autres dans leur champ d'observation. Bien plus, la Médecine et la Chirurgie, ces deux sœurs jumelles qu'on tend bien à tort à séparer sans cesse, ont trouvé le moyen de se retrouver côte à côte au grand profit des lecteurs.

Les 5 volumes se vendent séparément :
Tome I, **18** fr. Tome II, **18** fr. Tome III, **20** fr. Tome IV, **18** fr. Tome V, **18** fr.

Traité élémentaire

DE

Clinique Thérapeutique

Par le Dr Gaston LYON

Ancien chef de clinique médicale à la Faculté de médecine de Paris.

TROISIÈME ÉDITION REVUE ET AUGMENTÉE

1 *volume grand in-8 de* VIII-1332 *pages. Relié peau*. . . . . . . **20 *fr.***

La seconde édition de ce livre a reçu du public médical le même accueil favorable que la première. Nous trouvant par suite dans l'obligation agréable de préparer une troisième édition, nous avons considéré comme un devoir strict d'y apporter tous nos soins et de justifier ainsi la faveur soutenue dont notre ouvrage a été l'objet.

Un certain nombre de chapitres nouveaux ont été ajoutés avec tous les développements que comporte leur importance : citons notamment ceux consacrés aux cardiopathies infantiles, aux sténoses du pylore aux angiocholites infectieuses, aux péritonites aiguës, aux méningo-myélites aiguës, aux polio-myélites, à la peste, etc.

Le chapitre consacré aux dyspepsies a été récrit en entier. Tous les autres chapitres de notre ouvrage ont été l'objet de modifications de détails, quelques-uns même ont été presque entièrement refondus (blennorragie, syphilis, neurasthénie, infections gastro-intestinales infantiles, etc.)

Sur la demande d'un grand nombre de nos lecteurs, une table alphabétique a été ajoutée, qui facilitera les recherches.

Le rôle du médecin change en même temps que se modifient les médications. La mise en œuvre des soins antiseptiques, l'emploi des injections de sérum, tout cela fait que le rôle actif du médecin grandit sans cesse. Nous avons tenu, dans cette édition, à insister sur les détails de direction des traitements, en un mot à justifier, mieux encore que par le passé, notre titre de *Traité de clinique thérapeutique*.

Traité de Physiologie

PAR

J.-P. MORAT

PROFESSEUR A L'UNIVERSITÉ DE LYON

ET

Maurice DOYON

PROFESSEUR AGRÉGÉ A LA FACULTÉ DE MÉDECINE DE LYON

Ce Traité de Physiologie formera 5 volumes dont voici le détail :

I. — **Fonctions élémentaires.** — Prolégomènes. — Nutrition en général. — Physiologie des tissus en particulier (moins le système nerveux).

II. — **Fonctions d'innervation et du milieu intérieur.** — Système nerveux. — Sang; lymphe; liquides interstitiels.

III. — **Fonctions de nutrition.** — Circulation; calorification.

IV. — **Fonctions de nutrition** (suite). — Digestion; respiration; excrétion.

V. — **Fonctions de relation.** — Sens. — Langage; expression; locomotion. **Fonctions de reproduction,** à l'exception du développement embryologique.

Ces volumes ne seront pas publiés dans l'ordre ci-dessus, mais le seront dans celui de leur achèvement.

Chaque volume sera, pendant tout le cours de la publication, vendu séparément à des prix qui varieront selon l'étendue de chacun.

Toutefois, les éditeurs acceptent, dès à présent, **au prix à forfait de 50 francs,** des souscriptions à l'ouvrage **complet.**

Les souscripteurs payeront en retirant chaque volume le prix marqué; mais le tome V et dernier leur sera fourni gratuitement ou à un prix tel qu'ils n'aient, en aucun cas, payé plus de 50 francs pour le total de l'ouvrage.

Volumes publiés :

III. — **Fonctions de nutrition.** — Circulation, par M. Doyon; calorification par J.-P. Morat. 1 volume grand in-8 avec 173 figures noires et en couleurs **12** fr.

IV. — **Fonctions de nutrition** (suite et fin). — Respiration; excrétion, par J.-P. Morat; Digestion; absorption, par M. Doyon. 1 volume grand in-8 avec 167 figures en noir et en couleurs. **12** fr.

C'est un grand traité de physiologie, tel qu'il n'en était pas paru depuis la troisième édition (1888) de l'ouvrage classique de Beaunis, que les auteurs ont eu le courage d'entreprendre et qu'ils mèneront certainement à bien, si l'on en juge par le remarquable spécimen qui forme le premier volume.

E. Gley (*Archives de physiologie*).

... En résumé, à en juger par le spécimen que nous avons sous les yeux, MM. Morat et Doyon sont en train de doter nos bibliothèques d'un ouvrage précieux et très bien fait en ce sens qu'ils savent le rendre complet sans le grossir démesurément. Leur *Traité de physiologie* conviendra au débutant, à l'étudiant avancé et à toutes les personnes qui ont besoin de prendre une idée générale ou de remonter à l'origine des faits qui ont permis de la dogmatiser.

Dr Arloing (*Lyon médical*).

TRAITÉ
DE
Physique Biologique

PUBLIÉ SOUS LA DIRECTION DE MM.

D'ARSONVAL
Professeur au Collège de France
Membre de l'Institut et de l'Académie des sciences

CHAUVEAU
Professeur au Muséum d'histoire naturelle
Membre de l'Institut et de l'Académie de médecine

GARIEL
Professeur à la Faculté de médecine de Paris
Membre de l'Académie de médecine

MAREY
Professeur au Collège de France
Membre de l'Institut et de l'Académie des sciences

SECRÉTAIRE DE LA RÉDACTION

M. WEISS
Professeur agrégé à la Faculté de médecine de Paris

Le **Traité de Physique Biologique** sera publié en trois volumes :
Tome I. *Mécanique. Actions moléculaires. Chaleur.*
Tome II. *Radiations. Optique.*
Tome III. *Électricité. Acoustique.*

Chaque volume sera vendu séparément.

Le tome I est vendu **25** fr. On souscrit dès maintenant à l'ouvrage complet au prix de **60** fr. — Ce prix restera tel jusqu'à la publication du tome II.

EXTRAIT DE LA PRÉFACE

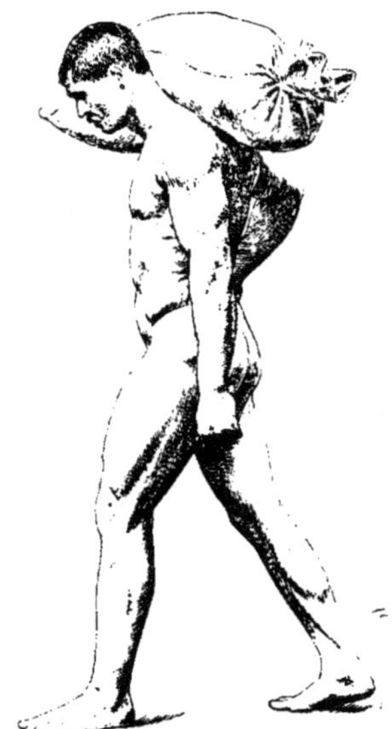

Tome I. Fig. [illegible] — Marche avec un fardeau sur l'épaule. Moment du double appui.

Au moment où dans les facultés de médecine il s'est produit un changement considérable dans l'enseignement de la physique, il a semblé utile de réunir en un ouvrage tous les matériaux qui pouvaient faire le fond de cet enseignement.

Déjà les maîtres qui ont pour ainsi dire fondé la Physique biologique, les Weber, Helmholtz, du Bois-Reymond, Chauveau, Marey, Paul Bert, d'autres encore, ont écrit sur certains points spéciaux des traités importants. Mais si l'on en excepte les manuels et les traités élémentaires à l'usage des étudiants, il n'a encore paru aucun ouvrage d'ensemble sur la physique biologique. — Il y avait là, semble-t-il, une lacune à combler . . . .

La Physique pure ne tient dans cet ouvrage qu'une place excessivement réduite. — Sa lecture exige la connaissance des notions générales, toutefois il a paru nécessaire de faire précéder chaque partie d'une sorte d'aide-mémoire rappelant brièvement les principaux faits sur lesquels il pouvait être nécessaire de s'appuyer dans la suite. . .

L'ouvrage complet comprendra trois volumes.

Nous avons cru devoir placer en tête du premier un court article sur les diverses espèces d'erreur que l'on est exposé à commettre dans les sciences expérimentales, car nous avons remarqué trop souvent que beaucoup de physiologistes ne faisaient pas la distinction convenable entre elles.

Contrairement à notre principe de passer rapidement sur les questions de physique pure, nous avons aussi donné quelque développement à la mécanique et aux actions moleculaires. Il est, en effet, souvent difficile pour le physiologiste de lire des traités de mécanique générale, et nous avons cherché à en exposer les notions les plus indispensables.

Dans ce même volume, se trouve tout ce qui a rapport à la mécanique animale, à la chaleur et aux actions moléculaires, cependant une grande partie des phénomènes de la contraction musculaire a été renvoyée au troisième volume qui contient l'électrophysiologie.

Ce premier volume sera suivi prochainement, nous l'espérons, par un deuxieme volume contenant toutes les applications de l'optique géométrique et des radiations.

Enfin le troisième volume est réservé à l'Electricité et à l'Acoustique.

Nous avons fait tous nos efforts pour mener cet ouvrage à bonne fin; il nous semble avoir réuni pour cela les meilleures conditions, il suffit pour s'en convaincre de lire la table de noms de nos collaborateurs et de se rappeler celui de notre éditeur dont l'éloge n'est plus à faire; puissions-nous avoir fait œuvre utile.

TOME PREMIER

1 fort volume in-8° avec 501 figures dans le texte : **25** fr.

Ce volume contient : Des erreurs dans les mesures. Principes généraux de mécanique, par M. G. Weiss. — Propriétés des solides. Résistance des matériaux. Architecture des os, par M. Gariel. — Architecture des muscles. Principes généraux de méthode graphique. La contraction musculaire, par M. G. Weiss. — Locomotion humaine, par M. Paul Richer. — La locomotion animale, par M. Marey. — Principes généraux d'hydrostatique et d'hydrodynamique, par M. Weiss. — Cœur. Cardiographie, par M. Wertheimer. — Circulation du sang dans les vaisseaux. Pression et vitesse, pouls et sphygmographie, par M. E. Meyer. — Pléthysmographie, par M. Hallion. — Capillarité et tension superficielle. Solubilité des solides. Imbibition, par M. A. Imbert. — Filtration, par M. Gariel. — Osmose, par M. A. Dastre. — Propriétés des gaz. Analyse des gaz. Gaz du sang. Phénomènes physiques de la respiration, par M. J. Tissot. — Principes généraux de la chaleur, par M. Weiss. — Thermométrie, par M. Gariel. — Température, par M. J.-P. Langlois. — Calorimétrie. Étuves et régulateurs de température, par M. C. Sigalas. — Chaleur animale, par M. Laulanié. — Travail fourni par les animaux. Rendement des moteurs animés. Propagation de la chaleur. Protection des animaux, par M. Gariel. — Influence de la pression sur la vie, par MM. P. Regnard et P. Portier. — Influence des agents atmosphériques sur les éléments cellulaires, par M. A. Charrin. Actions hygrométriques sur les végétaux. Influence de la chaleur sur les végétaux. Actions mécaniques sur les végétaux, par M. Mangin.

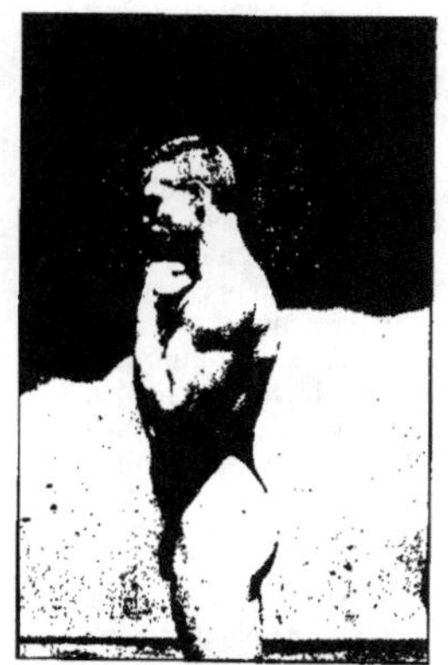

Tome I. Fig. 148. III. — Mouvement rapide. Flexion.

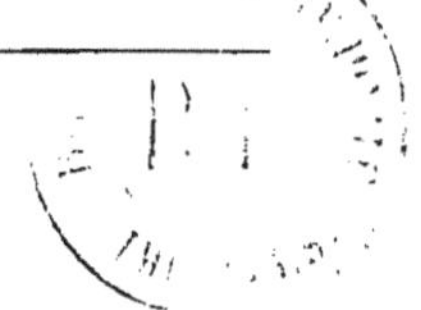

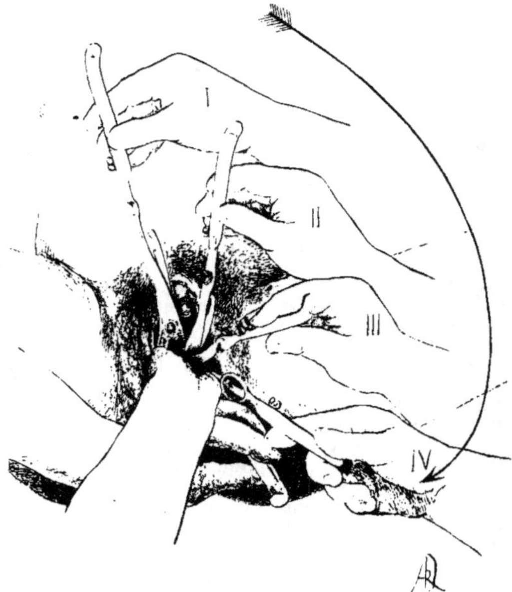

Fig. 89. — Introduction et placement de la cuiller droite sur le sommet en position gauche (variété antérieure).

Traité de Gynécologie

CLINIQUE ET OPÉRATOIRE

Par le Dr Samuel POZZI

Professeur agrégé à la Faculté de médecine, Chirurgien de l'hôpital Broca.
Membre de l'Académie de médecine

TROISIÈME ÉDITION, REVUE ET AUGMENTÉE

1 vol. in-8° de XXII-1270 pages, avec 628 fig. dans le texte. Relié toile. **30** fr.

..... L'ordonnance générale du traité n'est pas changée, mais de nombreuses additions et des figures multiples sont venues l'enrichir. La thérapeutique chirurgicale des opérations pelviennes, en particulier, a été complètement revisée, et M. Pozzi, tout en restant laparotomiste convaincu, reconnaît à l'hystérectomie vaginale la large place qui lui est due.... Au point de vue thérapeutique, je mentionnerai, comme nouvelles, les pages relatives aux différents procédés d'hystéropexie vaginale recommandés ces derniers temps, celles qui sont consacrées au traitement chirurgical du prolapsus, enfin, et surtout, un petit chapitre relatif à la chirurgie conservatrice des ovaires. — L'anatomie pathologique et la bactériologie tiennent une grande place : de nombreuses figures originales inédites viennent très heureusement compléter des descriptions qui seraient un peu ardues à la simple lecture.

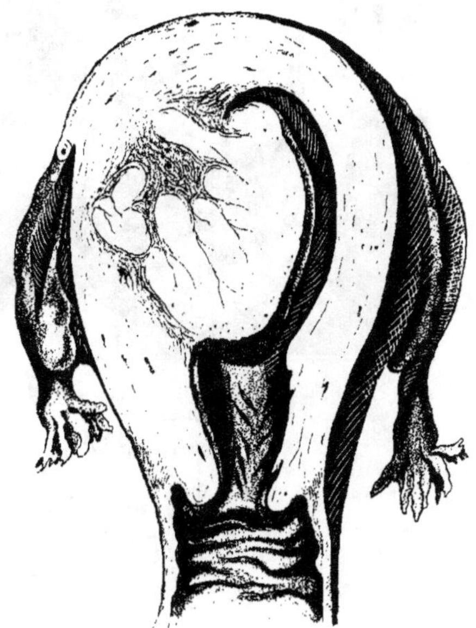

Fig. 251. — Sarcome de la muqueuse utérine.

Partout l'auteur a cherché à être aussi complet que possible, de là une abondance d'indications bibliographiques et de courtes analyses bien fondues ensemble, dont le chercheur tirera grand profit. Mais M. Pozzi a eu soin également de donner toujours son opinion personnelle, permettant ainsi aux jeunes de bénéficier de sa longue expérience. Nous retrouvons ainsi dans cette troisième édition toutes les qualités des deux premières : il est facile d'en prédire le grand succès.

E. BONNAIRE (*Presse médicale*).

Ainsi amélioré, le *Traité de Chirurgie d'urgence* se presente pour la troisième fois au public. Il trouvera auprès de lui l'accueil élogieux et empressé qu'il a déjà rencontré et dont les extraits suivants de la presse scientifique ne donnent qu'une incomplète expression.

... Par cette courte analyse, j'aurai voulu engager praticiens et étudiants à lire cet excellent traité. Tous y puiseront avec avantage des notions d'une utilité éminemment pratique et la multiplicité des figures leur facilitera merveilleusement à chaque pas la compréhension du texte.. .

(*Presse médicale.*)

... L'auteur a voulu offrir au public un traité essentiellement simple et pratique, permettant à tout médecin, en présence d'un cas de chirurgie d'urgence, de poser une médication thérapeutique et d'être à même de la remplir : c'est dire l'immense service que cet ouvrage est appelé à rendre partout où le chirurgien de profession fait défaut....

(*Revue de Chirurgie.*)

... Non e inopportuno aggiungere che alla bonta del libro corrisponde la bellezza dell' edizione, nella quale disegni originali e fotografie sono ritratti con esattezza e finezza non comuni.

(*La Clinica Chirurgica.*)

Ohne theoretische Auseinandersetzung und ohne viel Gelehrsamkeit führt uns Lejars unmittelbar aus Krankenbett und schildert uns den — vielfach selbsterlebten — Krankheitsfall mitt einer Anschaulichkeit und Klarheit, dass wir glauben, die Gefahr vor unseren Augen zu sehen....

(*Klinisch-therapeutische Wochenschrift.*)

Der Werth des Buches ruht nicht allein in dem reichem Inhalt, sondern ganz besonders in den vortrefflichen Darstellung, welche vollendet klar, obendrein durch ein Fülle instructivster neuer Zeichnungen ergäntz wird, dann durch den modernen, fortgeschrittenen Standpunkt, welche der Verfasser in allen klinischen und technischen Fragen einnimmt. Die neuesten Erfahrungen und Vorschläge sind berücksichtigt : die Serumtherapie wie die Gelatineinjection, die moderne Hirnchirurgie wie die Fortschritte der Bauchchirurgie und die Naht der Herzwunden; die deutsche Litteratur ist fleissig mit verwerthet.

HELFERICH.

(*Zeitschrift für Chirurgie.*)

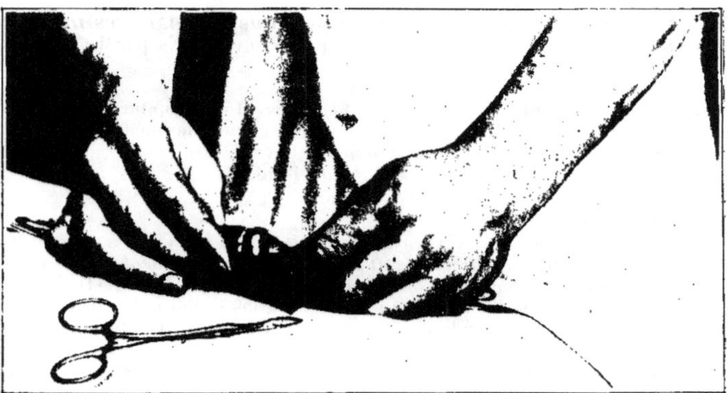

Fig. 259. — Réunion intestinale par le bouton de Murphy (4e *temps*). *Emboîtement à fond des 2 moitiés.*

ARTHUS. **Éléments de Chimie physiologique,** par MAURICE ARTHUS, professeur de physiologie et de chimie physiologique, à l'Université de Fribourg (Suisse). *Troisième édition*, revue et corrigée. 1 vol. in-16 diamant, avec figures dans le texte, cartonné toile . . . . **4 fr.**

BARD. — **Précis d'anatomie pathologique,** par M. L. BARD, professeur à la Faculté de Médecine de Lyon, médecin de l'Hôtel-Dieu. *Deuxième édition, revue et augmentée*. 1 volume in-16 diamant, avec 125 figures, cart. à l'anglaise, tranches rouges . . . . **7 fr. 50**

BAZY. — **Maladies des Voies urinaires, Urètre, Vessie,** par le Dr BAZY, chirurgien des hôpitaux, membre de la Société de chirurgie. 2 vol. petit in-8° de l'*Encyclopédie des Aide-Mémoire*.
I. *Moyens d'exploration et traitement*. 2e édition.
II. *Séméiologie*.
III. *Thérapeutique générale. Médecine opératoire*.
IV. *Thérapeutique spéciale*.
Chaque volume séparément . . . . **2 fr. 50**

BERLIOZ. — **Manuel de Thérapeutique,** par le Dr BERLIOZ, professeur à la Faculté de médecine de Grenoble, avec une préface par M. BOUCHARD, professeur à la Faculté de médecine de Paris. 4e édition revue et augmentée. 1 vol. in-18 diamant, cartonné toile anglaise, tranches rouges . . . . **6 fr.**

BLOCQ ET LONDE. **Anatomie pathologique de la moelle épinière.** 45 *planches en héliogravure*, avec texte explicatif, par PAUL BLOCQ, ancien interne des hôpitaux, chef des travaux anatomo-pathologiques à la Salpêtrière et ALBERT LONDE, directeur du service photographique à la Salpêtrière. Ouvrage précédé d'une préface de M. le professeur CHARCOT. 1 vol. in-4° relié toile . . . . **48 fr.**

BONNIER. — **L'Oreille,** par PIERRE BONNIER. 5 vol. petit in-8° de l'*Encyclopédie des Aide-Mémoire*.
I. *Anatomie de l'oreille*.
II. *Pathogénie et mécanisme*.
III. *Physiologie : Les Fonctions*.
IV. *Symptomatologie de l'oreille*.
V. *Pathologie de l'oreille*.
Chaque volume séparément . . . . **2 fr. 50**

BOTTEY. — **Traité théorique et pratique d'hydrothérapie médicale,** par le Dr F. BOTTEY, médecin de l'Établissement hydrothérapique de Divonne. 1 volume grand in-8° . . . . **10 fr.**

BOUCHARD (CH.) — **Leçons sur la thérapeutique des maladies infectieuses. — (Antisepsie)**, professées à la Faculté de médecine de Paris, par M. CH. BOUCHARD, membre de l'Institut. 1 vol. grand in-8° . . . . **9 fr.**

BRAULT. — **Les Artérites,** par A. BRAULT, médecin de l'hôpital Tenon, chef des travaux pratiques d'anatomie pathologique à la Faculté de médecine. 2 vol. petit in-8° de l'*Encyclopédie des Aide-Mémoire*.
I. *Les Artérites, leur rôle en pathologie*. 1 vol.
II. *Les Artérites et les Scléroses*. 1 vol.
Chaque volume séparément . . . . **2 fr. 50**

BRISSAUD. — **Anatomie du cerveau de l'homme. —** *Morphologie des hémisphères cérébraux ou cerveau proprement dit*. Texte et figures par le Dr E. BRISSAUD, professeur agrégé à la Faculté de médecine. 1 atlas grand in-4°, de 43 planches gravées sur cuivre, représentant 270 préparations, grandeur naturelle, avec explication en regard de chacune ; et 1 volume in-8° de 589 pages, avec plus de 200 figures schématiques dans le texte. 2 vol. reliés toile anglaise. . . **80 fr.**

— **Leçons sur les maladies nerveuses** (Salpêtrière, 1893-1894), recueillies et publiées par HENRY MEIGE. 1 vol. gr. in-8° avec 240 fig. (schémas et photographies). . . . . **18 fr.**

— ***Leçons sur les maladies nerveuses*** (*Deuxième série*; hôpital Saint-Antoine), recueillies et publiées par HENRY MEIGE. 1 vol. grand in-8° avec 165 figures dans le texte . . . . **15 fr.**

BROCA (A.). — ***Traitement des tumeurs blanches.*** Ostéo-arthrites tuberculeuses des membres chez l'enfant, par A. BROCA, chirurgien de l'hôpital Trousseau, professeur agrégé à la Faculté de médecine. 1 vol. in-8° de l'*Encyclopédie des Aide-Mémoire*. . . . . **2 fr. 50**

BROUSSES. — ***Manuel technique de massage***, par le Dr J. BROUSSES, médecin-major de 2e classe. 2e édition. 1 vol. in-16, avec nombreuses figures, cartonné toile, tranches rouges. . . . . **4 fr.**

Centenaire de la Faculté de médecine de Paris (1794-1894), par le Dr A. CORLIEU. 1 vol. in-4°, imprimé par l'Imprimerie Nationale et accompagné d'un album in-4° de 130 portraits des professeurs de la Faculté reproduits d'après des documents authentiques. Les 2 volumes. . . . . **100 fr.**

CHARRIN. — ***Leçons de pathogénie appliquée.*** *Clinique médicale. Hôtel-Dieu* (1895-1896), par A. CHARRIN, professeur agrégé, médecin des hôpitaux, directeur adjoint au laboratoire de Pathologie générale, assistant au Collège de France. Vice-président de la Société de Biologie. 1 vol. in-8°. . . . . **6 fr.**

— ***Poisons de l'organisme***, par le Dr A. CHARRIN. 3 vol. petit in-8° de l'*Encyclopédie des Aide-Mémoire.*

I. *Poisons de l'urine*. Paris, 1893.
II. *Poisons du tube digestif*. Paris, 1895.
III. *Poisons des tissus*. Paris, 1897.

Chaque volume séparément. . . . . **2 fr. 50**

— ***Les Défenses naturelles de l'organisme*** : *Leçons professées au Collège de France*, par A. CHARRIN. 1 vol. in-8°. . . . . **6 fr.**

CHAUVEL ET NIMIER. — ***Traité pratique de Chirurgie d'armée***, par J. CHAUVEL, médecin-principal de 1re classe, professeur à l'École du Val-de-Grâce, et H. NIMIER, médecin-major de 2e classe, professeur agrégé à l'École du Val-de-Grâce. 1 vol. in-8° avec 126 figures dessinées par le Dr J.-E. PESMES, médecin aide-major de 1re classe. . . . . **12 fr.**

DASTRE. — ***Les Anesthésiques.*** *Physiologie et applications chirurgicales*, par M. DASTRE, professeur de physiologie à la Sorbonne. 1 vol. in-8°. . . . . . **5 fr.**

DIEULAFOY. — ***Manuel de Pathologie interne***, par G. DIEULAFOY, professeur de clinique médicale de la Faculté de médecine de Paris, médecin de l'Hôtel-Dieu, membre de l'Académie de médecine. *Treizième édition entièrement refondue et considérablement augmentée.* 4 vol. in-16 diamant avec figures en noir et en coul., cart. à l'anglaise, tranches rouges **28 fr.**

— ***Clinique médicale de l'Hôtel-Dieu de Paris***, par le professeur G. DIEULAFOY. 3 vol. gr. in-8°, avec figures dans le texte.

I. 1896-1897. 1 vol. in-8°. . . . **10 fr.**
II. 1897-1898. 1 vol. in-8°. . . . **10 fr.**
III. 1898-1899. 1 vol. in-8°. . . **10 fr.**

Figure extraite du *Manuel de Pathologie interne*, de M. G. Dieulafoy.

DUCLAUX. — ***Pasteur. Histoire d'un esprit***, par E. DUCLAUX, membre de l'Institut, directeur de l'Institut Pasteur, professeur à la Sorbonne et à l'Institut Agronomique. 1 vol. gr. in-8° avec 22 figures dans le texte. . . . . **5 fr.**

— ***Traité de microbiologie***, par E. DUCLAUX.

Tome I. *Microbiologie générale*. 1 vol. gr. in-8° avec figures . . . . . **15 fr.**
Tome II. *Diastases, toxines et venins*. 1 vol. gr. in-8° avec figures . . **15 fr.**
Tome III. *Fermentation alcoolique*. 1 vol. gr. in-8° avec figures . . . **15 fr.**

L'ouvrage formera 7 volumes qui paraîtront successivement.

DUFLOCQ. **Leçons sur les bactéries pathogènes**, *faites à l'Hôtel-Dieu annexe*, par P. DUFLOCQ. 1 vol. in-8°. . . . . **10 fr.**

DUPLAY. **Cliniques chirurgicales de l'Hôtel-Dieu**, par SIMON DUPLAY, professeur de clinique chirurgicale à la Faculté de médecine de Paris, membre de l'Académie de médecine, chirurgien de l'Hôtel-Dieu. Recueillies et publiées par les Dr M. CAZIN, chef de clinique chirurgicale à l'Hôtel-Dieu, et L. CLADO, chef des travaux gynécologiques à l'Hôtel-Dieu.

1re SÉRIE. 1 vol. in-8° avec figures dans le texte. **7 fr.**

2e SÉRIE. 1 vol. in-8° avec figures dans le texte. **8 fr.**

3e SÉRIE. 1 vol. in-8° avec figures dans le texte. **8 fr.**

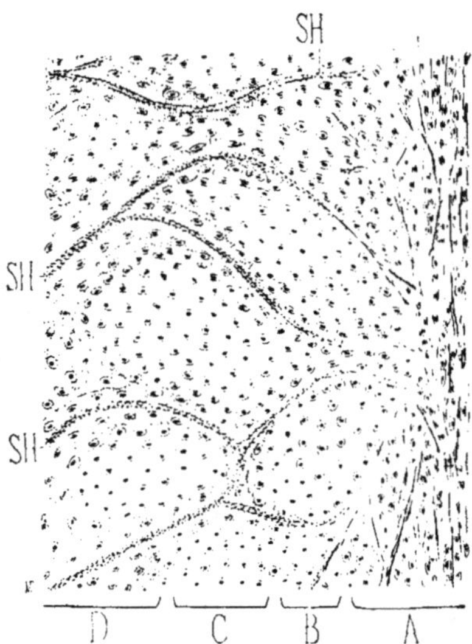

Figure extraite du *Précis d'Histologie*, de M. MATHIAS-DUVAL. — Schéma de l'ossification périostique.

DUVAL. **Atlas d'embryologie**, par M. MATHIAS DUVAL, professeur d'histologie à la Faculté de médecine de Paris, membre de l'Académie de médecine. 1 vol. in-4°, avec 40 planches en noir et en couleurs, comprenant ensemble 652 figures. Cartonné toile . . . . **48 fr.**

— **Précis d'histologie**, par M. MATHIAS DUVAL, professeur à la Faculté de médecine de Paris, membre de l'Académie de médecine. *Deuxième édition, revue et augmentée*. 1 vol. gr. in-8° avec 427 figures dans le texte. **18 fr.**

FAISANS. — **Maladies des organes respiratoires**. *Méthodes d'exploration, signes physiques*, par LÉON FAISANS, médecin de la Pitié. *Deuxième édition*. 1 vol. petit in-8°, de l'*Encyclopédie des Aide-Mémoire*. . . . . **2 fr. 50**

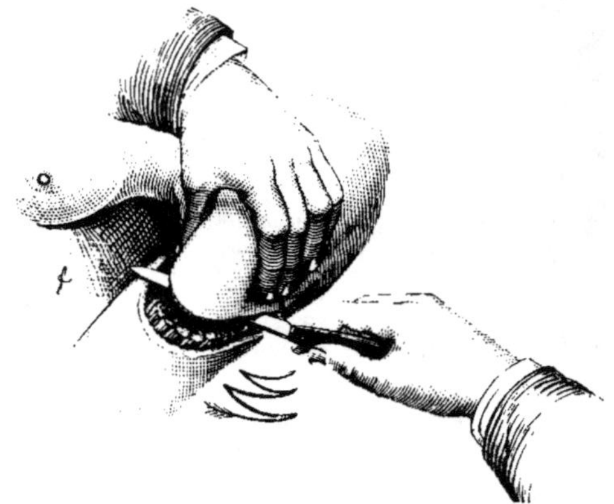

Figure extraite du *Précis de Manuel opératoire*, de M. L.-H. FARABEUF.

FARABEUF. **Précis de manuel opératoire**. *Ligatures, Amputations, Résections, Appendice*, par M. L.-H. FARABEUF, professeur à la Faculté de médecine de Paris, membre de l'Académie de médecine. *Quatrième édition entièrement revue*. 1 vol. petit in-8°, avec 799 figures. **16 fr.**

FÉLIZET. — **Les Hernies inguinales de l'Enfance**, par le Dr G. FÉLIZET, chirurgien de l'hôpital Tenon (Enfants-Malades). 1 vol. grand in-8°, avec 73 figures dans le texte. . . . . . **10 fr.**

GAUTIER (A.). — **Cours de Chimie minérale et organique**, par M. ARM. GAUTIER, membre de l'Institut, professeur de chimie à la Faculté de médecine de

Paris, *Deuxième édition*, revue et mise au courant des travaux les plus récents. 2 vol. grand in-8°, avec figures dans le texte.

I. *Chimie minérale*. 1 vol. grand in-8°, avec 244 figures dans le texte. **16** fr.

II. *Chimie organique*. 1 vol. grand in-8°, avec 72 figures. . . . . . . **16** fr.

— ***Leçons de Chimie biologique normale et pathologique.*** *Deuxième édition*, publiée avec la collaboration de M. ARTHUS, professeur de physiologie à l'Université de Fribourg. 1 vol. in-8°, avec 110 figures. . . . . **18** fr.

— ***La Chimie de la cellule vivante***, par M. ARM. GAUTIER. *Deuxième édition*. 1 vol. petit in-8° de l'*Encyclopédie des Aide-Mémoire*. . . . . **2** fr. **50**

GILIS. — ***Précis d'Embryologie*** adapté aux sciences médicales, par PAUL GILIS, professeur agrégé à la Faculté de médecine de Montpellier, avec préface par M. le professeur DUVAL. 1 vol. in-18 diamant, avec 175 figures. Cartonné toile, tranches rouges. . . . . **6** fr.

GLEY. — ***Essais de philosophie et d'histoire de la Biologie***, par E. GLEY, professeur agrégé à la Faculté de médecine de Paris, assistant près la chaire de Physiologie générale au Muséum d'Histoire naturelle. 1 vol. in-16. . . **3** fr. **50**

GOUGUENHEIM et GLOVER. — ***Atlas de laryngologie et de rhinologie***, par A. GOUGUENHEIM, médecin de l'hôpital Lariboisière, et J. GLOVER, ancien interne de la clinique laryngologique de l'hôpital Lariboisière. 1 vol. in-4°, avec 37 planches en noir et en couleurs, comprenant ensemble 246 figures, et 47 figures dans le texte. Légendes en langue anglaise et en langue française, relié toile. . . . . **50** fr.

GRASSET. — ***Consultations médicales sur quelques maladies fréquentes***, par le Dr GRASSET, professeur de clinique médicale à l'Université de Montpellier, correspondant de l'Académie de médecine. *Quatrième édition, revue et considérablement augmentée*. 1 vol. in-16, reliure souple, peau pleine. **4** fr. **50**

— ***Leçons de Clinique médicale***, faites à l'hôpital Saint-Éloi de Montpellier par le Dr J. GRASSET, professeur de clinique médicale à l'Université de Montpellier, correspondant de l'Académie de médecine, lauréat de l'Institut.

1re SÉRIE (1886-1890). 1 vol. in-8°, avec 10 planches. . . . . **12** fr.

2e SÉRIE (novembre 1890-juillet 1895). 1 fort vol. in-8°, avec une figure dans le texte et 10 planches lithographiées. . . . . **12** fr.

3e SÉRIE (novembre 1895-mars 1898). 1 vol. in-8° de VII-826 pages, avec 20 planches hors texte, dont 10 en couleurs et 6 en phototypie. . . . **15** fr.

— ***Traité pratique des maladies du système nerveux***, par le professeur GRASSET, en collaboration avec le Dr RAUZIER. *Quatrième édition*. 2 vol. grand in-8°, avec 33 planches hors texte et 122 figures dans le texte (*Ouvrage couronné par l'Institut : Prix Lallemand*). . . . . **45** fr.

HAYEM. — ***Du Sang et de ses altérations anatomiques***, par G. HAYEM, professeur à la Faculté de médecine de Paris, médecin des hôpitaux, membre de l'Académie de médecine. 1 vol. in-8°, avec nombreuses figures noires et en couleurs dans le texte, relié toile à biseaux . . . . **32** fr.

— ***Leçons sur les maladies du sang*** (*Clinique de l'hôpital Saint-Antoine*), par Georges HAYEM, recueillies par MM. E. PARMENTIER, médecin des hôpitaux, et R. BENSAUDE, chef du laboratoire d'anatomie pathologique à l'hôpital Saint-Antoine. 1 vol. in-8°, avec 4 planches en couleurs . . . . **15** fr.

HÉNOCQUE. — ***Spectroscopie biologique***, par le Dr ALBERT HÉNOCQUE, directeur adjoint du laboratoire de physique biologique du Collège de France. 3 vol. petit in-8° de l'*Encyclopédie des Aide-Mémoire*.

I. *Spectroscopie du sang*. Avec figures dans le texte.

II. *Spectroscopie des organes, des tissus et des humeurs*. Avec figures dans le texte.

III. *Spectroscopie de l'urine et des pigments*.

Chaque volume est vendu séparément . . . . **2** fr **50**

KIRMISSON. — ***Leçons cliniques sur les maladies de l'appareil locomoteur*** (*os, articulations, muscles*), par le Dr KIRMISSON, professeur agrégé à la Faculté de médecine, chirurgien des hôpitaux, membre de la Société de chirurgie. 1 vol. in-8°, avec figures dans le texte . . . . 10 fr.

Traité des maladies chirurgicales d'origine congénitale, par le Dr E. Kirmisson. 1 vol. in-8°, avec 311 figures dans le texte et 2 planches en couleurs. . . . . 15 fr.

LACASSAGNE. — ***Précis de médecine judiciaire***, par M. A. Lacassagne, professeur à la Faculté de médecine de Lyon. 2e édition. 1 volume in-18 diamant, avec 47 figures dans le texte et 4 planches en couleur, cartonné à l'anglaise, tranches rouges . . . . 7 fr. 50

— ***Précis d'hygiène privée et sociale***, par M. A. Lacassagne. 4e édition revue et augmentée. 1 vol. in-16 diamant, cartonné à l'anglaise, tranches rouges. . . . . 7 fr.

LALESQUE. — ***Cure marine de la phtisie pulmonaire***, par le Dr F. Lalesque, ancien interne des hôpitaux de Paris. 1 vol. in-8° avec planches, dessins, tableaux et graphiques. . . . . 6 fr.

LAMY. — ***La syphilis des centres nerveux***, par le Dr Henri Lamy, ancien interne des hôpitaux de Paris. 1 vol. petit in-8° de l'*Encyclopédie des Aide-Mémoire*. . . . . 2 fr. 50

LANGLOIS. — ***Le Lait*** par P. Langlois, chef du Laboratoire de physiologie à la Faculté de médecine. 1 vol p. in-8° de l'*Encyclopédie des Aide-Mémoire*. 2 fr. 50

LANNELONGUE. — ***La Tuberculose chirurgicale***, par O. Lannelongue, professeur à la Faculté de médecine de Paris. 1 vol. petit in-8° de l'*Encyclopédie des Aide-Mémoire* . . . . 2 fr. 50

LAULANIÉ. — ***Énergétique musculaire***, par F. Laulanié, professeur de physiologie à l'École vétérinaire de Toulouse; avec une préface de M. Chauveau, de l'Institut. 1 vol. petit in-8° de l'*Encyclopédie des Aide-Mémoire*. . . . 2 fr. 50

LAUNOIS. — ***Manuel d'Anatomie microscopique et d'Histologie***, par MM. P.-E. Launois, professeur agrégé à la Faculté de Paris, médecin des hôpitaux. Préface de M. Mathias Duval, professeur d'histologie à la Faculté, membre de l'Académie de médecine. *Deuxième édition entièrement refondue*. 1 vol. in-16 diamant, cartonné toile. . . . . 8 fr.

LAVERAN. — ***Du Paludisme*** et de son hématozoaire, par A. Laveran, membre de l'Académie de médecine, membre correspondant de l'Institut de France. 1 vol. grand in-8°, avec 4 planches en couleur et 2 planches photographiques . 10 fr.

— ***Traité du Paludisme***, par A. Laveran. 1 vol. grand in-8° avec 27 figures dans le texte et une planche en couleurs . . . . 10 fr.

— ***Traité d'hygiène militaire*** par le Dr Laveran. 1 vol. in-8°, avec 270 figures. . . . . 16 fr.

LEJARS. — ***Leçons de chirurgie*** (La Pitié 1893-1894), par le Dr Félix Lejars, professeur agrégé à la Faculté de médecine de Paris, chirurgien des hôpitaux. 1 vol. grand in-8°, avec 128 figures. . . . . 16 fr.

LELOIR ET VIDAL. — ***Symptomatologie et anatomie pathologique des maladies de la peau***, par MM. Leloir, professeur à la Faculté de médecine de Lille, et E. Vidal, médecin de l'hôpital St-Louis. Un atlas de 54 planches grand in-8°, tirées en couleur, et accompagnées d'un texte explicatif, relié toile. 70 fr.

LETULLE. — ***L'Inflammation*** (Études anatomo-pathologiques), par le Dr Maurice Letulle, professeur agrégé à la Faculté de médecine de Paris. 1 vol. avec 21 figures et 12 planches en chromolithographie hors texte, relié toile. . 20 fr.

Manuel de pathologie externe, par MM. Reclus, Kirmisson, Peyrot, Bouilly, professeurs agrégés à la Faculté de médecine de Paris, chirurgiens des hôpitaux. Nouvelle édition, illustrée de 720 figures. 4 vol. in-8° avec figures dans le texte . . . . 40 fr.

I. *Maladies des tissus et des organes*, par le Dr P. Reclus, avec figures dans le texte.

II. *Maladies des régions : Tête et Rachis*, par le Dr Kirmisson, entièrement refondue et augmentée, avec figures dans le texte.

III. *Maladies des régions : Poitrine et abdomen*, par le Dr Peyrot, entièrement refondue et augmentée, avec figures dans le texte.

IV. *Maladies des régions : Organes génito-urinaires, membres*, par le Dr Bouilly, avec figures dans le texte.

Chaque volume est vendu séparément . . . . **10** fr.

MARIE. — ***Leçons sur les maladies de la moelle***, par le Dr Pierre Marie, professeur agrégé de la Faculté de médecine de Paris, médecin des hôpitaux. 1 vol. in-8°, avec 244 figures dans le texte . . . . **15** fr.

— ***Leçons de clinique médicale*** (Hôtel-Dieu 1894-1895), par le Dr Pierre Marie. 1 vol. in-8°, avec 57 figures dans le texte . . . . **6** fr.

MAURIAC. — ***Traitement de la syphilis***, par M. Charles Mauriac, médecin de l'hôpital Ricord (Hôpital du Midi). 1 vol. in-8° . . . . **15** fr.

MÉGNIN. — ***La Faune des cadavres***, *application de l'entomologie à la médecine légale*, par M. P. Mégnin, membre de l'Académie de médecine. 1 vol. petit in-8° de l'*Encyclopédie des Aide-Mémoire* . . . . **2** fr. **50**

MERKLEN. — ***Examen et séméiotique du cœur***, *signes physiques*, par le Dr Pierre Merklen, médecin de l'hôpital Laënnec. *Deuxième édition*. 1 vol. petit in-8° de l'*Encyclopédie des Aide-Mémoire* . . . . **2** fr. **50**

METCHNIKOFF. — ***Leçons sur la pathologie comparée de l'inflammation***, faites à l'Institut Pasteur en avril et mai 1891, par Élie Metchnikoff, chef de service à l'Institut Pasteur. 1 vol. in-8° avec 65 fig. et 3 pl. en coul. . . **9** fr.

MONOD ET TERRILLON. — ***Traité des maladies du testicule et de ses annexes***, par MM. Ch. Monod et O. Terrillon, professeurs agrégés à la Faculté de médecine de Paris, chirurgiens des hôpitaux. 1 vol. in-8° avec 92 figures dans le texte . . . . **16** fr.

MONOD ET VANVERTS. — ***L'Appendicite***, par le Dr Ch. Monod, professeur agrégé à la Faculté de médecine de Paris, chirurgien de l'hôpital Saint-Antoine, membre de l'Académie de médecine, et J. Vanverts, interne des hôpitaux de Paris. 1 vol. petit in-8° de l'*Encyclopédie des Aide-Mémoire* . . . . **2** fr. **50**

OLLIER. — ***Traité expérimental et clinique de la régénération des os*** et de la production artificielle du tissu osseux, par le Dr Ollier, chirurgien en chef de l'Hôtel-Dieu de Lyon. Ouvrage qui a obtenu le grand prix de chirurgie. 2 vol. in-8°, avec figures dans le texte et planches en taille-douce. . . . . . . **30** fr.

— ***Traité des Résections*** et des opérations conservatrices que l'on peut pratiquer sur le système osseux, par le Dr L. Ollier, professeur de clinique chirurgicale à la Faculté de médecine de Lyon. 3 volumes grand in-8° avec figures . . . . **50** fr.

Tome I. *Introduction. — Résections en général*. 1 vol. in-8° avec 127 figures dans le texte . . . . **16** fr.

Tome II. *Résections en particulier. Membre supérieur*. 1 vol. in-8° avec 156 figures . . . . **16** fr.

Tome III. *Résections en particulier. Résections du membre inférieur, tête et tronc*. 1 vol in 8° avec 224 figures . . . . **22** fr.

— ***La Régénération des os et les résections sous-périostées***, par le Dr L. Ollier. 1 vol. petit in-8° de l'*Encyclopédie des Aide-Mémoire* . **2** fr. **50**

PANAS. — ***Traité des maladies des yeux***, par Ph. Panas, professeur de clinique ophtalmologique à la Faculté de médecine, chirurgien de l'Hôtel-Dieu, membre de l'Académie de médecine, membre honoraire et ancien président de la Société de chirurgie. 2 vol. grand in-8° avec 453 figures et 7 planches en couleurs. Reliés toile . . . . **40** fr.

PANAS. — ***Leçons de clinique ophtalmologique***, *professées à l'Hôtel-Dieu*, par Ph. Panas, recueillies et publiées par le Dr A. Castan (de Béziers). 1 vol. in-8°, avec figures dans le texte . . . . **5 fr.**

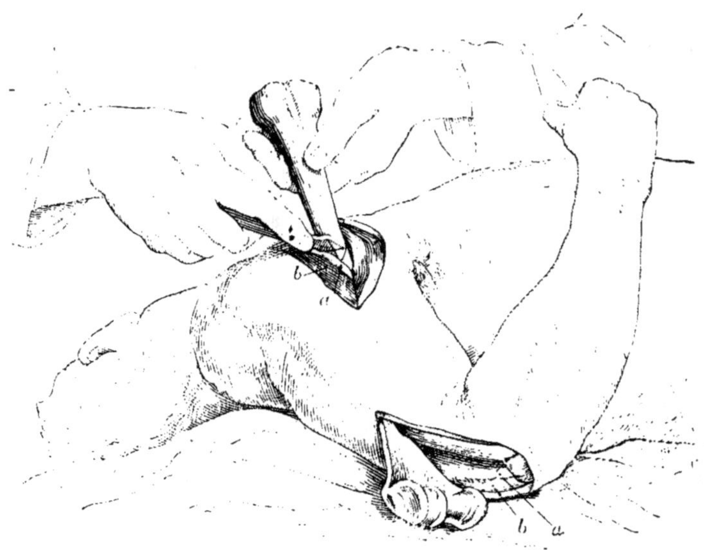

Figure extraite du *Traité des Resections* de M. L. Ollier.

PANAS ET ROCHON-DUVIGNEAUD. — ***Recherches anatomiques et cliniques sur le glaucome et les néoplasmes intra-oculaires***, par le professeur Panas et le Dr Rochon-Duvigneaud, ancien chef de clinique de la Faculté. 1 vol. in-8°, avec 41 figures dans le texte . . . . **7 fr.**

POLIN ET LABIT. — ***Examen des aliments suspects***, par MM. H. Polin et H. Labit, médecins-majors de l'armée. 1 vol. petit in-8° de l'*Encyclopédie des Aide-Mémoire* . . . . **2 fr. 50**

PONCET ET BÉRARD. — ***Traité clinique de l'actinomycose humaine***. *Pseudo-actinomycoses et botryomycose*, par Antonin Poncet, professeur de clinique chirurgicale à l'Université de Lyon, ex-chirurgien en chef de l'Hôtel-Dieu, membre correspondant de l'Académie de médecine et Léon Bérard, ex-prosecteur, chef de clinique chirurgicale à l'Université de Lyon, lauréat de l'Académie de médecine. *Ouvrage couronné par l'Académie de médecine et par l'Institut*. 1 vol in-8°, avec 45 fig. dans le texte et 4 planches hors texte en coul. . **12 fr.**

PONCET ET DELORE. — ***Traité de la cystostomie sus-pubienne chez les prostatiques***. *Création d'un urèthre hypogastrique. Application de cette nouvelle méthode aux diverses affections des voies urinaires*, par Antonin Poncet et Xavier Delore, ex-prosecteur, ancien chef de clinique chirurgicale à l'Université de Lyon. 1 vol. in-8° avec 42 figures dans le texte . . . . **8 fr.**

— ***Traité de l'uréthrostomie périnéale*** *dans les rétrécissements incurables de l'urèthre : création au périnée d'un méat contre nature*, par Antonin Poncet et Xavier Delore. 1 vol. in-8° avec 11 figures dans le texte . . . . **4 fr.**

PROUST. — ***La Défense de l'Europe contre le choléra***, par M. le professeur Proust, inspecteur général des services sanitaires. 1 vol. in-8° . . . . . . **9 fr.**

— ***Douze conférences d'hygiène*** *rédigées conformément aux programmes du*

12 *août* 1890, par A. PROUST, professeur à la Faculté de médecine. Nouvelle édition. 1 vol. in-18. Cartonné toile. . . . . 2 fr. 50

— ***L'Orientation nouvelle de la politique sanitaire,*** par A. PROUST. 1 vol. in-8°, avec nombreuses figures et plans dans le texte et une carte en couleurs. 10 fr.

— ***La Défense de l'Europe contre la Peste et la Conférence de Venise de 1897,*** par le professeur PROUST. 1 volume in-8° avec figures et 1 carte en couleurs . . . . 9 fr.

PRUNIER. — ***Les Médicaments chimiques,*** par LÉON PRUNIER, membre de l'Académie de médecine, pharmacien en chef des hôpitaux de Paris, professeur à l'École supérieure de pharmacie.

I. *Composés minéraux.* 1 vol. grand in-8° avec 137 figures dans le texte. 15 fr.

II. *Composés organiques.* 1 volume grand in-8° avec 47 figures, dans le texte. . . . . 15 fr.

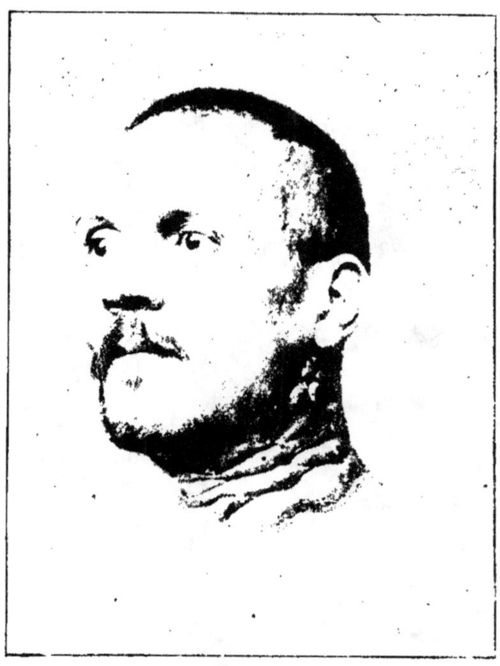

Figure extraite du *Traité clinique de l'actinomycose humaine,* de MM. A. Poncet et L. Bérard.

RANVIER. — ***École pratique des Hautes Études. Laboratoire d'histologie du Collège de France.*** Travaux publiés sous la direction de L. RANVIER, professeur d'anatomie générale, Membre de l'Institut, avec la collaboration de M. L. MALASSEZ, directeur adjoint, et des répétiteurs et préparateurs du cours.

Tomes I à XVII (1784-1899). Chaque vol. in-8° avec pl. hors texte. . . 20 fr.

Les tomes V et VIII ne se vendent plus séparément.

— ***Traité technique d'histologie,*** 2e édition entièrement refondue et corrigée, par M. L. RANVIER. 1 vol. gr. in-8° de 880 pages, avec 414 gravures dans le texte et 1 planche en chromo . . . . 12 fr.

REDARD. — ***Traité pratique des déviations de la colonne vertébrale,*** par P. REDARD, ancien chef de clinique chirurgicale de la Faculté de médecine de

Paris, chirurgien en chef du dispensaire Furtado-Heine, membre correspondant de l'American Ortopedic Association. 1 vol. grand in-8°, avec 231 figures dans le texte . . . . **12** fr.

REDARD et LARAN. **Atlas de Radiographie** : *Chirurgie infantile et orthopédique*, par P. REDARD et F. LARAN. 1 vol. in-4°, contenant 48 planches en photocollographie, avec leur explication, relié toile. . . . . **25** fr.

REGNARD. – **La Cure d'altitude**, par le Dr PAUL REGNARD, membre de l'Académie de médecine, professeur de physiologie générale à l'Institut national agronomique, directeur-adjoint du laboratoire de physiologie de la Sorbonne. *Deuxième édition*. 1 fort vol. grand in-8°, avec 29 planches hors texte et 110 figures dans le texte, relié toile pleine. **15** fr.

RÉNON. – **Étude sur l'Aspergillose chez les animaux et chez l'homme**, par M. RÉNON, ancien interne des hôpitaux de Paris. 1 vol. in-8°, avec figures dans le texte. . . . . **5** fr.

SOLLIER. – **Guide pratique des maladies mentales** (Séméiologie. — Pronostic. — Indications), par le Dr PAUL SOLLIER, chef de clinique adjoint des maladies mentales à la Faculté. 1 vol. in-18 diamant, cartonné toile, tranches rouges. **5** fr.

SOULIER (H.). **Traité de thérapeutique et de pharmacologie**, par M. H. SOULIER, professeur à la Faculté de médecine de Lyon, membre correspondant de l'Académie de médecine. **Additionné d'un memento formulaire des médicaments nouveaux** (1901). *Ouvrage couronné par l'Académie des sciences et par l'Académie de médecine*. 2 vol. grand in-8°. . . . . **25** fr.

TRABUT. – **Précis de Botanique médicale**, par L. TRABUT, professeur d'histoire naturelle médicale à l'École de médecine d'Alger. *Deuxième édition*, entièrement refondue. 1 vol. in-8°, avec 954 figures. . . . . **8** fr.

TUFFIER. **Chirurgie du poumon**, par le Dr TUFFIER, professeur agrégé à la Faculté de médecine de Paris, chirurgien de l'hôpital de la Pitié. 1 vol. in-8°. . . . . . . **6** fr.

WURTZ (R.). **Technique bactériologique**, par R. WURTZ, professeur agrégé à la Faculté de médecine de Paris, médecin des hôpitaux. *Deuxième édition*. 1 vol. petit in-8° de l'*Encyclopédie des Aide-Mémoire*. . . **2** fr. **50**

Précis de bactériologie clinique, par le Dr R. WURTZ. *Deuxième édition* avec tableaux synoptiques et figures dans le texte. 1 vol. in-16 diamant, cartonné à l'anglaise, tranches rouges. . . . **6** fr.

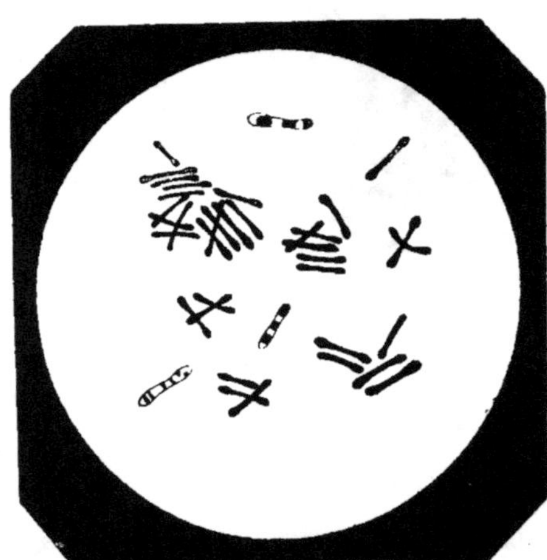
Figure extraite de la *Bactériologie Clinique*, de M. R. WURTZ. Bacille de la Diphtérie.

ZAMBACO. – **Voyages chez les lépreux**, par le Dr ZAMBACO-PACHA, membre correspondant de l'Académie de médecine de Paris, ex-chef de clinique à la Faculté de médecine. 1 vol. in-8°, avec une carte indiquant les localités lépreuses. . . . . **8** fr.

Les Lépreux ambulants de Constantinople, par le Dr ZAMBACO-PACHA, membre associé national de l'Académie de médecine de Paris, membre correspondant de l'Académie de Saint-Pétersbourg, etc. 1 fort vol. in-4°, avec 48 planches hors texte en noir et en couleurs, relié toile . . . . **90** fr.

BIBLIOTHÈQUE
d'Hygiène thérapeutique

DIRIGÉE PAR

Le Professeur PROUST

Membre de l'Académie de médecine, Médecin de l'Hôtel-Dieu,
Inspecteur général des Services sanitaires.

Chaque ouvrage forme un volume in-16, cartonné toile, tranches rouges, et est vendu séparément : **4** fr.

Chacun des volumes de cette collection n'est consacré qu'à une seule maladie ou à un seul groupe de maladie. Grâce à leur format, ils sont d'un maniement commode. D'un autre côté, en accordant un volume spécial à chacun des grands sujets d'hygiène thérapeutique, il a été facile de leur donner tout le développement nécessaire.

VOLUMES PARUS :

L'Hygiène du Goutteux, par le Professeur PROUST et A. MATHIEU, médecin de l'hôpital Andral.

L'Hygiène de l'Obèse, par le Professeur PROUST et A. MATHIEU.

L'Hygiène des Asthmatiques, par E. BRISSAUD, professeur à la Faculté de Paris, médecin de l'hôpital Saint-Antoine.

L'Hygiène du Syphilitique, par H. BOURGES, préparateur au laboratoire d'hygiène de la Faculté de médecine.

Hygiène et thérapeutique thermales, par G. DELFAU, ancien interne des hôpitaux de Paris.

Les Cures thermales, par G. DELFAU, ancien interne des hôpitaux de Paris.

L'Hygiène du Neurasthénique (*Deuxième édition*), par le Professeur PROUST et G. BALLET, professeur agrégé, médecin des hôpitaux de Paris.

L'Hygiène des Albuminuriques, par le Dr SPRINGER, chef du laboratoire de la Faculté de médecine à l'hôpital de la Charité.

L'Hygiène des Tuberculeux, par le Dr CHUQUET, ancien interne des hôpitaux de Paris, médecin consultant à Cannes, avec une préface du Dr DAREMBERG, correspondant de l'Académie de médecine.

Hygiène et thérapeutique des maladies de la bouche, par le Dr CRUET, dentiste des hôpitaux de Paris, avec une préface du Professeur LANNELONGUE, membre de l'Institut.

L'Hygiène des Diabétiques, par le Professeur PROUST et A. MATHIEU, médecin de l'hôpital Andral.

L'Hygiène des maladies du cœur, par le Dr VAQUEZ, professeur agrégé à la Faculté de médecine de Paris, médecin des hôpitaux, avec une préface du Professeur POTAIN, membre de l'Institut.

L'Hygiène du Dyspeptique, par le Dr LINOSSIER, professeur agrégé à la Faculté de médecine de Lyon, membre correspondant de l'Académie de médecine, médecin à Vichy.

VOLUME EN PRÉPARATION :

L'Hygiène des maladies de la peau, par le Dr G. THIBIERGE, médecin des hôpitaux de Paris.

44513. — Imprimerie LAHURE, 9, rue de Fleurus, à Paris.

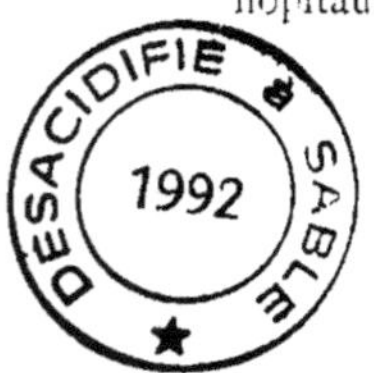